Técnicas quirúrgicas en Cirugía obstétrica

Técnicas quirúrgicas en Cirugía obstétrica

Editores

Michael A. Belfort, MBBCH, DA(SA), MD (Ciudad del Cabo), PhD, FRCSC, FRCOG, FACOG

Ernst W. Bertner Chair
Professor and FB McGuyer Family Endowed Chair in Fetal Surgery
Department of Obstetrics and Gynecology
Professor
Department of Surgery
Department of Anesthesiology
Department of Neurosurgery
Baylor College of Medicine Obstetrician and
Gynecologist-in-Chief
Texas Children's Hospital
Medical Director
Texas Children's Fetal Center
Houston, Texas

Alireza A. Shamshirsaz, MD, FACOG

Professor, Fetal Surgeon/Maternal Fetal Medicine
Chair, Fetal Center Steering Committee
Chief, Division of Fetal Therapy and Surgery
Director, Fetal Surgery Fellowship
Co-Chief, Maternal Fetal Surgery Section
Department of Obstetrics and Gynecology
Professor
Department of Surgery
Department of Neurosurgery
Baylor College of Medicine
Texas Children's Fetal Center
Texas Children's Hospital
Houston, Texas

Steven L. Clark, MD

Professor
Maternal–Fetal Medicine
Baylor College of Medicine
Texas Children's Hospital
Houston, Texas

Karin A. Fox, MD, MEd, FACOG, FAIUM

Associate Professor, Fellowship Director
Clinical Director, Placenta Accreta Spectrum Care Team
Division of Maternal–Fetal Medicine
Department of Obstetrics and Gynecology
Baylor College of Medicine
Medical Director of Maternal Transport, Kangaroo Crew
Texas Children's Hospital Pavilion for Women
Baylor College of Medicine
Houston, Texas

Editor de la serie

Jonathan S. Berek, MD, MMSc

Laurie Kraus Lacob Professor
Stanford University School of Medicine
Director, Stanford Women's Cancer Center
Senior Advisor, Stanford Cancer Institute
Stanford University
Stanford, California

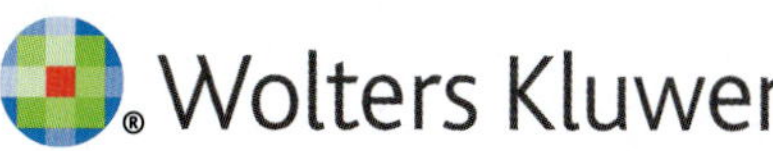

Wolters Kluwer

Philadelphia • Baltimore • New York • London
Buenos Aires • Hong Kong • Sydney • Tokyo

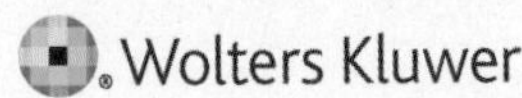 Wolters Kluwer

Av. Carrilet, 3, 9.ª planta, Edificio D - Ciutat de la Justícia
08902 L'Hospitalet de Llobregat, Barcelona (España)
Tel.: 93 344 47 18   Fax: 93 344 47 16   e-mail: consultas@wolterskluwer.com

Revisión científica
Norma Paulina Pérez Ramírez
Especialista en Ginecoobstetricia
Universidad Nacional Autónoma de México
Instituto Nacional de Perinatología

Traducción: Wolters Kluwer
Dirección editorial: Carlos Mendoza
Editora de desarrollo: Cristina Segura Flores
Gerente de mercadotecnia: Simon Kears
Cuidado de la edición: Doctores de Palabras
Diseño de portada: ZasaDesign / Alberto Sandoval
Impresión: Quad, Reproducciones Fotomecánicas. / Impreso en México

Dedicatoria

Dedico este libro a mi mujer, Joanne, y a mis hijos, Sarah y Ben, quienes me han apoyado de forma desinteresada en este maravilloso viaje. Tengo una deuda especial de gratitud con mis colegas y con todas las pacientes que han formado parte de mi vida profesional.

—Michael A. Belfort

A mi mujer, Sara, quien ha sido una inspiración constante a lo largo de mi carrera. A mis hijos, Ashkan y Arteen, por el amor y la alegría que aportan a mi vida. A mis padres, Shahnaz y Mohammad, cuyo increíble apoyo y ánimo siguen siendo la clave de todo lo que logro. A los que entre nosotros valoran el ejercicio de la medicina académica y a los que lo harán en el futuro.

—Alireza A. Shamshirsaz

A mi dulce esposa desde hace 47 años, Kerstin.

—Steven L. Clark

A los que compartieron su sabiduría y conocimientos, a nuestro equipo, a los futuros colegas y a nuestros pacientes. Trabajar a su lado es un privilegio y un honor. Un agradecimiento especial a los amores y luces de mi vida: Tony, Zoe, Sophia e Ian.

—Karin A. Fox

Colaboradores

Oluyemisi Adeyemi-Fowode, MD
Assistant Professor
Department of Obstetrics and Gynecology
Paediatric and Adolescent Gynaecology
Baylor College of Medicine
Houston, Texas

Andrea Kaelin Agten, MD
Subspecialist Consultant in Maternal Fetal Medicine
Department of Fetal Medicine
Liverpool Women's Hospitals NHS Foundation Trust
Liverpool, United Kingdom

Maria Andrikopoulou, MD, PhD
Assistant Professor, Obstetrics and Gynecology
Division of Maternal and Fetal Medicine
Columbia University Irving Medical Center
New York, New York

Radu Apostol, DO
Director of Gynecology
Obstetrics and Gynecology
NYC Health + Hospitals/Coney Island
Brooklyn, New York

Isil Ayhan, MD
Fellow, Perinatology
Department of Obstetrics and Gynecology
Zeynep Kamil Women and Children's Diseases Training and
Research Hospital
Istanbul, Turkey

Masoud Azodi, MD
Professor and Director
Minimally Invasive and Robotic Surgery
Director
Minimally Invasive Gynecologic Surgery Fellowship
Department of Gynecologic Oncology
Yale University
New Haven, Connecticut
Chief of Gynecologic Oncology
Bridgeport Hospital
Bridgeport, Connecticut

Mert Ozan Bahtiyar, MD
Director, Fetal Care Center
Professor, Obstetrics and Gynecology, Maternal Fetal Medicine
Department of Obstetrics, Gynecology and Reproductive
Sciences
Yale University School of Medicine
New Haven, Connecticut

Kelli D. Barbour, MD, MSc, MA
Assistant Professor
Department of Obstetrics and Gynecology
Maternal Fetal Medicine, Global Women's Health
Baylor College of Medicine
Houston, Texas

Anitra Beasley, MD, MPH
Associate Professor
Department of Obstetrics and Gynecology
Baylor College of Medicine
Houston, Texas

**Michael A. Belfort, MBBCH, DA(SA), MD (Cape Town), PhD,
FRCSC, FRCOG, FACOG**
Ernst W. Bertner Chair
Professor and FB McGuyer Family Endowed Chair
in Fetal Surgery
Department of Obstetrics and Gynecology
Professor
Department of Surgery
Department of Anesthesiology
Department of Neurosurgery
Baylor College of Medicine Obstetrician and
Gynecologist-in-Chief
Texas Children's Hospital
Medical Director
Texas Children's Fetal Center
Houston, Texas

Kelly Benabou, MD, MS
Minimally Invasive Gynecologic Surgery Fellow
Department of Obstetrics, Gynecology and Reproductive
Sciences
Yale School of Medicine
New Haven, Connecticut

Vincenzo Berghella, MD
MFM Division Director/Fellowship Program Director
Department of Obstetrics and Gynecology
Thomas Jefferson University
Philadelphia, Pennsylvania

Rupsa C. Boelig, MD, MS
Assistant Professor, Maternal Fetal Medicine
Department of Obstetrics and Gynecology
Sidney Kimmel Medical College, Thomas Jefferson
University
Philadelphia, Pennsylvania

Chisomo Chalamanda, DCM, BS
Fistula Surgeon
Freedom from Fistula Foundation
Lilongwe, Malawi

Ennet Benda Chipungu, MBBS(MW), FCOG(SA)
Obstetrician and Gynecologist
Freedom from Fistula Foundation
Bwaila, Lilongwe, Malawi

Chikhondi Chiweza, MBBS, MMED
Assistant Professor
Department of Obstetrics and Gynecology
Baylor College of Medicine Children's
Foundation
Lilongwe, Malawi

Steven L. Clark, MD
Professor
Maternal–Fetal Medicine
Baylor College of Medicine
Texas Children's Hospital
Houston, Texas

Shad Deering, MD, CHSE, COL(ret)
Associate Dean
Baylor College of Medicine, CHofSA
System Medical Director
CHRISTUS Simulation Institute
Professor
Department of Obstetrics and Gynecology
Baylor College of Medicine
San Antonio, Texas

Stephanie Delgado, MD
Assistant Professor
Division of Obstetrics and Gynecology
University of Miami
Miami, Florida

Jennifer E. Dietrich, MD, MSc
Division Director of Pediatric and Adolescent Gynecology
Professor
Department of Obstetrics and Gynecology and Department of
Pediatrics
Baylor College of Medicine
Houston, Texas

Gary Andrew Dildy, MD
Clinical Professor
Department of Obstetrics and Gynecology
Baylor College of Medicine
Houston, Texas

Samantha C. Do, MD
Maternal Fetal Medicine Attending
Obstetrics and Gynecology, Maternal Fetal Medicine Associates
Mount Sinai School of Medicine
New York, New York

Helen Dunnington, MD
Obstetrician Gynecologist
Department of Obstetrics and Gynecology
UCHealth
Greeley, Colorado

Yasser Y. El-Sayed, MD
Professor and Director, Maternal–Fetal Medicine and Obstetrics
Department of Obstetrics and Gynecology
Stanford University
Stanford, California

Jimmy Espinoza, MD, MSc, FAIUM, FACOG
Professor
Department of Obstetrics and Gynaecology
Baylor College of Medicine and Texas Children's Hospital
Houston, Texas

Catherine L. Finnegan, MB, BCh, BAO, MRCPI, MRCOG
Specialist Registrar in Obstetrics and Gynecology
Department of Obstetrics and Gynaecology
Royal College of Surgeons in Ireland
Department of Obstetrics and Gynaecology
The Rotunda Hospital
Dublin, Ireland

Rebecca Flyckt, MD
Division Chief, Reproductive Endocrinology and Infertility
Department of Obstetrics and Gynaecology
University Hospitals, Cleveland Medical Center
Cleveland, Ohio

Michael R. Foley, MD
Chairman
Department of Obstetrics and Gynecology
University of Arizona College of Medicine—Phoenix
Phoenix, Arizona

Karin A. Fox, MD, MEd, FACOG, FAIUM
Associate Professor, Fellowship Director
Clinical Director, Placenta Accreta Spectrum Care Team
Division of Maternal–Fetal Medicine
Department of Obstetrics and Gynecology
Baylor College of Medicine
Medical Director of Maternal Transport, Kangaroo Crew
Texas Children's Hospital Pavilion for Women
Baylor College of Medicine
Houston, Texas

William E. Gibbons, MD
Professor
Department of Reproductive Endocrinology and Infertility
Baylor College of Medicine
Houston, Texas

Lauren A. Gimbel, MD
Instructor
Department of Obstetrics and Gynecology
University of Utah Health
Salt Lake City, Utah

Xiaoming Guan, MD, PhD
Professor
Department of Obstetrics and Gynecology
Division Chief of Minimally Invasive Surgery
Baylor College of Medicine
Houston, Texas

Kimberly S. Harney, MD
Clinical Professor
Department of Obstetrics and Gynecology
Stanford University School of Medicine
Stanford, California

Abida Hasan, MD
Assistant Professor
Department of Obstetrics and Gynecology
Division of Maternal Fetal Medicine and Division of Global
Women's Health
Texas Children's Hospital and Baylor College of Medicine
Houston, Texas

Lisa Hensch, MD
Assistant Professor
Department of Pathology and Immunology
Division of Transfusion Medicine and Coagulation
Texas Children's Hospital and Baylor College of Medicine
Houston, Texas

Eva Hoffmann, MD
Assistant Instructor
Department of Obstetrics and Gynecology
University of Texas, Southern Medical Center
Dallas, Texas

Claire Hoppenot, MD
Assistant Professor in Gynecologic Oncology
Department of Obstetrics and Gynecology
Dan L Duncan Comprehensive Cancer Center
Baylor College of Medicine
Houston, Texas

Shiu-Ki Rocky Hui, MD
Associate Professor
Department of Pathology and Pediatrics
Baylor College of Medicine
Houston, Texas

Thierry A. G. M. Huisman, MD, PD
Professor of Radiology, Pediatrics, Neurosurgery, Obstetrics and
Gynecology
Radiologist-in-Chief and Edward B. Singleton Chair of Radiology
Department of Radiology
Texas Children's Hospital and Baylor College of Medicine
Houston, Texas

Ibezimako A. Iwuh, MBBS (MW), FCOG (SA), MMED (SA)
Assistant Professor
Department of Obstetrics and Gynecology
Baylor College of Medicine
Houston, Texas

Katherine M. Johnson, MD
Assistant Professor
Department of Obstetrics and Gynaecology
University of Massachusetts Medical School
Worcester, Massachusetts

Dr. Gregor J. Kasprian, MD
Associate Professor of Radiology
Biomedical Imaging and Image-Guided Therapy
Medical University of Vienna
Vienna, Austria

Soorin Kim, MD
Reproductive Surgeon
Reproductive Medicine Associates of New Jersey
Basking Ridge, New Jersey

Tamisa Koythong, MD
Assistant Professor
Department of Obstetrics and Gynecology
Division of Minimally Invasive Gynecologic Surgery
Baylor College of Medicine
Houston, Texas

Eyal Krispin, MD
Fetal Surgeon/Maternal Fetal Medicine
Texas Children's Fetal Center
Department of Obstetrics and Gynecology
Institution Baylor College of Medicine
Texas Children's Hospital
Houston, Texas

Efua B. Leke, MD, MPH
Assistant Professor
Department of Obstetrics and Gynaecology
Baylor College of Medicine
Houston, Texas

Natalia C. Llarena, MD
Fellow, Reproductive Endocrinology and Infertility
Department of Obstetrics and Gynecology
Women's Health Institute
Cleveland Clinic
Cleveland, Ohio

Hennie Lombaard, MBChB, MMED(OetG)(Pret), FCOG(SA), Pg Dip HSE(Wits)
Senior Faculty, Baylor College of Medicine
Honorary Adjunct Professor, School of Clinical Medicine, University of the Witwatersrand
Department of Obstetrics and Gynaecology
Division of Maternal and Fetal Medicine
Baylor College of Medicine and Pavilion for Women Texas Children's Hospital
Houston, Texas

Michael J. Lucas, MD, MPH
Professor
Department of Obstetrics and Gynaecology
Baylor College of Medicine
Houston, Texas

Fergal Malone, MD, FACOG, FRCOG, FRCPI
Professor and Chairman
Department of Obstetrics and Gynaecology
Royal College of Surgeons in Ireland
Chairman
Department of Obstetrics and Gynaecology
The Rotunda Hospital
Dublin, Ireland

Stephen E. Manek, MD
General Surgery Resident Physician
General Surgery
Baylor College of Medicine
Houston, Texas

Joan M. Mastrobattista, MD
Professor of Obstetrics and Gynaecology
Department of Obstetrics and Gynaecology
Baylor College of Medicine
Houston, Texas

Amy Mehollin-Ray, MD
Associate Professor, Radiology, Obstetrics & Gynecology
E. B. Singleton Department of Radiology
Texas Children's Hospital
Baylor College of Medicine
Houston, Texas

Torri D. Metz, MD, MS
Associate Professor and Vice Chair for Research
Department of Obstetrics and Gynecology
University of Utah Health
Salt Lake City, Utah

Charles E. Miller, MD, FACOG
Professor—Obstetrics and Gynecology
Department of Clinical Sciences
Rosalind Franklin University of Medicine and Science
North Chicago, Illinois
Director—Minimally Invasive Gynecologic Surgery
Director—AAGL Fellowship in Minimally Invasive Gynecologic Surgery
Advocate Lutheran General Hospital
Park Ridge, Illinois

Ana Monteagudo, MD
Attending Physician/Clinical Professor of Obstetrics and Gynecology
Department of Obstetrics and Gynecology
Carnegie Imaging for Women
Ichan School of Medicine at Mount Sinai
New York, New York

Laura J. Moore, MD, FACS
Professor and Chief of Surgical Critical Care
Department of Surgery
University of Texas, McGovern Medical School
Houston, Texas

Ahmed A. Nassr, MD, PhD
Assistant Professor
Department of Obstetrics and Gynecology
Baylor College of Medicine
Houston, Texas

Farr Nezhat, MD, FACOG, FACS
Adjunct Professor
Department of Obstetrics and Gynecology
NYU Langone Health
NYU Long Island School of Medicine
Mineola, New York
Clinical Professor
Department of Obstetrics and Gynecology
Weill Cornell Medical College of Cornell University
Manhattan, New York

Gunes Orman, MD
Instructor
Edward B. Singleton Department of Radiology
Texas Children's Hospital
Houston, Texas

Cesar Padilla, MD
Clinical Assistant Professor
Division of Obstetric Anesthesiology
Stanford University School of Medicine
Stanford, California

Shreya Patel, MD
Assistant Professor
Department of Anesthesiology
Baylor College of Medicine
Houston, Texas

Susan P. Raine, MD, JD, LLM, MEd
Professor
Department of Obstetrics and Gynecology
Baylor College of Medicine
Houston, Texas

Pilar Rainey, DO
Fellow
Department of Obstetrics and Gynecology
University of Arizona College of Medicine—Phoenix
Phoenix, Arizona

Bakari Rajab, MD, MMed
Assistant Professor
Department of Obstetrics and Gynecology
Baylor College of Medicine
Houston, Texas

Jenna M. Rehmer, MD
Fellow
Reproductive Endocrinology and Infertility
Cleveland Clinic
Cleveland, Ohio

Elliott G. Richards, MD
Director of Reproductive Endocrinology and Infertility Research
Obstetrics and Gynecology and Women's Health Institute
Cleveland, Ohio

Yesenia Rojas-Khalil, MD
Assistant Professor of Surgery
Michael E. DeBakey Department of Surgery
Baylor College of Medicine
Houston, Texas

Amanda Roman, MD, MPH
Associate Professor, Maternal-Fetal Medicine
Department of Obstetrics and Gynecology
Thomas Jefferson University Hospital
Philadelphia, Pennsylvania

Bahram Salmanian, MD
Clinical Postdoctoral Fellow, Maternal Fetal Medicine
Department of Obstetrics and Gynaecology
Baylor College of Medicine
Houston, Texas

Ambica Sastry, MD
Clinical Educator
Obstetrics and Gynaecology
Mount Sinai Health System
New York, New York

Scott A. Shainker, DO, MS
The Annie and Chase Koch Chair in Obstetrics and Gynecology
Director, New England Center for Placental Disorders Beth Israel
Deaconess Medical Center
Assistant Professor of Obstetrics, Gynecology, and Reproductive Biology
Harvard Medical School
Boston, Massachusetts

Alireza A. Shamshirsaz, MD, FACOG
Professor, Fetal Surgeon/Maternal Fetal Medicine
Chair, Fetal Center Steering Committee
Chief, Division of Fetal Therapy and Surgery
Director, Fetal Surgery Fellowship
Co-Chief, Maternal Fetal Surgery Section
Department of Obstetrics and Gynecology
Professor
Department of Surgery

Department of Neurosurgery
Baylor College of Medicine
Texas Children's Fetal Center
Texas Children's Hospital
Houston, Texas

Amir A. Shamshirsaz, MD
Assistant Professor of Maternal Fetal Medicine/Critical Care Medicine
Department of Obstetrics and Gynecology/Pulmonary and Critical
Care Medicine
Baylor College of Medicine
Houston, Texas

Caitlin Sutton, MD
Assistant Professor of Anesthesiology
Department of Pediatric Anesthesiology, Perioperative, and Pain
Medicine
Texas Children's Hospital
Baylor College of Medicine
Houston, Texas

Laurie S. Swaim, MD
Professor Emerita
Department of Obstetrics and Gynecology
Baylor College of Medicine
Houston, Texas

Jun Teruya, MD, DSc, FCAP
Professor and Chief of Division of Transfusion Medicine and
Coagulation
Departments of Pathology and Immunology, Pediatrics, and Medicine
Texas Children's Hospital and Baylor College of Medicine
Houston, Texas

Ilan E. Timor-Tritsch, MD
Professor
Department of Obstetrics and Gynecology
NYU Langone Health
New York, New York

Andrea Tinelli, MD, PhD
Gynecologist and Obstetrician
Department of Obstetrics and Gynecology
Veris delli Ponti Hospital
Lecce, Italy

Celestine S. Tung, MD, MPH, MBA
Associate Professor
Gynecologic Oncology
Texas Oncology
Houston, Texas

Mark Turrentine, MD
Professor
Department of Obstetrics and Gynecology
Baylor College of Medicine
Houston, Texas

Michael W. Varner, MD
Distinguished Professor, Obstetrics and Gynecology
University of Utah Health Sciences Center
Salt Lake City, Utah

Arthur Jason Vaught, MD
Assistant Professor
Department of Gynecology and Obstetrics
Department of Surgery
The Johns Hopkins University School of Medicine
Baltimore, Maryland

Jeffrey P. Wilkinson, MD
Professor and Vice Chair of Global Women's Health
Department of Obstetrics and Gynecology
Baylor College of Medicine
Houston, Texas

Técnicas quirúrgicas en cirugía ginecológica se presenta en cinco volúmenes: *Ginecología, Endocrinología reproductiva e infertilidad, Uroginecología, Oncología ginecológica* y *Cirugía obstétrica.* El objetivo de estos libros es proporcionar descripciones e ilustraciones claras y concisas de las cirugías esenciales y los procedimientos fundamentales tanto para el médico general como para el subespecialista en ginecología y obstetricia.

Esta serie de libros es diferente de otras sobre ginecología y obstetricia. Mediante fotografías y videos de fácil acceso, se presenta una guía práctica cuidadosamente ilustrada de los procedimientos quirúrgicos más frecuentes en nuestro campo. Para crear esta serie de libros, hemos reunido a un grupo de destacados autores y colaboradores bajo la dirección de expertos editores de gran prestigio.

En *Ginecología* se presentan e ilustran las cirugías ginecológicas más frecuentes. En cuanto a las subespecialidades ginecológicas, en el segundo libro se abordan las cirugías de *Endocrinología reproductiva e infertilidad*, en el tercero las de *Uroginecología y cirugía reconstructiva pélvica*, y en el cuarto las de *Oncología ginecológica*. En el quinto libro, *Cirugía obstétrica*, se presentan los procedimientos quirúrgicos más frecuentes en la práctica de la obstetricia.

Ginecología. Tommaso Falcone, MD, es el Jefe de Ginecología de la Cleveland Clinic y es bien conocido por su experiencia en el tratamiento quirúrgico de los padecimientos ginecológicos benignos. Él y sus coautoras, la Dra. M. Jean Uy-Kroh y la Dra. Linda D. Bradley, han reunido cuidadosamente una serie de fotografías y videos muy útiles que destacan los fundamentos de las intervenciones quirúrgicas ginecológicas.

Endocrinología reproductiva e infertilidad. Steven Nakajima, MD, es profesor clínico de Ginecología y Obstetricia en el Fertility and Reproductive Health Group de la Stanford University School of Medicine, y se centra en los aspectos procedimentales y quirúrgicos de la medicina reproductiva. Junto con las contribuciones de sus colegas, Travis W. McCoy, MD, y Miriam S. Krause, MD, este libro sirve como un claro resumen de los procedimientos necesarios.

Uroginecología. Christopher M. Tarnay, MD, es profesor asociado de la David Geffen School of Medicine en la UCLA, donde es el jefe de Uroginecología y Cirugía Pélvica Reconstructiva. Él y su colega, la Dra. Lisa Rugo-Gupta, profesora asociada en la Stanford University School of Medicine, han contribuido sustancialmente a nuestra comprensión de la importante disciplina de la medicina pélvica femenina y la cirugía reconstructiva.

Oncología ginecológica. El difunto Kenneth D. Hatch, MD, fue un conocido oncólogo ginecológico, profesor de la University of Arizona School of Medicine. Se considera que ha sido uno de los principales expertos en el tratamiento quirúrgico de las neoplasias ginecológicas y ha contribuido sustancialmente al desarrollo de la cirugía mínimamente invasiva en ginecología y oncología ginecológica. El Dr. Hatch y sus colaboradores ofrecen una explicación visual precisa de los tratamientos quirúrgicos oncológicos esenciales.

Cirugía obstétrica. Michael A. Belfort, MD, PhD, es profesor y presidente del Department of Obstetrics and Gynecology en el Baylor College of Medicine, así como Jefe del Departamento de Obstetricia y Ginecología del Texas Children's Hospital. Especialista en medicina materno-fetal e intervención fetal, el Dr. Belfort y sus colegas ofrecen un excelente resumen de las cirugías obstétricas esenciales y los procedimientos fetales relacionados.

Estos libros fueron creados para nuestros colegas médicos y otros proveedores de atención médica para mejorar su comprensión de los procedimientos quirúrgicos en la práctica de la obstetricia y la ginecología.

Dedicamos nuestros libros a nuestras pacientes, con la sincera esperanza de que nuestros esfuerzos contribuyan a facilitar su óptima atención y a mejorar sus resultados.

Jonathan S. Berek, MD, MMSc
Laurie Kraus Lacob Professor
Stanford University School of Medicine
Director, Stanford Women's Cancer Center
Senior Advisor, Stanford Cancer Institute
Stanford University
Stanford, California

Los datos humanos acumulados se duplican cada 2 años, lo que supone una aceleración exponencial y no lineal. Aunque seguimos viendo progresos notables en casi todas las disciplinas médicas, las agujas del progreso real están incrustadas en pajares cada vez más grandes de información irrelevante e incluso engañosa que siguen desafiando nuestra capacidad para definir las guías de las mejores prácticas. La capacidad para acceder fácilmente a las síntesis basadas en la evidencia de los avances recientes en cirugía obstétrica con principios quirúrgicos probados es fundamental si queremos seguir proporcionando una atención óptima a nuestras pacientes embarazadas y a sus hijos.

Esta 1.ª edición de *Técnicas quirúrgicas en Cirugía obstétrica* proporciona datos clave concisos y clínicamente relevantes en un formato fácil de leer y de encontrar. La estructura similar de cada capítulo hace que sea fácil localizar los puntos importantes «sobre la marcha». Las numerosas ilustraciones son informativas y están estrechamente relacionadas con el texto. Las secciones *Principios generales* y *Planificación preoperatoria* están diseñadas para ayudar a los proveedores de atención obstétrica a seleccionar el procedimiento o los procedimientos adecuados, evitar que se produzcan problemas y garantizar que los proveedores de atención obstétrica cuenten con el personal y los instrumentos necesarios y adecuados en el quirófano antes de que se inicie el caso. La descripción paso a paso con viñetas de los procedimientos quirúrgicos se presta perfectamente a las revisiones preoperatorias y a las listas de comprobación. Personalmente, las secciones de *Consejos y alertas* de cada capítulo me parecieron especialmente relevantes e informativas.

La incorporación reflexiva de los últimos avances en la práctica contemporánea es al menos tan importante como la realidad de que los clínicos tratan cada vez más con pacientes con problemas médicos y obstétricos complejos. Los desafíos de la obesidad, los trastornos por consumo de sustancias y las pandemias virales, entre otros, son bien conocidos por todos los profesionales de la obstetricia. A estas cuestiones se suman las consecuencias no deseadas de la mejoría en las tasas de supervivencia de las personas con trastornos genéticos y malformaciones estructurales, el retraso de la maternidad y los partos por cesárea previos. Estas realidades cambiantes ponen de relieve que la prestación de una atención óptima a las mujeres embarazadas y al puerperio inmediato requiere algo más que una buena técnica quirúrgica. La capacidad para reconocer y proporcionar una

atención de apoyo óptima es de vital importancia. Los capítulos de este libro de texto sobre la atención de las pacientes quirúrgicas embarazadas en estado crítico, la anestesia obstétrica y la alteración del espectro de la placenta acreta ayudarán a salvar muchas vidas y a disminuir la morbilidad de muchas más.

Hay quien dice que, en nuestro mundo cada vez más digitalizado y con información instantánea, los libros de texto de referencia han perdido su relevancia. Yo diría que el mencionado tsunami de información y los problemas de complejidad de los pacientes sirven para enfatizar aún más la importancia de los libros de texto de práctica clínica básica. Como alguien que ha visto tanto mejoras revolucionarias como vergonzosos callejones sin salida en la práctica obstétrica durante el último medio siglo, creo que la necesidad de tales textos de referencia accesibles nunca ha sido mayor. El libro de texto que está a punto de explorar es una cuidadosa combinación de nuestros conocimientos y principios básicos con los últimos avances basados en la evidencia en cirugía obstétrica.

Este volumen de *Técnicas quirúrgicas en cirugía obstétrica* es una fuente de información útil y práctica tanto para los médicos en ejercicio como para sus aprendices. Aunque mis comentarios hasta este punto han hecho hincapié en los avances y desafíos recientes, no debe descuidarse ni olvidarse la importancia fundamental de las técnicas quirúrgicas obstétricas, tanto abdominales como vaginales. Los capítulos sobre la técnica quirúrgica, tanto abdominal como vaginal, nos recuerdan que las consideraciones más importantes en la práctica obstétrica son las que garantizan los resultados de salud óptimos a largo plazo para las madres y sus familias. En este sentido, confío en que la información contenida en este volumen será de gran valor tanto para los proveedores de atención obstétrica como, lo que es más importante, para las mujeres y los niños a los que atienden. Felicito a los autores, y especialmente a los editores, por continuar la tradición de excelencia de los libros de texto de referencia. Este trabajo merece un lugar en el librero de todos los proveedores de atención obstétrica; tendrá un lugar en el mío.

Michael W. Varner, MD
Distinguished Professor, Obstetrics and Gynecology
University of Utah Health Sciences Center
Salt Lake City, Utah

Nuestro objetivo al escribir este libro de texto es proporcionar un enfoque práctico, visual y lógico de las numerosas cirugías que realizan los obstetras y cirujanos fetales. La serie de Wolters Kluwer sobre *Técnicas quirúrgicas* ilustra abordajes probados para casos quirúrgicos complejos de una manera fresca y emocionante. Las descripciones estandarizadas de la cirugía y el uso generoso de fotografías e ilustraciones proporcionan una guía visual intuitiva para las técnicas que son difíciles de transmitir solo con palabras escritas. La mayoría de los temas se tratan con un uso mínimo de texto. Sin embargo, las cirugías más complejas se describen a detalle con la esperanza de transmitir, y tal vez recordar, técnicas probadas con el tiempo que tal vez se estén practicando con menos frecuencia. Por ejemplo, el tema de las operaciones con fórceps es un área de especial interés para mí. El uso de muñecos y otros escenarios simulados suele ser útil para enseñar la técnica precisa de los fórceps, que puede ser difícil de demostrar en tiempo real a través de la enseñanza a pie de cama. Creo firmemente que todavía hay un lugar en nuestro arsenal para el parto vaginal quirúrgico y que, en circunstancias adecuadas, estos procedimientos pueden ser una alternativa a la cesárea para salvar vidas. A medida que los parteros y el personal del hospital se vuelven cada vez más habituales en las salas de parto, espero que se sigan enseñando los procedimientos de parto vaginal quirúrgico.

Los autores de estos capítulos han sido seleccionados por sus conocimientos y experiencia, y todos son clínicos en activo en la subespecialidad quirúrgica que describen en estas páginas. El lector de este libro puede estar seguro de que lo que aquí se presenta está actualizado, bien pensado y respaldado por muchos años de experiencia y estudio. Esperamos que disfrute de la lectura de este libro tanto como nosotros hemos disfrutado escribiéndolo y editándolo.

Michael A. Belfort

Contenido

SECCIÓN IV. INTRAPARTO

SECCIÓN V. POSPARTO

SECCIÓN VI. OTROS PROCEDIMIENTOS

Capítulo 1.1 — Breve descripción de agujas, suturas y nudos

Mark Turrentine

Las intervenciones quirúrgicas obstétricas pueden ser necesarias en los periodos de anteparto (p. ej., cerclaje cervicouterino o abdominal y cirugía materna o fetal abierta o mínimamente invasiva) o periparto (p. ej., reparación de laceraciones perineales o pélvicas en el momento del parto vaginal, parto por cesárea o incluso una histerectomía). Parte del arsenal de un proveedor de servicios obstétricos incluye comprender el empleo de las herramientas (como agujas y suturas) y las técnicas (anudado) necesarias para realizar este tipo de intervenciones. El objetivo de este capítulo es proporcionar una visión general de las agujas y las suturas quirúrgicas que se usan de forma habitual en la obstetricia quirúrgica, los conceptos generales de la fijación de los nudos de sutura y una descripción de las agujas y las suturas típicas empleadas en los procedimientos obstétricos más frecuentes.

ANATOMÍA DE LA AGUJA

- Una aguja quirúrgica consta de tres partes: el extremo de fijación (también conocido como *ojo* o *ensamble*), el cuerpo y la punta (fig. 1.1.1) (1-3).
  - El *extremo de fijación* es el lugar donde la sutura se sujeta a la aguja; puede ser de ojo cerrado o ensamblado. La mayoría de las agujas contemporáneas son del tipo ensamblado. La aguja de ojo cerrado debe ser enhebrada, pero permite el uso de diferentes tipos de sutura y se utiliza en procedimientos obstétricos especializados, como el cerclaje. Las suturas ensambladas unen la aguja y la sutura como una unidad continua. La unión a la sutura debe cortarse o soltarse fácilmente cuando se usan agujas de liberación controlada.
  - El cuerpo de la aguja conecta el extremo de fijación con la punta y determina la forma de la aguja. Puede ser recto o curvo, pero la mayoría de las agujas curvas son de 1/4, 3/8, 1/2 o 5/8 de circunferencia.
  - La punta de la aguja se extiende desde el final de la aguja hasta la sección transversal máxima de su cuerpo; los tipos más usuales de agujas son las de corte y las cónicas.
    - Las agujas de corte tienen tres bordes de corte y son convencionales (el borde de corte está en el interior de la curvatura cóncava) o inversas (el borde de corte está en la convexidad exterior de la curvatura). Las agujas de corte se utilizan habitualmente para suturar la piel o atravesar tejidos resistentes.
    - Las agujas cónicas (también llamadas *agujas redondas*) perforan y extienden el tejido sin cortarlo. Se usan en tejidos fácilmente penetrables (como el del útero o la fascia).

- Las agujas de corte cónico tienen una punta afilada y corta que se funde con un cuerpo redondo. Estas agujas perforan los tejidos más duros y, posteriormente, los dispersan a medida que los atraviesan. Se utilizan cuando es necesario penetrar los tejidos pero sin desgarrarlos, y suelen emplearse para suturar tejido conjuntivo denso y fibroso, como la fascia.
- Las agujas de punta de espátula o agujas de corte lateral tienen un diseño único, plano tanto en la parte superior como en la inferior, que elimina el indeseable corte de tejido de otras agujas. Las agujas de corte de espátula son adecuadas para la cirugía que requiere que la aguja atraviese capas finas de tejido y se desplace dentro del plano entre ellas.
- Las agujas de punta roma (variante de la punta cónica) tienen un cuerpo cónico con una punta redondeada y roma que no corta el tejido. Están diseñadas para su uso en tejidos friables, pero también son recomendables para reducir el riesgo de penetrar el guante o la piel del cirujano o de los ayudantes.
- Las agujas rectas permiten la manipulación directa y precisa de tejidos fácilmente accesibles en un campo quirúrgico menos confinado, como en el cierre de la pared abdominal.

SUTURAS

- Las suturas se usan ampliamente en muchos contextos quirúrgicos, pero sobre todo en el tratamiento de heridas. Las aplicaciones típicas tienen como objetivo cerrar una lesión o una incisión aproximando sus márgenes abiertos para permitir la formación de nuevas estructuras. Sin embargo, en la cirugía se encuentran varias suturas diferentes, a menudo elegidas en función de la experiencia del cirujano y la aplicación prevista.
- Además, las suturas se caracterizan por las diversas propiedades dadas en función de su composición (tabla 1.1.1).
- Los tamaños se designan con frecuencia mediante el sistema de la United States Pharmacopeia (USP) (tabla 1.1.2).
  - Este sistema de numeración tiene su epicentro en la sutura «0». Los tamaños de las suturas aumentan desde el tamaño USP 0 («cero») hasta el tamaño 1, a menudo llamado *número 1*, hasta el tamaño USP 2 («número 2»), y en adelante. Por el contrario,

Tabla 1.1.1 — Propiedades de los materiales de sutura

Propiedad	Descripción
Elasticidad	Capacidad de la sutura de volver a su longitud original tras el estiramiento
Memoria	Capacidad de la sutura de volver a su forma original después de la deformación
Coeficiente de fricción	Capacidad de la sutura para deslizarse a través del tejido
Resistencia a la tracción	Fuerza necesaria para romper la sutura
Seguridad de los nudos	Fuerza necesaria para que un nudo se deslice
Potencial inflamatorio	Probabilidad de que la sutura cause una respuesta inflamatoria

Datos de Rose J, Tuma F. *Sutures and Needles*. StatPearls Publishing; 2020; Firestone DE, Lauder AJ. Chemistry and mechanics of commonly used sutures and needles. *J Hand Surg Am.* 2010;35(3):486–488; Moy RL, Waldman B, Hein DW. A review of sutures and suturing techniques. *J Dermatol Surg Oncol.* 1992;18(9):785–795; y Yag-Howard C. Sutures, needles, and tissue adhesives: a review for dermatologic surgery. *Dermatol Surg.* 2014;40(S9):S3–S15.

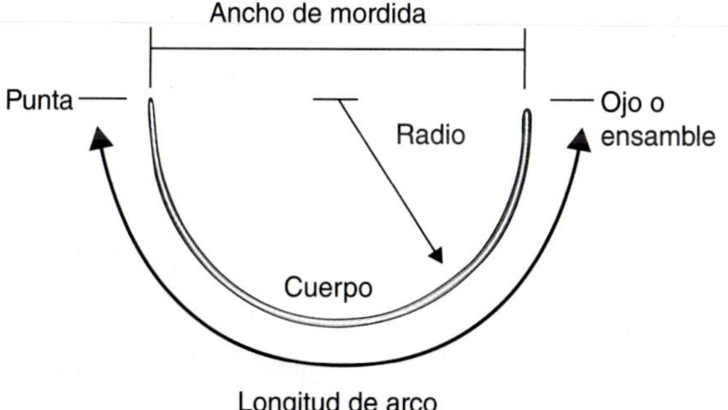

Figura 1.1.1. Partes de una aguja (datos de Rose J, Tuma F. Sutures and needles. En: *StatPearls*. StatPearls Publishing; 2020; Byrne M, Aly A. The surgical needle. *Aesthet Surg J.* 2019; 9(S2):S73–S77; y Moy RL, Waldman B, Hein DW. A review of sutures and suturing techniques. *J Dermatol Surg Oncol.* 1992; 18:785–795).

Tabla 1.1.2 Tamaños de las suturas sintéticas usados en procedimientos obstétricos según la designación, terminología y diámetro del sistema de la United States Pharmacopeia (USP)

Tamaño de la USP	Terminología	Diámetro (mm)
2	Número 2	0.500-0.599
1	Número 1	0.400-0.499
0	Cero (0)	0.350-0.399
2-0	Dos 0	0.300-0.339
3-0	Tres 0	0.200-0.249
4-0	Cuatro 0	0.150-0.199

Datos de Byrne M, Aly A. The surgical suture. *Aesthet Surg J.* 2019;39(S2): S67–S72.

los tamaños de las suturas disminuyen desde el 0 hasta el tamaño USP 2-0, con frecuencia llamado *dos ceros*, 3-0 («tres ceros»), y hacia abajo (4). Las suturas de menor diámetro se asocian con una menor resistencia a la tracción; debe determinarse un equilibrio entre el tamaño de la sutura y la posibilidad de mantener la aproximación de los tejidos.

- Las suturas se clasifican según sus propiedades de absorción como absorbibles o no absorbibles (1,4-6).
  - Las suturas absorbibles se utilizan para aproximar los bordes de la herida temporalmente hasta que hayan cicatrizado lo suficiente como para soportar la tensión normal del tejido. Este tipo de suturas puede agruparse en naturales y sintéticas. Las naturales son digeridas por las enzimas del cuerpo y las sintéticas son hidrolizadas en los tejidos corporales (1). Las suturas absorbibles pierden la mayor parte de su resistencia a la tracción en lapsos variables, desde unas semanas hasta varios meses.
  - Las suturas no absorbibles se emplean para el cierre de tejidos a largo plazo. Estas se clasifican según el número de hilos que las componen: monofilamento o multifilamento (1,4,5).
- Las suturas de monofilamento están conformadas por una sola hebra de material, mientras que las de multifilamento constan de varias hebras enroscadas o trenzadas. Las suturas de monofilamento tienen menos resistencia al pasar por el tejido, menor respuesta inflamatoria y se atan con facilidad.
- Las suturas de multifilamento tienen una mayor resistencia a la tracción, pero causan más fricción a través del tejido y tienen un mayor potencial de inflamación e infección. Los materiales de sutura empleados con mayor frecuencia en los procedimientos obstétricos se indican en la tabla 1.1.3.

NUDOS

- El tipo de nudo depende del material utilizado, de la profundidad y la ubicación de la incisión, así como de la cantidad de tensión que se ejerza sobre la herida en el postoperatorio. Algunos principios generales del anudado son los siguientes (7):
  - El nudo más deseable será el que resulte más sencillo para el material empleado.
  - Haga el nudo lo más pequeño posible y corte los extremos lo más cortos posible.
  - Evite la fricción y el daño del material de sutura durante la manipulación.
  - No ate las suturas para aproximar los tejidos con demasiada fuerza a fin de evitar su estrangulación.
  - Mantenga siempre la tracción en un extremo de la hebra después del primer bucle para evitar que se afloje la lazada y haga la lazada final lo más horizontal posible.
  - No dude en cambiar de posición con respecto a la paciente para colocar un nudo de forma segura y plana.
  - Por último, las lazadas adicionales no aumentan la resistencia de un nudo bien hecho.

- Algunas de las técnicas de anudado más utilizadas son el nudo cuadrado (o llano) y el nudo de cirujano (fig. 1.1.2) (7).
  - Los nudos cuadrados se forman con seminudos atados con igual tensión en los extremos de la sutura.
  - Los nudos de cirujano se forman añadiendo un bucle adicional a la primera lazada del seminudo. Hay controversia sobre el número de lazadas necesarias para que un nudo sea seguro. Si el nudo tiene muy pocas lazadas, será más débil que la sutura; si hay más lazadas de las necesarias para igualar la resistencia a la tracción de la sutura, se añade material innecesario a la herida y se incrementa la posibilidad de infección.
  - Los nudos deslizantes son dos seminudos no idénticos (nudo cuadrado) o duplicados (nudo de comadre), atados con mayor tensión en una parte que en la otra. El atado de ligaduras profundas se realiza de forma más sencilla manteniendo una tensión persistente en una sutura. Así, los nudos deslizantes pueden ser preferibles a los nudos cuadrados en determinadas circunstancias.
  - Los nudos instrumentados son útiles cuando uno o ambos bordes del material de sutura son cortos. Es importante cuadrar correctamente las lazadas sucesivas, es decir, cada lazo debe colocarse en paralelo al anterior invirtiendo los bucles en cada lazada sucesiva. En el caso de las ligaduras con instrumentos, esto se consigue alternando los lados a medida que la sutura se enrosca alrededor del conductor de la aguja.
- Técnica de anudado con una mano frente a la de anudado con dos manos.
  - En la técnica de anudado con una sola mano, el cirujano toma la mitad de la sutura con la mano derecha y usa el dedo índice para mantener cierta tensión en ella. Con la mano izquierda, se sujeta la otra mitad de la sutura y se juntan ambos extremos

Tabla 1.1.3 Materiales de sutura empleados con mayor frecuencia en los procedimientos obstétricos

Absorbible
Monofilamento
Catgut (simple)
Catgut (cromado)
Poligluconato (Maxon®)
Polidioxanona (PDS®)
Poliglecaprona (Monocryl®)
Multifilamento
Poliglactina 910 (Vicryl®)
Ácido poliglicólico (Dexon®)
No absorbible
Monofilamento
Nylon (Ethilon®)
Polipropileno (Prolene®)
Poliéster (Mersilene®, Ethibond®)
Multifilamento
Seda (Perma-Hand®)

Datos de Rose J, Tuma F. *Sutures and Needles.* StatPearls Publishing; 2020; Byrne M, Aly A. The surgical suture. *Aesthet Surg J.* 2019;39(S2): S67–S72; y Moy RL, Waldman B, Hein DW. A review of sutures and suturing techniques. *J Dermatol Surg Oncol.* 1992;18(9):785–795.

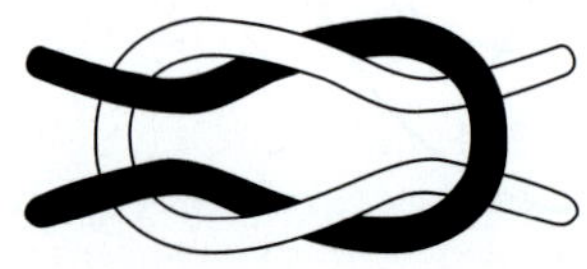

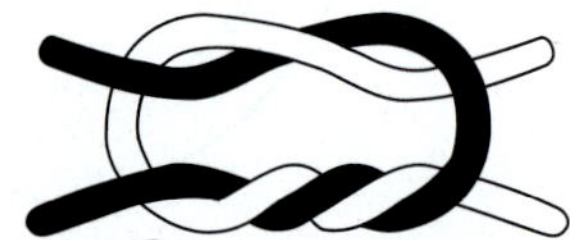

Figura 1.1.2. Nudos quirúrgicos. **A.** Nudo cuadrado. **B.** Nudo de cirujano (adaptada de Yeomans ER, Hoffman BL, Gilstrap LC III, Cunningham FG. *Cunningham and Gilstraps's Operative Obstetrics.* 3.ª ed. McGraw-Hill; 2017).

de la sutura, entrecruzándolos sobre el dedo índice izquierdo. Mientras sujeta el extremo de la sutura con el pulgar y el dedo medio izquierdos, el cirujano curva el dedo índice izquierdo para que pueda crear un bucle con el hilo. El dedo índice izquierdo se mueve por debajo y luego por encima de la cuerda sostenida por el pulgar y el dedo medio izquierdos para crear el bucle. Con un bucle alrededor del dedo índice izquierdo, se gira la mano para poder pasar el bucle por la otra cuerda. Esto permite que el extremo de la sutura en el pulgar y el índice izquierdos llegue hasta el final para completar el primer nudo. A continuación, el nudo se aprieta aplicando tensión a la cuerda con ambas manos; debe quedar plano.

- En la técnica de anudado con dos manos, el cirujano toma el extremo corto de la sutura con la mano derecha, y el pulgar de la mano izquierda comienza a crear un bucle empujando la hebra larga hacia la derecha. La mano derecha lleva el extremo corto hacia el cirujano y atraviesa la hebra de la izquierda para formar un bucle. El pulgar izquierdo sobresale por el bucle. El dedo índice izquierdo entra en contacto con el pulgar, para que este pueda guiarlo hacia abajo a través del bucle. El dedo índice izquierdo se gira hacia abajo en el bucle. La hebra corta se coloca ahora entre el pulgar y el índice para transportar el extremo corto hacia arriba a través del bucle. La mano izquierda se gira ahora en sentido contrario a las agujas del reloj para llevar el pulgar hacia arriba a través del bucle, empujando el extremo corto hacia arriba con él. El extremo corto emerge completamente a través del bucle y se volverá a tomar con la mano derecha para apretar la lazada que se ha creado. El cirujano comienza a apretar la lazada empujando el hilo largo hacia fuera y jalando el corto hacia sí mismo; después se ajusta la lazada.

AGUJAS Y SUTURAS UTILIZADAS EN LOS PROCEDIMIENTOS OBSTÉTRICOS MÁS FRECUENTES

- La mayoría de los obstetras tienen una «rutina» básica de agujas y suturas para utilizar la misma aguja y el mismo material de sutura, a menos que el contexto clínico dicte lo contrario. Diferentes factores influyen en la elección de los obstetras, como su experiencia en el quirófano durante la formación, la práctica profesional en el entorno de la sala de operaciones, el conocimiento de las características de cicatrización de los tejidos y órganos que operan, la familiaridad con las características de las distintas agujas o materiales de sutura y los factores relacionados con la paciente (como la naturaleza del procedimiento, el índice de masa corporal y la presencia de infecciones).

Laceración perineal y episiotomía

- Si el criterio clínico determina que una laceración perineal requiere reparación, como las laceraciones que sangran o cuando la anatomía está distorsionada, se recomienda una sutura sintética absorbible para reparar las laceraciones de primer y segundo grados.
- La elección de la aguja por parte del cirujano es influida por la experiencia y la facilidad de uso. Los tipos de agujas que se emplean con mayor frecuencia en obstetricia son las siguientes:
  - Agujas cónicas (CT, *circle-tapered*)
  - Agujas pequeñas de medio círculo (SH, *small half-circle*)
- Por lo general, se utiliza una aguja curva de 3/8 o 1/2 con punta CT debido al menor espacio para maniobrar en un área confinada o un gran arco de manipulación para que la punta de la aguja emerja si se utiliza en tejidos profundos.
- La opinión de los expertos sugiere que para este cierre se puede usar la sutura 2-0 de *catgut* cromado, poliglactina o poliglecaprona (7,8). En un metaanálisis en el que se compararon las suturas sintéticas absorbibles con el *catgut*, menos mujeres con suturas sintéticas experimentaron dolor a los 3 días del parto o antes (cociente de riesgos [RR, *risk ratio*] de 0.83; intervalo de confianza [IC] del 95%: 0.76-0.90; 9 ensayos, 4017 mujeres) (9). Además, en los ensayos en los que se analizó el uso de fármacos

para el dolor hasta 10 días después del parto, las mujeres con suturas sintéticas necesitaron menos analgesia en comparación con las que tenían suturas de *catgut* (RR de 0.71; IC del 95%: 0.59-0.87; 5 ensayos, 2820 mujeres). Sin embargo, no hubo evidencia de ninguna diferencia en los materiales de sutura para el dolor entre las 8 y las 12 semanas posparto.

- Las tasas más bajas de resutura perineal debido a la dehiscencia parcial superficial de la reparación primaria se produjeron en las mujeres que recibieron suturas sintéticas en comparación con el *catgut* (RR de 0.25; IC del 95%: 0.08-0.74; 4 ensayos, 1402 mujeres). Por otra parte, un mayor número de mujeres con suturas sintéticas requirió la retirada del material de sutura no absorbido (RR de 1.81; IC del 95%: 1.46-2.24; 3 ensayos, 2520 mujeres) (9).
- En las laceraciones complejas que afectan la mucosa rectal o el esfínter anal, el criterio de los expertos varía en cuanto al tipo de material de sutura que debe usarse.
  - Los materiales de sutura sugeridos han sido la poliglactina absorbible 4-0 a 2-0 o el *catgut* cromado, con una aguja SH o de punta cónica (7,8).
  - Algunos expertos recomiendan que se coloque una segunda capa de sutura a través de la muscular del recto utilizando una sutura de poliglactina 3-0 de forma corrida o interrumpida (8).
  - No se han realizado ensayos comparativos de los distintos tipos de materiales de sutura.
- Si el esfínter anal interno puede identificarse adecuadamente, se recomienda su reparación como parte de la porción distal de la segunda capa de refuerzo de la musculatura rectal empleando una sutura de poliglactina 3-0, o por separado del esfínter anal externo utilizando una sutura de polidioxanona de monofilamento 3-0 (8,10).
  - Si se emplea un método de reparación de traslapamiento para reparar el esfínter anal externo, los expertos recomiendan el empleo de una sutura de poliglactina 3-0, polidioxanona 3-0 o poliglactina 2-0 (7,8,10). En un ensayo controlado aleatorizado en el que se compararon los tipos de sutura en la reparación de las lesiones del esfínter anal, no se encontraron diferencias entre la polidioxanona 3-0 y la poliglactina 2-0 en cuanto a la necesidad de retirar las suturas debido al dolor, la migración o la dispareunia a las 6 semanas después del parto (11). A los 3 meses del posparto, no se observaron diferencias en el nivel de continencia intestinal ni en la puntuación de la calidad de vida.

Parto por cesárea

- En este procedimiento obstétrico se observa una gran heterogeneidad en la técnica quirúrgica con base en la preferencia de cada cirujano. La selección de las mejores agujas o los mejores materiales de sutura para cerrar las heridas no está clara. Además, existen pocos datos para orientar la práctica clínica sobre este aspecto del parto por cesárea (12). Los tipos de agujas o suturas utilizados para el parto por cesárea suelen estar determinados por el cirujano individual o la práctica hospitalaria.

Útero

- Las agujas más usadas son las de punta CT de 1/2 (como la CTX o la CT1).
- Las comparaciones entre los tipos de suturas para el cierre del útero en el momento del parto por cesárea incluyen la de monofilamento sintético absorbible número 1 (*catgut* cromado o poliglecaprona) frente a una de multifilamento (poliglactina).
  - En un amplio ensayo controlado aleatorizado con más de 15000 mujeres sometidas a parto por cesárea, el uso de una sutura de monofilamento frente a una de multifilamento para realizar el cierre del útero se asoció con una menor tasa de transfusión de sangre mayor de 1 unidad (0.7% frente a 1.3%, respectivamente; RR de 0.53; IC del 99%: 0.30-0.93) (13).
  - En un pequeño estudio controlado aleatorizado de una sola institución con 107 pacientes en el que se comparó la sutura sintética absorbible de monofilamento (poliglecaprona) con la de multifilamento (poliglactina) para llevar a cabo el cierre del útero, se midió una disminución estadísticamente mayor de

la hemoglobina a las 6 h del postoperatorio, 1.59 frente a 1.25, respectivamente, $p = 0.04$ (14). Ninguna paciente de los dos grupos requirió una transfusión de sangre. El grosor residual del miometrio sobre la cicatriz de la cesárea, determinado por ecografía transvaginal a los 6 meses del postoperatorio, fue mayor en el grupo de sutura de monofilamento en comparación con el grupo de sutura de multifilamento, 5.5 frente a 4.2 mm, $p < 0.01$.

Fascia

■ Por lo general, se usa una aguja de punta CT de 1/2 junto con una sutura absorbible de multifilamento (poliglactina o ácido poliglicólico) o de monofilamento (polidioxanona o poligliconato) con diámetros mayores de 0 o número 1, debido a su mayor resistencia a la tracción.

■ En un ensayo observacional prospectivo se comparó el cierre de la fascia con una sutura no absorbible de monofilamento (nailon) de número 1 frente a una absorbible de multifilamento (poliglactina) en 120 mujeres sometidas a parto por cesárea, de las cuales cada mitad recibió un tipo de sutura (15). Un mayor número de mujeres con cierre de nailon, en comparación con aquellas que tuvieron uno de poliglactina, desarrollaron una fístula de la herida quirúrgica (13% frente a 0%) y dolor crónico en la incisión (20% frente a 2%), respectivamente, $p < 0.05$. No se observaron diferencias en las tasas de infección de las heridas.

Tejido subcutáneo

■ Si está clínicamente indicado cerrar el tejido subcutáneo, por lo general se utiliza una aguja de punta CT de 1/2 . La mayoría de los estudios de los últimos 20 años han informado el uso de material absorbible de multifilamento 2-0 o 3-0 (poliglactina o ácido poliglicólico) (16).

■ Los materiales de sutura sintéticos demuestran una menor reactividad tisular en comparación con el material de sutura natural a base de colágeno, como el *catgut* simple (3).

Piel

■ La elección del tipo de material para cerrar la piel (sutura subepidérmica absorbible o grapas metálicas no absorbibles) y el tipo de sutura empleado (sutura de monofilamento frente a de multifilamento) varían entre los clínicos. Aunque la colocación de las suturas lleva más tiempo que la de las grapas, el cierre con suturas reduce la morbilidad de la herida (17).

■ Las agujas de corte se usan en obstetricia para el cierre de la piel porque se trata de un tejido más duro, e incluyen las de «cirugía plástica» o «para la piel».

■ En la última década se ha usado con mayor frecuencia una sutura subepidérmica corrida utilizando un monofilamento absorbible 3-0 o 4-0 (poliglecaprona) o un multifilamento de las mismas características (poliglactina o ácido poliglicólico) (17).

■ En un análisis secundario retrospectivo de un ensayo controlado aleatorizado en el que se evaluó la preparación preoperatoria de la piel de las mujeres que se sometían a un parto por cesárea, se observó una menor tasa de infección del sitio quirúrgico cuando el cierre subepidérmico de la piel se realizaba con una sutura absorbible de poliglecaprona 4-0 frente a una sutura de poliglactina (5% frente a 6%, respectivamente); sin embargo, esto no fue estadísticamente diferente, $p = 0.58$ (18).

■ En dos ensayos controlados aleatorizados se encontró que el cierre subepidérmico de la piel en el momento del parto por cesárea con una sutura absorbible de poliglecaprona 3-0 de monofilamento se asocia con una tasa significativamente menor de complicaciones de la herida en comparación con la sutura de poliglactina (19,20).

CONCLUSIÓN

Incluso con el perfeccionamiento de las agujas y los materiales de sutura actuales, en la mayoría de las situaciones clínicas, la coaptación de una herida sigue consistiendo en utilizar una aguja quirúrgica para jalar el hilo de sutura a medida que se coloca en el tejido.

Es esencial que el cirujano desarrolle su propia elección de agujas y suturas para lograr resultados coherentes y reproducibles. Aunque la formación y la experiencia profesional en el quirófano de cada cirujano pueden afectar su preferencia por los materiales de aguja y sutura, el cirujano atento debe permanecer siempre alerta a los hallazgos basados en la evidencia que pueden influir en las técnicas quirúrgicas y conducir a una mejora en los desenlaces de las pacientes.

REFERENCIAS CLAVE

1. Rose J, Tuma F. *Sutures and Needles*. StatPearls Publishing; 2020.
2. Byrne M, Aly A. The surgical needle. *Aesthet Surg J*. 2019;39(S2): S73–S77.
3. Firestone DE, Lauder AJ. Chemistry and mechanics of commonly used sutures and needles. *J Hand Surg Am*. 2010;35(3):486–488.
4. Byrne M, Aly A. The surgical suture. *Aesthet Surg J*. 2019;39(S2): S67–S72.
5. Moy RL, Waldman B, Hein DW. A review of sutures and suturing techniques. *J Dermatol Surg Oncol*. 1992;18(9):785–795.
6. Yag-Howard C. Sutures, needles, and tissue adhesives: a review for dermatologic surgery. *Dermatol Surg*. 2014;40(S9):S3–S15.
7. Yeomans ER, Hoffman BL, Gilstrap LC III, Cunningham FG. *Cunningham and Gilstrap's Operative Obstetrics*. 3rd ed. McGraw-Hill; 2017.
8. Cunningham FG, Leveno KJ, Bloom SL, et al. *William's Obstetrics*. 25th ed. McGraw-Hill Medical; 2018.
9. Kettle C, Dowswell T, Ismail KMK. Absorbable suture materials for primary repair of episiotomy and second degree tears. *Cochrane Database Syst Rev*. 2010;(6):CD000006.
10. Sultan AH, Thakar R. Lower genital tract and anal sphincter trauma. *Best Pract Res Clin Obstet Gynaecol*. 2002;16(1):99–115.
11. Williams A, Adams EJ, Tincello DG, Alfirevic Z, Walkinshaw SA, Richmonda DH. How to repair an anal sphincter injury after vaginal delivery: results of a randomised controlled trial. *BJOG*. 2006;113(2):201–207.
12. Dahlke JD, Mendez-Figueroa H, Maggio L, Sperling JD, Chauhan SP, Rouse DJ. The case for standardizing cesarean delivery technique: seeing the forest for the trees. *Obstet Gynecol*. 2020;136(5):972–980.
13. The CORONIS Collaborative Group. Caesarean section surgical techniques (CORONIS): a fractional, factorial, unmasked, randomised controlled trial. *Lancet*. 2013;382(9888):234–248.
14. Başbuğ A, Doğan O, Ellibeş Kaya A, Pulatoğlu Ç, Çağlar M. Does suture material affect uterine scar healing after cesarean section? Results from a randomized controlled trial. *J Invest Surg*. 2019;32(8):763–769.
15. Kahkhaie KR, Keikhaie KR, Vahed AS, Shirazi M, Amjadi N. Randomized comparison of nylon versus absorbing polyglactin 910 for fascial closure in caesarean section. *Iran Red Crescent Med J*. 2014;16(4):e12580.
16. Pergialiotis V, Prodromidou A, Perrea DN, Doumouchtsisa SK. The impact of subcutaneous tissue suturing at caesarean section on wound complications: a meta-analysis. *BJOG*. 2017;124(7):1018–1025.
17. Mackeen AD, Schuster M, Berghella V. Suture versus staples for skin closure after cesarean: a metaanalysis. *Am J Obstet Gynecol*. 2015;212(5):621.e1–621.e10.
18. Tuuli MG, Stout MJ, Martin S, Rampersad RM, Cahill AG, Macones GA. Comparison of suture materials for subcuticular skin closure at cesarean delivery. *Am J Obstet Gynecol*. 2016;215(4):490.e1–490.e5.
19. Vats U, Pandit SN. Comparison of efficacy of three suture materials, i.e., poliglecaprone 25, polyglactin 910, polyamide, as subcuticular skin stitches in post-cesarean women: a randomized clinical trial. *J Obstet Gynecol India*. 2014;64(1):14–18.
20. Buresch AM, Van Arsdale A, Ferzli M, et al. Comparison of subcuticular suture type for skin closure after cesarean delivery: a randomized controlled trial. *Obstet Gynecol*. 2017;130(3):521–526.

Instrumentos quirúrgicos

Gary Andrew Dildy

ANTECEDENTES

- Según Ochsner, el cuchillo fue la primera herramienta desarrollada por el ser humano; se cree que se usó ya en el año 8000 a. C. con el propósito terapéutico de cortar el cráneo (1). Harer opinó que el primer instrumento quirúrgico especial conocido fue el Peseshkef, un cuchillo de sílex con forma de pez que se utilizaba en Egipto hacia el 5000 a. C. para cortar el cordón umbilical en el momento del nacimiento, así como en las ceremonias de «apertura de la boca» de las momias para permitir la alimentación en el más allá (2). A lo largo de la historia de la medicina, se han desarrollado multitud de dispositivos quirúrgicos de uso general y específicos para cada especialidad, y en la actualidad hay miles de ellos disponibles en el mercado.

- Los procedimientos quirúrgicos han evolucionado hasta convertirse en complejos esfuerzos de equipo. Para lograr el objetivo común de un desenlace óptimo para la paciente, es de vital importancia que todos los miembros del equipo quirúrgico estén familiarizados con la identidad y la función de los instrumentos quirúrgicos disponibles. El cirujano debe conocer especialmente el instrumental contenido en las bandejas específicas del procedimiento y, en general, los dispositivos auxiliares disponibles en caso de necesidad. El instrumentista quirúrgico y el personal de enfermería circulante deben conocer la ubicación física y la disponibilidad del equipamiento necesario. Asimismo, el ayudante quirúrgico debe estar familiarizado con el equipo para anticiparse a los pasos quirúrgicos, proporcionar una exposición óptima y facilitar la progresión eficiente del procedimiento.

- Con unos 4 millones de nacimientos anuales en los Estados Unidos, de los cuales un tercio son partos por cesárea, los procedimientos obstétricos son algunas de las cirugías hospitalarias más frecuentes. La mayoría de los dispositivos quirúrgicos empleados actualmente han evolucionado a múltiples variaciones y se denominan con diversos sinónimos y epónimos. Los instrumentos de un tipo específico pueden estar disponibles en una variedad de tamaños (p. ej., las omnipresentes tijeras Mayo, las cuales van de 5-14 pulgadas de longitud) y en variaciones rectas y curvas. Algunos instrumentos están diseñados para diestros y zurdos. Los catálogos comerciales contemporáneos de instrumentos quirúrgicos contienen miles de estos instrumentos individuales.

- El objetivo de este capítulo es familiarizar al lector con los instrumentos quirúrgicos básicos que suelen encontrarse en los procedimientos obstétricos más frecuentes. El parto vaginal quirúrgico (fórceps obstétricos y dispositivos de vacío) y la cirugía fetal (p. ej., la ablación fetoscópica con láser para el síndrome de transfusión gemelo a gemelo y la reparación del meningomielocele en el útero) se tratan por separado en los capítulos 4.4 y 3.10, respectivamente. En este capítulo, los instrumentos quirúrgicos se clasifican de la siguiente manera:
  - Corte y disección
  - Separación y exposición
  - Prensión y sostén
  - Otros instrumentos

- A sabiendas de que hay muchos dispositivos quirúrgicos de un solo uso (desechables) disponibles en el mercado, este capítulo se centra principalmente en el instrumental reutilizable universal.

CORTE Y DISECCIÓN

- Para muchos cirujanos, el bisturí es conocido con el epónimo de escalpelo de «Bard-Parker». El desarrollo del bisturí moderno se remonta a un siglo atrás, a 1915, cuando Morgan Parker, un ingeniero, recibió la patente de un bisturí de dos piezas, en el que la hoja metálica y el mango estaban unidos por partes superpuestas (1). Junto con el fabricante Charles Bard, Parker fundó la empresa Bard-Parker, la cual desarrolló un proceso de esterilización en frío para evitar el embotamiento de las cuchillas quirúrgicas. Los bisturíes quirúrgicos pueden ser desechables o reutilizables (es decir, el mango se reutiliza y la hoja se desecha). Originalmente, los mangos estaban numerados del 1 al 9 y las cuchillas del 10 al 20, pero, tras el vencimiento de la patente en 1935, siguieron otras variaciones (3). Existen numerosos mangos de bisturí disponibles en el mercado, siendo los más usuales los de los números 3, 4 y 7, mostrados en la **figura 1.2.1**. Los mangos planos (números 3 y 4) se utilizan generalmente con un agarre palmar para las incisiones. El mango número 4 es similar al número 3 pero algo más grande. El número 7 es largo y redondeado, y se suele emplear tomándolo como un lápiz para una disección más profunda. Existen múltiples variantes de cuchillas, cada una de ellas diseñada para su uso con mangos específicos. Los mangos números 3 y 7 están diseñados para cuchillas de los números 10-15, 40 y 42, en tanto que el mango número 4 está diseñado para cuchillas de los números 18-36. Existen varios bisturíes de seguridad desechables, con mangos de plástico y cuchillas extensibles, diseñados para evitar lesiones accidentales.

- Las hojas de las tijeras se juntan y decusan (es decir, se sobreponen entre sí) para cortar (4). Las tijeras quirúrgicas están diseñadas para cortar tejidos, suturas y otros materiales. Suelen ser de acero inoxidable; algunas tienen filos de carburo de tungsteno. Las tijeras de anillo se usan habitualmente en cirugía obstétrica, mientras que las pinzas de resorte (no mostradas) se emplean en oftalmología y microcirugía. Las hojas de las tijeras pueden ser rectas o curvas, y las puntas están diseñadas en varias conformaciones (es decir, roma/afilada, afilada/afilada o afilada/roma). La mayoría de los tipos de tijeras están disponibles en varias longitudes y modificaciones. En la **figura 1.2.2** se muestran las tijeras habituales en la cirugía obstétrica. Las tijeras de iris, diseñadas para la cirugía oftalmológica, son pequeñas y tienen dos puntas muy afiladas; se utilizan para realizar pequeños cortes de precisión en tejidos delicados. Las tijeras de Metzenbaum están diseñadas para la disección fina y el corte de tejidos delicados. Las tijeras Mayo, más pesadas, se usan para cortar tejidos más gruesos y materiales quirúrgicos como las suturas. Las tijeras para vendajes tienen las puntas en ángulo; la hoja inferior suele ser

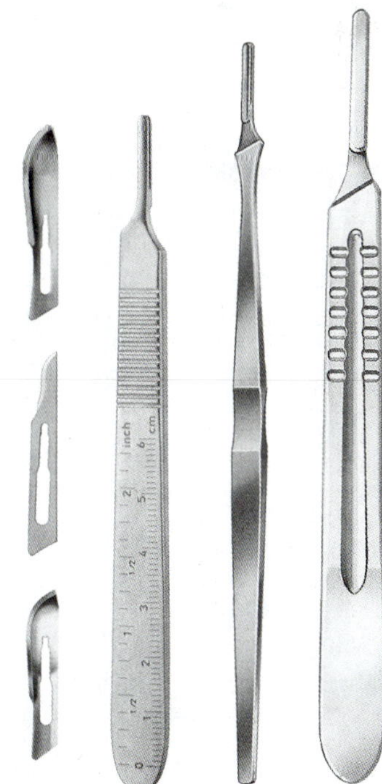

Figura 1.2.1. Bisturíes y cuchillas. A la *izquierda, de arriba abajo*: hojas de bisturí números 10, 15 y 20. *De izquierda a derecha*: mangos de bisturí números 3, 7 y 4 (© Aesculap AG).

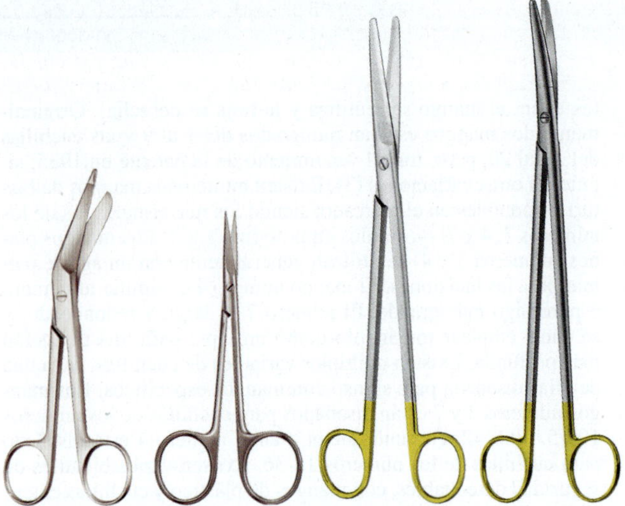

Figura 1.2.2. Tijeras. *De izquierda a derecha*: de Lister para vendajes, de iris, Mayo de disección y de Metzenbaum de disección (© Aesculap AG).

plana y roma para introducirla bajo el vendaje evitando dañar la piel. Por la misma razón, las tijeras para vendajes se emplean a veces para extender las incisiones de histerotomía durante el parto por cesárea.

SEPARACIÓN Y EXPOSICIÓN

- La visualización adecuada del campo quirúrgico es un requisito previo esencial para la mayoría de los procedimientos quirúrgicos, pero no para todos (p. ej., el parto vaginal quirúrgico). Los separadores sirven para apartar los bordes de la incisión quirúrgica o para retener los órganos del campo, tanto para optimizar la visualización como el acceso. Los separadores pueden ser manuales o automáticos. Algunos están diseñados para una exposición superficial y otros para una exposición profunda.
  - En la figura 1.2.3 se muestran algunos separadores manuales superficiales usuales y en la figura 1.2.4 se muestran separadores manuales profundos.

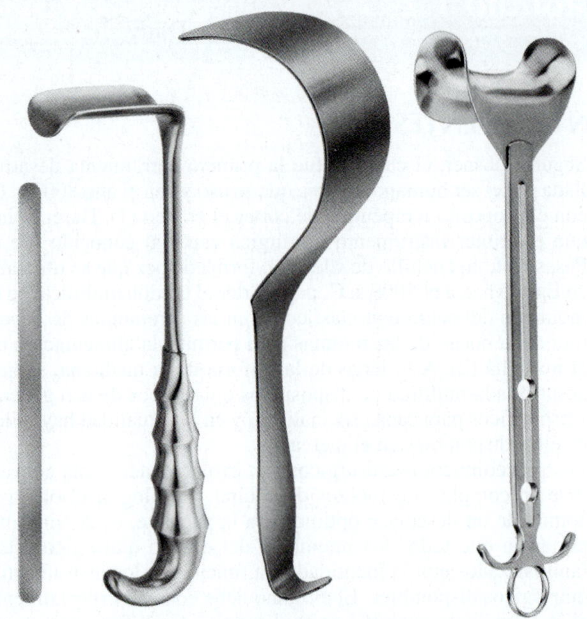

Figura 1.2.4. Separadores manuales profundos. *De izquierda a derecha*: espátula de cinta amoldable, separador de Richardson, separador de Deaver y hoja central del separador de Balfour (© Aesculap AG).

- El separador Army-Navy es de doble punta y tiene un mango fenestrado.
- El separador de Richardson tiene un ángulo recto, es cóncavo y tiene un labio en la punta; el mango es hueco con crestas para los dedos para obtener un mejor agarre.
- El separador universal de DeLee se diseñó para la exploración vaginal posparto y se utiliza a menudo como «hoja para la vejiga» durante el parto por cesárea (fig. 1.2.5). Joseph DeLee (1869-1942), fundador del Chicago Lying-In Hospital en los Estados Unidos, es considerado una gran influencia en la práctica obstétrica contemporánea.
- Al igual que muchos instrumentos quirúrgicos, los separadores abdominales automáticos han evolucionado a lo largo de los siglos. El uso de los separadores abdominales automáticos en obstetricia suele limitarse a la laparotomía para la histerectomía periparto.

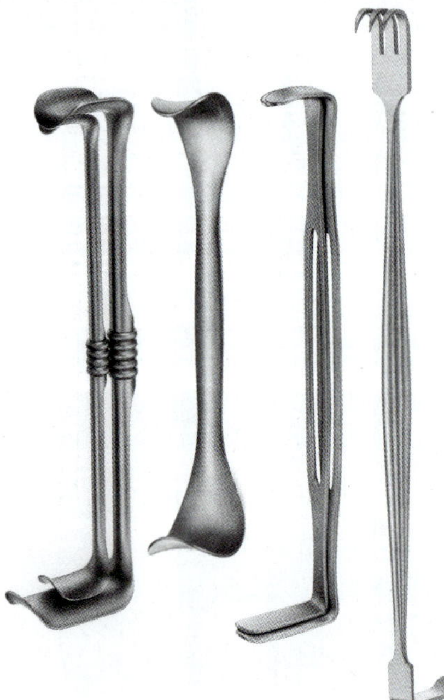

Figura 1.2.3. Separadores manuales superficiales. *De izquierda a derecha*: de Richardson-Eastman (pequeño y grande), de Goelet, US Army (dos por juego) y de Senn con mango cónico redondo (© Aesculap AG).

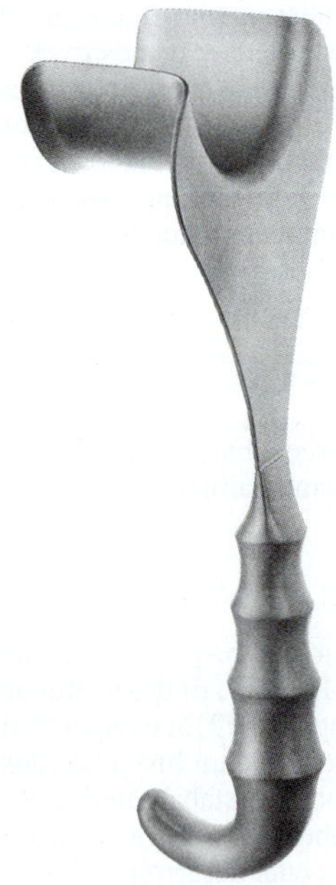

Figura 1.2.5. Separador universal de DeLee («hoja para la vejiga») (© Aesculap AG).

- El separador abdominal de O'Sullivan-O'Connor (fig. 1.2.6) fue introducido por John R. O'Sullivan (1900-1965) y Bernard A. O'Connor (1890-1953) de Nueva Jersey, Estados Unidos, en 1931 (5) como un separador mecánico simple para la cirugía abdominal (6). Este separador cuenta con un anillo de forma ajustable, con dos hojas laterales de montaje fijo en el marco y la opción de hojas desmontables cefálica y caudalmente.
- En 1979, el Dr. John R. Bookwalter patentó su sistema de separador de mesa fijo del mismo nombre, el cual permite la colocación de una variedad de hojas y ha sido modificado para su uso en múltiples disciplinas quirúrgicas (fig. 1.2.7) (7). El separador de Bookwalter ofrece tres ventajas sobre sus predecesores: 1) se acopla a la mesa de quirófano por un lado, en lugar de dos; 2) se puede acoplar después de cubrir al paciente; y 3) tiene un sistema de trinquete más simplificado para acoplar, ajustar y retirar las hojas del separador (8).
- En 1913, Maurice Gelpi (1883-1939), de la Facultad de Medicina de la Universidad de Tulane en Nueva Orleans, Estados Unidos, informó su desarrollo de un «tenáculo doble autoestático» que utiliza una cremallera y una leva para controlar la colocación (fig. 1.2.8) (9). Este separador automático es muy útil en la cirugía obstétrica para la perineorrafia después del parto vaginal y elimina la necesidad de dos ayudantes de separación. Los pivotes concéntricos (es decir, las extremidades se enganchan pero no se cruzan) separan las mordazas al cerrar las asas (10). El separador de Weitlaner (fig. 1.2.9), diseñado por el médico austriaco Franz Weitlaner (1872-1944), es un separador manual autorretenido utilizado en muchas disciplinas quirúrgicas (11). El Weitlaner se fabrica con puntas afiladas o romas en diferentes configuraciones (p. ej., 2 × 3, 3 × 4, 5 × 6).
- El espéculo (del latín *speculum*, que significa «espejo») vaginal se usa desde la época grecorromana (12) y ha sufrido numerosas modificaciones a lo largo de los años (fig. 1.2.10).
  - A mediados del siglo XIX, J. Marion Sims (1813-1883) ideó un espéculo de una sola hoja para la visualización de la vagina y el cuello uterino, el cual sigue siendo de uso popular en la actualidad.
  - En 1870, el cirujano francés Edward Cusco (1819-1894) revisó el espéculo de Sims para convertirlo en un diseño de pico de pato autorretenido.
  - En 1878, Thomas Graves, de Massachusetts, Estados Unidos, informó su modificación del espéculo de Sims, un nuevo

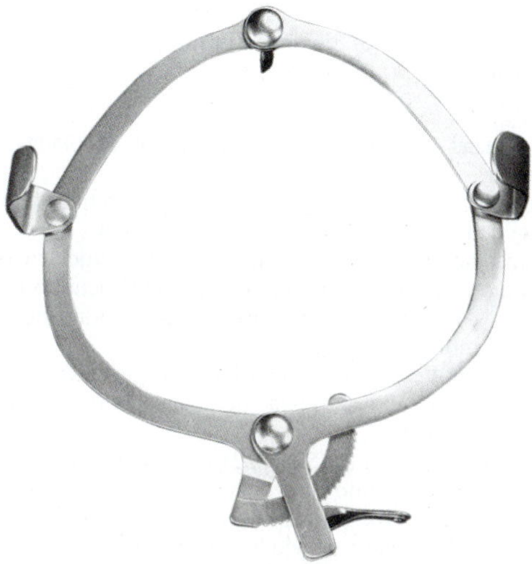

Figura 1.2.6. Separador abdominal automático de O'Sullivan-O'Connor. Las hojas de separación adicionales se pueden acoplar en las posiciones de las 12 y las 6 h (© Aesculap AG).

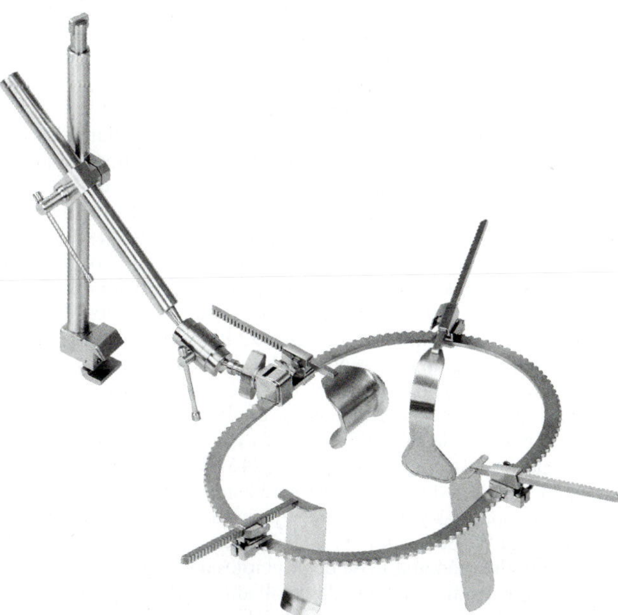

Figura 1.2.7. Sistema de separador de Bookwalter anular universal fijo a la mesa (© Aesculap AG).

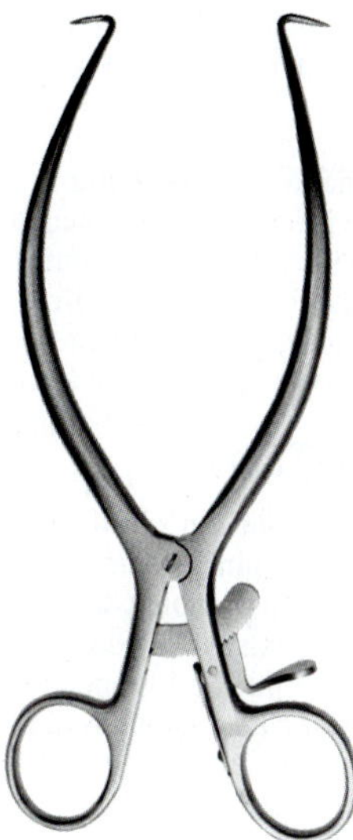

Figura 1.2.8. Separador vaginal («tenáculo doble autoestático») de Gelpi (© Aesculap AG).

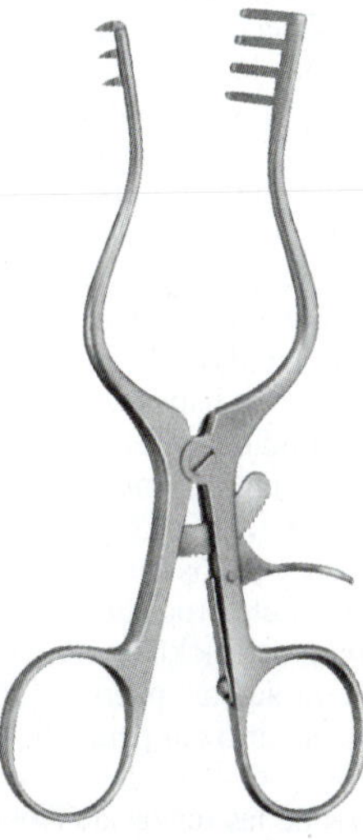

Figura 1.2.9. Separador automático de Weitlaner (© Aesculap AG).

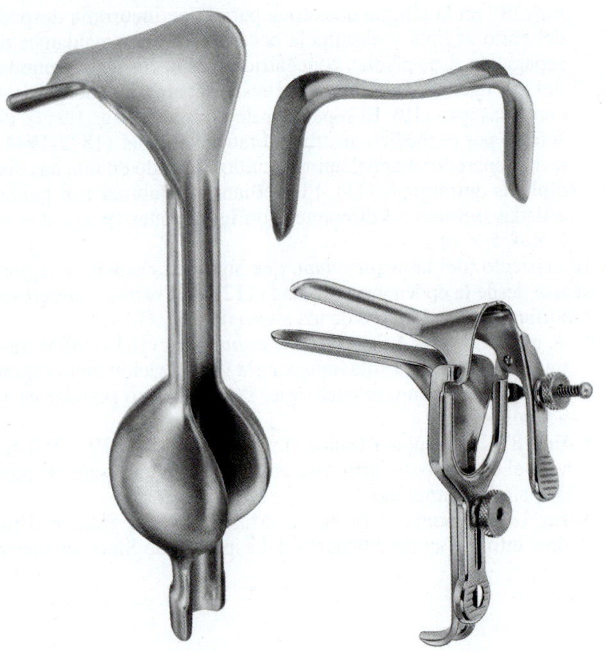

Figura 1.2.10. Espéculos vaginales. *De izquierda a derecha*: de Auvard, de Sims de doble punta y de Graves (© Aesculap AG).

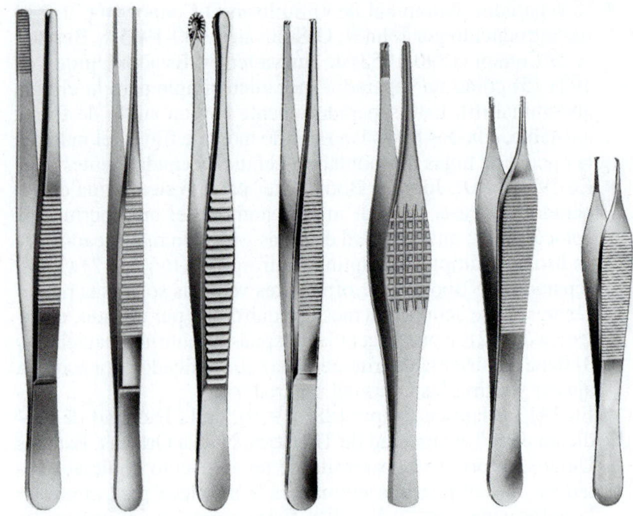

Figura 1.2.11. Pinzas de disección. *De izquierda a derecha*: para vendajes, de DeBakey atraumáticas, rusa para tejidos, para tejidos, de Ferris-Smith para tejidos, de Adson-Brown para tejidos y de Adson fina (© Aesculap AG).

«espéculo combinado» que permitía la desarticulación de las hojas superiores e inferiores, funcionando como una combinación del espéculo bivalvo y del de Sims (13).

■ El obstetra francés Pierre-Victor-Alfred Auvard (1855-1941) diseñó un espéculo vaginal ponderado, muy útil en procedimientos vaginales obstétricos como el cerclaje cervicouterino.

PRENSIÓN Y SOSTÉN

■ Las pinzas quirúrgicas pueden clasificarse generalmente como «pinzas de disección» y «pinzas hemostáticas».
  ■ Las pinzas de disección, también denominadas *pinzas de mano izquierda*, se sujetan entre los dedos pulgar e índice y se utilizan para sujetar los tejidos o los apósitos de gasa.
  ■ Las pinzas hemostáticas, a menudo denominadas *hemostatos*, son anilladas, suelen tener un mecanismo de bloqueo y se emplean para sujetar tejidos o suturas.
  ■ Las pinzas de mano izquierda están diseñadas para funciones específicas, definidas por las puntas distales. Las pinzas para apósitos suelen tener estrías, pero no dientes, para manipular materiales como gasas para secar líquidos. Las pinzas para tejidos suelen tener dientes para sujetar los tejidos con seguridad. Las pinzas de disección, al igual que otros instrumentos, se fabrican en distintas longitudes y con muchas modificaciones; en la figura 1.2.11 se muestran varios tipos.
  ■ Las pinzas hemostáticas varían mucho en su diseño de uso y, en la práctica, a menudo pueden usarse para múltiples propósitos. Para una clasificación general, en este capítulo las agruparemos de forma genérica como pinzas de campo, pinzas hemostáticas, pinzas de sujeción de tejidos, pinzas de histerectomía y pinzas para gasas montadas o tenáculos. Según Kirkup, desde la década de 1870, estos dispositivos suelen estar construidos con un «cierre de cremallera», el cual permite aplicar distintas presiones de captura entre las mordazas (14).
■ Las pinzas de campo (fig. 1.2.12) son útiles para asegurar las toallas quirúrgicas o los paños de campo, así como el tubo de aspiración y el cable del electrocauterio.
  ■ Las pinzas de campo de Backhaus cuentan con dos puntas afiladas diseñadas para sujetar paño a paño o toalla a piel; en cirugía ortopédica, se utilizan para sujetar o reducir pequeñas fracturas óseas.
  ■ Los topes esféricos de las pinzas de Roeder limitan la profundidad de penetración.

■ Las pinzas para paños de papel están diseñadas para no penetrar.
  ■ Otras pinzas de campo no perforantes habituales son la variante de Lorna (de Edna) con dientes romos.
■ Las pinzas hemostáticas están diseñadas para sujetar y ocluir las estructuras vasculares en espera de la cauterización o la ligadura (fig. 1.2.13). Como muchos instrumentos quirúrgicos, suelen llevar el nombre de su inventor.
  ■ Jules-Emile Pean (1830-1898) fue un cirujano francés que popularizó un diseño de pinzas hemostáticas que aún se utiliza en la actualidad.
  ■ William S. Halsted (1852-1922) fue un pionero de la cirugía estadounidense y uno de los «cuatro grandes» médicos fundadores (junto con Howard Kelly, William Osler y William Welch) de la Escuela de Medicina Johns Hopkins.
  ■ George W. Crile (1864-1943) fue uno de los cofundadores de la Cleveland Clinic, Estados Unidos, en 1921; las estrías de las pinzas de Crile se extienden a lo largo de toda la mandíbula.
  ■ Las pinzas de Kelly son una versión más grande de las pinzas hemostáticas de Crile; Howard A. Kelly (1858-1943) fue un ginecoobstetra que ideó una serie de instrumentos quirúrgicos que aún llevan su nombre (15).
  ■ Las pinzas dentadas traumáticas como las de Kocher están pensadas para sujetar el tejido que se va a extirpar.
  ■ Las pinzas de Rochester-Ochsner (también llamadas *de Kocher*) son un instrumento pesado con estrías horizontales a lo largo de toda la mandíbula y dientes de 1×2 en la punta; están diseñadas para sujetar con firmeza tejidos medianos o pesados u ocluir vasos grandes. Emil Kocher (1841-1917) fue un médico suizo, pionero de la cirugía y premio Nobel. Alton Ochsner (1896-1981) fue un innovador quirúrgico que fundó la Ochsner Clinic en Nueva Orleans, Estados Unidos.
■ Las pinzas para tejidos, como las de Allis y de Babcock, tienen mandíbulas ligeramente redondeadas diseñadas para sujetar tejidos delicados como el intestino (fig. 1.2.14).
  ■ Las pinzas de Allis, diseñadas en 1901 por Oscar H. Allis (1836-1921) de Filadelfia, Estados Unidos, fueron concebidas como un instrumento polivalente (16). La punta de las pinzas tiene dientes dispuestos perpendicularmente a las mandíbulas no opuestas y es útil para sujetar los bordes del tejido.
  ■ William W. Babcock (1872-1963) fue una figura destacada de la cirugía estadounidense de principios del siglo xx, más conocido hoy en día por haber desarrollado en Filadelfia unas pinzas atraumáticas para sujetar tejidos (17). Las pinzas de Babcock se suelen usar en la cirugía obstétrica para sujetar tejidos delicados como el uréter o las trompas uterinas durante su ligadura.

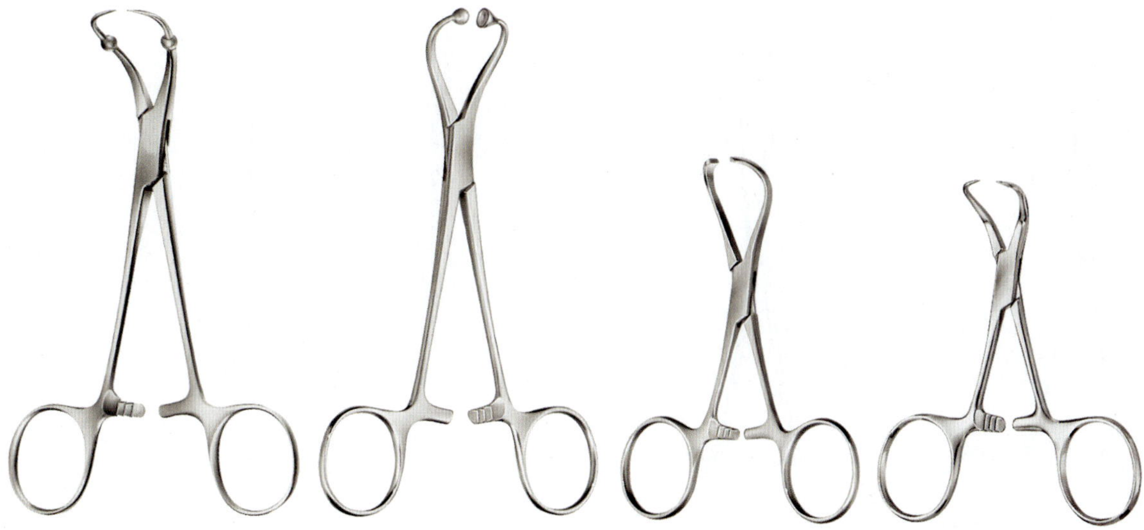

Figura 1.2.12. Pinzas de campo. *De izquierda a derecha*: de Roeder con mandíbulas esféricas, para paños de papel, de Lorna no perforantes y de Backhaus (© Aesculap AG).

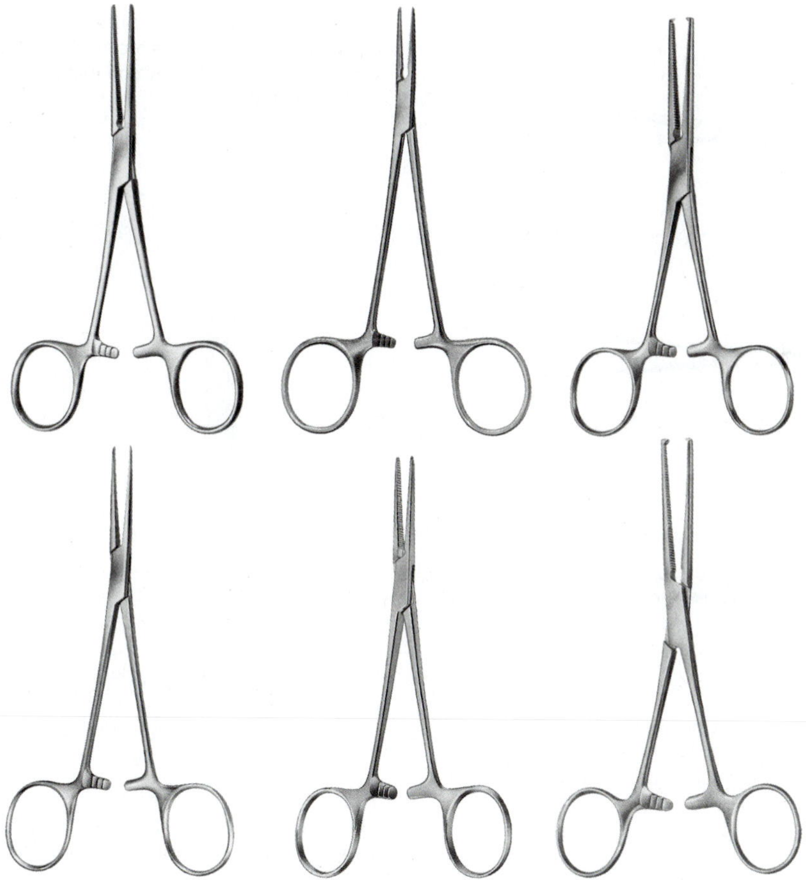

Figura 1.2.13. Pinzas hemostáticas. Desde la *parte superior izquierda* en el sentido de las agujas del reloj: pinzas de Pean finas, pinzas de Halsted mosquito finas, pinzas de Rochester-Ochsner con configuración de dientes de 1 × 2, pinzas de Kocher con configuración de dientes de 1 × 2, pinzas de Crile y pinzas de Kelly (© Aesculap AG).

- Las pinzas quirúrgicas de mango largo (fig. 1.2.15) son útiles para sujetar tejidos o para crear «gasas montadas».
  - El tenáculo son unas pinzas quirúrgicas largas con dientes penetrantes, dispuestos en una variedad de configuraciones (p. ej., 1 × 1, 2 × 2, 3 × 3, 4 × 4). El tenáculo penetra pero no aplasta el tejido que se extrae y se somete a un examen histológico.

- Las pinzas de Foerster o de anillos, con su punta ovalada fenestrada y sus mandíbulas dentadas, pueden emplearse para sujetar tejidos y a menudo se usan para crear una «gasa montada» para disecar tejidos o secar el líquido del campo operatorio.
- Las pinzas para histerectomía están disponibles en una multitud de diseños (fig. 1.2.16). Diseñadas por Noble Sproat Heaney (1880-1955) de Chicago, Estados Unidos, son una variación de

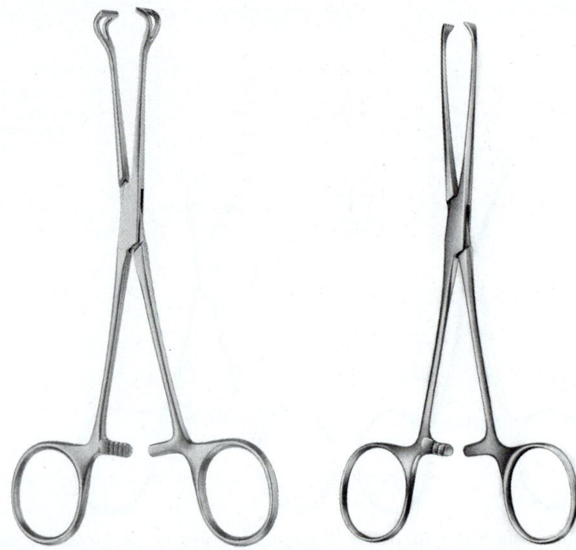

Figura 1.2.14. Pinzas para tejidos atraumáticas. *De izquierda a derecha*: de Babcock y de Allis con dientes de 5 × 6 (© Aesculap AG).

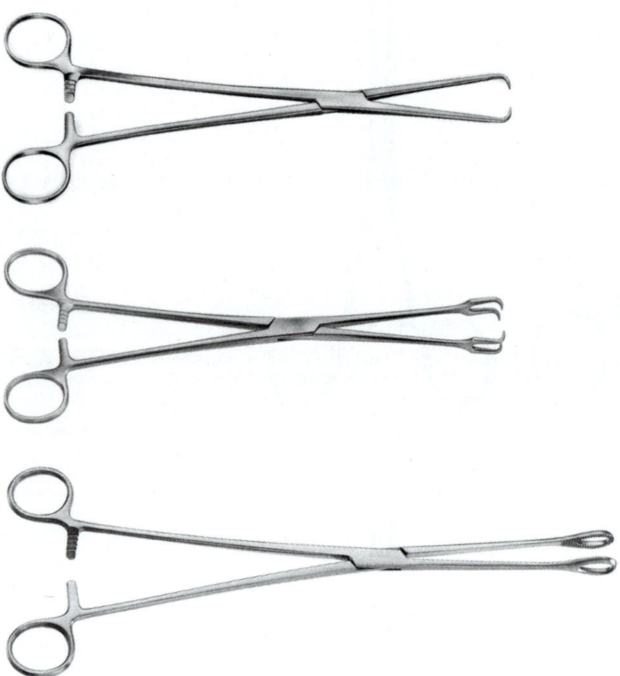

Figura 1.2.15. Pinzas quirúrgicas de mango largo. *De arriba abajo*: pinzas de Schroeder de tenáculo de 1 × 1, pinzas de Schroeder de tenáculo de 2 × 2 y pinzas de Foerster para gasas con punta dentada (© Aesculap AG).

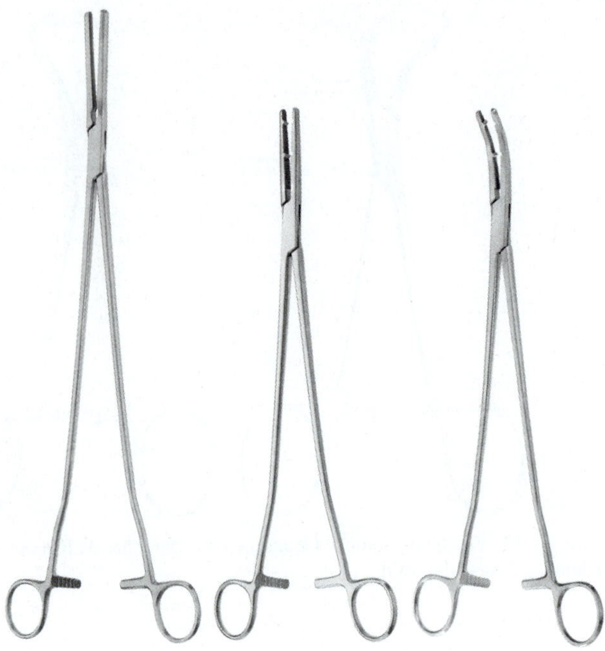

Figura 1.2.16. Pinzas para histerectomía. *De izquierda a derecha*: de tipo Z con mandíbulas rectas, de Heaney con mandíbulas rectas y dos dientes y de Heaney con mandíbulas curvas y dos dientes (© Aesculap AG).

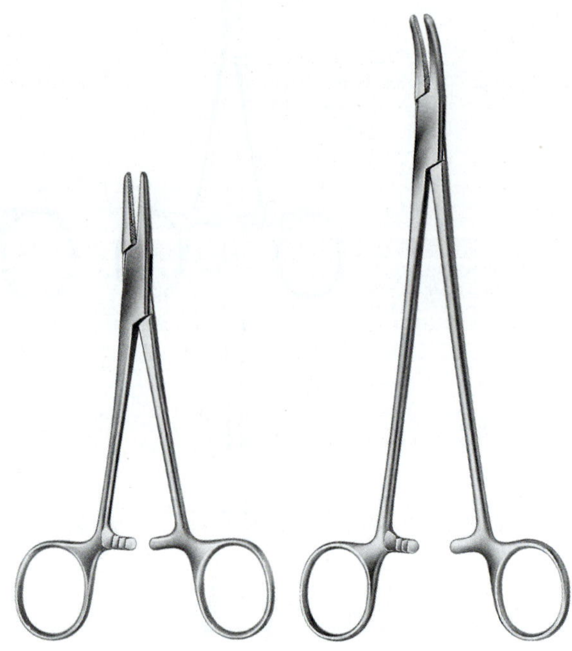

Figura 1.2.17. Portaagujas. *De izquierda a derecha*: portaagujas de Hegar con mandíbulas dentadas y portaagujas de Heaney con punta curva y mandíbulas dentadas (© Aesculap AG).

las pinzas de Kelly, con uno o dos dientes en las mandíbulas que aseguran el ligamento uterosacro. Las pinzas para histerectomía suelen fabricarse con mandíbulas rectas y curvas.

■ Los portaagujas han sido desarrollados por docenas de cirujanos y están disponibles en una multitud de variedades; en la cirugía obstétrica, los portaagujas Mayo-Hegar y de Heaney se incluyen con frecuencia en las bandejas de parto vaginal y de cesárea (fig. 1.2.17).

OTROS INSTRUMENTOS

■ Los tubos de aspiración que se encuentran en la cirugía obstétrica se muestran en la figura 1.2.18.

■ El tubo de aspiración de Poole tiene una cánula interior y una exterior, con múltiples orificios para evitar la obstrucción por grasa, coágulos o tejidos. Este dispositivo es útil para evacuar los líquidos de irrigación en la laparotomía y el parto por cesárea.

■ El tubo de aspiración de Yankauer fue introducido alrededor de 1907 por Sidney Yankauer (1872-1932), un otorrinolaringólogo de Nueva York, Estados Unidos, para la aspiración durante la amigdalectomía (18). Este tubo de aspiración tiene un mango hueco con varios orificios de aspiración en el extremo distal, diseñado para evitar lesiones en los tejidos, y se utiliza ampliamente en muchos entornos quirúrgicos y no quirúrgicos.

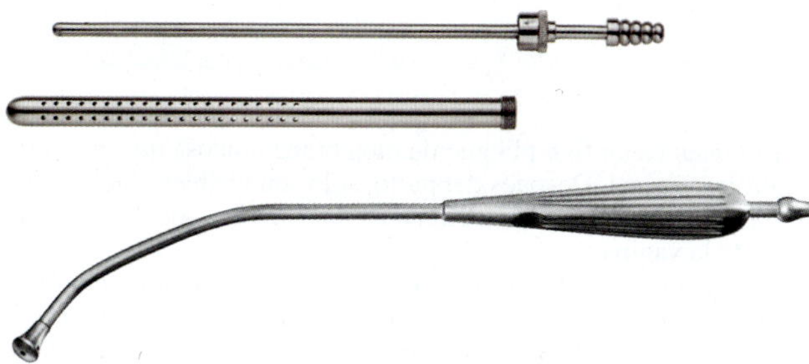

Figura 1.2.18. Tubos de aspiración. *De arriba abajo*: tubo de aspiración de Poole (*arriba*) con cánula interior (*arriba*) y cánula exterior (*abajo*) y tubo de aspiración Yankauer (© Aesculap AG).

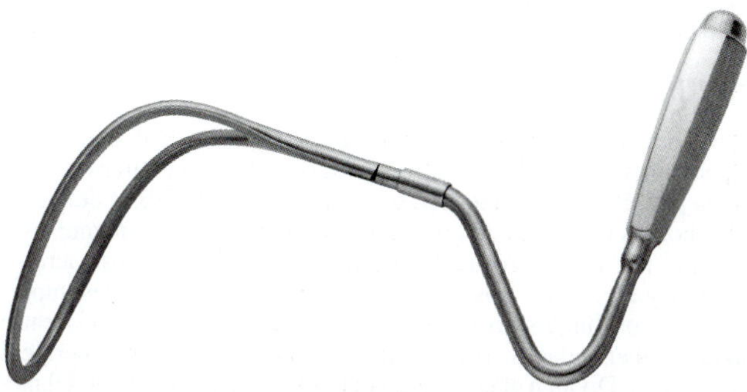

Figura 1.2.19. Extractor de cabeza fetal de Murless para la extracción de la cabeza del feto durante la cesárea (© Aesculap AG).

- Dispositivos de extracción de la cabeza fetal: la extracción de la cabeza fetal de la pelvis materna en la cesárea suele realizarse a mano, pero puede utilizarse una hoja de fórceps obstétricos o un extractor de vacío, especialmente en los partos difíciles.
  - El extractor de cabezas fetales de Murless (fig. 1.2.19) es una hoja de pinza única fenestrada con una curva cefálica exagerada unida al mango por un manguito deslizante, diseñada específicamente para este fin. Descrito por primera vez en 1948 por Bryan C. Murless, de Durban (Sudáfrica), el dispositivo puede usarse de forma rutinaria o reservarse para partos más difíciles (19). Un informe de 1952 sobre su uso en 40 casos concluyó que este extractor de cabeza fetal era fácil de usar, mejoraba la visualización, reducía las extensiones de la histerotomía y disminuía la hemorragia (20).

  También existen unas pinzas tipo Simpson especialmente diseñadas para la extracción de la cabeza fetal en la cesárea (fig. 1.2.20).
- La innovación perpetua sigue ampliando la panoplia del instrumental quirúrgico al alcance de los equipos de cirugía de hoy en día. La gama de dispositivos desechables sigue evolucionando, aunque, como se presenta en este capítulo, es evidente que los instrumentos reutilizables diseñados durante los dos últimos siglos han seguido cumpliendo eficazmente su propósito original.

AGRADECIMIENTOS

El autor desea agradecer a Aesculap, Inc., el haber facilitado las ilustraciones contenidas en este capítulo.

REFERENCIAS CLAVE

1. Ochsner J. Surgical knife. *Tex Heart Inst J.* 2009;36(5):441–443.

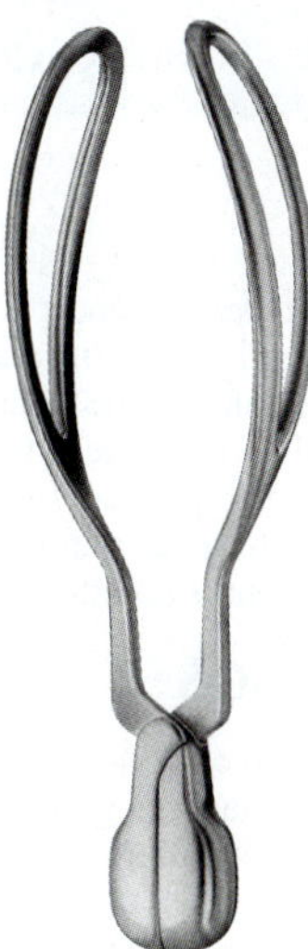

Figura 1.2.20. Pinza de Simpson para la extracción de la cabeza fetal durante la cesárea (© Aesculap AG).

2. Harer WB. Peseshkef: the first special-purpose surgical instrument. *Obstet Gynecol.* 1994;83(6):1053–1055.
3. Kirkup J. Bard-Parker scalpels. *J Med Biogr.* 2005;13(4):206.
4. Kirkup J. Surgical history. The history and evolution of surgical instruments. IX Scissors and related pivot-controlled cutting instruments. *Ann R Coll Surg Engl.* 1998;80(6):422–432.
5. O'Sullivan JR, O'Connor BA. A new and simple mechanical retractor for abdominal surgery. *Am J Med Sci.* 1931;182:43–48.
6. Powell JL. Historical notes in pelvic surgery. The O'Sullivan-O'Connor abdominal retractor. *J Pelvic Surg.* 1999;5(4):241.
7. Bookwalter JR. A new table-fixed retractor. *Surg Clin North Am.* 1980;60(2):399–405.
8. Barr J, Brayman KL. Development and evolution of self-retaining retractors in surgery: the example of the Bookwalter retractor. *J Am Coll Surg.* 2015;221(2):628–634.
9. Gelpi MJ. A new self-retaining perineal retractor. *New Orleans Med Surg J.* 1913;66:182–183.
10. Kirkup JR. The history and evolution of surgical instruments: XI retractors, dilators and related inset pivoting instruments. *Ann R Coll Surg Engl.* 2002;84(3):149–155.
11. Sharma A, Swan KG. Franz Weitlaner: the great spreader of surgery. *J Trauma.* 2009;67(6):1431–1434.
12. Kadıoğlu S, Ögenler O, Uzel İ. A classical wooden vaginal speculum mentioned in old medical manuscripts. *Arch Iran Med.* 2017;20(3):193–195.
13. Graves TW. A new vaginal speculum. *N Y Med J.* 1878;28:506–507.
14. Kirkup J. The history and evolution of surgical instruments. X clamps, haemostats and related pivot-controlled forceps. *Ann R Coll Surg Engl.* 1999;81(6):420–428.
15. Nweze I, Munnangi S, Shukry S, Angus LDG. Howard Atwood Kelly: man of science, man of God. *Am Surg.* 2017;83(5):e171–e175.
16. Yap LH, Ahmad T. Allis forceps: notes on the inventor. *Br J Plast Surg.* 2001;54(6):561.
17. Laios K. Professor William Wayne Babcock (1872-1963) and his innovations in surgery. *Surg Innov.* 2018;25(5):536–537.
18. Smith TGC. Sydney Yankauer 1872-1932—the man behind the mask. *Hist Anesth Soc Proc.* 2012;45:73–76.
19. Murless BC. Lower-segment caesarean section; a new head extractor. *Br Med J.* 1948;1(4564):1234.
20. Weisman AI, Carrabba SR. Experiences with the Murless head extractor in cesarean section. *J Am Med Assoc.* 1952;150(12):1209–1212.

Anatomía de la pelvis

Radu Apostol y Farr Nezhat

INTRODUCCIÓN

El obstetra o el ginecólogo debe conocer a fondo la anatomía de la pelvis femenina. La etiología y la patogenia de los problemas clínicos deben estudiarse en el contexto de la anatomía normal, como se considera en otros capítulos. Una buena técnica quirúrgica se basa en un conocimiento anatómico preciso. En este capítulo, describiremos algunas relaciones anatómicas importantes que son fundamentales durante los procedimientos abiertos o mínimamente invasivos.

GENITALES EXTERNOS

Los genitales externos, también conocidos como *vulva*, incluyen el monte del pubis, los labios mayores y menores, el vestíbulo vaginal, el clítoris y las glándulas vestibulares mayores. El *monte del pubis* es una almohadilla fibrosa recubierta de piel con pelo que cubre la rama ósea del pubis. El estrecho inferior óseo de la pelvis está limitado en sentido anterior por las ramas isquiopúbicas, en sentido posterior por el cóccix y lateralmente por las tuberosidades isquiáticas y los ligamentos sacrotuberosos.

Los *labios mayores* (fig. 1.3.1) son dos pliegues de piel con tejido adiposo subyacente que se encuentran a ambos lados de la abertura vaginal y contienen glándulas sebáceas y sudoríparas, así como algunas glándulas apocrinas especializadas. También es donde se inserta el ligamento redondo.

Los *labios menores* son pliegues de piel sin pelo que se dividen anteriormente para formar el prepucio y el frenillo del clítoris, también conocido como *capuchón del clítoris*. Posteriormente, se dividen para formar un pliegue de piel llamado *horquilla* en la parte posterior del introito vaginal. Los labios menores contienen glándulas sebáceas, pero no tienen tejido adiposo. El vestíbulo es la hendidura entre los labios menores que contiene las aberturas de la uretra, las glándulas de Bartolino y la vagina.

El *clítoris* es una estructura eréctil de entre 0.5-3.5 cm de longitud formada por el glande, un eje que está unido al pubis por un ligamento subcutáneo y un par de piernas (*crura*) que salen del eje y se unen a la cara inferior de las ramas del pubis. La irrigación del clítoris proviene de las ramas de la arteria pudenda interna. La arteria profunda del clítoris irriga el cuerpo de este órgano, mientras que la arteria dorsal del clítoris irriga el glande y el prepucio.

El *himen* es un fino pliegue de membrana mucosa que atraviesa el introito vaginal. Después del parto, solo son visibles algunos restos, también denominados *carúnculas himeneales*, que delimitan la vulva de la vagina.

Las glándulas de Bartolino, también conocidas como *glándulas vestibulares mayores*, son bilaterales y miden unos 0.5 cm de diámetro a cada lado del vestíbulo, posterolateral al orificio vaginal. Se abren a través de un conducto de 2 cm en el vestíbulo por debajo del himen y contribuyen a la lubricación durante el coito.

Los conductos de Skene, o glándulas parauretrales, están situados inferolateralmente al meato uretral; cuando se inflaman u obstruyen pueden dar lugar a un quiste o absceso de la glándula de Skene (1,2).

PERINEO

El perineo representa el límite inferior de la pelvis. Está delimitado superiormente por los músculos elevadores del ano e inferiormente por la piel. En la parte anterior, se extiende hasta la sínfisis del pubis y los bordes inferiores de los huesos del pubis. Posteriormente, está limitado por las tuberosidades isquiáticas, los ligamentos sacrotuberosos y el cóccix. Los músculos perineales transversales superficiales y profundos cruzan el estrecho inferior de la pelvis entre las dos tuberosidades isquiáticas y se unen en el cuerpo perineal (fig. 1.3.2). Dividen el espacio en el triángulo urogenital por delante y el triángulo anal por detrás. El *diafragma urogenital* es una lámina fibromuscular que se extiende a lo largo del arco púbico (1,3).

SUELO PÉLVICO

El suelo pélvico está formado por la membrana perineal y los músculos del diafragma pélvico. Ayuda a sostener el contenido pélvico por encima del estrecho inferior de la pelvis. Los músculos del diafragma pélvico están formados por el músculo elevador del ano y los músculos coccígeos (fig. 1.3.3). Los músculos elevadores del ano incluyen el puborrectal, el pubococcígeo y el iliococcígeo. El puborrectal surge de la superficie interna de los huesos del pubis y se inserta en el recto. Algunas fibras forman un cabestrillo alrededor de la cara posterior del recto. El músculo pubococcígeo se origina en los huesos del pubis y se inserta en el rafe anococcígeo y en la

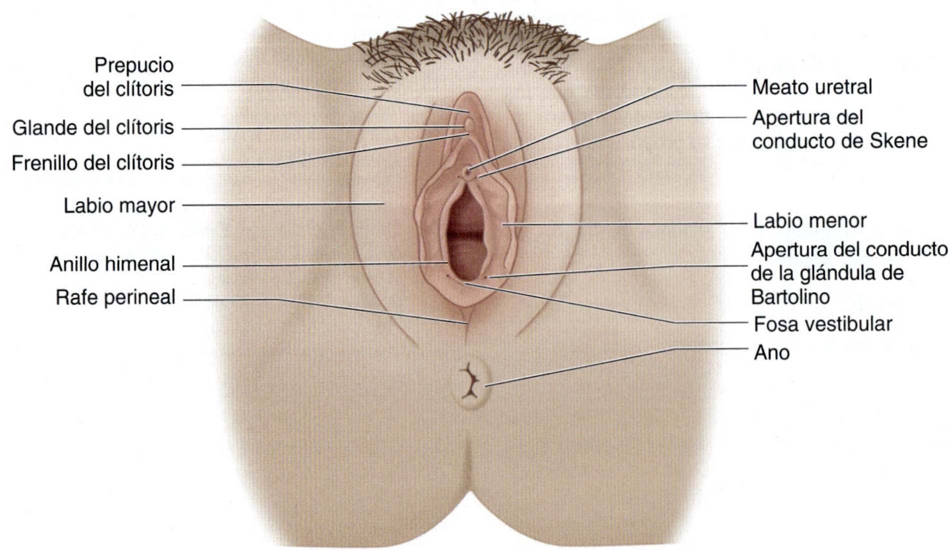

Figura 1.3.1. Vulva y perineo.

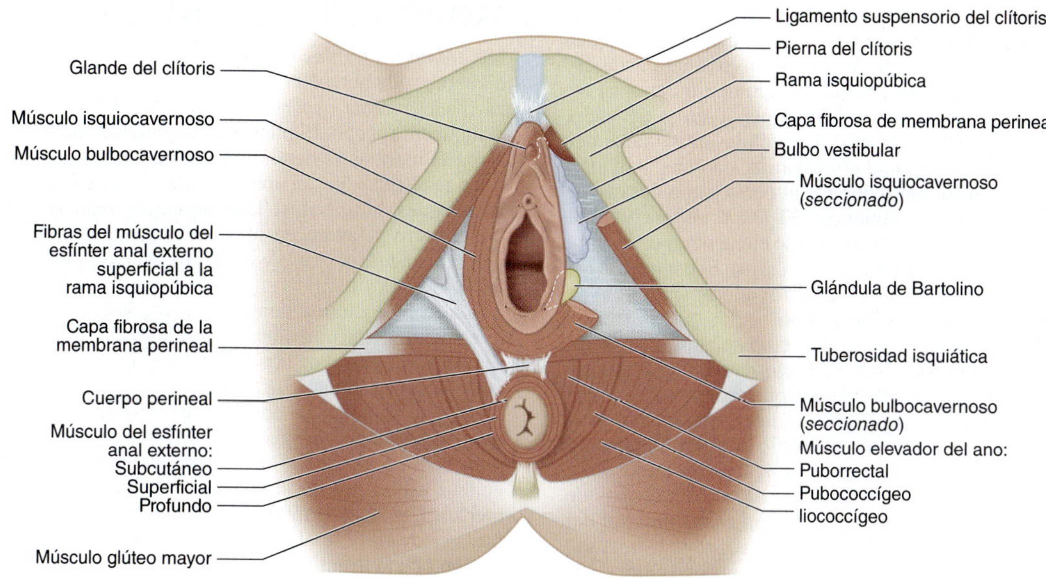

Figura 1.3.2. Perineo. Se muestran las estructuras superficiales.

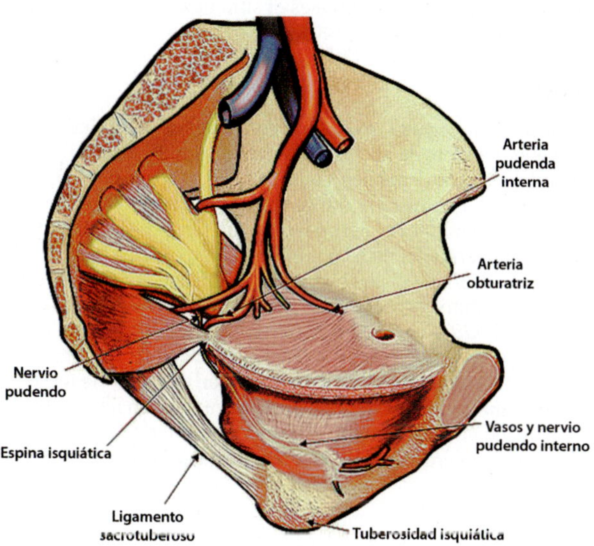

Figura 1.3.3. Sección sagital a través de la pelvis. El músculo elevador del ano tiene su origen en la fascia interna del obturador (arco tendinoso) y en la rama del pubis. Se observa la bifurcación de los vasos iliacos comunes. Obsérvese que el haz neurovascular pudendo entra en un conducto de la fascia creado dentro de la porción más baja del músculo obturador interno, el conducto de Alcock (cortesía del Dr. Vlad Apostol).

cara superior del cóccix. El músculo iliococcígeo se origina en el arco tendinoso del elevador del ano y se inserta en el rafe anococcígeo y el cóccix (1-4).

VAGINA

La *vagina* es un conducto fibromuscular revestido de epitelio plano estratificado no queratinizado que comienza en el anillo himeneal y termina en los fondos de saco que rodean el cuello uterino. La pared posterior tiene una longitud media de 9 cm y la anterior de ~7 cm. La cúpula vaginal está dividida en cuatro fondos de saco: anterior, posterior y dos laterales. La vagina no tiene glándulas mucosas ni folículos pilosos. Los restos del conducto mesonéfrico en la pared vaginal lateral pueden dar lugar a quistes del conducto de Gartner.

En sentido anterior, la vagina está en contacto directo con la base de la vejiga, mientras que la uretra recorre la mitad inferior en la línea media para abrirse en el vestíbulo. En el vértice vaginal, su capa fibromuscular se fusiona para crear los ligamentos cardinales y uterosacros. El ligamento cardinal en forma de abanico crea una vaina que envuelve la arteria y la vena uterinas, fusionándose medialmente con el anillo paracervical. La porción uterosacra se inserta en las caras posterior y lateral del anillo paracervical y luego se curva lateralmente a lo largo de la pared lateral de la pelvis para unirse a la fascia presacra que recubre las vértebras sacras (S2, S3 y S4). Los ligamentos cardinales y uterosacros sostienen la parte superior de la vagina. La capa fibromuscular (fascia endopélvica) de la pared vaginal anterior se denomina *fascia pubocervical*, mientras que la capa fibromuscular posterior se conoce como *fascia rectovaginal*. La fascia pubocervical se une al cuello uterino y al soporte cardinal-uterosacro del vértice vaginal, mientras que lateralmente se fusiona con la fascia del músculo obturador interno para crear el arco tendinoso de la pelvis, también denominado *línea blanca*. La fascia pubocervical se une inferiormente a la sínfisis púbica (1-4).

ÚTERO

El *útero* es un órgano fibromuscular dividido en las siguientes partes: cuerpo y cuello uterino. Es el sitio donde se desarrollan el embrión y el feto. La desaparición del estrógeno materno de la circulación después del parto hace que el útero disminuya en longitud y peso. El cuello uterino es entonces dos veces más largo que el útero. Durante la infancia, el útero crece lentamente en longitud, en paralelo con la estatura y la edad. Tras el inicio de la pubertad, los diámetros anteroposterior y transversal del útero comienzan a aumentar, lo que conlleva un incremento más acusado de su volumen. El aumento del volumen del útero continúa mucho después de la menarquia, y el útero alcanza su tamaño y configuración de adulto al final de la adolescencia. Después de la menopausia, el útero se atrofia, la mucosa se adelgaza, las glándulas casi desaparecen y la pared se vuelve relativamente menos muscular.

Cuerpo del útero

El cuerpo del útero forma los dos tercios superiores del útero y tiene dos partes: el fondo y el istmo. Es un órgano grueso, con forma de pera y algo aplanado en sentido anteroposterior, formado por fibras musculares lisas entrelazadas. El revestimiento endometrial del cuerpo del útero es el revestimiento más interno de este, formado por un epitelio cilíndrico y un estroma especializado. El grosor del revestimiento endometrial varía de 2-10 mm, según la fase del ciclo menstrual. La capa superficial del endometrio contiene arteriolas espirales sensibles a las hormonas y se desprende durante cada ciclo. La capa basal más profunda se conserva con cada ciclo y tiene su propia irrigación arterial. El miometrio contiene fibras musculares lisas entrelazadas, mientras que la serosa del útero está formada por mesotelio peritoneal. Las células musculares del miometrio también crecen durante el embarazo, con una actividad contráctil que está presente tanto durante el parto como durante el ciclo menstrual y el orgasmo femenino. El *fondo del útero* es la parte redondeada del cuerpo del útero que se encuentra por encima de los orificios de las trompas uterinas (fig. 1.3.4). El *istmo* es la región constreñida del cuerpo del útero, de aproximadamente 1 cm de longitud, justo por encima del cuello uterino.

Hay cuatro conjuntos de ligamentos emparejados que están unidos al útero. Cada ligamento redondo se inserta en la superficie anterior del útero justo por delante de la trompa uterina, pasa a la pared lateral de la pelvis en un pliegue del ligamento ancho, atraviesa el conducto inguinal y termina en el labio mayor. El ligamento redondo contiene la arteria de Sampson. Los ligamentos uterosacros están formados por un engrosamiento de la fascia endopélvica que surge de la fascia sacra y se inserta en la porción posteroinferior del útero a nivel del istmo. Además de proporcionar apoyo estructural al útero, los ligamentos uterosacros también contienen fibras nerviosas simpáticas y parasimpáticas que irrigan el útero. Los ligamentos cardinales son otras estructuras de soporte importantes del útero que evitan el prolapso. Se extienden desde la fascia pélvica en las paredes laterales de la pelvis y se insertan en la porción lateral del cuello uterino y la vagina, alcanzando en sentido superior el nivel del istmo. Los ligamentos pubocervicales pasan anteriormente alrededor de la vejiga hasta la superficie posterior de la sínfisis púbica. Además, hay dos ligamentos anchos que pasan cada uno desde el lado del útero a la pared lateral de la pelvis. Entre las dos hojas de cada ligamento ancho se encuentran la trompa uterina, el ligamento redondo y el ligamento ovárico, así como nervios, vasos sanguíneos y linfáticos (1,2,4,5).

CUELLO UTERINO

El cuello uterino mide entre 2 y 3 cm de longitud y se divide en la parte supravaginal, la cual se encuentra por encima de la vagina, y la parte vaginal, que sobresale en la vagina. Contiene un tejido conjuntivo fibroso denso y está rodeado circularmente por una pequeña cantidad de músculo liso en el que se insertan los ligamentos cardinales y uterosacros, así como las fascias pubocervical y rectovaginal. Contiene un conducto longitudinal que conecta la cavidad endometrial con la vagina, conocido como *conducto endocervical*. El orificio cervical interno se encuentra en la unión del conducto endocervical con la cavidad endometrial, mientras que el orificio externo es la abertura distal de la vagina. El epitelio del endocérvix es cilíndrico y también ciliado en sus dos tercios superiores. Este cambia a epitelio plano estratificado alrededor de la región del orificio externo; la unión de estos dos tipos de epitelio se denomina *unión plano-cilíndrica* (1,2,4,5).

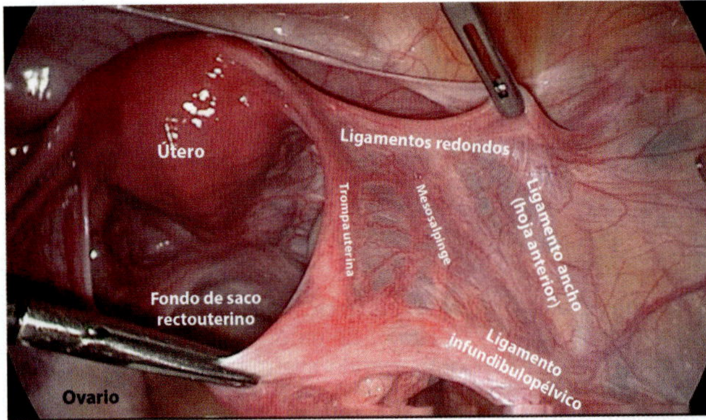

Figura 1.3.4. Vista panorámica de la pelvis.

TROMPAS UTERINAS (OVIDUCTOS)

Las *trompas uterinas* (trompas de Falopio) son tubos musculares bilaterales, de unos 10 cm de longitud, con una luz que conecta las cavidades uterina y peritoneal (*véase* fig. 1.3.4). Están rodeadas por el ligamento ancho. El pliegue del ligamento ancho que contiene las trompas uterinas se denomina *mesosalpinge*. Las trompas uterinas están revestidas por un epitelio ciliado y cilíndrico que se presenta en pliegues ramificados. Transportan el óvulo desde el ovario hacia el útero y favorecen la oxigenación y la nutrición de los espermatozoides, el óvulo y el cigoto, en caso de que se produzca la fecundación.

La trompa uterina tiene cuatro regiones, de proximal a distal: intersticial, ístmica, ampular e infundibular. La porción intersticial se encuentra dentro de la pared del útero, mientras que el istmo es la porción estrecha contigua al útero. Esta pasa a la porción más ancha y larga, la ampolla. La abertura de la trompa en la cavidad peritoneal está rodeada por procesos en forma de dedos conocidos como *fimbrias*. La superficie interna de la fimbria está cubierta por un epitelio ciliado que es similar al revestimiento de la propia trompa uterina. Una de las fimbrias es más larga que las otras y se extiende hasta el ovario y lo abraza parcialmente. Las fibras musculares de la pared de la trompa están dispuestas en una capa circular interior y otra longitudinal exterior. Los segmentos ampular y fimbriado de la trompa uterina están suspendidos del ligamento ancho por la mesosalpinge y son bastante móviles. La movilidad del extremo fimbriado de la trompa desempeña un papel importante en la fertilidad. La porción ampular de la trompa es el sitio más usual de los embarazos ectópicos (1,2,4,5).

OVARIOS

Los *ovarios* son órganos ovalados, aplanados y comprimibles de ~3 cm de largo, 2 cm de ancho y 2 cm de grosor. El tamaño y el aspecto de los ovarios dependen tanto de la edad como de la fase del ciclo menstrual. Los ovarios son la única estructura intraabdominal que no está cubierta por el peritoneo (*véase* fig. 1.3.4). Cada ovario está unido al cuerno del útero por el ligamento ovárico y en el hilio al ligamento ancho por el mesovario. Lateralmente, los ovarios están unidos al ligamento suspensorio del ovario, también conocido como *ligamento infundibulopélvico* (*véase* fig. 1.3.4). La irrigación de los ovarios procede de las arterias ováricas que nacen de la aorta abdominal. Los ovarios también reciben irrigación de la arteria uterina a través de la anastomosis arterial uteroovárica. El drenaje venoso del ovario derecho va directamente a la vena cava inferior, mientras que el del ovario izquierdo va a la vena renal izquierda (1,2,4,5).

URÉTERES

Los *uréteres* son estructuras en el espacio retroperitoneal que son importantes para el obstetra y el cirujano ginecológico. Se extienden 25-30 cm desde la pelvis renal hasta su inserción en el trígono de la vejiga. Descienden bajo el peritoneo cruzando el reborde de la pelvis por debajo de los vasos ováricos justo antes de la bifurcación de la arteria iliaca común (figs. 1.3.5-1.3.7). En la pelvis, los uréteres discurren en sentido inferior justo por delante de los vasos iliacos internos y luego pasan hacia adelante por el lado del cuello uterino y por debajo de la arteria uterina hacia el trígono de la vejiga. Sin embargo, por experiencia de los autores, también se ha observado una variación de esta relación anatómica, en la que el uréter pélvico discurre lateral a la arteria iliaca interna. Por lo tanto, es importante destacar la importancia de la exposición de los uréteres en la histerectomía, la linfadenectomía, la ooforectomía, la movilización del colon sigmoide y la resección de la endometriosis (1-6).

PARED ABDOMINAL ANTERIOR

Después de seccionar la piel, la grasa subcutánea, la fascia superficial (de Camper) y la fascia profunda (de Scarpa), se encuentra la vaina del recto anterior. La *vaina de los rectos* es un fuerte compartimento fibroso formado por las aponeurosis de los músculos

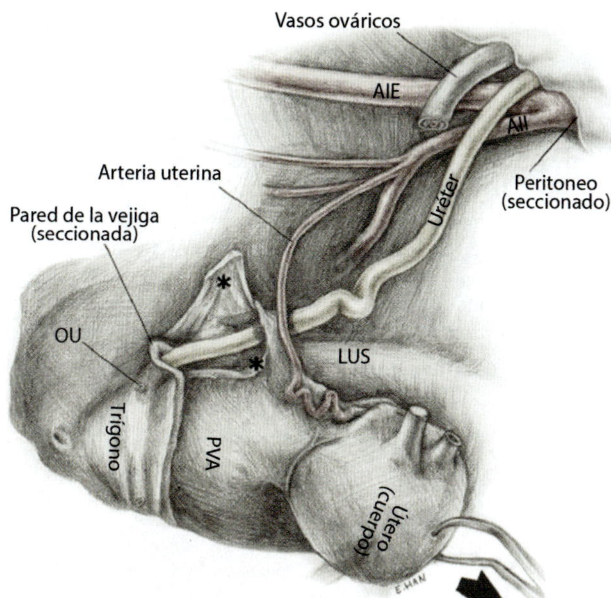

Figura 1.3.5. Trayecto del uréter pélvico derecho. Obsérvese como recorre la pared lateral de la pelvis medial a la arteria iliaca interna (AII) hasta pasar por debajo de la arteria uterina. A continuación, se dirige hacia el túnel ureteral dentro del parametrio (*asterisco*) hasta entrar en la vejiga. Obsérvese también la relación con el ligamento uterosacro (LUS), la pared vaginal anterior (PVA) y el orificio ureteral (OU) cuando el útero se retrae suavemente en sentido cefálico (*flecha grande*). AIE: arteria iliaca externa (ilustración creada por Elizabeth Han. Reproducida de Jackson LA, Ramirez DMO, Carrick KS, Pedersen R, Spirtos A, Corton MM. Gross and histologic anatomy of the pelvic ureter: clinical applications to pelvic surgery. *Obstet Gynecol.* 2019;133(5):896–904).

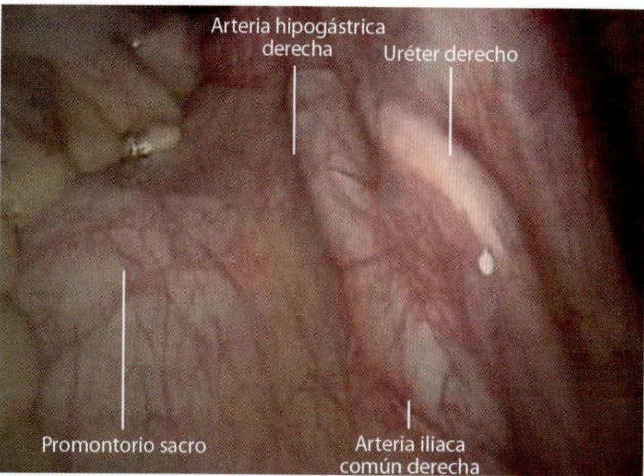

Figura 1.3.6. Vista del reborde de la pelvis derecha. Obsérvese la visualización transperitoneal del uréter.

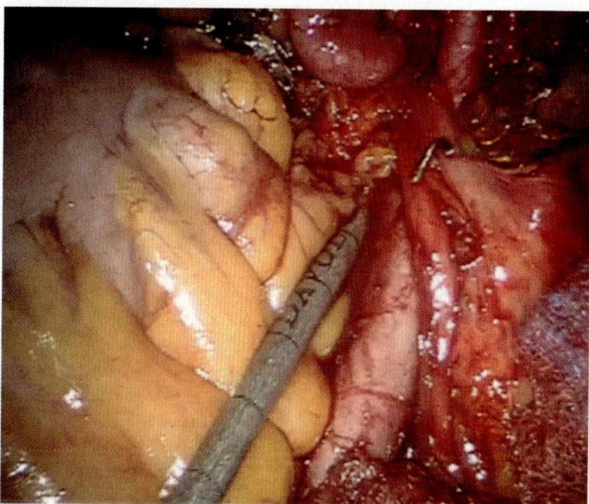

Figura 1.3.7. El uréter derecho se cruza en la bifurcación de la arteria iliaca común derecha en las arterias iliacas interna y externa.

oblicuo externo, oblicuo interno y transverso del abdomen. La vaina del recto anterior es anatómicamente diferente por encima y por debajo de la línea arqueada, también conocida como *línea semicircular*, situada a medio camino entre el ombligo y la sínfisis del pubis. Por debajo de la línea arqueada, la vaina del recto anterior está compuesta por las aponeurosis de los músculos oblicuo externo, oblicuo interno y transverso del abdomen (fig. 1.3.8). Por encima de la línea arqueada, la vaina del recto anterior está compuesta por las aponeurosis del oblicuo externo y la lámina anterior de los músculos oblicuos internos, mientras que la vaina del recto posterior está compuesta por las aponeurosis de la lámina posterior de los músculos oblicuo interno y transverso del abdomen (*véase* fig. 1.3.8). El músculo recto abdominal, encerrado en la vaina del recto a ambos lados de la línea media, se extiende desde la cara superior de la sínfisis del pubis hasta la superficie anterior de los cartílagos costales quinto, sexto y séptimo. Cada músculo recto tiene una aponeurosis firme en su unión con la sínfisis del pubis; esta aponeurosis tendinosa puede seccionarse transversalmente si es necesario para mejorar la exposición, como en la incisión de Cherney, y resuturarse durante el cierre de la pared abdominal. Las arterias epigástricas inferiores nacen de las arterias iliacas externas y se dirigen hacia arriba, justo al lado de los músculos rectos, entre la fascia transversal y el peritoneo. Entran en la vaina del recto a nivel de la línea arqueada y continúan su trayecto superior justo después de los músculos rectos. En una incisión cortante del músculo recto transversal, las arterias epigástricas pueden retraerse lateralmente o ligarse para permitir la incisión peritoneal amplia (1,2,4,5,7).

ESPACIOS QUIRÚRGICOS DE LA PELVIS

Los órganos ginecológicos, urológicos y gastrointestinales de la zona pélvica tienen la capacidad de funcionar de forma independiente. Esto se consigue gracias a sus uniones laxas a través de planos de tejido conjuntivo compuestos por grasa y tejido areolar. Se puede acceder a este espacio virtual, conocido como *espacio retroperitoneal*, con la disección quirúrgica sin alterar las estructuras anatómicas (fig. 1.3.9).

El espacio retroperitoneal se encuentra entre el peritoneo parietal posterior y la fascia que recubre los músculos de la región lumbar. Se extiende hacia arriba hasta el diafragma, hacia abajo hasta la base del sacro y las crestas iliacas y lateralmente hasta los bordes externos de los músculos lumbares y el colon ascendente y el descendente. El retroperitoneo contiene tejido conjuntivo laxo que rodea los ganglios linfáticos, la aorta y la vena cava inferior con sus ramas vasculares, las glándulas suprarrenales, los riñones y los uréteres, el páncreas y partes del duodeno. Una buena técnica quirúrgica en la pelvis femenina se basa en el conocimiento de estos espacios avasculares.

Hay un total de ocho espacios quirúrgicos potenciales de la pelvis, divididos por los ligamentos pubocervicales, cardinales y uterosacros. Entre ellos se encuentran los siguientes:

- Espacio prevesical
- Paravesical [2]
- Vesicovaginal
- Rectovaginal
- Pararrectal [2]
- Presacro (retrorrectal) (2-5)

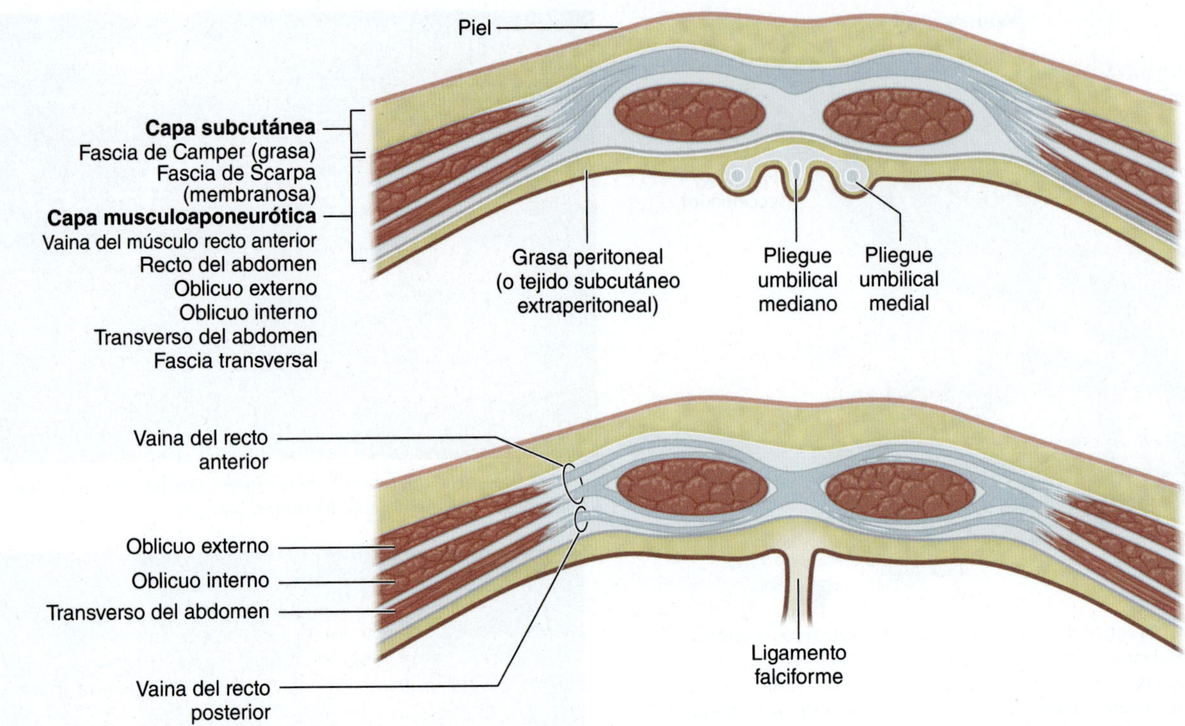

Figura 1.3.8. Capas de la pared abdominal anterior inferior (*arriba*) y superior (*abajo*) a la línea arqueada.

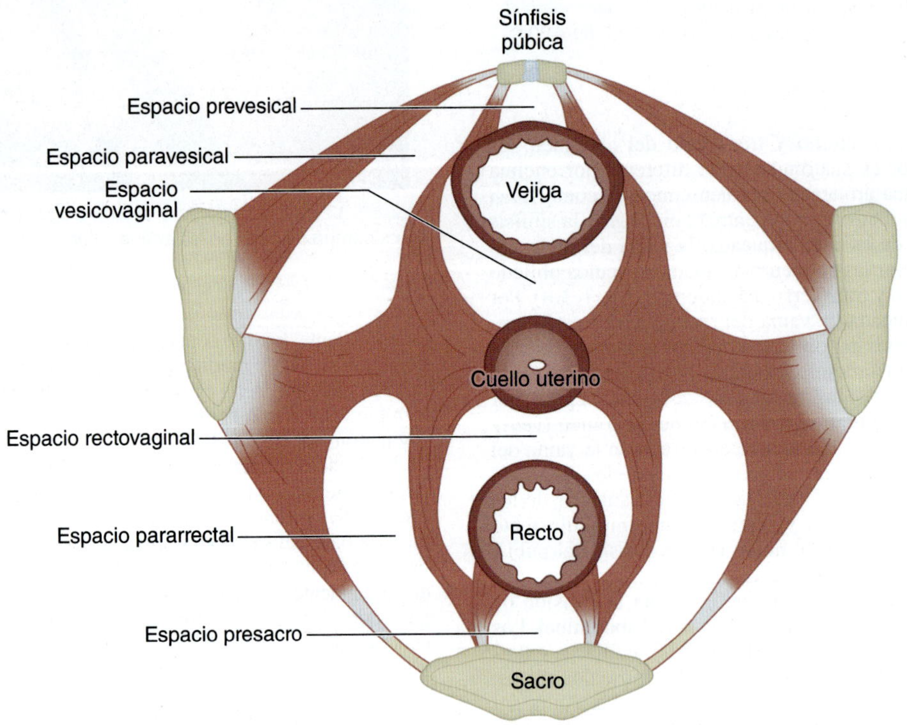

Figura 1.3.9. Espacios quirúrgicos de la pelvis.

Espacio prevesical

También conocido como *espacio retropúbico* o *espacio de Retzius*, es un espacio avascular entre la vejiga y el hueso púbico. Está separado ventralmente del recto abdominal por la fascia transversal. Está limitado lateralmente por los músculos de la pared pélvica, los ligamentos cardinales y la unión de la fascia pubocervical con el arco tendinoso de la pelvis. En su interior se encuentran los vasos dorsales del clítoris situados en la línea media; lateralmente, se encuentran los nervios y los vasos obturadores al entrar en el conducto obturador; lateralmente al cuello de la vejiga y a la uretra, se encuentran los nervios de las vías urinarias inferiores, así como el plexo venoso de Santorini. Para desarrollar el espacio prevesical, se identifica el ligamento umbilical medio, se sujeta y se secciona.

Espacios paravesicales

Los espacios paravesicales son adyacentes a la vejiga (figs. 1.3.10-1.3.12). Limitan medialmente con la vejiga y la arteria umbilical obliterada, lateralmente con el obturador interno, por detrás con el ligamento cardinal, por delante con la sínfisis del pubis y en sentido cefálico con el músculo elevador del ano. Entre las estructuras importantes que se encuentran en ellos están los uréteres, los cuales se ubican entre los espacios paravesical y vesicovaginal. La vena y la arteria uterinas separan el espacio paravesical del pararrectal. El llenado retrógrado de la vejiga ayuda a identificar sus bordes en el momento de la disección. El espacio paravesical puede exponerse mediante disección roma, ya que solo lo atraviesa un pequeño número de vasos pequeños. Sin embargo, estos vasos pueden causar una hemorragia perturbadora. Su disección suele ser el primer paso de la histerectomía radical.

Espacio vesicovaginal

El espacio vesicovaginal está delimitado caudalmente por la fusión de la unión del tercio proximal y los dos tercios distales de la uretra con la vagina, ventralmente por la uretra y la vejiga y en sentido cefálico por el peritoneo, formando la retracción vesicocervical (fig. 1.3.13). Se accede a este espacio durante la histerectomía cuando se desarrolla el colgajo vesical (figs. 1.3.13-1.3.15).

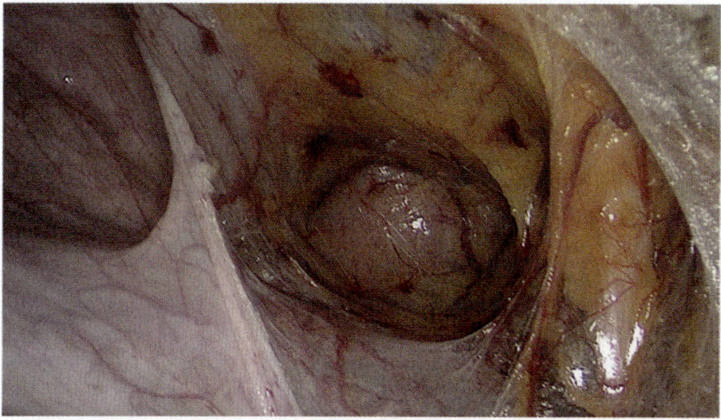

Figura 1.3.10. Inicio del desarrollo del espacio paravesical o paravaginal derecho.

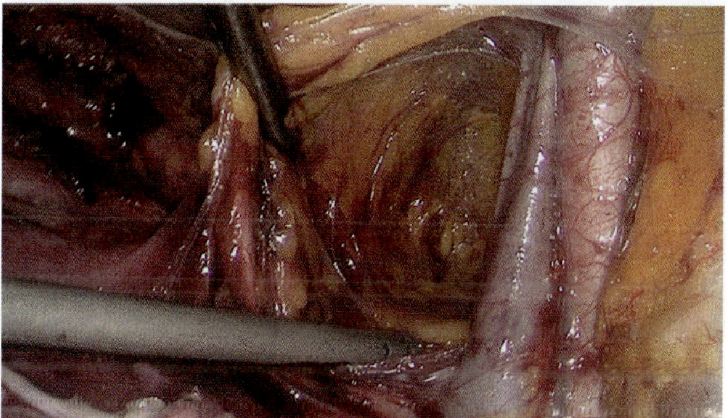

Figura 1.3.11. Posterior desarrollo del espacio paravesical derecho entre los vasos iliacos externos lateralmente y el ligamento umbilical medialmente.

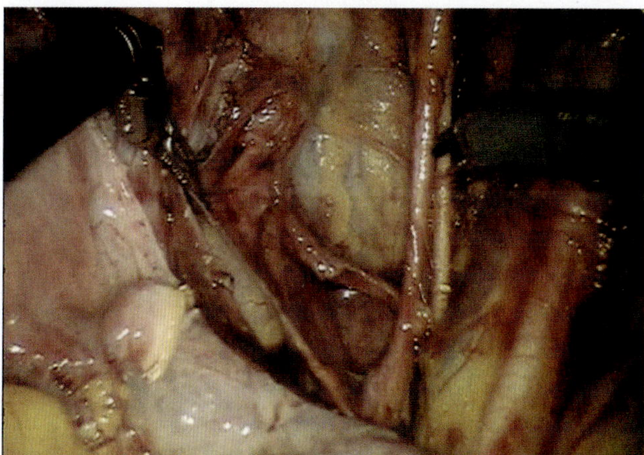

Figura 1.3.12. Espacio paravesical o paravaginal derecho bien desarrollado. El nervio obturador se identifica por debajo de la vena iliaca externa lateralmente y el ligamento umbilical medialmente.

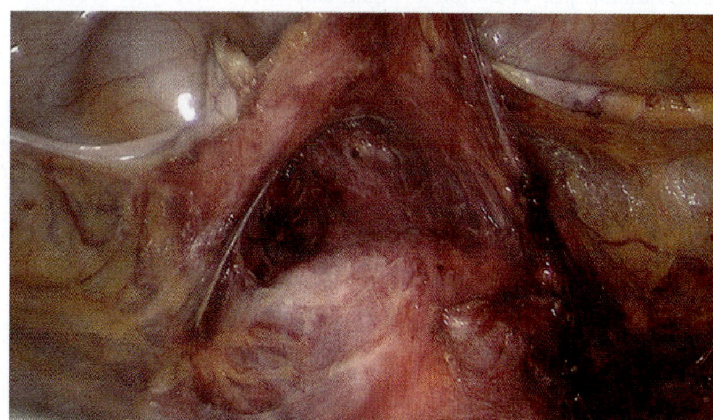

Figura 1.3.13. Desarrollo del espacio vesicovaginal. La copa del manipulador uterino puede usarse como guía para desarrollar el espacio.

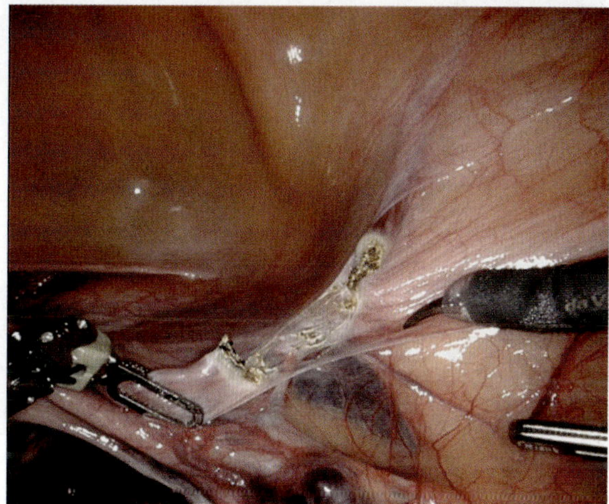

Figura 1.3.14. El ligamento redondo derecho se diseca con electrocauterio cerca de la pared lateral de la pelvis y se corta.

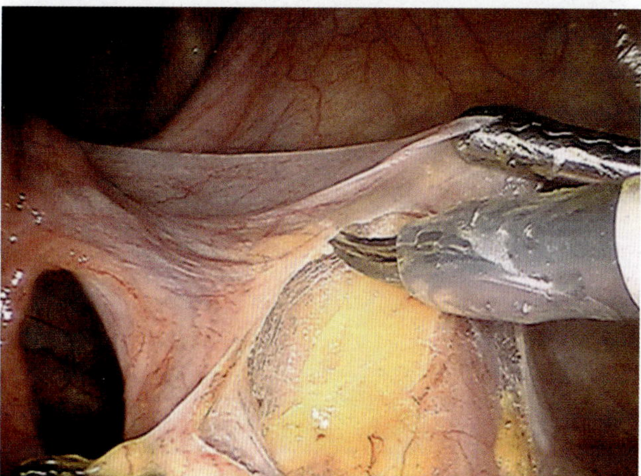

Figura 1.3.15. Apertura de la pared lateral de la pelvis derecha y desarrollo del colgajo vesical tras la electrodesecación y el corte del ligamento redondo.

Espacio rectovaginal

El espacio rectovaginal está delimitado en sentido ventral por la vagina, en sentido dorsal por el recto, en sentido cefálico por el fondo de saco posterior, en sentido caudal por el vértice del cuerpo perineal y en sentido lateral por el ligamento uterosacro, el uréter y los pilares rectales (fig. 1.3.16). Este espacio se desarrolla mediante la incisión del pliegue peritoneal entre el útero y el recto (fig. 1.3.17).

Espacio pararrectal

Los espacios pararrectales son adyacentes al recto. Están limitados medialmente por el uréter, el ligamento uterosacro y el recto; lateralmente por los vasos iliacos internos y la pared pélvica; ventralmente por el ligamento cardinal; dorsalmente por el sacro; y caudalmente por el músculo coccígeo (figs. 1.3.18 y 1.3.19). La disección de este espacio se facilita mediante la disección retrógrada de la porción distal de la arteria iliaca interna desde el ligamento umbilical lateral, fácilmente accesible. Una vez identificada la bifurcación de la arteria uterina desde la arteria iliaca interna, se puede ubicar con exactitud el espacio pararrectal y también el uréter.

Espacio presacro (retrorrectal)

El espacio retrorrectal está delimitado anteriormente por el recto, posteriormente por el sacro y lateralmente por los ligamentos uterosacros. Superiormente, se encuentra el espacio presacro. Limita lateralmente con las arterias iliacas internas, cefálicamente con la bifurcación de la aorta, dorsalmente con el sacro y ventralmente con el colon. Contiene el plexo nervioso hipogástrico superior, también conocido como *nervio presacro*, el sacro medio y los vasos sacros laterales (1,2,4-7).

REFERENCIAS PARA LAS ESTRUCTURAS RETROPERITONEALES

El ombligo se sitúa a nivel de L3-L4, aunque la ubicación varía según el peso de la paciente, la presencia de panículo abdominal y la posición de la paciente en la mesa de operaciones (es decir, decúbito supino frente a posición de Trendelenburg). La aorta abdominal se bifurca en L4-L5 en el 80% de los casos.

La pared abdominal anterior destaca por cinco pliegues umbilicales bajo el peritoneo parietal. El pliegue umbilical medio discurre desde la cúpula de la vejiga hasta el ombligo y encierra el uraco obliterado. Lateralmente al uraco, se encuentran los pliegues umbilicales mediales, los cuales delinean las arterias umbilicales obliteradas. Justo al lado de cada pliegue umbilical medial, se encuentra el pliegue umbilical lateral, formado por el peritoneo que recubre los vasos epigástricos inferiores, antes de que entren en la vaina de los rectos y en su recorrido cefálico para unirse a la arteria epigástrica superior. En la mayoría de los casos, estos pliegues umbilicales pueden identificarse con el laparoscopio para permitir la entrada segura del trocar accesorio. El fondo de saco posterior está delimitado por los pliegues uterosacro y ureteral. Continuando

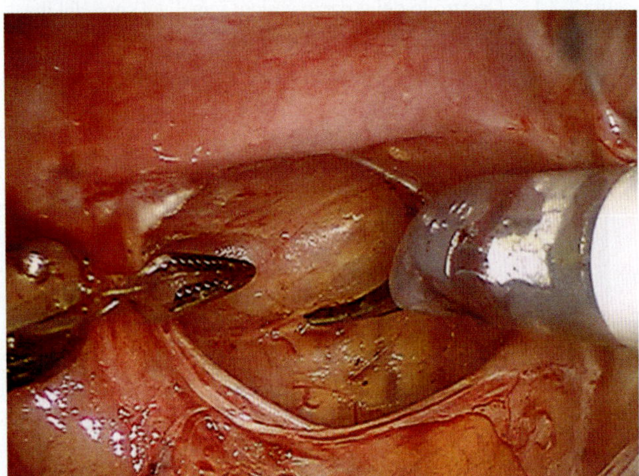

Figura 1.3.16. Desarrollo del espacio rectovaginal.

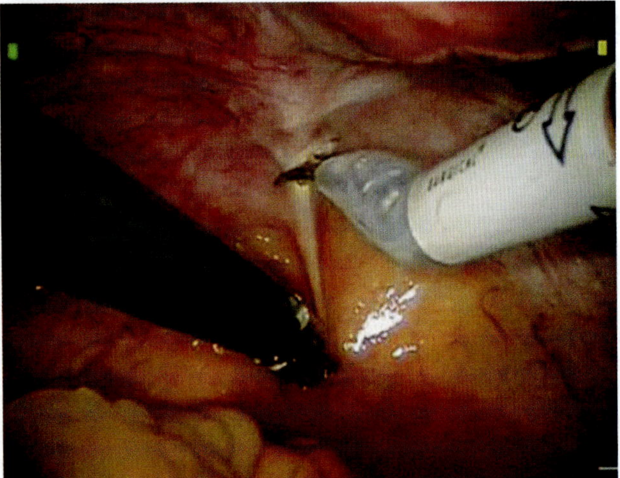

Figura 1.3.17. El peritoneo entre los ligamentos uterosacros se incide con las tijeras y el recto se diseca suavemente para separarlo de la vagina.

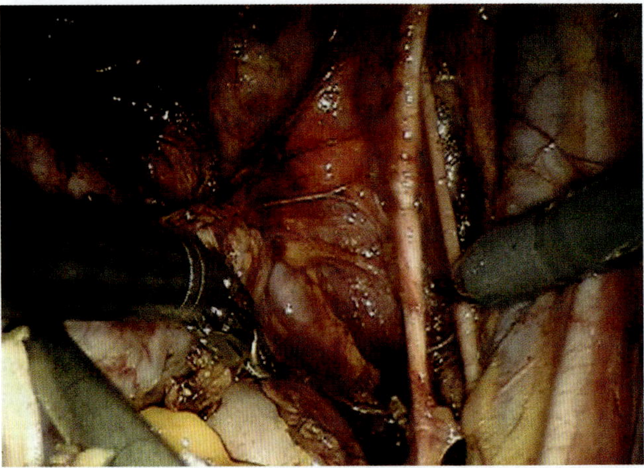

Figura 1.3.18. Desarrollo del espacio pararrectal derecho.

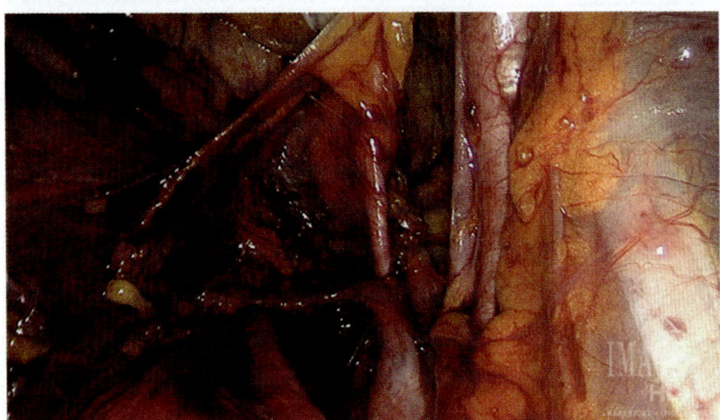

Figura 1.3.19. El espacio pararrectal derecho se desarrolla posteriormente a la arteria uterina, medialmente al uréter y lateralmente a la arteria hipogástrica.

lateralmente, la arteria iliaca interna viaja paralela y justo posterior al uréter. La arteria iliaca externa se encuentra varios centímetros por delante de la arteria iliaca interna a lo largo de la cara medial del músculo psoas. Estas arterias pueden verse pulsando a través del peritoneo. Las arterias iliacas externas e internas se extienden en sentido superior hasta alcanzar la bifurcación de la arteria iliaca común a nivel del borde pélvico que recubre la articulación sacroiliaca. Las arterias iliacas comunes se prolongan en sentido superior para formar la bifurcación de la aorta por encima del espacio presacro, aproximadamente en la cuarta vértebra lumbar. La arteria iliaca común izquierda es más difícil de identificar debido al mesenterio del colon sigmoide que la recubre. La vena iliaca común izquierda está situada justo medial e inferior a la arteria iliaca común izquierda en el espacio presacro. A veces, puede abarcar todo el espacio entre las arterias iliacas comunes (1,3-7).

REBORDE DE LA PELVIS

El reborde de la pelvis es la entrada de múltiples estructuras importantes en la pelvis y debe apreciarse por capas. Procediendo desde el peritoneo lateral en dirección medial, múltiples estructuras se superponen y pueden ser reconocidas como puntos de referencia peritoneales superficiales: el peritoneo lateral, los vasos ováricos en el ligamento infundibulopélvico, el uréter y la bifurcación de la arteria y la vena iliaca común (*véase* fig. 1.3.6). Continuando la disección en sentido posterior tras la incisión del peritoneo posterior, se pueden identificar las siguientes estructuras: el borde medial del músculo psoas con el nervio genitofemoral suprayacente, el nervio obturador, el uréter y la fascia parietal que recubre la cápsula de la articulación sacroiliaca (fig. 1.3.20). El tronco lumbosacro puede identificarse medial al nervio obturador (1-5, 7).

PAREDES LATERALES DE LA PELVIS

Se entra en la pared lateral de la pelvis abriendo la retracción peritoneal en un triángulo formado por el ligamento redondo anteriormente, el ligamento infundibulopélvico medialmente y la arteria iliaca externa lateralmente (figs. 1.3.21-1.3.23). Con base en planos avasculares, comprende tres capas quirúrgicas de medial a lateral. La primera capa es el peritoneo parietal con el uréter unido a él dentro de una vaina de fascia. Cuando este peritoneo se incide y se retrae medialmente, el uréter se retrae con él, a menos que se separe de este mediante una disección roma o una hidrodisección. La segunda capa quirúrgica está formada por los vasos iliacos internos y sus ramas viscerales anteriores: arterias uterina, vesical superior (que desemboca en la umbilical obliterada), vesical inferior, vaginal

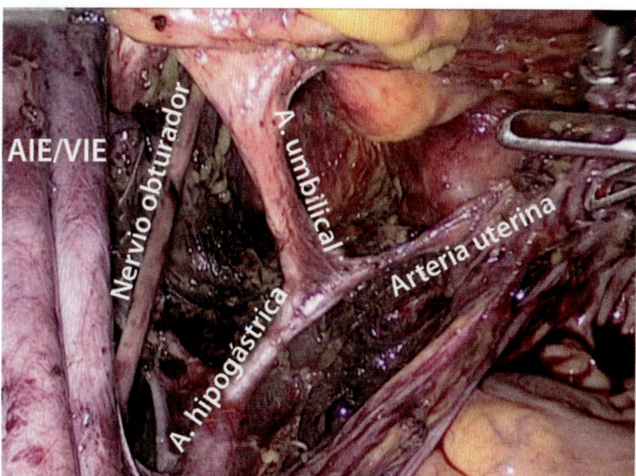

Figura 1.3.21. Anatomía retroperitoneal de la pared lateral de la pelvis izquierda. Obsérvese la relación entre la arteria iliaca externa (AIE), la vena iliaca externa (VIE), el nervio obturador, la arteria iliaca interna (arteria hipogástrica), la arteria umbilical obliterada y la arteria uterina.

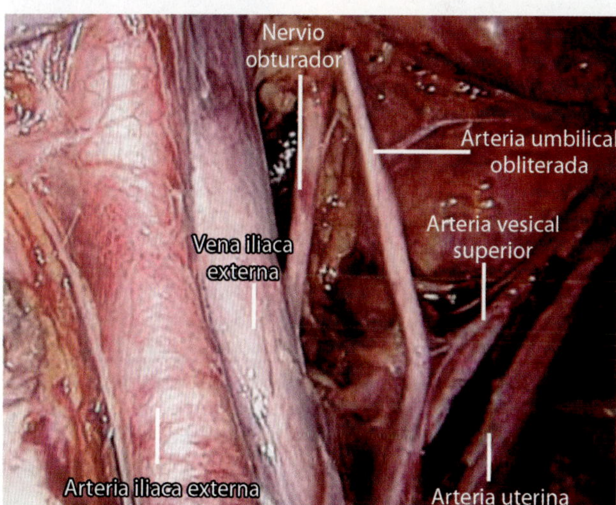

Figura 1.3.22. Anatomía retroperitoneal de la pared lateral de la pelvis izquierda. Obsérvese la relación entre la arteria umbilical obliterada, la arteria vesical superior y la arteria uterina.

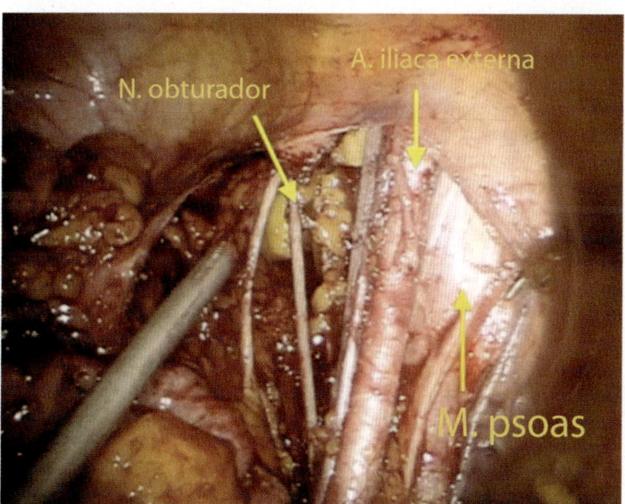

Figura 1.3.20. Pared lateral de la pelvis derecha tras una linfadenectomía. Obsérvese la relación entre el músculo psoas, la arteria iliaca externa y el nervio obturador.

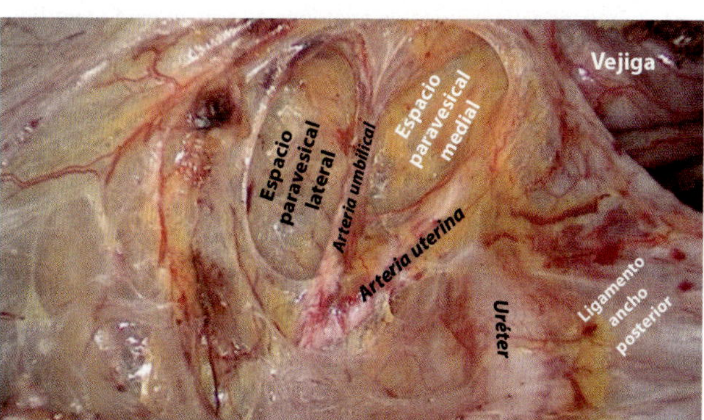

Figura 1.3.23. Relación del espacio paravesical con la arteria umbilical obliterada, la arteria uterina y el uréter.

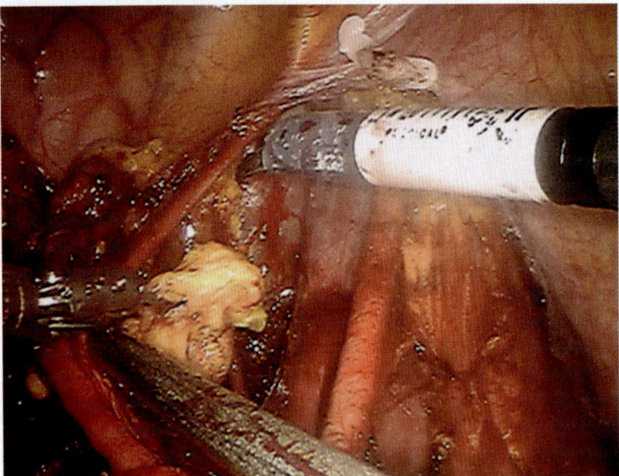

Figura 1.3.24. La fosa del nervio obturador derecho y los ganglios linfáticos del nervio se eliminan. Se aprecian la arteria y la vena iliacas externas y el músculo obturador interno.

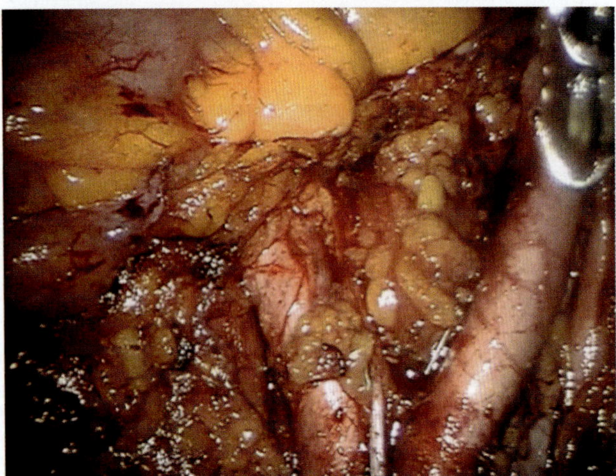

Figura 1.3.25. Tejido linfático presacro en la bifurcación de la aorta abdominal en las arterias iliacas derecha e izquierda.

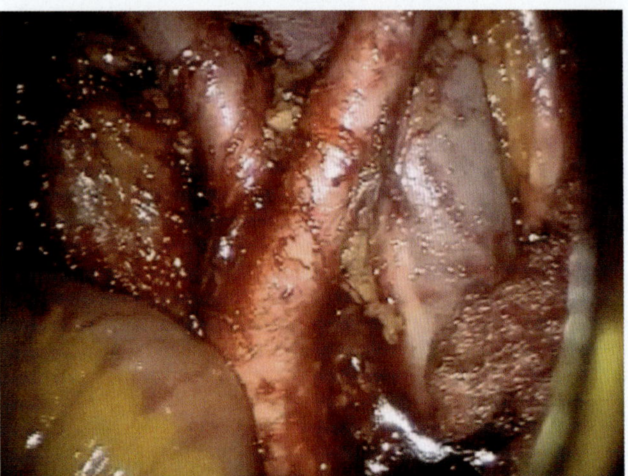

Figura 1.3.26. Obsérvese la relación entre la bifurcación de la aorta abdominal y la vena cava inferior.

externos, los ganglios iliacos comunes, los ganglios hipogástricos y los ganglios obturadores, ya que estos haces pueden verse afectados en las neoplasias malignas ginecológicas (*véase* fig. 1.3.20; figs. 1.3.24-1.3.26). Los ganglios iliacos externos se encuentran a lo largo de la arteria y la vena iliacas externas, desde la bifurcación de los vasos iliacos comunes hasta las venas circunflejas profundas en sentido caudal. Los ganglios obturadores se encuentran en la fosa obturatriz, la cual está limitada medialmente por la arteria hipogástrica, lateralmente por la vena iliaca externa y el músculo obturador interno, y anteriormente por el nervio y los vasos obturadores (*véanse* figs. 1.3.23 y 1.3.24). Los ganglios iliacos internos discurren a lo largo de los vasos hipogástricos extendiéndose desde la posición cefálica hasta la bifurcación de la arteria y la vena iliacas comunes (1,2,4-7).

REFERENCIAS CLAVE

1. Morrow CP, Curtin JP. Surgical anatomy. En: Morrow CP, Curtin JP, de la Osa EL, eds. *Gynaecologic Cancer Surgery*. Churchill Livingston; 1996:67–139.
2. Nezhat C, Siegler AM, Nezhat F, Nezhat C, Seidman D, Luciano A. *Operative Gynecologic Laparoscopy*. 2nd ed. McGraw Hill; 2000.
3. Asthon-Miller JA, DeLancey JO. Functional anatomy of the female pelvic floor. *Ann NY Acad Sci*. 2007;1101:266–296.
4. Nezhat C, Nezhat F, Nezhat C, et al. *Nezhat's Video-Assisted and Robotic-Assisted Laparoscopy and Hysteroscopy*. 4th ed. Cambridge University Press; 2013.
5. Pasic R, Levine R. *A Practical Manual of Laparoscopy. A Clinical Cook Book*. The Parthenon Publishing Group; 2002.
6. Jackson LA, Ramirez DMO, Carrick KS, Pedersen R, Spirtos A, Corton MM. Gross and histologic anatomy of the pelvic ureter: clinical applications to pelvic surgery. *Obstet Gynecol*. 2019;133(5):896–904.
7. Nezhat F, Brill A, Nezhat C, Seidman DS, Nezhat C. Laparoscopic appraisal of the anatomic relationship of the umbilicus to the aortic bifurcation. *J Am Assoc Gynecol Laparosc*. 1998;5(2):135–140.

y rectal media. Las estructuras más laterales de la pared pélvica, de anterior a posterior, son el músculo psoas con la arteria iliaca externa medial a él, la vena iliaca externa justo medial y posterior a la arteria, el músculo obturador interno con el nervio obturador y los vasos que recorren su borde anterior hacia el conducto obturador.

GANGLIOS LINFÁTICOS PÉLVICOS

En la linfadenopatía pélvica, la anatomía es crucial para identificar los grupos ganglionares adecuados, en particular los ganglios iliacos

Incisión y cierre

Helen Dunnington y Laurie Swaim

PRINCIPIOS GENERALES

Definición

- Las incisiones abdominales permiten acceder a los órganos abdominales y pélvicos. El procedimiento previsto y los antecedentes médicos y quirúrgicos de las pacientes guían las decisiones sobre la ubicación, el tipo y la longitud de estas incisiones. Este capítulo se centra en las técnicas abiertas para el abordaje abdominal. Los cirujanos deben elegir la incisión que combine la mejor exposición y la menor incomodidad y riesgo para la paciente.

Exploración física

- Exploración general del abdomen (tabla 1.4.1).
- Una exploración pélvica bimanual puede ayudar a tomar decisiones sobre el tipo y la ubicación de la incisión al proporcionar información sobre el tamaño del útero, su movilidad y sensibilidad y la presencia y la naturaleza de los tumores anexiales.

IMÁGENES Y OTROS MÉTODOS DE DIAGNÓSTICO

- Antes del parto por cesárea, la ecografía puede confirmar la presentación del feto y la ubicación de la placenta.
- Si hay preocupación por la adherencia mórbida de la placenta en la ecografía, la resonancia magnética (RM) del abdomen y la pelvis puede generar información más detallada sobre la invasión de la placenta.
- Puede estar justificada la obtención de imágenes adicionales para determinar la ubicación de una anatomía inusual o cuerpos extraños si así lo indican los antecedentes de la paciente. Por ejemplo, los tumores anexiales pueden evaluarse razonablemente con ecografía pélvica 2D, 3D y Doppler, y la tomografía computarizada (TC) o la RM pueden emplearse para evaluar otras afecciones pélvicas como la apendicitis.

PLANIFICACIÓN PREOPERATORIA

- La incisión abdominal ideal es la que garantiza una exposición quirúrgica adecuada para el procedimiento necesario, disminuyendo al mismo tiempo las complicaciones postoperatorias.
- La justificación del tipo y la ubicación de la incisión debe formar parte del análisis del consentimiento informado debido a las diferencias en los resultados cosméticos.
- La necesidad de instrumentos o separadores adicionales en función de la complexión o la patología de la paciente se determina durante la exploración preoperatoria. Por ejemplo, los cirujanos pueden solicitar un separador de panículo adiposo para mejorar el acceso a la parte inferior del abdomen en pacientes con obesidad. La visualización intraabdominal puede mejorarse en algunos casos con el separador Alexis®, el cual tiene dos anillos de plástico rígidos (disponibles en diferentes tamaños) conectados por una vaina de plástico. Estos dispositivos desechables tienden a retraer toda la longitud de la incisión por igual y, por lo tanto, pueden brindar una mejor exposición en algunas circunstancias que los separadores manuales o metálicos estáticos. Para mejorar

Tabla 1.4.1 Exploración general del abdomen

Elementos de la exploración general del abdomen

Aspecto
    Presencia de cicatrices quirúrgicas
    Complexión de la paciente

Ruidos intestinales
Tumores
Tamaño del útero
Perforaciones (*piercings*) o arte corporal (tatuajes)

la eficacia del quirófano, el instrumental especial debe solicitarse con antelación a la fecha del procedimiento.

TRATAMIENTO QUIRÚRGICO

- El abordaje abdominal para la mayoría de las cirugías obstétricas puede realizarse bajo anestesia regional, general o, en circunstancias inusuales y excepcionales, local. El modo de anestesia depende de la presentación de la paciente, la agudeza de la cirugía, el grado de urgencia y la habilidad del anestesista.
- Lo ideal es que las instalaciones quirúrgicas garanticen un espacio adecuado para el cirujano, el asistente, el anestesista y el personal auxiliar, incluidos los equipos de neonatología si son necesarios. El área quirúrgica debe estar equipada con los fármacos y suministros adecuados para tratar urgencias como la hemorragia posparto y las complicaciones del recién nacido.

Posición de la paciente

- La posición en decúbito supino dorsal con inclinación hacia la izquierda es frecuente durante los procedimientos abdominales en pacientes obstétricas. Esta inclinación mejora el gasto cardiaco materno y la perfusión uteroplacentaria al reducir la compresión uterina sobre la aorta y la vena cava inferior.
- La posición de litotomía baja ofrece varias ventajas, especialmente cuando el riesgo de hemorragia es alto. Esta posición permite que un cirujano adicional esté directamente en el lugar de la operación, la visualización y la cuantificación de la pérdida de sangre vaginal y el acceso uretral para la cistoscopia o la colocación de endoprótesis, así como para la colocación intraoperatoria de instrumentos transvaginales o dispositivos intrauterinos (p. ej., balón de taponamiento) si es necesario.

Abordaje

- El abordaje abdominal se realiza mediante métodos abiertos o laparoscópicos. La edad gestacional, la complejidad, los antecedentes de la paciente y la patología prevista determinan las decisiones relativas al tipo de incisión abdominal y la colocación de los puertos de laparoscopia. *Véase* el capítulo 3.6 para conocer más sobre el abordaje laparoscópico.
- La familiaridad con la anatomía de la pared abdominal anterior es clave a la hora de considerar el abordaje abdominal.
  - La musculatura de la pared abdominal anterior incluye los músculos rectos abdominal y piramidal orientados verticalmente y los músculos oblicuos externo e interno orientados transversalmente, así como el transverso abdominal (fig. 1.4.1). Los músculos verticales son responsables del movimiento y la postura, mientras que los transversales proporcionan la mayor parte de la fuerza de soporte de la pared abdominal anterior.
  - La irrigación de la pared abdominal anterior se realiza a través de vasos que se originan principalmente en las arterias iliaca externa, femoral y torácica anterior (fig. 1.4.2). El abdomen medio es irrigado por las arterias epigástricas, en tanto que el lateral lo es por la arteria musculofrénica y las iliacas circunflejas superficial y profunda. Además, una rica red de anastomosis irriga la pared abdominal.
  - Los nervios de la pared abdominal anterior incluyen los nervios toracoabdominal, iliohipogástrico e ilioinguinal (fig. 1.4.3). Las incisiones verticales laterales pueden dañar los ramos de los nervios toracoabdominales. La creación y reparación de incisiones transversales amplias puede interrumpir o atrapar el nervio iliohipogástrico o ilioinguinal. El conocimiento de la anatomía de estos nervios es importante porque su lesión puede causar dolor crónico o alteraciones de la sensibilidad en el monte del pubis y los labios mayores. El uso de dispositivos de cierre de puertos puede asociarse con un atrapamiento del nervio que da lugar a síntomas similares según la distribución del nervio afectado.

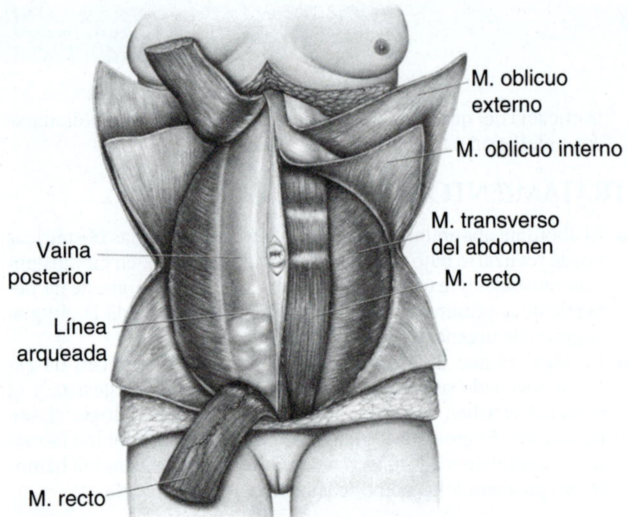

Figura 1.4.1. Musculatura de la pared abdominal (*izquierda*). Se muestra la retracción de los músculos oblicuos externo e interno junto con la división anterior de la vaina de los rectos, la cual expone los músculos transversal y recto. El músculo recto ha sido retraído (*derecha*) para mostrar la vaina del recto posterior y el extremo de la lámina posterior del oblicuo interno en la línea semicircular (línea arqueada). Por debajo de la línea arqueada, los intestinos son separados de la pared abdominal por el peritoneo y la fascia atenuada del músculo transverso (reimpresa de Rock JA, Jones HW. *Te Linde's Operative Gynecology*. 10.ª ed. Wolters Kluwer; 2008).

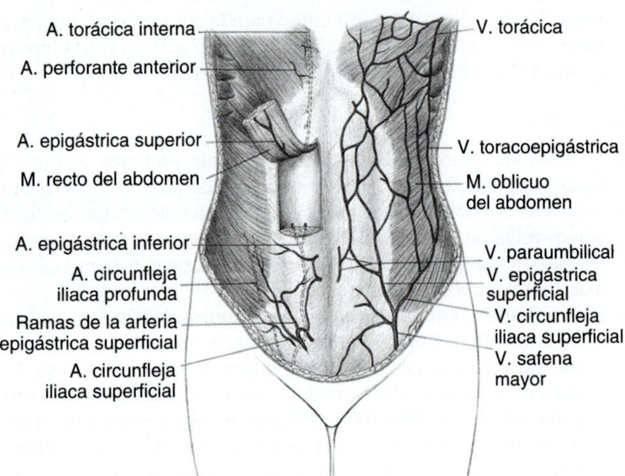

Figura 1.4.2. Circulación arterial y venosa de la pared abdominal. Las arterias epigástricas superior e inferior proporcionan una rica arcada para los músculos rectos, surgen por arriba de la arteria torácica interna y por debajo de la arteria iliaca externa. El sistema venoso tiene un origen similar, con la excepción de que la vena epigástrica inferior superficial se comunica con la vena safena de la pierna (reimpresa de Rock JA, Jones HW. *Te Linde's Operative Gynecology*. 10.ª ed. Wolters Kluwer; 2008).

■ La planificación quirúrgica requiere tener en cuenta los posibles cambios anatómicos relacionados con el embarazo. La diástasis de rectos causada por el útero grávido es un hallazgo usual durante el embarazo. En las mujeres con cirugías pélvicas previas, es importante estar atentos a las adherencias musculares, de la fascia o intraperitoneales. Las pacientes con antecedentes de herniorrafia pueden tener una malla en el lugar, en cuyo caso puede ser beneficiosa la consulta preoperatoria con un cirujano general. A finales del segundo y el tercer trimestres, el ombligo pierde su utilidad como punto de referencia para la bifurcación aórtica. La ubicación del fondo uterino y los bordes laterales, si no son claramente palpables, deben identificarse mediante ecografía antes

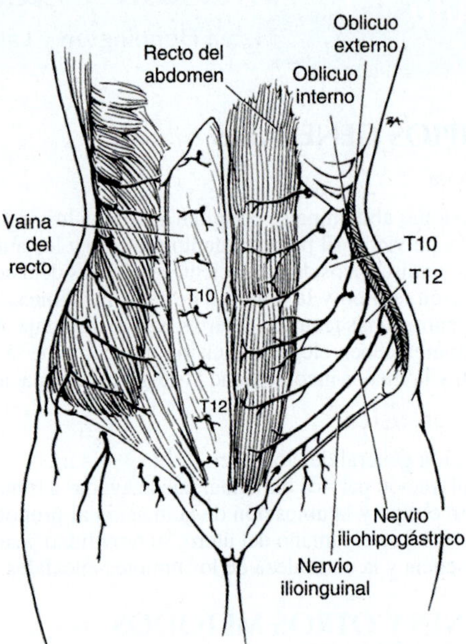

Figura 1.4.3. Principales nervios de la pared abdominal anterior. Los nervios iliohipogástricos y los nervios ilioinguinales suministran la inervación sensitiva de la pared abdominal inferior (de Gallup DG. Opening and closing the abdomen and wound healing. En: Gershenson D, Curry S, DeCherney A, eds. *Operative Gynecology*. 1.ª ed. WB Saunders; 1993:127).

de colocar los puertos laparoscópicos o crear incisiones para procedimientos distintos del parto por cesárea.

■ Aunque las ventajas de las incisiones transversales respecto a las verticales incluyen la cosmética y la resistencia, las incisiones transversales no siempre son factibles. Estas incisiones se asocian con un menor dolor postoperatorio y una menor pérdida de sangre en comparación con la opción transversal; sin embargo, la reducción de la perfusión local puede relacionarse con una peor cicatrización de la herida (1). La complexión, el tamaño del útero, la necesidad de exposición, la posible necesidad de una exploración abdominal superior y los antecedentes quirúrgicos influyen en la dirección y el tipo de incisión de laparotomía utilizada en las pacientes obstétricas (**fig. 1.4.4**).

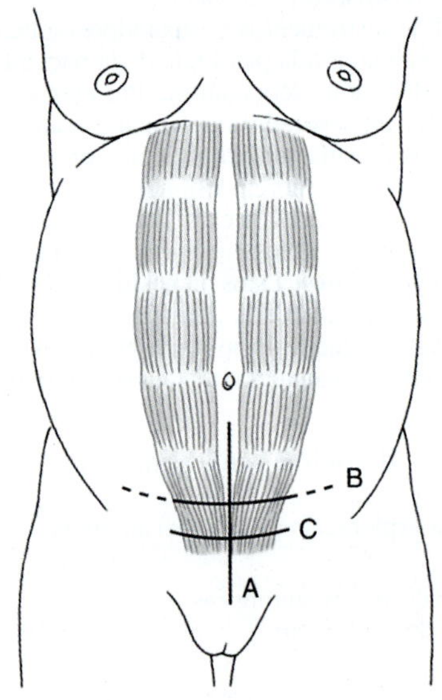

Figura 1.4.4. El obstetra suele utilizar una de las tres incisiones abdominales: línea media (A), de Maylard (B) y de Pfannenstiel (C). Las *líneas discontinuas* indican la posible extensión (reimpresa de Fischer J. *Fischer's Mastery of Surgery*. 7.ª ed. Wolters Kluwer; 2018).

Procedimientos y técnicas

Pfannenstiel (fig. técnica 1.4.1)

- Los resultados estéticos de la incisión de Pfannenstiel suelen ser preferibles a los de las incisiones verticales. La incisión se realiza con un bisturí 2-3 cm por encima del borde cefálico de la sínfisis púbica y abarca 8-10 cm con una curva ligeramente cefálica en los extremos. La longitud puede modificarse en función de la cantidad de exposición necesaria.

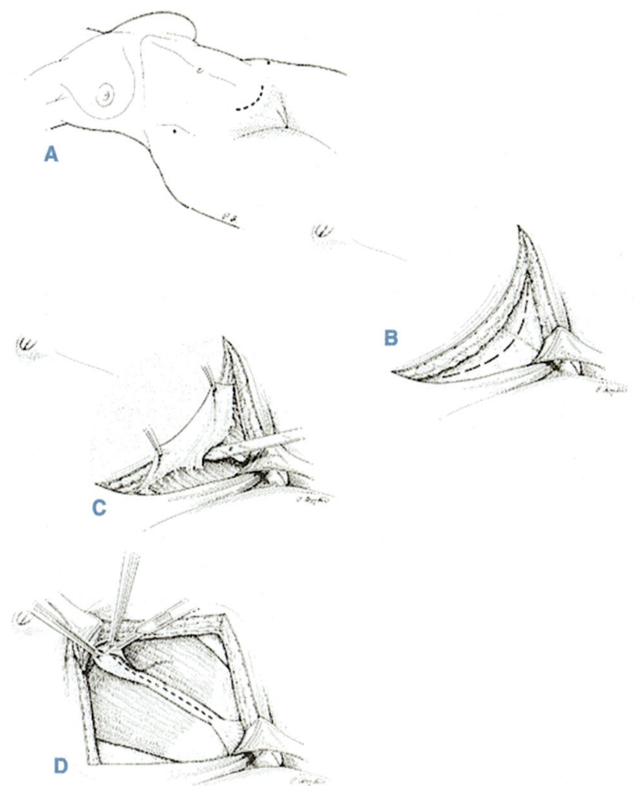

Figura técnica 1.4.1. A. La incisión de la piel para una incisión de Pfannenstiel es elíptica, 2-3 cm por encima de la sínfisis del pubis. **B.** La piel, la grasa subcutánea y la fascia de la pared abdominal se inciden de forma transversa. **C.** La fascia se separa del músculo recto superior, inferior y lateralmente. Los vasos perforantes pequeños requieren ligadura o coagulación. **D.** Se separan los músculos rectos y se incide el peritoneo en la línea media (reimpresa de Rock JA, Jones HW. *Te Linde's Operative Gynecology*. 10.ª ed. Wolters Kluwer; 2008).

- La capa adiposa subcutánea se abre de forma transversal utilizando el bisturí o el electrocauterio. Tanto la fascia de Camper como la de Scarpa se inciden y separan a lo largo de toda la incisión hasta llegar a la vaina del recto anterior. Los vasos epigástricos superficiales pueden ser desplazados con un separador o coagulados para evitar la hemorragia.
- La vaina del recto anterior se incide entonces con precisión en la línea media y se extiende bilateralmente desde la línea media de forma curvilínea transversal utilizando un bisturí o un electrocauterio. La fascia a este nivel está compuesta por dos capas de aponeurosis, una del oblicuo externo y la segunda de los músculos oblicuos internos fusionados con el transverso del abdomen. La disección roma bajo la fascia separa la vaina anterior de los músculos rectos subyacentes. La disección lateral de una capa a la vez con tijeras Mayo curvas o con un electrocauterio permite identificar los vasos perforantes que pueden ser seccionados con un electrocauterio.
- A continuación, se separan los músculos rectos de la fascia suprayacente. El borde superior de la fascia se eleva en sentido cefálico con dos pinzas de Kocher y, mediante la contratracción, se separan los músculos rectos de la fascia de forma roma. Con el dedo índice, el músculo puede separarse suavemente del rafe de la vaina del recto de la línea media a cada lado, pasando el dedo por ambos lados del rafe en dirección cefálica. El rafe de la línea media expuesto puede entonces incidirse con tijeras o

electrocauterio para separar los músculos de la fascia. Con frecuencia, es innecesario separar lateralmente el músculo de la fascia, lo que evita el desgarro de los vasos perforantes y las hemorragias. Hacer un barrido con el dedo lateralmente bajo el borde de la fascia para separar una zona grande de músculo suele ser innecesario y no se aconseja, ya que puede desgarrar con facilidad los vasos que luego se retraen y sangran en un momento posterior. En las mujeres con una cirugía abdominal previa, es posible que la separación del músculo de la fascia y el rafe de la línea media deba realizarse de forma aguda o con cauterización secundaria a la cicatriz y las adherencias, lo que reducirá el traumatismo tisular y la pérdida de sangre. Hay que tener cuidado de evitar la perforación lateral de los vasos durante este paso. Se repite la misma técnica para separar los músculos rectos en el borde inferior de la fascia, según la necesidad. A continuación, los músculos rectos se separan entre sí en la línea media. Este paso se realiza de forma roma o con ayuda de unas pinzas hemostáticas en las mujeres sin antecedentes de cirugía abdominal, pero puede ser necesario hacer una disección aguda en las pacientes con cirugías previas.

- El peritoneo se introduce en el vértice cefálico de la incisión para evitar lesiones en la vejiga. La entrada se realiza de forma aguda con tijeras de Metzenbaum o de forma roma en las pacientes sin adherencias. A continuación, la apertura peritoneal se extiende de forma aguda hacia arriba y hacia abajo. La disección aguda en dirección inferior se realiza con precaución para evitar lesiones en la cúpula de la vejiga. Para extender el peritoneo más allá, su porción inferior puede ser adelgazada en capas. Colocar un dedo en la superficie interna del peritoneo y empujarla hacia arriba (formando una «tienda») ayuda a identificar las zonas translúcidas y a prevenir las lesiones de la vejiga.

- La reaproximación quirúrgica del peritoneo parietal es opcional en el momento del cierre de la pared abdominal. Si el cirujano opta por cerrar esta capa, basta con una sutura rápidamente absorbible. Para el cierre de la fascia, una sutura sintética absorbible como la poliglactina 910 o el ácido poliglicólico de forma corrida proporciona una resistencia adecuada durante la cicatrización de la herida. Las suturas absorbibles de vida media larga (polidioxanona, poligliconato) y las permanentes (polipropileno) son adecuadas cuando las mujeres han tenido una cirugía previa, para incisiones verticales o cuando existen factores de riesgo para la formación de hernias (p. ej., obesidad, tos crónica, diabetes o uso de esteroides). Durante el cierre de las incisiones de Pfannenstiel, se incluyen las capas anterior y posterior de la fascia. La capa subcutánea debe cerrarse cuando sea mayor de 2 cm de profundidad utilizando una técnica continua o interrumpida. Los cirujanos también pueden considerar el cierre de esta capa para disminuir la tensión en un cierre subcutáneo de la piel cuando la incisión es menor de 2 cm de profundidad si es necesario. La piel puede cerrarse con una sutura subcutánea continua o con grapas.

- Una incisión de Pfannenstiel ofrece una exposición limitada en comparación con otras incisiones. La conversión rápida a una incisión de Maylard o de Cherney (*véase* más adelante) puede ser desafiante y, debido a la irrigación, la pérdida de sangre puede ser mayor que cuando se compara con una incisión vertical (1-6).

Modificación de Joel-Cohen

- Las diferencias entre una incisión de Joel-Cohen y una de Pfannenstiel incluyen no solo el sitio de la incisión, sino también el método de entrada. Mientras que la incisión de Pfannenstiel emplea principalmente la disección cortante, el método de Joel-Cohen la usa mínimamente.

- La incisión de Joel-Cohen es una incisión transversal recta a 3 cm por debajo del nivel de las espinas iliacas anterosuperiores, el cual está unos 3 cm por encima del sitio de una incisión de Pfannenstiel. Desde el punto de vista estético, no es tan atractiva para las pacientes, ya que la cicatriz es más visible en comparación con el abordaje de Pfannenstiel. Por lo tanto, una modificación es colocar la incisión al mismo nivel que una Pfannenstiel. La incisión debe ser de nuevo de ~8-10 cm de longitud, dependiendo de la cantidad de exposición necesaria.

- A continuación, se abre transversalmente el tejido adiposo subcutáneo. Al formar esta incisión, solo se emplea la disección cortante en los 3 cm centrales, y el resto se separa de forma roma hasta el nivel de la fascia. Esta técnica evita la lesión cortante de los vasos epigástricos superficiales.

- Los 3 cm centrales de las capas de la fascia se inciden en dirección transversal. Esta incisión se prolonga lateralmente con una disección roma con los dedos.

- A diferencia de la incisión de Pfannenstiel, los músculos rectos no se separan de la fascia cuando se usa la técnica de Joel-Cohen.

- Los músculos rectos derecho e izquierdo se separan en dirección transversal con una disección roma con los dedos. Esto se lleva a cabo para abrir el peritoneo.

- A continuación, todas las capas de la pared abdominal se estiran manualmente hasta la cantidad permitida desde la incisión de la piel.

- Para el cierre, no se repara el peritoneo. El resto del cierre es similar al utilizado para una incisión de Pfannenstiel, con cierre de la fascia usando una sutura corrida absorbible retardada. La capa subcutánea debe ser reparada si es mayor de 2 cm de profundidad para ayudar a reducir el riesgo de infección.

- La piel puede cerrarse con una sutura continua o con grapas.
- En comparación con la incisión de Pfannenstiel, los estudios han demostrado una menor pérdida de sangre y un menor tiempo quirúrgico cuando se emplea la técnica de Joel-Cohen (3,4).

Incisión de Cherney (fig. técnica 1.4.2)

- La incisión de Cherney proporciona una exposición adicional de la pelvis en comparación con el abordaje de Pfannenstiel.
- El abordaje inicial es similar al de Pfannenstiel con una incisión cutánea 2-3 cm por encima de la sínfisis púbica. Sin embargo, la incisión en la piel suele ser más larga que la de una incisión de Pfannenstiel tradicional. La capa subcutánea se incide de forma similar en una fascia transversal hasta la capa de la fascia. La fascia se incide en dirección transversal y los músculos rectos se separan de esta.
- Con un abordaje de Cherney, los músculos rectos se separan en dirección transversal cerca del nivel de la sínfisis púbica. El borde inferior de la fascia se sujeta con unas pinzas de Kocher para proporcionar tracción en sentido contrario. A continuación, los dedos del cirujano maniobran desde un abordaje lateral hasta el espacio de Retzius por debajo de los músculos rectos y piramidales (fig. técnica 1.4.3). Esta disección roma se realiza de lateral a medial, y evita los vasos epigástricos inferiores que no necesitan ser ligados. Se aplica presión a la vejiga para evitar lesiones.

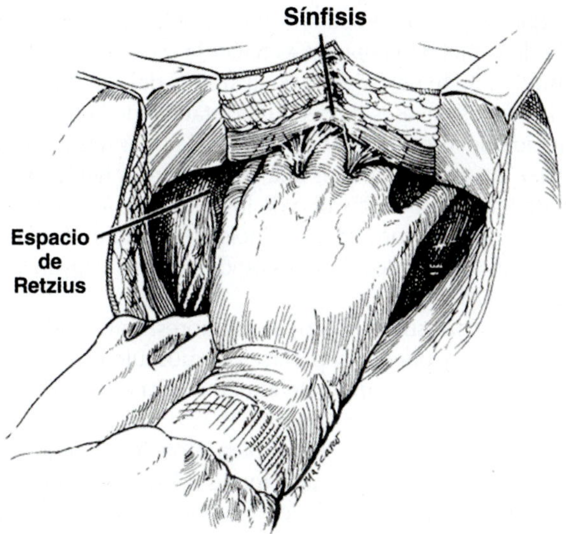

Figura técnica 1.4.2. El dedo del cirujano se coloca en la parte posterior del músculo recto y, con una suave tracción, se tira del músculo en sentido cefálico. El músculo recto puede entonces disecarse con electrocauterio desde su inserción en la sínfisis del pubis. La incisión peritoneal puede entonces extenderse lateralmente, evitando los vasos epigástricos inferiores, los cuales se sitúan lateralmente (de Gallup DG. Abdominal incisions and closures. En: Gallup DG, Talledo OE, eds. *Surgical Atlas of Gynecologic Oncology*. WB Saunders; 1994:43).

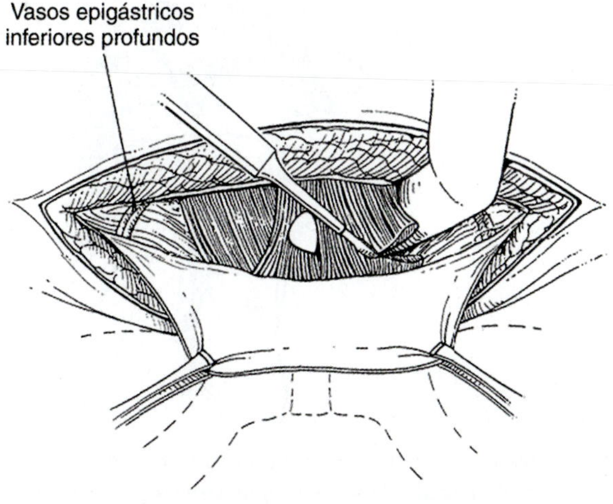

Figura técnica 1.4.3. Desarrollo del espacio de Retzius. El peso de la mano del cirujano separa la vejiga de la sínfisis suprayacente en la línea media relativamente incruenta (de Gallup DG. Opening and closing the abdomen. En: Phelan JP, Clark SL, eds. *Cesarean Delivery*. Chapman & Hall; 1988:449).

A continuación, se elevan los tendones del músculo fibroso para proporcionar tensión y se seccionan con un corte 1-2 cm por encima de la sínfisis del pubis. La hemorragia es insignificante a este nivel de transección. A continuación, los músculos pueden retraerse hacia arriba.

- Se ingresa al peritoneo con una disección cortante. Para ello, se sujeta el peritoneo con dos pinzas hemostáticas a unos 2 cm por encima del nivel de la cúpula de la vejiga y, a continuación, se practica una incisión cortante con tijeras de Metzenbaum y se extiende lateralmente.
- Para el cierre, el peritoneo puede cerrarse con una sutura corrida. Los tendones del recto no deben volver a unirse directamente a la sínfisis del pubis debido al riesgo de osteomielitis. En su lugar, se fijan al borde inferior de la fascia con una sutura interrumpida u horizontal absorbible de calibre 0. En general, se necesitan de seis a ocho suturas. El resto del cierre es igual al de una incisión de Pfannenstiel, con reaproximación de la fascia utilizando una sutura absorbible retardada.
- La capa subcutánea debe repararse si mide más de 2 cm de profundidad para ayudar a reducir el riesgo de infección.
- La piel puede cerrarse con una sutura continua o con grapas (1,2).

Incisión de Maylard (fig. técnica 1.4.4)

- Para mejorar la exposición pélvica mientras se emplea una incisión transversal, se puede considerar una incisión de Maylard. Una incisión de Maylard verdadera usa una incisión cutánea transversal de 3-8 cm por encima de la sínfisis púbica, dependiendo de la indicación de la cirugía y de la complexión de la paciente. Hay que tener cuidado para evitar hacer la incisión debajo de un panículo grande o en un pliegue profundo de la piel. Una opción es hacer la incisión de la piel al mismo nivel que en una incisión de Pfannenstiel, 2-3 cm por encima de la sínfisis del pubis. La incisión de la piel debe extenderse lateralmente hasta dos traveses de dedo de distancia de la espina ilíaca anterosuperior.
- La capa subcutánea se incide de forma similar en una fascia transversal hasta la capa de la fascia. La fascia se incide en dirección transversal más allá de los bordes laterales de los músculos rectos. A diferencia de la incisión de Pfannenstiel, la vaina de los rectos no se separa de los músculos. Debido a esta diferencia, no se debe intentar convertir una incisión de Pfannenstiel en una de Maylard mediante una incisión en los músculos rectos después de que estos se hayan separado de su vaina, ya que esto comprometería los músculos.
- A continuación, se identifican los vasos epigástricos inferiores. Estos vasos están situados en el borde lateral posterior de cada músculo y pueden separarse del músculo con una disección suave con los dedos. A continuación, los vasos se suturan bilateralmente para evitar desgarros, retracciones o la formación de hematomas.
- El cirujano eleva con los dedos los músculos rectos para proteger el peritoneo y transecta los músculos con electrocauterio. El anclaje de los músculos rectos a la fascia suprayacente vuelve a aproximarlos para el cierre. Utilizando suturas en «U», el cirujano introduce la sutura comenzando en la

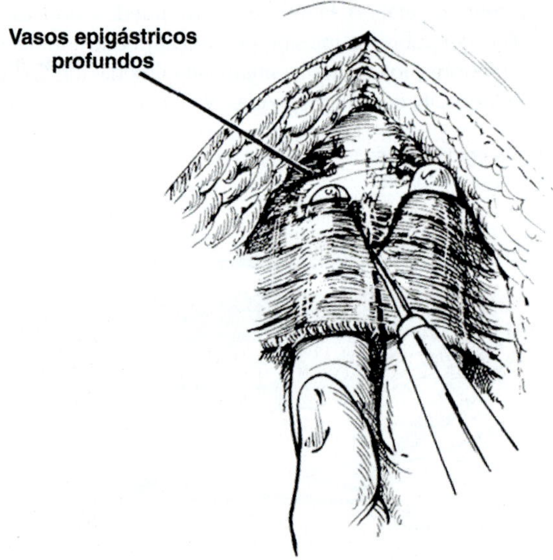

Figura técnica 1.4.4. Los músculos rectos se inciden con un bisturí o con un electrocauterio. La mano del cirujano se retira mientras se corta el músculo. Los vasos epigástricos inferiores fueron previamente aislados, seccionados y ligados (de Gallup DG. Opening and closing the abdomen. En: Phelan JP, Clark SL, eds. *Cesarean Delivery*. Chapman & Hall; 1988:449).

superficie anterior de la fascia, perfora a través del músculo recto posterior y la redirige para salir a través de la fascia de modo que los nudos queden en su superficie anterior.

- Se hace una incisión cortante del peritoneo sujetándolo con dos pinzas hemostáticas a unos 2 cm en sentido cefálico de la cúpula de la vejiga y cortando con tijeras de Metzenbaum. Esta incisión se prolonga lateralmente.
- Durante el cierre, el cirujano puede optar por cerrar el peritoneo con una sutura corrida absorbible. Los músculos rectos, asegurados a la fascia suprayacente, no requieren aproximación a través de los bordes transectados. La fascia se cierra con una sutura corrida absorbible retardada con mordeduras a 1-1.5 cm del borde de la fascia. La capa subcutánea debe repararse si tiene más de 2 cm de profundidad para reducir el riesgo de infección. La piel puede cerrarse con una sutura continua o con grapas (1,2,5,6).
- Aunque la incisión de Maylard brinda una excelente exposición pélvica, cuando se utiliza para el parto por cesárea, el tiempo de parto puede ser más largo en comparación con la de Pfannenstiel (6,7).

Incisión en la línea media (fig. técnica 1.4.5)

- La incisión vertical en la línea media es la preferida cuando hay un diagnóstico incierto, la necesidad de tratamiento quirúrgico de un traumatismo en una mujer embarazada, la necesidad de un amplio acceso pélvico profundo o la necesidad de acceder a la parte superior del abdomen.
- Esta incisión abdominal inferior, situada entre la sínfisis del pubis y el ombligo, proporciona una entrada rápida en la cavidad abdominal con una pérdida de sangre mínima, un campo operatorio adecuado y más flexibilidad si es necesario ampliar la incisión en comparación con una incisión transversal. La incisión comienza 2-3 cm por encima de la sínfisis del pubis y se extiende hasta 2 cm del ombligo. La incisión inicial puede ser más corta si se desea. Si se necesita una extensión, la incisión puede arquearse alrededor del lado izquierdo del ombligo y luego continuar en sentido cefálico en la línea media. A continuación, se hace una incisión cortante en las capas subcutáneas con un bisturí o con un electrocauterio hasta la línea alba, mediante movimientos únicos y constantes que

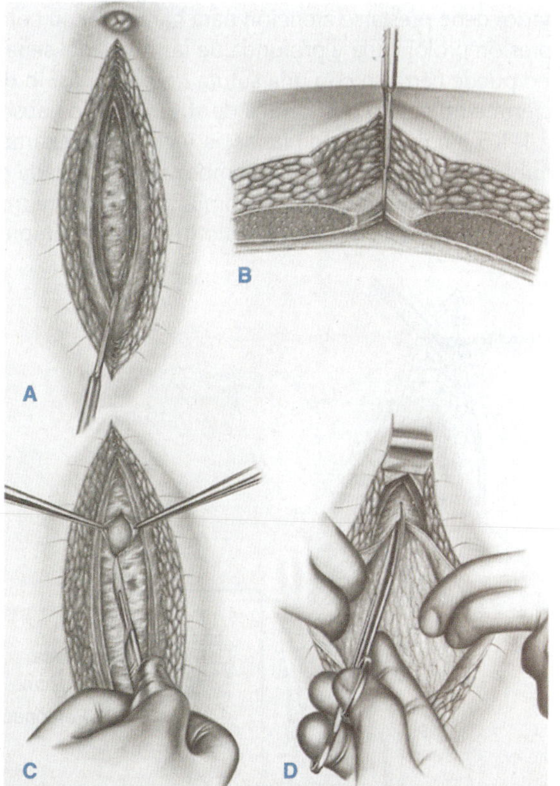

Figura técnica 1.4.5. A. Corte de la línea alba en una incisión mediana baja con bisturí. **B.** Corte transversal de la pared del abdomen que muestra la piel, la grasa subcutánea, las vainas de los rectos anterior y posterior y el peritoneo subyacente. **C.** Apertura del peritoneo con bisturí y exposición del intestino delgado que sobresale en la apertura peritoneal. **D.** Ampliación de la apertura peritoneal hasta la región del ombligo con tijeras Mayo (reimpresa de Rock JA, Jones HW. *Te Linde's Operative Gynecology*. 10.ª ed. Wolters Kluwer; 2008).

abarcan toda la longitud de la incisión. Esta técnica se asocia con una menor infección de la herida en comparación con la incisión de varios cortes pequeños, los cuales aumentan el daño tisular.

- Se debe hacer una incisión cortante de la línea alba cerca del punto medio de la incisión y luego extenderse cefálica y caudalmente para que coincida con la longitud de la incisión de la piel. La línea alba media, o la fascia expuesta de los músculos oblicuos externo e interno inmediatamente adyacente a la línea alba, puede elevarse de las estructuras subyacentes usando las puntas abiertas de unas pinzas hemostáticas.

- A continuación, los músculos rectos se separan lateralmente en la línea media. Esto se puede hacer de manera roma, pero puede requerir una disección cortante en la parte inferior. Estos planos pueden estar borrosos o desviados en las mujeres con cirugías previas. La línea media se puede identificar siguiendo el ángulo de los músculos piramidales hacia la línea media. Si la línea media está desviada, sujete el borde de la fascia más cercano a la línea media con unas pinzas de Kocher en toda su longitud. A continuación, con el uso de contratracción, se eleva simultáneamente la fascia hacia arriba y se aplica presión hacia abajo en el músculo recto ipsilateral para hacer una disección cortante o con electrocauterio de la fascia del músculo recto. Continúe lateralmente hasta identificar la línea media. Si esta no se encuentra, lo anterior puede repetirse en el lado opuesto.

- El peritoneo debe sujetarse con dos pinzas hemostáticas en la parte superior de la incisión para evitar la vejiga. Se hace una incisión cortante del peritoneo con unas tijeras de Metzenbaum. Puede hacerse un barrido con los dedos para evaluar si hay intestino o epiplón adheridos. La incisión peritoneal se extiende entonces en sentido cefálico elevando el peritoneo para proteger las estructuras subyacentes. La vaina del recto posterior se abre con el peritoneo. Cuando se extiende caudalmente, la fascia transversal debe sujetarse por separado creando un espacio entre ella y el peritoneo. A continuación, se incide el peritoneo con cuidado para evitar lesiones en la vejiga, la cual tiene un mayor grosor de tejido y vascularidad. De nuevo, una cirugía previa puede difuminar estos planos, y el uso de las tijeras de Metzenbaum puede ayudar a separar los planos de tejido manteniendo la disección cerca del borde fascial o peritoneal.

- Se puede colocar un separador estático y desplazar el intestino sin apretar hacia la parte superior del abdomen con esponjas para laparotomía con el fin de visualizar mejor las estructuras pélvicas. Las hojas laterales profundas unidas a separadores estáticos pueden causar una neuropatía femoral y genitofemoral y, si es necesario, debe prestarse atención para garantizar su colocación segura. Por lo general, es mejor evitar la presión prolongada y profunda de las hojas del separador sin protección (1,2).

- Para el cierre, el peritoneo puede cerrarse con una sutura corrida si así lo desea el cirujano (fig. técnica 1.4.6). La fascia se cierra empleando dos tramos de sutura corrida absorbible retardada colocados a una distancia de 1-1.5 cm del borde de la fascia y con una separación de 1 cm. Se debe utilizar una sutura absorbible retardada de calibre 0 empezando por cada extremo de la incisión y asegurándola en el punto medio. Gallup y cols. recomiendan el cierre masivo de la pared abdominal, incluyendo el peritoneo, la fascia y el músculo intermedio. Empleando este método

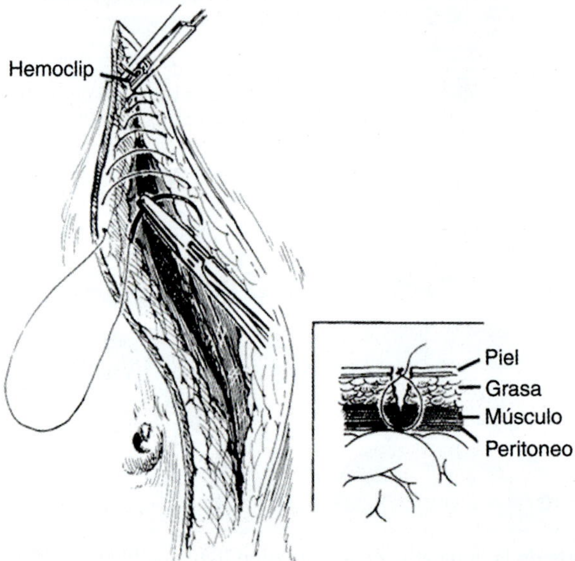

Figura técnica 1.4.6. Cierre de una incisión en la línea media mediante un cierre masivo corrido. La fascia anterior, el músculo, la fascia posterior y el peritoneo están incluidos en las puntadas (*recuadro*), las cuales se colocan a 1.5-2 cm de distancia del borde de la fascia y con 1 cm de separación (de Gallup DG. Opening and closing the abdomen. En: Phelan JP, Clark SL, eds. *Cesarean Delivery*. Chapman & Hall; 1988:449).

en 210 mujeres, estos autores informaron que ninguna de sus pacientes presentó dehiscencia de la herida (8).

- La capa subcutánea debe repararse si es mayor de 2 cm de profundidad para ayudar a reducir el riesgo de infección.
- La piel puede cerrarse con una sutura continua o con grapas (1,2).
- Una incisión vertical en la línea media proporciona una mejor exposición del abdomen y la pelvis en comparación con una transversal, aunque no es tan agradable estéticamente. Las incisiones verticales se asocian con una menor pérdida de sangre y menor dolor postoperatorio en comparación con las incisiones transversales. Una incisión vertical también tiene un mayor riesgo de dehiscencia y hernia, aunque este riesgo puede mitigarse mediante un cierre masivo con una sutura de monofilamento (9).

Ligadura tubárica posparto

- *Véase* el capítulo 5.5.

Laparoscopia

- *Véase* el capítulo 3.6.

CONSEJOS Y ALERTAS

CONSEJO O ALERTA	DESCRIPCIÓN
✖ Durante la cirugía obstétrica, la inclinación lateral izquierda puede presentar desafíos con el cierre y la ergonomía del cirujano.	Incline la mesa en lugar de utilizar una cuña. Es fácil inclinar la mesa de nuevo a una orientación más plana después del parto si es necesario.
✖ Cuando se usan incisiones pélvicas transversales, existe un riesgo de lesión de las arterias epigástricas superficiales durante la disección de la capa adiposa.	Coloque un separador de Parker o uno similar para mover los vasos fuera del campo quirúrgico. Como alternativa, identifique, ligue o cauterice los vasos para evitar una transección accidental.
✖ Los separadores estáticos pueden aumentar el riesgo de lesión de los nervios femoral y genitofemoral cuando se utilizan incisiones transversales.	Las hojas del separador lateral no deben apoyarse en el músculo psoas y deben encajar justo debajo del borde de la incisión.
✖ La longitud inadecuada de la incisión a menudo se asocia con una extracción fetal difícil durante el parto por cesárea.	La dificultad para el parto con una incisión de Pfannenstiel de al menos 15 cm de longitud es mínima (6).
✖ Debido a la distorsión de un útero grávido, la incisión transversal de apariencia verdaderamente simétrica puede ser un desafío.	Marque la piel usando la línea oscura como línea media, para que la incisión sea simétrica.
✖ La perforación de los vasos puede ocasionar una hemorragia al abrir la fascia abdominal.	Evite pasar los dedos a ciegas por debajo de la fascia al separar los músculos rectos del tejido suprayacente. Identifique y cauterice los vasos perforantes al disecar la fascia para evitar hemorragias.
◯ Para evitar la lesión de las estructuras subyacentes, se puede hacer una incisión cortante del peritoneo con unas tijeras de Metzenbaum.	Utilizando las puntas de las tijeras de Metzenbaum cerradas, se puede inspeccionar el peritoneo entre las pinzas para asegurarse de que no se incluye ningún asa intestinal subyacente.
✖ Al cerrar las fascias de Camper y de Scarpa, el espacio muerto del ápice proximal puede ser difícil de cerrar.	Coloque una sola sutura interrumpida en el ápice proximal para incluir el espacio muerto apical que sería difícil de cerrar si se dejara hasta el final de la reparación. A continuación, cierre el ápice opuesto y continúe con el resto de la sutura hacia usted.

CUIDADOS POSTOPERATORIOS

- Los cuidados postoperatorios se centran en el cuidado de las heridas y la actividad.
- Existe una gran variedad de apósitos para heridas quirúrgicas, todos con el objetivo de prevenir la infección del sitio quirúrgico (ISQ) y la contaminación de la herida con materiales extraños. Los recubrimientos incisionales directos incluyen pegamento quirúrgico como Dermabond®, cintas adhesivas *steri-strips* o apósitos que van desde almohadillas abdominales hasta vendas impregnadas de plata o sistemas de terapia de presión negativa para incisiones cerradas.
- La continuidad de la piel se consigue a las 48 h del postoperatorio, por lo que este es un momento razonable para retirar el apósito (10).

Aunque los apósitos que permanecen en su lugar 48 h se han asociado con una tasa reducida de ISQ en algunos estudios, el tiempo del uso está parcialmente dictado por el tipo de apósito aplicado en el momento de la cirugía. Por ejemplo, tanto los sistemas de terapia de presión negativa para incisiones cerradas como los vendajes impregnados de plata están diseñados para permanecer en su lugar durante 1 semana en el postoperatorio. Los estudios actuales no apoyan el uso de apósitos de presión negativa para heridas como profilaxis de las ISQ tras una laparotomía (11). Los apósitos impregnados de plata se han relacionado con una reducción de las ISQ tras procedimientos quirúrgicos generales; sin embargo, no se han estudiado en pacientes obstétricas.

- Se recomienda la deambulación en las primeras 12 h para favorecer la circulación y prevenir complicaciones trombóticas.

Los dispositivos de compresión secuencial se recomiendan en las pacientes que no deambulan y para algunas mujeres que pueden requerir anticoagulación farmacológica en función de sus factores de riesgo. Deben seguirse las políticas locales relativas a la profilaxis de la trombosis venosa profunda.

- La dieta puede normalizarse a tolerancia en las cirugías no complicadas. Es posible que inicialmente se necesiten fármacos contra la náusea debido a los efectos secundarios de la anestesia. El retorno de la función intestinal varía de 1-3 días, pero en general no retrasa el alta hospitalaria. Pueden ser necesarios ablandadores de heces para equilibrar los efectos secundarios de los analgésicos opiáceos.
- Los medicamentos contra el dolor deben pasar a la vía oral a medida que la paciente tolere la dieta. La mayoría de las pacientes tienen un control adecuado del dolor con los antiinflamatorios no esteroideos y el paracetamol, así como opiáceos para el dolor irruptivo. Una faja abdominal también puede aliviar el dolor producido por la deambulación y los cambios de posición.
- La actividad postoperatoria debe individualizarse. La mayoría de las restricciones se basan en pruebas anecdóticas. Las recomendaciones acerca del levantamiento de peso varían mucho y, sin más datos, es posible que la mejor recomendación sea seguir levantando peso como se hacía antes de la cirugía, aunque esto podría aumentar el dolor. Este mismo principio se aplica para subir escaleras (12). En el caso de la conducción de vehículos, puede reanudarse cuando los opiáceos ya no sean necesarios (2,12).

RESULTADOS

- Los partos por cesárea realizados a través de incisiones de Joel-Cohen se asocian con menor pérdida de sangre, menor duración de la cirugía, menos dolor y menor estancia hospitalaria en comparación con los partos por cesárea realizados a través de incisiones de Pfannenstiel. Los datos limitados que comparan las incisiones de Maylard con las de Pfannenstiel para el parto por cesárea no han demostrado diferencias en la pérdida de sangre, la infección de la herida o la duración de la estancia hospitalaria (13).
- Al revisar el riesgo de complicaciones del cierre de la laparotomía, el empleo de material de sutura absorbible para cerrar la fascia parece disminuir el riesgo de formación de fístulas de la herida o vías fistulosas en comparación con la sutura permanente. La sutura de monofilamento, en comparación con la de multifilamento, parece reducir el riesgo de hernia incisional.

COMPLICACIONES

- Las principales complicaciones relacionadas con las incisiones abdominales son la infección de la herida, la formación de hematomas y la dehiscencia.
- Las infecciones de las heridas pueden dividirse en dos categorías: las que se producen de forma temprana, dentro de las primeras 48 h después de la cirugía; y las que se producen de forma tardía, más de 48 h después de la cirugía. Las pacientes con infección temprana de la herida suelen presentar fiebre y celulitis. Este tipo de infección suele ser causada por estreptococos del grupo A o del grupo B. Las pacientes que presentan una infección localizada sin signos sistémicos pueden ser tratadas de forma ambulatoria con penicilina oral o cefalosporinas de primera generación. Las heridas con fluctuación, induración u otros hallazgos compatibles con la acumulación de líquidos requieren una exploración adicional que puede realizarse en el entorno ambulatorio. El retiro de un número suficiente de grapas o suturas cutáneas para permitir el drenaje y evaluar la integridad de la fascia también ofrece la oportunidad de seguir con los cuidados locales de la herida, como el empaquetamiento (taponamiento) en caso necesario. Las pacientes con infecciones tardías suelen presentar dolor, fiebre baja y drenaje de la herida. La mayoría de las infecciones tardías son causadas por contaminantes vaginales grampositivos y gramnegativos; el estafilococo representa el resto de los casos. Si hay drenaje o fluctuación, se debe ingresar a la paciente y la herida debe abrirse y explorarse para permitir el drenaje, la toma de cultivos y el desbridamiento y para evaluar la integridad de la fascia. Por lo general, se inician antibióticos de amplio espectro y los cambios de apósitos húmedos a secos dos veces al día. Los dispositivos de cierre de heridas asistido por vacío reducen el tiempo de cicatrización en un 50% y deben considerarse cuando las heridas son anchas, profundas o están abiertas. La reaproximación secundaria de la herida en las pacientes obstétricas o ginecológicas se ha asociado con una notable reducción del tiempo hasta el cierre completo en comparación con las que se dejan cicatrizar por segunda intención; el cierre secundario puede realizarse una vez que la infección ha desaparecido por completo y el tejido parece sano (14).
- La infección de la herida es el mayor factor de riesgo de dehiscencia de la fascia. Otros factores de riesgo son la obesidad, la anemia preoperatoria y el hábito tabáquico (15). Estos factores de riesgo pueden desempeñar un papel más importante que la orientación de la incisión. Una incisión vertical tiene entre un 1 y 3% de probabilidad de dehiscencia, mientras que la probabilidad para una incisión transversal es de entre el 0.4 y el 0.7%. La optimización perioperatoria de cualquier comorbilidad y padecimiento médico, combinada con el cierre masivo primario mediante una sutura absorbible retardada, reduce el riesgo de dehiscencia fascial (1).

REFERENCIAS CLAVE

1. Cundiff GW. Anatomy, incisions, and closures. En: Gilstrap LC, Cunningham FG, VanDorsten JP, eds. *Operative Obstetrics*. 2nd ed. McGraw-Hill; 2002:45–61.
2. Hoffman BL, Corton MM, Hamid CA. Surgeries for benign gynecologic disorders. En: Hoffman BL, Schorge JO, Halvorson LM, Schaffer JI, Corton MM, eds. *Williams Gynecology*. 3rd ed. McGraw-Hill; 2016:926–932.
3. Hofmeyr J, Novikova N, Mathai M, Shah A. Techniques for cesarean section. *Am J Obstet Gynecol*. 2009;201(5):431–444.
4. Wallin G, Fall O. Modified Joel-Cohen technique for caesarean delivery. *Br J Obstet Gynaecol*. 1999;106(3):221–226.
5. Burke JJ, Gallup DG. Incisions for gynecologic surgery. In: Rock JA, Jones HW, eds. *Te Linde's Operative Gynecology*. 10th ed. Lippincott Williams & Wilkins; 2008:246–279.
6. Ayers JWT, Morley GW. Surgical incision for cesarean section. *Obstet Gynecol*. 1987;70(5):706–708.
7. Giacalone PL, Daures JP, Vignal J, Herisson C, Hedon B, Laffargue F. Pfannenstiel versus Maylard incision for cesarean delivery: a randomized controlled trial. *Obstet Gynecol*. 2002;99(5 pt 1):745–750.
8. Gallup DG, Talledo OE, King LA. Primary mass closure of midline incisions with a continuous running monofilament suture in gynecologic patients. *Obstet Gynecol*. 1989;73(4):675–677.
9. Patel SV, Paskar DD, Nelson RL, Vedula SS, Steele SR. Closure methods for laparotomy incisions for preventing incisional hernias and other wound complications. *Cochrane Database Syst Rev*. 2017;11(11):CD005661.
10. Toon CD, Ramamoorthy R, Davidson BR, Gurusamy KS. Early versus delayed dressing removal after primary closure of clean and clean-contaminated surgical wounds. *Cochrane Database Syst Rev*. 2013;(9):CD010259.
11. Kuper TM, Murphy PB, Kaur B, Ott MC. Prophylactic negative pressure wound therapy for closed laparotomy incisions: a meta-analysis of randomized controlled trials. *Ann Surg*. 2020;271(1):67–74.
12. Minig L, Trimble EL, Sarsotti C, Sebastiani MM, Spong CY. Building the evidence base for postoperative and postpartum advice. *Obstet Gynecol*. 2009;114(4):892–900.
13. Mathai M, Hofmeyr GJ, Mathai NE. Abdominal surgical incisions for caesarean section. *Cochrane Database Syst Rev*. 2013;(5): CD004453.
14. Dodson MK, Magann EF, Meeks GR. A randomized comparison of secondary closure and secondary intention in patients with superficial wound dehiscence. *Obstet Gynecol*. 1992;80(3 pt 1):321–324.
15. Hendrix SL, Schimp V, Martin J, Sing A, Kruger M, McNeeley SG. The legendary superior strength of the Pfannenstiel incision: a myth? *Am J Obstet Gynecol*. 2000;182(6):1446–1450.

Imágenes preoperatorias fetales

Gunes Orman, Amy Mehollin-Ray, Thierry A. G. M. Huisman y Gregor Kasprian

INTRODUCCIÓN

- El diagnóstico por imagen de las mujeres embarazadas se realiza actualmente con varias modalidades que incluyen:
  - Radiografía, gammagrafía, tomografía computarizada (TC), ecografía y resonancia magnética (RM).
- Los avances técnicos actuales permiten tanto el diagnóstico prenatal de las anomalías como el tratamiento quirúrgico o médico del feto en el útero en ciertos casos.
- Aunque la ecografía es la principal opción diagnóstica para evaluar a los fetos y a las mujeres embarazadas, la combinación de la ecografía y la RM ha aumentado la capacidad para seleccionar con cuidado los casos que pueden beneficiarse de una intervención fetal.
- En los últimos 30 años, la RM fetal se ha convertido en una herramienta esencial para la evaluación de determinadas anomalías en el feto, especialmente después de que la tecnología de la RM madurara hasta el punto de permitir una adquisición rápida de imágenes que reduce su susceptibilidad al movimiento fetal. La excelente resolución de los tejidos blandos y la visualización detallada de las estructuras fetales y extrafetales confirman o modifican con frecuencia los diagnósticos que influyen en el asesoramiento de los progenitores (1).
  - La RM fetal suele realizarse a partir de la semana 17 de gestación, según la recomendación del American College of Obstetricians and Gynecologists.
  - Aunque la seguridad de las intensidades de campo mayores de 1.5 teslas (T) en las primeras fases del embarazo no está garantizada, actualmente no se conocen riesgos ni se han identificado secuelas retardadas de la RM fetal a 1.5 T. Los estudios en los que se usó un maniquí demuestran un aumento de la temperatura corporal del feto después de una exploración de RM continua durante 7.5 min. Poniendo esto en contexto, una exploración diagnóstica completa de RM fetal que incluya imágenes craneales, torácicas, abdominales y placentarias suele durar 30-45 min, de los cuales 11.4 min en total se requieren para la adquisición de la secuencia (2).
  - La International Society of Ultrasound in Obstetrics and Gynecology ha proporcionado directrices para el uso de la RM en la evaluación de las anomalías fetales, las cuales establecen los requisitos mínimos del protocolo técnico de RM para una exploración fetal de vanguardia.
  - Dado que los medios de contraste a base de gadolinio atraviesan la placenta, no pueden ser depurados eficazmente del sistema fetal y se ha informado que se asocian con afecciones cutáneas y reumáticas posnatales, no se utilizan prenatalmente.

Este capítulo se centra en la obtención de imágenes de algunas de las anomalías fetales más frecuentes que son susceptibles de la intervención quirúrgica fetal, a saber, la disrafia espinal (DE), la hernia diafragmática congénita (HDC), los teratomas congénitos sacrococcígeos (TSC) y del cuello y los tumores pulmonares.

DISRAFIA ESPINAL

- La *disrafia espinal* se emplea como término genérico para el defecto congénito más frecuente del sistema nervioso central que se produce debido a una falla en el cierre del tubo neural antes de la cuarta semana de gestación . Aunque frecuentemente se utilizan términos como *defecto del tubo neural* y *espina bífida*, el término más correcto para este defecto es *disrafia espinal* (3,4).
  - La incidencia del DE se mantiene entre 3 y 4 de cada 10 000 nacidos vivos en los Estados Unidos, a pesar de la complementación con ácido fólico.
- Se clasifica como abierto (no cubierto por la piel) o cerrado (cubierto por la piel).
  - El abierto se subclasifica de acuerdo con la morfología del defecto medular.

- La forma más frecuente es el mielomeningocele (figs. 1.5.1 y 1.5.2), en el que la médula espinal abierta, conocida como *placa neural*, se extruye dorsalmente a través de un defecto en el conducto vertebral óseo. La placa neural, las meninges

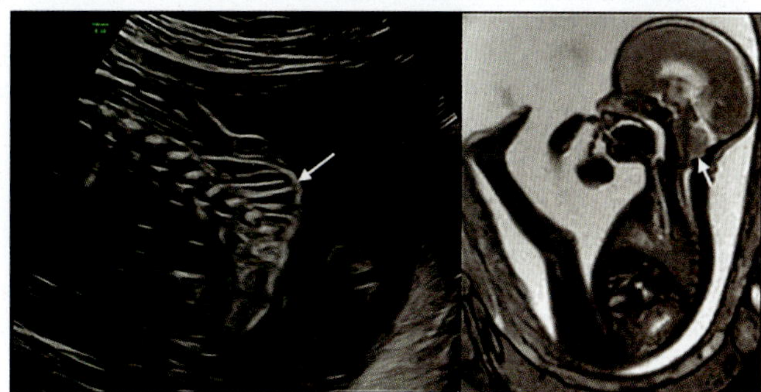

Figura 1.5.1. Defecto del tubo neural abierto desde L5 hasta el sacro en un feto de 24 semanas y 1 día de edad gestacional. La ecografía sagital muestra que hay un saco de mielomeningocele lumbosacro *(flecha)* que contiene la placa neural atrapada, incluyendo las raíces nerviosas «estiradas» anteriores a la placa neural. La resonancia magnética fetal muestra una configuración típica de Chiari II del rombencéfalo, con el vermis desplazado *(flecha)* hacia el conducto vertebral cervical superior, hasta el nivel de C3. El techo del mesencéfalo está aplanado (aún no tiene el «pico» característico) y el acueducto está obstruido. Como el tentorio está más bien orientado verticalmente, toda la fosa posterior es ligeramente más pequeña de lo esperado.

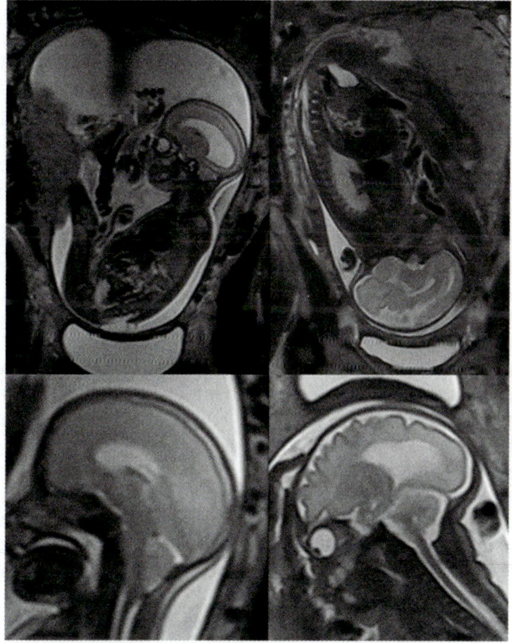

Figura 1.5.2. Resonancia magnética (RM) inicial y de seguimiento de un feto con mielomeningocele (MMC) no cubierto antes y después de la reparación. En la RM inicial se muestra el MMC lumbosacro *(imagen superior izquierda)* en combinación con una malformación clásica de Chiari II de la fosa posterior *(imagen inferior izquierda)*. En la RM de seguimiento posterior a la reparación se muestra una región del MMC cubierta *(imagen superior* derecha) y una «normalización» *(imagen inferior derecha)* de la configuración de la fosa posterior con abundante líquido cefalorraquídeo por debajo y detrás del vermis y las amígdalas cerebelosas en posición normal. Además, la posición del feto cambió de una presentación de nalgas a una cefálica.

- asociadas y el líquido cefalorraquídeo (LCR) sobresalen de la piel de la espalda del feto.
  - Una forma menos frecuente de DE abierto es el mielocele (también llamado *mielosquisis*), en el que la placa neural no sobresale dorsalmente y, en cambio, está a nivel de la piel adyacente.
- El DE abierto se asocia típicamente con la malformación de Chiari II (*véanse* figs. 1.5.1 y 1.5.2) (3,5).
  - En la malformación de Chiari II:
    - La fosa posterior es inusualmente pequeña.
    - Algunas partes del vermis cerebeloso están por debajo del nivel del agujero magno y dentro del conducto vertebral cervical.
  - La malformación de Chiari II suele ir acompañada de estenosis acueductal secundaria, la cual produce hidrocefalia obstructiva y agrandamiento de los ventrículos laterales.
  - Puede ser necesario tratar la hidrocefalia después del nacimiento colocando una derivación ventriculoperitoneal o realizando una ventriculostomía del tercer ventrículo (con o sin ablación del plexo coroideo).
  - Tal y como describieron originalmente John Cleland y Hans Chiari, el «rombencéfalo» no se «hernia» activamente en el conducto vertebral, sino que es casi exclusivamente el vermis cerebeloso el que se desarrolla «ectópicamente» dentro del conducto vertebral. Este concepto es importante porque la fisiopatología de la malformación de Chiari II se interpreta con frecuencia de forma errónea como una herniación activa de las estructuras cerebelosas y del rombencéfalo en el conducto vertebral. La teoría unificada actualmente aceptada (que combina la predisposición genética con las consecuencias mecánicas de la fuga del LCR por el defecto del tubo neural abierto) es la explicación más racional de la compleja etiología de la malformación de Chiari II (3).
  - El cierre quirúrgico del DE abierto en la gestación temprana da lugar a una reversión completa o parcial del desplazamiento del vermis, tal como se demuestra en las RM en serie (*véase* fig. 1.5.2).
- El nivel y el grado del DE tienen valor pronóstico porque se correlacionan tanto con 1) la función de los miembros inferiores como con 2) la necesidad de tratamiento de la hidrocefalia.
- En este momento, debido a la disponibilidad de la ecografía prenatal especializada en el primer trimestre, los rasgos de la malformación de Chiari II (que incluyen la compresión del cuarto ventrículo, la translucidez intracraneal, la obliteración de la cisterna magna o el aumento de la distancia entre el tronco del encéfalo y el hueso occipital) se observan ya a las 12 semanas, lo que permite un diagnóstico precoz del DE.
- En el segundo trimestre, el ~95% de los casos de DE pueden ser diagnosticados solo con ecografía. Los hallazgos clásicos en la ecografía de la cabeza del feto se basan en lo siguiente:
  - Morfología de la cabeza del feto
  - Aspecto del cerebelo
  - Tamaño de los ventrículos laterales
- Los signos característicos en las imágenes son, respectivamente, los siguientes:
  - «Signo del limón» (inclinación hacia adentro de los huesos frontales en las vistas axiales)
  - «Signo del plátano» (cerebelo con forma semicircular en las vistas axiales)
  - Ventriculomegalia
- Además, la exploración ecográfica de la columna vertebral del feto en el segundo trimestre puede localizar con precisión el sitio de los defectos óseos y de los tejidos blandos, los cuales se observan con mayor frecuencia en la región lumbosacra. Otros hallazgos de la columna vertebral son los siguientes:
  - Cifosis.
  - Escoliosis.
  - Vértebras anómalas.
  - Hidromielia cervical.
  - También pueden identificarse algunos hallazgos intracraneales como presencia o ausencia de ventriculomegalia y hernia del rombencéfalo posterior.

- El nivel y la gravedad del compromiso neurológico pueden estimarse en la mayoría de los casos mediante una exploración ecográfica detallada de los miembros inferiores en el segundo trimestre, en la cual se identifica el pie equinovaro y otras deformidades y se observa la presencia o ausencia de movimientos de flexión y extensión en la cadera (L1 y L2), la rodilla (L3 y L4) y el tobillo (L5 y S1).
- La ecografía prenatal del segundo trimestre puede proporcionar la mayoría de los datos necesarios para decidir si se interviene un feto con DE abierto. Sin embargo, en opinión de los autores, la RM fetal añade una dimensión de exactitud y precisión, sobre todo cuando la ecografía está limitada por una complexión materna robusta o una posición fetal desfavorable.
  - En primer lugar, el nivel del defecto y los hallazgos intracraneales característicos pueden demostrarse perfectamente utilizando secuencias ecoplanares o de precesión libre en estado estacionario equilibrado (bSSFP, *balanced steady-state free precession*), lo que permite una visión de todo el cuerpo que incluye la columna vertebral completa del feto.
  - En segundo lugar, se puede aclarar la posición exacta del vermis cerebeloso desplazado o ectópico, lo cual es importante porque hay veces en las que las lesiones cerradas (es decir, mielomeningoceles cubiertos de piel) con poca o ninguna ectopia vermiana pueden enmascararse como DE, y la cirugía *in utero* en tales fetos es innecesaria y supone un riesgo adicional para la madre.
  - En tercer lugar, varios hallazgos intracraneales específicos que pueden ser importantes cuando se evalúa el resultado cognitivo previsto pueden observarse de forma fiable en la RM fetal. Entre estos hallazgos se encuentran los siguientes:
    - Presencia del cuerpo calloso, el cual es displásico en al menos el 25% de los casos.
    - Permeabilidad del acueducto mesencefálico, la cual podría ser relevante a la hora de evaluar la probabilidad de anomalías persistentes en la circulación del LCR.
    - Trastornos migratorios sutiles como la heterotopia nodular subependimaria.
    - Hemorragias intraventriculares menores que pueden ser detectadas con sensibilidad mediante secuencias de RM ponderadas en T2* y ecoplanares, y luego diferenciadas específicamente de la heterotopia subependimaria en función de las características de la señal.
    - Visualización detallada de la fosa posterior y del vermis cerebeloso.
    - Por último, el mayor campo de visión de la RM fetal contribuye a la determinación del nivel de la lesión del DE, que se espera que esté dentro de un nivel de concordancia entre la RM pre- y posnatal en aproximadamente el 80% de los casos.
- La ecografía y la RM parecen funcionar igual de bien para predecir correctamente el nivel de déficit motor posnatal, mostrando una concordancia dentro de dos segmentos hasta en el 80% de los casos. Además, la RM contribuye a la visualización del sitio de la reparación y permite el seguimiento en el útero después de la cirugía fetal, lo que resulta útil para la planificación del parto.
- Los hallazgos positivos pertinentes de la RM que hemos encontrado más útiles en términos de asesoramiento preoperatorio y postoperatorio de 6 semanas, atención del embarazo y seguimiento son los siguientes:
  - Ventriculomegalia
  - Presencia, ausencia o distorsión del cuerpo calloso
  - Malformación de Chiari II persistente
  - Obliteración de la cisterna magna
  - Forma o tamaño del cuarto ventrículo
  - Distinción entre un defecto abierto y uno cerrado
- A pesar de la excelente resolución de la ecografía y la RM, así como de la capacidad de evaluación funcional de las imágenes en tiempo real, los lactantes con DE pueden presentar en última instancia peores resultados funcionales y cognitivos de los que se predijeron prenatalmente, por lo que se recomienda precaución a la hora de asesorar a los progenitores sobre los resultados esperados en función de los resultados prenatales.

- La reparación en el útero con histerotomía se ha generalizado desde que el Management of Myelomeningocele Study demostró su valor para:
  - Reducir la hernia del rombencéfalo y la necesidad de derivación posnatal.
  - Mejorar los resultados motores.
- Existen riesgos maternos y fetales de la histerotomía abierta *in utero* no relacionados con el DE, que incluyen el parto prematuro, la rotura prematura de membranas, la rotura uterina y la necesidad de realizar una cesárea inicial o repetida. Sin embargo, los avances recientes en los abordajes quirúrgicos fetoscópicos han mejorado significativamente los resultados maternos y obstétricos a la vez que proporcionan los mismos beneficios fetales.
- El DE cerrado rara vez requiere tratamiento intrauterino y, por lo tanto, se trata de forma rutinaria después del nacimiento, ya que los nervios y la médula espinal suelen ser funcionales.

HERNIA DIAFRAGMÁTICA CONGÉNITA

- La HDC se produce como consecuencia de la agenesia parcial o completa del diafragma durante la embriogénesis, lo que genera el desplazamiento de los órganos abdominales fetales (estómago, intestino, hígado) hacia la cavidad torácica (6).
- Esta anomalía se asocia con:
  - Alteración del desarrollo pulmonar (disminución de la ramificación bronquiolar, disminución del área transversal arterial global y paredes musculares anómalas y engrosadas de las arterias pulmonares periféricas) que causa:
    - Hipoplasia pulmonar.
    - Hipertensión pulmonar persistente, la cual es la principal causa de morbilidad y mortalidad, así como el principal determinante de la supervivencia posnatal.
  - Compresión cardiaca que puede ser lo suficientemente grave en algunos casos como para causar hipoplasia ventricular y un posible síndrome de corazón hipoplásico asociado con la HDC.
- La HDC es relativamente frecuente y se produce en aproximadamente 1 de cada 3 300 nacidos vivos.
- La mayoría de los casos de HDC (85%) son del lado izquierdo (fig. 1.5.3A-C), mientras que el 13% son del lado derecho y el 2% son bilaterales.
- Aunque la HDC se ha clasificado tradicionalmente como posterolateral (de Bochdalek) o anterior (de Morgagni), el equipo del Texas Children's Hospital emplea un sistema más práctico en el que se clasifica la HDC como (7-10):
  - Intrapleural
  - Mediastínica
    - Las hernias mediastínicas se dividen de la siguiente manera:
      - Retroesternal o ventral
      - Posterior
  - Distinguir la HDC mediastínica de la intrapleural es importante porque la primera se asocia mucho menos con la hipoplasia pulmonar.
- El tipo de defecto más frecuente es la HDC intrapleural, la cual se localiza con mayor frecuencia en la porción posterolateral del diafragma muscular.
- El tamaño del defecto diafragmático es muy variable, desde un pequeño defecto con un borde muscular hasta un gran defecto que afecta todo el hemidiafragma.
- Los primeros estudios sobre el diagnóstico prenatal de la HDC utilizaban un índice basado en la ecografía (índice pulmón-cabeza [IPC]) para determinar la gravedad y predecir la supervivencia (9).
  - El IPC se calcula tomando el área del pulmón contralateral a nivel de la vista de las cuatro cámaras del corazón y dividiéndolo entre la circunferencia de la cabeza.
- Se dice que un IPC menor de 0.6 predice una mortalidad del 100%, mientras que un IPC mayor de 1.35 predice una supervivencia del 100%.
  - El uso del IPC ha disminuido recientemente debido a su falta de reproducibilidad y a que se han informado resultados de supervivencia muy dispares. Debido a las diferentes velocidades de crecimiento de la cabeza y los pulmones del feto a medida que avanza el embarazo, se desarrolló un nuevo índice

que compara el IPC observado en un feto con HDC con el IPC esperado en un feto de la misma edad gestacional sin HDC: IPC observado-esperado (IPC O/E).

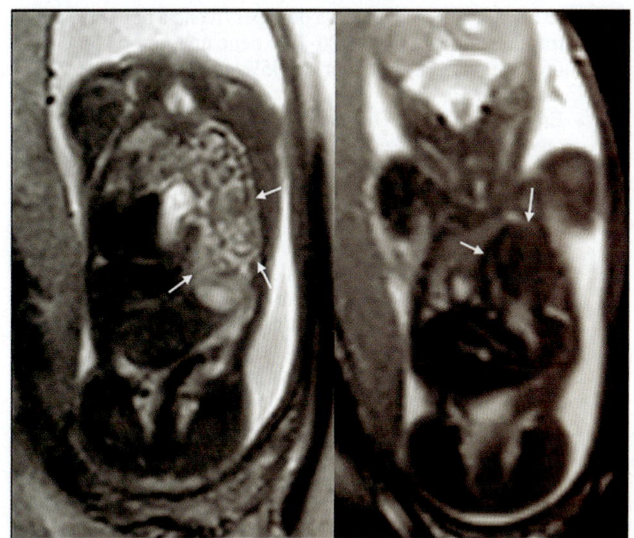

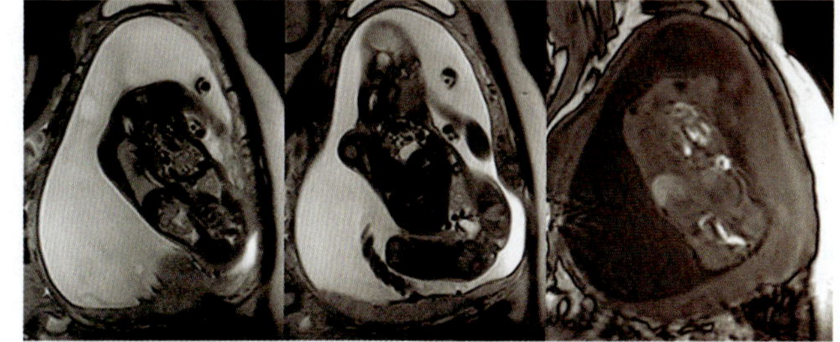

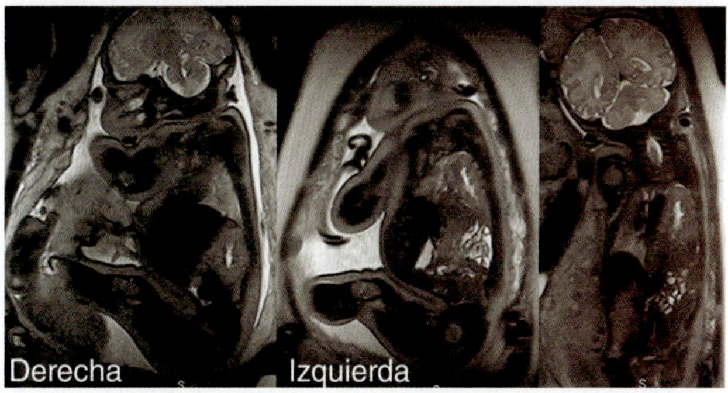

Figura 1.5.3. A. Hernia diafragmática congénita en un feto de 22 semanas y 5 días de edad gestacional. El feto tiene una hernia diafragmática intrapleural izquierda que contiene al hígado, el estómago, el bazo y el intestino (*flechas*). Hay una cantidad moderada del pulmón izquierdo residual que está desplazada medialmente a lo largo del mediastino. El contenido de la hernia no está confinado de manera que sugiera un saco herniario. Hay un efecto de masa sobre el corazón y el mediastino, lo que produce el desplazamiento de estas estructuras hacia la derecha. Volumen del pulmón derecho: 5 mL, volumen del pulmón izquierdo: 1 mL, volumen pulmonar fetal total: 6 mL (23%). Hernia de hígado: 25%. **B.** Hernia diafragmática congénita en un feto de 24 semanas de edad gestacional. La resonancia magnética (RM) fetal coronal ponderada en T2 y T1 muestra una hernia diafragmática congénita del lado izquierdo. La adición de imágenes ponderadas en T1 permite identificar claramente las asas intestinales llenas de meconio que se hernian en la cavidad torácica izquierda. El meconio es hipointenso en T2 e hiperintenso en T1. **C.** Hernia diafragmática congénita en un feto con 29 semanas y 4 días de edad gestacional. En la RM fetal sagital y coronal, el riñón izquierdo se hernia hacia la cavidad torácica izquierda, comprimiendo el pulmón ipsilateral y parcialmente el corazón y las estructuras mediastínicas. El pulmón derecho es de tamaño e intensidad de señal normales.

- Esto permite compensar la meseta de crecimiento pulmonar, la cual se produce alrededor de las 32 semanas, lo que disminuye el IPC después de las 32 semanas.
- En los fetos con HDC izquierda, un IPC O/E menor del 25% se ha asociado con una tasa de supervivencia del 18%, mientras que un IPC O/E del 26-45% tiene una supervivencia del 66% y un IPC O/E mayor del 45% predice una supervivencia del 89%.
- En los fetos con HDC derecha, un IPC O/E menor del 45% predice un mal desenlace.
- A pesar de sus problemas, el IPC y el IPC O/E se han utilizado en muchos estudios, y los datos se siguen informando mediante estos índices.
  - Las guías actuales de colaboración canadiense en materia de la HDC recomiendan encarecidamente la medición ecográfica del IPC O/E entre las 22 y las 32 semanas para predecir la gravedad de la hipoplasia pulmonar en la HDC aislada.

- Más recientemente, muchos equipos han empezado a basarse en el volumen pulmonar total observado-esperado (VPT O/E) medido por RM para asignar la gravedad y predecir la mortalidad.
  - Los volúmenes pulmonares (VP) fetales se miden mediante una técnica volumétrica estándar y luego se comparan con los valores esperados basados en la edad gestacional que aparecen en la literatura para obtener el VPT O/E.
  - El volumen pulmonar previsto es otra medición que se ha usado y se determina dividiendo el VP real entre el VP previsto y expresando la relación en forma de porcentaje. El VP esperado se calcula restando el volumen mediastínico del volumen torácico.
- El grado de herniación del hígado (porcentaje de herniación del hígado [%HH]) también puede calcularse mediante RM midiendo el volumen de hígado herniado y expresándolo como una proporción del volumen hepático total medido.
- Ruano y cols. sugieren que la mejor combinación de mediciones para predecir la mortalidad en la HDC es el VPT O/E y el %HH mediante la RM, que combinados tienen una precisión del 83% (segmentación de la figura). También han demostrado que la misma combinación de mediciones predice con precisión la necesidad de oxigenación por membrana extracorporal (OME) en los neonatos con HDC aislada (11).
- Definir los diferentes tipos de HDC con la RM fetal es clínicamente importante para el asesoramiento y la planificación de la cirugía, ya que cada tipo de hernia se relaciona con complicaciones específicas. Además, la RM fetal es útil para identificar malformaciones asociadas y sugerir síndromes específicos (12).
  - Las malformaciones asociadas más frecuentes son los defectos cardiacos congénitos, las malformaciones urogenitales, las atresias intestinales y las anomalías del sistema nervioso central, las cuales son importantes porque repercuten negativamente en la supervivencia posnatal y los desenlaces.
  - Los síndromes genéticos más frecuentes en la HDC son los de Fryns, de Pallister-Killian y Cornelia de Lange, de Noonan, CHARGE, de Smith-Lemli-Opitz, de Goldenhar, así como la trisomía 13/18.
- Los objetivos del diagnóstico por imagen en la HDC son los siguientes:
  - Ubicación detallada del defecto (intrapleural o mediastínico) y su diferenciación de la eventración diafragmática
  - Caracterización de los órganos herniados (el uso de secuencias ponderadas en T1 permite una excelente visualización del intestino hiperintenso y del hígado herniado)
  - Evaluación cuantitativa de marcadores pronósticos (volumetrías pulmonar y hepática)
- Actualmente, los determinantes más importantes de la supervivencia en la HDC son los siguientes:
  - *Posición del hígado fetal.* La hernia del hígado en la HDC del lado izquierdo conlleva un pronóstico significativamente peor y se identifica de forma fiable mediante RM. El porcentaje de tejido hepático herniado puede cuantificarse volumétricamente, lo que ayuda a predecir el pronóstico en la HDC.
  - *VP fetal.* Recientes metaanálisis que comparan los marcadores de predicción cuantitativa basados en la ecografía y en la RM

han demostrado que el VPT O/E basado en la RM fetal es mejor que otros métodos para predecir la mortalidad en la HDC. Esto puede explicarse por el hecho de que mediante la RM se pueden identificar y medir ambos pulmones fetales, mientras que el IPC fetal estándar solo considera y mide el grado de hipoplasia del pulmón contralateral al defecto. La inclusión del %HH (con base en la volumetría de la RM) como marcador cuantitativo adicional produce la mayor precisión en la predicción de la morbimortalidad perinatal (figura segmentada). Las guías actuales de colaboración canadiense en materia de la HDC recomiendan encarecidamente la RM fetal para evaluar tanto el VPT como la hernia hepática en la HDC moderada y grave.
  - *Morfología del defecto.* Aproximadamente el 15% de los casos de HDC están asociados con un saco herniario, lo que representa un defecto más leve que afecta solo el músculo del diafragma y preserva las membranas de la pleura y el peritoneo parietales, limitando el contenido de la hernia. Los casos con saco herniario tienen una mayor supervivencia y una menor probabilidad de requerir OME que los que no tienen saco. Se puede sospechar la existencia de un saco herniario cuando el pulmón ipsilateral se ve apical a los órganos abdominales herniados (en lugar de medial, como es típico cuando no hay saco). La RM permite esta discriminación mejor que la ecografía. Además, con las secuencias bSSFP de corte fino se puede visualizar directamente la extensión y la ubicación del defecto diafragmático, lo que permite al explorador clasificar descriptivamente su tipo y extensión con respecto a las clasificaciones quirúrgicas posnatales más recientes.
  - La presencia de cualquier complicación asociada con la HDC, la cual puede incluir el acodamiento de la vasculatura mesentérica y la dilatación u obstrucción del esófago, el estómago o el intestino.
  - Por último, un valor del coeficiente de difusión aparente (CDA) superior al observado en los pulmones de fetos sanos.
- Tanto la obtención de mediciones de parámetros pulmonares basadas en la ecografía y la RM como la evaluación de las pacientes con HDC requieren una experiencia y una habilidad considerables. Se ha demostrado que la curva de aprendizaje de las personas que se capacitan para realizar mediciones precisas del IPC O/E es prolongada (72-77 mediciones antes de obtener la precisión necesaria). Los operadores con diferentes grados de experiencia pueden no estar de acuerdo en parámetros críticos como la posición del hígado y el IPC O/E. En la mayoría de las circunstancias es mejor remitir a las pacientes con un feto con una HDC a un centro con experiencia en la evaluación prenatal y el tratamiento de esta enfermedad.
- La oclusión traqueal endoscópica fetal (fig. 1.5.4) se utiliza actualmente en casos seleccionados de HDC grave para mejorar el

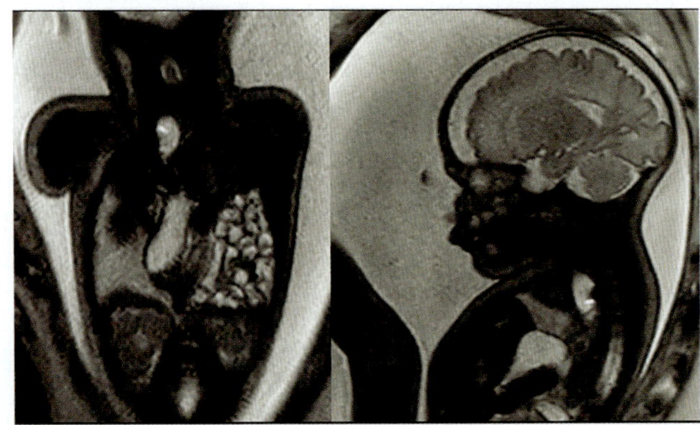

Figura 1.5.4. Imagen de seguimiento (*véase* fig. 1.5.3A) a las 33 semanas y 5 días de edad gestacional, tras la oclusión traqueal endoscópica fetal. En la resonancia magnética fetal se muestra una mejora de los volúmenes pulmonares y un aumento de la señal pulmonar. Volumen pulmonar (VP) derecho: 42.9 mL, VP izquierdo: 6.2 mL. VP fetal total: 49.1 mL (60%), herniación del hígado: 26%. El balón se reconoce fácilmente por el artefacto de susceptibilidad.

tamaño y la funcionalidad posnatales del pulmón. Esto se analizará en otra parte de este libro (13,14).

TUMORES CONGÉNITOS

- Los tumores congénitos, en particular los teratomas, son bastante inusuales y suelen afectar las regiones sacrococcígea o cervical (15,16).
- Tradicionalmente se pensaba que los TSC ocurrían en 1 de cada 35 000-40 000 nacimientos, pero estudios más recientes sugieren que la incidencia es mayor (1 de cada 10 700-1 de cada 21 700). Esto es posible gracias a las mejoras en el diagnóstico por imagen y prenatal.
- El diagnóstico prenatal del TSC se realiza normalmente durante el cribado rutinario por ecografía al reconocer un tumor complejo de ecogenicidades mixtas, a menudo con áreas vasculares, quísticas, sólidas y calcificadas, en la región sacrococcígea.
  - La modalidad preferida para documentar la ubicación, el contenido y el posible impacto hemodinámico del tumor es la ecografía Doppler de flujo en color. Sin embargo, dado que la ecografía puede no proporcionar información suficientemente detallada sobre la extensión intraabdominal del TSC, a menudo se utiliza la RM como complemento (fig. 1.5.5). La combinación de ambos métodos permite un asesoramiento prenatal más informado y una mejor planificación preoperatoria para la resección quirúrgica en caso necesario.
- La región cervical es la segunda ubicación más frecuente de un teratoma después de la región sacrococcígea y representa el 1-10% de todos los casos de teratoma.
  - Aunque los teratomas cervicales son casi siempre histológicamente benignos, estos tumores pueden aumentar el riesgo de mortalidad debido al compromiso de las vías respiratorias secundario al efecto de masa (fig. 1.5.6A y B).
  - Por lo tanto, las imágenes prenatales son clave para proporcionar una evaluación detallada de cualquier tumor cervical potencialmente obstructivo, de modo que se pueda planificar adecuadamente el control de las vías respiratorias y la resección (si es necesaria) en el momento del nacimiento.
  - Las posibles complicaciones de los teratomas cervicales grandes son las siguientes:
    - Polihidramnios, por lo general causados por la compresión externa o la hiperextensión del cuello, la cual produce la obstrucción del esófago.
    - La hipoplasia pulmonar es otra posible complicación de los teratomas cervicales anteriores gigantes, los cuales pueden comprimir las estructuras torácicas.
- La ecografía y la RM fetal son las principales técnicas de imagen usadas para evaluar estos tumores. Un teratoma cervical aparece en la ecografía como un tumor quístico y sólido del cuello bien delimitado y heterogéneo, a menudo con calcificaciones internas.
- El Doppler a color puede mostrar una vasculatura prominente alrededor o dentro de la lesión.

- La RM fetal es la mejor opción para detallar la relación exacta entre el tumor y las vías respiratorias, y puede ayudar a determinar si está indicado el tratamiento extrauterino intraparto (TEXI).
- El índice de desplazamiento traqueoesofágico (IDTE) es un novedoso índice basado en la RM para medir el desplazamiento de las vías respiratorias fetales como la suma de los desplazamientos laterales y ventrales del complejo traqueoesofágico desde su ubicación anatómica normal en la cara ventral de la columna cervical (fig. 1.5.7) (17).
  - Un IDTE mayor de 12 mm en combinación con polihidramnios muestra una excelente sensibilidad para predecir un riesgo elevado de vías respiratorias complicadas al nacer e indica qué fetos podrían beneficiarse de un parto mediante un TEXI.
- La RM también permite diferenciar las malformaciones linfáticas o venolinfáticas complejas que pueden afectar la permeabilidad de las vías respiratorias *in utero*.
  - En la RM ponderada en T2 en un feto sano, debe verse una señal hiperintensa en toda la columna traqueal, lo que indica unas vías respiratorias permeables y llenas de líquido. La ausencia de esta columna hiperintensa es un signo indirecto de obstrucción de las vías respiratorias.

Malformaciones pulmonares congénitas

- Se cree que las malformaciones pulmonares congénitas (MPC) se desarrollan como resultado de una obstrucción traqueal o bronquial

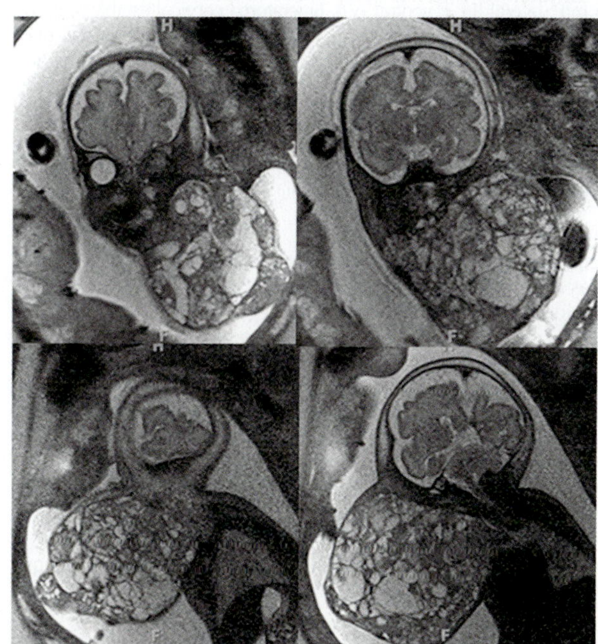

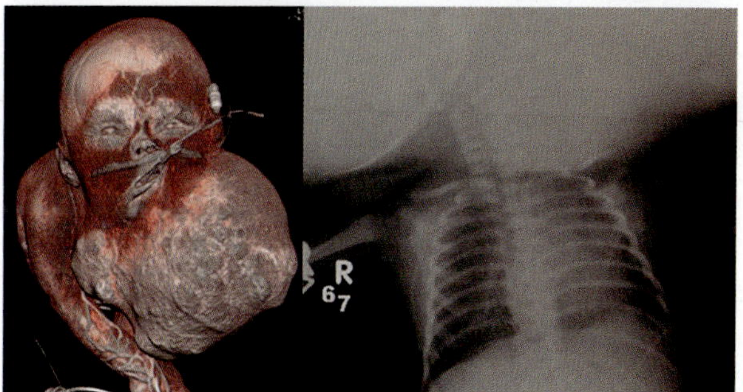

Figura 1.5.6. **A.** Teratoma cervical en un feto de 24 semanas de gestación. Resonancia magnética fetal en la que se muestra una gran lesión por un teratoma sólido-quístico que desvía la tráquea; sin embargo, los pulmones están bien desarrollados. **B.** Imágenes de seguimiento posparto. La reconstrucción por tomografía computarizada de superficie 3D posnatal y una radiografía de tórax confirman el sitio y el tamaño del teratoma. En la radiografía de tórax se muestran dos pulmones bien desarrollados.

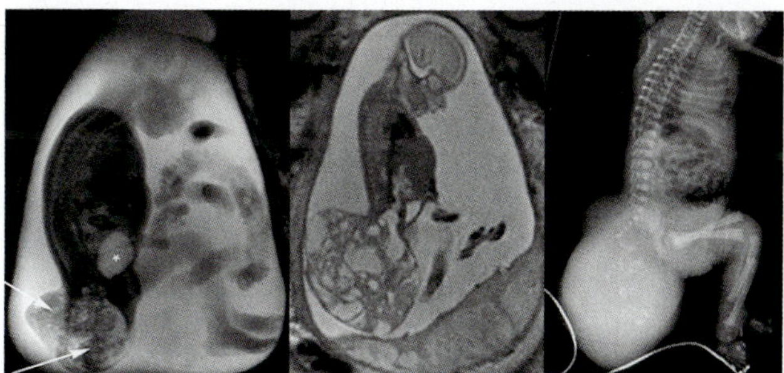

Figura 1.5.5. Teratoma sacrococcígeo. Resonancia magnética (RM) fetal sagital de corte grueso fuertemente ponderada en T2, RM fetal sagital ponderada en T2 y radiografía posnatal de un feto o lactante con un gran teratoma sacrococcígeo sólido-quístico de tipo II (componentes externos e internos, componentes internos confinados en la pelvis). En la radiografía se muestran múltiples calcificaciones.

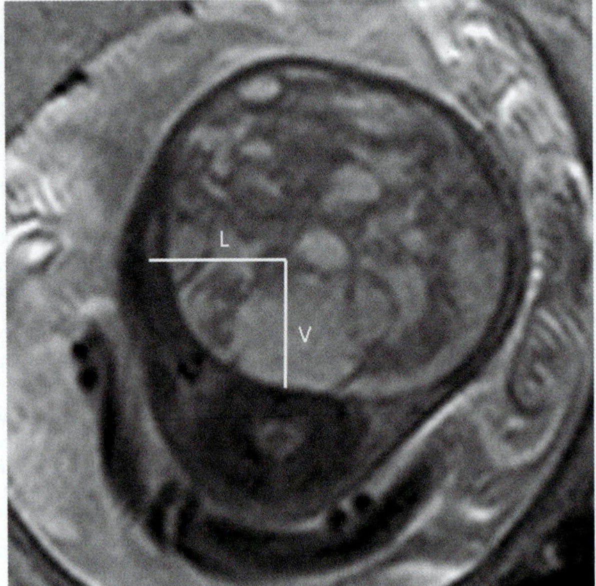

Figura 1.5.7. Feto de 32 semanas con teratoma cervical de más de 8 cm. El índice de desplazamiento traqueoesofágico se midió en 52.5 mm (lateral [L] + ventral [V]). El teratoma cervical estaba centrado ligeramente hacia la izquierda y desplazaba el complejo traqueoesofágico hacia la derecha. El recién nacido se obtuvo por el procedimiento TEXI y requirió una traqueotomía en el momento del parto porque no se pudo intubar la vía aérea con un tubo endotraqueal. Falleció a los 6 meses de edad por insuficiencia respiratoria crónica agravada por sepsis y neumonía; había sido dado de alta a su casa pero volvió con sepsis y seguía con traqueotomía a los 6 meses de edad.

fetal temprana (18). Las malformaciones siguen una de las dos vías comunes de mal desarrollo en función del momento y la integridad de la obstrucción:

- Mal desarrollo del parénquima microquístico (común a las lesiones del espectro de la atresia bronquial [AB] y a la malformación adenomatoidea quística congénita [MAQC]).
  - Con frecuencia, las lesiones del espectro de la AB pueden conservar una irrigación sistémica persistente, en cuyo caso se conocen como *secuestros broncopulmonares* (SBP).
- Hiperplasia (observada en obstrucciones más proximales como la secuencia de obstrucción congénita de las vías respiratorias superiores).
- La ecografía fetal o la RM proporcionan información útil que puede guiar la intervención fetal y la planificación del tratamiento posnatal (19).
  - Las lesiones de la AB son sólidamente ecogénicas en la ecografía e hiperintensas en T2 en la RM (fig. 1.5.8) y pueden mostrar quistes (mal desarrollo parenquimatoso microquístico). Sin embargo, la lesión de AB más frecuente puede distinguirse de la MAQC por la presencia de parénquima ecogénico o hiperintenso en T2, y su forma que se asemeja a la de un segmento o lóbulo pulmonar sano, solo que obstruido y sobredistendido.
- Las MAQC, por otro lado, son predominantemente quísticas (fig. 1.5.9) y están compuestas por quistes pequeños (tipo I) o grandes (tipo II), y no conservan esquinas afiladas como un segmento o lóbulo pulmonar sano.
- Las lesiones del espectro de la AB pueden mostrar un mucocele, un foco lineal hiperintenso en T2 en el ápice hiliar de la lesión, que representa el bronquio obstruido y distendido con líquido.
  - La adición de imágenes Doppler a color a la ecografía fetal identifica de forma fiable si la irrigación es pulmonar o sistémica (con mayor frecuencia, desde la aorta descendente):
    - Cuando la irrigación es sistémica, la lesión del espectro de la AB se clasifica más específicamente como SBP, y la distinción entre los tipos intralobular y extralobular se hace identificando el drenaje venoso pulmonar y el sistémico, respectivamente.
    - La diferenciación de las lesiones del espectro de la AB de las MAQC es importante porque la presencia del bronquio atrésico en las primeras impide una rápida acumulación y distensión por aire en el periodo posnatal inmediato, como puede ocurrir en las segundas debido a una conexión permeable de las vías respiratorias grandes.
  - Por lo general, la excelente resolución lineal de la ecografía permite diferenciar con precisión las lesiones del espectro de la AB y de la MAQC.
- Las secuencias de RM ponderadas en T2 que usan tiempos de eco más largos (≥ 140 ms) permiten una delineación y localización detallada de las MPC debido al alto contenido de líquido. En el caso de las lesiones detectadas más tarde en el embarazo, o de las imágenes de seguimiento, la ecografía puede ser cada vez más difícil. Esto se debe a la sombra acústica causada por las costillas fetales osificadas, así como por el aumento fisiológico de la ecogenicidad pulmonar normal, que puede hacer que la MPC ecogénica sea menos conspicua.
- La RM tardía en estos casos es informativa para brindar mediciones exactas de la lesión y planificar el tratamiento posnatal.
- La RM también puede utilizarse en caso de sospecha de SBP, ya que la arteria de alimentación anómala aparecerá como un vacío de señal serpiginosa, que se ve mejor usando secuencias multiplanares de eco de espín rápido en estado estacionario en T2.
- Las MPC siguen un patrón de crecimiento esperado, ampliándose inicialmente a un ritmo más rápido que el crecimiento fetal en el segundo trimestre hasta alcanzar una meseta de crecimiento entre las semanas 26-28 de gestación.
  - Después de las 28 semanas, el crecimiento fetal supera la MPC, de modo que la lesión y cualquier efecto de masa asociado suelen mejorar en el tercer trimestre.

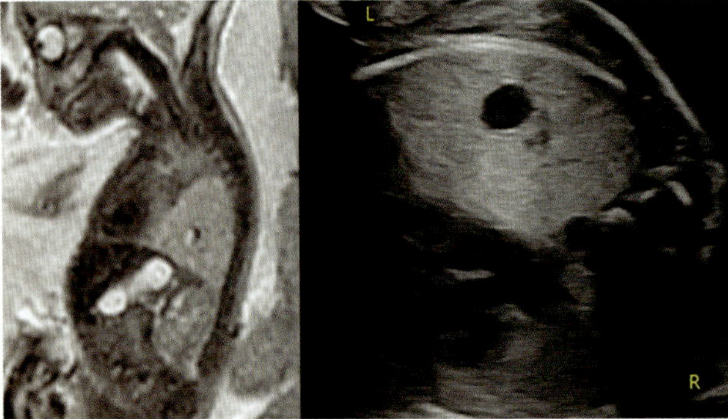

Figura 1.5.8. Lesión de atresia bronquial a las 24 semanas de gestación. En la resonancia magnética y la ecografía fetal se muestran un lóbulo inferior izquierdo con pocos quistes y un mucocele central.

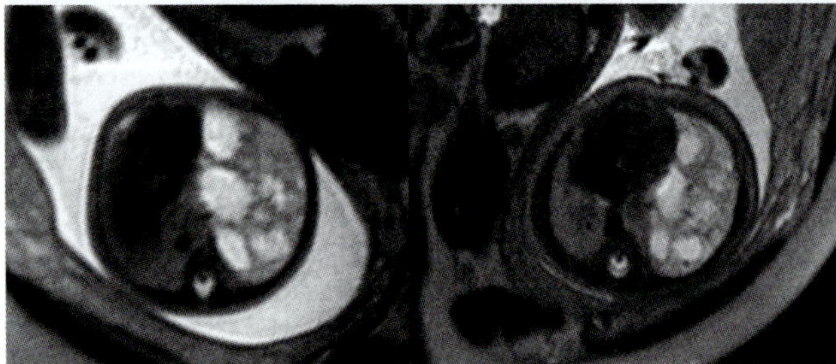

Figura 1.5.9. En la resonancia magnética fetal del segundo (*izquierda*) y el tercer (*derecha*) trimestres, se muestra una malformación adenomatoidea quística congénita (MAQC) del lado izquierdo. El índice de volumen de la MAQC fue de 2.3 en el segundo y 2.1 en el tercer trimestres. La paciente fue sometida a un tratamiento extrauterino intraparto.

- La mayoría de las MPC tienen un buen desenlace posnatal, sin necesidad de asistencia respiratoria aguda.
- En la minoría de los casos de MPC, en especial las que son grandes y causan un desplazamiento mediastínico en el segundo trimestre antes de que se alcance la meseta de crecimiento, puede producirse insuficiencia cardiaca fetal e hidropesía.
  - El desarrollo de la hidropesía fetal se asocia por lo general con una elevada mortalidad prenatal.
  - Para predecir qué fetos están en riesgo de desarrollar hidropesía, se desarrolló el índice de volumen de la MAQC (IVM) como el índice del volumen de la lesión 3D (mL) respecto al perímetro cefálico (cm).
    - Se considera que las MPC con un IVM igual o mayor de 1.6 tienen un mayor riesgo de desarrollar hidropesía y de requerir una intervención fetal.
- Tanto la ecografía como la RM son igualmente capaces de demostrar el efecto de masa asociado y las complicaciones relacionadas. Las MPC complicadas por hidropesía fetal se tratan principalmente con la administración materna de betametasona, la cual se cree que induce su apoptosis y disminuye su tamaño y el efecto de masa resultante.
- En el caso de las lesiones que siguen ejerciendo un efecto de masa significativo y que causan insuficiencia cardiaca fetal, puede ser necesaria una intervención quirúrgica fetal, como aspiración guiada por ecografía o colocación de un drenaje en un macroquiste dominante, toracocentesis guiada por ecografía o colocación de una derivación toracoamniótica para el hidrotórax o resección quirúrgica fetal abierta de la MPC.
- Más allá de la hidropesía, la principal complicación de la MPC es la compresión del parénquima pulmonar sano adyacente, lo que aumenta el riesgo de hipoplasia pulmonar e insuficiencia respiratoria después del nacimiento.
- Las mediciones volumétricas fetales mediante RM de las MPC y del pulmón sano residual son predictivas de los desenlaces perinatales (20).
  - Las MPC que permanecen grandes en el tercer trimestre y causan un efecto de masa persistente tienen mayor probabilidad de causar compromiso respiratorio agudo después del parto; con frecuencia, se trata de grandes quistes (tipo II) de MPC que se llenan rápidamente de aire y se agrandan una vez que el recién nacido comienza a respirar. Para evitar esto, los fetos con lesiones persistentes de gran tamaño pueden nacer mediante TEXI con aseguramiento de las vías respiratorias y toracotomía y resección inmediatas para evitar complicaciones como insuficiencia respiratoria aguda o cardiaca por un efecto de masa que empeora repentinamente.

REFERENCIAS CLAVE

1. Griffiths PD, Bradburn M, Campbell MJ, et al. Use of MRI in the diagnosis of fetal brain abnormalities in utero (MERIDIAN): a multicentre, prospective cohort study. *Lancet.* 2017;389(10068):538–546.
2. Griffiths PD, Bradburn M, Campbell MJ, et al. Change in diagnostic confidence brought about by using in utero MRI for fetal structural brain pathology: analysis of the MERIDIAN cohort. *Clin Radiol.* 2017;72(6):451–457.
3. Miller JL, Huisman T. Spinal dysraphia, Chiari 2 malformation, unified theory, and advances in fetoscopic repair. *Neuroimaging Clin N Am.* 2019;29(3):357–366.
4. Orman G, Tijssen MPM, Seyfert D, Gassner I, Huisman TAGM. Ultrasound to evaluate neonatal spinal dysraphism: a first-line alternative to CT and MRI. *J Neuroimaging.* 2019;29(5):553–564.
5. Poretti A, Boltshauser E, Huisman TA. Chiari malformations and syringohydromyelia in children. *Semin Ultrasound CT MR.* 2016;37(2):129–142.
6. Verla MA, Style CC, Olutoye OO. Prenatal intervention for the management of congenital diaphragmatic hernia. *Pediatr Surg Int.* 2018;34(6):579–587.
7. Mehollin-Ray AR, Cassady CI, Cass DL, Olutoye OO. Fetal MR imaging of congenital diaphragmatic hernia. *Radiographics.* 2012;32(4):1067–1084.
8. Zamora IJ, Mehollin-Ray AR, Sheikh F, et al. Predictive value of MRI findings for the identification of a hernia sac in fetuses with congenital diaphragmatic hernia. *AJR Am J Roentgenol.* 2015;205(5):1121–1125.
9. Zamora IJ, Olutoye OO, Cass DL, et al. Prenatal MRI fetal lung volumes and percent liver herniation predict pulmonary morbidity in congenital diaphragmatic hernia (CDH). *J Pediatr Surg.* 2014;49(5):688–693.
10. Zamora IJ, Cass DL, Lee TC, et al. The presence of a hernia sac in congenital diaphragmatic hernia is associated with better fetal lung growth and outcomes. *J Pediatr Surg.* 2013;48(6):1165–1171.
11. Ruano R, Peiro JL, da Silva MM, et al. Early fetoscopic tracheal occlusion for extremely severe pulmonary hypoplasia in isolated congenital diaphragmatic hernia: preliminary results. *Ultrasound in obstetrics & gynecology : the official journal of the International Society of Ultrasound in Obstetrics and Gynecology.* 2013;42(1):70–76.
12. Snyder E, Baschat A, Huisman T, Tekes A. Value of fetal MRI in the era of fetal therapy for management of abnormalities involving the chest, abdomen, or pelvis. *AJR Am J Roentgenol.* 2018;210(5):998–1009.
13. Van der Veeken L, Russo FM, De Catte L, et al. Fetoscopic endoluminal tracheal occlusion and reestablishment of fetal airways for congenital diaphragmatic hernia. *Gynecol Surg.* 2018;15(1):9.
14. Style CC, Olutoye OO, Belfort MA, et al. Fetal endoscopic tracheal occlusion reduces pulmonary hypertension in severe congenital diaphragmatic hernia. *Ultrasound Obstet Gynecol.* 2019;54(6):752–758.
15. Walz PC, Schroeder JW, Jr. Prenatal diagnosis of obstructive head and neck masses and perinatal airway management: the ex utero intrapartum treatment procedure. *Otolaryngol Clin North Am.* 2015;48(1):191–207.
16. Beckers K, Faes J, Deprest J, et al. Long-term outcome of pre- and perinatal management of congenital head and neck tumors and malformations. *Int J Pediatr Otorhinolaryngol* 2019;121:164–172.
17. Lazar DA, Cassady CI, Olutoye OO, et al. Tracheoesophageal displacement index and predictors of airway obstruction for fetuses with neck masses. *J Pediatr Surg.* 2012;47(1):46–50.
18. Langston C. New concepts in the pathology of congenital lung malformations. *Semin Pediatr Surg.* 2003;12(1):17–37.
19. Chowdhury MM, Chakraborty S. Imaging of congenital lung malformations. *Semin Pediatric Surg.* 2015;24(4):168–175.
20. Zamora IJ, Sheikh F, Cassady CI, et al. Fetal MRI lung volumes are predictive of perinatal outcomes in fetuses with congenital lung masses. *J Pediatr Surg.* 2014;49(6):853–858.

Capítulo 1.6	Simulación clínica
	Shad Deering

PRINCIPIOS GENERALES

- La formación con simulación tiene una larga historia en el campo de la obstetricia, con evidencias arqueológicas que muestran incluso el uso de modelos de parto de cuero a escala por parte del pueblo Mansai de Siberia (1).
- Hoy en día, el principio de practicar en un simulador para mejorar una habilidad o una técnica es bien aceptado en la medicina y tiene un papel fundamental en la obstetricia, dada la gama de procedimientos emergentes y de alto riesgo potencial que forman parte de la especialidad. Cada año hay disponibles más pruebas y opciones de simulación obstétrica.

Procedimientos y técnicas

- A la hora de plantearse cómo poner en práctica la formación con simulación, la primera pregunta que hay que hacerse es ¿cuáles son los objetivos de la formación?
- Considerar a quién hay que formar y cuáles deben ser los resultados del aprendizaje (es decir, la mejora de la técnica quirúrgica, los conocimientos o la comunicación) guiará las decisiones sobre los simuladores y las herramientas que se necesitarán.
- Para la formación técnica, suele ser mejor centrarse en un entrenador de tareas en el que el procedimiento se divide en pasos y cada uno de ellos se practica en el simulador. Este tipo de formación es aplicable a muchas de las urgencias y procedimientos obstétricos vistos en otros capítulos de este libro.
- La formación con simulación puede usarse en cualquier nivel de la capacitación médica. Para los estudiantes y los residentes, suele centrarse en el aprendizaje de habilidades y técnicas quirúrgicas básicas y en la adquisición de experiencia.
  - Algunos ejemplos de temas usuales en este nivel incluyen la reparación de episiotomías, el parto vaginal de nalgas y el tratamiento de la distocia de hombro. Para los alumnos más avanzados o cuando se están desarrollando nuevos procedimientos y técnicas en este campo, las simulaciones pueden incluir temas como las técnicas quirúrgicas fetales intrauterinas, la colocación de cerclajes o la amniocentesis.
- El tipo de formación con simulación más inmersivo y que requiere más recursos (en cuanto a personal) es el que se hace *in situ* en el lugar real donde se realizan los cuidados o procedimientos clínicos. El hecho de que todo el equipo esté presente y practique junto tiene importantes ventajas, ya que pone de relieve el trabajo en equipo, la comunicación y los factores de las instalaciones, como la ubicación física del equipamiento y los recursos, ya que todos estos aspectos son únicos en cada institución.

Cerclaje (*véase* cap. 2.4)

- La colocación de un cerclaje puede realizarse como un procedimiento profiláctico o de forma más urgente cuando la insuficiencia cervicouterina da lugar a un cuello uterino dilatado con membranas expuestas o prolapsadas.
- El procedimiento conlleva un riesgo tanto de hemorragia como de rotura de las membranas amnióticas, por lo que es importante una técnica adecuada. Esto es especialmente importante en los grados más avanzados de prolapso de las membranas, cuando el riesgo de rotura es mayor.
- En la actualidad, existen informes sobre dispositivos para prácticas de cerclaje cervicouterino que pueden hacerse en la institución y, más recientemente, incluso uno disponible comercialmente (2,3). En la **figura técnica 1.6.1** (**A** y **B**) se puede ver un ejemplo de simulador de cerclaje disponible en el mercado.

Procedimientos diagnósticos o terapéuticos prenatales invasivos (*véase* cap. 3.4)

- Dada la destreza técnica y los riesgos potenciales que conlleva la realización de procedimientos prenatales invasivos, la simulación antes de exponer a un feto al riesgo es de suma importancia.
- Incluso los procedimientos que antes eran más frecuentes, como la amniocentesis, se realizan ahora con mucha menos frecuencia debido a la introducción de pruebas prenatales mejoradas con el cribado de ácido desoxirribonucleico extracelular circulante para detectar aneuploidías.
- Las habilidades fundamentales para los procedimientos con aguja guiados por ecografía pueden enseñarse de diversas maneras, y hay pruebas publicadas de que un plan de estudios de simulación centrado en técnicas específicas necesarias puede ayudar a los alumnos a mejorar sus habilidades (4,5).
  - En sus estudios, Nitsche y cols. desarrollaron un programa de simulación de ecografía que incluye cinco habilidades diferentes destinadas a enseñar las siguientes destrezas, todas ellas fundamentales para llevar a cabo procedimientos guiados por ecografía. Entre ellas se encuentran las siguientes:
    - Guía de la aguja en el plano y fuera del plano.
    - Técnicas de optimización de la imagen de la aguja que incluyen:
      - Movimiento de la sonda
      - Rotación
      - Técnica talón-dedo gordo
- La amniocentesis se realiza para evaluar el cariotipo fetal, comprobar la existencia de infecciones, drenar el exceso de líquido o, en ocasiones, evaluar la madurez pulmonar del feto.
- Existen varios simuladores comerciales para practicar este procedimiento. Algunos son sencillos y pueden fabricarse en la institución local con diferentes tipos de gelatina o mezclas de gel balístico

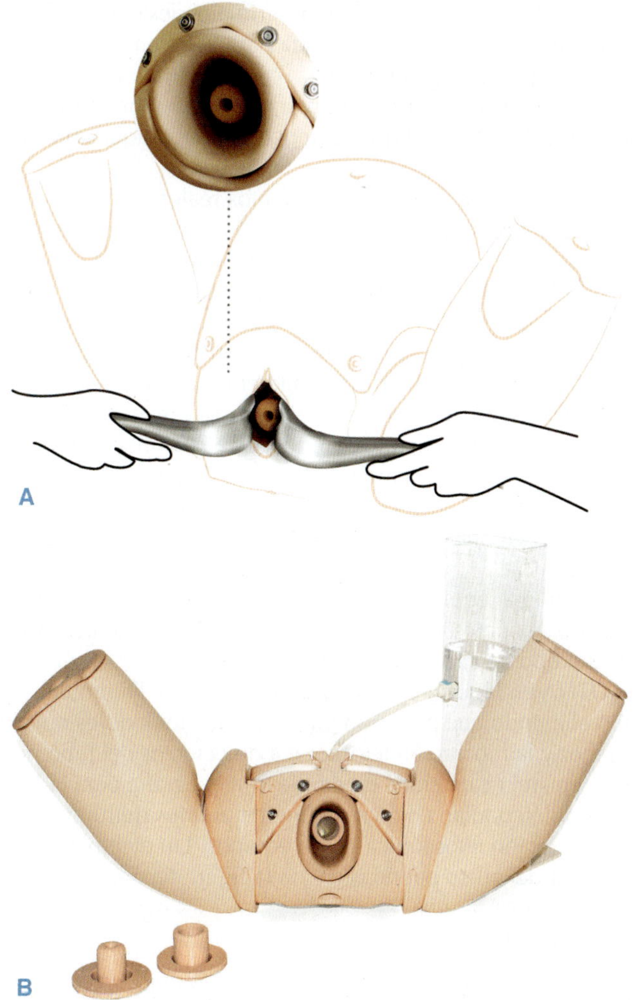

Figura técnica 1.6.1. A, B. Modelo de cerclaje Limbs & Things® (foto cortesía de Limbs & Things, https://limbsandthings.com/us/products/80180/80180-prompt-flex-cervical-cerclage-module-light/).

con diferentes objetivos suspendidos en ellas, mientras que otras se fabrican comercialmente y tienen una vejiga llena de líquido de la que se puede drenar (6-8).

- En cuanto a las pruebas de la eficacia de la formación, Pittini y cols. integraron un simulador físico de amniocentesis en una simulación con una paciente estandarizada y luego evaluaron la comunicación y las habilidades técnicas (9).
  - Evaluaron a un total de 30 alumnos, entre ellos estudiantes de medicina, residentes y becarios de medicina materno-fetal, y descubrieron una mejora significativa tanto en los conocimientos como en el rendimiento técnico tras la formación con simulación.
  - Actualmente, no hay estudios que validen si la formación con simulación para la amniocentesis mejora los resultados en pacientes reales; dados los riesgos potenciales del procedimiento y la disponibilidad de plataformas de formación con simulación validadas, es una opción razonable antes de realizar el procedimiento en pacientes.

Cirugía fetal (*véase* cap. 3.10)

- A medida que el campo de la cirugía fetal y la capacidad de realizar procedimientos intrauterinos se expanden, la necesidad de formar a los cirujanos fetales en nuevas técnicas crecerá a la par.
- En comparación con otros procedimientos quirúrgicos más frecuentes, como el parto por cesárea o incluso la colocación de un cerclaje, el número de casos reales de cirugía fetal será ciertamente menor, mientras que las complicaciones y los riesgos potenciales siguen siendo elevados.
- Hasta la fecha, hay un puñado de estudios publicados y cursos que se han impartido utilizando la simulación para las técnicas quirúrgicas fetales.

- En 2018, un grupo publicó un artículo que describía el desarrollo y la validación de un dispositivo de entrenamiento quirúrgico de realidad mixta para el tratamiento fetoscópico con láser del síndrome de transfusión gemelo a gemelo (10).
  - Su simulador utilizó una imagen real de una placenta monocoriónica que se representó en un sistema de realidad virtual que se acopló a un maniquí sintético que representaba la pared uterina.
- El simulador permitía al alumno colocar instrumentos reales en él y visualizar el entorno intrauterino. Los movimientos del instrumento se siguieron con un sistema de seguimiento electromagnético, y el alumno pudo entonces maniobrar el fetoscopio hasta su posición y elegir los vasos de la placenta para coagularlos virtualmente. Los autores demostraron que el modelo tenía un buen aspecto y una buena validez de contenido (el simulador representaba de forma realista los instrumentos y la anatomía y permitía realizar el procedimiento) y planificaron trabajar en la validez teórica (es decir, si el modelo y la formación discriminan entre diferentes niveles de experiencia quirúrgica).
  - Otro grupo creó un modelo puramente físico de cirugía fetal para enseñar técnicas fetoscópicas de reparación de defectos del tubo neural abiertos (DTNA) utilizando un modelo impreso en 3D (11).
    - Mientras que el útero se simuló empleando una pelota roja de 25 cm en la que se colocaron los puertos fetoscópicos, el «defecto» fetal real se creó con una impresora 3D usando materiales flexibles basados en una ecografía 3D de un feto real con el defecto a las 21 semanas de gestación.
      - El modelo permitió al equipo quirúrgico practicar reparaciones fetoscópicas en este defecto, aunque cuando se operó un caso real, se hizo con una técnica abierta.
  - Aprovechando este tipo de capacitación, en 2019 se celebró un curso internacional de simulación fetoscópica de DTNA en Houston (Texas, Estados Unidos). Durante este encuentro, acudieron equipos de todo el mundo que pudieron practicar en simuladores quirúrgicos que permitían la colocación de puertos y la reparación fetoscópica de defectos del tubo neural en modelos físicos.
    - Estos modelos tenían la capacidad de emplear la ecografía para la localización de la placenta, y los cirujanos también podían colocar realmente puertos quirúrgicos en el útero y luego practicar la técnica de reparación fetoscópica como equipos. Un ejemplo de uno de los simuladores desarrollados a partir del curso puede verse en la figura técnica 1.6.2.

Episiotomía (*véase* cap. 4.1)

- En 2002, se añadieron las laceraciones de tercer y cuarto grados como indicadores de seguridad de la paciente a efectos de notificación. Esto aumentó el énfasis tanto en evitar estas lesiones como en su correcta reparación para reducir la morbilidad y ayudó a impulsar estrategias para practicar las técnicas en simuladores.
  - Los simuladores empleados para la formación han variado desde los fabricados localmente que usan una esponja de cocina doméstica hasta los modelos comerciales de mayor fidelidad.
  - Más recientemente, se han publicado descripciones claras de cómo crear algunos de los simuladores más realistas utilizando lengua de vaca (12). Se ha demostrado que estas simulaciones mejoran el rendimiento de la reparación de laceraciones por parte de los residentes en formación (13,14).

Parto vaginal de nalgas (*véase* cap. 4.2)

- Una técnica adecuada es importante para evitar posibles lesiones fetales cuando se requiere un parto vaginal de nalgas. Sin embargo, dadas las guías de práctica actuales, en las que el parto de nalgas es poco frecuente, hay pocas oportunidades disponibles para practicar estas habilidades. Esto hace que la simulación sea una parte importante de la preparación para esta eventualidad.
- En un estudio realizado por Deering y cols. se evaluaron los efectos de la formación con simulación en los partos vaginales de nalgas y se demostró una mejoría en las puntuaciones de la técnica y la seguridad posteriores (15).
- Más recientemente, se ha descrito un simulador para enseñar a realizar una extracción de nalgas de un segundo gemelo (16).
- Estas simulaciones son relativamente fáciles de realizar con la mayoría de los simuladores de parto disponibles actualmente. Es preferible elegir un simulador con un feto que tenga brazos y piernas articulados para proporcionar una experiencia de capacitación más realista.

Distocia de hombros (*véase* cap. 4.5)

- Si hay una urgencia obstétrica en la que la formación con simulación ha demostrado una mejoría en pacientes reales, esa es el tratamiento de la distocia de hombros.

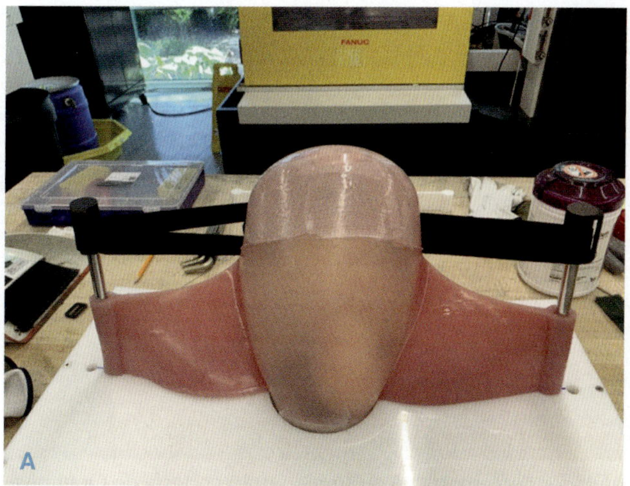

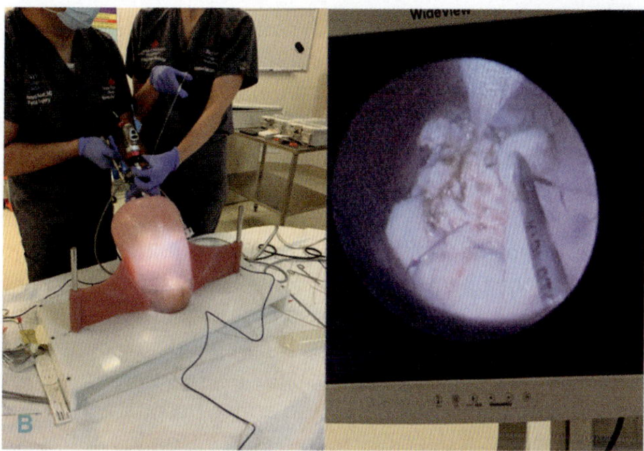

Figura técnica 1.6.2. Simulador fetoscópico. **A.** Simulador de cirugía fetal para procedimientos fetoscópicos. **B.** Simulación fetoscópica mediante simulador (impresa con autorización del Texas Children's Hospital).

- Los informes iniciales empezaron con los residentes y mostraron un mejor rendimiento en los casos de distocia de hombros simulada después de la capacitación. A raíz de esto, en el Reino Unido se puso en marcha un programa que hacía obligatoria la formación con simulación para el tratamiento de la distocia de hombros (17).
  - Tras la capacitación, no solo descubrieron que el intervalo de parto entre la cabeza y el cuerpo se redujo 3-2 min, sino que durante los 12 años siguientes observaron un descenso continuo de las lesiones fetales. De hecho, en el último año cubierto por su informe, no hubo lesiones del plexo braquial en más de 560 partos con distocia de hombros (18).
  - Debido a estos resultados, este tipo de formación con simulación se ha incorporado a la capacitación en todo el país y al curso Emergencies in Clinical Obstetrics basado en simulación del American College of Obstetricians and Gynecologists (https://www.acog.org/education-and-events/simulations/eco).

Parto por cesárea (*véase* cap. 4.6)/hemorragia posparto (*véase* cap. 5.1)

- En los Estados Unidos, el parto por cesárea es uno de los procedimientos quirúrgicos más frecuentes. El riesgo de complicaciones durante y después de un parto por cesárea es significativamente mayor que el de un parto vaginal, y estos riesgos aumentan con los partos por cesárea repetidos.
- Aunque la mayoría de las instituciones de formación enseñan actualmente las técnicas quirúrgicas para el parto por cesárea en pacientes reales, existen algunos modelos de simulación disponibles en el mercado. Recientemente, un grupo publicó un informe en el que demostró que la práctica en simuladores de parto por cesárea mejoraba el rendimiento en comparación con la formación didáctica y de exposición estándar (19). El grupo formado con la simulación no solo obtuvo mejores resultados en la parte de la evaluación correspondiente al parto por cesárea estándar, sino que también fue significativamente mejor en el tratamiento quirúrgico de la hemorragia posparto (**fig. técnica 1.6.3**).

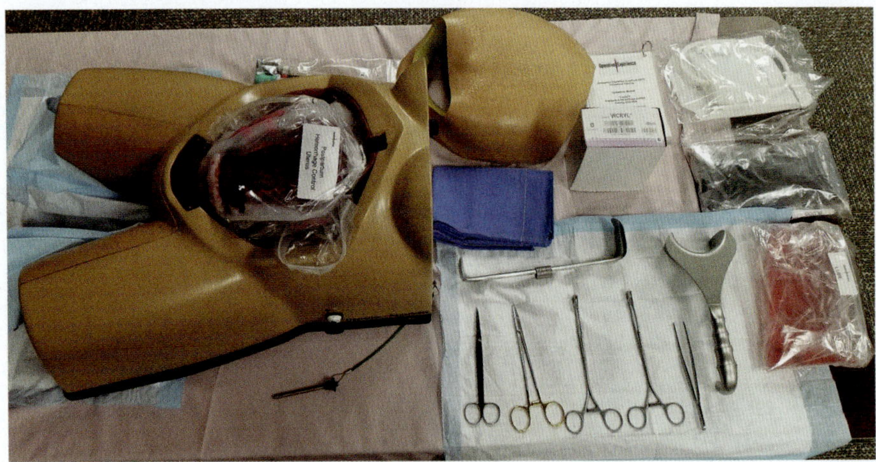

Figura técnica 1.6.3. Simulador de hemorragia quirúrgico (foto cortesía de Operative Experience).

- En lo que respecta a la hemorragia posparto, se han realizado grandes esfuerzos para utilizar la formación con simulación con el fin de mejorar la atención y los desenlaces.
- En California, Estados Unidos, la California Maternal Quality Care Collaborative creó un conjunto de herramientas de mejora de la calidad para la hemorragia obstétrica, basado en el National Partnership for Maternal Safety Consensus Bundle.
  - Este programa se centró en el suministro de materiales a los hospitales participantes que abordaran la preparación, la prevención, el reconocimiento, la respuesta y la mejora de los informes o sistemas. Los desenlaces en las mujeres que tuvieron una hemorragia posparto se compararon con 48 hospitales que no aplicaron el paquete y con los 99 hospitales que sí lo hicieron (20). El paquete de hemorragias incluía simulacros de hemorragia obstétrica que debían realizarse en la unidad de partos y que permitían una formación adicional sobre el paquete y la oportunidad de practicar.
    - En el análisis, se produjo una reducción de casi el 21% de la morbilidad materna grave en las pacientes que sufrieron una hemorragia posparto en los hospitales que contaron con la capacitación, en comparación con una reducción de solo el 1.2% en los hospitales que no aplicaron el paquete ($p < 0.0001$).
- Recientemente, de forma similar, el American College of Obstetricians and Gynecologists creó un programa titulado Practicing for Patients, en colaboración con el Council on Patient Safety in Women's Health Care.
  - Este programa utilizó el Obstetric Hemorrhage Patient Safety Bundle como núcleo y creó un completo manual de simulación *in situ* con recursos en línea para permitir a los hospitales de todos los tamaños y recursos realizar simulaciones de hemorragia posparto (21).
  - Este programa fue utilizado por la Texas Alliance for Innovation on Maternal Health en 2020 para ofrecer formación a todos los hospitales del estado de Texas sobre cómo realizar estos simulacros y llevarlos a sus instituciones. Todos los componentes de este programa están disponibles gratuitamente en línea en: https://safehealthcareforeverywoman.org/council/patient-safety-tools/practicing-for-patients/.

CONSEJOS Y ALERTAS

CONSEJO O ALERTA	DESCRIPCIÓN
Adquirir simuladores antes de establecer un plan de formación.	Es habitual que los hospitales y departamentos se centren en la necesidad de adquirir simuladores para la formación antes de realizar una evaluación de las necesidades de sus alumnos.
Crear objetivos de aprendizaje y definir de antemano quiénes son los destinatarios de la formación.	A la hora de diseñar la formación con simuladores, es importante contar con la participación de expertos en la materia en el grupo que va a recibir la formación para garantizar que se redacta al nivel adecuado.
Cuando sea posible, incorporar a todo el equipo asistencial en la formación para desarrollar las habilidades de comunicación y trabajo en equipo.	Dado que la mayoría de los malos resultados en medicina están relacionados con errores del trabajo en equipo y de comunicación, los programas deben diseñarse teniendo en cuenta estos conceptos clave.

REFERENCIAS CLAVE

1. Macedonia CR, Gherman RB, Satin AJ. Simulation laboratories for training in Obstetrics and Gynecology. *Obstet Gynecol*. 2003;102:388–392.
2. Sahbaz A, Aynioglu O, Isik H. A guide on how to build a novel home-made part task training simulator for cervical cerclage training. *J Perinat Med*. 2015;44(5). doi: 10.1515/jpm-2015-0196.
3. Nitsche J, Brost B. A cervical cerclage task trainer for maternal-fetal medicine fellows and Obstetrics/Gynecology residents. *Simul Healthc*. 2012;7(5):321–325. doi: 10.1097/SIH.0b013e318259d1a7.
4. Nitsche J, Shumard K, Brost B. Development and assessment of a novel task trainer and targeting tasks for ultrasound-guided invasive procedures. *Acad Radiol*. 2017;24(6):700–708. doi: 10.1016/j.acra.2016.10.008.
5. Nitsche J, Conrad S, Hoopes S, Carrel M, Bebeau K, Brost B. Continued validation of ultrasound guidance targeting tasks: relationship with procedure performance. *Acad Radiol*. 2020. doi: 10.1016/j.acra.2020.08.012.
6. Zubair I, Marcotte M, Weinstein L, Brost B. A novel amniocentesis model for learning stereotactic skills. *Am J Obstet Gynecol*, 2006;194(3):846–848.
7. Maher JE, Kleinman GE, Lile W, Tolaymat L, Steele D, Bernard J. The construction and utility of an amniocentesis trainer. *Am J Obstet Gynecol*. 1998;179(5):1225–1227.
8. Duriez C, Lamy D, Chaillou C. A parallel manipulator as a haptic interface solution for amniocentesis simulation. *IEEE International Workshop on Robot and Human Interactive Communication*. 2001:176–181.
9. Pittini B, Oepkess D, Macrury K, Reznick R, Beyene J, Windrim R. Teaching invasive perinatal procedures: assessment of a high fidelity simulator-based curriculum. *Ultrasound Obstet Gynecol*. 2002;19: 478–483.
10. Javaux A, Bouget D, Gruijthuijsen C, et al. A mixed-reality surgical trainer with comprehensive sensing for fetal laser minimally invasive surgery. *Intl J Comput Assist Radiol Surg*. 2018;13:1949–1957. doi: 10.1007/s11548-018-1822-7.
11. Miller JL, Ahn ES, Garcia JR, Miller GT, Satin AJ, Baschat AA. Letters to the editor: ultrasound-based three-dimensional printed medical model for multispecialty team surgical rehearsal prior to fetoscopic myelomeningocele repair. *Ultrasound Obstet Gynecol*. 2018;51:836–840.
12. Illston JD, Ballard AC, Ellington DR, Richter HE. Modified beef tongue model for fourth-degree laceration repair simulation. *Obstet Gynecol*. 2017;129:491–496.
13. Patel M, LaSala C, Tulikangas P, O'Sullivan DM, Steinberg AC. Use of a beef tongue model and instructional video for teaching residents fourth-degree laceration repair. *Int Urogynecol J*. 2010;21:353–358.
14. Siddighi S, Kleeman SD, Baggish MS, Rooney CM, Pauls RN, Karram MM. Effects of an educational workshop on performance of fourth-degree perineal laceration repair. *Obstet Gynecol*. 2007;109: 289–294.
15. Deering SH, Brown J, Hodor J, Satin AJ. Simulation training improves resident performance of singleton vaginal breech delivery. *Obstet Gynecol*. 2006;107:86–89.
16. Birsner M. A simulator for breech extraction of the second twin. *Obstet Gynecol*. 2018;131:1057–1061.
17. Draycott TJ, Crofts JF, Ash JP, et al. Improving neonatal outcome through practical shoulder dystocia training. *Obstet Gynecol*. 2008;112(1):14–20.
18. Crofts JF, Lenguerrand E, Bentham GL, et al. Prevention of brachial plexus injury – 12 years of shoulder dystocia training: an interrupted time-series study. *BJOG*. 2016;123:111–118.
19. Foglia L, Eubanks A, Peterson L, et al. Creation and evaluation of a cesarean section simulator training program for novice obstetric surgeons. *Cureus*. 2020;12(9); e10324. doi: 10.7759/cureus.10324.
20. Main EK, Cape V, Abreo A, et al. Reduction of severe maternal morbidity from hemorrhage using a state perinatal quality collaborative. *Am J Obstet Gynecol*. 2017;216:298.e1–11.
21. Council on Patient Safety in Women's Health Care. Practicing for patients postpartum hemorrhage manual. https://safehealthcareforeverywoman.org/council/patient-safety-tools/practicing-for-patients/

<table>
<tr><td>Capítulo 1.7</td><td># Atención de pacientes embarazadas quirúrgicas críticas
Amir A. Shamshirsaz y Cesar Padilla</td></tr>
</table>

PRINCIPIOS GENERALES

Definición

- La evaluación de los ingresos obstétricos en las unidades de cuidados intensivos (UCI) puede ser una de las mejores formas de abordar la vigilancia de las enfermedades críticas en el embarazo.
- El análisis de las enfermedades que conducen a los ingresos en la UCI de obstetricia proporciona una idea de la naturaleza de las enfermedades relacionadas con el embarazo.
- La hemorragia obstétrica y las alteraciones hipertensivas son las responsables del ingreso primario en la UCI tras la sepsis y las enfermedades cardiacas y pulmonares (1).
- La atención adecuada de las pacientes en estado crítico requiere la observación frecuente de los parámetros biofísicos.
- Esto incluye la monitorización hemodinámica invasiva y no invasiva.
- En este capítulo se analizan las técnicas de acceso vascular para la monitorización hemodinámica invasiva y la ecografía en el punto de atención (EPdA) para el tratamiento de las pacientes embarazadas en estado crítico.

ACCESO VASCULAR

- Los accesos arterial y venoso centrales ofrecen varias ventajas clínicas (tabla 1.7.1).
- La obtención de estos accesos requiere el conocimiento de la anatomía vascular, del tipo de catéter y de las técnicas de inserción.
- Los sitios más usuales para colocar los accesos venosos centrales en la UCI son la yugular interna, la subclavia y la femoral. Las dos ubicaciones más frecuentes del cateterismo arterial son la radial y la femoral.

Planificación del acceso vascular antes del procedimiento

- **Preparación de la piel**
  - Es necesaria una técnica estéril que incluya el lavado de manos y el uso de una bata estéril grande y guantes.
  - Deben aplicarse en la piel antisépticos como povidona yodada o gluconato de clorhexidina.
- **Técnicas generales de cateterismo**
  - Existen dos técnicas de cateterismo para obtener el acceso vascular:
    - *Técnica directa.* Palpación y punción directa con aguja, por lo general con el avance de un catéter de teflón sobre la aguja en el vaso.

Tabla 1.7.1 **Ventajas del acceso vascular en las pacientes embarazadas en estado crítico**

Acceso vascular	Ventajas
Acceso venoso central	Monitorización hemodinámica Acceso a la nutrición parenteral total Administración rápida de líquidos, ciertos fármacos (p. ej., vasoactivos) y sangre Opción única en los casos en los que no se puede obtener un acceso periférico estándar
Acceso arterial	Monitorización hemodinámica continua Obtención de muestras frecuentes de sangre arterial

- *Técnica de Seldinger* (2). Empleo de la guía en esta técnica:
  - Los vasos se puncionan con una aguja con o sin jeringa.
  - La colocación de la aguja se confirma mediante el retorno del flujo sanguíneo (pulsátil en casos de punción arterial).
  - El avance de la aguja cesa.
  - Se inserta la guía flexible en la aguja y en la luz del vaso y se avanza (no debe haber resistencia al avanzar la guía).
  - El detalle del procedimiento se analiza para cada acceso vascular.
- Las pruebas que apoyan la guía ecográfica en tiempo real para obtener del acceso vascular facilitan la localización del vaso (vena o arteria), aumentan el éxito y disminuyen la tasa de complicaciones (3).
- La mayoría de los ecógrafos disponen de varios transductores que pueden seleccionarse en función de las indicaciones clínicas.
- Los transductores *lineales*, también conocidos como *sondas vasculares* o *de alta frecuencia*, tienen una sonda rectangular larga y estrecha y generan un rango de frecuencia de 5-13 MHz (**fig. 1.7.1**).
  - Esta sonda se utiliza para obtener imágenes de estructuras superficiales, como las estructuras vasculares y los tejidos blandos.
  - Las sondas lineales se usan para la guía de procedimientos debido a su alta resolución axial.

Acceso venoso central (vena yugular interna)

Anatomía

- La vena yugular interna (VYI) está situada bajo el músculo esternocleidomastoideo (ECM).
- Se encuentra lateral a la arteria carótida (AC) en la mayoría de las pacientes. Sin embargo, la relación entre la VYI y la AC puede ser anómala en el 10% de la población.
- Cuando la cabeza se gira hacia el lado contrario del previsto para el cateterismo, la VYI forma una línea desde el pabellón de la oreja hasta la articulación esternoclavicular y se mueve a una posición más anterior en relación con la AC.
- Se prefiere la VYI derecha sobre la VYI izquierda porque proporciona un trayecto más directo hacia la aurícula derecha.

Posición de la paciente

- La cama de la paciente debe estar elevada a una altura que sea cómoda para el operador.
- La cabeza de la paciente debe girarse en dirección contraria al sitio del cateterismo venoso central previsto para permitir la máxima exposición (**fig. 1.7.2**).
- La cama puede colocarse en posición de Trendelenburg de 20-30° para mantener la cabeza en posición baja, distender la VYI y reducir el atrapamiento de aire.

Abordaje

- El ecógrafo debe colocarse en una línea de visión clara para el operador a fin de mejorar la ergonomía.

- La sonda ecográfica (sonda lineal de alta frecuencia) debe colocarse sobre la piel con el indicador hacia la izquierda.
- Utilizando el transductor, el operador sigue la VYI y la AC a lo largo del trayecto desde la clavícula hasta el ángulo de la mandíbula para encontrar la ubicación ideal para el cateterismo (el sitio de inserción más cercano a la clavícula estará más cerca del ápice del pulmón, mientras que el sitio de inserción más cercano a la mandíbula estará más cerca de la bifurcación de la AC en las ramas interna y externa).
- Una vez identificadas y diferenciadas la VYI y la AC, la sonda ecográfica debe centrarse en la VYI diana durante la visualización de la AC (*véase* **Consejos y alertas**).
- Se recomienda que el indicador de la sonda se oriente hacia la izquierda del médico para sincronizar la orientación anatómica de la paciente y la pantalla del equipo de ecografía.
- La compresión manual, el flujo de color y el Doppler de onda pulsada pueden utilizarse para diferenciar las estructuras venosas de las arteriales.

Procedimiento

- La piel se prepara con un aséptico.
- El sitio previsto para la VYI debe cubrirse con un paño estéril.
- Se coloca un gel estéril y una funda sobre el transductor.
- Con el transductor cubierto, el operador debe volver a identificar la VYI y la AC y la sonda debe estar centrada en la VYI diana.
- Con la mano no dominante, el operador estabiliza el transductor.
- Con la mano dominante, se inyecta un anestésico local (p. ej., lidocaína al 1%) para crear un habón en la piel y luego se avanza bajo la visualización directa de la ecografía para proporcionar más anestesia local.
- La aguja se introduce en la piel de la paciente manteniendo un ángulo de 45-60° con respecto al plano frontal (es decir, el ángulo entre la aguja y la piel) a 1 cm del indicador del transductor (**fig. 1.7.3**), manteniendo una presión negativa constante en la jeringa.
- Una vez introducida la aguja en la piel, el operador puede inclinar o deslizar la sonda hacia la aguja para intentar visualizar la punta de la aguja durante su avance (a medida que la aguja avanza lentamente hacia el interior del cuello, la sonda se inclina o desliza hacia la clavícula para visualizar la punta de la aguja a medida que entra en la VYI).
- Si introduce la aguja y no hay sangre, retírela poco a poco; es posible que siga entrando en la vena, ya que puede haberla colapsado al entrar.
- Cuando se penetra en un vaso, el médico debe sentir una disminución de la presión negativa aplicada en la jeringa, y se observa un destello de sangre en el centro del catéter.

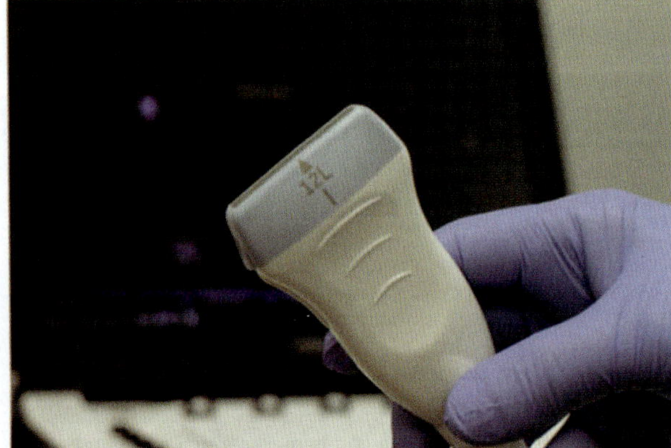

Figura 1.7.1. Transductor lineal (vascular) (reimpresa de Bornemann P. *Ultrasound for Primary Care*. Wolters Kluwer; 2020).

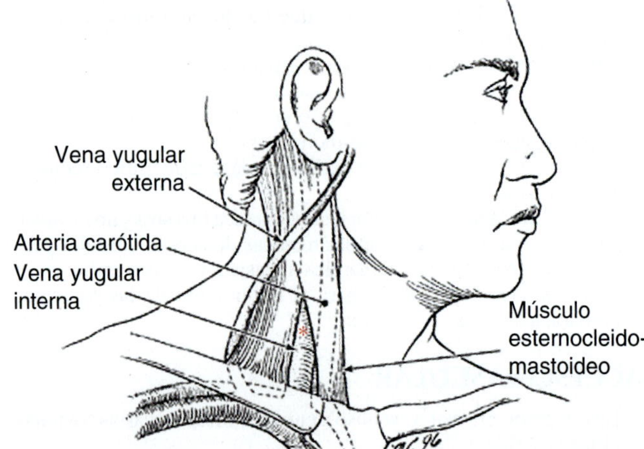

Figura 1.7.2. Posición de la cabeza para el acceso a la vena yugular interna (VYI). Para la VYI derecha, la cabeza debe girar hacia el lado izquierdo; para la VYI izquierda, la cabeza debe girar hacia el lado derecho. *Asterisco*: sitio de inserción para el acceso a la VYI (modificada con autorización de Uretsky BF. *Cardiac Catheterization*. Blackwell Science; 1997).

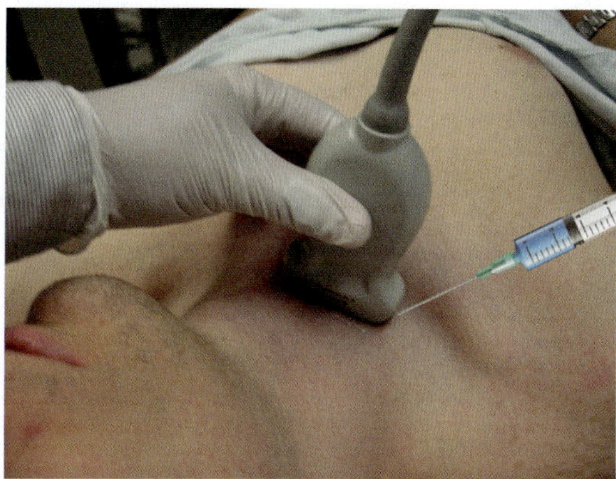

Figura 1.7.3. Posición de la aguja y relación con el transductor del ecógrafo (modificada de Cosby KS, Kendall JL. *Practical Guide to Emergency Ultrasound*. 2.ª ed. Wolters Kluwer; 2013).

- La colocación de la aguja en posición correcta se demuestra mediante la visualización de la aguja en el centro de la luz del vaso.
- Se desconecta la jeringa de la aguja (si la sangre es pulsante, el medio de contraste ha entrado. En esta situación, retire la aguja y aplique presión a la zona durante 5-10 min).
- La guía puede pasar a través de la aguja y llegar a la VYI.
- Debe obtenerse una imagen ecográfica transversal y longitudinal de la vena diana con la guía presente, proximal al lugar de punción (**fig. 1.7.4**).
- Una vez confirmada la presencia de la guía en la vena, retire la aguja mientras sostiene la guía con la otra mano.
- Haga una pequeña muesca con un bisturí del número 11 donde la guía entra en la piel.
- Avance el dilatador sobre la guía con un movimiento de torsión.
- Retire el dilatador, sosteniendo la guía y teniendo en la mano una gasa de 4 × 4 para aplicar presión en un sitio que ahora sangrará después de la dilatación.
- Coloque el catéter sobre la guía; este debe avanzar con facilidad. Sujete la guía en la entrada de la piel y hágala retroceder a través del puerto distal de la vía central (tapa marrón). Cuando el cable salga, sujételo por el extremo y termine de avanzar el catéter.
- Retire la guía y purgue todos los puertos.
- Suture el catéter en su lugar a través de la brida con agujeros.
- La confirmación de una correcta colocación del catéter se realiza mediante una radiografía de tórax. La punta del catéter debe estar 2 cm por encima de la unión de la vena cava superior (VCS) y la aurícula derecha.

Acceso venoso central (vena subclavia)

Anatomía

- La vena subclavia (VSC) se utiliza a menudo para obtener un acceso central.
- La vena braquial se convierte en la axilar al pasar por el músculo redondo mayor y se dirige en sentido inferoposterior hacia la clavícula, convirtiéndose en la VSC en el borde lateral de la primera costilla.
- La VSC sigue hasta el borde medial del músculo escaleno anterior, se une a la VYI para formar la vena braquiocefálica (o *innominada*), que se une a su homóloga contralateral para formar la VCS.
- La VSC con puntos de referencia se ha usado durante mucho tiempo para la reanimación de urgencia cuando las anomalías de la columna cervical o las urgencias de las vías respiratorias impiden el acceso a la VYI.
- La contraindicación más frecuente es la dificultad respiratoria. El tratamiento con anticoagulantes presenta una gran preocupación en el sitio de la VSC porque la punción arterial subclavia inadvertida no puede ser comprimida de forma externa.
- Al igual que con la VYI o similar a con la VYI, el abordaje para el cateterismo de la VSC guiado por ecografía mejora el éxito del primer paso y disminuye las complicaciones (4).

Posición de la paciente

- La paciente debe colocarse en posición en decúbito supino con el brazo en la posición más cómoda para el procedimiento.
- Mantenga una posición de Trendelenburg de 15°, con la cabeza hacia el lado opuesto a la inserción (si no hay lesión de la columna cervical).
- Un abordaje útil para insertar el catéter es colocar una toalla enrollada bajo la columna vertebral y el hombro, si no hay lesión de la columna cervical, para ampliar el espacio entre la clavícula y la primera costilla.

Abordaje

- El operador debe visualizar el recorrido de la VSC dividido en los tercios medial, medio y lateral a lo largo de la línea de la clavícula.
- Con este método, la unión de los segmentos medial y medio se aproxima a la cara lateral de la inserción del ECM en la clavícula.
- El ecógrafo debe colocarse en una línea de visión clara para el operador a fin de mejorar la ergonomía.
- La sonda ecográfica (sonda lineal de alta frecuencia) debe colocarse en la piel justo debajo de la clavícula, cerca de su tercio medio. Esto proporcionará una vista transversal de la VSC y la arteria (**fig. 1.7.5**), también se debe identificar la línea pleural.
- La compresión manual, el flujo de color y el Doppler de onda pulsada se usan para diferenciar las estructuras venosas de las arteriales (la arteria subclavia debe estar ligeramente lateral a la VSC).
- Después, la ecografía debe desplazarse lateralmente y seguir la VSC hasta que la superposición de los vasos se reduzca al mínimo y la pleura esté fuera del campo para reducir el riesgo de neumotórax.

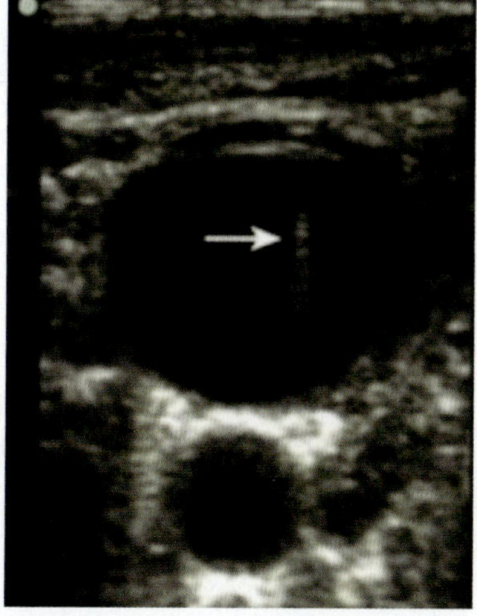

A

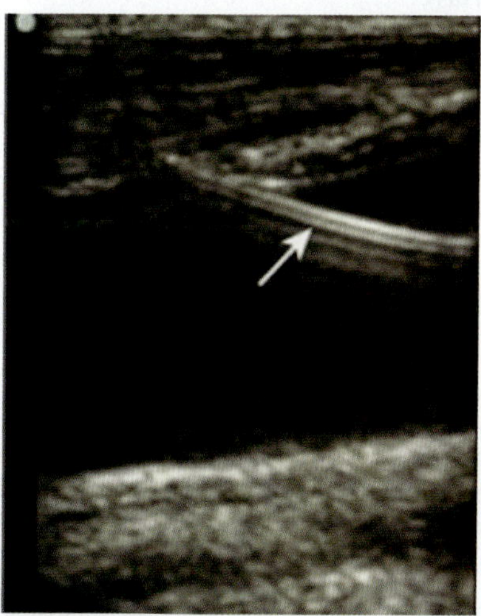

B

Figura 1.7.4. Confirmación de la guía en la vena yugular interna en la ecografía en el eje corto (A) y el eje largo (B). La *flecha* indica la guía.

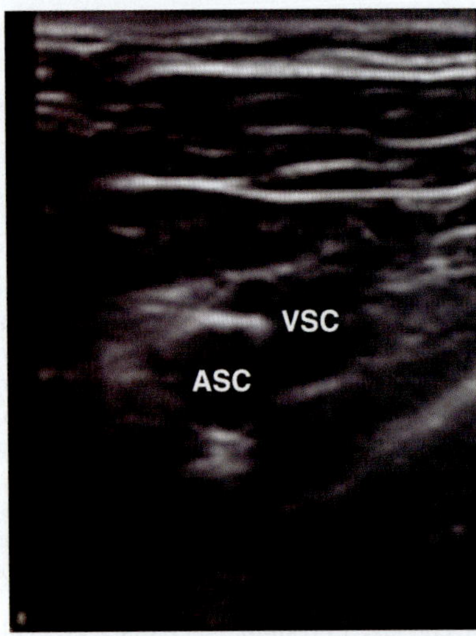

Figura 1.7.5. Eje corto de la vena subclavia (VSC) y la arteria subclavia (ASC).

- La aguja debe introducirse en la piel en un ángulo de 45-60° con respecto al plano (es decir, el ángulo entre la aguja y la piel), manteniendo una presión negativa constante en la jeringa; el resto de los pasos del procedimiento son similares a los del de la VYI (*véase* más atrás).

Acceso venoso central (vena femoral)

Anatomía
- La vena femoral común se forma en la vaina femoral, proximalmente a la unión de la vena femoral superficial, la vena femoral profunda y la vena safena.
- El nervio, la arteria y la vena femorales atraviesan el triángulo femoral descendiendo por debajo del ligamento inguinal de lateral a medial.
- La vena femoral se encuentra 1-2 cm medial a la arteria femoral.
- La ubicación de la vena femoral puede estimarse trazando una línea desde la cresta iliaca anterosuperior hasta el tubérculo púbico y dividiendo después la línea en tercios iguales.
- La arteria femoral se encuentra en la unión del segmento medio y el más medial, y la vena femoral puede estimarse 1-2 cm medial a este punto.

Posición de la paciente
- Como en todos los procedimientos, es esencial optimizar la posición de la paciente y del médico para lograr el éxito.
- La pierna de la paciente puede girarse externamente para disminuir el solapamiento entre las estructuras arteriales y venosas (*véase* **Consejos y alertas**).

Abordaje
- Una vez que la paciente y el proveedor están posicionados de forma óptima, se emplea un transductor lineal de alta frecuencia para facilitar la visualización de la colocación del catéter en la vena femoral (similar a la VYI).
- El marcador de la sonda debe alinearse con la pantalla del ecógrafo.
- El transductor debe colocarse 1-2 cm por debajo del pliegue inguinal (el operador debe asegurarse de que está por debajo del pliegue inguinal para evitar una hemorragia retroperitoneal).
- Una vez identificada la vena femoral (medial a la arteria femoral) (fig. 1.7.6), la aguja debe introducirse en la piel en un ángulo de 45-60° respecto al plano (es decir, el ángulo entre la aguja y la piel), manteniendo una presión negativa constante en la jeringa. El resto de los pasos del procedimiento son similares a los del de la VYI (*véase* más atrás).

Complicaciones
- Una amplia gama de complicaciones inmediatas y tardías pueden asociarse con el catéter venoso central (tabla 1.7.2).

Cateterismo arterial (arteria radial)

Anatomía
- La arteria braquial se bifurca en la fosa cubital en la arteria radial y la arteria cubital.
- La arteria radial discurre distalmente como arteria principal de la cara lateral del antebrazo.
- La arteria radial es el lugar preferido para el cateterismo arterial debido a su ubicación superficial.
- La doble irrigación arterial de la mano por la arteria cubital reduce el riesgo de oclusión iatrógena distal (6).
- Antes de realizar el cateterismo de la arteria radial, debe establecerse la idoneidad de la circulación colateral.
- La prueba de Allen, o la prueba de Allen modificada, puede hacerse para demostrar la idoneidad del flujo colateral.
- La prueba de Allen modificada se realiza de la siguiente manera:
  - La paciente abre y cierra la mano varias veces, terminando con la mano cerrada y apretada.
  - Presione sobre las arterias radial y cubital para ocluirlas simultáneamente.
  - Abra la mano de la paciente mientras los vasos están ocluidos. La mano se ve blanqueada.
  - Suelte la presión sobre la arteria cubital y el color debería volver a la mano en unos 6 s (5).

Posición de la paciente
- El hombro de la paciente debe estar en abducción y el brazo en supinación, si es posible.
- El brazo debe colocarse en una mesa de altura regulable.
- La muñeca se dorsiflexiona ligeramente con un pequeño rollo de toalla (fig. 1.7.7).
- Recomendamos asegurar suavemente la muñeca de la paciente con tela adhesiva para mantener la posición durante todo el procedimiento.
- El proveedor debe colocar el equipo de ecografía para reducir la rotación de la cabeza.

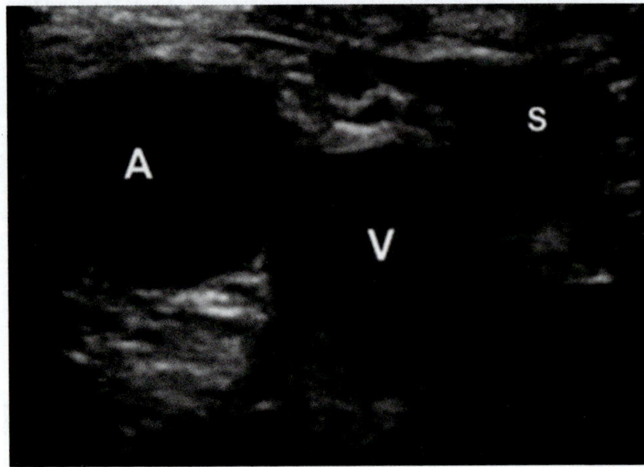

Figura 1.7.6. Ecografía del eje corto 1-2 cm por debajo del conducto inguinal. A: arteria femoral; S: vena safena; V: vena femoral.

| Tabla 1.7.2 | Complicaciones del catéter venoso central |

Inmediatas	Tardías
Fracaso en la inserción	Trombosis venosa
Posición anómala	Estenosis venosa
Embolia gaseosa	Síndrome de la vena cava superior
Arritmia cardiaca	Embolia pulmonar
Neumotórax o hemotórax	Fístula arteriovenosa
Lesión traqueal o esofágica	Trombosis del catéter
Lesión del nervio femoral	Infección relacionada con el catéter
Lesión del plexo braquial	Desplazamiento del catéter
	Taponamiento cardiaco
	Endocarditis

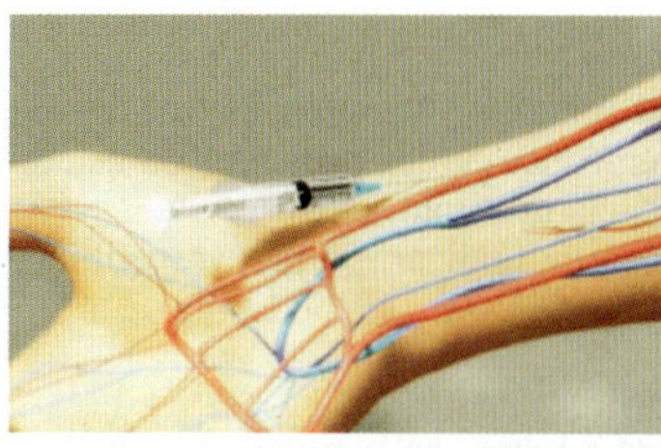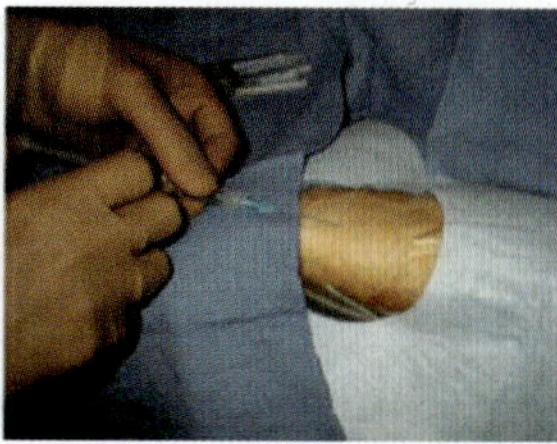

Figura 1.7.7. Posición de la mano para el cateterismo de la arteria radial. Se coloca un rollo de toalla debajo de la muñeca de la paciente en extensión (de Cohen MG, Rai SV. Radial artery approach. En: Moscucci M, ed. *Grossman and Baim's Cardiac Catheterization, Angiography, and Intervention.* 8.ª ed. Lippincott Williams & Wilkins; 2013:174–175).

Abordaje

- Se debe colocar un transductor lineal de alta frecuencia con el marcador de la sonda para que coincida con la posición del marcador en la pantalla en un plano transversal sobre el pliegue de la muñeca.
- Una compresión suave con el transductor permitirá la compresión venosa y una visión clara de la arteria radial.
- Hay que optimizar la ganancia y la profundidad del ultrasonido.
- Se recomienda inyectar una pequeña cantidad de anestésico debajo de la piel sobre la arteria (lidocaína al 1-2% con una aguja de pequeño calibre).
- La piel se pincha con la aguja avanzada en un ángulo de 45-60° hacia la sonda lineal.
- Con la mano no dominante sosteniendo la sonda, el proveedor la mueve en forma de abanico o desliza hacia la aguja para encontrar la punta ecogénica en la ecografía.
- Una vez que la aguja se inserta en la piel, el movimiento de los tejidos, así como los artefactos ecográficos causados por la aguja, pueden ayudar a su localización.
- Un destello de sangre roja brillante significa que la punción arterial se ha realizado con éxito.
- Una vez que se ve el destello de sangre, la aguja debe bajarse hasta un ángulo de 10-20° con respecto a la piel y, a continuación, introducirse 1-2 mm más para hacer avanzar una guía (en la técnica de Seldinger) o un catéter (en la técnica directa) hasta la luz de la arteria.
- Si se utiliza una guía, el catéter se hace avanzar sobre la guía.
- Se aconseja a los operadores que aseguren el catéter para evitar que se desplace.

Cateterismo arterial (arteria femoral)

Anatomía

- La arteria femoral, como prolongación de la arteria iliaca externa, se encuentra justo por debajo del ligamento inguinal a medio camino de una línea trazada desde la espina iliaca superior y la sínfisis del pubis, justo lateral a la vena y medial al nervio.
- La arteria femoral es fácilmente identificable en la ecografía. Se determina dividiendo la distancia medida entre la anatomía mencionada en tercios.
- Se supone entonces que la arteria femoral se encuentra en el punto medio de la sección del tercio medio, lateral a la vena femoral.

Posición de la paciente

- El sitio femoral, el proveedor y el ecógrafo deben posicionarse para optimizar la alineación de la visualización.
- Para el cateterismo de la arteria radial, se recomienda utilizar la guía ecográfica en el plano del eje corto.
- De forma similar al abordaje de la vena femoral, la pierna de la paciente puede colocarse en rotación externa para disminuir el solapamiento entre las estructuras arteriales y venosas.

Abordaje

- El transductor de alta frecuencia (lineal) se coloca aproximadamente en el centro de la espina iliaca anterosuperior y el tubérculo púbico, 1 cm inferior y paralelo al ligamento inguinal (6).

- El marcador de la sonda debe estar orientado hacia la derecha de la paciente para que se corresponda con la imagen de la pantalla del ecógrafo.
- La exploración general de la zona femoral debe realizarse para evaluar el sitio, especialmente para identificar cualquier posible anomalía inesperada (p. ej., un trombo).
- La arteria femoral y la vena femoral se diferencian entonces por la compresibilidad de la vena femoral.
- Se usa una aguja de pequeño calibre para inyectar 3-5 mL de anestésico local (lidocaína al 1-2%) en el sitio de inserción previsto.
- La piel debe esterilizarse de la misma manera (*véase* la secc. *Preparación de la piel*).
- Al igual que en el cateterismo de la arteria radial, el objetivo del médico durante todo el procedimiento es mantener la arteria femoral diana centrada en la pantalla del ecógrafo.
- La piel se pincha con la aguja avanzada en un ángulo de 45-60° hacia la sonda lineal con la punta apuntando en sentido cefálico, mientras se mantiene una contrapresión constante en la jeringa. El resto del procedimiento es similar a la colocación de un catéter arterial.

Complicaciones

- El cateterismo arterial puede conllevar una amplia gama de complicaciones, las cuales se describen en la tabla 1.7.3.

ECOGRAFÍA EN EL PUNTO DE ATENCIÓN

- El uso de la ecografía a pie de cama en la UCI se ha extendido rápidamente.
- Las aplicaciones son muy variadas; van desde guiar un simple acceso intravenoso y la colocación de una vía invasiva hasta funcionar como una herramienta diagnóstica valiosa que permite al médico ver rápidamente y de forma no invasiva estructuras anatómicas clave.
  - Cuando se utiliza con fines de diagnóstico, la ecografía influye en el tratamiento de la paciente la mayoría de las veces.
  - La mayor utilidad de la EPdA para el diagnóstico y el tratamiento tiene lugar en el estado de choque, incluyendo el hemorrágico, el cardiógeno, el distributivo (sepsis) y el obstructivo (taponamiento o neumotórax a tensión), así como la insuficiencia respiratoria aguda.
  - Esto incluye conocimientos básicos de ecografía cardiaca, pulmonar y abdominal.

Ecografía cardiaca en el punto de atención

- El objetivo de la ecografía cardiaca en el punto de atención es identificar y evaluar el corazón y las estructuras circundantes.
- Para la ecografía cardiaca en adultos, se selecciona un transductor cardiaco, el cual suele ser un transductor de matriz en fase con frecuencias de 1-5 MHz (fig. 1.7.8).
- La forma más ergonómica de obtener imágenes del corazón es que el explorador se sitúe en el lado izquierdo de la paciente y sostenga el transductor con la mano izquierda, usando la mano derecha para manipular los controles del ecógrafo.
- Lo ideal es colocar a la paciente en posición en decúbito lateral izquierdo con el brazo izquierdo levantado.
- La ecocardiografía integral emplea cuatro ventanas estándar: paraesternal, supraesternal, apical y subcostal, pero para la ecocardiografía de cuidados críticos, las prioridades son el eje largo

Tabla 1.7.3	Complicaciones del cateterismo arterial
Hematoma	
Hemorragia	
Oclusión del catéter	
Desplazamiento del catéter	
Infección	
Embolia	
Trombosis	
Seudoaneurisma	
Fístula arteriovenosa	

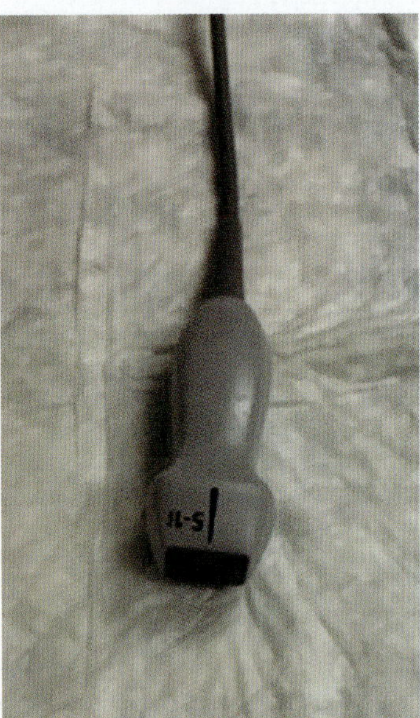

Figura 1.7.8. Transductor cardiaco (matriz en fase).

paraesternal, el eje corto paraesternal, el apical de cuatro cámaras, el subcostal de cuatro cámaras y el subcostal de la vena cava inferior (VCI).

- En la **figura 1.7.9** y la **tabla 1.7.4** se resumen la ubicación de la sonda y la evaluación de cada vista.
- Las vistas cardiacas básicas están diseñadas para responder a una simple pregunta binaria, como por ejemplo si los ventrículos izquierdo o derecho están significativamente deteriorados, o para identificar la presencia de un gran derrame pericárdico (7) (*véase* tabla 1.7.4).

Ecografía pulmonar en el punto de atención

- La ecografía pulmonar en el punto de atención es una ayuda esencial en la evaluación diagnóstica de las pacientes en estado crítico con choque o insuficiencia respiratoria (8).
- Ofrece la ventaja de ser rápida de realizar, portátil, repetible y libre de radiación ionizante.

Posición de la paciente y abordaje

- Para la ecografía pulmonar en adultos, seleccione un transductor lineal para visualizar las estructuras superficiales, como la pleura, y una sonda de mayor frecuencia, normalmente curvilínea o de matriz en fase, para explorar las patologías pulmonares más profundas (p. ej., edema pulmonar, neumonía, atelectasia o derrame pleural).
- La sonda del ecógrafo debe colocarse con el marcador indicador hacia la cabeza de la paciente, independientemente de la sonda seleccionada.
- El aspecto básico de una ecografía pulmonar es el de unas costillas hiperecoicas con sombra acústica y una línea de pleura hiperecoica lineal que conecta y es profunda a las costillas.
- Se recomienda encarecidamente seguir un protocolo estandarizado para la adquisición de imágenes de ecografía pulmonar con un abordaje tradicional anterolateral de ocho zonas (cuatro para el lado derecho y cuatro para el izquierdo) para cualquier paciente con disnea.
- El deslizamiento pulmonar normal asociado con las repeticiones horizontales de la línea pleural se denomina *líneas A* (**fig. 1.7.10**). Las *líneas A* son artefactos que resultan de la reverberación del sonido entre la pleura parietal y el aire intratorácico adyacente (ya sea intra- o extraparenquimatoso).
- En los pulmones sanos aireados, esta interacción entre la onda de ultrasonido y el aire intraparenquimatoso genera una señal lineal e hiperecoica que reverbera hacia la sonda. Se produce un perfil de línea A cuando el sonido se refleja en la sonda a intervalos regulares.

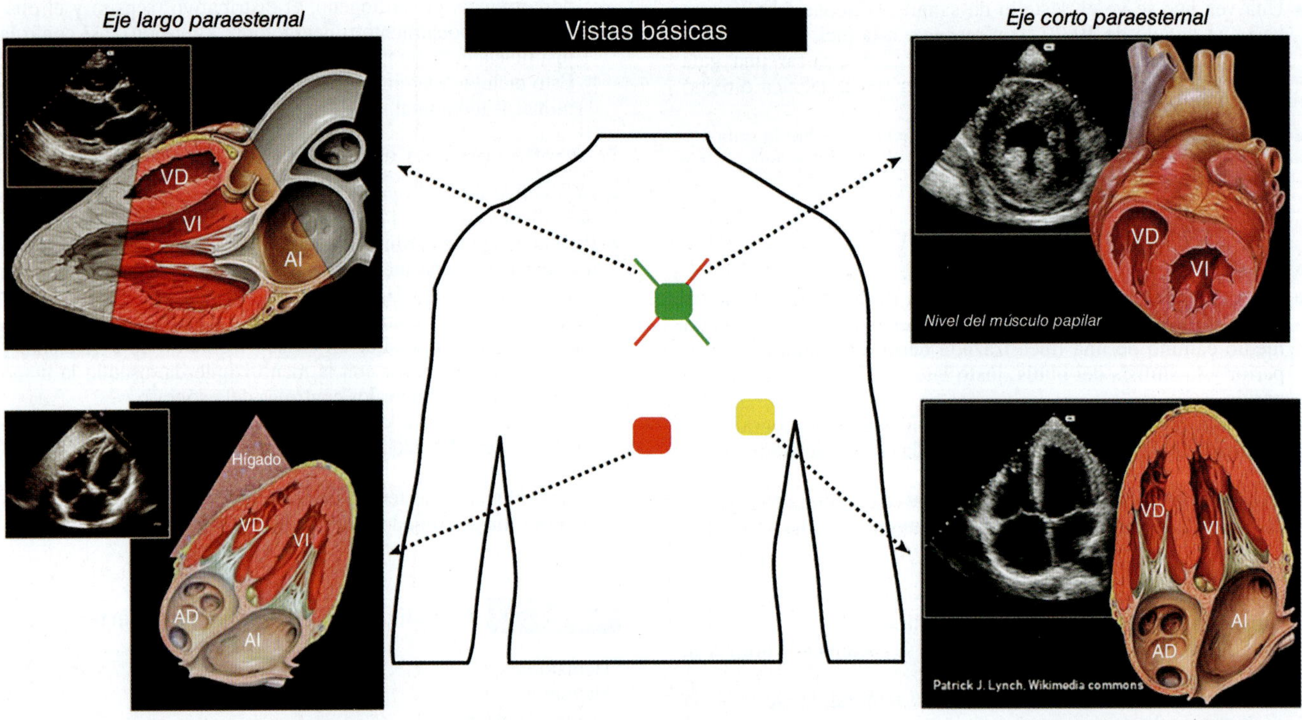

Figura 1.7.9. Posición del transductor del ecógrafo y cuatro vistas cardiacas principales de la ecografía cardiaca focalizada (de Koratala A. Introduction to focused cardiac ultrasound: the parasternal long axis view. En: *Focus on POCUN*. American Society of Nephrologists; 2019: Fig. 1. https://www.renalfellow.org/2019/06/07/introduction-to-focused-cardiac-ultrasound-the-parasternal-long-axis-view/. Ilustraciones del corazón de Lynch PJ. Heart normal transthoracic echocardiography views. *Wikimedia Commons*. Consultado el 8 de julio de 2021. https://commons.wikimedia.org/wiki/Category:Medical_illustrations_by_Patrick_Lynch#/media/File:Heart_normal_tte_views.jpg).

Tabla 1.7.4   Posiciones del transductor para diferentes vistas cardiacas y evaluación de diferentes estructuras cardiacas

Vista cardiaca	Ubicación de la sonda	Estructuras cardiacas	Pregunta binaria	Proceso patológico
Eje largo paraesternal (PLAX)	Coloque el transductor entre la tercera y la cuarta costillas, a la izquierda del esternón, con el indicador de la sonda apuntando al hombro derecho de la paciente.	IVD, VI, AI, VA, VM, raíz aórtica	• ¿Está dilatado el IVD? • ¿Hay una disfunción grave del VI? • ¿Hay estenosis o insuficiencia aórtica o mitral grave?	• Dilatación del IVD: posible EP • Disfunción grave del VI: MCD, MCPP, MCH • Colapso del VI: hipovolemia (choque hemorrágico, sepsis temprana)
Eje corto paraesternal (PSAX)	Basta con obtener una vista del PLAX y girar el transductor 90° en el sentido de las agujas del reloj. El indicador debe apuntar al hombro izquierdo de la paciente.	VI, VD	• ¿Está dilatado el VD? • ¿Hay una disfunción grave del VI? • ¿Hay alguna anomalía en el movimiento de la pared?	• Dilatación del VD: EP, HP • Disfunción grave del VI: MCD, MCPP, MCH • Anomalía del movimiento de la pared: SCA, DEAC
Apical de cuatro cámaras	Coloque el transductor en el punto del pulso apical (siguiendo la línea del pezón hacia el lado lateral izquierdo del cuerpo, a menudo entre la quinta o sexta costilla). El indicador debe apuntar directamente a la izquierda de la paciente.	AI, VI, AD, VD, VM, VT	• ¿Está dilatado el VD? • ¿Hay una disfunción grave del VD? • ¿Hay una disfunción grave del VI? • ¿Hay estenosis o insuficiencia grave de la VM o la VT? • ¿Hay un derrame pericárdico moderado o grande?	• Dilatación del VD: EP, HP • Disfunción grave del VI: MCD, MCPP • Derrame pericárdico: taponamiento cardiaco
Subcostal de cuatro cámaras	Coloque el transductor 2 cm por debajo del apéndice xifoides e incline la cola de la sonda hacia abajo hasta que esté casi plana. El indicador debe apuntar directamente a la izquierda de la paciente (posición de las 3 en punto). Mueva la cola del transductor ligeramente hasta que el transductor apunte directamente al hombro izquierdo de la paciente.	AI, VI, AD, VD, VM, VT	• ¿Hay una disfunción grave del VI o del VD? • ¿Hay estenosis o insuficiencia grave de la VM o la VT? • ¿Hay un derrame pericárdico?	• Dilatación del VD: EP, HP • Disfunción grave del VI: MCD, MCPP • Colapso del VD y del VI: hipovolemia • Derrame pericárdico: taponamiento cardiaco
Subcostal, eje largo de la VCI	El transductor debe mantenerse en la misma ventana que la vista subcostal de cuatro cámaras. Incline la cola de la sonda hacia arriba y gire el transductor en sentido contrario a las agujas del reloj hasta que el indicador apunte a la cabeza de la paciente (el transductor debe estar casi vertical).	VCI	• ¿La paciente tiene hipovolemia o hipervolemia?	• Colapso de la VCI: hipovolemia (choque hipovolémico, sepsis temprana) • VCI pletórica: insuficiencia cardiaca derecha, taponamiento pericárdico

AD: aurícula derecha; AI: aurícula izquierda; DEAC: disección espontánea de la arteria coronaria; EP: embolia pulmonar; HP: hipertensión pulmonar; IVD: infundíbulo ventricular derecho; MCD: miocardiopatía dilatada; MCH: miocardiopatía hipertensiva; MCPP: miocardiopatía periparto; SCA: síndrome coronario agudo; VA: válvula aórtica; VCI: vena cava inferior; VD: ventrículo derecho; VI: ventrículo izquierdo; VM: válvula mitral; VT: válvula tricúspide.

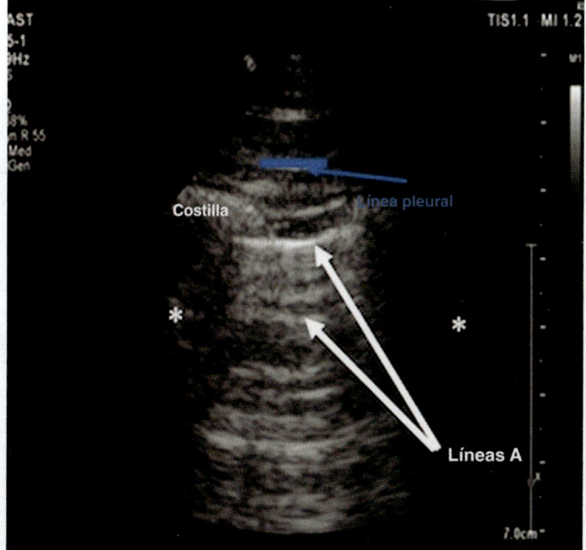

Figura 1.7.10. Aspecto normal de la ecografía pulmonar. Los *asteriscos* indican la sombra acústica de las costillas hiperecoicas. Las líneas A se observan en la profundidad de la pleura.

- Las *líneas B* ecográficas son artefactos de reverberación vertical que se desarrollan como resultado del aumento de la densidad pulmonar intersticial (fig. 1.7.11).
- Estas líneas verticales discretas, parecidas a un láser, se desplazan con la pleura, bloquean la aparición de las líneas A y se extienden hasta el fondo de la pantalla del ecógrafo.
- Las líneas B son hallazgos inespecíficos; una o dos por espacio costal pueden ser un hallazgo normal, particularmente en el área inferior del pulmón.
- Una exploración ecográfica pulmonar debe tener en cuenta el número de líneas B presentes y las zonas pulmonares afectadas.
- El diagnóstico diferencial de las líneas B depende de su distribución (tabla 1.7.5).

Ecografía abdominal en el punto de atención

- La ecografía en el punto de atención se ha utilizado en la medicina de urgencias para la evaluación de anomalías en la cavidad abdominal, y el American College of Emergency Physicians apoya su uso como aplicación básica (9).
- Los médicos del servicio de urgencias utilizan la evaluación focalizada con ecografía en trauma en la evaluación de pacientes traumatizados.
- La EPdA abdominal puede utilizarse en las pacientes de obstetricia para evaluar la hemorragia y la hipotensión posparto o postoperatoria.

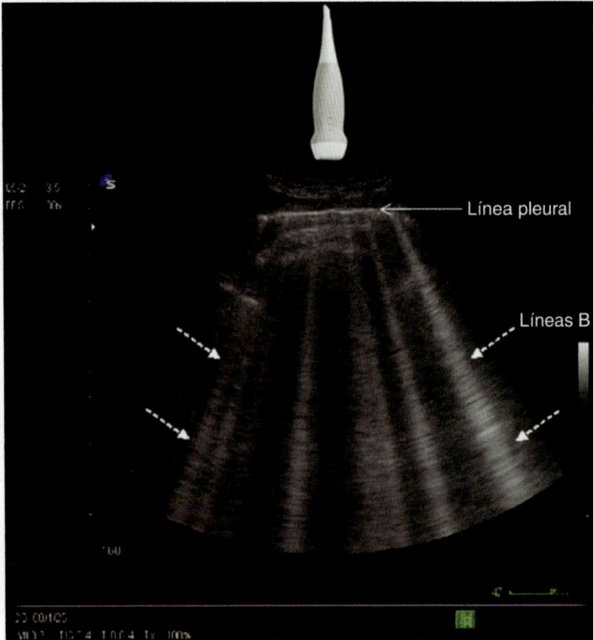

Figura 1.7.11. Líneas B pulmonares ecográficas. Líneas B, las cuales aparecen como artefactos verticales hiperecoicos, tipo láser (reproducida de Msolli MA, Sekma A, Marzouk MB, et al. Bedside lung ultrasonography by emergency department residents as an aid for identifying heart failure in patients with acute dyspnea after a 2-hour training course. *Ultrasound J.* 2021;13(1):5).

Tabla 1.7.5	Diagnóstico diferencial para las líneas B ecográficas

Focal	Difusa
Neumonía	Edema pulmonar cardiógeno
Atelectasias	Neumonía viral
Tumor pulmonar	Enfermedad pulmonar intersticial
Contusión pulmonar	Síndrome respiratorio agudo
Infarto pulmonar	

Posición de la paciente y abordaje

- La paciente deberá estar en posición en decúbito supino durante la mayor parte de la exploración.
- Para realizar estas exploraciones, se utiliza la sonda con matriz en fase o curvilínea con el ecógrafo preconfigurado para la exploración abdominal.
- En caso de acumulación anómala de líquido libre, es necesario evaluar tres sitios: el espacio hepatorrenal (bolsa de Morison), el receso esplenorrenal y la pelvis.
- Con la paciente en decúbito supino, coloque la sonda con el indicador del transductor en sentido cefálico en la línea axilar media derecha. Mueva la sonda en sentido cefalocaudal y anteroposterior para encontrar la vista sagital del riñón derecho junto con el hígado y el espacio hepatorrenal (**fig. 1.7.12**). En este espacio puede verse líquido libre (**fig. 1.7.13**).
- Para visualizar el receso esplenorrenal a la izquierda, coloque la sonda en la línea axilar posterior para obtener la vista sagital del riñón izquierdo adyacente al bazo (**fig. 1.7.14**).
- Una vista transversal de la vejiga con el útero puede mostrar la acumulación de líquido en la cavidad pélvica. Sin embargo, la vista sagital de la vejiga puede demostrar la presencia del líquido peritoneal libre superior a la cúpula de la vejiga. Por esta

razón, la evaluación de la vejiga en ambas vistas (transversal y sagital) es importante cuando se evalúa el líquido peritoneal.

Juntarlo todo

- La EPdA como método de evaluación inicial en la paciente hemodinámicamente inestable o con insuficiencia respiratoria

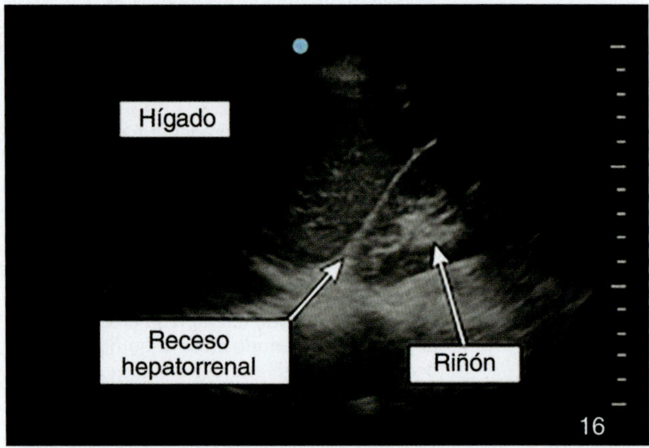

Figura 1.7.12. El receso hepatorrenal se ve como una estructura curvilínea entre el hígado y el riñón derecho.

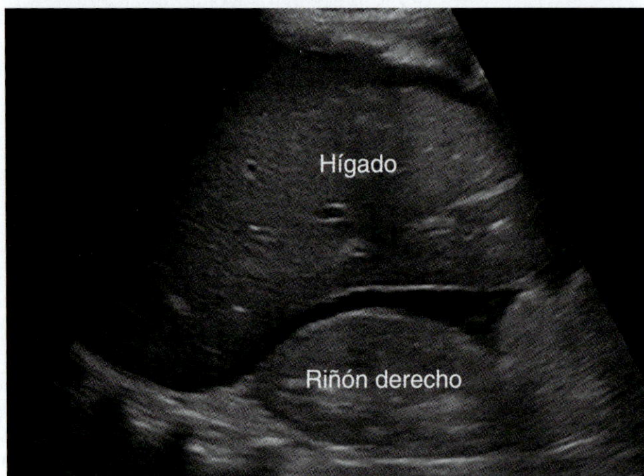

Figura 1.7.13. Exploración abdominal con evaluación focalizada con ecografía en trauma que demuestra la porción más inferior en el receso hepatorrenal (bolsa de Morison) para la acumulación de líquido en la posición en decúbito supino de una paciente.

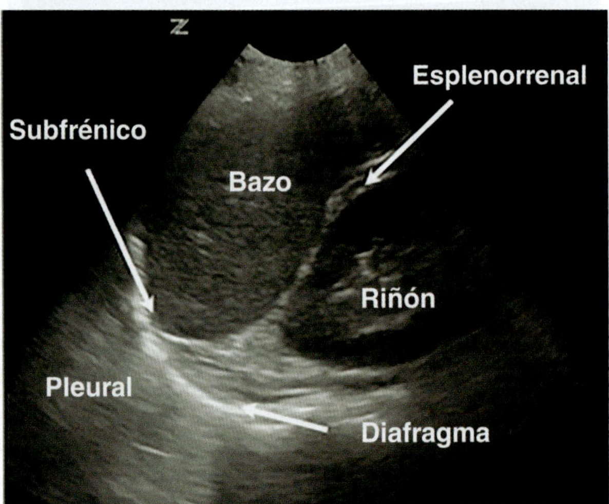

Figura 1.7.14. El receso esplenorrenal se ve como una estructura curvilínea entre el bazo y el riñón izquierdo.

Tabla 1.7.6   Protocolo de tres pasos para la ecografía rápida en el choque

	Choque hipovolémico	**Choque cardiógeno**	**Choque obstructivo**	**Choque distributivo**
Bomba	Corazón hipercontráctil Cámara de tamaño reducido	Corazón hipocontráctil Corazón dilatado	Corazón hipercontráctil Derrame pericárdico Taponamiento cardiaco	Corazón hipercontráctil (sepsis temprana) Corazón hipocontráctil (sepsis tardía)
Tanque	VCI plana Líquido intraperitoneal (pérdida de líquido)	VCI distendida Líneas B pulmonares (edema pulmonar) Líquido pleural (derrame) Líquido peritoneal (ascitis)	VCI distendida Deslizamiento pulmonar ausente (neumotórax)	VCI normal o pequeña (sepsis temprana) Líquido peritoneal (peritonitis) Líquido pleural (empiema)
Tubería	Disección aórtica	Normal	TVP	Normal

TVP: trombosis venosa profunda; VCI: vena cava inferior.

aguda se está convirtiendo rápidamente en un estándar de cuidados en la UCI, en urgencias y en el ámbito perioperatorio.

- Con una excelente capacidad de repetición que puede utilizarse en serie en todas las afecciones que ponen en peligro la vida, se ha demostrado que la ecografía cardiaca-pulmonar-abdominal focalizada acota el diagnóstico, aumenta la certeza y guía al profesional en la atención dirigida a objetivos.
- En combinación con el entorno clínico, los antecedentes, la exploración física y los hallazgos de laboratorio, la ecografía a pie de cama es una herramienta inestimable en el diagnóstico de los estados de choque o la insuficiencia respiratoria aguda.
- El objetivo de la EPdA en una situación crítica es la obtención de imágenes dirigidas a una diana más que la exploración integral.
- Esta tarea consiste en abordar un número limitado de cuestiones, como reconocer la insuficiencia ventricular, la valvulopatía significativa o el edema pulmonar. Estas evaluaciones suelen ser cualitativas y no cuantitativas (no es necesario saber calcular la fracción de eyección para reconocer un ventrículo gravemente disfuncional o la cantidad de líquido libre intraperitoneal).

- Se han desarrollado varios algoritmos orientados a objetivos para ayudar al diagnóstico ecográfico a pie de cama de la hipotensión (choque) o la insuficiencia respiratoria aguda.
- Independientemente del algoritmo específico que se use, se debe hacer una evaluación coherente de la función cardiaca, la dinámica de la VCI y la anomalía de la pleura o el pulmón, así como determinar si se deben realizar exploraciones abdominales o vasculares.
- La ecografía rápida en el choque es un ejemplo de algoritmo dirigido a objetivos y ampliamente usado que engloba múltiples aspectos de la ecografía a pie de cama, incluidas las exploraciones abdominales y vasculares, y los sintetiza en un protocolo simplificado de tres pasos (10). En la tabla 1.7.6 se resume este algoritmo.

CONSEJOS Y ALERTAS

CONSEJO O ALERTA   DESCRIPCIÓN

○ Cateterismo de la vena yugular interna (VYI)

Para el cateterismo de la VYI, la ecografía aumenta el número de éxitos en los primeros pasos. Una complicación frecuente del acceso de la VYI es la lesión accidental de la arteria carótida común (ACC). Unas sencillas técnicas complementarias, como colocar a la paciente en posición de Trendelenburg o pedirle que realice maniobras de Valsalva, darán como resultado la congestión venosa y un mejor cateterismo. Además, el Doppler a color o el espectral de onda pulsada pueden utilizarse para distinguir la VYI y la ACC cuando las imágenes en 2D o en escala de grises no permiten diferenciar fácilmente estos vasos adyacentes.

○ Cateterismo de la vena femoral común (VFC)

Las complicaciones más frecuentes de la colocación de la línea de la VFC son la punción arterial femoral o los cateterismos que producen una hemorragia intraperitoneal o retroperitoneal. Para evitar lesiones arteriales, coloque la pierna de la paciente (en rotación externa) para disminuir la superposición entre lo arterial y lo venoso. Además, la posición de Trendelenburg invertida puede usarse para aumentar el tamaño de las venas en pacientes hemodinámicamente estables. El Doppler a color o el espectral de onda pulsada pueden emplearse para distinguir la VYI y la ACC cuando las imágenes en 2D o en escala de grises no permiten diferenciar fácilmente estos vasos adyacentes.

REFERENCIAS CLAVE

1. Zhao Z, Han S, Yao G, et al. Pregnancy-related ICU admissions from 2008 to 2016 in China: a first multicenter report. *Crit Care Med.* 2018;46(10):e1002–e1009.
2. Seldinger SI. Catheter replacement of the needle in percutaneous arteriography: a new technique. *Acta Radiol.* 1953;39(5):368–376.
3. Wu SY, Ling Q, Cao LH et al. Real-time two-dimensional ultrasound guidance for central venous cannulation: a meta-analysis. *Anesthesiology.* 2013;118(2):361–375.
4. Lalu MM, Fayad A, Ahmed O, et al. Ultrasound-guided subclavian vein catheterization: a systematic review and meta-analysis. *Crit Care Med.* 2015;43(7):1498–1507.
5. Barbeau G, Arsenault F, Dugas L, Simard S, Larivière MM. Evaluations of the ulnopalmar arterial arches with pulse oximetry and plethysmography: comparison with the Allen's test in 1010 patients. *Am Heart J.* 2004;147(3):489–493.
6. Seto AH, Abu-Fadel MS, Sparling JM, et al. Real-time ultrasound guidance facilitate femoral arterial access and reduces vascular complications: FAUST (Femoral Arterial Access With Ultrasound Trial). *JACC Cardiovasc Interv.* 2013;3(7):751–758.
7. Vieillard-Baron A, Millington SJ, Snafilippo F, et al. A decade of progress in critical care echocardiography: a narrative review. *Intensive Care Med.* 2019;45(6):770–778.
8. Volpicelli G, Elbarbary M, Blaivas M, et al. International evidence-based recommendation for point of care lung ultrasound. *Intensive Care Med.* 2012;38(4):577–591.
9. Ultrasound guidelines: emergency point-of-care and clinical ultrasound guidelines in medicine. *Ann Emerg Med.* 2017;69(5):e27–e54.
10. Perera P, Mailhot T, Riley D, Mandavia D. The RUSH exam: rapid ultrasound in shock in the evaluation of the critically ill. *Emerg Med Clin North Am.* 2010;28(1):29–56.

<table>
<tr><td>Capítulo 2.1</td><td>

Consideraciones quirúrgicas en pacientes con anomalías congénitas del aparato reproductor y de los genitales externos

Oluyemisi Adeyemi-Fowode y Jennifer E. Dietrich

</td></tr>
</table>

PRINCIPIOS GENERALES

- El desarrollo del aparato reproductor comienza a las 6-7 semanas de edad gestacional y está guiado inicialmente por la presencia (o ausencia) del gen determinante del sexo (*SRY*). En ausencia del gen *SRY* (situado en el cromosoma Y), se produce la anatomía femenina (**fig. 2.1.1**) (1).

Definiciones

Anomalías müllerianas

- *Anomalía mülleriana*. Anomalía anatómica del aparato reproductor femenino.

- *Incidencia*. Alrededor del 7% de las mujeres (1).
- *Causas*. Anomalía en el desarrollo o la migración del conducto de Müller que puede dar lugar a agenesia, defectos de fusión vertical, defectos de fusión lateral o defectos de reabsorción del conducto de Müller.
- *Sistema de clasificación*. La clasificación más utilizada para las anomalías uterinas es la de la American Fertility Society (**fig. 2.1.2**) (2,3).
- Las anomalías de las vías reproductivas, incluidas las müllerianas, pueden clasificarse como obstructivas o no obstructivas (**tabla 2.1.1**).

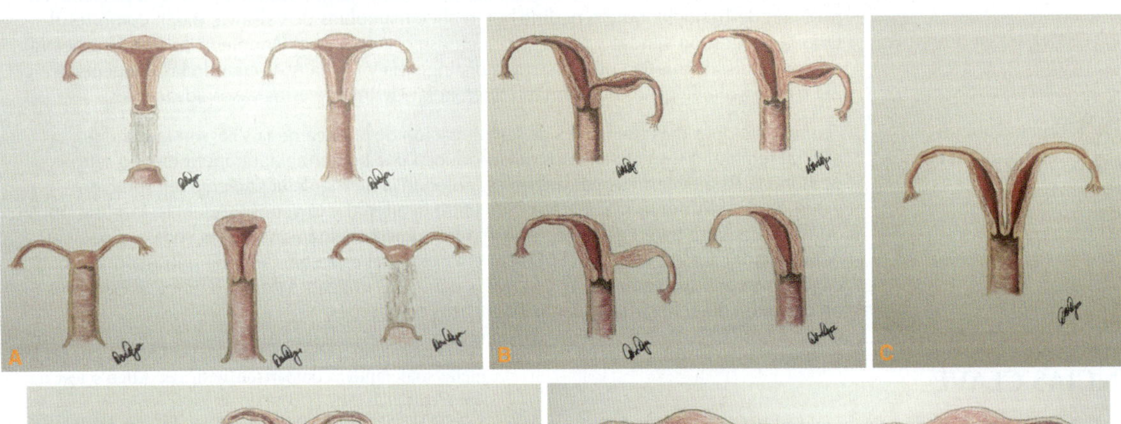

Figura 2.1.1. Edad gestacional (EG) y desarrollo de las vías reproductivas.

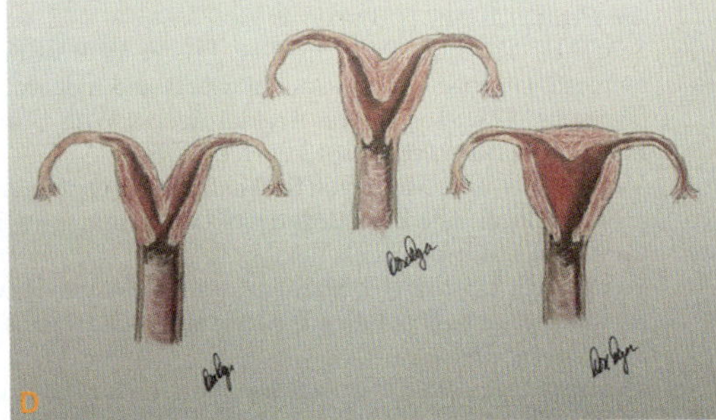

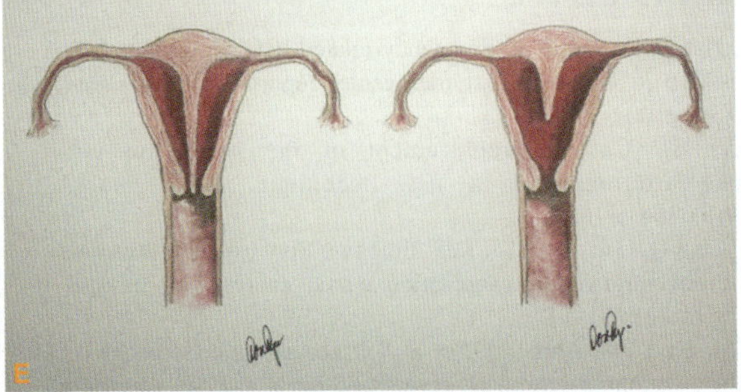

Figura 2.1.2. Sistema de clasificación de las anomalías müllerianas. **A.** Tipo I. **B.** Tipo II. **C.** Tipo III. **D.** Tipo IV. **E.** Tipo V. Ilustraciones de Donald A. Dyer, MD, con autorización de uso de Jennifer E. Dietrich, MD, MSc.

Tabla 2.1.1   Clasificación mülleriana

Obstructiva	No obstructiva
Atresia vaginal inferior	Agenesia uterovaginal
Útero doble con hemivagina obstruida y agenesia renal ipsilateral	Útero bicorne
	Útero unicorne
Agenesia cervicovaginal	Útero tabicado
Cuerno uterino funcional no comunicante	Útero arqueado
Tabique vaginal transversal	Útero doble con tabique longitudinal no obstructivo

Alteraciones de la diferenciación sexual

- *Alteraciones de la diferenciación sexual (ADS).* Anomalías congénitas inusuales en las que el desarrollo del sexo cromosómico, gonadal o anatómico es atípico (4).
- *Incidencia.* Aproximadamente 1:2000, pero los datos son limitados (5).
- *Causas/sistema de clasificación.* Las ADS se clasifican en tres tipos principales: ADS 46, XX; ADS 46, XY; y ADS de cromosomas sexuales (tabla 2.1.2) (4).
- La **hiperplasia suprarrenal congénita** (HSC) es la causa más frecuente de genitales ambiguos. Se debe a una deficiencia en uno de los varios pasos enzimáticos necesarios para la síntesis normal de esteroides. Una característica cardinal de la HSC virilizante clásica o grave en las mujeres recién nacidas es el desarrollo anómalo de los genitales externos con un grado variable de virilización (fig. 2.1.3) (6).

Malformaciones anorrectales

- *Malformaciones anorrectales (MAR).* Espectro de alteraciones que puede afectar a hombres y mujeres, con una gravedad variable en la presentación, que implica un desarrollo anómalo del ano y el recto. Estas alteraciones se asocian con frecuencia con un desarrollo urogenital anómalo, incluidas las anomalías müllerianas en las mujeres.
- *Incidencia.* 1:5000 (7).
- *Malformación cloacal.* Es el tipo más grave de MAR en el que la uretra, la vagina y el recto no se desarrollan por separado, creando un conducto común que se abre en un único orificio en el perineo (fig. 2.1.4). La malformación cloacal es una forma inusual de MAR con una incidencia de 1:50000 (8). Este tipo de anomalía también se asocia con un mayor riesgo de anomalías müllerianas (9).

Tabla 2.1.2   Clasificación de las alteraciones de la diferenciación sexual

Alteraciones de los cromosomas sexuales	Alteraciones 46, XY	Alteraciones 46, XX
45, X (de Turner y variantes)	Alteraciones del desarrollo gonadal testicular	Alteraciones del desarrollo gonadal del ovario
47, XXY	Alteraciones de la síntesis de andrógenos	Alteraciones por exceso de andrógenos
Ovotesticular		Otros: MRKH, SA-MAR, malformación cloacal

MRKH: síndrome de Mayer-Rokitansky-Kuster-Hauser; SAMAR: síndrome de agenesia mülleriana-agenesia renal.

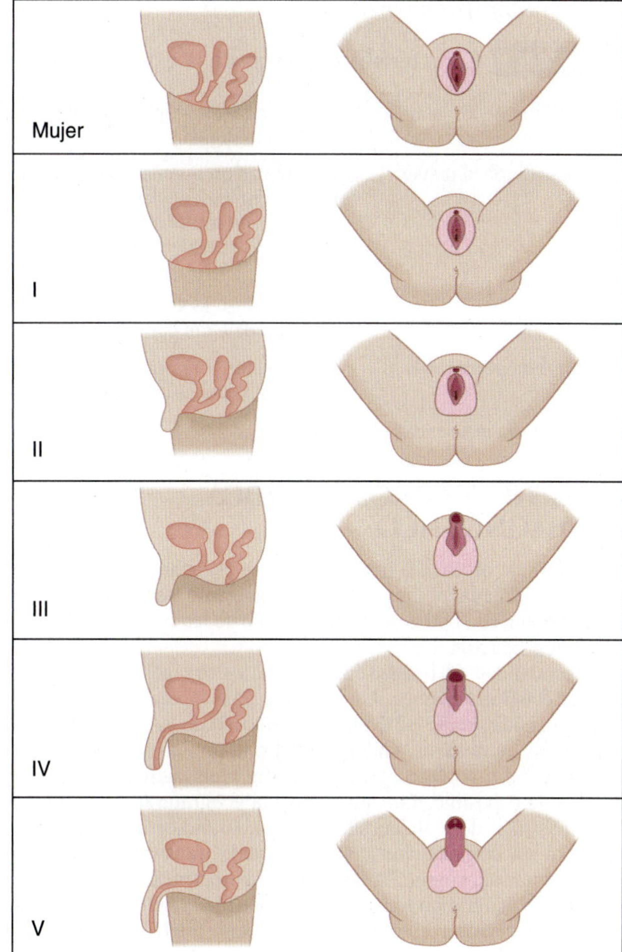

Figura 2.1.3. Escala de Prader.

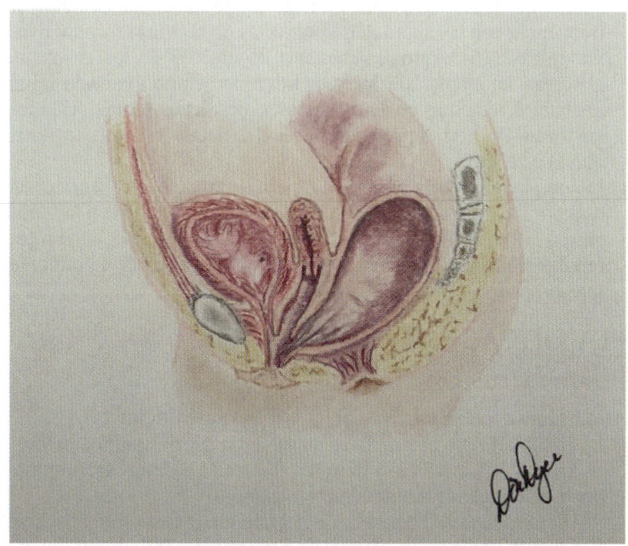

Figura 2.1.4. Malformación cloacal (ilustraciones de Donald A. Dyer, MD, con autorización de uso de Jennifer E. Dietrich, MD, MSc).

Exploración física (tabla 2.1.3)

Tabla 2.1.3 Características básicas de la exploración física

Exploración de los genitales externos	Inspeccionar el orificio vaginal y evaluar el cuerpo perineal, el calibre vaginal y la proximidad de la uretra y el ano a la vagina.
Exploración de la pelvis	La exploración interna puede realizarse con un espéculo si la anchura de la vagina lo permite. Evaluar visualmente las anomalías. Realizar una exploración vaginal digital para valorar las áreas de estenosis o cicatrices. Evaluar si se puede(n) palpar con facilidad el (los) cuello(s) uterino(s).
Tamaño de la pelvis	Ciertos síndromes y anomalías pélvicos (como la malformación cloacal) pueden afectar su tamaño. Las imágenes de RM pueden ser útiles para aumentar la pelvimetría y guiar las decisiones relacionadas con el abordaje del parto.
Prolapso de los órganos pélvicos	Las pacientes en riesgo son las que tienen una malformación cloacal. La RM de la pelvis puede ser útil para revisar las estructuras anatómicas y el soporte del suelo pélvico.

RM: resonancia magnética.

IMÁGENES Y OTROS MÉTODOS DE DIAGNÓSTICO

- Además de obtener la historia clínica y realizar una exploración física adecuada, el diagnóstico por imagen desempeña un papel importante en el proceso de diagnóstico de las anomalías del aparato reproductor.
- La modalidad de imagen inicial para los órganos reproductores es la ecografía pélvica. La ecografía transvaginal tiene una tasa de precisión del 90-92% en el diagnóstico de las anomalías müllerianas en mujeres adultas (10). En la población ginecológica prepuberal o adolescente, la ecografía transvaginal no suele ser tolerada o posible. En estos casos, la ecografía transabdominal es más fácil de realizar; sin embargo, su índice de precisión es menor en comparación con el abordaje transvaginal (10). En ocasiones, la ecografía translabial o transperineal, además de un abordaje ecográfico transabdominal, puede ser útil para delinear una obstrucción y a veces puede ser mejor tolerada que un abordaje ecográfico vaginal (1).
- La modalidad de imagen ideal para la evaluación de una anomalía mülleriana es la resonancia magnética (RM). No es invasiva, no implica radiación ionizante, tiene capacidad multiplanar y permite delinear con detalle la anatomía uterovaginal (11,12). Aunque la ecografía pélvica 3D ha demostrado ser comparable a la RM, estas conclusiones se basaron en estudios realizados en mujeres adultas con el uso de la ecografía transvaginal (13,14).
- También es importante tener en cuenta que existen otras patologías asociadas con las anomalías müllerianas y vaginales. Las anomalías de las vías renales son las que se relacionan con mayor frecuencia con las anomalías congénitas de las vías reproductivas femeninas (15). Aproximadamente en el 30% de los casos, se observan anomalías de las vías urinarias, como agenesia renal ipsilateral, sistemas colectores dobles, duplicación renal, riñones en forma de herradura, ectopia renal cruzada y displasia renal quística (13,15).
- Las anomalías de la columna vertebral también se observan en esta población y pueden impedir la anestesia raquídea en algunos casos. Por ejemplo, entre las pacientes con MAR, las anomalías renales, cardiacas, esofágicas y de la columna vertebral también pueden ocurrir simultáneamente (7).

PLANIFICACIÓN PREOPERATORIA

Panorama general

Anomalías no obstructivas del aparato reproductor (16)

- Las anomalías no obstructivas no suelen requerir tratamiento quirúrgico, salvo en el caso del útero tabicado o de un útero doble con un tabique longitudinal no obstructivo.
  - *Útero tabicado*. La resección del tabique uterino suele hacerse antes del embarazo, ya que la persistencia del tabique puede predisponer a una implantación anómala de la placenta en futuros embarazos o la pérdida recurrente del embarazo.
  - *Tabique vaginal longitudinal no obstructivo*. Por lo general, se usa un abordaje vaginal para resecar el tabique hasta el nivel del cuello uterino. En raras ocasiones, tras la resección del tabique, puede quedar una cicatriz vaginal residual o una estenosis que puede obstruir el parto (tabla 2.1.4).

Anomalías obstructivas del aparato reproductor (1,2,17-20)

- Las anomalías obstructivas no suelen ser una urgencia; no obstante, el hematocolpos y la hematometra pueden causar ocasionalmente un efecto de masa en las estructuras circundantes, pudiendo generar retención urinaria, hidronefrosis, lesión renal aguda y estreñimiento.
- La consulta con médicos familiarizados con la anatomía, así como las imágenes preoperatorias, pueden ser útiles para la planificación del parto.
- Revisar el tratamiento quirúrgico típico puede ayudar a entender si ciertas pacientes tienen riesgo de tener una cicatriz vaginal o uterina (*véase* tabla 2.1.4).
- Una vez comprendido el abordaje típico de las anomalías de las vías reproductivas, las cuestiones posteriores se vuelven primordiales para decidir el modo de parto más seguro para una paciente en particular. Se pueden clasificar en varios grupos principales: antecedentes de cirugía por anomalía mülleriana o vaginal, antecedentes de cirugía por malformación cloacal o MAR, antecedentes de cirugía por ADS, descubrimiento de la anomalía mülleriana o vaginal prenatalmente o en el parto y antecedentes de trasplante uterino (tabla 2.1.5). Cada categoría incluye características únicas que deben impulsar la evaluación de los riesgos subyacentes y deben basarse en una revisión de los registros previos, las imágenes y cualquier otra consideración especial (*véase* tabla 2.1.5).

Asesoramiento sobre el modo de parto (1,2,8,9,16,19-23)

- Riesgo de placentación anómala o debilidad de la pared uterina con antecedentes de úteros tabicados.
- La elección de un parto vaginal o por cesárea es una decisión conjunta de la paciente y su médico. Los riesgos de lesiones vaginales, uterinas, cervicouterinas, vesicales, uretrales y rectales deben ser explicados cuando corresponda. Si el riesgo de lesión de las estructuras reconstruidas con el parto vaginal es mayor, considere la posibilidad de un parto por cesárea electiva.
- Se debe considerar llevar a cabo una incisión abdominal especial para las pacientes que tuvieron una cirugía de Mitrofanoff (reconstrucción de la vejiga con un sitio de cateterismo abdominal) o una colostomía y una fístula mucosa.
- Las pacientes con antecedentes de extrofia cloacal tienen un mayor riesgo de sufrir malformaciones de la médula espinal y del cordón umbilical y, por lo tanto, pueden no ser candidatas al bloqueo epidural en función del nivel de terminación del cono medular.

Tabla 2.1.4   **Tratamiento quirúrgico de las anomalías de las vías reproductivas**

Anomalía	Tratamiento quirúrgico típico	Abordaje vaginal que produce una cicatriz vaginal	Abordaje uterino que produce una cicatriz uterina
Atresia vaginal inferior	Procedimiento de extracción vaginal. Si la vagina atrésica estaba a > 3 cm del perineo inicialmente, se puede haber empleado un injerto[a] vaginal	Sí	No es típico
Útero doble con hemivagina obstruida y agenesia renal ipsilateral	Resección del tabique vaginal causante de la obstrucción	Sí	No
Agenesia cervicovaginal	Histerectomía	No	No
Cuerno uterino funcional no comunicante	Abordaje laparoscópico o abierto con resección del cuerno no comunicante para reducir el riesgo de embarazo ectópico	No	Solo si se resecó un cuerno comunicante
Tabique vaginal transversal	Resección del tabique vaginal causante de la obstrucción	Sí	No
Cirugía reconstructiva: HSC	La genitoplastia feminizante suele incluir clitoroplastia, vaginoplastia (con o sin injerto), labioplastia o movilización del seno urogenital El abordaje depende de la longitud del conducto común Baja = ≤ 3 cm, alta = > 3 cm	Sí, es frecuente la estenosis del orificio vaginal o de la vagina inferior que puede requerir un tratamiento posterior	No
Cirugía reconstructiva: cloaca	Separación del recto del seno urogenital por medio de un abordaje sagital posterior (anorrectoplastia sagital posterior) mediante cirugía pediátrica, movilización del seno urogenital y del conducto común (confluencia baja = ≤ 3 cm) o separación completa de la uretra de la vagina (con o sin injerto) que implica tanto un abordaje abdominal como uno perineal para una confluencia alta (alta = > 3 cm)	Sí, pueden producirse desgarros vaginales durante la separación, lo que puede ocasionar retracción o estenosis	No

[a]Los injertos pueden ser de mucosa bucal, intestino o piel.
HSC: hiperplasia suprarrenal congénita.

Tabla 2.1.5   **Cuestiones importantes para fundamentar las opciones del modo de parto en las pacientes con anomalías de las vías reproductivas (1,5,6,9,16,18-21,32)**

Asesoramiento previo a la concepción
- Las decisiones sobre la seguridad del embarazo deben tomarse en conjunto con los especialistas en urología y cirugía general en el caso de las pacientes con antecedentes de malformación cloacal y renopatía.

Tratamiento prenatal
- Riesgo de placentación anómala o debilidad de la pared uterina con antecedentes de úteros tabicados. Realice una ecografía temprana a las pacientes, especialmente a las que tienen antecedentes de cirugía uterina, para determinar si existe este riesgo.

Trabajo de parto
- La elección de un parto vaginal o por cesárea es una decisión conjunta de la paciente y su médico. Los riesgos de lesiones vaginales, uterinas, cervicouterinas, vesicales, uretrales y rectales deben ser explicados cuando corresponda. Si el riesgo de lesión de las estructuras reconstruidas con el parto vaginal es mayor, considere la posibilidad de un parto por cesárea electiva.
- Deben tenerse en cuenta consideraciones especiales para la realización de incisiones abdominales en el caso de las pacientes con una cirugía de Mitrofanoff (vejiga reconstruida con un sitio de cateterismo abdominal) o una colostomía y una fístula mucosa.
- Las pacientes con antecedentes de extrofia cloacal tienen un mayor riesgo de sufrir malformaciones de la médula espinal y del cordón umbilical y, por lo tanto, pueden no ser candidatas al bloqueo epidural en función del nivel de terminación del cono medular.

Posparto
- En el caso de las pacientes que requieren un abordaje multidisciplinario para el parto (es decir, que tienen antecedentes de anomalía cloacal), es importante que los especialistas participen también en el periodo posparto.

Desenlaces
- Ya se ha abordado la anomalía en el texto.

Complicaciones
- Ya se ha abordado la anomalía en el texto.

■ Para las pacientes que presentan alteraciones de la diferenciación sexual o anomalías de la cloaca que han tenido una cirugía reconstructiva previa, considere la posibilidad de consultar con urología y cirugía general, según proceda, para que le ayuden antes, durante y después del parto.

TRATAMIENTO QUIRÚRGICO

■ Lo ideal es que el tratamiento quirúrgico se produzca antes del embarazo y que no se requiera ningún manejo adicional antes o durante el parto.
■ Algunas anomalías de las vías reproductivas se diagnostican durante el embarazo. Si se conoce el diagnóstico, comprender los procedimientos previos realizados será útil para orientar el asesoramiento sobre el modo de parto, así como para analizar el momento ideal de este. Además, esta información será útil para determinar si se necesitan especialistas en urología o en cirugía general en el momento del parto.
■ Es posible que sea necesario abordar cuestiones que orienten sobre la necesidad de tratar de algún modo una afección antes o después del parto. Hay preguntas clave que deberían plantearse para ambos escenarios (**tablas 2.1.6 y 2.1.7**) (1,2,5,9,16,19,20,22).

Tabla 2.1.6	Preguntas clave para las anomalías de las vías reproductivas tratadas quirúrgicamente

1. ¿Hay antecedentes de cirugía uterina?
2. ¿Hay antecedentes de cirugía vaginal? Si es así, ¿cuál es la extensión de la cirugía?
3. ¿Hay otros órganos, como la vejiga, los uréteres o el intestino, implicados en la presentación de la anomalía?
4. Si hay otros órganos afectados, ¿se ha realizado una cirugía reconstructiva?
5. ¿Hay desviación urinaria o intestinal?

Tabla 2.1.7	Preguntas clave para las anomalías de las vías reproductivas descubiertas en el periodo prenatal

1. ¿Hay alguna anomalía en el útero?
2. ¿Hay alguna anomalía en la vagina?
3. ¿Hay anomalías simultáneas en la columna vertebral, el intestino, la vejiga o los riñones?
4. ¿Existen indicios de que la paciente puede haberse sometido a una reconstrucción vesical, perineal o anal?
5. ¿Hay desviación urinaria o intestinal?

PROCEDIMIENTOS Y TÉCNICAS

■ *Procedimientos y técnicas específicos para las anomalías de las vías reproductivas.* Como se ha mencionado anteriormente, lo ideal es que estos procedimientos se lleven a cabo antes de que se produzca el embarazo. Las anomalías que pueden encontrarse se enumeran a continuación y se clasifican según el tipo de cirugía frecuente que puede haberse realizado (1,2,5,9,16,19,20,22).
  ■ *Cirugía vaginal.* Tabiques vaginales transversales, tabiques vaginales longitudinales: tipos obstructivos y no obstructivos.
  ■ *Cirugía pélvica reconstructiva compleja con movilización de un conducto común.* MAR, alteraciones de la diferenciación sexual.
  ■ *Cirugía uterina.* Úteros tabicados parciales o completos.

CONSEJOS Y ALERTAS (tablas 2.1.8 y 2.1.9)

Tabla 2.1.8	Consejos y alertas para las anomalías de las vías reproductivas tratadas quirúrgicamente (1,2,5,9,16,19,20,22,26)

Referencias anatómicas importantes	Antecedentes de anomalías müllerianas y vaginales	Antecedentes de alteraciones de la diferenciación sexual o malformación anorrectal
Perineo	Medir el cuerpo del perineo, ya que el riesgo de una laceración perineal de mayor grado aumenta cuando el cuerpo mide < 3 cm.	Medir el cuerpo del perineo, ya que el riesgo de una laceración perineal de mayor grado aumenta cuando el cuerpo mide < 3 cm.
Vagina	Evaluar la longitud, la forma y el calibre de la vagina. Evaluar si hay estenosis o retracción vaginal.	Evaluar el injerto vaginal (¿el injerto fue de piel, bucal, intestinal?) si se utilizó uno para la reconstrucción vaginal. Evaluar la longitud, el calibre y la viabilidad del injerto, así como su estenosis o retracción. El tejido vaginal nativo es el que tiene mejor cicatrización.
Cuello uterino	Determinar la posición del cuello o los cuellos uterinos (en caso de duplicación) dentro del conducto vaginal.	Determinar la posición del cuello o de los cuellos uterinos (en caso de duplicación) dentro del conducto vaginal.
Vulva	Identificar el clítoris, los labios, el meato uretral, el orificio vaginal y el ano.	Identificar el meato uretral, el orificio vaginal y el ano.
Uretra	Evaluar la posición en el perineo.	En algunos casos, puede haber una desviación urinaria y la uretra puede estar cerrada.
Ano	Evaluar la posición en el perineo.	En algunos casos, puede haber una colostomía de desviación y el ano puede no ser permeable.
Antecedentes de movilización del seno urogenital o del conducto común	No aplica.	Es importante evaluar la proximidad de la uretra a la vagina, así como la de la vagina al ano. En algunos casos, la uretra puede ser muy corta tras la movilización.
Útero	Evaluar si hay cicatrización o adelgazamiento de la pared uterina mediante ecografía o RM si hay antecedentes de cirugía uterina.	Evaluar si hay cicatrización o adelgazamiento de la pared uterina mediante ecografía o RM si hay antecedentes de cirugía uterina.

RM: resonancia magnética.

Tabla 2.1.9 **Consejos y alertas para las anomalías de las vías reproductivas encontradas prenatalmente o en el parto (1,2,5,9,16,19,20,22,26)**

Puntos importantes por anomalía	Tabique vaginal longitudinal no obstructivo	Úteros bicornes, unicornes, dobles	Úteros tabicados (parciales o completos)
Evaluación	Evaluar el calibre vaginal a ambos lados del tabique vaginal.	Realizar una ecografía para evaluar la posición del feto, su crecimiento y la longitud del cuello uterino.	Realizar una ecografía para evaluar la posición de la placenta y el grosor de la pared uterina.
	Evaluar la elasticidad del tabique vaginal.	Determinar en qué cuerno se encuentra el feto si se sabe que hay un útero doble.	Realizar una ecografía para evaluar la posición del feto, su crecimiento y la longitud del cuello uterino.
Asesoramiento	Riesgo de desgarro vaginal, incluso con incisiones relajantes realizadas en el parto.	Riesgo de parto prematuro, presentación distócica, restricción del crecimiento intrauterino.	Posibilidad de placentación anómala o de rotura uterina.
	Riesgo potencial para el feto con la cirugía vaginal antes del parto.	Riesgo de insuficiencia del cuello uterino y posible necesidad de cerclaje.	Riesgo de parto prematuro, presentación distócica, restricción del crecimiento intrauterino, parto prolongado, aborto espontáneo.
	También es razonable considerar el parto por cesárea después de evaluar el mejor modo de parto.	También es razonable considerar el parto por cesárea después de evaluar el mejor modo de parto.	También es razonable considerar el parto por cesárea después de evaluar el mejor modo de parto.

CUIDADOS POSTOPERATORIOS

- El cuidado postoperatorio de las pacientes depende de la anomalía subyacente y del abordaje para el parto que se haya elegido (1,2,5,9,16,19,20,22,24,25).

Parto vaginal

- Las pacientes que tienen antecedentes de cirugía vaginal pueden tener hinchazón adicional en las zonas periuretrales y requerir la colocación de una sonda de Foley para evitar la retención de orina hasta que disminuya la inflamación.
- En el caso de las pacientes en las que la uretra está muy cerca de la vagina, o la vagina está cerca del ano, pregunte sobre la incontinencia urinaria o fecal posparto e inspeccione la vagina en busca de cicatrices.
- Para las pacientes que han tenido un desgarro perineal de alto riesgo o que tienen un alto riesgo de secuelas secundarias después del parto, puede ser útil recomendar la consulta con un especialista en uroginecología que pueda evaluar las lesiones obstétricas del esfínter anal después del parto.

Parto por cesárea

- Incluya al urólogo en el proceso de cuidados postoperatorios en los casos en los que se haya hecho previamente una reconstrucción de la vejiga, ya que pudo haber sido necesaria la disección para movilizar la vejiga y garantizar un parto por cesárea seguro.
- Involucre a cirugía general en los casos en los que se sospecha que hay adherencias densas y para evaluar el sitio de la anastomosis en los casos en los que se puede haber creado una neovagina intestinal previamente, ya que la presión del embarazo podría llevar a la formación de fístulas o a la interrupción de las capas de tejido o del suministro de sangre en la profundidad de la pelvis.
- En el caso de las pacientes que requirieron un parto por cesárea pero que tienen otras preocupaciones, como la derivación urinaria o la colostomía, fomente el seguimiento con urología y cirugía general, según corresponda.

RESULTADOS (21,23,26,27)

- Anomalías müllerianas con riesgo obstétrico (28-30)
  - Unicorne:
    - Trabajo de parto y parto prematuro (50%)
    - Restricción del crecimiento intrauterino (RCIU) (25%)
    - Cuerno uterino comunicante y posibilidad de embarazo ectópico en el cuerno remanente
    - Presentación distócica
  - Bicorne:
    - Trabajo de parto y parto prematuro (39%)
    - RCIU (47.9%)
    - Presentación distócica
    - Insuficiencia del cuello uterino (4%)
  - Doble:
    - Trabajo de parto y parto prematuro (33%)
    - RCIU (83%)
    - Presentación distócica
  - Tabicado (no reparado):
    - Trabajo de parto y parto prematuro (25%)
    - RCIU (6%)
    - Placentación anómala
  - Tabicado (reparado):
    - Trabajo de parto y parto prematuro (16%)
    - RCIU (12%)
    - Placentación anómala
    - Alteraciones de la diferenciación sexual (19,21)
  - Los estudios realizados hasta la fecha no han abordado específicamente los desenlaces, pero existen riesgos potenciales para quienes padecen la situación más frecuente: HSC.
    - Hiato genital potencialmente más pequeño.
    - Cuerpo perineal menos desarrollado.
    - Proximidad estrecha de la uretra a la vagina, lo que puede aumentar el riesgo de desgarros periuretrales.
    - El antecedente de cirugía de un seno urogenital de alta confluencia tiene una alta probabilidad de haber involucrado un injerto vaginal, lo que conlleva una mayor probabilidad de estenosis o retracción vaginal profunda.
    - Es más probable que el antecedente de cirugía de un seno urogenital de baja confluencia haya incluido principalmente la vagina nativa, aunque puede producirse una estenosis en el orificio vaginal distal.
  - Malformaciones anorrectales (18,31)
    - La revisión de la literatura arroja desenlaces obstétricos limitados, con pocos informes de casos y revisiones retrospectivas que analicen los desenlaces y los riesgos obstétricos.

- Entre los 26 embarazos de 17 pacientes con extrofia cloacal, ano imperforado y fístula rectovaginal, así como anomalías cloacales, el 66.6% tenían riesgo de parto prematuro, con una edad gestacional media de 32.5 semanas.
- Dos pacientes de la cohorte dieron a luz por vía vaginal (una con fístula rectovaginal y otra con malformación cloacal).
- La cirugía previa de un conducto común largo tiene una alta probabilidad de haber involucrado un injerto vaginal, lo que conlleva una mayor probabilidad de estenosis o retracción vaginal profunda.
- Es más probable que la cirugía previa de un conducto común corto haya incluido principalmente la vagina natural; aun así, puede producirse una estenosis en el orificio vaginal distal.

COMPLICACIONES

Las complicaciones pueden ocurrir tanto con el parto vaginal como con la cesárea. Pueden afectar estructuras como los riñones, la vejiga, el intestino y el perineo. Dependiendo de la anomalía subyacente y de los antecedentes quirúrgicos, las pacientes pueden estar en riesgo de sufrir incontinencia urinaria, formación de fístulas, rotura uterina y placentación anómala (18,21,23,31).

- Antecedentes de cirugía uterina:
  - Rotura uterina
  - Espectro de la placenta acreta
- Antecedentes de cirugía vaginal sin injerto:
  - Estrechez del orificio vaginal
- Antecedentes de cirugía vaginal con injerto:
  - Estrechez del orificio vaginal
  - Estenosis o retracción en la zona del injerto
- Antecedente de reconstrucción vesical y parto por cesárea:
  - El 86.7% tienen riesgo de hidronefrosis después del parto.
  - El 53.3% tuvieron dificultades para el cateterismo de la uretra nativa o un conducto susceptible de cateterismo.
  - El 50% pueden requerir un catéter permanente.
  - El 33.3% desarrollan incontinencia urinaria.
  - El 66.7% desarrollan una infección de las vías urinarias.
  - *Otros riesgos.* Cistotomía, deserosamiento intestinal, laceración vaginal.
  - El 20% desarrollaron fístulas urinarias.

REFERENCIAS CLAVE

1. Dietrich JE, Millar DM, Quint EH. Obstructive reproductive tract anomalies. *J Pediatr Adolesc Gynecol.* 2014;27(6):396–402.
2. Management of acute obstructive uterovaginal anomalies: ACOG Committee Opinion, Number 779. *Obstet Gynecol.* 2019;133(6):e363–e371.
3. Buttram VC Jr, Gibbons WE. Müllerian anomalies: a proposed classification (an analysis of 144 cases). *Fertil Steril.* 1979;32(1):40–46.
4. Lee PA, Houk CP, Ahmed SF, Hughes IA. Consensus statement on management of intersex disorders. International Consensus Conference on Intersex. *Pediatrics.* 2006;118(2):e488–e500.
5. Hertweck SP, Rothstein DH. Challenges and opportunities in adolescent gynecology patients with surgically-treated congenital and acquired anomalies: transition of care from pediatric to adult surgery. *J Pediatr Adolesc Gynecol.* 2019;32(2):103–109.
6. Speiser PW, Arlt W, Auchus RJ, et al. Congenital adrenal hyperplasia due to steroid 21-hydroxylase deficiency: an Endocrine Society clinical practice guideline. *J Clin Endocrinol Metab.* 2018;103(11):4043–4088.
7. Wood RJ, Levitt MA. Anorectal malformations. *Clin Colon Rectal Surg.* 2018;31(2):61–70.
8. Warne SA, Wilcox DT, Creighton S, Ransley PG. Long-term gynecological outcome of patients with persistent cloaca. *J Urol.* 2003;170(4 Pt 2):1493–1496.
9. Levitt MA, Pena A. Cloacal malformations: lessons learned from 490 cases. *Semin Pediatr Surg.* 2010;19(2):128–138.
10. Santos XM, Krishnamurthy R, Bercaw-Pratt JL, Dietrich JE. The utility of ultrasound and magnetic resonance imaging versus surgery for the characterization of Müllerian anomalies in the pediatric and adolescent population. *J Pediatr Adolesc Gynecol.* 2012;25(3):181–184.
11. Behr SC, Courtier JL, Qayyum A. Imaging of Müllerian duct anomalies. *Radiographics.* 2012;32(6):E233–E250.
12. Junqueira BL, Allen LM, Spitzer RF, Lucco KL, Babyn PS, Doria AS. Müllerian duct anomalies and mimics in children and adolescents: correlative intraoperative assessment with clinical imaging. *Radiographics.* 2009;29(4):1085–1103.
13. Ergenoglu AM, Sahin C, Simsek D, et al. Comparison of three-dimensional ultrasound and magnetic resonance imaging diagnosis in surgically proven Müllerian duct anomaly cases. *Eur J Obstet Gynecol Reprod Biol.* 2016;197:22–26.
14. Graupera B, Pascual MA, Hereter L, et al. Accuracy of three-dimensional ultrasound compared with magnetic resonance imaging in diagnosis of Müllerian duct anomalies using ESHRE-ESGE consensus on the classification of congenital anomalies of the female genital tract. *Ultrasound Obstet Gynecol.* 2015;46(5):616–622.
15. Breech LL, Laufer MR. Müllerian anomalies. *Obstet Gynecol Clin North Am.* 2009;36(1):47–68.
16. Dietrich JE, Millar DM, Quint EH. Non-obstructive Müllerian anomalies. *J Pediatr Adolesc Gynecol.* 2014;27(6):386–395.
17. Mansouri R, Dietrich JE. Postoperative course and complications after pull-through vaginoplasty for distal vaginal atresia. *J Pediatr Adolesc Gynecol.* 2015;28(6):433–436.
18. Skerritt C, Vilanova Sanchez A, Lane VA, et al. Menstrual, sexual, and obstetrical outcomes after vaginal replacement for vaginal atresia associated with anorectal malformation. *Eur J Pediatr Surg.* 2017;27(6):495–502.
19. Thomas JC, Adams MC. Female sexual function and pregnancy after genitourinary reconstruction. *J Urol.* 2009;182(6):2578–2584.
20. Vilanova-Sanchez A, Reck CA, McCracken KA, et al. Gynecologic anatomic abnormalities following anorectal malformations repair. *J Pediatr Surg.* 2018;53(4):698–703.
21. Roth JD, Casey JT, Whittam BM, et al. Complications and outcomes of pregnancy and cesarean delivery in women with neuropathic bladder and lower urinary tract reconstruction. *Urology.* 2018;114:236–243.
22. McNamara ER, Swartz JM, Diamond DA. Initial management of disorders of sex development in newborns. *Urology.* 2017;101:1–8.
23. Varner M. Cesarean scar imaging and prediction of subsequent obstetric complications. *Clin Obstet Gynecol.* 2012;55(4):988–996.
24. Moya-Jimenez LC, Sanchez-Ferrer ML, Adoamnei E, Mendiola J. New approach to the evaluation of perineal measurements to predict the likelihood of the need for an episiotomy. *Int Urogynecol J.* 2019;30(5):815–821.
25. Fairchild PS, Low LK, Kowalk KM, Kolenic GE, DeLancey JO, Fenner DE. Defining "normal recovery" of pelvic floor function and appearance in a high-risk vaginal delivery cohort. *Int Urogynecol J.* 2020;31(3):495–504.
26. Vaz SA, Dotters-Katz SK, Kuller JA. Diagnosis and management of congenital uterine anomalies in pregnancy. *Obstet Gynecol Surv.* 2017;72(3):194–201.
27. Toijonen AE, Heinonen ST, Gissler MVM, Macharey G. A comparison of risk factors for breech presentation in preterm and term labor: a nationwide, population-based case-control study. *Arch Gynecol Obstet.* 2020;301(2):393–403.
28. Fox NS, Roman AS, Stern EM, Gerber RS, Saltzman DH, Rebarber A. Type of congenital uterine anomaly and adverse pregnancy outcomes. *J Matern Fetal Neonatal Med.* 2014;27(9):949–953.
29. Greenwell TJ, Venn SN, Creighton S, Leaver RB, Woodhouse CR. Pregnancy after lower urinary tract reconstruction for congenital abnormalities. *BJU Int.* 2003;92(7):773–777.
30. Mastrolia SA, Baumfeld Y, Hershkovitz R, et al. Bicornuate uterus is an independent risk factor for cervical os insufficiency: a retrospective population based cohort study. *J Matern Fetal Neonatal Med.* 2017;30(22):2705–2710.
31. Vilanova-Sanchez A, McCracken K, Halleran DR, et al. Obstetrical outcomes in adult patients born with complex anorectal malformations and cloacal anomalies: a literature review. *J Pediatr Adolesc Gynecol.* 2019;32(1):7–14.
32. Brannstrom M. Uterus transplantation: transition from experimental to clinical procedure. *Minerva Ginecol.* 2019;71(6):460–466.

Defectos cicatriciales (nicho e istmocele)

Charles E. Miller y William E. Gibbons

PRINCIPIOS GENERALES

- En los últimos 15 años, ha aparecido en la literatura un nuevo término para una antigua afección. El término *istmocele* se utiliza para describir un defecto de bolsa o «muesca» en la pared anterior del istmo uterino situado en el lugar de una cicatriz de cesárea anterior (1). La incidencia de esta afección informada en la literatura varía del 56 al 84% (2). Existen algunos informes de que el diagnóstico por histeroscopia en el consultorio es superior a la ecografía (3). Otros sugieren que los nuevos instrumentos de ecografía 3D funcionan muy bien para hacer el diagnóstico, aunque el volumen de la bolsa puede apreciarse mejor cuando está llena de líquido.
- Los factores de riesgo se han evaluado en varias publicaciones e incluyen una mayor duración del parto, el estado del parto en el momento de la cesárea, el número de cirugías previas, la ocurrencia de un parto vaginal previo, las semanas de gestación en el momento de la cesárea y un útero en retroversión (4). Se ha sugerido que una posición inferior de la incisión de la cesárea, un cierre incompleto de una histerotomía, adherencias tempranas de la pared uterina e incluso una predisposición genética pueden desempeñar un papel (5).
- La mayoría de las mujeres con istmocele son asintomáticas. La bolsa en los defectos más grandes puede llenarse de sangre menstrual y drenar lentamente durante los días siguientes al flujo menstrual normal, con la consiguiente hemorragia posmenstrual. El tratamiento para eliminar la bolsa es muy eficaz. En algunas mujeres se ha descrito dolor pélvico crónico; la prueba de esta relación es reforzada por su resolución con el tratamiento (6). La posibilidad de que el defecto produzca dehiscencia de los tejidos, embarazo en la cicatriz o placentación anómala, como el acretismo placentario, es más preocupante (7).
- Algunos autores atribuyen la infertilidad secundaria al istmocele, y, aunque hay pruebas en la literatura de que su reparación quirúrgica sirve para tratar la infertilidad, existen pocos datos que apoyen el papel de la cirugía y no hay ensayos aleatorizados que demuestren que la infertilidad se debe al istmocele y que el tratamiento es beneficioso (8). Asimismo, una revisión de la literatura no demuestra una reducción de la fertilidad tras la cesárea (9).
- En este capítulo se revisa la literatura y se proporciona un algoritmo para el tratamiento del istmocele.

TRATAMIENTO QUIRÚRGICO

- *Tratamiento quirúrgico.* No existe un acuerdo general sobre qué abordaje quirúrgico puede ser el mejor. Aunque existen muchos estudios que evalúan el tratamiento histeroscópico de los istmoceles sintomáticos, hay poca literatura que evalúe un abordaje laparoscópico o vaginal. La siguiente revisión de la literatura sugiere una orientación, pero no un acuerdo claro, en cuanto a la eficacia comparativa de un abordaje histeroscópico, laparoscópico o vaginal.
- De acuerdo con una excelente revisión de Togas Tulandi y cols. titulada *Emerging manifestations of cesarean scar defects in reproductive-aged woman*, publicada en la revista *Journal of Minimally Invasive Surgery* en octubre de 2016 (10), se observó un tratamiento exitoso de la hemorragia uterina anómala en el 59-100% de los casos de reparación histeroscópica, en el 89-93.5% de los casos de reparación vaginal y en el 86% de los casos de reparación laparoscópica. En este mismo artículo se informa que el tratamiento histeroscópico produjo tasas de embarazo del 78-100%, mientras que se observó una tasa de embarazo del 86% con la reparación laparoscópica.

Abordaje histeroscópico del istmocele sintomático

- El tratamiento histeroscópico cuando hay una hemorragia uterina anómala se ha abordado en múltiples estudios. En 2005, Fabres y cols. publicaron un estudio de cohortes retrospectivo con 24 pacientes (11). Veinte pacientes (84%) notaron una resolución de la hemorragia. La intervención quirúrgica consistió en la resección del colgajo inferior (lado cervicouterino del defecto; fig. 2.2.1) y luego la fulguración de los vasos superficiales dilatados de las glándulas endometriales con un resectoscopio monopolar a 60 vatios (W). Tres años más tarde, Gubbini y cols. (12) informaron un ensayo prospectivo. Las 26 pacientes (100%) observaron una corrección de la hemorragia posmenstrual a los 12 y 24 meses. Al igual que en el estudio de Fabres y cols., no se mencionó el grosor del miometrio en la parte superior del defecto del istmocele. En 2009, Chang y cols. informaron que, en 14 de 22 pacientes (63%), la hemorragia se había normalizado (13). En este estudio, se requería un miometrio igual o mayor de 2 mm para que una paciente se sometiera a un abordaje histeroscópico. Se utilizó un asa monopolar con una corriente de corte de 80 W para rasurar el colgajo inferior y una corriente de coagulación de 50 W para desecar los vasos y las glándulas dentro del defecto.
- En 2011, en la revista *Gynecological Endocrinology Journal*, Florio y cols. publicaron un estudio retrospectivo de casos y controles en el que se comparaba la resección histeroscópica con la modulación hormonal en el tratamiento de las alteraciones menstruales relacionadas con el istmocele (14). El grupo A (19 pacientes) fue tratado mediante cirugía histeroscópica, en tanto que el grupo B (20 pacientes) fue tratado con manipulación hormonal. Ambos lados del istmo se rasuraron con un asa monopolar con corriente de corte pura. La parte superior del istmo se desecó con un electrodo de bola de rodillo. La resolución de

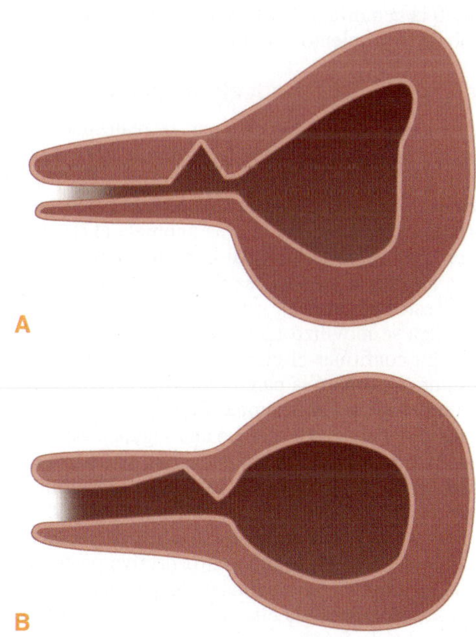

Figura 2.2.1. A. Pre. Rasurar el lado del cuello uterino del istmocele. **B.** Post. Esto aumenta la salida de líquido del cuello uterino, en lugar de la acumulación en el endometrio.

la hemorragia anómala y el dolor fue significativamente mayor en el grupo A, mientras que todas las pacientes observaron una reducción de la hemorragia y el dolor.

- Raimondo y cols. observaron que de las 120 pacientes estudiadas, 104 (84%) tuvieron una reducción significativa de la hemorragia uterina anómala (6). Este estudio prospectivo incluyó a 116 pacientes que se quejaban de hemorragia posmenstrual. Para ser candidata a la cirugía histeroscópica, la paciente debía tener un miometrio igual o mayor de 4 mm. Se usó el resectoscopio monopolar para rasurar el borde inferior del defecto con la base desecada con el asa monopolar. Un mes después de la intervención, 96 pacientes (80%) presentaban un alivio completo de los síntomas.

- En cuanto a los problemas de fertilidad, los estudios sobre el tratamiento histeroscópico del istmocele son menos numerosos y sólidos. Fabres y cols., en su estudio de 2005, informaron nueve embarazos en 11 pacientes (11). Gubbini y cols. publicaron dos estudios de cohortes prospectivos, informando 9 pacientes en 2008 (12) y 41 pacientes en 2011 (15). Todas las mujeres fueron tratadas con el resectoscopio monopolar. El rasurado de los bordes superior e inferior con un asa de corte empleando corriente de corte pura fue seguido de la desecación de la parte superior del istmo con un electrodo de bola de rodillo. En el estudio inicial, el 73% lograron el embarazo, mientras que las 41 pacientes del último estudio también lo hicieron. Hay que señalar que ninguno de estos estudios describió el tamaño del istmocele, si se observaba líquido en la cavidad o qué porcentaje de pacientes tenían problemas de fertilidad antes del embarazo.

- En el número de julio-septiembre de 2019 de la revista *International Journal of Fertility and Sterility*, Vegas Carrillo de Albornoz y cols. describieron una serie de casos prospectiva en la que participaron 38 mujeres (16). Todas las pacientes presentaban hemorragias uterinas anómalas, el 42% referían dolor pélvico y el 29% infertilidad secundaria. Si el grosor del miometrio en la base del istmocele era menor de 2.5 mm, no se realizaba un abordaje histeroscópico. En las candidatas adecuadas, se utilizó un resectoscopio de asa de 9 mm para rasurar la pared inferior del istmocele hasta el nivel del cuello uterino, seguido de la desecación de la base. Al cabo de 1 mes, en el 8.5% de las candidatas se había normalizado la hemorragia. Tres de siete mujeres completaron el primer año de seguimiento y lograron el embarazo (43%).

Abordaje vaginal del istmocele sintomático

- El abordaje vaginal del istmocele parece realizarse con mayor frecuencia en Asia que en otros lugares. En 2012, Luo y cols. publicaron un estudio retrospectivo en el que participaron 42 pacientes sometidas a una reparación de istmocele vaginal secundaria a una hemorragia uterina anómala (17). Después de inyectar el espacio vesicocervical con adrenalina (1:2 000), se realizó una incisión en la mucosa de la pared vaginal y se abrió el espacio vesicocervical. De acuerdo con la histerectomía vaginal, la vejiga se movilizó fuera del útero. El sonido del útero se utiliza para confirmar el cierre correcto y para asegurar que ninguna sutura incorporó la pared posterior. Se emplearon tres o cuatro suturas 0 de polidioxanona (PDS®, Ethicon, Somerville, NJ) interrumpidas. Luego se colocó una segunda capa de suturas continuas o interrumpidas. A continuación, se realizó la aproximación del peritoneo de la vejiga, así como una última capa de aproximación del cuello uterino y la vagina. Casi el 93% (39 pacientes) notaron una reducción significativa de las hemorragias uterinas anómalas. En un estudio retrospectivo posterior, Zhang comparó la reparación transvaginal en 65 pacientes con un abordaje laparoscópico en 59 de ellas realizado debido a una hemorragia anómala (18). Se observó una tasa de éxito del 89% en el grupo de reparación transvaginal frente al 86% en el grupo de reparación laparoscópica. En el grupo de reparación transvaginal, se observó un menor tiempo quirúrgico, así como un menor tiempo de hospitalización. La técnica de reparación vaginal fue similar a la de Luo, salvo que a la reparación inicial con suturas 0 interrumpidas en ocho le siguió una capa de suturas absorbibles de colchonero. Los pasos iniciales del abordaje laparoscópico implicaron una incisión en el pliegue vesicouterino del peritoneo con el bisturí ultrasónico; a continuación, se movilizó la vejiga fuera de la pared uterina anterior y del cuello uterino. Se realizó una histeroscopia para localizar el tamaño y el sitio del istmocele. Bajo la guía del histeroscopio, se visualizó el defecto y posteriormente se resecó con el bisturí ultrasónico. El útero se reparó en tres capas usando suturas absorbibles colocadas de forma continua. La primera capa era un cierre del espesor total del útero. La segunda capa consistía en una sutura imbricada. Por último, la tercera capa reparó el peritoneo vesicouterino.

- En un estudio de 2014, Xie y cols. informaron sobre 77 mujeres con istmocele que se sometieron a cirugía vaginal o histeroscopia operativa para su corrección (19). La eficacia se definió como la mejoría de los periodos menstruales y el cambio del tamaño del istmocele residual en la ecografía transvaginal. Por vía vaginal, se inyectó adrenalina (1:2 000) en la unión vesicocervical. Una incisión transversal permitió la entrada en el espacio vesicocervical. La vejiga se disecó manualmente hasta el nivel de la retracción vesicoperitoneal y se entró en la cavidad abdominal para exponer la incisión de la cesárea. Se palpó la pared anterior del útero para identificar el lugar del istmocele. Se colocó una sonda intrauterina para verificar la ubicación del istmocele, el cual luego se resecó. El útero se reparó con suturas PDS® 0. El peritoneo y la incisión vaginal se cerraron con suturas PDS® 0 continuas.

- La eficacia quirúrgica de la cirugía vaginal fue superior a la de la histeroscopia (93.5% frente a 64.5%; $p < 0.001$). Sin embargo, las pacientes que se sometieron a cirugía vaginal tuvieron un tiempo quirúrgico más largo (55 min frente a 25 min; $p < 0.001$), así como una mayor pérdida de sangre (50 mL frente a 10 mL; $p < 0.001$). Dos pacientes de cada grupo lograron el embarazo. Las pacientes con periodos menstruales de más de 7 días después de la cirugía tenían una mayor probabilidad de tener un istmocele residual.

Abordaje laparoscópico del istmocele sintomático

- En 2019, se publicó un estudio retrospectivo de Enderle y cols. en el que se evaluaron pacientes después de la cirugía de istmocele; cinco se sometieron al tratamiento histeroscópico, ocho se trataron con un abordaje vaginal y cinco se trataron mediante laparotomía (20). Aunque se reconoció que este estudio tenía muy poca potencia, la hemorragia uterina anómala se corrigió en el 80, 81 y 60%, respectivamente. De las 10 pacientes que deseaban concebir, el 60% tuvieron éxito.

- Oliver Donnez y cols. informaron sobre tres pacientes con hemorragia uterina anómala, dolor pélvico e infertilidad tras la reparación laparoscópica de un istmocele en 2008 (21). Se usó el láser de CO_2 (Lumenis-Sharplan®, Yokneam, Israel) para extirpar el defecto; la histerotomía se cerró con cuatro capas separadas de sutura 00 y 000 de poliglactina 910 (Vicryl®, Ethicon, Somerville, NJ) . Tras un periodo de convalecencia de 3 meses, las tres pacientes no presentaban síntomas y una estaba embarazada. Antes de la reparación, el miometrio que cubría el istmocele era igual o menor de 2.1 mm. En el postoperatorio, el grosor del miometrio era de 9.4-11 mm. En una reciente revisión del tema, Donnez indicó, al igual que otros, que la técnica histeroscópica no está indicada cuando el grosor del miometrio es menor de 3 mm (3).

- Marotta informó sobre 13 pacientes: cuatro asintomáticas, cuatro con hemorragia uterina anómala, dos con dolor pélvico crónico, dos con dismenorrea y una con dolor, hemorragia, dismenorrea y dispareunia (22). Se empleó el láser de CO_2 para extirpar el istmocele por vía laparoscópica, seguido de un cierre de dos capas consistente en una sutura Vicryl® 2-0 interrumpida. El peritoneo se cerró con una sutura continua de poliglecaprona 25 (Maxon®). La histeroscopia confirmó la idoneidad de la reparación. El seguimiento del embarazo osciló entre los 3 y los 48 meses, y todas las pacientes sintomáticas se refirieron libres de síntomas. Tras una pausa de 3 meses, cuatro pacientes concibieron espontáneamente. Se observó que el grosor del miometrio antes del procedimiento era de 1.7 ± 0.69 mm; después del procedimiento, el grosor del miometrio era de 9.8 ± 1.04 mm.

- En un estudio más amplio, publicado en 2014, Li y cols. informaron sobre 41 pacientes, 17 de ellas tratadas por laparoscopia (23). En el grupo de laparoscopia, 11 presentaban una hemorragia anómala; dos, hemorragia anómala e infertilidad; dos, dolor pélvico o hemorragia anómala; y una, solo dolor pélvico. El defecto se extirpó utilizando energía ultrasónica y la incisión se reparó con una sola capa de Vicryl® 0. El peritoneo se cerró por separado. En esta serie, las participantes tenían prohibido intentar concebir durante 6 meses. En el periodo de seguimiento de 3-16 meses, 12 de las 17 pacientes no presentaban síntomas, cuatro lograron el embarazo y solo una notó una hemorragia uterina anómala después de la reparación.

- En 2015, Tanimura y cols. informaron los resultados de la reparación del istmocele en 22 mujeres que presentaban líquido en la cavidad endometrial e infertilidad secundaria (24). Las mujeres con un grosor del miometrio igual o mayor de 2.5 mm y un útero en anteflexión o recto se sometieron a cirugía histeroscópica (4 mujeres), mientras que 18 se sometieron a cirugía laparoscópica. Catorce de las 22 mujeres (63.6%) que fueron seguidas durante 1 año o más después de la cirugía lograron el embarazo. De las cuatro mujeres que se embarazaron tras la cirugía histeroscópica, tres dieron a luz. De las que se sometieron a la reparación quirúrgica laparoscópica, 10 de 18 mujeres (55.6%) lograron el embarazo, y cinco de ellas tuvieron partos prematuros. No hubo ningún caso de rotura uterina; todos los partos fueron por cesárea.

- Una de las mayores series de reparaciones laparoscópicas de istmoceles es la de Donnez y cols. (25). De las 38 mujeres incluidas, el 58% presentaban hemorragia intermenstrual; el 48%, dismenorrea; el 42%, dolor pélvico crónico; el 26%, dispareunia profunda; y el 44%, infertilidad. De nuevo se usó el láser de CO_2 para extirpar el istmocele. Al igual que en su artículo de 2008, el cierre de la incisión de la histerotomía en dos capas consistió en suturas Vicryl® interrumpidas. El peritoneo se reparó con una sutura Maxon® corrida. Como sugirieron Vervoort y cols., debido a que la retroflexión del útero puede perjudicar la cicatrización de la herida y promover el istmocele después de la cesárea (26), los ligamentos redondos se acortaron cuando se observó que el útero estaba retroflexionado. Antes del tratamiento, el grosor del miometrio por encima del istmocele era de 1.4 ± 0.7 mm. Por resonancia magnética postoperatoria se observó que el grosor del miometrio era de 9.6 ± 1.8 mm ($p < 0.001$). En el momento de la publicación, el 91% de las pacientes con dolor o hemorragias anómalas presentaban un alivio de los síntomas. Ocho de las 18 pacientes (44%) habían dado a luz y había un embarazo en curso. Dos pacientes permanecieron sintomáticas a pesar de los grosores residuales del miometrio de 11.2 y 11.7 mm. Una tercera paciente fracasó y fue tratada con histeroscopia. A pesar de una profundidad miometrial residual de 5 mm, el istmocele aumentó de tamaño tras la cirugía.

- Por último, He y cols. informaron los resultados de un metaanálisis en el que se evaluaron cuatro estrategias quirúrgicas para el tratamiento del istmocele sintomático en 2020 (27). Este estudio comparó el tratamiento con laparoscopia, histeroscopia, laparoscopia e histeroscopia combinadas y reparación vaginal. Se incluyeron 10 estudios: cuatro ensayos controlados aleatorizados y seis estudios observacionales. El abordaje laparoscópico dio lugar a una mayor reducción de la hemorragia uterina anómala intermitente que el abordaje histeroscópico (diferencia media estandarizada [DME] = 1.36; intervalo de confianza [IC] del 95%: 0.37-2.36; $p < 0.007$) o vaginal (DME = 1.58; IC del 95%: 0.97-2.19; $p < 0.001$). Además, la reparación laparoscópica dio lugar a una mayor mejoría en el grosor del miometrio que el abordaje vaginal (DME = 1.57, IC del 95%: 0.54-2.61, $p = 0.003$).

- En 2016, nuestro equipo de cirugía mínimamente invasiva con sede en el área metropolitana de Chicago, Estados Unidos, evaluó nuestros primeros 21 casos de resección y reparación de istmoceles. En su mayoría, nuestras pacientes se presentaron con preocupaciones sobre la infertilidad secundaria; nueve, con infertilidad sola; cuatro, con infertilidad y hemorragia anómala; una, con dolor pélvico e infertilidad; y dos, con hemorragia uterina anómala. Durante este periodo, los procedimientos se realizaron por laparoscopia convencional utilizando energía ultrasónica o por laparoscopia asistida por robot usando tijeras monopolares. En aquel momento, cerrábamos el defecto en dos capas; una capa de tres o cuatro suturas PDS® 3-0 de grosor completo y una segunda capa corrida imbricada con una sutura 3-0 absorbible de monofilamento barbada sin nudo unidireccional (V-Loc®, Covidien Healthcare, Mansfield, MA) colocada por encima de la primera capa. Cuando fue posible, el peritoneo se aproximó con una sutura V-Loc® 3-0 en una capa corrida o una sutura PDS® 3-0 en bolsa de tabaco (jareta).

- No se observaron complicaciones peri- o postoperatorias. Tras evitar embarazarse durante 3 meses, 12 de las 15 mujeres que lo intentaron concibieron. Cuatro abortaron y ocho tuvieron embarazos en curso o dieron a luz. Curiosamente, cinco pacientes que antes no podían someterse a una fecundación *in vitro*, debido a la presencia de líquido en la cavidad endometrial, concibieron espontáneamente en el postoperatorio.

- En resumen, aunque los estudios son limitados y el número de pacientes es pequeño, la escisión laparoscópica del istmocele y su reparación parecen ser factibles y exitosas en el tratamiento de la hemorragia uterina anómala, el dolor pélvico y la infertilidad. También parece que debe hacerse un cierre en dos capas y evitar el embarazo durante 3 meses después del procedimiento. Por supuesto, habrá que llevar a cabo estudios más amplios.

Procedimientos y técnicas

- En la figura técnica 2.2.1, se presenta el paradigma de tratamiento del istmocele de los autores. Como puede observarse, las pacientes asintomáticas pueden no requerir tratamiento. Además, si una mujer no está interesada en buscar un embarazo, los síntomas de la hemorragia podrían incluso resolverse con tratamiento médico. Si se va a realizar un tratamiento quirúrgico, el procedimiento de elección debe ser la laparoscopia cuando el miometrio a lo largo del defecto es menor de 3 mm.

- En lo que respecta al embarazo, no es necesario tratar un istmocele asintomático, es decir, un defecto de cesárea que no está asociado con líquido en el endometrio o endometritis. No obstante, se debe informar a la paciente que corre un riesgo poco frecuente de embarazo ectópico secundario a la cicatriz de la cesárea. Si se considera que el istmocele produce líquido en la cavidad endometrial o se asocia con una endometritis, se recomienda el abordaje quirúrgico, histeroscópico o laparoscópico. De nuevo, si el miometrio a lo largo del defecto es menor de 3 mm, se aconseja un abordaje laparoscópico.

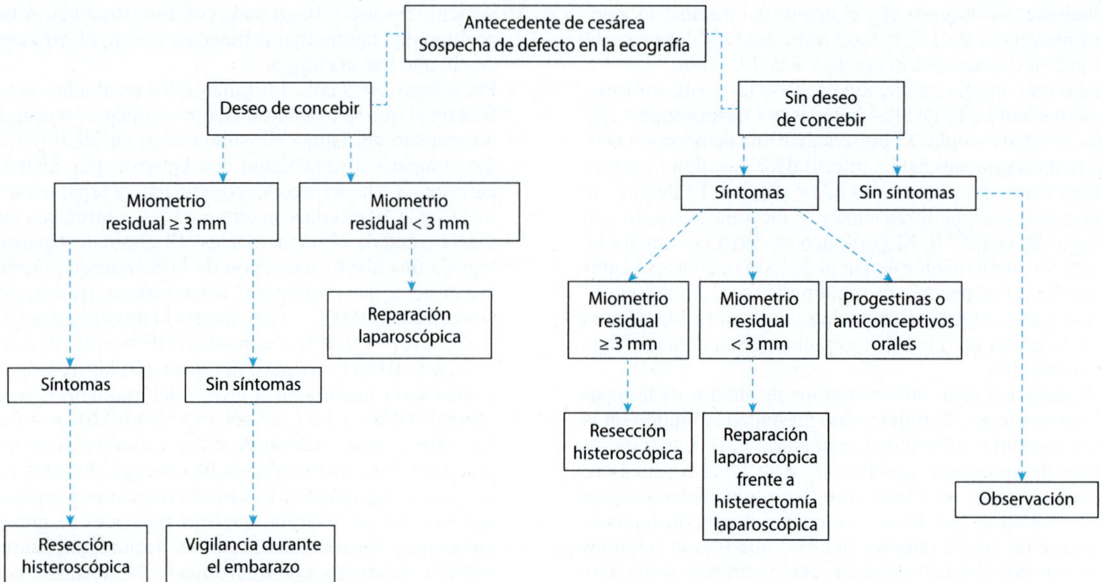

Figura técnica 2.2.1. Paradigma terapéutico del istmocele.

Tratamiento histeroscópico

- Paso 1. Identificar el istmocele mediante histeroscopia.
- Paso 2. Utilizar un resectoscopio bipolar con un electrodo de asa en la posición de corte para rasurar el borde caudal del istmocele hasta el nivel del cuello uterino.
- Paso 3. Utilizar el resectoscopio bipolar con el electrodo de asa en la configuración de desecación para desecar la parte superior del istmo.
- *Nota*: si el miometrio es grueso, esta zona puede resecarse en la configuración de corte.

Tratamiento laparoscópico («estilo Chicago»)

- Puede realizarse mediante laparoscopia convencional o con asistencia robótica.
- Realice una histeroscopia para verificar el istmocele (**fig. técnica 2.2.2**).

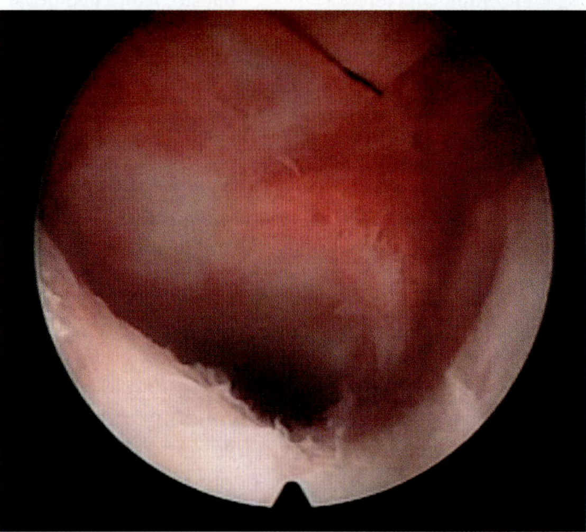

Figura técnica 2.2.2. Se observa un gran istmocele en la histeroscopia.

- Coloque la cánula dentro del cuello uterino o el útero.
- Movilice la vejiga fuera del segmento uterino inferior y del cuello uterino (puede requerir rellenar la vejiga) (**fig. técnica 2.2.3**).
- Diseque lateralmente hasta justo por encima de los vasos uterinos (**fig. técnica 2.2.4**).
- Vuelva a la histeroscopia para identificar el defecto del istmocele.
    - A menudo, también se ve la cicatriz retraída mediante laparoscopia.
    - Utilice la luz del histeroscopio para identificar el istmocele; realice la incisión inicial por vía laparoscópica.
- Sustituya la cánula y escinda el istmocele (laparoscopia convencional: energía ultrasónica; asistencia robótica: tijeras monopolares).
- Para permitir una mejor visualización, acorte la cánula para que entre solo en el cuello uterino; esto aumenta el ángulo entre el cuello uterino y el útero (**fig. técnica 2.2.5**).
- Reparación por capas.
    - *Capa 1*. Se emplean 3-4 suturas de colchonero colocadas primero en los ángulos. Polidioxanona 0 (PDS®) (**fig. técnica 2.2.6**).
    - *Capa 2*. Se usan suturas corridas imbricadas calibre 0 absorbibles de monofilamento barbadas sin nudo unidireccionales (V-Loc®) (**fig. técnica 2.2.7**).
    - Se debe cerrar el peritoneo si es posible, con una sutura corrida V-Loc® 3-0 frente a una sutura de polidioxanona 3-0 (PDS®).

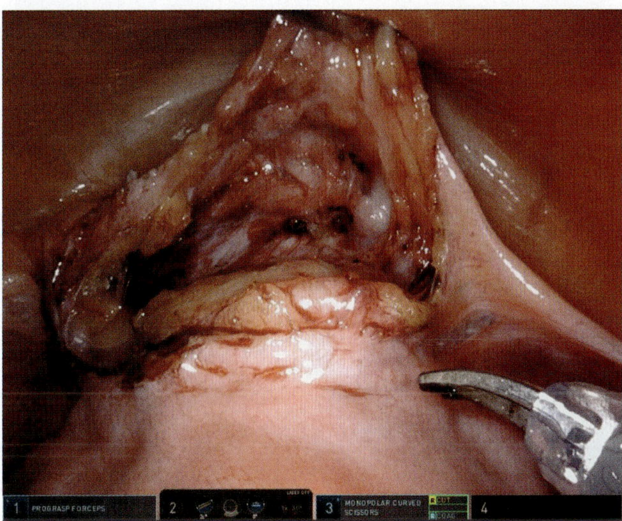

Figura técnica 2.2.3. Disección de la vejiga. Además, observe la cicatriz de la cesárea anterior.

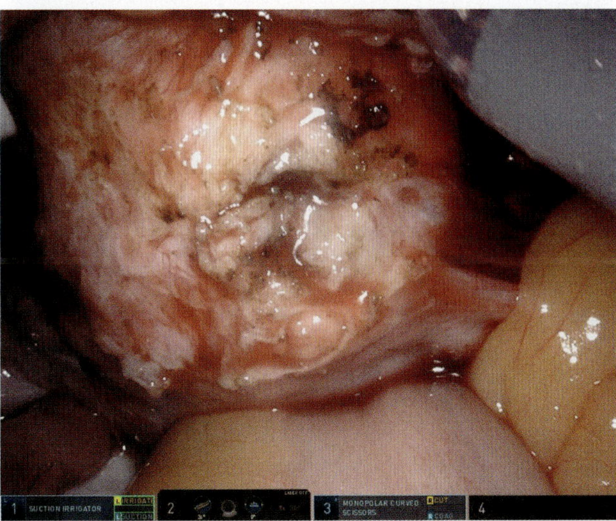

Figura técnica 2.2.4. Disección lateral hasta justo por encima de los vasos uterinos.

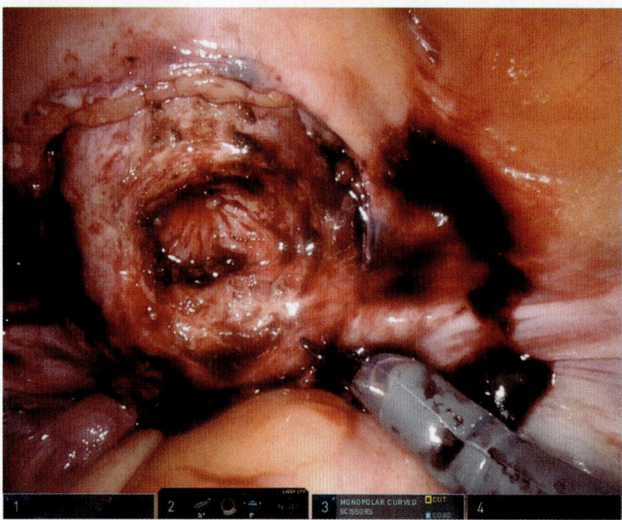

Figura técnica 2.2.5. La cánula transcervical se ha acortado para visualizar mejor la reparación.

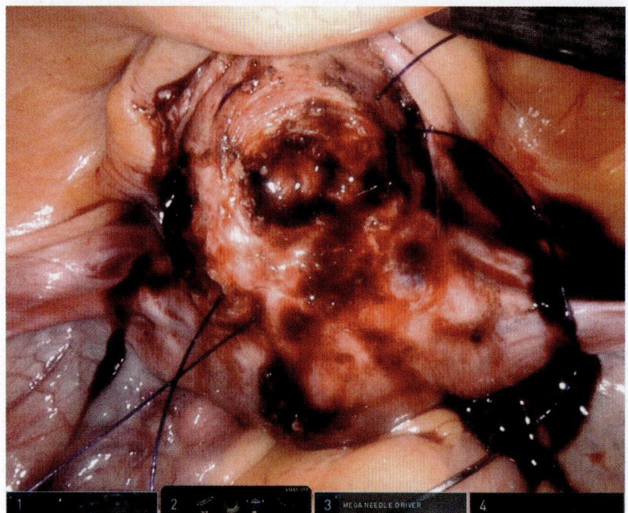

Figura técnica 2.2.6. Suturas de colchonero de polidioxanona 0 (PDS®) colocadas inicialmente en las esquinas y luego una o dos suturas de colchonero colocadas entre ellas.

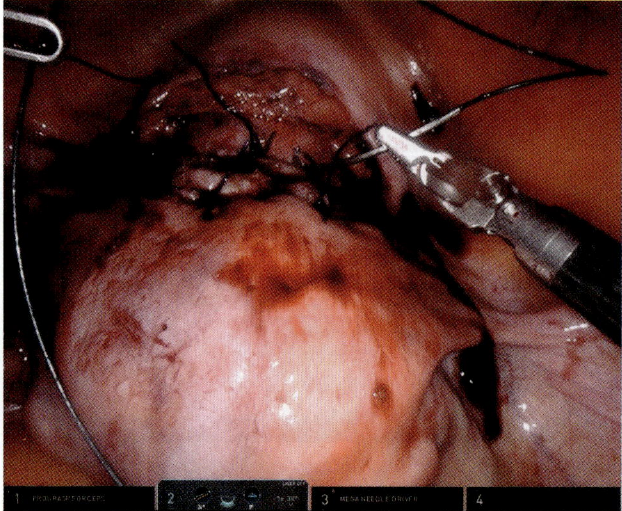

Figura técnica 2.2.7. Capa 2: suturas corridas imbricadas calibre 0 absorbibles barbadas.

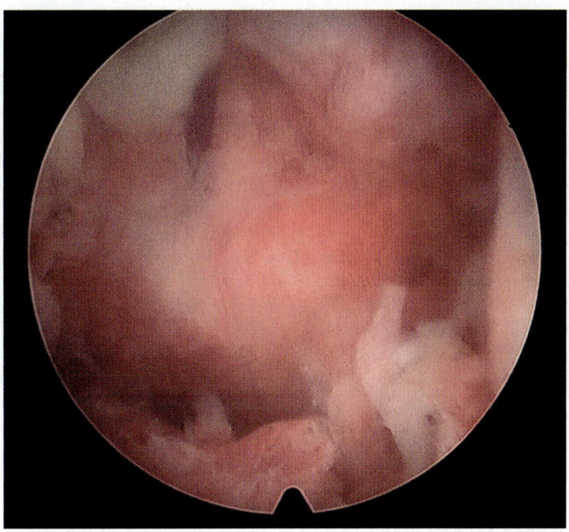

Figura técnica 2.2.8. Histeroscopia postoperatoria.

- Una vez completada, repita la histeroscopia para verificar que no hay estenosis y que la reparación es adecuada (**fig. técnica 2.2.8**).
- Levante el útero si está en retroflexión.

CONSEJOS Y ALERTAS

✖	Reparación histeroscópica	Cuando el grosor del miometrio es < 2.5-3.0 mm, se evita la reparación histeroscópica debido a la preocupación de dañar las estructuras superpuestas, como la vejiga u otros órganos.
◯	Reparación vaginal y laparoscópica	Al igual que en otras reparaciones de «fístulas», la escisión del borde epitelial es importante para una mejor reparación o cicatrización. La reconstrucción del grosor del miometrio es un objetivo clave. Considere el levantamiento del útero (suspensión) si este está retroflexionado.

REFERENCIAS CLAVE

1. Florio P, Filippeschi M, Moncini I, Marra E, Franchini M, Gubbini G. Hysteroscopic treatment of the cesarean-induced isthmocele in restoring infertility. *Curr Opin Obstet Gynecol.* 2012;24(3):180–186.
2. Bij de Vaate AJ, van der Voet LF, Naji O, et al. Prevalence, potential risk factors for development and symptoms related to the presence of uterine niches following Cesarean section: systematic review. *Ultrasound Obstet Gynecol.* 2014;43(4):372–382.
3. Donnez O. Cesarean scar defects: management of an iatrogenic pathology whose prevalence has increased. *Fertil Steril.* 2020;113(4):704–716.
4. Sisti G, Nasioudis D, Kanninen T, Sorbi F, Fambrini M. Risk factors for development of isthmocele following cesarean section. *Minerva Ginecol.* 2015;67(4):301–306.
5. Kremer TG, Ghiorzi IB, Bibi RP. Isthmocele: an overview of diagnosis and treatment. *Rev Assoc Med Bras.* 2019;65(5):714–721.
6. Raimondo G, Grifone G, Raimondo D, Seracchioli R, Scambia G, Masciullo V. Hysteroscopic treatment of symptomatic cesarean-induced isthmocele: a prospective study. *J Minim Invasive Gynecol.* 2015;22(2):297–301.
7. Urman B, Arslan T, Aksu S, Taskiran C. Laparoscopic repair of cesarean scar defect "isthmocele." *J Minim Invasive Gynecol.* 2016;23(6):857–858.
8. Vitale SG, Ludwin A, Vilos GA, et al. From hysteroscopy to laparoendoscopic surgery: what is the best surgical approach for symptomatic Isthmocele? A systematic review and meta-analysis. *Arch Gynecol Obstet.* 2020;301(1):33–52.
9. Evers EC, McDermott KC, Blomquist JL, Handa VL. Mode of delivery and subsequent fertility. *Hum Reproduction.* 2014;29(11):2569–2574.
10. Tulandi T, Cohen A. Emerging manifestations of cesarean scar defect in reproductive-aged women. *J Minim Invasive Gynecol.* 2016;23(6):893–902.
11. Fabres C, Arriagada P, Fernández C, Mackenna A, Zegers F, Fernández E. Surgical treatment and follow-up of women with intermenstrual bleeding due to cesarean section scar defect. *J Minim Invasive Gynecol.* 2005;12(1):25–28.
12. Gubbini G, Casadio P, Marra E. Resectoscopic correction of the "isthmocele" in women with postmenstrual abnormal uterine bleeding and secondary infertility. *J Minim Invasive Gynecol.* 2008;15(2):172–175.
13. Chang Y, Tsai EM, Long CY, Lee CL, Kay N. Resectoscopic treatment combined with sonohysterographic evaluation of women with postmenstrual bleeding as a result of previous cesarean delivery scar defects. *Am J Obstet Gynecol.* 2009;200(4):370.e1–370.e4.
14. Florio P, Tsai EM, Long CY, Lee CL, Kay N. A retrospective case-control study comparing hysteroscopic resection versus hormonal modulation in treating menstrual disorders due to isthmocele. *Gynecol Endocrinol.* 2011;27(6):434–438.
15. Gubbini G, Centini G, Nascetti D, et al. Surgical hysteroscopic treatment of cesarean-induced isthmocele in restoring fertility: prospective study. *J Minim Invasive Gynecol.* 2011;18(2):234–237.
16. de Albornoz VC, López Carrasco I, Montero Pastor N, et al. Outcomes after hysteroscopic treatment of symptomatic isthmoceles in patients with abnormal uterine bleeding and pelvic pain: a prospective case series. *Int J Fertil Steril.* 2019;13(2):108–112.
17. Luo L, Niu G, Wang Q, Xie HZ, Yao SZ. Vaginal repair of cesarean section scar diverticula. *J Minim Invasive Gynecol.* 2012;19(4):454–458.

18. Zhang Y. A comparative study of transvaginal repair and laparoscopic repair in the management of patients with previous cesarean scar defect. *J Minim Invasive Gynecol.* 2016;23(4):535–541.

19. Xie H, Wu Y, Yu F, He M, Cao M, Yao SA. A comparison of vaginal surgery and operative hysteroscopy for the treatment of cesarean-induced isthmocele: a retrospective review. *Gynecol Obstet Invest.* 2014;77(2):78–83.

20. Enderle I, Dion L, Bauville E, et al. Surgical management of isthmocele symptom relief and fertility. *Eur J Obstet Gynecol Reprod Biol.* 2020;247:232–237.

21. Donnez O, Jadoul P, Squifflet J, Donnez J. Laparoscopic repair of wide and deep uterine scar dehiscence after cesarean section. *Fertil Steril.* 2008;89(4):974–980.

22. Marotta ML, Donnez J, Squifflet J, Jadoul P, Darii N, Donnez O. Laparoscopic repair of post-cesarean section uterine scar defects diagnosed in nonpregnant women. *J Minim Invasive Gynecol.* 2013;20(3):386–391.

23. Li C, Guo Y, Liu Y, Cheng J, Zhang W. Hysteroscopic and laparoscopic management of uterine defects on previous cesarean delivery scars. *J Perinat Med.* 2014;42(3):363–370.

24. Tanimura S, Funamoto H, Hosono T, et al. New diagnostic criteria and operative strategy for cesarean scar syndrome: endoscopic repair for secondary infertility caused by cesarean scar defect. *J Obstet Gynaecol Res.* 2015;41(9):1363–1369.

25. Donnez O, Donnez J, Orellana R, Dolmans MM. Gynecological and obstetrical outcomes after laparoscopic repair of a cesarean scar defect in a series of 38 women. *Fertil Steril.* 2017;107(1):289–296.e2.

26. Vervoort AJ, Uittenbogaard LB, Hehenkamp WJ, Brölmann HA, Mol BW, Huirne JA. Why do niches develop in caesarean uterine scars? Hypotheses on the aetiology of niche development. *Hum Reprod.* 2015;30(12):2695–2702.

27. He Y, Zhong J, Zhou W, et al. Four surgical strategies for the treatment of cesarean scar defect: a systematic review and network meta-analysis. *J Minim Invasive Gynecol.* 2020;27(3):593–602.

<table>
<tr><td>Capítulo 2.3</td><td>Trasplante de útero
Jenna M. Rehmer, Natalia C. Llarena, Elliott G. Richards y Rebecca Flyckt</td></tr>
</table>

PRINCIPIOS GENERALES

Definición

- La infertilidad absoluta por factor uterino (IAFU) está relacionada con la ausencia congénita o quirúrgica del útero o debido a anomalías anatómicas o funcionales que impiden la implantación del embrión o la finalización de un embarazo de término.
- Las mujeres con IAFU siguen siendo uno de los pocos subgrupos no tratables de infertilidad femenina. La opción emergente del trasplante de útero (UTx, *uterus transplantation*) ofrece una nueva esperanza a estas mujeres como tratamiento potencial.
- *Ausencia de útero.* Las mujeres con IAFU secundaria a la ausencia de útero constituyen la mayoría de los UTx en todo el mundo. Otras causas de la ausencia congénita o quirúrgica de útero son las siguientes:
  - El síndrome de Mayer-Rokitansky-Küster-Hauser (MRKH) constituye el diagnóstico más frecuente de UTx hasta la fecha. En el síndrome de MRKH, hay una ausencia completa del útero o, con mayor frecuencia, la presencia de un útero rudimentario sólido bipartito. La vagina es anómala, con ausencia del tercio superior. La prevalencia estimada es de 1:4 500-5 000 mujeres (1).
  - El *síndrome de insensibilidad completa a los andrógenos* es una alteración recesiva ligada al cromosoma X en la que el individuo es fenotípicamente femenino y genotípicamente masculino debido a mutaciones en el gen del receptor de andrógenos. La mayoría de estas personas se autoidentifican como mujeres. Hay ausencia de útero y ovarios, por lo que no pueden concebir (2).
  - La histerectomía es el segundo procedimiento quirúrgico más realizado durante el periodo reproductivo y es la causa más frecuente de IAFU adquirida (3). Cada año se llevan a cabo más de 180 000 histerectomías en los Estados Unidos por indicaciones benignas o complicaciones obstétricas en mujeres en edad reproductiva (3).
  - Mujeres transexuales que expresan su deseo de embarazarse (4). Estas personas pueden producir descendencia genética utilizando semen criopreservado o fresco y fecundación *in vitro* (FIV) con gametos de una pareja genéticamente femenina o de una donante de óvulos.
- *Útero no funcional.* Muchas afecciones uterinas causan o contribuyen a la infertilidad. Los tratamientos médicos y quirúrgicos establecidos, cuando sean aplicables, deben seguirse como terapia de primera línea y agotarse antes de considerar el UTx.
  - Las anomalías müllerianas como el útero tabicado, bicorne, unicorne o doble se asocian con la infertilidad. Además, estas malformaciones se relacionan con el riesgo de desenlaces obstétricos y perinatales adversos, como aumento de la tasa de abortos espontáneos, trabajo de parto prematuro, parto prematuro y reducción de las tasas de nacidos vivos (5,6).
  - Las adherencias intrauterinas, o sinequias, pueden conducir a un entorno uterino inhóspito y a una implantación deficiente. Las mujeres con adherencias intrauterinas no pueden concebir en el 50% de los casos, y las que lo hacen abortan en el 40% de los casos. El tratamiento de primera línea para las adherencias uterinas es la adherenciólisis histeroscópica (7).
  - El leiomioma uterino es una causa frecuente de infertilidad por factor uterino secundaria a factores tanto estructurales como bioquímicos. Los miomas se asocian con desenlaces adversos del embarazo, como aborto espontáneo, parto prematuro, presentación distócica y hemorragia posparto (8). En el caso de los miomas que ocasionan una distorsión de la cavidad uterina, la miomectomía es el tratamiento de primera línea.
  - La *adenomiosis* es una alteración en la que las glándulas endometriales y el estroma están presentes dentro del miometrio uterino. Puede causar infertilidad secundaria, implantación deficiente, tamaño uterino anómalo, hemorragia anómala e histerectomía (9).
  - El fracaso recurrente de la implantación se produce cuando la receptividad endometrial no está sincronizada con la ventana de implantación. Para la mayoría de las mujeres, esto puede superarse con la transferencia de embriones programada individualmente y la alteración hormonal de la ventana de receptividad.
  - La irradiación de la pelvis produce una lesión irreversible en el útero, la cual se manifiesta como una reducción del volumen uterino. Actualmente, los antecedentes de malignidad y cicatrices pélvicas, adherencias y cicatrización subóptima hacen que estas mujeres sean malas candidatas para el UTx.
- Se calcula que 1 de cada 500 mujeres en edad fértil se ve afectada por la IAFU. Los modelos predicen que entre el 1 y el 5% de las mujeres en edad reproductiva en los Estados Unidos son infértiles como resultado de malformaciones congénitas; histerectomía benigna, obstétrica u oncológica; o una afección adquirida que conduce a un útero no funcional (10).

Antecedentes

- Tras el primer nacimiento vivo en 2014 de un útero trasplantado por el equipo sueco del Dr. Mats Brännström, el interés por el UTx ha aumentado drásticamente en conocimiento y actividad, con múltiples equipos en todo el mundo y más de 75 nacimientos. No obstante, el UTx tiene antecedentes que se remontan a muchas décadas atrás (11).
- Años de investigación y capacitación exhaustivas en varias especies animales precedieron a la transición del UTx no vital en

humanos. En 1971, James Scott y cols. publicaron un trabajo pionero en la investigación de los UTx no humanos que incluía trasplantes autólogos y alogénicos en los macacos de la India (12).

- Desde principios de la década de 2000, se han desarrollado modelos de UTx en ratones (13,14), ratas (15), cerdos (16,17), ovejas (18,19) y primates no humanos (20). Tras años de investigación exhaustiva en modelos animales, el campo del UTx se trasladó a los ensayos en humanos.

Eventos destacados

- 2000. En Arabia Saudí se llevó a cabo el primer UTx de donante viva (DV) en humanos. Una mujer de 26 años de edad, con antecedentes de histerectomía periparto de urgencia tras su primer hijo, recibió un UTx de una DV de 46 años. Tres meses después del trasplante, el injerto se prolapsó en la vagina. El útero se necrosó y fue necesario realizar una histerectomía. Se especula que una fijación uterina deficiente contribuyó al prolapso (21).
- 2011. El segundo UTx humano, y el primero procedente de una donante fallecida (DF) con muerte cerebral, se realizó en Turquía. Una paciente de 21 años de edad con síndrome de MRKH recibió un útero de una DF de 22 años. No se han producido nacimientos vivos. El equipo ha informado recientemente de abortos tras la primera y la segunda transferencias de embriones (22).
- 2013. Primer ensayo clínico iniciado en Suecia. Realización de nueve trasplantes de DV humanas (11).
- 2014. En septiembre de 2014, se celebró el primer nacimiento vivo procedente de un útero de una DV del mundo en el ensayo sueco de UTx. A esto le siguieron otros dos nacimientos dentro de ese ensayo en noviembre de 2014. Posteriormente, este ensayo inicial dio lugar a múltiples nacimientos vivos adicionales (23).
- 2017. El primer nacimiento del mundo a partir de un UTx de DF se produjo en Brasil en diciembre de 2017 (24).
- 2017. El primer nacimiento en los Estados Unidos a partir de un UTx de DV se produjo en el Baylor University Medical Center de Dallas, Texas (25).
- 2019. El primer nacimiento en los Estados Unidos a partir de un UTx de DF se produjo en la Cleveland Clinic (26).
- 2019. La prueba de viabilidad se logró cuando se produjo el primer nacimiento tras una cirugía de una DV realizada por laparoscopia asistida por robot en Suecia (27).

Tratamiento no quirúrgico

- Actualmente, no existe ninguna opción no quirúrgica y restauradora para las pacientes con IAFU.
- Para las mujeres con IAFU que desean tener hijos genéticos, la FIV con una madre subrogada puede ser una opción. Este proceso está plagado de desafíos únicos y en muchos países aún es ilegal.
- La adopción también ofrece la oportunidad de construir una familia, aunque implica enfrentarse con complejos sistemas legales y sociales. Además, carece del linaje biológico que es importante para muchas pacientes.

PLANIFICACIÓN PREOPERATORIA

Equipo de trasplantes

- El UTx es una tarea complicada que requiere la coordinación de un gran equipo de especialistas en cirugía de trasplantes, cirugía ginecológica, endocrinología reproductiva, medicina materno-fetal, anestesiología, enfermedades infecciosas, psiquiatría o psicología, bioética, patología y trabajo social. Además, puede ser necesario contratar a especialistas en farmacia, nutrición, medios de comunicación o servicios jurídicos.
- Un coordinador experimentado (un médico, un profesional de la salud o un miembro del personal de enfermería) actúa como principal comunicador entre el líder, las pacientes y los distintos miembros del equipo.
- Antes de que el equipo intente su primera cirugía, deben existir muchos componentes críticos, como el desarrollo de un protocolo extenso y una formación o práctica suficiente con la participación de todos los miembros del equipo.

Selección preoperatoria de las pacientes

- *Criterios de selección de las futuras receptoras.* No hay consenso entre los centros de trasplante de útero actuales sobre en qué momento restringir a las participantes en función de la edad, el índice de masa corporal (IMC), el número de hijos biológicos vivos, etcétera. En la tabla 2.3.1 se ofrecen ejemplos de criterios de inclusión, criterios de exclusión y pruebas de detección para las receptoras.

Tabla 2.3.1   **Ejemplo de la selección de las posibles receptoras de un útero**

Criterios de inclusión

1. Presencia de un factor de infertilidad uterino
2. Edad de 21-39 años en el momento de la FIV y de 21-45 años en el momento del trasplante
3. Disposición para someterse a una evaluación psiquiátrica y de trabajo social
4. Disposición para someterse a anestesia, FIV, cirugía mayor o embarazo de alto riesgo
5. Disposición para recibir tratamiento inmunosupresor de alta dosis
6. Disposición para recibir las vacunas necesarias
7. Disposición para dejar de fumar
8. Capacidad para otorgar el consentimiento informado

Criterios de exclusión

1. Antecedentes de hipertensión, diabetes, hepatitis B, hepatitis C, virus de la inmunodeficiencia humana, micobacterias
2. Antecedentes de cáncer (excepto de cuello uterino en fase inicial)
3. Enfermedad cardiaca, hepática, renal o del SNC significativa
4. Antecedentes médicos con alto riesgo de complicaciones quirúrgicas
5. Dependencia de alcohol, tabaco o drogas químicas
6. Infección sistémica activa o reciente

7. Presencia de riñones pélvicos bajos
8. IMC > 30 kg/m^2
9. Antecedente de trasplante uterino previo

Pruebas de detección

1. BH, pruebas de función hepática, pruebas de función renal, electrolitos
2. Análisis de orina
3. Radiografía de tórax
4. Angiografía por tomografía computarizada del abdomen o la pelvis
5. Ecocardiografía
6. Pruebas serológicas previas al trasplante[a]
7. Perfil hormonal de FIV y ITS[b]
8. Detección de drogas y alcohol
9. Pruebas de nicotina
10. Vacunas para las posibles receptoras de útero[c]
11. Pruebas cutáneas para sujetos con alergia conocida a la penicilina
12. Impartición de una clase de nutrición
13. Evaluación del régimen actual de fármacos por un farmacéutico

BH: biometría hemática; FIV: fecundación *in vitro*; IMC: índice de masa corporal; ITS: infecciones de transmisión sexual; SNC: sistema nervioso central.
[a]Ag/Ab combinado contra el virus de la inmunodeficiencia humana, inmunoglobulina (Ig) G contra el virus de la varicela-zóster, IgG contra el virus del herpes simple 1 y 2, IgG contra el citomegalovirus (CMV), IgM contra el CMV, IgG contra el virus de Epstein-Barr, anticuerpo de superficie del virus de la hepatitis B, antígeno de superficie del virus de la hepatitis B, anticuerpo de la nucleocápside del virus de la hepatitis B, anticuerpo de la nucleocápside del virus de la hepatitis A, anticuerpos contra la hepatitis C, IgG contra el toxoplasma, IgG contra el sarampión, IgG contra el virus de la rubéola, IgG contra *Strongyloides*, QuantiFERON® para la tuberculosis.
[b]Hormona antimülleriana, hormona foliculoestimulante, estradiol, progesterona, serología de la sífilis, amplificación de *Chlamydia*/GC (orina), determinación de grupo ABO y tipo Rho (D).
[c]Si no es totalmente inmune: Hep B y A, sarampión, paperas y rubéola (MMR), varicela. Independientemente del estado serológico: influenza, Tdap. Si el sujeto está dentro del rango de edad aprobado por la FDA: la vacunación contra el virus del papiloma humano es muy recomendable.

- *Criterios de selección de las posibles donantes*. Los criterios de selección variarán en función de si se planifica un trasplante procedente de una DV o una DF. En la tabla 2.3.2 se ofrecen ejemplos de criterios de diferentes instituciones.

Cronología de los acontecimientos

- *Selección*. Las posibles DV y las receptoras se someten primero a un proceso de selección para determinar la idoneidad del UTx, seguido de una serie de evaluaciones en persona con el jefe de equipo y un miembro del personal de enfermería de trasplantes, antes de pasar a una evaluación médica completa.
- *Evaluación médica*. Se realizan pruebas médicas y el equipo médico revisa los resultados. La futura receptora se somete a evaluaciones con especialistas en cirugía de trasplantes, infertilidad, ginecología, medicina materno-fetal y psicología. En caso necesario, se realizan consultas con diversas especialidades, como enfermedades infecciosas, cardiología, entre otras. La evaluación continua de la comprensión de los riesgos, los beneficios y los cambios de estilo de vida de las participantes se lleva a cabo con la ayuda de la psicología o la bioética.
- *FIV*. Se debe congelar un número predeterminado de embriones de alta calidad (p. ej., 6-10, en general blastocistos) antes del trasplante. En ocasiones, pueden ser necesarios varios ciclos de FIV.
- *Ingreso en la lista de trasplantes*. Una vez que se ha completado la evaluación médica y se han almacenado los embriones, se añade una posible receptora a la lista de UTx. Si está a la espera de una DF, la candidata se inscribe en una lista de espera de órganos (de la United Network for Organ Sharing en los Estados Unidos). Si es una DV, la fecha de la cirugía se coordinará con el equipo de DV. Durante este tiempo, las pacientes con una longitud vaginal corta anómala comenzarán la dilatación o la cirugía de neovagina para ampliar la longitud vaginal, aumentar la plasticidad y mejorar los resultados relacionados con la cirugía de UTx (1).
- *Trasplante*. Una vez obtenido el útero, el equipo quirúrgico debe examinarlo conjuntamente y determinar si se debe proceder a la implantación del órgano. *Véase* la sección «Procedimientos y técnicas».

- *Cuidados y seguimiento postoperatorios*. Durante el periodo postoperatorio, la comunicación y la coordinación continuas entre los grupos de especialidad son fundamentales. La inmunosupresión se gestiona como se describe a continuación. Debe realizarse una exploración ginecológica de rutina (p. ej., 2 semanas después del trasplante y luego mensualmente hasta la transferencia de embriones) que incluya una biopsia del cuello uterino para evaluar el rechazo del injerto.
- *Transferencia de embriones*. La transferencia de embriones suele realizarse 6-12 meses después del trasplante.
- *Embarazo y parto*. A una edad gestacional predeterminada (por lo general entre 8 y 10 semanas), la atención obstétrica de la paciente pasa del especialista en fertilidad al especialista en medicina materno-fetal. Se hace un seguimiento continuo para comprobar la inmunosupresión adecuada y los indicios de rechazo mediante análisis semanales y biopsias del cuello uterino regulares (a menudo, una por trimestre como mínimo). El parto es realizado mediante cesárea por el equipo de medicina materno-fetal en coordinación con otros equipos quirúrgicos.
- *Seguimiento*. Se recomienda la histerectomía después de uno o dos partos para limitar la exposición materna a los inmunosupresores. Esto lo realiza el equipo de cirugía ginecológica con ayuda del equipo de cirugía de trasplante, con los vasos de la donante ligados proximalmente al útero antes de su extracción. La histerectomía puede realizarse durante el parto por cesárea o algunos meses después si la paciente no está segura de desear un embarazo posterior. El retraso de la histerectomía puede disminuir el riesgo quirúrgico de hemorragia asociado con el útero grávido; sin embargo, este beneficio debe sopesarse con la necesidad de un procedimiento quirúrgico adicional.

TRATAMIENTO QUIRÚRGICO

Donante viva frente a donante fallecida

- Existen dos estrategias diferentes para obtener el injerto uterino que incluyen 1) la obtención de varios órganos de una paciente con muerte cerebral y 2) de una donante viva emparentada o no

---

Tabla 2.3.2 **Ejemplo de los criterios de selección de donantes vivas o fallecidas**

Criterios de selección de donantes vivas	Criterios de selección de donantes fallecidas
1. 40-65 años de edad	1. Sin antecedentes de infertilidad
2. La edad < 40 años puede tomarse en cuenta si han tenido embarazos exitosos y han manifestado claramente no desear otro embarazo	2. Ausencia de enfermedades crónicas que puedan afectar la supervivencia del injerto
3. Negativa para el VPH o vacunada contra el VPH	3. IMC < 30 kg/m^2
4. Negativa para gonorrea, clamidia y sífilis	4. Muerte declarada por criterios neurológicos
5. Se puede considerar el VHS-2 previo si no tienen síntomas actuales; se puede requerir un mantenimiento preventivo a criterio del investigador	5. Coincidencia del grupo sanguíneo con la receptora
6. Si ha tenido el VPH anteriormente, la donante debe mostrar un historial negativo desde entonces y dar negativo en la prueba de detección	6. Compatibilidad con el citomegalovirus basada en la detección rápida de donantes
7. Útero normal en la ecografía y la tomografía computarizada	7. Adecuación estructural del útero
8. Por lo menos un nacimiento vivo anterior de término	8. Consentimientos de los familiares tanto para la investigación como para el uso específico del útero para el trasplante
Criterios de exclusión	
1. IMC > 30 kg/m^2	
2. Infección activa	
3. Seropositiva para el VIH o el virus de la hepatitis B o C	
4. Cáncer en los últimos 5 años	
5. Afección clínica o médica preexistente que suponga un mayor riesgo según el criterio del investigador	
6. No quiere o no puede cumplir con los requisitos del estudio	
7. Infección por el virus del Zika en los últimos 6 meses	
8. Ha residido o viajado a una zona con transmisión activa del virus del Zika en los últimos 6 meses	
9. Ha tenido relaciones sexuales en los últimos 6 meses con un hombre que se sabe que tiene alguno de los factores de riesgo enumerados en los criterios de exclusión	

IMC: índice de masa corporal; VHS: virus del herpes simple; VIH: virus de la inmunodeficiencia humana; VPH: virus del papiloma humano.
Adaptada de Testa G, Koon EC, Johannesson L, et al. Living donor uterus transplantation: a single center's observations and lessons learned from early setbacks to technical success. *Am J Transplant*. 2017;17(11):2901–2910; Flyckt RL, Farrell RM, Perni UC, et al. Deceased donor uterine transplantation: innovation and adaptation. *Obstet Gynecol*. 2016;128(4):837–842.

emparentada. Existen ventajas y desventajas asociadas tanto con la DV como con la DF (tabla 2.3.3).

- La donación de una DV conlleva los riesgos de morbilidad y mortalidad quirúrgica, incluida la larga duración de la cirugía, las lesiones quirúrgicas y la infección (28). Existen riesgos psicológicos potenciales tanto para la donante como para la receptora. No obstante, para la donante también puede mejorar su bienestar psicológico y su calidad de vida durante los próximos años si la receptora puede dar a luz con éxito.
- La donación de una DF introduce un mayor riesgo para la receptora, incluyendo una menor histocompatibilidad, un mayor riesgo de rechazo y una mayor dificultad para la organización y coordinación de la cirugía. Por otro lado, elimina todos los riesgos de la cirugía atribuidos a la DV, lo que hace que este trasplante que no salva vidas tenga bastantes menos escollos éticos.
- Los resultados de los trasplantes de órganos sólidos son superiores en la donación en vivo dirigida en comparación con la donación de una DF, incluso cuando se ajustan los tiempos de isquemia. La diferencia significativa es atribuible a la inestabilidad fisiológica de una DF y a la inflamación sistémica asociada. Se necesitan datos adicionales para determinar cómo se compararán los desenlaces clínicos en la DV frente a la DF en el marco del UTx.
- Los modelos de predicción han estimado que el número de órganos de DF disponibles para satisfacer la demanda es insuficiente y la donación de DV puede superar esta situación. Sospechamos que el futuro del UTx pasa por una combinación de programas de donación de DF y de DV similar al de otros programas de trasplante de órganos sólidos.

Laparotomía frente a abordaje de mínima invasión

- La mayoría de las cirugías de donantes han sido abordajes abiertos realizados por laparotomía. Recientemente, ha habido un interés en realizar la cirugía de DV con técnicas de mínima invasión para permitir una recuperación más rápida, mejores desenlaces y resultados cosméticos superiores.
- A finales de 2019, se habían realizado 52 cirugías de UTx en todo el mundo. De ellas, 41 (79%) se realizaron mediante cirugía de recuperación por laparotomía y 11 (21%) mediante laparoscopia parcial o completa asistida por robot (29).
- En 2020, Suecia publicó los resultados de una serie de ocho histerectomías robóticas en UTx de DV.
- Hasta junio de 2020, el Baylor University Medical Center de Dallas ha realizado cinco histerectomías robóticas de donantes con extracción vaginal. De esta cohorte, ha habido un parto y las cuatro beneficiarias restantes están actualmente embarazadas. Estos datos no publicados se basan en una comunicación personal con el equipo de Baylor, y el ensayo está en curso.
- Los datos publicados sugieren que el acceso quirúrgico y la visualización perioperatoria de los vasos mejoran. Aunque el tiempo quirúrgico de la cirugía robótica es actualmente mayor que el de la abierta, se espera que con la experiencia se reduzca. En el ensayo sueco, hubo una disminución del tiempo dedicado a los pasos quirúrgicos y del tiempo quirúrgico pasivo a medida que avanzaba el ensayo. La pérdida total de sangre estimada también fue significativamente menor para la histerectomía robótica en comparación con la abierta.

Tabla 2.3.3 **Resumen de las diferencias entre donantes vivas y fallecidas**

	Aspectos positivos	Aspectos negativos
Donante viva	• Mayor número de donantes • Posiblemente, más información sobre los antecedentes médicos o familiares de la donante • Vínculo familiar (si es pariente o conocida)	• Es más probable que sea posmenopáusica • Riesgo de estrógeno preoperatorio • Riesgos de la cirugía de obtención de órganos para trasplante • Efectos a largo plazo de la histerectomía ± ooforectomía • Se requiere una disección limitada o conservadora de las estructuras retroperitoneales • Cuestiones éticas de coerción, autonomía, consentimiento informado, carga de la culpa
Donante fallecida	• No hay riesgo para la donante • Capacidad para realizar una disección liberal de las estructuras retroperitoneales	• Hay un grupo más pequeño de donantes • Faltan o se desconocen los antecedentes de la paciente y la familia • Riesgos de dañar otros órganos de la donante durante la cirugía de obtención de órganos para trasplante • Imposibilidad de planificar la cirugía con antelación

Procedimientos y técnicas

Los siguientes pasos y técnicas quirúrgicos son una acumulación de conocimientos publicados, compartidos y personales hasta la fecha. Representan las mejores prácticas percibidas en este momento. Como todas las cirugías que evolucionan, se prevé una evolución y una mejora continuas.

Cirugía en la donante viva

- Tras la entrada inicial, la disección comienza con la división de los ligamentos redondos lateralmente y la apertura de la fosa uterovaginal. La vejiga se diseca en la línea media y se separa del cuello uterino anterior y de la parte superior de la vagina anterior para preparar la colpectomía.
- Se realiza una disección proximal de la porción anterior de la arteria iliaca interna para identificar todas las ramas principales. La disección de la arteria umbilical puede ayudar a aislar los vasos uterinos.
- El uréter se diseca a través del túnel ureteral pélvico hasta el nivel de la arteria uterina (27).
- La disección de las venas uterinas profundas se produce cerca de sus entradas a la vena iliaca interna. La conservación del tejido parametrial circundante con el injerto preserva las ramas de la vena uterina (fig. técnica 2.3.1).

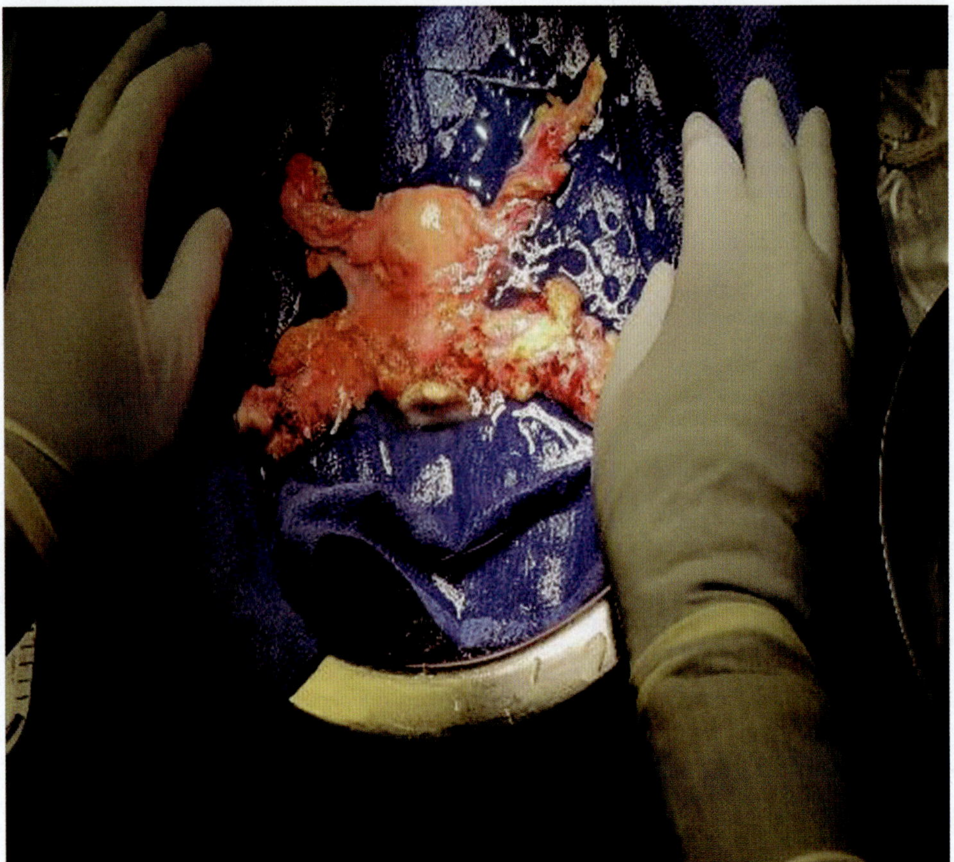

Figura técnica 2.3.1. Injerto uterino de donante fallecida durante la preparación de la mesa auxiliar. Obsérvese el tejido parametrial intacto que rodea el injerto. Se coloca un punto de sutura en el cuello uterino justo antes del orificio externo como punto de referencia tras el trasplante para las biopsias cervicouterinas y endometriales, así como para la transferencia de embriones.

- Las venas uteroováricas se toman con el injerto para utilizarlas como drenaje venoso accesorio o primario de este. En el contexto de una mujer posmenopáusica, se han descrito informes sobre el uso de los vasos ováricos (30).
- La salpingectomía bilateral puede hacerse en el momento de la obtención del útero o tras una anastomosis exitosa en la receptora.
- En el contexto de las histerectomías robóticas de mínima invasión en DV, se han descrito las siguientes modificaciones:
  - Uso de un tapón vaginal, en lugar de un manipulador uterino, para facilitar la disección de la vagina sin instrumentar la cavidad uterina.
  - Una vez finalizada la disección, se extrae el útero de la cavidad abdominal. En la literatura se describe la extirpación por laparotomía tras completar la disección. Sin embargo, para mantener los ideales y maximizar los beneficios de la cirugía de mínima invasión, se prefiere la extracción a través del orificio vaginal. La recuperación del injerto a través de la vagina no parece requerir ninguna protección estéril adicional y ha sido descrita con éxito en la literatura por múltiples grupos (21,31).

Cirugía en la donante fallecida

La obtención quirúrgica del injerto uterino de una DF es técnicamente similar a la de una DV en lo que respecta a los pedículos vasculares aislados. Las diferencias en la cirugía son las siguientes:

- La cirugía de obtención la realiza un equipo multitrasplante con extracción multiorgánica. El equipo de obtención del UTx suele iniciar la cirugía con el aislamiento y la disección completa de los pedículos vasculares (32).
- Tras el pinzamiento cruzado y el lavado con heparina, normalmente se extraen primero los órganos vitales. La extracción del útero se produce en último lugar.

- Aunque las cirugías de DV pueden coordinarse para que sean eficientes en cuanto al tiempo y la ubicación en el quirófano, las obtenciones de DF están a merced de la disponibilidad con respecto tanto a la ubicación como al tiempo. Esto da lugar a notables aumentos del tiempo de isquemia en frío (TIF) debido al transporte. La importancia clínica de la prolongación del TIF está pendiente de estudio en los trasplantes exitosos. Hasta ahora, las pruebas anecdóticas muestran que el útero es robusto y tolera los TIF extensos, con un recién nacido vivo informado después de 6 h y 30 min de TIF en un caso de obtención de una DF (24).

Preparación del injerto en la mesa auxiliar

- El útero se coloca sobre hielo para enfriar el órgano y disminuir los procesos metabólicos (*véase* fig. técnica 2.3.1).
- El injerto obtenido se examina en condiciones de esterilidad en una mesa auxiliar en el quirófano receptor. Los pedículos arteriales y venosos bilaterales se enjuagan para evaluar la presencia de fugas vasculares. Los pedículos redundantes o accesorios que muestran evidencia de fuga se atan mediante ligadura con sutura.
- Se emplea una sutura no absorbible en la posición de las 12 h del cuello uterino de la donante, justo por encima del orificio cervical externo, para facilitar la posterior identificación y manipulación del cuello uterino para las biopsias y la transferencia de embriones.

Cirugía en la paciente receptora

- El inicio de la cirugía en la paciente receptora es un equilibrio entre dos objetivos: 1) disminuir el TIF para el injerto y 2) evitar la anestesia y la cirugía innecesarias para la receptora. La cirugía de la receptora debe iniciarse alrededor del momento del pinzamiento vascular en una DV o del pinzamiento cruzado en una DF, y solo después de que el injerto de la donante se haya considerado satisfactorio para su implantación.
- La entrada quirúrgica se realiza a través de una laparotomía vertical en la línea media que se extiende directamente por encima de la sínfisis del pubis hasta el nivel del ombligo.
- *Cirugía vascular: preparación inicial.* Los vasos ilíacos externos se exponen y despejan bilateralmente. Se identifican los sitios previstos para las anastomosis vasculares.
- *Cirugía vaginal: preparación inicial.* Los remanentes uterinos habitualmente no se comunican con la vagina y es mejor dejarlos *in situ*, ya que la manipulación o resección quirúrgica no es necesaria y puede aumentar los riesgos y complicaciones quirúrgicas.
  - Una grapa EEA® colocada en la vagina mejora la visualización y delinea el ápice vaginal.
  - Se identifica la retracción peritoneal de la vejiga y se diseca para exponer la vagina anterior. La vagina dilatada o neovagina a menudo permanece densamente adherida a los tejidos circundantes, y el ápice de la vagina es mucho más bajo que la anatomía típica. La ausencia de una retracción peritoneal uterovesicular clásica hace que la disección de la vejiga lejos del extremo apical de la vagina anómala sea un desafío debido a la fibrosis.
  - A continuación, se abre la vagina transversalmente con un instrumento de corte electroquirúrgico. La vagina receptora anómala suele ser de menor calibre que la vagina donante típica. Para favorecer la alineación, se tiene cuidado de abrir la vagina receptora hasta el diámetro máximo.
  - Tras la colpectomía, es imprescindible identificar la mucosa vaginal receptora. La mucosa vaginal debe incorporarse a la anastomosis vaginal, ya que puede reducir la estenosis vaginal. Se recomienda sujetarla con pinzas de Allis o marcarla con una sutura para evitar la retracción.
  - Se han descrito y compartido múltiples abordajes para la anastomosis vaginal. Lo más habitual es emplear un solo punto de sutura corrida o múltiples puntos interrumpidos. La institución de los autores usa un punto de colchonero horizontal para el cierre de la anastomosis vaginal. Para ello, se utiliza una sutura Vicryl® 2-0 de doble armado de 30 pulgadas. Esto permite la sutura completa de la vagina receptora antes de la colocación del útero en el campo. Colocamos un total de ocho puntos de forma circunferencial alrededor de la vagina receptora. Los dos extremos de la sutura de doble armado se pasan de forma intraabdominal a intravaginal en la receptora, y luego las agujas se aseguran fuera del camino.
- *Cirugía vascular: anastomosis vascular.* A continuación, el aloinjerto de útero se lleva al campo quirúrgico y se coloca en posición ortotópica. La atención se centra en los sitios previstos para la anastomosis vascular. Se tiene cuidado de asegurar que la distancia a la anastomosis vaginal es adecuada y de reducir la tensión en todas las anastomosis vasculares.
  - La irrigación arterial del injerto se consigue con una anastomosis vascular bilateral terminolateral entre la división anterior de las arterias ilíacas internas de la donante, con la rama uterina distal, y los vasos ilíacos externos de la receptora (**fig. técnica 2.3.2**).

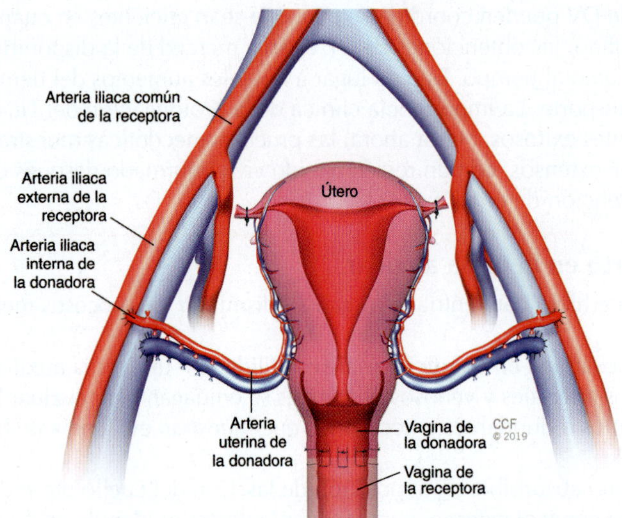

Figura técnica 2.3.2. En esta ilustración, se puede visualizar el útero de la donante con la anastomosis de la arteria iliaca interna de la donante a la arteria iliaca externa de la receptora. La anastomosis vaginal se completa con puntos de sutura horizontales interrumpidos y circunferenciales (reimpresa con autorización de Cleveland Clinic Center for Medical Art & Photography ©2021. Todos los derechos reservados).

- El drenaje venoso suele ser a través de las venas uterinas que drenan en la vena iliaca interna. No obstante, debido a la difícil disección para obtener estos complejos, a menudo imprevisibles y tortuosos, a nivel del túnel ureteral, casos recientes han demostrado el éxito con el uso de las venas ováricas o uteroováricas.
- *Cirugía vaginal: anastomosis vaginal.* Una vez completada la anastomosis vascular y la perfusión adecuada del injerto, se procede a completar la anastomosis vaginal.
  - Para los ocho puntos colocados circunferencialmente alrededor de la vagina receptora, se toman las lazadas restantes para completar la sutura de colchonero horizontal. Cada extremo de la sutura de doble armado es intravaginal en este punto. Ambos brazos pasan por la vagina de la donante, de intravaginal a intraabdominal, saliendo en paralelo. Una vez que se han completado todas las lazadas y la posición del útero en la pelvis es satisfactoria, se anudan los puntos de sutura (*véase* fig. técnica 2.3.2).
  - El punto de sutura de colchonero horizontal proporciona eversión de los bordes de la anastomosis, nudos intraabdominales en lugar de intravaginales, y distribuye uniformemente la tensión de la anastomosis a lo largo de la vagina receptora y la donante. La justificación de esta técnica es reducir la formación de tejido de granulación y la gravedad de la estenosis vaginal, la cual es una complicación conocida que se analiza más adelante en este capítulo.
- La fijación del útero se realiza con la colocación de suturas 0 de polipropileno entre los ligamentos uterosacros del injerto y los rudimentos uterinos de la receptora y entre los ligamentos redondos del injerto y la pared lateral de la pelvis de la receptora a nivel del anillo inguinal profundo. El objetivo de estas suturas de fijación es prevenir el prolapso uterino, una complicación conocida de esta cirugía.
- El flujo vascular se analiza de nuevo para comprobar la permeabilidad y se confirma con imágenes de ecografía Doppler a color y espectral.

CUIDADOS POSTOPERATORIOS

Cuidados postoperatorios inmediatos

- Las estancias hospitalarias postoperatorias tienen una duración media de 6-8 días (33,34). Los episodios clave durante el ingreso postoperatorio incluyen la inducción de la inmunosupresión y la monitorización ecográfica para garantizar la viabilidad del injerto.
- Los protocolos de anticoagulación postoperatoria varían según la institución; en el centro de los autores, la anticoagulación a dosis intermedias (30 mg de enoxaparina cada 12 h o equivalente) se inicia durante el ingreso y se mantiene durante 3 meses después de la cirugía para la profilaxis de la tromboembolia venosa.

Monitorización ecográfica

- La ecografía Doppler desempeña un papel importante en el seguimiento de la función vascular del útero trasplantado. La medición de los índices de velocidad de la anastomosis se utiliza tanto en el intraoperatorio como en el postoperatorio para garantizar una perfusión adecuada del injerto y su permeabilidad (35,36).
- Las arterias y venas uterinas, así como los sitios de anastomosis en los vasos iliacos externos, pueden visualizarse bien mediante la ecografía Doppler. La evaluación de las formas de onda arteriales y venosas, las velocidades sistólica y telediastólica máximas y los índices de resistencia proporcionan mediciones cuantitativas de la función vascular del injerto que pueden compararse a lo largo del tiempo.

- La frecuencia de la monitorización ecográfica después del UTx varía según el protocolo, pero los regímenes típicos de monitorización incluyen ecografías diarias o dos veces al día en el periodo postoperatorio inmediato, seguidas de ecografías ambulatorias en serie en el momento de la biopsia del cuello uterino.

Inmunosupresión

- Por lo general, la inducción de la inmunosupresión se consigue utilizando el anticuerpo policlonal globulina antitimocítica, solo o en combinación con la metilprednisolona. Dependiendo de los protocolos institucionales, los esteroides pueden reducirse de forma gradual o continuarse como parte de la terapia de mantenimiento (37). Esta última suele consistir en tacrólimus y micofenolato mofetilo (MMF), con o sin prednisona oral.
- Debido a su teratogenicidad, el MMF debe suspenderse antes de la transferencia de embriones y suele sustituirse por la azatioprina. Esto ha llevado a algunos centros a renunciar al MMF y a usar el tacrólimus y la azatioprina como terapia de mantenimiento inicial para permitir una transferencia de embriones más temprana (37).
- Se dispone de datos sobre la seguridad del tacrólimus y la azatioprina en el embarazo en receptoras de hígado y riñón (38,39). Ninguno de los dos medicamentos parece estar asociado con malformaciones fetales o anomalías congénitas; sin embargo, entre las mujeres con trasplantes de órganos sólidos, los riesgos de parto prematuro y bajo peso al nacer aumentan independientemente del fármaco inmunosupresor empleado (40).
- Es importante destacar que el embarazo no parece aumentar el riesgo de rechazo del injerto en las receptoras de útero, y el momento en el que se producen los episodios de rechazo parece distribuirse de manera uniforme a lo largo del periodo postrasplante (34). El riesgo de rechazo del injerto no aumenta durante el embarazo entre las receptoras de riñón, hígado y corazón, y solo se han registrado dos casos de rechazo de aloinjerto uterino durante el embarazo (26,41).

Biopsias del cuello uterino

- El rechazo del injerto se vigila mediante biopsias cervicouterinas en serie. El cuello uterino es fácilmente accesible tanto para la evaluación visual como para la biopsia. Johannesson y cols. establecieron inicialmente un sistema de clasificación para el rechazo de aloinjertos uterinos basado en estudios preclínicos en babuinos y, desde entonces, se ha adaptado a las receptoras humanas (42).
- Las biopsias del cuello uterino y los cultivos vaginales se obtienen normalmente a las 1, 2 y 4 semanas después de la cirugía, y mensualmente a partir de entonces.
- Las biopsias son evaluadas por patología en busca de infiltrados inflamatorios, inflamación microvascular, cambios epiteliales incluyendo cuerpos apoptóticos y endotelitis (42). El rechazo se clasifica desde limítrofe hasta grado 3 en función de los hallazgos histológicos (42).
- En los casos de sospecha de rechazo, debe obtenerse una biopsia endometrial para evaluar si el rechazo afecta el endometrio.
- Aunque los casos de rechazo suelen ser asintomáticos y leves, se han notificado casos de rechazo grave menos de 1 mes después de una biopsia normal, lo que pone de manifiesto la importancia de mantener una vigilancia regular.

Citomegalovirus

- La infección por citomegalovirus (CMV) es una preocupación en los receptores de todos los trasplantes de órganos sólidos; no obstante, el UTx es único en el sentido de que el objetivo del trasplante es lograr el embarazo (43).
- Dados los riesgos de teratogenicidad asociados con el CMV, incluyendo el deterioro cognitivo y la sordera neurosensitiva, algunos protocolos del UTx (como el nuestro) incluyen la vigilancia rutinaria de los títulos de CMV o la profilaxis antiviral (26).
- Es más probable que el CMV aparezca en los 3 primeros meses tras el trasplante, cuando las dosis de inmunosupresión son más altas, y durante los episodios de rechazo (43). Por lo tanto, la vigilancia y la profilaxis pueden ser especialmente relevantes en el periodo postrasplante temprano y durante los casos de rechazo

del injerto. Se necesitan más datos para establecer protocolos óptimos de profilaxis y vigilancia del CMV.
- Hasta la fecha, no se han notificado casos de neonatos nacidos con CMV congénito después de un UTx; sin embargo, se trata de un desenlace que requiere una cuidadosa vigilancia a medida que aumenta la experiencia en relación con el UTx. La transferencia de embriones debe retrasarse en los casos de infección por CMV.

Transferencia de embriones

- Los protocolos iniciales del UTx permitían la transferencia de embriones entre 12 y 18 meses después del trasplante (11,44). Estos protocolos están en consonancia con las guías internacionales para los trasplantes de órganos sólidos, los cuales recomiendan aplazar el embarazo durante el primer año después del trasplante debido al mayor riesgo de rechazo y a las mayores dosis de inmunosupresores (45). No obstante, el objetivo de otros trasplantes de órganos sólidos es la función del injerto a largo plazo. En el caso del UTx, una transferencia de embriones más temprana disminuye el tiempo de recepción del injerto y, por lo tanto, reduce el tiempo de inmunosupresión y los efectos secundarios asociados a largo plazo.
- Debido a estos beneficios potenciales para las receptoras de útero, algunos centros han realizado la transferencia de embriones tan pronto como 3-6 meses después del trasplante. Se han notificado tres embarazos en curso tras transferencias realizadas entre 106 y 134 días después del trasplante (34).

RESULTADOS

- El United States Uterus Transplant Consortium publicó unas guías para la estandarización de la nomenclatura y la presentación de informes en el UTx (46).
  - Los resultados primarios exitosos incluyen la supervivencia de la receptora, la supervivencia del injerto y la tasa de nacidos vivos del trasplante de útero, la cual se define como nacidos vivos por receptora trasplantada.
  - En estas guías, se definieron siete etapas progresivas sobre las que se deben evaluar el éxito y los informes: 1) técnica, 2) menstruación, 3) implantación del embrión, 4) embarazo, 5) parto, 6) retiro del injerto y 7) seguimiento a largo plazo.
- Actualmente, el UTx se realiza en todo el mundo a un ritmo cada vez más exponencial. Los resultados de estas cirugías y estos ensayos clínicos se han publicado en los medios de comunicación, en revistas especializadas, en conferencias (incluida la International Society of Uterus Transplantation) y en correspondencia personal. Los siguientes datos representan resultados conocidos y son representativos del campo; sin embargo, seguramente existen casos no publicados y nacimientos vivos pendientes de anunciar. Por lo tanto, estos datos son inevitablemente incompletos.
- En una revisión de los primeros 45 casos publicados se mostró que la edad media de las receptoras era de 27.8 años (*n* = 45; rango: 20-38; desviación estándar [DE]: 4.5) y la edad media de la donante era de 44 años (*n* = 45, rango: 20-62; DE: 10.2). La donante es multípara en un 93.2% de las ocasiones y nulípara en un 6.8%. El número de partos medio de las donantes es de 2.5 (rango: 0-7; DE: 1.3) (37).
- En el ensayo inicial sueco de nueve mujeres, siete completaron todo el procedimiento, desde la FIV, el UTx y la transferencia de embriones. En total nacieron ocho niños sanos. La tasa de embarazo clínico fue del 100%.
- Una revisión sistemática publicada en abril de 2020 informó sobre 52 UTx publicados (29):
  - 38 (73.1%) habían recuperado la función uterina.
  - 12 (23.1%) experimentaron complicaciones postoperatorias que requirieron histerectomía.
  - 2 (3.8%) tuvieron complicaciones perioperatorias que condujeron a una cirugía de UTx sin éxito.
  - Al considerar la intención de tratar, 14 (27%) de las pacientes lograron al menos un embarazo. De las 38 mujeres con restablecimiento exitoso de la función uterina, determinado por la menstruación, 14 (37%) lograron el embarazo con un nacimiento vivo posterior, incluyendo dos mujeres que dieron a luz dos veces (16/38; 42.1%), para un total de 18 lactantes.

■ Se produjeron complicaciones maternas en 6/16 (37.5%). La preeclampsia fue la complicación más frecuente y se produjo en 3/16 (19%) de los embarazos.

■ Todos los partos fueron por cesárea, y en todos nació un neonato sano. Los partos se produjeron entre las 31 y las 37 semanas; el parto prematuro se dio en 10/16 (62.5%) de los partos.

■ La revisión de otros informes publicados mostró que en una cohorte de nueve mujeres, 3 (33%) desarrollaron preeclampsia que requirió el parto entre las 31 y las 35 semanas; todas las mujeres tenían agenesia renal unilateral, lo que sugiere que la incidencia de preeclampsia puede ser particularmente alta en este grupo. Además, 2 (22%) tuvieron colestasis del embarazo y una tercera desarrolló disfunción renal atribuida al tacrólimus que requirió el parto a las 33 semanas debido a la necesidad de suspender la inmunosupresión (25).

■ *Resultados neonatales.* Aunque los datos disponibles son limitados, todos los lactantes nacidos hasta ahora han resultado sanos y sin anomalías congénitas. A pesar del aumento de las tasas de bajo peso al nacer entre las receptoras de órganos sólidos, el peso medio al nacer en esta cohorte (2 500 g) es adecuado para 35 semanas de gestación (37). Se necesitan más datos que incluyan cohortes más grandes y un seguimiento a largo plazo para garantizar la salud y la seguridad de los lactantes nacidos tras un UTx.

■ Estos datos muestran que el UTx es factible en mujeres con IAFU, pero se asocia con un riesgo significativo de complicaciones y partos prematuros.

COMPLICACIONES

Aunque pueden producirse complicaciones tanto en las receptoras del útero como en las DV, la siguiente sección relativa a las complicaciones se limita a aquellas complicaciones encontradas en las receptoras.

Complicaciones perioperatorias e histerectomía del injerto

■ Las complicaciones perioperatorias y la histerectomía del injerto son la mayor amenaza para el útero trasplantado en el postoperatorio inmediato. La *infección* y la *trombosis* deben prevenirse activamente para evitar la pérdida del injerto y la morbilidad. Además, la rotura de las anastomosis vasculares puede ocasionar una *hemorragia postoperatoria*, con la consiguiente hipoperfusión uterina y el fracaso del injerto.

■ La ecografía Doppler 2D y 3D o la resonancia magnética pueden ser útiles para evaluar la viabilidad y la perfusión del injerto.

■ Se puede explorar el cuello uterino para detectar la viabilidad del injerto sin necesidad de una exploración quirúrgica, ya que un cuello uterino congestionado o con coloración oscura puede indicar la trombosis del injerto. No obstante, en los casos de mayor preocupación, la evaluación quirúrgica determinará en última instancia si el injerto puede mantenerse.

  ■ Pueden producirse trombos venosos y arteriales que afecten el flujo de entrada o salida del injerto. La alteración de cualquiera de ellos puede acabar produciendo isquemia y necrosis del injerto. Estos hallazgos se hacen evidentes en la exploración abdominal (**fig. 2.3.1**).

  ■ Los signos de infección pueden ser difíciles de detectar porque las elevaciones típicas de la temperatura, los síntomas de dolor, la secreción vaginal y las evaluaciones hematológicas pueden estar alteradas en las pacientes que reciben regímenes inmunosupresores después del trasplante.

■ En caso de infección o trombosis importantes, es poco probable que se pueda conservar el útero trasplantado. Normalmente, en estos casos, se recomienda la *histerectomía urgente del injerto*.

■ El *fracaso* o la *pérdida del injerto* se define como la extirpación del útero antes de lograr un nacimiento vivo.

  ■ La histerectomía perioperatoria del injerto puede producirse en el ~25% de los casos; sin embargo, esta cifra es muy variable y puede estar relacionada con muchos factores, incluida la experiencia del equipo. En una revisión de los casos en todo el mundo que resultaron en el fracaso del injerto, la histerectomía se realiza normalmente dentro de los primeros 30 días

después del trasplante y, con mayor frecuencia, dentro de los primeros días o semanas después del procedimiento de implantación primaria.

■ Si el injerto no se retira en los primeros 15 días, se reduce significativamente la posibilidad de que el fracaso del injerto requiera una histerectomía.

Complicaciones quirúrgicas adicionales

■ Las complicaciones postoperatorias notificadas entre las receptoras, además de las mencionadas anteriormente, incluyen problemas menores (clasificaciones de Clavien-Dindo de grado 1-2) como la infección de las vías urinarias y derrames pleurales.

■ La estenosis vaginal es frecuente, difícil de prevenir o predecir y poco conocida entre las receptoras de útero.

  ■ La estenosis del ápice vaginal en el lugar de la anastomosis vaginal puede presentarse a los pocos días o semanas del procedimiento inicial de trasplante.

  ■ La estenosis puede estar relacionada con la cicatrización subóptima de los tejidos o la inflamación en el contexto de la inmunosupresión, las técnicas quirúrgicas o las fuentes de energía y la anatomía anómala en las receptoras de trasplantes debido al síndrome de MRKH.

  ■ La estenosis grave puede añadir dificultad a las intervenciones ginecológicas necesarias inherentes al procedimiento del UTx. Sin un acceso fácil al cuello uterino, las biopsias cervicouterinas, las evaluaciones uterinas como la histeroscopia o la biopsia endometrial, la atención del fracaso temprano del

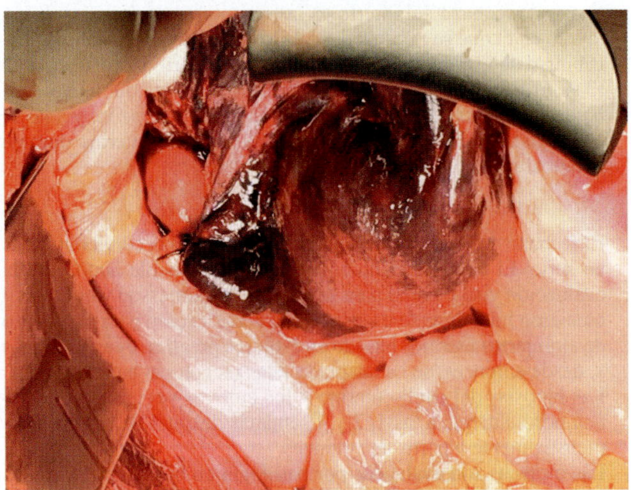

A

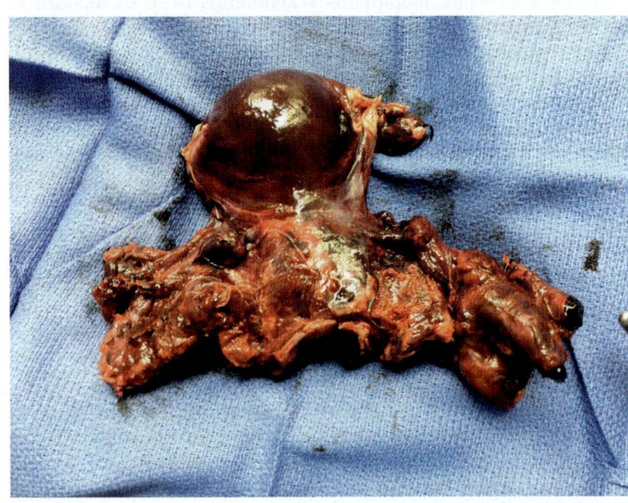

B

Figura 2.3.1. Injerto uterino trombosado *in situ* (A) y posthisterectomía (B). El injerto está oscuro e hinchado, con zonas de necrosis visibles.

embarazo y la transferencia de embriones pueden ser un desafío excesivo.

- La estenosis se ha tratado con estrógenos tópicos, dilatadores vaginales, reparación quirúrgica y endoprótesis vaginales.

Rechazo

- El rechazo no se considera una complicación del UTx. *El tratamiento inmunosupresor y el rechazo deben considerarse más bien como un aspecto esencial de los cuidados del útero trasplantado.*
- El rechazo se basa en la histología obtenida mediante biopsia cervicouterina y puede clasificarse como agudo, en el periodo postoperatorio inmediato, o crónico. La mayoría de los casos de rechazo en el UTx han sido celulares; no obstante, también se ha informado un rechazo mixto celular-humoral (26). La mayoría de los rechazos notificados han sido leves (37). Estos episodios de rechazo principalmente mediados por linfocitos T (celulares) han respondido a los esteroides y a la modulación de la dosis de inmunosupresión de mantenimiento (28,42,44).
- En particular, se han notificado dos episodios de rechazo grave en una receptora de útero de una DF a los 5 y los 18 meses del trasplante (26). Curiosamente, el episodio inicial de rechazo coincidió con el inicio del estradiol oral en la preparación para la transferencia de embriones. La biopsia endometrial demostró un endometrio difusamente necrótico, y se detectaron componentes tanto celulares como humorales.
    - Los casos de rechazo respondieron al tratamiento multimodal con antitimoglobulina, metilprednisolona y una dosis aumentada del tacrólimus en combinación con inmunoglobulina intravenosa y plasmaféresis (26). Finalmente, la paciente logró el embarazo y dio a luz a un niño sano a las 34 semanas de gestación; sin embargo, el embarazo se complicó con un segundo episodio de rechazo a las 12 semanas y una placenta acreta completa previa (26).
    - Este caso plantea una serie de cuestiones interesantes sobre la relación entre el UTx y la placentación anómala, especialmente en el contexto del rechazo del injerto, y sobre si el origen del útero (DV frente a DF) desempeña un papel en la placentación. Es necesario seguir investigando para abordar estas cuestiones. Hasta la fecha, no se han notificado otros casos de placentación anómala tras un UTx, y no hay un aumento de las tasas de placenta acreta tras un trasplante de riñón o hígado (26).

Fracaso temprano del embarazo

- Se han notificado abortos espontáneos tras el UTx hasta las 15 semanas de gestación, algunos de los cuales han sido tratados con dilatación y legrado (DyL) (42,47).
- No hay informes que describan complicaciones asociadas con la DyL después del UTx; no obstante, dados los cambios en la anatomía de la pelvis tras el trasplante, existe la posibilidad de que se produzcan dichas complicaciones. Además, la estenosis de la anastomosis uterovaginal puede suponer un desafío en cuanto a la visualización adecuada del cuello uterino, y puede ser necesario liberar las adherencias vaginales para completar con éxito el procedimiento (33).
- Recomendamos las siguientes precauciones en caso de que surja la necesidad de una DyL en una receptora de útero:
    - Realice el legrado bajo control ecográfico para disminuir el riesgo de perforación uterina.
    - Haga el legrado en un centro con acceso a hemoderivados y equipamiento de cuidados críticos en caso de complicaciones.
    - Avise a los equipos quirúrgicos correspondientes sobre el procedimiento, en caso de que surja la necesidad de una histerectomía del injerto de urgencia.

Complicaciones a largo plazo en las receptoras

- Aunque las complicaciones a largo plazo no pueden describirse o comprenderse completamente en esta fase inicial de desarrollo de un procedimiento novedoso, se aconseja una estrecha vigilancia de las mujeres que han recibido UTx.
- Una vez completada la inmunosupresión y el retiro con éxito del injerto, se prevé que las complicaciones a largo plazo sean pocas.

- Hasta que se conozca mejor la recuperación a largo plazo del UTx, se sugiere realizar una evaluación anual durante 5 años tras el cese de la inmunosupresión.
    - La evaluación debe incluir una exploración física y la detección del desarrollo de malignidad, alteraciones metabólicas (diabetes mellitus, anomalías lipídicas) y lesión renal a largo plazo.

PROBLEMAS ÉTICOS Y TRASPLANTE DE ÚTERO

- Los análisis sobre el UTx no estarían completos sin un análisis bioético que los acompañe. Aunque un análisis completo va más allá del alcance de este capítulo, a continuación se destacan las áreas clave de interés. Cabe señalar que el análisis sobre las consideraciones éticas del UTx se basa continuamente en los nuevos avances tecnológicos a medida que el procedimiento se perfecciona y mejora, así como a medida que se conoce más información sobre los resultados a corto y a largo plazos (48).
    - La bioética desempeñó un papel fundamental en la justificación del UTx. Los análisis multidisciplinarios entre clínicos, pacientes y bioéticos contribuyeron a este trabajo inicial, centrado principalmente en la justificación de la investigación y los ensayos clínicos en sí.
    - Actualmente, hay pruebas importantes que ponen de manifiesto que las motivaciones para buscar un UTx y la reproducción son diversas y muy personales (49).
    - La investigación sobre el UTx se centra actualmente en la mejora de los protocolos establecidos, incluidos los cambios a la cirugía de mínima invasión para la obtención del injerto, la limitación de la morbilidad de la receptora mediante regímenes de inmunosupresión reducidos o alternativos, la reducción del intervalo hasta la transferencia de embriones y la determinación del uso óptimo de DV y DF.
    - Los nuevos métodos requieren un nuevo análisis bioético en cada etapa. Los avances en las técnicas y los cambios en los protocolos plantean nuevas e importantes cuestiones que deben abordarse y responderse para garantizar que la ciencia avanza de acuerdo con elevadas normas éticas.
    - Mantener un concepto de equilibrio es esencial a medida que se evalúan los datos de los resultados y antes de que se determine que un abordaje quirúrgico es preferible a otro.

REFERENCIAS CLAVE

1. ACOG Committee Opinion No. 728 summary: Müllerian agenesis: diagnosis, management, and treatment. *Obstet Gynecol.* 2018;131(1): 196–197.
2. Mongan NP, Tadokoro-Cuccaro R, Bunch T, Hughes IA. Androgen insensitivity syndrome. *Best Pract Res Clin Endocrinol Metab.* 2015;29(4):569–580.
3. Stewart EA, Shuster LT, Rocca WA. Reassessing hysterectomy. *Minn Med.* 2012;95(3):36–39.
4. Cheng PJ, Pastuszak AW, Myers JB, Goodwin IA, Hotaling JM. Fertility concerns of the transgender patient. *Transl Androl Urol.* 2019;8(3):209–218.
5. Akhtar MA, Saravelos SH, Li TC, Jayaprakasan K; Royal College of Obstetricians and Gynaecologists. Reproductive implications and management of congenital uterine anomalies: Scientific Impact Paper No. 62 November 2019. *BJOG.* 2020;127(5):e1–e13.
6. Vaz SA, Dotters-Katz SK, Kuller JA. Diagnosis and management of congenital uterine anomalies in pregnancy. *Obstet Gynecol Surv.* 2017;72(3):194–201.
7. Di Guardo F, Corte LD, Vilos GA, Carugno J, Török P, Giampaolino P. Evaluation and treatment of infertile women with Asherman syndrome: an updated review focusing on the role of hysteroscopy. *Reprod Biomed Online.* 2020;41(1):55–61.
8. Guo XC, Segars JH. The impact and management of fibroids for fertility: an evidence-based approach. *Obstet Gynecol Clin North Am.* 2012;39(4):521–533.
9. Harada T, Khine YM, Kaponis A, Nikellis T, Decavalas G, Taniguchi F. The impact of adenomyosis on women's fertility. *Obstet Gynecol Surv.* 2016;71(9):557–568.

10. Practice Committee of the American Society for Reproductive Medicine. American Society for Reproductive Medicine position statement on uterus transplantation: a committee opinion. *Fertil Steril.* 2018;110(4):605–610.

11. Brännström M, Johannesson L, Dahm-Kähler P, et al. First clinical uterus transplantation trial: a six-month report. *Fertil Steril.* 2014;101(5):1228–1236.

12. Scott JR, Pitkin RM, Yannone ME. Transplantation of the primate uterus. *Surg Gynecol Obstet.* 1971;133(3):414–418.

13. Racho El-Akouri R, Kurlberg G, Dindelegan G, Mölne J, Wallin A, Brännström M. Heterotopic uterine transplantation by vascular anastomosis in the mouse. *J Endocrinol.* 2002;174(2):157–166.

14. Racho El-Akouri R, Kurlberg G, Brännström M. Successful uterine transplantation in the mouse: pregnancy and post-natal development of offspring. *Hum Reprod.* 2003;18(10):2018–2023.

15. Jiga LP, Lupu CM, Zoica BS, Ionac M. Experimental model of heterotopic uterus transplantation in the laboratory rat. *Microsurgery.* 2003;23(3):246–250.

16. Avison DL, DeFaria W, Tryphonopoulos P, et al. Heterotopic uterus transplantation in a swine model. *Transplantation.* 2009;88(4):465–469.

17. Wranning CA, El-Akouri RR, Lundmark C, et al. Auto-transplantation of the uterus in the domestic pig (*Sus scrofa*): surgical technique and early reperfusion events. *J Obstet Gynaecol Res.* 2006;32(4):358–367.

18. Ramirez ER, Ramirez DK, Pillari VT, Vasquez H, Ramirez HA. Modified uterine transplant procedure in the sheep model. *J Minim Invasive Gynecol.* 2008;15(3):311–314.

19. Gonzalez-Pinto IM, Tryphonopoulos P, Avison DL, et al. Uterus transplantation model in sheep with heterotopic whole graft and aorta and cava anastomoses. *Transplant Proc.* 2013;45(5):1802–1804.

20. Enskog A, Johannesson L, Chai DC, et al. Uterus transplantation in the baboon: methodology and long-term function after auto-transplantation. *Hum Reprod.* 2010;25(8):1980–1987.

21. Fageeh W, Raffa H, Jabbad H, Marzouki A. Transplantation of the human uterus. *Int J Gynaecol Obstet.* 2002;76(3):245–251.

22. Ozkan O, Akar ME, Ozkan O, et al. Preliminary results of the first human uterus transplantation from a multiorgan donor. *Fertil Steril.* 2013;99(2):470–476.

23. Brännström M, Bokström H, Dahm-Kähler P, et al. One uterus bridging three generations: first live birth after mother-to-daughter uterus transplantation. *Fertil Steril.* 2016;106(2):261–266.

24. Ejzenberg D, Andraus W, Baratelli Carelli Mendes LR, et al. Livebirth after uterus transplantation from a deceased donor in a recipient with uterine infertility. *Lancet.* 2019;392(10165):2697–2704.

25. Testa G, McKenna GJ, Gunby RT, et al. First live birth after uterus transplantation in the United States. *Am J Transplant.* 2018;18(5):1270–1274.

26. Flyckt R, Falcone T, Quintini C, et al. First birth from a deceased donor uterus in the United States: from severe graft rejection to successful cesarean delivery. *Am J Obstet Gynecol.* 2020;223(2):143–151.

27. Brännström M, Dahm-Kähler P, Kvarnström N, et al. Live birth after robotic-assisted live donor uterus transplantation. *Acta Obstet Gynecol Scand.* 2020;99(9):1222–1229.

28. Kvarnström N, Enskog A, Dahm-Kähler P, Brännström M. Live versus deceased donor in uterus transplantation. *Fertil Steril.* 2019;112(1):24–27.

29. Daolio J, Palomba S, Paganelli S, Falbo A, Aguzzoli L. Uterine transplantation and IVF for congenital or acquired uterine factor infertility: a systematic review of safety and efficacy outcomes in the first 52 recipients. *PLoS One.* 2020;15(4):e0232323.

30. Wei L, Xue T, Tao KS, et al. Modified human uterus transplantation using ovarian veins for venous drainage: the first report of surgically successful robotic-assisted uterus procurement and follow-up for 12 months. *Fertil Steril.* 2017;108(2):346–356.e1.

31. Carbonnel M, Dahm-Kähler P, Revaux A, Brännström M, Ayoubi J-M. Adapting surgical skills from robotic-assisted radical hysterectomy in cervical cancer to uterine transplantation: a look to an optimistic future! *J Robot Surg.* 2020;14(6):841–847.

32. Ramani A, Testa G, Ghouri Y, et al. DUETS (Dallas UtErus Transplant Study): complete report of 6-month and initial 2-year outcomes following open donor hysterectomy. *Clin Transplant.* 2020;34(1):e13757.

33. Chmel R, Novackova M, Janousek L, et al. Revaluation and lessons learned from the first 9 cases of a Czech uterus transplantation trial: four deceased donor and 5 living donor uterus transplantations. *Am J Transplant.* 2019;19(3):855–864.

34. Johannesson L, Wall A, Putman JM, Zhang L, Testa G, Diaz-Garcia C. Rethinking the time interval to embryo transfer after uterus transplantation—DUETS (Dallas UtErus Transplant Study). *BJOG.* 2019;126(11):1305–1309.

35. Abdelaziz O, Attia H. Doppler ultrasonography in living donor liver transplantation recipients: intra- and post-operative vascular complications. *World J Gastroenterol.* 2016;22(27):6145–6172.

36. Granata A, Clementi S, Londrino F, et al. Renal transplant vascular complications: the role of Doppler ultrasound. *J Ultrasound.* 2015;18(2):101–107.

37. Jones BP, Saso S, Bracewell-Milnes T, et al. Human uterine transplantation: a review of outcomes from the first 45 cases. *BJOG.* 2019;126(11):1310–1319.

38. Jain AB, Reyes J, Marcos A, et al. Pregnancy after liver transplantation with tacrólimus immunosuppression: a single center's experience update at 13 years. *Transplantation.* 2003;76(5):827–832.

39. Kainz A, Harabacz I, Cowlrick IS, Gadgil SD, Hagiwara D. Review of the course and outcome of 100 pregnancies in 84 women treated with tacrólimus. *Transplantation.* 2000;70(12):1718–1721.

40. Alami Z, Agier MS, Ahid S, et al. Pregnancy outcome following in utero exposure to azathioprine: a French comparative observational study. *Therapie.* 2018;73(3):199–207.

41. Brännström M, Johannesson L, Bokström H, et al. Livebirth after uterus transplantation. *Lancet.* 2015;385(9968):607–616.

42. Mölne J, Broecker V, Ekberg J, Nilsson O, Dahm-Kähler P, Brännström M. Monitoring of human uterus transplantation with cervical biopsies: a provisional scoring system for rejection. *Am J Transplant.* 2017;17(6):1628–1636.

43. Razonable RR, Humar A. Cytomegalovirus in solid organ transplant recipients—Guidelines of the American Society of Transplantation Infectious Diseases Community of Practice. *Clin Transplant.* 2019;33(9):e13512.

44. Johannesson L, Kvarnström N, Mölne J, et al. Uterus transplantation trial: 1-year outcome. *Fertil Steril.* 2015;103(1):199–204.

45. Brännström M, Enskog A, Kvarnström N, Ayoubi JM, Dahm-Kähler P. Global results of human uterus transplantation and strategies for pre-transplantation screening of donors. *Fertil Steril.* 2019;112(1):3–10.

46. Johannesson L, Testa G, Flyckt R, et al. Guidelines for standardized nomenclature and reporting in uterus transplantation: an opinion from the United States Uterus Transplant Consortium. *Am J Transplant.* 2020;20(12):3319–3325.

47. Erman Akar M, Ozkan O, Aydinuraz B, et al. Clinical pregnancy after uterus transplantation. *Fertil Steril.* 2013;100(5):1358–1363.

48. Farrell RM, Johannesson L, Flyckt R, et al. Evolving ethical issues with advances in uterus transplantation. *Am J Obstet Gynecol.* 2020;222(6):584.e1–584.e5.

49. Richards EG, Agatisa PK, Davis AC, et al. Framing the diagnosis and treatment of absolute uterine factor infertility: insights from in-depth interviews with uterus transplant trial participants. *AJOB Empir Bioeth.* 2019;10(1):23–35.

Cerclaje abdominal

Kelly Benabou, Soorin Kim, Isil Ayhan, Masoud Azodi y Mert Ozan Bahtiyar

PRINCIPIOS GENERALES

Definición

- La *insuficiencia cervicouterina* describe la insuficiencia del cuello uterino para retener un embarazo en ausencia de contracciones o trabajo de parto en el segundo trimestre (1).
- Se desconoce el mecanismo exacto subyacente a la insuficiencia del cuello uterino; sin embargo, se cree que los procedimientos quirúrgicos para la erradicación de la displasia cervicouterina (es decir, la conización, la extirpación electroquirúrgica con asa, la cervicectomía) desempeñan un papel (1).
- La definición más utilizada para el *acortamiento del cuello uterino* es una longitud cervicouterina inferior al percentil 10 para una edad gestacional determinada. Entre las semanas 18 y 24 de gestación, el percentil 10 está representado por una longitud del cuello uterino de 25 mm (2).
- El uso de progesterona vaginal es un tratamiento farmacológico por lo general aceptado para las pacientes con cuello uterino corto y sin antecedentes de prematuridad. En Europa se ha popularizado el uso del pesario Arabin®; este dispositivo se sigue estudiando en los Estados Unidos. El uso del pesario se describe con más detalle en la sección «Tratamiento no quirúrgico».
- El tratamiento quirúrgico de la insuficiencia del cuello uterino es la colocación de un cerclaje cervicouterino por vía transvaginal o transabdominal.
- Tradicionalmente, el cerclaje cervicouterino transvaginal ha sido el tratamiento quirúrgico de primera línea para la insuficiencia del cuello uterino. Aunque se han usado varias técnicas, las dos más utilizadas son las suturas de McDonald y de Shirodkar.
- El cerclaje cervicoístmico transvaginal se ha propuesto como una alternativa al cerclaje transabdominal e implica una colocación más alta del cerclaje en relación con el orificio interno (3). Se necesitan más estudios para determinar su eficacia.
- El cerclaje cervicouterino transabdominal suele ofrecerse en los siguientes escenarios clínicos:
  - Al menos un cerclaje cervicouterino transvaginal fallido que haya ocasionado la pérdida del embarazo en el segundo trimestre (excluyendo el cerclaje de urgencia o de rescate colocado debido a una dilatación cervicouterina indolora y al prolapso de la membrana amniótica en la vagina).
  - Limitaciones anatómicas (p. ej., tras una cervicectomía uterina) (1).
- El boletín de práctica sobre el tratamiento quirúrgico de la insuficiencia del cuello uterino del American College of Obstetricians and Gynecologists divide las indicaciones de cerclaje en tres categorías basadas en los antecedentes, la exploración física y los hallazgos ecográficos con antecedentes de parto prematuro (PP) previo (1) (**tabla 2.4.1**).
- No se recomienda la colocación de un cerclaje profiláctico en un embarazo gemelar, dada la falta de evidencia que apoye una disminución del PP (1).
- El *cerclaje de urgencia* o *de rescate* puede ser beneficioso en el embarazo gemelar. Cuando se comparó a las pacientes con un embarazo gemelar que presentaban una dilatación del cuello uterino indolora en la exploración física, y que estaban en tratamiento expectante, con un grupo similar de mujeres a quienes se les había practicado un cerclaje transvaginal, se observó que el grupo del cerclaje tenía una tasa de PP más baja a las 32 semanas (16.7% frente a 47.1%, $p = 0.02$), 34 semanas (35.2% frente a 76.5%, $p = 0.009$) y 36 semanas (61.1% frente a 100%, $p = 0.002$) (4).

Exploración física

- La exploración pélvica suele realizarse en posición de litotomía dorsal, con el uso de un espéculo para visualizar el cuello uterino y la vagina. *Se puede realizar* una exploración digital; no obstante, se debe considerar cuidadosamente a las pacientes con dilatación del cuello uterino y protrusión del saco amniótico. La insuficiencia cervicouterina puede ser completamente asintomática y diagnosticarse en ausencia de contracciones u otros signos (p. ej., hemorragia, infección o rotura de membranas).

Diagnósticos diferenciales

- Otras causas de PP son las siguientes:
  - Infección materna
  - Infección o inflamación intraamniótica
  - Anomalías uterinas
  - Traumatismos
  - Desprendimiento de la placenta

Tratamiento no quirúrgico

- Se recomienda el uso de progesterona vaginal diaria en mujeres asintomáticas con un embarazo único, que no tengan antecedentes de PP y que tengan un cuello uterino corto que mida menos de 20 mm antes o a las 24 semanas de gestación (1). Sin embargo, la definición de *cuello uterino corto* no está bien establecida y algunos clínicos usan diferentes valores de corte (15-25 mm).
- Se puede considerar el uso de un pesario vaginal en las pacientes que tienen un cuello uterino corto y que corren el riesgo de sufrir insuficiencia cervicouterina (1).
- La restricción de la actividad, el reposo en cama y el reposo pélvico no han demostrado ser eficaces para el tratamiento de la insuficiencia cervicouterina (1).

IMÁGENES Y OTROS MÉTODOS DE DIAGNÓSTICO

- La ecografía transvaginal seriada de la longitud del cuello uterino, realizada semanal o quincenalmente desde la semana 16 a la 24 de la gestación, se recomienda para las mujeres con antecedentes de PP con menos de 34 semanas de gestación.
- En la institución de los autores, el acortamiento cervicouterino se diagnostica cuando la longitud del cuello uterino medida (del orificio interno al externo) es igual o menor a 25 mm en la ecografía transvaginal antes de las 24 semanas de gestación.
- La evaluación de la paciente para la insuficiencia cervicouterina también puede incluir la tocodinamometría para descartar un PP después de las 20 semanas de gestación.
- Pueden estar indicados estudios adicionales para descartar diagnósticos diferenciales, incluyendo la amniocentesis para descartar una infección intrauterina o cultivos cervicouterinos.

Tabla 2.4.1 **Guía de práctica del American College of Obstetricians and Gynecologists sobre las indicaciones del cerclaje cervicouterino en el embarazo único**

Antecedentes	Exploración física	Hallazgos en la ecografía + antecedentes de PP previo
• Una o más pérdidas del embarazo en el segundo trimestre asociadas con una dilatación del cuello uterino indolora y la ausencia de parto o desprendimiento de la placenta, o bien, • Cerclaje previo por dilatación del cuello uterino indolora en el segundo trimestre	• Dilatación del cuello uterino indolora en el segundo trimestre	• Cuello uterino acortado que mide < 25 mm antes de las 24 semanas de gestación, y • Parto espontáneo previo con < 34 semanas de gestación

PP: parto prematuro.

PLANIFICACIÓN PREOPERATORIA

- Este capítulo se centra en la planificación preoperatoria, el tratamiento quirúrgico y los cuidados postoperatorios de las pacientes sometidas al cerclaje abdominal. La colocación del cerclaje cervicouterino abdominal puede realizarse antes o después de la concepción.
- Los autores recomiendan llevar a cabo el cerclaje abdominal (mediante laparotomía o laparoscopia/robótica) antes de las 14 semanas de gestación. Este procedimiento puede hacerse más tarde en el embarazo; sin embargo, para ese momento, puede ser técnicamente más difícil y estar asociado con un mayor riesgo de complicaciones.
- Cuando se considera la colocación de un cerclaje abdominal después de la concepción, es esencial asegurarse de la viabilidad fetal (exploración ecográfica entre las 10 y las 13 semanas de gestación) y descartar anomalías genéticas si es posible con pruebas prenatales no invasivas (PPNI) o invasivas (muestra de vellosidades coriónicas [MVC]).
- Las contraindicaciones para la colocación del cerclaje abdominal son las siguientes:
  - Rotura de las membranas amnióticas
  - Contracciones uterinas
  - Cualquier sospecha de infección intrauterina
  - Anomalías fetales incompatibles con la vida
  - Sospecha de anomalía cromosómica fetal
    - Es necesario interrogar más a la paciente para determinar su elegibilidad.
  - Hemorragia vaginal
  - Consideraciones técnicas
- En los casos de cervicectomía uterina realizada para tratar el cáncer de cuello uterino en fase inicial durante la gestación en curso en el primer trimestre y comienzo del segundo, se recomienda considerar el cerclaje abdominal simultáneo.

TRATAMIENTO QUIRÚRGICO

- Las indicaciones para la colocación del cerclaje cervicouterino (**fig. 2.4.1**) en el embarazo único se revisan en la tabla 2.4.1.
- La elección del material de sutura para el cerclaje cervicouterino sigue siendo objeto de debate, y no se ha demostrado que ninguna sutura sea superior a otra (1).
- Los diferentes tipos de sutura utilizados para el cerclaje son los siguientes:
  - La sutura de polipropileno se forma por polimerización de propileno. La principal característica de esta sutura es su bajo coeficiente de fricción, que la hace ideal para el cerclaje (5), ya que pasa fácilmente a través del tejido. Sin embargo, esta misma característica puede hacer que los nudos sean menos seguros.
  - La sutura de poliéster está hecha de material sintético, trenzado, multifilamento, polimerizado y permanente, y se fabrica en formas recubiertas y no recubiertas. Mersilene® es la forma no recubierta más utilizada en la práctica obstétrica. El poliéster no es absorbible y conserva su resistencia a la tracción de forma indefinida, siendo el segundo en resistencia a la tracción después de las suturas metálicas (6).
- A pesar del aumento teórico del riesgo de infección con el material de sutura trenzado, los estudios no han podido demostrar

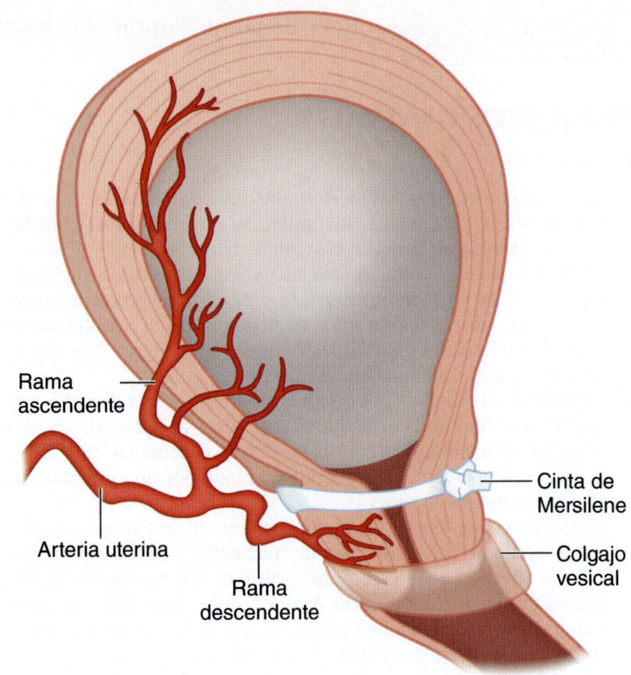

Figura 2.4.1. Colocación del cerclaje entre las ramas ascendente y descendente de las arterias uterinas y la unión cervicouterina.

ninguna relación causal entre el tipo de material de sutura y los desenlaces adversos del embarazo (7). Los autores recomiendan la cinta de Mersilene® de 5 mm para el cerclaje cervicouterino abdominal, independientemente del abordaje.

Posición de la paciente

- El cerclaje abdominal a través de la incisión de Pfannenstiel se realiza con la paciente en decúbito supino dorsal.
- El cerclaje abdominal laparoscópico o robótico se realiza con la paciente en posición de litotomía dorsal con inclinación de Trendelenburg.

Abordaje

- La laparotomía, la laparoscopia y los abordajes robóticos pueden usarse para realizar el cerclaje abdominal.
- En la institución de los autores, se favorece el abordaje de mínima invasión para el cerclaje abdominal debido a los beneficios de la recuperación postoperatoria (menos dolor y menor duración de la estancia), con resultados obstétricos similares en comparación con otros métodos (8).
- En las pacientes embarazadas se prefiere el abordaje robótico, dada la mejor visibilidad, la mayor destreza y la mayor capacidad para sortear el útero grávido. La experiencia quirúrgica es obviamente una consideración cuando se utiliza el abordaje robótico.

Procedimientos y técnicas

Cerclaje abdominal por vía laparoscópica

- La anestesia regional (espinal, combinada espinal-epidural) suele ser suficiente.
- La paciente se coloca en decúbito supino dorsal.
- El sitio quirúrgico se prepara y se cubre.
- Se realiza una laparotomía mediante una incisión abdominal de Pfannenstiel (**fig. técnica 2.4.1**).

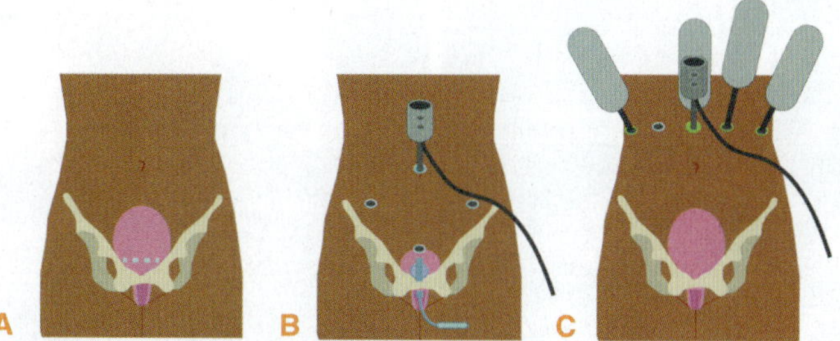

Figura técnica 2.4.1. Incisión y colocación del puerto. **A.** Incisión de Pfannenstiel durante la laparotomía. **B.** Cuatro puertos de 5 mm y manipulador uterino para el cerclaje laparoscópico a intervalos. **C.** Cuatro puertos robóticos de 8 mm y un puerto auxiliar de 5 mm colocados por encima del ombligo para el cerclaje robótico posconcepcional.

- La capa subcutánea, la vaina y el músculo del recto abdominal, la fascia transversal y las capas peritoneales se identifican durante una cuidadosa disección para acceder a la pelvis.
- Se realiza una exploración completa de las cavidades abdominal y pélvica.
- Si es necesario, se coloca un separador abdominal de autorretención para mejorar la exposición.
- El intestino se cubre con esponjas etiquetadas para ayudar a la visualización.
- Se desarrolla un colgajo vesical para movilizar la vejiga desde la unión vesicouterina.
- Se crean ventanas avasculares entre el útero y las arterias uterinas bilateralmente en el istmo cervicouterino.
- Es importante disecar paralelamente los vasos a nivel del istmo cervicouterino para evitar lesiones vasculares.
- La cinta de Mersilene® se introduce a través de las ventanas y se ata cómodamente en la parte anterior.

Cerclaje abdominal por vía laparoscópica o robótica

- Se requiere anestesia general.
- La paciente se coloca en posición de litotomía dorsal.
- El sitio quirúrgico se prepara y se cubre.
- El acceso laparoscópico se obtiene de forma estándar.
  - Puede utilizarse un alcance de 0-30°.
- El neumoperitoneo se crea empleando dióxido de carbono a una presión de 12-15 mm Hg.
- Los trócares laparoscópicos se colocan bajo visualización directa (cuatro trócares de 5 mm para la laparoscopia tradicional y cuatro trócares de 8 mm para la laparoscopia asistida por robot + un puerto auxiliar de 5 mm) (*véase* fig. técnica 2.4.1).
- Se realiza una exploración de las cavidades abdominal y pélvica.
- Se desarrolla un colgajo vesical.
- Se crean ventanas avasculares entre el útero y las arterias uterinas bilateralmente.
  - Es importante disecar en paralelo los vasos a nivel del istmo cervicouterino para evitar lesiones vasculares (**figs. técnicas 2.4.2 y 2.4.3**).
- Para el abordaje robótico, la institución de los autores emplea el sistema robótico Da Vinci® (Intuitive Surgical, Sunnyvale, CA) con los siguientes instrumentos: pinzas ProGrasp®, tijeras curvas monopolares y pinzas bipolares fenestradas. Las pinzas bipolares se cambian por un conductor de agujas cuando se manipula la cinta de Mersilene®. Estos instrumentos pueden cambiarse según la preferencia del cirujano (**fig. técnica 2.4.4**).
- En el abordaje laparoscópico, la disección se realiza con tijeras curvas monopolares laparoscópicas, pinzas de Maryland y pinzas de Mixter laparoscópicas.
- La cinta de Mersilene® se introduce a través de las ventanas y se ata cómodamente en la parte anterior (*véanse* figs. técnicas 2.4.2 y 2.4.4).
- Se puede realizar una ecografía transvaginal después del procedimiento para asegurar la correcta colocación del cerclaje (**fig. técnica 2.4.5**).
- Para los casos preconcepcionales, se recomienda un manipulador uterino para mejorar la exposición.
- En los casos posconcepcionales, la manipulación del útero se reduce al mínimo.
  - El abordaje robótico se selecciona en lugar de la laparoscopia convencional para un mayor rango de maniobras alrededor del útero grávido que puede ser voluminoso.
  - Se puede usar un dispositivo de palas laparoscópicas para movilizar suavemente un útero grávido para su exposición.
  - Es mejor evitar la colocación de cualquier instrumento en la vagina debido al riesgo de producir una hemorragia o dañar el cuello uterino o las membranas.

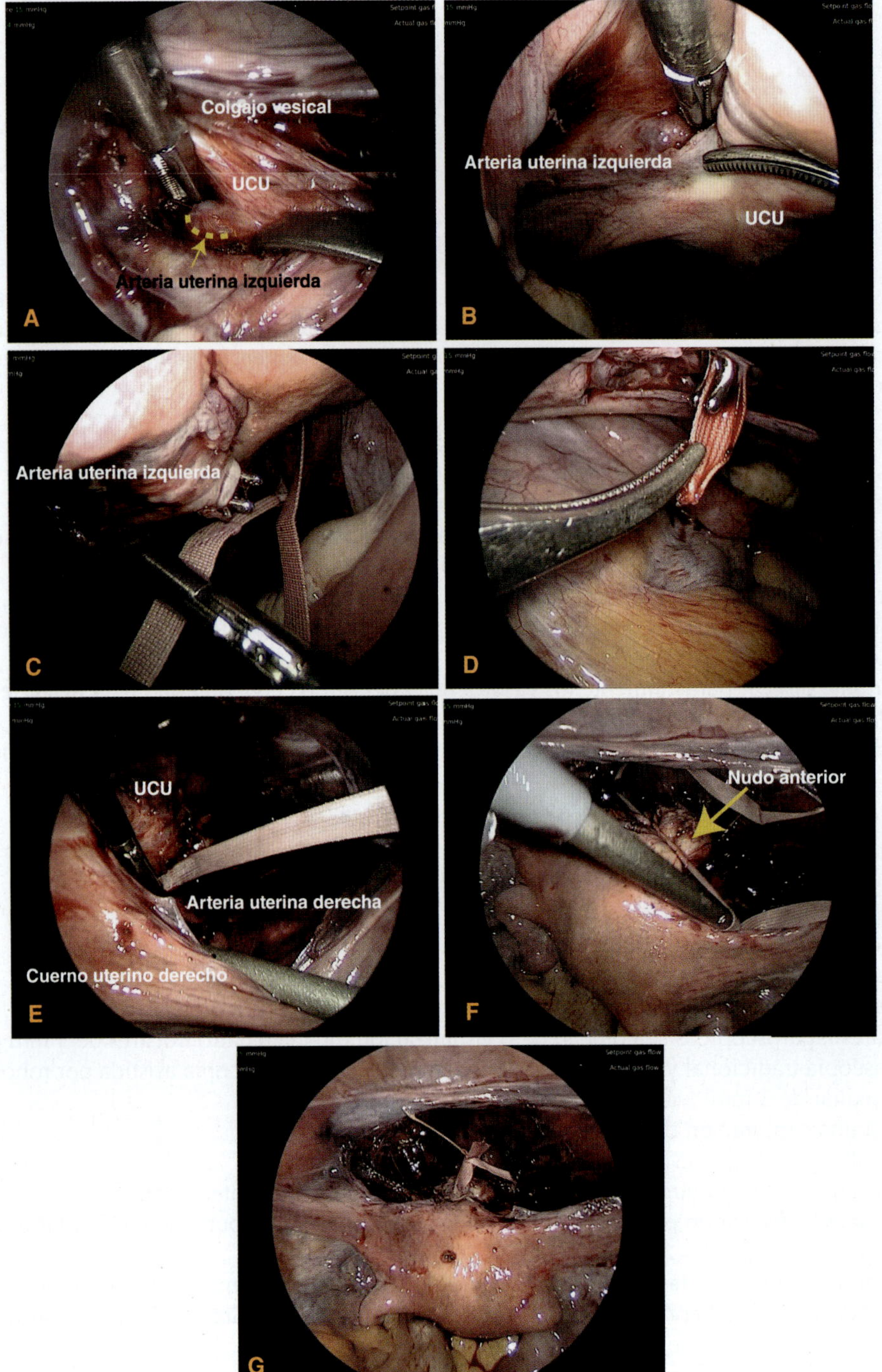

Figura técnica 2.4.2. Cerclaje abdominal laparoscópico. **A.** Disección laparoscópica de la arteria uterina izquierda (AUI), con movilización fuera de la unión cervicouterina (UCU). **B.** Disección de la AUI en la cara posterior del ligamento ancho. **C.** Paso de anterior a posterior de las pinzas de Mixter laparoscópicas entre la arteria uterina y la UCU y preparación para sujetar el extremo libre de la cinta de Mersilene® sin aguja. **D.** Se toma la cinta de Mersilene® y se tira de ella a través del conducto disecado entre la arteria uterina y la UCU. **E.** Cinta de Mersilene® vista en el conducto disecado entre la arteria uterina y la UCU. **F.** Los extremos libres de la cinta de Mersilene® se recortan y se fijan con una sutura Vicryl® calibre 0. **G.** Después de pasar los dos extremos de la cinta de Mersilene® adyacentes al útero, los extremos libres se anudan anteriormente. El nudo inicial se asegura con un nudo de cirujano, seguido de tres nudos cuadrados.

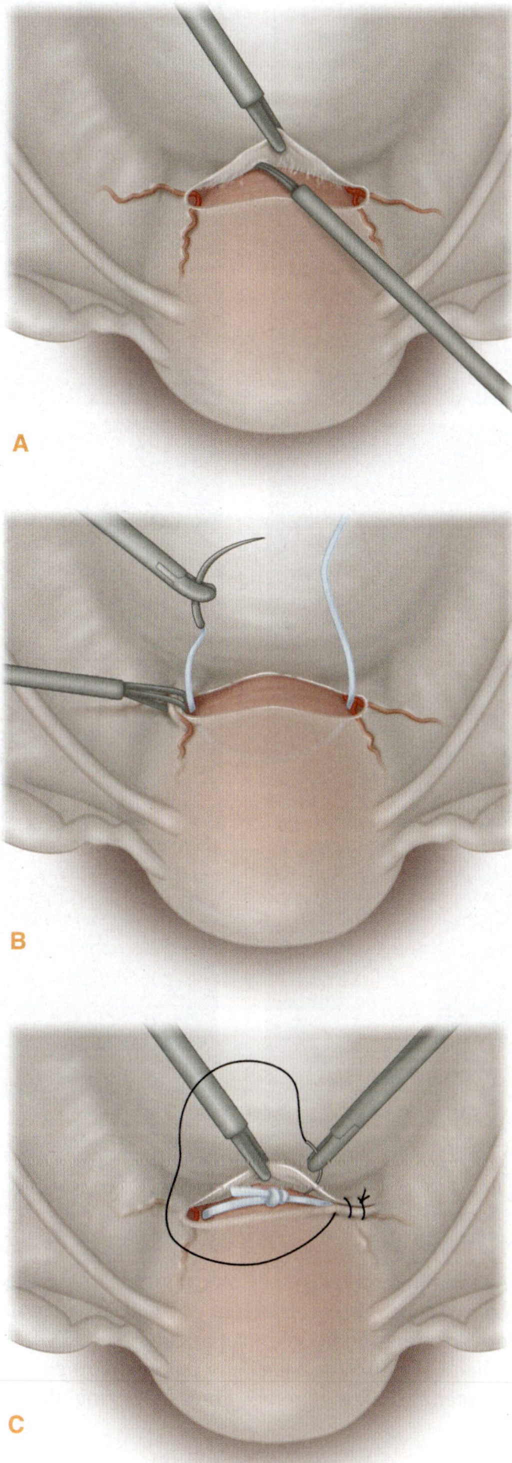

Figura técnica 2.4.3. A. Se desarrolla el colgajo vesical. **B.** Cerca del nivel del orificio interno, los vasos uterinos son prominentes. Medial a los vasos, colocar la sutura que evite la compresión de la arteria uterina. **C.** Pasar la sutura de anterior a posterior o viceversa. A continuación, se cierra el colgajo vesical con una sutura absorbible de forma corrida.

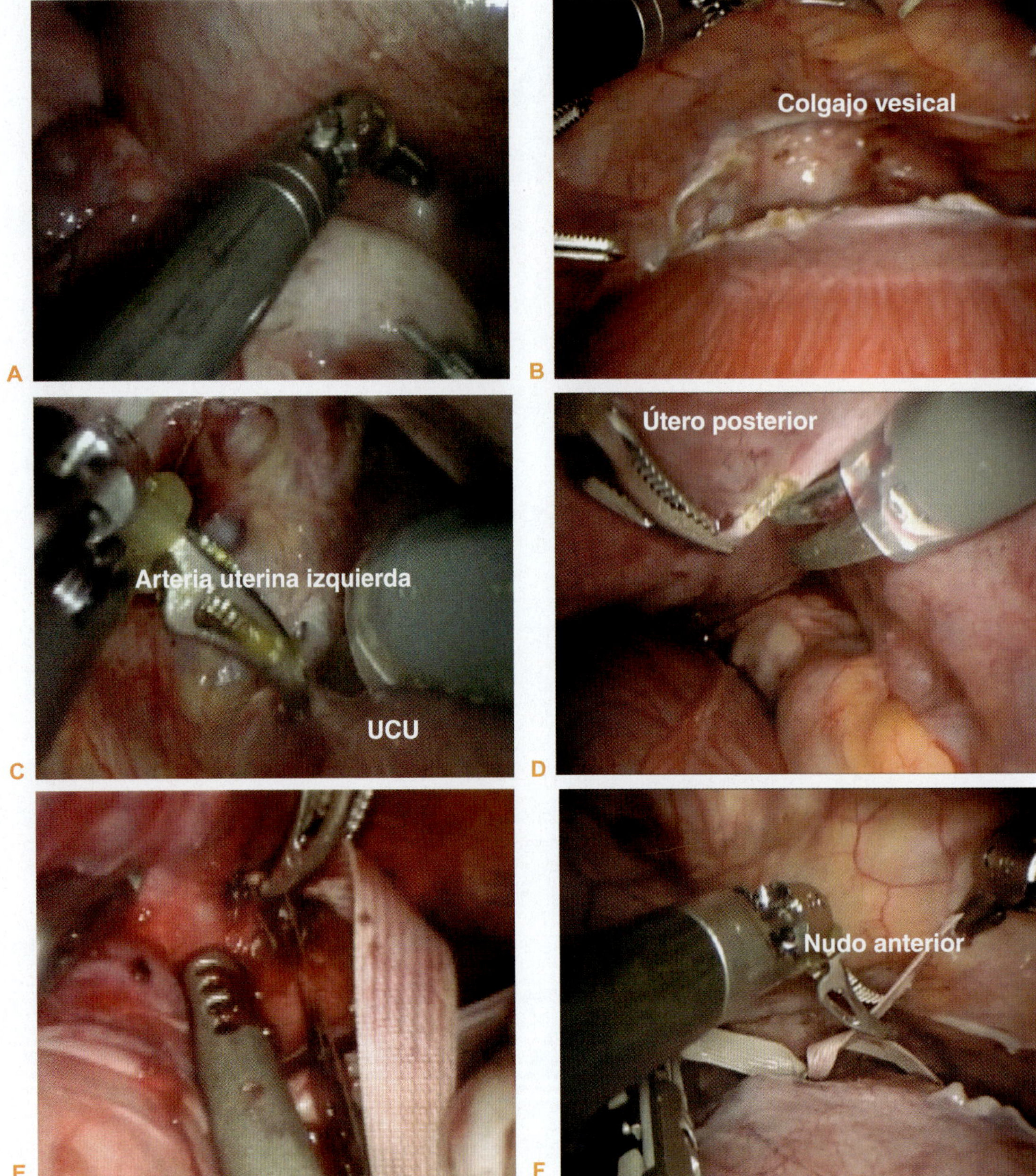

Figura técnica 2.4.4. Cerclaje abdominal robótico. **A.** Colocación de un cerclaje abdominal asistido por robot en una paciente grávida de 14 semanas de gestación. **B.** Creación del colgajo vesical. **C.** La arteria uterina izquierda se diseca y se moviliza lejos de la unión cervicouterina (UCU). **D.** El peritoneo posterior se incide con cauterización monopolar. **E.** La cinta de Mersilene® sin aguja se pasa a través de la ventana entre la arteria uterina y la unión cervicouterina. **F.** Los extremos libres de la cinta de Mersilene® se atan por delante.

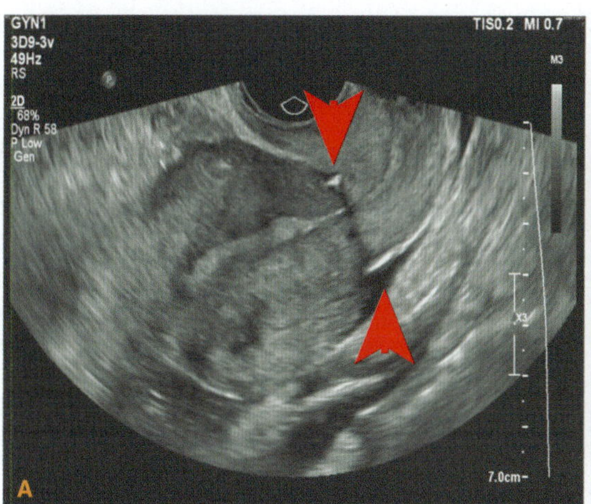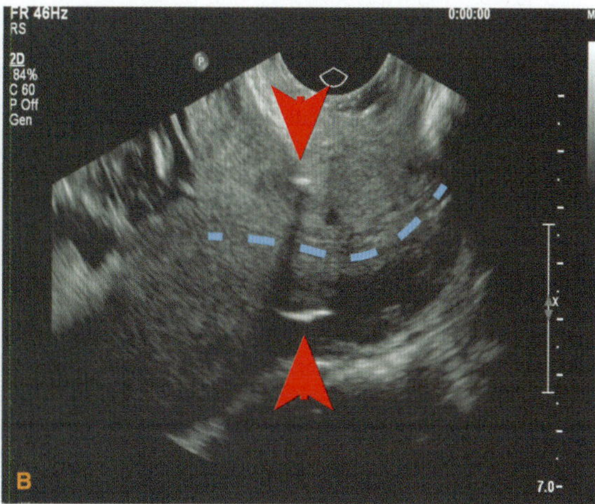

Figura técnica 2.4.5. Ecografía pélvica tras el emplazamiento del cerclaje abdominal. **A.** Imagen ecográfica tras la colocación del cerclaje a intervalos. La cinta Mersilene® se muestra con *flechas rojas*. **B.** Imagen ecográfica tras la colocación de un cerclaje posconcepcional. La cinta Mersilene® se muestra con *flechas rojas*. La longitud del cuello uterino resultante está marcada con una *línea azul punteada*.

CONSEJOS Y ALERTAS

○ Momento indicado para el cerclaje	La colocación a intervalos (es decir, entre embarazos) del cerclaje abdominal es ideal, dada la menor morbilidad. No obstante, el cerclaje abdominal posconcepcional puede colocarse a las 12-14 semanas de gestación, después de garantizar la viabilidad fetal mediante una ecografía del primer trimestre y de realizar el cribado de aneuploidías (PPNI y MVC).
○ Creación de ventanas avasculares	Tanto si se realiza el cerclaje abdominal por laparotomía como por abordaje robótico o laparoscópico, es crucial disecar en paralelo los vasos uterinos a nivel del istmo cervicouterino para evitar lesiones vasculares.
○ Tasa de muerte fetal	Se ha informado una menor tasa de muerte fetal global en el cerclaje cervicouterino transabdominal en comparación con el abordaje transvaginal (9). Las tasas de aborto espontáneo perioperatorio y de muerte en el segundo trimestre son menores en el abordaje laparoscópico robótico o laparoscópico en comparación con la laparotomía (10).
○ Invasividad	La colocación del cerclaje abdominal a intervalos tiene un perfil de riesgo comparable al de otros procedimientos ginecológicos benignos. Se debe priorizar un abordaje de mínima invasión para el cerclaje abdominal durante el embarazo, dadas las menores tasas de morbilidad materna y muerte fetal.

CUIDADOS POSTOPERATORIOS

- Las pacientes que se someten a la colocación de un cerclaje abdominal mediante un abordaje robótico o laparoscópico son vigiladas en el postoperatorio como en otras cirugías ginecológicas de mínima invasión. Por lo general, las pacientes son dadas de alta en el mismo día de la cirugía.
- Si la intervención se realiza por laparotomía, las pacientes suelen ser dadas de alta en el segundo día del postoperatorio.
- El dolor postoperatorio puede controlarse con paracetamol y opiáceos según la necesidad. Los antiinflamatorios no esteroideos suelen evitarse durante el embarazo.
- No se recomienda el uso rutinario de tocolíticos o antibióticos.
- La colocación del cerclaje puede evaluarse mediante una ecografía transvaginal en el postoperatorio.
- El parto se realiza mediante cesárea programada a partir de la semana 39 de gestación o antes si la paciente presenta un parto prematuro.
- Abogamos por dejar un cerclaje abdominal en el momento del parto por cesárea para futuros embarazos en una paciente que desee embarazarse de nuevo.

RESULTADOS

Tasa de nacidos vivos

- Las tasas de nacidos vivos registradas en el reciente ensayo controlado aleatorizado fueron de ~92% tras el cerclaje cervicouterino transabdominal y del 79% tras el cerclaje transvaginal (9).
- La probabilidad de muerte perinatal o de parto con menos de 24 semanas de gestación es menor en el cerclaje cervicouterino transabdominal posconcepcional en comparación con el cerclaje cervicouterino transvaginal posconcepcional (6.0% con un intervalo de confianza [IC] 95% de 3.8-8.2% frente a 12.5% con un IC 95% de 2.7-22.7%, respectivamente) (11).
- Las tasas de nacidos vivos son comparables entre el cerclaje abdominal preconcepcional realizado mediante el abordaje laparoscópico o robótico frente al abordaje por laparotomía. Las tasas de nacidos vivos tras el cerclaje abdominal preconcepcional frente al posconcepcional son similares (12).
- Hasta la fecha no existen ensayos controlados aleatorizados que comparen el cerclaje transabdominal asistido por robot con otros abordajes, aunque varias series de casos han mostrado tasas de supervivencia neonatal que oscilan entre el 83.3 y el 90% (13,14).

Edad gestacional en el momento del parto

- El 72% de las mujeres con un cerclaje cervicouterino transabdominal *in situ* dan a luz a término (10).
- El 8% de las mujeres dan a luz antes de las 32 semanas de gestación (10).
- La probabilidad de parto prematuro a las 24-28 semanas de gestación es del 1.7% tras el cerclaje cervicouterino transabdominal, en comparación con el 2.5% tras el cerclaje cervicouterino transvaginal (11).
- Cuando se comparan los resultados obstétricos del abordaje laparoscópico frente al abordaje por laparotomía, el cerclaje abdominal laparoscópico tiene una mayor tasa de partos después de 34/0 semanas de gestación (82.9% frente a 76%, $p < 0.01$) y una menor tasa de partos prematuros entre las semanas 23/0 y 33/6 de gestación (6.8% frente a 14.8%, $p < 0.01$) (8).
- Las probabilidades de dar a luz después de las 34 semanas de gestación son cuatro veces mayores después del cerclaje cervicouterino transabdominal asistido por robot que sin cerclaje en mujeres con insuficiencia del cuello uterino ($p < 0.01$) (13).

Muerte fetal

- Las mujeres que se han sometido a un cerclaje transabdominal tienen menos muertes fetales en general (es decir, aborto espontáneo tardío o mortinato) en comparación con el abordaje transvaginal (3 y 21%, respectivamente) (10).
- La *tasa de aborto espontáneo perioperatorio*, definida como la muerte fetal en las 2 semanas siguientes al procedimiento de cerclaje, es del 1.2% tras el cerclaje abdominal laparoscópico frente al 3% del cerclaje abdominal abierto ($p < 0.01$) (8).
- Las muertes en el segundo trimestre son menos frecuentes tras el cerclaje laparoscópico que tras la laparotomía (3.2% frente a 7.8%, $p < 0.01$) (8).
- Si se produce una pérdida del embarazo tras la colocación de un cerclaje en el primer trimestre, la dilatación y el legrado son técnicamente factibles sin que el cerclaje abdominal *in situ* comprometa su integridad. Sin embargo, el tamaño del instrumento quirúrgico debe elegirse cuidadosamente para reducir al mínimo el riesgo de dañar el cerclaje, y se recomienda la exploración ecográfica del útero durante y después del legrado para garantizar la eliminación de todos los productos y ayudar a prevenir la perforación inadvertida del útero.
- En el caso de la pérdida del embarazo al comienzo del segundo trimestre, la dilatación y evacuación (DyE) puede realizarse en algunos casos con el cerclaje *in situ* (15). Puede ser posible dilatar el cuello uterino de forma adecuada para permitir la inserción de una sonda de succión de 12-16 mm. Sin embargo, los autores recomiendan utilizar la sonda más pequeña necesaria para realizar la DyE.
- Aunque es posible emplear una sonda de hasta 16 mm para evacuar un embarazo de 16-18 semanas, la integridad del cerclaje puede verse comprometida.
- Si es necesario retirar el cerclaje para realizar una DyE, recomendamos la retirada laparoscópica de un cerclaje abdominal, seguida de una DyE transvaginal bajo visión laparoscópica.
- Puede ser técnicamente factible retirar el cerclaje abdominal a través de una colpotomía transvaginal, permitiendo así el parto vaginal. En la práctica, esta técnica es mucho más difícil de lo que se dice y no se recomienda en general.
- En caso de muerte fetal a final del segundo o tercer trimestre, el cerclaje puede retirarse por laparoscopia. La inducción del parto puede ser necesaria si la expulsión del feto no se produce espontáneamente. La histerotomía no está indicada (12).

Tasa de concepción postoperatoria

- La tasa de concepción para la colocación del cerclaje abdominal a intervalos es similar entre el cerclaje abdominal laparoscópico y el abierto (78% frente a 74%, respectivamente, $p < 0.35$) (8).
- Las mujeres que se han sometido a un cerclaje cervicouterino transabdominal no suelen encontrar limitaciones en la concepción natural posterior ni tienen una mayor necesidad de recurrir a técnicas de reproducción asistida.

- A pesar de ello, es sensato reducir la disección de los tejidos paracervicales para disminuir la formación de adherencias.

COMPLICACIONES

- La tasa global de complicaciones intraoperatorias es del 1% (8).
  - La complicación quirúrgica grave más frecuente es la hemorragia y se produce más cuando el cerclaje se coloca durante el embarazo. Esto se debe a la mayor vascularidad y friabilidad del útero y el cuello uterino de la embarazada.
- Pueden producirse complicaciones perioperatorias como la infección pélvica, la perforación uterina, la laceración del ligamento ancho o la lesión de la vejiga o del intestino delgado, pero son poco frecuentes.
- La erosión del cerclaje es una complicación inusual a largo plazo que puede ocurrir después del procedimiento (16).
- También se han notificado como complicaciones tras la colocación del cerclaje la restricción del crecimiento intrauterino (p. ej., por la ligadura inadvertida de las arterias uterinas), la rotura prematura de las membranas amnióticas, la corioamnionitis y el malestar materno (8,17).
- Con el tiempo, a medida que se adquieren conocimientos técnicos, se espera que la tasa de complicaciones disminuya.

REFERENCIAS CLAVE

1. American College of Obstetricians and Gynecologists. ACOG Practice Bulletin No. 142: cerclage for the management of cervical insufficiency. *Obstet Gynecol.* 2014;123(2 Pt 1):372–379.
2. Iams JD, Goldenberg RL, Meis PJ, et al. The length of the cervix and the risk of spontaneous premature delivery. National Institute of Child Health and Human Development Maternal Fetal Medicine Unit Network. *N Engl J Med.* 1996;334(9):567–572.
3. Witt MU, Joy SD, Clark J, et al. Cervicoisthmic cerclage: transabdominal vs transvaginal approach. *Am J Obstet Gynecol.* 2009;201(1):105. e1–105.e4.
4. Han MN, O'Donnell BE, Maykin MM, et al. The impact of cerclage in twin pregnancies on preterm birth rate before 32 weeks. *J Maternal Fetal Neonatal Med.* 2019;32(13):2143–2151.
5. Freeman BS, Homsy CA, Fissette J, et al. An analysis of suture withdrawal stress. *Surg Gynecol Obstet.* 1970;131(3):441–448.
6. Herrmann JB. Tensile strength and knot security of surgical suture materials. *Am Surg.* 1971;37(4):209–217.
7. Stafford IA, Kopkin RH, Berra AL, et al. Efficacy of different cerclage suture materials in reducing preterm birth. *J Matern Fetal Neonatal Med.* 2020;33(20):3509–3513.
8. Kim S, Hill A, Menderes G, et al. Minimally invasive abdominal cerclage compared to laparotomy: a comparison of surgical and obstetric outcomes. *J Robotic Surg.* 2018;12(2):295–301.
9. Shennan A, Chandiramani M, Bennett P, et al. MAVRIC: a multicenter randomized controlled trial of transabdominal vs transvaginal cervical cerclage. *Am J Obstet Gynecol.* 2020;222(3):261.e1–261.e9.
10. Moawad GN, Tyan P, Bracke T, et al. Systematic review of transabdominal cerclage placed via laparoscopy for the prevention of preterm birth. *J Minim Invasive Gynecol.* 2018;25(2):277–286.
11. Zaveri V, Aghajafari F, Amankwah K, Hannah M. Abdominal versus vaginal cerclage after a failed transvaginal cerclage: a systematic review. *Am J Obstet Gynecol.* 2002;187(4):868–872.
12. Tulandi T, Alghanaim N, Hakeem G, Tan X. Pre and post-conceptional abdominal cerclage by laparoscopy or laparotomy. *J Minim Invasive Gynecol.* 2014;21(6):987–993.
13. Tyan P, Mourad J, Wright B, et al. Robot-assisted transabdominal cerclage for the prevention of preterm birth: a multicenter experience. *Eur J Obstet Gynecol Reprod Biol.* 2019;232:70–74.
14. Zeybek B, Hill A, Menderes G, et al. Robot-assisted abdominal cerclage during pregnancy. *JSLS.* 2016;20(4):e2016.00072.
15. Martin A, Lathrop E. Controversies in family planning: management of second-trimester losses in the setting of an abdominal cerclage. *Contraception.* 2013;87(6):728–731.
16. Hawkins E, Nimaroff M. Vaginal erosion of an abdominal cerclage 7 years after laparoscopic placement. *Obstet Gynecol.* 2014;123(2 part 2):420–423.
17. Foster TL, Moore ES, Sumners JE. Operative complications and fetal morbidity encountered in 300 prophylactic transabdominal cervical cerclage procedures by one obstetric surgeon. *J Obstet Gynaecol.* 2011;31(8):713–717.

Capítulo 3.1 — Embarazo en cicatriz de cesárea: diagnóstico y tratamiento

Ilan E. Timor-Tritsch, Ana Monteagudo y Andrea Kaelin Agten

PRINCIPIOS GENERALES

Definición

- El *embarazo en cicatriz de cesárea* (ECC) se define como un embarazo implantado en el segmento anterior inferior del útero, ya sea *en la cicatriz* (también denominado *ECC de tipo 1*) o *en el «nicho o dehiscencia»* (también llamado *ECC de tipo 2*) que queda tras la incisión de un parto por cesárea (PC) anterior. Se trata de una gestación potencialmente peligrosa que, tratada o no, puede dar lugar a complicaciones en los tres trimestres del embarazo.

Diagnósticos diferenciales

- Los diagnósticos diferenciales son el aborto espontáneo en curso o el embarazo cervical y, en raras ocasiones, el *embarazo en una cicatriz de miomectomía*, cuando la placenta se implanta en el sitio de una miomectomía anterior.

Términos y nomenclatura

- A lo largo de los años y desde su descripción por Vial y cols. (1), se emplearon, y se siguen utilizando, diversos términos. Los más frecuentes son *embarazo ectópico en cicatriz de cesárea*, *embarazo en cicatriz de cesárea, istmocele, embarazo ectópico* y *embarazo en cicatriz de parto por cesárea*.
- Utilizamos el término simple *embarazo en cicatriz de cesárea* porque, aunque se implanta en la parte inferior de la cavidad uterina, la gestación es y permanece contigua a la cavidad. Si se permite su continuación, el saco gestacional se expande o modifica en la parte superior de la cavidad dejando la placenta detrás, incrustada en la cicatriz o el «nicho». Además, a diferencia de los «embarazos ectópicos verdaderos», si se deja continuar, el ECC puede dar como resultado un nacido vivo. Como se menciona más adelante, hoy en día se acepta ampliamente que el ECC es una forma temprana del espectro de la placenta acreta [EPA]).

Antecedentes

- Se reconoce que el ECC está íntimamente relacionado con los PC anteriores. La última tasa estimada de PC publicada por los Centers for Disease Control and Prevention de los Estados Unidos estimada en 2017 fue del 32% (2) y parece que ha dejado de aumentar y se ha estabilizado en el 32% de 2009-2011.
- Se desconoce la verdadera incidencia del ECC. Casi todos los artículos relacionados citan las únicas estimaciones disponibles, en las que el rango es de 1/1 800 a 1/2 656 de todos los PC realizados (3,4). Es posible que los números sean mayores porque puede haber algunos casos no informados, omitidos o mal diagnosticados. Se podría incrementar la incidencia notificada al promover la concienciación y un diagnóstico más preciso mediante ecografía transvaginal, así como ofreciendo un cribado rutinario de cada embarazo después de los PC anteriores (5).
- El único factor de riesgo para el ECC es uno o más PC anteriores.

Patogenia

- Durante un embarazo normal, el lecho vascular se «remodela» a medida que el trofoblasto entra en el miometrio, lo que permite una rica irrigación a través de un flujo sanguíneo de baja resistencia y alta velocidad que abastece al producto. Una capa fibrinoide específica (de Nitabuch) presente entre el endometrio y el citotrofoblasto de la placenta normalmente adherida detiene esta «invasión» fisiológica. El PC o las intervenciones uterinas previas comprometen el miometrio en proceso de cicatrización ocasionando una penetración sin oposición del trofoblasto que se piensa produce el acretismo placentario.
- Hay varias terminologías utilizadas para describir los diferentes patrones de implantación de la placenta en la zona de la incisión del PC anterior que está cicatrizando. El término original utilizado para los dos tipos de implantación por Vial y cols. (1) era *endógena* si el embarazo estaba profundamente implantado en el miometrio y *exógena* si la fijación era superficial. Las terminologías respectivas que se emplean son: *de tipo 1* frente a *de tipo 2* (6,7), *de baja implantación* frente a *rodeado por miometrio* (7) y *en el nicho* frente a *en la cicatriz* (8).
- Recientemente se ha sugerido que la determinación temprana en el primer trimestre de si un ECC está creciendo «en la cicatriz» o «en el nicho» de la histerotomía por cesárea anterior puede usarse para predecir el desenlace posterior del embarazo (8,9) (**figs. 3.1.1 y 3.1.2**).

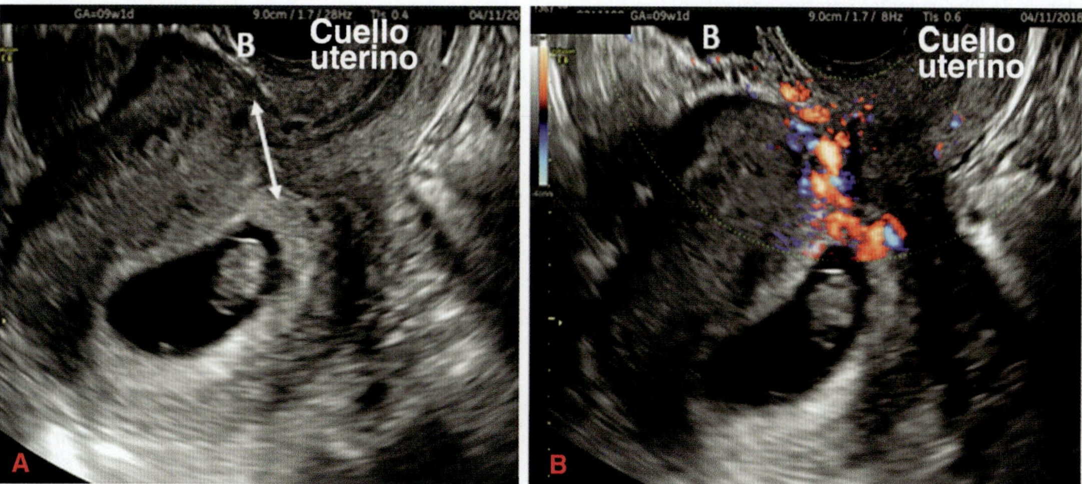

Figura 3.1.1. Embarazo en cicatriz de cesárea implantado «en la cicatriz» **A.** Vista panorámica del útero en el plano sagital con un importante grosor miometrial representado por el tamaño de la *flecha* entre la placenta y la vejiga (V). **B.** Imagen ampliada de la zona de implantación en la que se destaca el aumento de la vascularización en la unión placenta-miometrio.

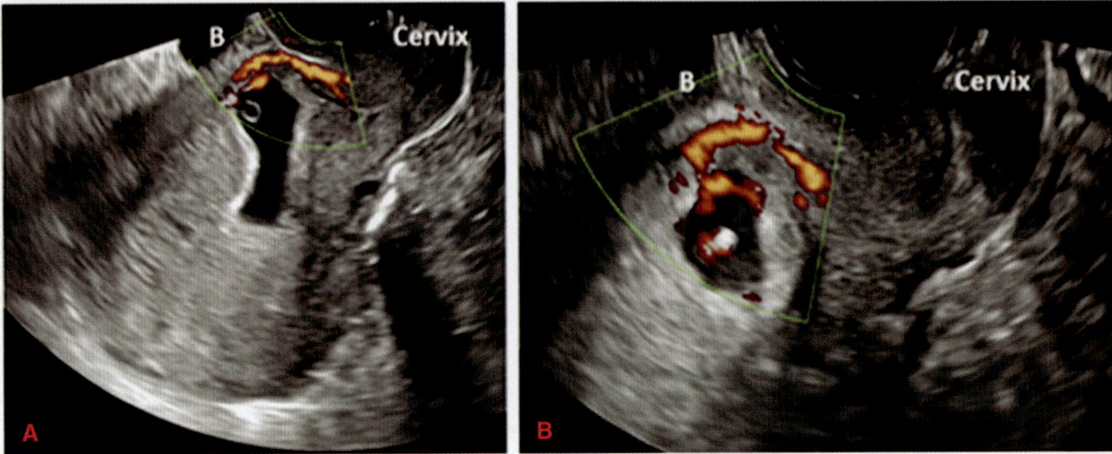

Figura 3.1.2. Embarazo en cicatriz de cesárea implantado «en el nicho». **A.** Imagen de ecografía Doppler a color panorámica del útero en el plano sagital con un espesor miometrial inexistente entre el saco gestacional y la vejiga (V). **B.** Imagen ampliada de la zona de implantación en la que se destaca el aumento de la vascularización en la unión placenta-miometrio y la vejiga (V).

Presentación clínica

- El dolor no suele ser un síntoma de presentación usual del ECC.
- Es mucho más frecuente ver que los casos asintomáticos se diagnostican en las ecografías de rutina. Una vez más, esta puede ser una buena razón para ofrecer a las pacientes embarazadas después de un PC una evaluación sistemática *muy* temprana (5-7 semanas) con ecografía. Esta exploración es importante porque muchos ECC suelen diagnosticarse erróneamente como abortos espontáneos o amenazas de aborto que conducen a la dilatación y el legrado (DyL), lo que produce hemorragias profusas e intervenciones quirúrgicas de urgencia que terminan con una histerectomía evitable.

IMÁGENES Y OTROS MÉTODOS DE DIAGNÓSTICO

Ecografía transvaginal

Ecografía tridimensional

En ocasiones, se utiliza la ecografía tridimensional para el diagnóstico del ECC; sin embargo, solo proporciona una información adicional marginal (10-12).

- La principal modalidad de imagen es la ecografía transvaginal.
- La exploración debe realizarse *siempre* con la vejiga parcialmente llena para examinar el límite entre la vejiga y la pared anteroinferior del útero.
- El diagnóstico de ECC debe basarse en una prueba de embarazo positiva, además de los siguientes criterios ecográficos:
  - Cavidad uterina vacía y conducto endocervical cerrado y vacío.
  - En embarazos muy tempranos (5-6 semanas), la detección de un saco gestacional en la proximidad del segmento anterior bajo del útero.
  - Después de 6-7 semanas posmenstruales, un saco gestacional y la placenta situados cerca de la cicatriz de la histerotomía o sobresaliendo en el nicho creado por el PC.
  - Capa miometrial fina o ausente entre el saco gestacional y la pared uterina anterior o la pared vesical posterior.
  - Flujo sanguíneo subjetivamente rico alrededor del saco gestacional determinado por ecografía Doppler 6; exploración con los ajustes más sensibles posibles.
  - Hallazgo de placenta previa, uno de los marcadores diagnósticos más importantes de un ECC (también predictivo del EPA del segundo y el tercer trimestres).
  - Un útero anteflexionado o retrovertido refuerza el diagnóstico (13) (**fig. 3.1.3**).
- Una forma sencilla y práctica de diagnosticar un ECC precoz (de 5-6 semanas y a veces incluso de 7 semanas) es mostrar una imagen ecográfica longitudinal y sagital del útero en cuestión

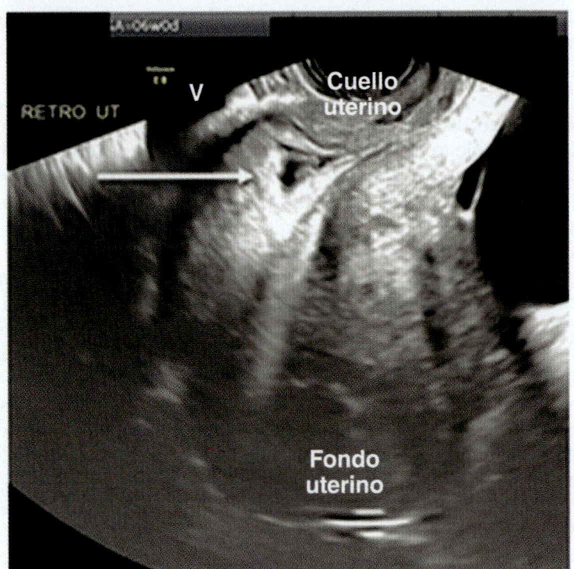

Figura 3.1.3. Típico útero retroflexionado en anteversión de una paciente con el saco gestacional bajo y anterior del primer trimestre de un embarazo en cicatriz de cesárea. V: vejiga.

y trazar una línea imaginaria en su centro para dividir el útero por la mitad. Si el centro del saco gestacional está por debajo de esa línea y más cerca del cuello uterino, se trata de un ECC. Si el centro del saco gestacional está por encima de esa línea, más cerca del fondo uterino, se trata de un embarazo intrauterino (**fig. 3.1.4**) (14).

- Después de 7 semanas, en los embarazos en curso, el saco coriónico o gestacional con el embrión o el feto se «desplaza» hacia el fondo poblando la cavidad uterina (*véase* fig. 3.1.3); no obstante, la placenta y su vascularización permanecen ancladas en su lugar original de implantación, conservando una de las características diagnósticas más importantes del ECC (**fig. 3.1.5**).
- Es importante determinar la distancia entre la superficie uterina anterior (o, en su caso, la pared vesical posterior) y la placenta implantada, ya que la cantidad de miometrio intermedio parece predecir el desenlace. Un estudio sugirió que un saco gestacional y una placenta profundamente incrustados «en el nicho» o la dehiscencia darán lugar a un desenlace más ominoso que si se implantan «*en la cicatriz*» que tiene cierto grosor (8) (*véanse* figs. 3.1.1

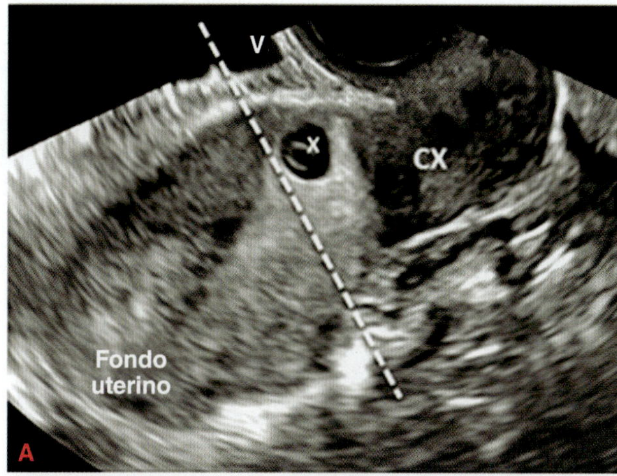

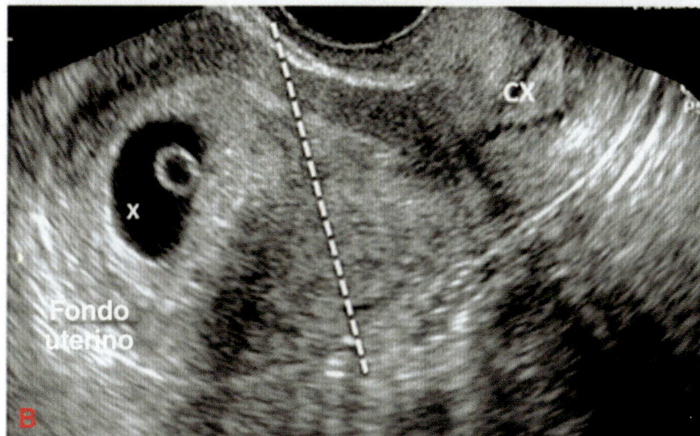

Figura 3.1.4. Diagnóstico diferencial ecográfico sencillo entre el embarazo intrauterino y el embarazo en cicatriz de cesárea (ECC) a inicios del primer trimestre. Mediante una línea que atraviesa el útero en una ecografía longitudinal sagital, se divide el útero en dos partes iguales. Marque el centro del saco con una «x». **A.** Si el centro del saco gestacional está por debajo de esa línea y más cerca del cuello uterino, se trata de un ECC. **B.** Si el centro del saco gestacional está por encima de esa línea, más cerca del fondo uterino, se trata de un embarazo intrauterino. CX: cuello uterino; V: vejiga.

y 3.1.2). Existen varios marcadores ecográficos del ECC en el primer trimestre. Algunos se observan mejor al final del primer trimestre, por ejemplo, entre las 8 y 11 semanas. En la **figura 3.1.6** se muestran estos marcadores ecográficos de forma exhaustiva.

Resonancia magnética

■ La mayoría de los autores versados en embarazos en cicatrices no recomiendan realizar una RM sistemática o adicional, ya que las imágenes transvaginales en escala de grises y Doppler en color se consideran fiables para establecer el diagnóstico correcto.

Embarazo recurrente en cicatriz de cesárea

■ Los ECC recurrentes son más frecuentes de lo que se piensa. Es importante saber que el diagnóstico de un ECC también debe tener en cuenta la amenaza y la posibilidad realista de recurrencia. Este hecho fue ignorado durante algún tiempo basándose en informes de casos individuales esporádicos. En este momento, al revisar la literatura de los últimos años, queda claro que la tasa de recurrencia puede alcanzar el 15% o más (15,16). Los autores informaron una sola paciente con cuatro ECC recurrentes. Después de que los cuatro primeros ECC vivos recibieran una inyección de metotrexato (MTX) intragestacional local, el quinto y último ECC recurrente dio lugar al parto de un lactante casi de término obtenido de nuevo por PC y seguido de una histerectomía que confirmó la placenta percreta (17) (**fig. 3.1.7**).

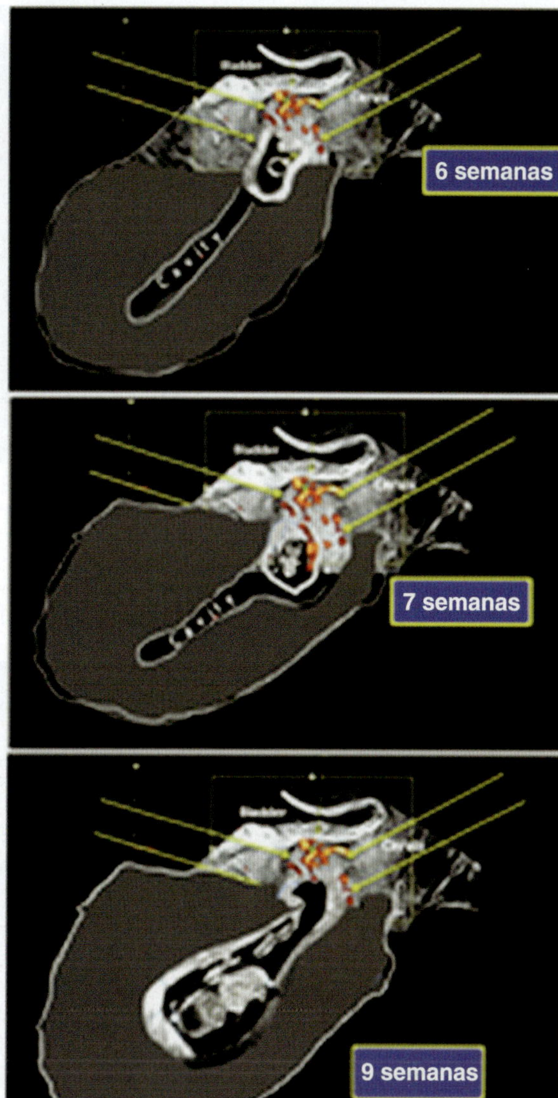

Figura 3.1.5. Esta viñeta, combinada con imágenes ecográficas del embarazo en cicatriz de cesárea a las 6, 7 y 9 semanas posmenstruales, demuestra cómo el saco y su contenido crecen y se desplazan hacia la cavidad uterina dejando atrás la placenta con su vascularización en el lugar de su implantación «en el nicho». Las *flechas* señalan el lugar de implantación de la placenta.

Embarazo heterotópico en cicatriz de cesárea

■ También se diagnosticaron e informaron los embarazos heterotópicos. En este caso, el centro del saco gestacional del embarazo en la cicatriz está más cerca del cuello uterino, mientras que el centro del otro saco suele estar dentro de la cavidad uterina (**fig. 3.1.8**).

■ Merecen una atención especial porque si se selecciona el tratamiento correcto para el ECC, el embarazo intrauterino puede dar como resultado un nacido vivo (18-28).

■ La mejor revisión con información detallada parece ser la de Ugurlucan y cols. (27).

PLANIFICACIÓN PREOPERATORIA

■ Asesoramiento de la paciente con base en la evidencia y, sobre todo, a su pareja o cónyuge o, en ocasiones, a otros miembros de la familia que la acompañan.

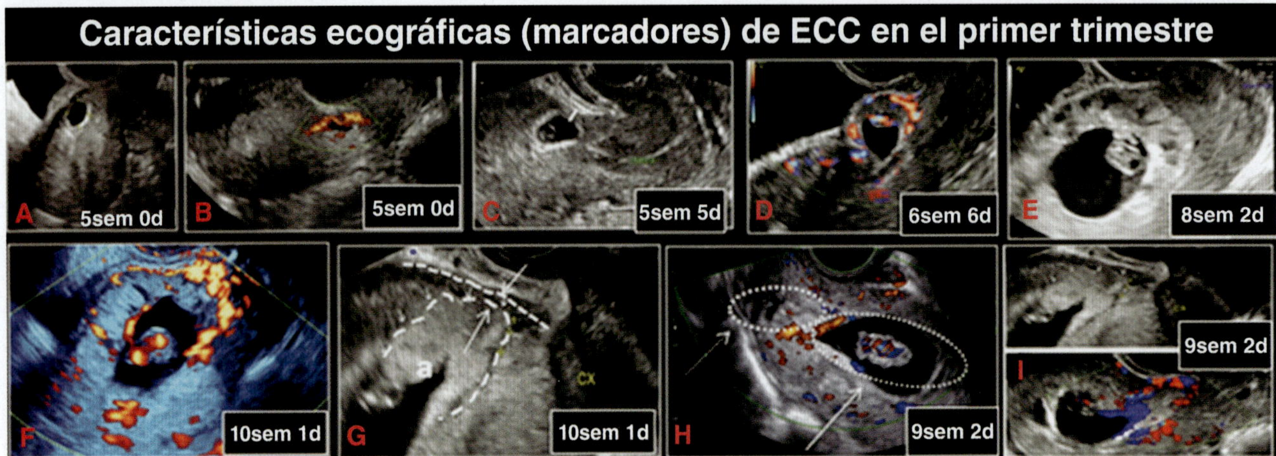

Figura 3.1.6. Imágenes ecográficas compuestas de un ECC en el primer trimestre. Las edades gestacionales están marcadas en las imágenes. **A-C.** Implantación baja y anterior del saco gestacional. La vascularización por ecografía Doppler a color aún no ha aumentado significativamente (**B**). **D.** Línea vesical distorsionada por el saco gestacional que demuestra una mayor vascularización peritrofoblástica. **E.** Lagunas placentarias. **F.** Aumento de la vascularización. **G.** Miometrio delgado entre la placenta (en el nicho) y la vejiga. **H.** Mientras la placenta y sus vasos sanguíneos permanecen en el lugar de implantación, el saco gestacional y el embrión suben para poblar la cavidad uterina. **I.** Las imágenes de ecografía Doppler en escala de grises y a color (*abajo*) atestiguan que la placenta permanece en el nicho, mientras que el embarazo crea la falsa impresión de un embarazo intrauterino.

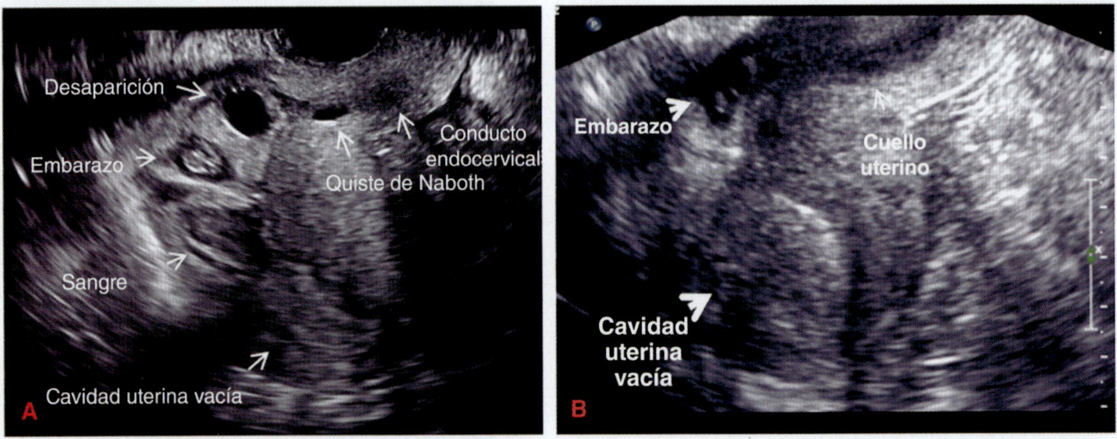

Figura 3.1.7. Embarazo en cicatriz de cesárea (ECC) recurrente en un útero en retroflexión y antevertido después de dos partos por cesárea anteriores. Las estructuras están marcadas dentro de las imágenes. **A.** ECC vivo inicial a las 6 semanas con un saco gestacional que desaparece (vacío) concomitante también en una presentación anterior baja. **B.** El ECC recurrente está en la misma posición que el ECC anterior.

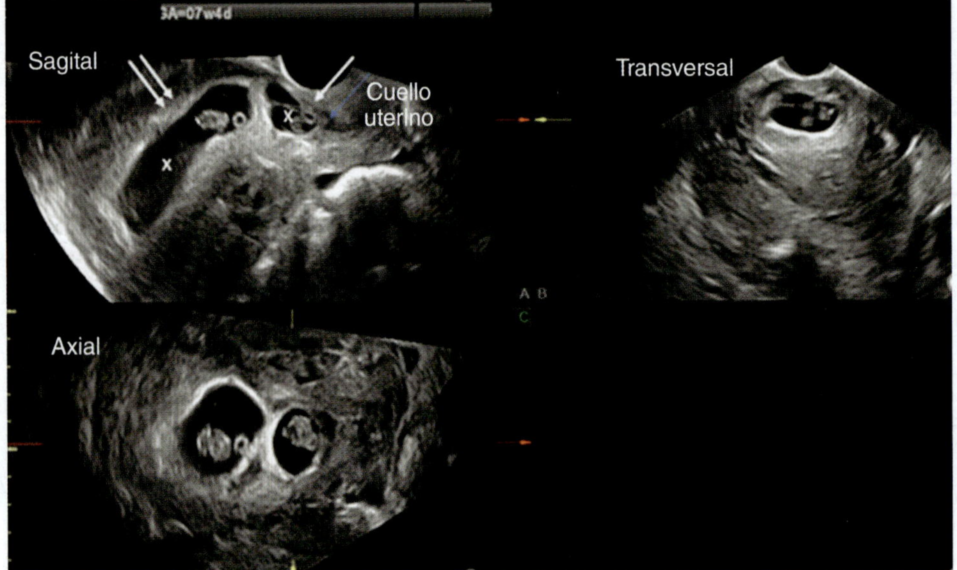

Figura 3.1.8. Embarazo intrauterino heterotópico y embarazo en cicatriz de cesárea (ECC) demostrados mediante ecografía 3D. La vista sagital muestra el ECC (*una flecha*) y el embarazo intrauterino (*dos flechas*) con el centro de ambos sacos marcado por una «x».

- Siempre hay que hacer hincapié en el hecho de que se trata de un embarazo tan infrecuente como extremadamente peligroso y que, de manera independiente de la atención, presenta desafíos de diagnóstico y tratamiento.
- Ninguna decisión sobre la terminación o la continuación de la gestación es fácil. Las pacientes necesitan tiempo para tomar una decisión.
- La terminación de un ECC es más difícil a medida que avanza el tiempo. Cada día que se retrasa la decisión, la gestación avanza junto con su irrigación. Las posibilidades de encontrar complicaciones y la gravedad de estas son cada vez mayores.
- Debe quedar claro que, incluso en las mejores circunstancias, los tratamientos pueden poner en peligro la vida de la paciente.

Tratamiento expectante

- El tratamiento expectante del *ECC con actividad cardiaca positiva* se asocia con una elevada carga de morbilidad materna, como hemorragia grave, rotura uterina temprana, histerectomía y EPA grave, e incluso mortalidad materna. A pesar de los posibles peligros, algunos ECC pueden progresar o acercarse al término. Por lo tanto, es justo cuestionar si la terminación del embarazo debe ser la única opción terapéutica ofrecida a estas mujeres (29). Debido a esto, si se considera la posibilidad de continuar el embarazo, se debe hacer una perspectiva del periodo hasta el parto deseado describiendo las posibles complicaciones específicas de cada trimestre (**fig. 3.1.9**).
- Las complicaciones se derivan principalmente del hecho de que con probabilidad todos los casos estarán dentro del EPA, como los embarazos con placenta acreta, increta y percreta.

TRATAMIENTO QUIRÚRGICO

- La terminación del ECC debe realizarse lo antes posible para reducir al mínimo el riesgo de complicaciones.

- Los abordajes de mínima invasión, como el tratamiento con balón doble, pueden realizarse con anestesia local, mientras que los métodos de tratamiento más invasivos, como la laparoscopia, requieren anestesia general.

Abordaje

- La mayoría de los abordajes pueden clasificarse como alguno de los siguientes y sus combinaciones:
  - Cirugía (requiere anestesia general)
    - Laparotomía (histerectomía o resección local)
    - Resección por laparoscopia, histeroscopia o abordaje transvaginal
    - Dilatación del cuello uterino seguida de legrado cortante o romo
    - Aspiración sin dilatación del cuello uterino
  - Procedimiento de mínima invasión o guiado por ecografía
    - Cirugía mínimamente invasiva sin anestesia general, como la inyección local de MTX o KCl con o sin vasopresina local
  - Fármacos sistémicos o administración intramuscular o intravenosa de MTX en una o varias dosis
  - Embolización de la arteria uterina (EAU)
  - Combinación de los tratamientos anteriores
    - Varios artículos informaron la combinación de tratamientos de forma planificada, simultánea o secuencial.
    - Los tratamientos también pueden modificarse, especialmente después de que el tratamiento de primera línea haya fracasado.
  - Presión local mediante balones inflables
    - Más recientemente, también se ha publicado la colocación e inflado de una sonda de Foley con balón único o de una sonda con balón doble de maduración cervical de Cook® para prevenir o controlar la hemorragia cervicouterina o uterina tras tratamientos locales como la aspiración, el legrado o la inyección intragestacional local (30,31).

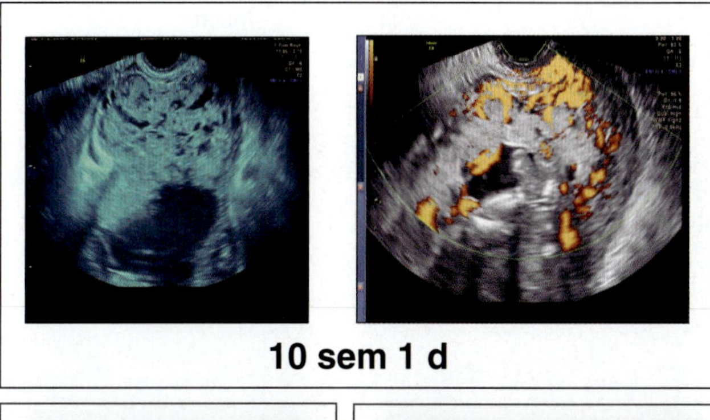

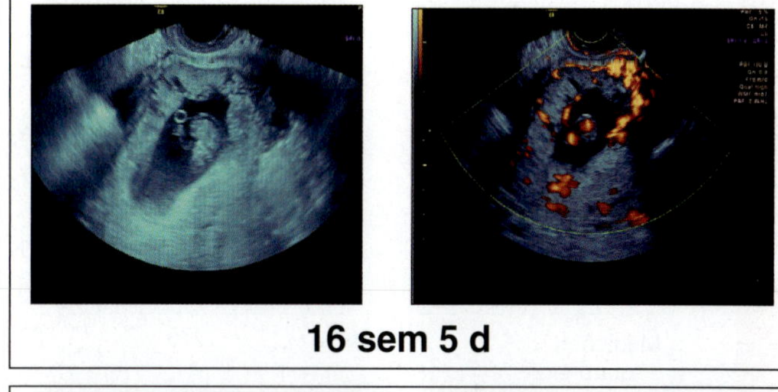

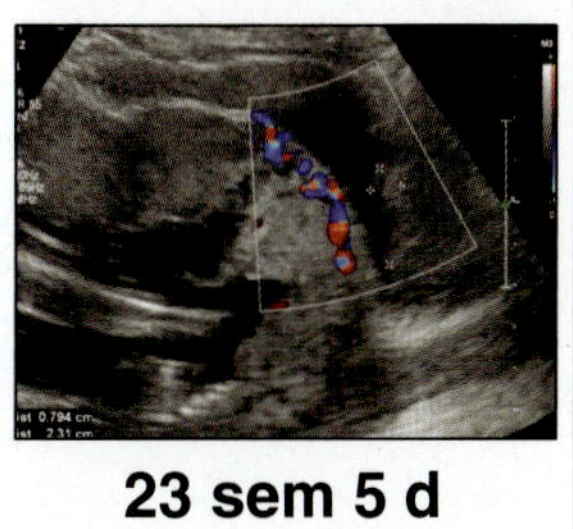

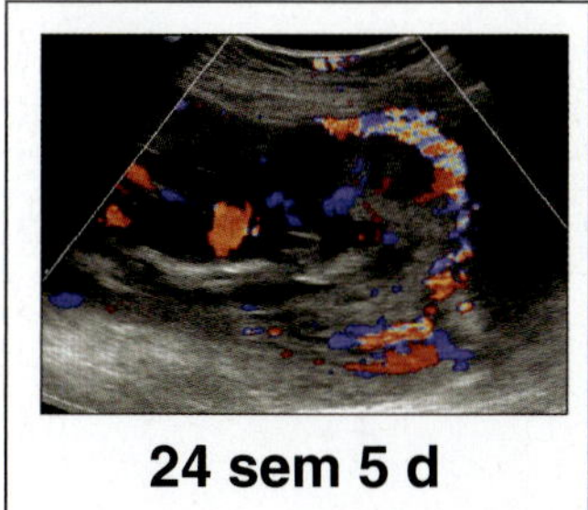

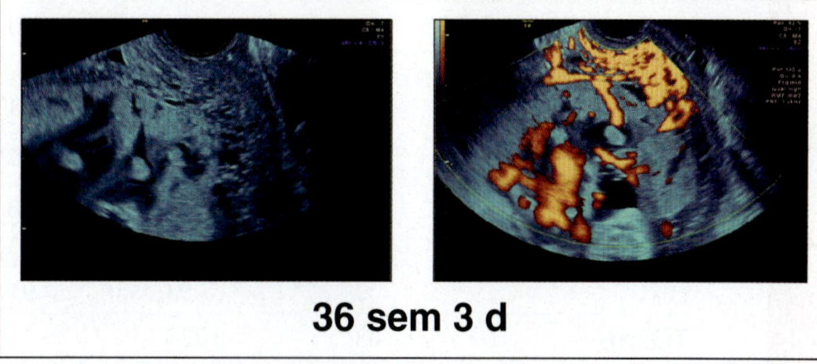

Figura 3.1.9. La evolución de un embarazo en cicatriz de cesárea hasta casi el término (36 semanas y 3 días) se representa con evaluaciones ecográficas a las 10 semanas y 1 día, a las 16 semanas y 5 días, a las 23 semanas y 5 días, a las 24 semanas y 5 días y, finalmente, a las 36 semanas y 3 días. Se realizó una histerectomía por cesárea y la histología de la placenta fue percreta.

Procedimientos y técnicas

Elección de las opciones de tratamiento primario

- No existe un protocolo de tratamiento acordado para el ECC. Incluso las directrices «oficiales» de las sociedades pertinentes implicadas en este ámbito publican listas bastante ambiguas de modalidades de tratamiento y se abstienen de respaldar tratamientos específicos. Recientemente, la Society of Maternal Fetal Medicine ha publicado sus directrices sugeridas para el diagnóstico y el tratamiento de los ECC (32). Cuando se revisan los patrones de práctica y tratamiento, es obvio que los cirujanos ginecológicos suelen usar principalmente el legrado, la laparoscopia y la histeroscopia o la laparotomía. Los obstetras, los radiólogos y los especialistas en fecundación *in vitro* prefieren la administración parenteral sistémica o local intragestacional guiada por ecografía de MTX (o cloruro de potasio). Se solicita a los radiólogos intervencionistas la embolización del ECC. Se revisaron los tratamientos, su eficacia y las complicaciones publicadas hasta el año 2012 (32). Sin embargo, desde entonces se informaron otros protocolos de tratamiento adicionales y sus combinaciones (31,33,34).
- En la **tabla 3.1.1** se resumen las tasas de éxito, el porcentaje de complicaciones hemorrágicas y las histerectomías de las diferentes modalidades de tratamiento empleadas actualmente, con base en 63 publicaciones que comprenden 3 225 casos de ECC (31).
- Debido a que no existe un consenso en el tratamiento del ECC, es muy necesario un registro internacional para filtrar el tratamiento más eficiente con las menores complicaciones. En 2018 se publicó un registro en PubMed en el que se deben ingresar los ECC creando un nombre de usuario

Tabla 3.1.1 **Mayoría de los métodos de tratamiento con sus tasas de éxito y complicaciones**

Tratamiento	Número de estudios	Con base en el número de casos	% de éxito	% de hemorragia	% de histerectomía	Obstétrico
Farmacológico	26	447	63	7	2.9	
Sistémico	16	202	56	6	3.0	
Local	12	137	60	4	2.2	
Sistémico y local	9	106	77	11	3.8	
Quirúrgico	14	1002	83	18	2.1	
DyL	25	645	76	28	2.5	Muerte materna
Resección histeroscópica	8	117	88	3	1.7	
Resección abierta	4	23	96	4	0.0	
Resección laparoscópica	6	67	97	0	0.0	
Resección vaginal	5	151	99	1	0.7	
Histerectomía	2	4	100	25	—	
Médico + quirúrgico	16	375	82	13	4.0	
Médico + DyL	12	243	80	17	4.2	
EAU	28	1243	94	4	1.2	
EAU + DyL	14	595	93	4	1.2	
EAU + médico + DyL	7	346	98	4	0.3	
HIFU	3	93	91	4	0.0	
TOTAL	63	3 225				

DyL: dilatación y legrado; EAU: embolización de la arteria uterina; HIFU: ultrasonido concentrado de alta intensidad.
De Maheux-Lacroix S, Li F, Bujold E, Nesbitt-Hawes E, Deans R, Abbott J. Cesarean scar pregnancies: a systematic review of treatment options. *J Minim Invasive Gynecol.* 2017;24:915–925.

(www.csp-registry.com) (35). A continuación, se detallan las diferentes opciones de tratamiento para terminar un ECC.

Metotrexato sistémico, monodosis y multidosis

- La dosis única habitual utilizada es de 1 mg/kg de peso corporal o 50 mg/m^2 de superficie corporal.
- La dosis única de MTX tiene una tasa de complicaciones de alrededor del 60% y con frecuencia requiere un segundo tratamiento cuando la actividad cardiaca fetal no cesa después de varios días. La elevada tasa de fracaso del MTX sistémico se debe probablemente a su acción lenta y a su dudosa capacidad para detener la actividad cardiaca y la invasión placentaria. Si realmente «funciona», su efecto puede tardar días, durante los cuales el saco gestacional, el embrión o el feto y su vascularización crecen lenta pero claramente. El tratamiento secundario necesario se enfrentará ahora a una gestación de mayor tamaño y a una vascularización más abundante que pueden dar lugar a complicaciones más graves. La lentitud de acción del tratamiento con MTX sistémico encuentra eco, entre otros, en la serie de Yin y cols. (33).
- En cuanto a los tratamientos sistémicos, multidosis y secuenciales con MTX, las dosis inyectadas son similares a las del régimen de dosis única. Sin embargo, se administran de dos a tres inyecciones intramusculares (1 mg/kg de peso corporal o 50 mg/m^2 de superficie corporal) con un intervalo de 2-3 días a lo largo de 1 semana, lo que aumenta la cantidad total del MTX; por lo tanto, debe tenerse en cuenta su efecto acumulativo en el hígado y la médula ósea. Además, es difícil evaluar la tasa de complicaciones del abordaje multidosis porque a menudo se usó con o después del tratamiento de «primera línea» o de «seguimiento».
- Nuestra opinión es que el MTX sistémico mono- o multidosis debe evitarse en la medida de lo posible; sin embargo, el MTX sistémico es un fármaco *complementario* excepcionalmente bien tolerado y eficaz que solemos combinar con otros tratamientos quirúrgicos o mínimamente invasivos (no quirúrgicos).

Aspiración o dilatación y legrado

- La aspiración y la DyL pueden utilizarse solas o en combinación con otros tratamientos.
- Suelen requerir anestesia general o bloqueo paracervical.
- Los 305 casos en los que se aplicó este tratamiento tuvieron una tasa media de complicaciones de aproximadamente el 62% (rango: 29-86%) (30). Este tratamiento causó el mayor número de complicaciones hemorrágicas imprevistas que, en ocasiones, necesitaron tratamiento quirúrgico de urgencia de segunda o tercera línea. La histerectomía es con frecuencia inevitable. La explicación más plausible de las complicaciones hemorrágicas es que, durante el legrado, los vasos quedan expuestos en el cuello uterino, que tiene una red muscular menor o insuficiente para constreñir y contener la hemorragia. En una de las revisiones, los ECC con DyL se asociaron con un riesgo de hemorragia del 28% (31).
- Si se opta por la DyL o la aspiración, se debe disponer de hemoderivados y de una sonda de Foley con balón (36).
- Se han publicado informes sobre el uso de una sonda de balón de Foley como apoyo después de una hemorragia importante tras el legrado (37).
- La DyL guiada por ecografía puede ser la primera opción para tratar un ECC, pero solo si el miometrio entre la vejiga y el saco o la placenta mide al menos 3 mm de grosor, el flujo sanguíneo circundante no es abundante, el diámetro máximo del saco gestacional mide menos de 30 mm y la edad gestacional es menor de 7 semanas (38,39).
- El apoyo con la EAU parece mitigar el riesgo de hemorragia; cuando la DyL se asociaba con un riesgo de hemorragia del 28%, ese riesgo descendía al 4% cuando se combinaba con la EAU (31).
- Durante el tratamiento de sus pacientes, el Dr. Cali en Palermo, Italia, realizaba primero una EAU y, después de 5 días, una aspiración suave guiada por ecografía continua en tiempo real, seguida de la inserción e inflado inmediato de una sonda de Foley con balón para la prevención y el control de la hemorragia (36).

Laparotomía o histeroscopia

- La tasa global de complicaciones en 108 casos fue del 13.8% (30). No obstante, si la histeroscopia se combinaba con la guía ecográfica transabdominal (GETA), no se observaban complicaciones.
- Si se combinaba la histeroscopia con la mifepristona, la tasa de complicaciones era del 17%. Parece que, cuando la realiza un clínico experimentado con guía ecográfica, la histeroscopia puede ser una solución quirúrgica razonable para el ECC (40-49).
- Los autores especulan que si se selecciona la resección histeroscópica, debería considerarse el uso adyuvante de una sonda de Foley con balón inflable para la prevención o el tratamiento de una eventual hemorragia del sitio operatorio.

Resección quirúrgica transvaginal

- También se ha publicado un abordaje quirúrgico transvaginal en el que se extirpa el saco gestacional después de elevar el colgajo de la vejiga, se raspa la zona y finalmente se cierra con una sutura continua (50). También se han publicado otros trabajos que informan sobre el abordaje quirúrgico transvaginal (51-53).

Inyección local en el saco gestacional de metotrexato o cloruro de potasio

- No se requiere anestesia.
- El procedimiento suele realizarse en la sala de ecografía con la presencia de un ecografista con experiencia. Si se preparan todas las agujas necesarias, guías de agujas, etcétera, no es necesaria la presencia de personal de enfermería. Este abordaje (**fig. técnica 3.1.1**) fue el que tuvo menos complicaciones. De los 83 casos, solo 9 (10.8%) presentaron complicaciones. Los casos realizados con GETA tuvieron una tasa de complicaciones ligeramente superior (15%) a los de la guía ecográfica transvaginal (GETV) (54). Desde la publicación de nuestra revisión, un puñado de artículos informaron el uso exitoso de la inyección local en el saco intragestacional (33,55,56).
  - Dado que, en manos de operadores experimentados, las inyecciones locales son un tratamiento eficaz y definitivo y no requieren anestesia general, parecen ser uno de los tratamientos más sencillos realizados con GETA o GETV. Al finalizar el procedimiento, se debe observar a la paciente durante 1 h y se le puede dar de alta a su casa con indicaciones de volver para una exploración ecográfica dentro de 2-3 días.

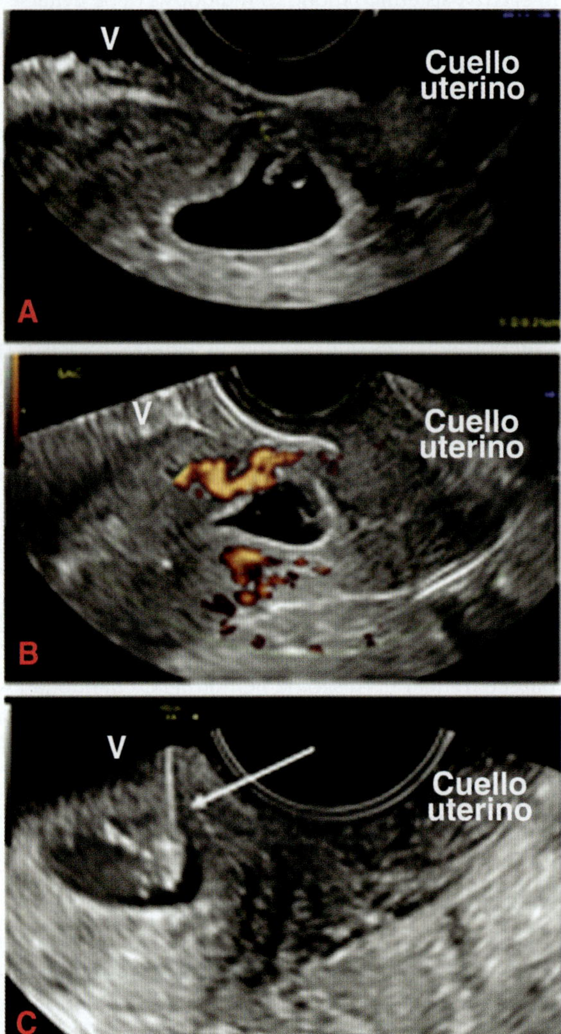

Figura técnica 3.1.1. Inyección local e intragestacional de un embarazo en cicatriz de cesárea de 6 semanas y 6 días implantado en el nicho. **A.** Imagen ecográfica en escala de grises. **B.** Imagen de ecografía Doppler a color. **C.** Imagen que muestra la aguja (*flecha*) colocada bajo guía ecográfica en el polo embrionario del embarazo vivo. V: vejiga.

■ *Tratamiento de un ECC heterotópico con un embarazo intrauterino concomitante*. Nuestra experiencia es que la forma más segura de tratar un ECC heterotópico con un embarazo intrauterino concomitante es interrumpir el ECC mediante una inyección local de solución de KCl en el saco intragestacional guiada por ecografía. El embarazo intrauterino suele continuar, con el desenlace de un nacido vivo, mientras que el sitio del embarazo ectópico se resuelve lentamente, la mayoría de la veces sin ningún tratamiento adicional, y se requiere ecografía fetal de la vascularización en retroceso por lo general cada 10-14 días.

Sonda de Foley con balón único

■ El procedimiento suele realizarse en la sala de ecografía con la presencia de un ecografista.

■ El bloqueo paracervical local debe considerarse para las pacientes que nunca han tenido un parto vaginal o un procedimiento quirúrgico intrauterino.

■ Se hace avanzar una sonda de Foley con balón de silicona de tamaño 12 F de 10 mL a través del cuello uterino bajo GETA o GETV continua, alineando el balón con el saco gestacional e inflándolo para comprimir el saco gestacional y así detener los latidos y, al mismo tiempo, prevenir cualquier hemorragia. Las sondas de Foley pueden utilizarse junto con otro tratamiento (MTX sistémico) o como apoyo si se produce una hemorragia. Es importante mencionar que solo tiene éxito en embarazos de hasta 8 semanas después de la última menstruación. La sonda se deja colocada durante 24-48 h con su extremo exterior sujeto al muslo de la paciente. La actividad cardiaca del embrión se comprueba antes de desinflar el balón y después de retirar la sonda para descartar cualquier hemorragia. Al finalizar el procedimiento, se debe observar a la paciente durante aproximadamente 1 h y se le puede dar de alta a su casa con instrucciones de regresar para una exploración ecográfica dentro de 2-3 días (37,57,58).

Sonda con balón doble de maduración cervical

■ El procedimiento suele realizarse en la sala de ecografía con la presencia de un ecografista.

■ El bloqueo paracervical local debe considerarse para las pacientes que nunca han tenido un parto vaginal o un procedimiento quirúrgico intrauterino.

■ Pueden ser necesarios dilatadores cervicales para lograr un paso fácil de la sonda con balón doble, que es ligeramente más gruesa que una sonda de Foley.

■ Con base en la experiencia de los autores en el uso con éxito de las sondas de Foley con balón único para el tratamiento, se empezó a emplear la sonda Cook® doble especial para la maduración cervical (Cook Medical; www.Cookmedical.com; número J-CRBS 18400 con estilete) que se usa en las salas de parto para la inducción al ejercer presión y dilatar el cuello uterino (**figs. técnicas 3.1.2 y 3.1.3**) (58).

■ Las pacientes con embarazo cervical vivo y ECC de entre 6 y 8 semanas de gestación pueden ser consideradas para este tratamiento, que suele realizarse en el consultorio.

■ Además de la administración de MTX sistémico adyuvante, deben usarse analgésicos y antibióticos por vía oral (por lo general, 600 mg de ibuprofeno 1-2 h antes del procedimiento).

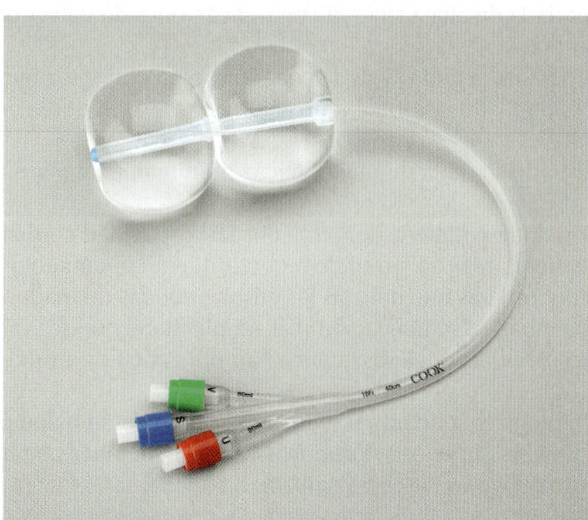

Figura técnica 3.1.2. Sonda Cook® doble para maduración cervical (Cook Medical®; www.Cookmedical. com; número J-CRBS 18400 con estilete).

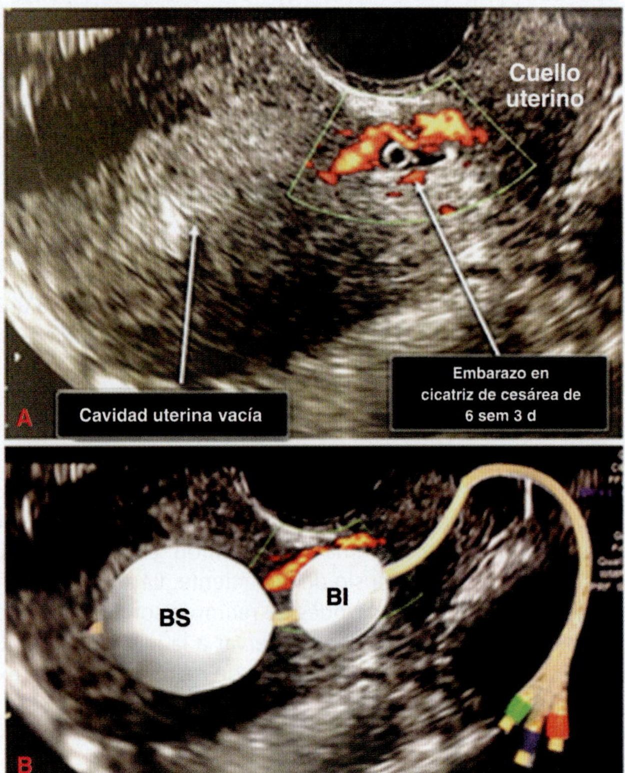

Figura técnica 3.1.3. Posición del balón doble en un caso de embarazo en cicatriz de cesárea (ECC) de 6 semanas y 3 días. **A.** La imagen ecográfica del útero en el plano sagital sirve de referencia para la siguiente figura. **B.** Sonda con balón doble con su balón superior (BS) (de anclaje) e inferior (BI) (de presión) inflados ejerciendo presión sobre el saco del ECC.

- La inserción de la sonda y el inflado del balón superior (de anclaje) se realiza bajo GETA. El balón inferior (de presión) se infla frente al saco gestacional bajo GETV.
- Después de 1 hora, se revisa la zona del saco. Si la actividad cardiaca cesa (normalmente entre 1-3 h) y no se observa ninguna hemorragia, se puede dar de alta a la paciente. Al día siguiente, se programa una ecografía de seguimiento para la posible retirada de la sonda. Si es necesario (debido a la presencia de actividad cardiaca embrionaria o de hemorragia vaginal), se puede dejar la sonda en su lugar durante 1 o 2 días más.
- El extremo exterior de la sonda se sujeta al muslo de la paciente. La actividad cardiaca del embrión se comprueba antes de desinflar el balón y después de retirar la sonda para descartar cualquier hemorragia. Después del procedimiento, la paciente debe estar en observación durante aproximadamente 1 h y puede ser dada de alta a su casa con indicaciones de volver para una exploración ecográfica dentro de 2-3 días.
- El seguimiento de las ecografías seriadas y de la gonadotropina coriónica humana en suero debe ser semanal o según la necesidad. El proceso de utilización de un balón doble en un ECC se representa en la **figura técnica 3.1.4**.
- El balón doble ha demostrado ser un tratamiento eficaz, mínimamente invasivo y bien tolerado para el embarazo cervical y el ECC.
- Tiene cuatro ventajas principales: detiene de forma eficaz la actividad cardiaca embrionaria, evita posibles complicaciones hemorrágicas, no suele requerir ningún tratamiento invasivo adicional y es familiar para los ginecoobstetras que utilizan las mismas sondas de maduración cervical para la inducción del parto. Sin embargo, su aplicación más amplia tiene que ser validada en poblaciones más grandes de pacientes. De hecho, varios centros han utilizado con éxito el tratamiento de «balón doble» para el ECC (59,60).
- Al igual que el tratamiento con la sonda de Foley con balón único, el balón doble tampoco debe utilizarse si la edad gestacional es superior a 8 semanas. Cabe mencionar que hemos utilizado el sonda con balón doble con éxito en varios casos de embarazo cervical.

Embolización de la arteria uterina sola o en combinación

- Este tratamiento requiere anestesia local o general.

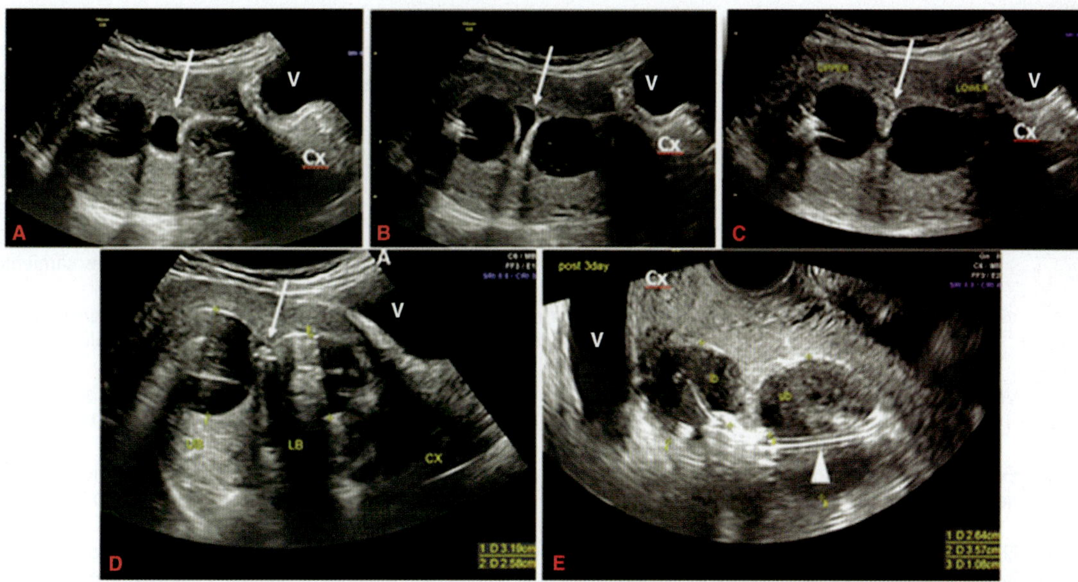

Figura técnica 3.1.4. Proceso de utilización de un balón doble en un embarazo en cicatriz de cesárea (ECC) a las 7 semanas y 1 día; la *flecha* señala el saco gestacional. **A.** Sonda guiada transabdominalmente colocada en su sitio con los dos balones parcialmente inflados y el saco gestacional entre ellos. **B.** Aumento de la vascularización del miometrio en el sitio de un ECC tratado de forma conservadora, con retención de los productos de la concepción, que demuestra la existencia de vasos sanguíneos de alta velocidad. El seguimiento de la secuencia de la atención y el tratamiento se representa en estas imágenes en serie. **C y D.** El balón superior (de anclaje) y el inferior (de presión) se inflan aún más para comprimir el saco gestacional entre ellos. Se muestran las medidas del tamaño del balón. **E.** Al cabo de 3 días, el saco gestacional deja de observarse, y se ven los balones justo antes de su desinflado y de la retirada total de la sonda. Las mediciones del tamaño del balón se ven con una distancia entre ellas de aproximadamente 1.1 cm. BI: balón inferior; BS: balón superior; Cx: cuello uterino; EAU: embolización de la arteria uterina; AFC: actividad cardiaca fetal; *flecha sólida*: sonda; V: vejiga; VSM: velocidad sistólica máxima.

- La realiza un radiólogo en el consultorio de radiología intervencionista. La revisión de 33 publicaciones con 1 243 pacientes tratadas solo con EAU, mostró una tasa de éxito superior al 94%, con solo un 4% de complicaciones hemorrágicas y un 1.2% de histerectomías (31).
- Al parecer, la EAU no es el mejor tratamiento de primera línea si se administra sola como tratamiento de agente único porque tiene un efecto relativamente retardado, que permite que la gestación progrese y la vascularización aumente. Esta acción retardada es la razón por la que se debe esperar varios días después de la EAU antes de poder hacer una aspiración con seguridad. Si la EAU fracasa, hay que enfrentarse a una gestación de mayor tamaño y usar un tratamiento secundario más complicado. La EAU parece funcionar mejor cuando se combina con otros tratamientos no invasivos e invasivos (aspiración) (61). Cuando la EAU se combinó con la DyL, el tratamiento médico u otras cirugías, la tasa de éxito fue del 93-97% y la tasa de complicaciones e histerectomía fue muy baja (31).
- Gao y cols. (62) sostienen que cuando se combina la EAU y la DyL, puede lograrse un tratamiento eficaz de preservación uterina para el ECC, se experimenta una menor pérdida de sangre y la estancia hospitalaria es más corta que con la administración de MTX seguida de DyL.
- No obstante, es difícil evaluar sus tasas de complicaciones reales porque algunos artículos tienen datos insuficientes. En los 60 casos de ECC tratados por los autores, la EAU se usó en cuatro pacientes con hemorragia vaginal persistente o desarrollo de una malformación arteriovenosa (MAV). En una de las pacientes con EAU no se logró detener la hemorragia y se realizó una histerectomía (54).

CONSEJOS Y ALERTAS

CONSEJO O ALERTA	DESCRIPCIÓN
✖ ECC: infrecuente pero importante.	El ECC es una entidad clínica relativamente infrecuente, potencialmente peligrosa y, en ocasiones, mortal, que se produce en embarazos tras partos por cesárea previos.
◯ Confíe en la información de la ecografía transvaginal.	El diagnóstico se establece mejor mediante una ecografía transvaginal. La resonancia magnética la mayoría de las veces es redundante para un diagnóstico preciso.

(*continúa*)

CONSEJOS Y ALERTAS *(continuación)*

CONSEJO O ALERTA	DESCRIPCIÓN
El ECC forma parte del EPA.	El ECC y el EPA comparten el mismo cuadro histológico siendo su precursor.
El saco gestacional bajo es diagnóstico.	Se carece de protocolos estandarizados para el diagnóstico y el tratamiento del ECC.
Formulación del tratamiento.	El asesoramiento de una paciente con ECC debe basarse en la evidencia. Los tratamientos, las posibles complicaciones, el seguimiento y la posibilidad de un ECC recurrente después del tratamiento son partes fundamentales del asesoramiento. Hay que respetar los deseos de la paciente.
Vigile la evolución de los ECC.	Si se desea terminar un ECC con actividad cardiaca positiva, debe hacerse sin demora. Aunque los ECC no tratados tienen una alta carga de complicaciones, pueden dar como resultado un nacido vivo.
Vigile la acreta focal.	Las pacientes con un ECC en el primer trimestre que llegan al final del segundo y el tercer trimestres suelen mostrar diferentes grados de EPA y pueden someterse a una histerectomía.
Experiencia en el tratamiento del ECC: crucial.	No existe un consenso claro sobre la mejor atención o el mejor tratamiento del ECC. Los médicos deben elegir el tratamiento con el que el cirujano tenga más experiencia y que en sus manos tenga menos complicaciones.
El MTX se utiliza mejor como tratamiento adjunto.	El MTX sistémico en dosis única suele ser ineficaz para detener la actividad cardiaca y retrasa el tratamiento definitivo. Es eficaz como coadyuvante de otros tratamientos que favorecen la regresión de la placenta.
Baja tasa de complicaciones.	La inyección local intragestacional de MTX o KCl guiada por ecografía y la resección histeroscópica tienen bajas tasas de complicaciones.
✗ Nunca utilice instrumentos cortantes para el legrado... nunca.	El legrado cortante y la EAU *por sí solos* no deben ser tratamientos de primera línea.
La EAU es de ayuda y da tranquilidad.	La EAU es eficaz como complemento de otros tratamientos o como tratamiento de urgencia y para salvar el útero en caso de hemorragia continua.
Los «balones» son sus aliados.	La sonda de Foley con balón único o las sondas con balón doble de maduración cervical de Cook® son eficaces para tratar el ECC (así como los embarazos cervicales) y, al mismo tiempo, prevenir posibles hemorragias.
Lea, lea... ¡Lea!	Manténgase al día con las nuevas publicaciones, así se actualiza constantemente con la nueva información sobre el ECC y el EPA.
Publique sus casos para que otros aprendan.	La comunidad de ginecoobstetricia necesita urgentemente protocolos estandarizados de diagnóstico y tratamiento. Se creó un registro internacional de ECC (www.CSP-registry.com). Lo alentamos a utilizarlo para ingresar casos.

COMPLICACIONES

Aumento de la vascularización del miometrio

- El *aumento de la vascularización del miometrio* (AVM) se define como una derivación arteriovenosa patológica de alta velocidad sanguínea (63-65).
- Los tratamientos que no eliminan los productos retenidos de la concepción (PRC) a veces pueden complicarse con un AVM. En los extremos, el AVM requiere un tratamiento complejo (p. ej., EAU o histerectomía abdominal total). En el caso de un AVM uterino, el flujo sanguíneo asume una velocidad inusualmente alta, lo que da lugar a un cortocircuito arteriovenoso de fístula que en la ecografía Doppler a color asume un aspecto amenazante. Son poco frecuentes, pero pueden causar una hemorragia vaginal potencialmente mortal (66).
- Los AVM uterinos adquiridos no son complicaciones únicas de los ECC tratados. Pueden ser el resultado de o estar asociados con un aborto con fármacos, tratamientos como el legrado, la inyección local o los tratamientos con uno o dos balones. Su característica común es que todos dejan restos de la placenta y el embrión; por lo tanto, son realmente PRC. Los AVM complicados se detectan en las exploraciones de seguimiento con ecografía después de algunos de los tratamientos mencionados anteriormente (67-69). La EAU se utiliza con frecuencia para controlar la hemorragia vaginal causada por el AVM grave; no obstante, si falla, como último recurso hay que realizar una histerectomía para detener la hemorragia.
- Kiyokawa y cols. (70) publicaron uno de los primeros casos de este tipo de AVM/MAV, denominándolo *seudoaneurisma*, tras la inyección focal de MTX y cloruro de potasio y tratamiento sistémico con MTX. Dado que la gonadotropina coriónica humana en el suero y el saco gestacional eran persistentes, se llevó a cabo una DyL y un equipo de radiólogos intervencionistas estaba a la espera. Se produjo una hemorragia grave que continuó durante el procedimiento, por lo que fue necesario realizar una EAU de urgencia.
- Los autores trataron 13 pacientes con AVM graves después de ECC, la mayoría de las cuales requirieron una o más EAU y varias fueron sometidas a histerectomía (71). En la **figura 3.1.10** se muestra un ejemplo de uno de estos casos de AVM tras el tratamiento del ECC. La ecografía es una herramienta valiosa para el diagnóstico de las MAV, así como para elaborar guías terapéuticas (72).
- En experiencia de los autores y con base en la literatura, un número significativo de pacientes que desarrollan AVM después de tratamientos quirúrgicos conservadores o de mínima invasión del ECC requieren una o más EAU. Los autores abogan por un uso juicioso y precoz, así como liberal, de la EAU en estos casos, puesto que es un tratamiento que preserva el útero.

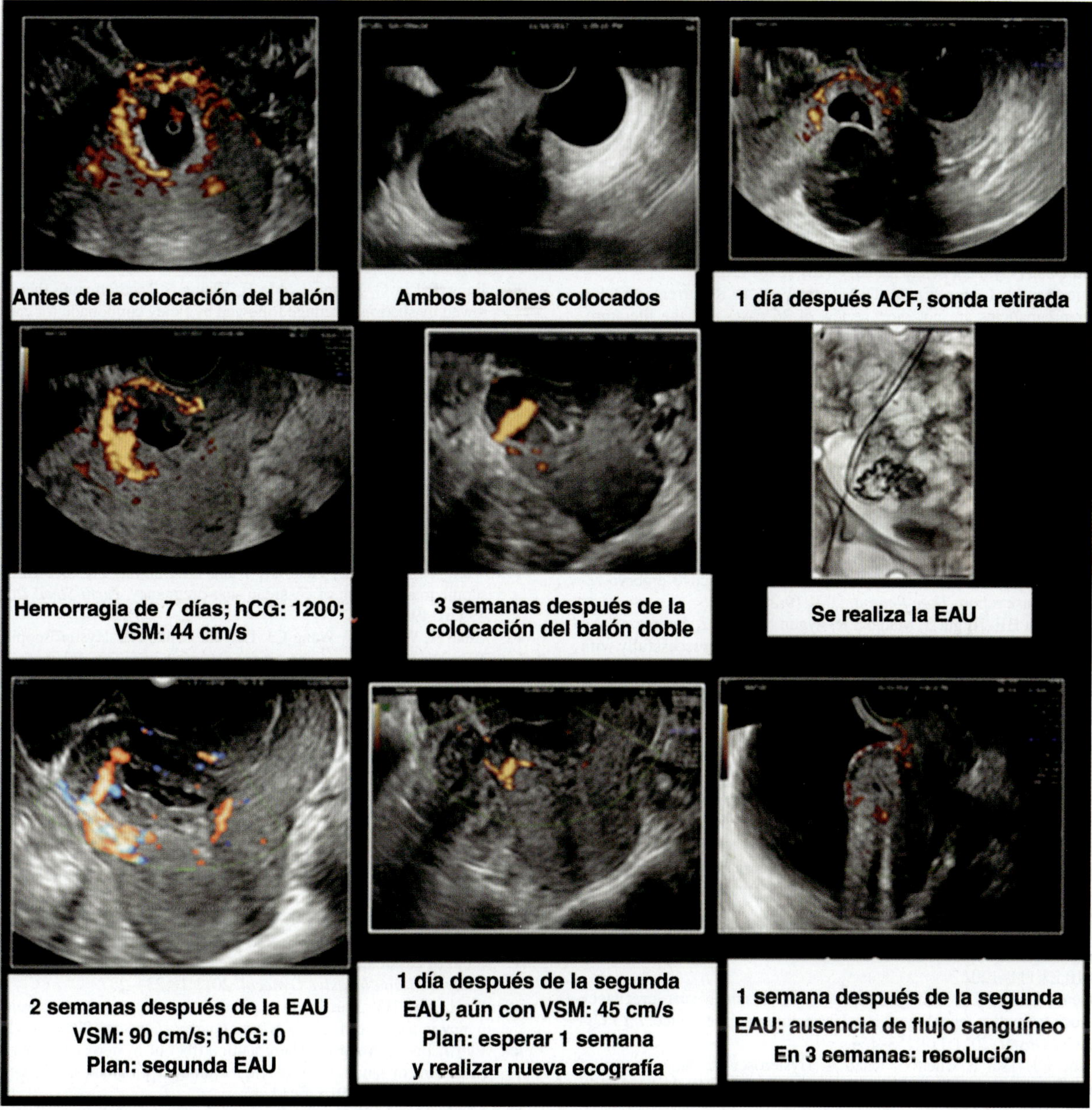

Figura 3.1.10. Aumento de la vascularización del miometrio en el sitio de un ECC tratado de forma conservadora, con retención de los productos de la concepción, que muestra vasos sanguíneos de alta velocidad. El seguimiento de la secuencia de la atención y el tratamiento se representa en estas imágenes en serie. ACF: actividad cardiaca fetal; EAU: embolización de la arteria uterina; hCG: gonadotropina coriónica humana; VSM: velocidad sistólica máxima.

REFERENCIAS CLAVE

1. Vial Y, Petignat P, Hohlfeld P. Pregnancy in a cesarean scar. *Ultrasound Obstet Gynecol.* 2000;16:592–593.
2. Martin JA, Hamilton BE, Osterman MJK. Births in the United States, 2018. *NCHS Data Brief.* 2019;(346):1–8.
3. Jurkovic D, Hillaby K, Woelfer B, Lawrence A, Salim R, Elson CJ. First-trimester diagnosis and management of pregnancies implanted into the lower uterine segment cesarean section scar. *Ultrasound Obstet Gynecol.* 2003;21:220–227.
4. Seow KM, Huang LW, Lin YH, Lin MY, Tsai YL, Hwang JL. Cesarean scar pregnancy: issues in management. *Ultrasound Obstet Gynecol.* 2004;23:247–253.
5. Timor-Tritsch IE, D'Antonio F, Cali G, Palacios-Jaraquemada J, Meyer J, Monteagudo A. Early first-trimester transvaginal ultrasound is indicated in pregnancy after previous cesarean delivery: should it be mandatory? *Ultrasound Obstet Gynecol.* 2019;54:156–163.
6. Zhang H, Huang J, Wu X, Fan H, Li H, Gao T. Clinical classification and treatment of cesarean scar pregnancy. *J Obstet Gynaecol Res.* 2017;43:653–661.
7. Comstock CH, Bronsteen RA. The antenatal diagnosis of placenta accreta. *BJOG.* 2014;121:171–181; discussion 81–82.
8. Kaelin Agten A, Cali G, Monteagudo A, Oviedo J, Ramos J, Timor-Tritsch I. The clinical outcome of cesarean scar pregnancies implanted "on the scar" versus "in the niche." *Am J Obstet Gynecol.* 2017;216:510.e1-510.e6.
9. Gonzalez N, Tulandi T. Cesarean scar pregnancy: a systematic review. *J Minim Invasive Gynecol.* 2017;24:731–738.
10. Wang CJ, Yuen LT, Yen CF, Lee CL, Soong YK. Three-dimensional power Doppler ultrasound diagnosis and laparoscopic management of a pregnancy in a previous cesarean scar. *J Laparoendosc Adv Surg Tech A.* 2004;14:399–402.
11. Shih JC. Cesarean scar pregnancy: diagnosis with three-dimensional (3D) ultrasound and 3D power Doppler. *Ultrasound Obstet Gynecol.* 2004;23:306–307.

12. Peng KW, Lei Z, Xiao TH, et al. First trimester caesarean scar ectopic pregnancy evaluation using MRI. *Clin Radiol.* 2014;69:123–129.

13. Kaelin Agten A, Honart A, Monteagudo A, McClelland S, Basher B, Timor-Tritsch IE. Cesarean delivery changes the natural position of the uterus on transvaginal ultrasonography. *J Ultrasound Med.* 2018;37:1179–1183.

14. Timor-Tritsch IE, Monteagudo A, Cali G, El Refaey H, Kaelin Agten A, Arslan AA. Easy sonographic differential diagnosis between intrauterine pregnancy and cesarean delivery scar pregnancy in the early first trimester. *Am J Obstet Gynecol.* 2016;215:225.e1–225.e7.

15. Morlando M, Buca D, Timor-Tritsch I, et al. Reproductive outcome after cesarean scar pregnancy: a systematic review and meta-analysis. *Acta Obstet Gynecol Scand.* 2020;99(10):1278–1289.

16. Timor-Tritsch I, Horwitz, G, D'Antonio F, et al. Recurrent cesarean scar pregnancies are not rare: review of 36 cases and the literature. *Ultrasound Obstet Gynecol.* 2021;58(1):121–126.

17. Bennett TA, Morgan J, Timor-Tritsch IE, Dolin C, Dziadosz M, Tsai M. Fifth recurrent cesarean scar pregnancy: observations of a case and historical perspective. *Ultrasound Obstet Gynecol.* 2017;50: 658–660.

18. Salomon LJ, Fernandez H, Chauveaud A, Doumerc S, Frydman R. Successful management of a heterotopic Caesarean scar pregnancy: potassium chloride injection with preservation of the intrauterine gestation: case report. *Hum Reprod.* 2003;18:189–191.

19. Hsieh BC, Hwang JL, Pan HS, Huang SC, Chen CY, Chen PH. Heterotopic Caesarean scar pregnancy combined with intrauterine pregnancy successfully treated with embryo aspiration for selective embryo reduction: case report. *Hum Reprod.* 2004;19:285–287.

20. Yazicioglu HF, Turgut S, Madazli R, Aygun M, Cebi Z, Sonmez S. An unusual case of heterotopic twin pregnancy managed successfully with selective feticide. *Ultrasound Obstet Gynecol.* 2004;23:626–627.

21. Wang CN, Chen CK, Wang HS, Chiueh HY, Soong YK. Successful management of heterotopic cesarean scar pregnancy combined with intrauterine pregnancy after in vitro fertilization-embryo transfer. *Fertil Steril.* 2007;88:706.e13–706.e16.

22. Demirel LC, Bodur H, Selam B, Lembet A, Ergin T. Laparoscopic management of heterotopic cesarean scar pregnancy with preservation of intrauterine gestation and delivery at term: case report. *Fertil Steril.* 2009;91:1293.e5–1293.e7.

23. Taskin S, Taskin EA, Ciftci TT. Heterotopic cesarean scar pregnancy: how should it be managed? *Obstet Gynecol Surv.* 2009;64:690–695; quiz 7.

24. Sadeghi H, Rutherford T, Rackow BW, et al. Cesarean scar ectopic pregnancy: case series and review of the literature. *Am J Perinatol.* 2010;27:111–120.

25. Duenas-Garcia OF, Young C. Heterotopic cesarean scar pregnancy associated with a levonorgestrel-releasing intrauterine device. *Int J Gynaecol Obstet.* 2011;114:153–154.

26. Wang CJ, Tsai F, Chen C, Chao A. Hysteroscopic management of heterotopic cesarean scar pregnancy. *Fertil Steril.* 2010;94:1529.e15–1529 e18.

27. Ugurlucan FG, Bastu E, Dogan M, Kalelioglu I, Alanya S, Has R. Management of cesarean heterotopic pregnancy with transvaginal ultrasound-guided potassium chloride injection and gestational sac aspiration, and review of the literature. *J Minim Invasive Gynecol.* 2012;19:671–673.

28. Uysal F, Uysal A. Spontaneous heterotopic cesarean scar pregnancy: conservative management by transvaginal sonographic guidance and successful pregnancy outcome. *J Ultrasound Med.* 2013;32:547–548.

29. D'Antonio F, Timor-Tritsch IE, Palacios-Jaraquemada J, et al. First-trimester detection of abnormally invasive placenta in high-risk women: systematic review and meta-analysis. *Ultrasound Obstet Gynecol.* 2018;51:176–183.

30. Timor-Tritsch IE, Monteagudo A. Unforeseen consequences of the increasing rate of cesarean deliveries: early placenta accreta and cesarean scar pregnancy. A review. *Am J Obstet Gynecol.* 2012;207:14–29.

31. Maheux-Lacroix S, Li F, Bujold E, Nesbitt-Hawes E, Deans R, Abbott J. Cesarean scar pregnancies: a systematic review of treatment options. *J Minim Invasive Gynecol.* 2017;24:915–925.

32. Society for Maternal-Fetal Medicine, Miller R, Timor-Tritsch IE, Gyamfi-Bannerman C. Society for Maternal-Fetal Medicine (SMFM) Consult Series #49: cesarean scar pregnancy. *Am J Obstet Gynecol.* 2020;222:B2–B14.

33. Yin XH, Yang SZ, Wang ZQ, Jia HY, Shi M. Injection of MTX for the treatment of cesarean scar pregnancy: comparison between different methods. *Int J Clin Exp Med.* 2014;7:1867–1872.

34. Birch Petersen K, Hoffmann E, Rifbjerg Larsen C, Svarre Nielsen H. Cesarean scar pregnancy: a systematic review of treatment studies. *Fertil Steril.* 2016;105:958–967.

35. Agten AK, Monteagudo A, Timor-Tritsch IE, Thilaganathan B. Cesarean Scar Pregnancy Registry: an international research platform. *Ultrasound Obstet Gynecol.* 2020;55:438–440.

36. Timor-Tritsch IE, Cali G, Monteagudo A, et al. Sonda de Foley con balón para prevenir o controlar las hemorragias durante el tratamiento del embarazo ectópico sobre cicatriz de cesárea. *Ultrasound Obstet Gynecol.* 2015;46: 118–123.

37. Jiang T, Liu G, Huang L, Ma H, Zhang S. Methotrexate therapy followed by suction curettage followed by Foley tamponade for caesarean scar pregnancy. *Eur J Obstet Gynecol Reprod Biol.* 2011;156:209–211.

38. Liu S, Sun J, Cai B, Xi X, Yang L, Sun Y. Management of cesarean scar pregnancy using ultrasound-guided dilation and curettage. *J Minim Invasive Gynecol.* 2016;23:707–711.

39. Polat I, Ekiz A, Acar DK, et al. Suction curettage as first line treatment in cases with cesarean scar pregnancy: feasibility and effectiveness in early pregnancy. *J Matern Fetal Neonatal Med.* 2016;29:1066–1071.

40. Ozkan S, Caliskan E, Ozeren S, Corakci A, Cakiroglu Y, Coskun E. Three-dimensional ultrasonographic diagnosis and hysteroscopic management of a viable cesarean scar ectopic pregnancy. *J Obstet Gynaecol Res.* 2007;33:873–877.

41. Wang CJ, Chao AS, Yuen LT, Wang CW, Soong YK, Lee CL. Endoscopic management of cesarean scar pregnancy. *Fertil Steril.* 2006;85: 494.e1-494.e4.

42. Chao A, Wang TH, Wang CJ, Lee CL, Chao AS. Hysteroscopic management of cesarean scar pregnancy after unsuccessful methotrexate treatment. *J Minim Invasive Gynecol.* 2005;12:374–376.

43. Deans R, Abbott J. Hysteroscopic management of cesarean scar ectopic pregnancy. *Fertil Steril.* 2010;93:1735–1740.

44. Robinson JK, Dayal MB, Gindoff P, Frankfurter D. A novel surgical treatment for cesarean scar pregnancy: laparoscopically assisted operative hysteroscopy. *Fertil Steril.* 2009;92:1497.e13-1497.e16.

45. Chang Y, Kay N, Chen YH, Chen HS, Tsai EM. Resectoscopic treatment of ectopic pregnancy in previous cesarean delivery scar defect with vasopressin injection. *Fertil Steril.* 2011;96:e80–e82.

46. Chen ZY, Zhang XM, Xu H, Zhang J, Huang XF. Management of cesarean scar pregnancy by hysteroscopy combined with uterine artery embolism. *Zhonghua Fu Chan Ke Za Zhi.* 2011;46:591–594.

47. Gubbini G, Centini G, Nascetti D, et al. Surgical hysteroscopic treatment of cesarean-induced isthmocele in restoring fertility: prospective study. *J Minim Invasive Gynecol.* 2011;18:234–237.

48. Li H, Guo HY, Han JS, et al. Endoscopic treatment of ectopic pregnancy in a cesarean scar. *J Minim Invasive Gynecol.* 2011;18:31–35.

49. Lyu J, Fu X, Wang H. Therapeutic effect of hysteroscopic surgery in treatment of small mass of caesarean scar pregnancy. *Zhonghua Fu Chan Ke Za Zhi.* 2014;49:14–17.

50. Li JB, Kong LZ, Fan L, Fu J, Chen SQ, Yao SZ. Transvaginal surgical management of cesarean scar pregnancy: analysis of 49 cases from one tertiary care center. *Eur J Obstet Gynecol Reprod Biol.* 2014;182:102–106.

51. He M, Chen MH, Xie HZ, et al. Transvaginal removal of ectopic pregnancy tissue and repair of uterine defect for caesarean scar pregnancy. *BJOG.* 2011;118:1136–1139.

52. Kang SY, Park BJ, Kim YW, Ro DY. Surgical management of cesarean scar ectopic pregnancy: hysterotomy by transvaginal approach. *Fertil Steril.* 2011;96:e25–e28.

53. Le A, Shan L, Xiao T, Zhuo R, Xiong H, Wang Z. Transvaginal surgical treatment of cesarean scar ectopic pregnancy. *Arch Gynecol Obstet.* 2013;287:791–796.

54. Timor-Tritsch IE, Khatib N, Monteagudo A, Ramos J, Berg R, Kovacs S. Cesarean scar pregnancies: experience of 60 cases. *J Ultrasound Med.* 2015;34:601–610.

55. Yamaguchi M, Honda R, Uchino K, Tashiro H, Ohba T, Katabuchi H. Transvaginal methotrexate injection for the treatment of cesarean scar pregnancy: efficacy and subsequent fecundity. *J Minim Invasive Gynecol.* 2014;21:877–883.

56. Pang YP, Tan WC, Yong TT, Koh PK, Tan HK, Ho TH. Caesarean section scar pregnancy: a case series at a single tertiary centre. *Singapore Med J.* 2012;53:638–642.

57. Atilgan R, Aslan K, Can B, Sapmaz E. Successful management of pelvic bleeding after caesarean hysterectomy by means of Foley catheter-condom balloon tamponade. *BMJ Case Rep.* 2014;2014.

58. Timor-Tritsch IE, Monteagudo A, Bennett TA, Foley C, Ramos J, Kaelin Agten A. A new minimally invasive treatment for cesarean scar pregnancy and cervical pregnancy. *Am J Obstet Gynecol.* 2016;215:351.e1–351.e8.

59. Monteagudo A, Cali G, Rebarber A, et al. Minimally invasive treatment of cesarean scar and cervical pregnancies using a cervical ripening double balloon catheter: expanding the clinical series. *J Ultrasound Med.* 2019;38:785–793.

60. Timor-Tritsch IE, Monteagudo A, Kaelin Agten A. Recap-minimally invasive treatment for cesarean scar pregnancy using a double-balloon catheter: additional suggestions to the technique. *Am J Obstet Gynecol.* 2017;217:496–497.

61. Cao S, Zhu L, Jin L, Gao J, Chen C. Uterine artery embolization in cesarean scar pregnancy: safe and effective intervention. *Chin Med J (Engl).* 2014;127:2322–2326.

62. Gao L, Huang Z, Gao J, Mai H, Zhang Y, Wang X. Uterine artery embolization followed by dilation and curettage within 24 hours compared with systemic methotrexate for cesarean scar pregnancy. *Int J Gynaecol Obstet.* 2014;127:147–151.

63. Van den Bosch T, Van Schoubroeck D, Timmerman D. Maximum peak systolic velocity and management of highly vascularized retained products of conception. *J Ultrasound Med.* 2015;34:1577–1582.

64. Timor-Tritsch IE, Haynes MC, Monteagudo A, Khatib N, Kovacs S. Ultrasound diagnosis and management of acquired uterine enhanced myometrial vascularity/arteriovenous malformations. *Am J Obstet Gynecol.* 2016;214:731.e1–731.e10.

65. Kaelin Agten A, Ringel N, Ramos J, Timor-Tritsch IE, Agten CA, Monteagudo A. Standardization of peak systolic velocity measurement in enhanced myometrial vascularity. *Am J Obstet Gynecol.* 2016;215:802–803.

66. Mou Y, Xu Y, Hu Y, Jiang T. Giant uterine artery pseudoaneurysm after a missed miscarriage termination in a cesarean scar pregnancy. *BMC Womens Health.* 2014;14:89.

67. Chou MM, Hwang JI, Tseng JJ, Huang YF, Ho ES. Cesarean scar pregnancy: quantitative assessment of uterine neovascularization with 3-dimensional color power Doppler imaging and successful treatment with uterine artery embolization. *Am J Obstet Gynecol.* 2004;190:866–868.

68. Rygh AB, Greve OJ, Fjetland L, Berland JM, Eggebo TM. Arteriovenous malformation as a consequence of a scar pregnancy. *Acta Obstet Gynecol Scand.* 2009;88:853–855.

69. Akbayir O, Gedikbasi A, Akyol A, Ucar A, Saygi-Ozyurt S, Gulkilik A. Cesarean scar pregnancy: a rare cause of uterine arteriovenous malformation. *J Clin Ultrasound.* 2011;39:534–538.

70. Kiyokawa S, Chiyoda T, Ueno K, Saotome K, Kim SH, Nakada S. Development of pseudoaneurysm in cesarean section scar pregnancy: a case report and literature review. *J Med Ultrason (2001).* 2018;45:357–362.

71. Timor-Tritsch IE, McDermott WM, Monteagudo A, et al. Extreme enhanced myometrial vascularity following cesarean scar pregnancy: a new diagnostic entity. *J Matern Fetal Neonatal Med.* 2021:1-12. doi: 10.1080/14767058.2021.1897564. Epub ahead of print.

72. Timmerman D, Wauters J, Van Calenbergh S, et al. Color Doppler imaging is a valuable tool for the diagnosis and management of uterine vascular malformations. *Ultrasound Obstet Gynecol.* 2003;21:570–577.

<table>
<tr><td>**Capítulo 3.2**</td><td># Terminación del embarazo en el primer y el segundo trimestres
Anitra Beasley y Ambica Sastry</td></tr>
</table>

PRINCIPIOS GENERALES

Definición

- La *terminación del embarazo*, también llamada a menudo *aborto* o *aborto inducido*, es una intervención utilizada para interrumpir un embarazo de modo que no dé lugar a un nacido vivo.
- Puede completarse con fármacos o aspiración al vacío en el primer trimestre y con dilatación y evacuación (DyE) o, rara vez, con histerotomía durante el segundo trimestre.
- La aspiración al vacío, a menudo denominada *dilatación y legrado* (DyL), incluye la aspiración manual al vacío (AMV) o la aspiración manual endouterina (AMEU) y la aspiración con succión eléctrica (AE). Por definición estricta, el *legrado* implica la dilatación del cuello uterino seguida únicamente de un legrado con instrumentos cortantes. La evacuación del útero mediante un legrado uterino instrumental ya no se realiza de forma sistemática para la terminación del embarazo en la mayoría de los entornos y no debe utilizarse como procedimiento de aborto único (1).

Tratamiento no quirúrgico

- El aborto farmacológico y la inducción farmacológica son opciones no quirúrgicas para la terminación del embarazo en el primer y el segundo trimestres, respectivamente.
- El *aborto farmacológico* se refiere al uso de medicamentos para la terminación del embarazo, por lo general, hasta los 70 días de gestación. La combinación de mifepristona oral y misoprostol vaginal, oral o sublingual es la más eficaz (2) y debe usarse cuando sea legal y accesible (1). La evaluación de seguimiento suele programarse dentro de los 14 días siguientes a la administración de la mifepristona para verificar la finalización del aborto y puede ser exigida por la ley.
- El *aborto inducido* se refiere a la terminación del embarazo provocando contracciones uterinas con fármacos y la posterior expulsión del feto y la placenta. La combinación de mifepristona y misoprostol es la más eficaz y el régimen de elección para la terminación del embarazo. El misoprostol solo puede emplearse cuando no se dispone de la mifepristona (1,3).
- El método de terminación del embarazo está determinado principalmente por la preferencia de la paciente y la capacidad del médico para proporcionar uno o ambos métodos. En determinadas circunstancias, como un embarazo muy temprano, condiciones que limitan la visualización del cuello uterino, anomalías uterinas que hacen inviable el acceso al embarazo o contraindicaciones para el procedimiento, los fármacos o el aborto inducido pueden ser la opción preferida. En el segundo trimestre, también se puede preferir el aborto inducido cuando se desea retener al feto o en los casos en los que la evaluación física o la autopsia sean útiles.

IMÁGENES Y OTROS MÉTODOS DE DIAGNÓSTICO

- Para la atención segura del aborto precoz no se requieren imágenes de rutina para la determinación de la edad gestacional (1). La edad gestacional puede estimarse con los antecedentes menstruales y la exploración bimanual o mediante ecografía. Aunque la ecografía no es obligatoria, se recomienda su uso en caso de fechas menstruales inciertas, discrepancia entre el tamaño uterino y las fechas menstruales, y en situaciones preocupantes como el embarazo ectópico (4).
- Se recomienda la confirmación ecográfica de la edad gestacional antes de la terminación del embarazo en el segundo trimestre.

PLANIFICACIÓN PREOPERATORIA

- Las políticas institucionales y las leyes estatales y federales regulan y pueden imponer limitaciones a la atención del aborto. Los médicos deben conocer la normativa que regula la terminación del embarazo en su área de práctica.

- Asesoramiento y consentimiento informado
  - Antes de la terminación del embarazo, la paciente debe tener la oportunidad de analizar y considerar todas las opciones, incluyendo la continuación del embarazo y la crianza, la adopción y el aborto.
  - Se debe proporcionar a la paciente información sobre los métodos disponibles en la edad gestacional actual y más allá de ella, así como los riesgos y beneficios de cada método.
  - Debe confirmarse el deseo de abortar, así como el consentimiento voluntario e informado.
- La evaluación de laboratorio suele incluir la confirmación del embarazo con una prueba en orina o una ecografía, la determinación del estado del antígeno Rh(D) y la hemoglobina o el hematocrito. Las pacientes con enfermedades agudas o crónicas pueden requerir una evaluación más amplia.
- La preparación del cuello uterino con fármacos o dilatadores osmóticos (**tabla 3.2.1**) suele ser necesaria antes de los procedimientos en el segundo trimestre para permitir el paso de los instrumentos, evitar lesiones y facilitar la extracción de tejido (5). En el primer trimestre no se emplea de forma sistemática una preparación similar, ya que el riesgo de perforación uterina o laceración cervical es bajo. Además, su uso sistemático en el primer trimestre retrasa innecesariamente el procedimiento, se asocia con efectos secundarios incómodos y no confiere beneficios probados. Sin embargo, hay algunos casos en los que debe considerarse la preparación del cuello uterino en el primer trimestre: edad gestacional igual o mayor de 12 semanas, adolescentes y cuando se espera que la dilatación del cuello uterino sea un desafío (6). La preparación del cuello uterino es un factor a tener en cuenta en la programación de la paciente y en el calendario del procedimiento, ya que puede ser necesario administrar fármacos o colocar dilatadores horas o días antes del procedimiento real.

Tabla 3.2.1 Preparación del cuello uterino

Fármacos	
Misoprostol	• Análogo de la prostaglandina E1 • Dosis: 200-800 µg • Administrado por vía oral, sublingual o vaginal
Mifepristona	• Agonista del receptor de progesterona • Dosis: 200 mg vía oral 24-48 h antes del procedimiento
Dilatadores osmóticos	
Tallos de laminaria *L. japonica,* *L. digitata*	• Tallos de algas deshidratadas y comprimidas • Diámetro: 2-10 mm • Longitud: 60-85 mm • Se hinchan hasta 3-4 veces su peso en seco • Producen la dilatación del cuello uterino por presión radial directa y liberación de prostaglandinas • Dilatación máxima a las 12-24 h
Dilapan-S®	• Dilatador sintético en forma de varilla fabricado con un hidrogel higroscópico a base de poliacrilato • Diámetro: 3 y 4 mm • Longitud: 55 y 65 mm • Producen la dilatación del cuello uterino predominantemente por presión radial directa • La mayoría de los efectos ocurren en 4-6 h

De Hammond C, Chasen S. Dilation and evacuation. En: Paul M, Lichtenberg ES, Borgatta L, et al, eds. *Management of Unintended and Abnormal Pregnancy.* Blackwell-Wiley; 2009:157–177; Fox MC, Krajewski CM. Cervical preparation for second-trimester surgical abortion prior to 20 weeks' gestation: SFP Guideline #2013-4. *Contraception.* 2014;89(2):75–84.

TRATAMIENTO QUIRÚRGICO

- Las pacientes interrumpen sus embarazos por muchas razones, pero la indicación para la terminación del embarazo es el deseo voluntario de hacerlo.
- Aunque algunas mujeres pueden tener un mayor riesgo de complicaciones debido a comorbilidades médicas, las contraindicaciones para la evacuación uterina son inusuales e incluyen la incapacidad de otorgar el consentimiento informado. El embarazo y el parto suelen estar asociados con complicaciones y riesgos similares, que aumentan a medida que avanza el embarazo.
- *Prevención de infecciones.* Se recomiendan los antibióticos profilácticos para prevenir la infección en las pacientes que se someten a un aborto quirúrgico, pero no debe olvidarse el cumplimiento de la técnica aséptica. Debe mantenerse la esterilidad de los instrumentos que atraviesan el cuello uterino, pero no se requieren guantes estériles si se utiliza una técnica sin contacto. Los antibióticos deben administrarse en una dosis única dentro de la hora previa al procedimiento, siendo la doxiciclina 200 mg el régimen antibiótico preferido. El metronidazol 1 g o la azitromicina 500 mg son alternativas adecuadas (7,8).
- *Control del dolor.* La seguridad y la preferencia de la paciente deben dirigir la elección de los fármacos y las técnicas anestésicas. Para reducir el dolor y mejorar la satisfacción de la paciente, puede usarse una combinación de modalidades, como los antiinflamatorios no esteroideos (AINE) preoperatorios, la anestesia local y las intervenciones no farmacológicas, como la tranquilización verbal (1,9). La sedación moderada o profunda o la anestesia general pueden ofrecer un mayor control del dolor (1) y mejorar las condiciones operatorias para el cirujano al facilitar la relajación muscular y la visualización (10).
- *Inmunoglobulina Rh(D).* La inmunoglobulina Rh(D) debe administrarse a las mujeres no sensibilizadas que sean Rh(D) negativas para prevenir la aloinmunización (11).

Posición de la paciente

- La aspiración uterina y los procedimientos de DyE se realizan con la paciente en posición de litotomía dorsal.

Abordaje

- La elección del procedimiento depende de la edad gestacional, las preferencias de la paciente, las comorbilidades médicas y la experiencia del médico.
- Por lo general, la aspiración uterina se utiliza para evacuar embarazos de hasta 14 semanas de gestación. Sin embargo, algunos proveedores ofrecen la aspiración al vacío más allá del segundo trimestre. La evacuación de gestaciones más avanzadas requiere el uso de fórceps, especialmente después de las 15-16 semanas de edad gestacional.
  - *AMEU frente a AE.* Los aspiradores manuales son dispositivos pequeños, silenciosos y fáciles de transportar, similares a una jeringa, y capaces de crear hasta 60 mm Hg de succión. El equipo de AMEU es más portátil y menos costoso que el de AE y no requiere electricidad, lo que lo hace útil en entornos con recursos limitados. No existe una edad gestacional clara a partir de la cual la AMEU deja de ser adecuada para la evacuación uterina, pero a medida que aumenta puede ser necesario vaciar la AMEU repetidamente. Por esta razón, algunos médicos prefieren emplear la AE a partir de las 8-9 semanas de gestación (4).
  - *DyE estándar frente a DyE intacta.* La DyE de feto intacto es una variación del procedimiento de DyE que se define por el parto de un feto intacto tras la descompresión de la bóveda craneal. El procedimiento de DyE intacta requiere una mayor dilatación y, por lo tanto, una preparación del cuello uterino más extensa que la DyE estándar. No obstante, la extracción intacta reduce o incluso puede eliminar la necesidad de fórceps y disminuye el riesgo de retención de tejido (12). El procedimiento de DyE intacta puede ser preferible en ciertos casos, como cuando se desea preservar la anatomía fetal.

Procedimientos y técnicas

Aborto por aspiración

- Tradicionalmente, se realiza una exploración bimanual antes del procedimiento para confirmar el tamaño y la posición del útero, ayudar a dirigir los instrumentos a lo largo del eje adecuado y anticipar las condiciones que pueden presentar desafíos, como la obstrucción causada por un leiomioma. Sin embargo, los médicos pueden renunciar a este paso, especialmente si se usa la ecografía de forma rutinaria.
- Introduzca un espéculo en la vagina y abra las hojas para visualizar el cuello uterino. Es una práctica frecuente realizar un hisopado del cuello uterino y del tejido vaginal con una solución antiséptica para la profilaxis de la infección; no obstante, se carece de datos que apoyen esta práctica como una estrategia eficaz para prevenir la infección relacionada con el aborto (7).
- Aplique anestesia en el lugar del tenáculo y administre un bloqueo paracervical (**fig. técnica 3.2.1**). El bloqueo paracervical anestesia los haces nerviosos laterales al cuello uterino a las 3 y las 9 h, así como los que se encuentran dentro de los ligamentos uterosacros. Se suele utilizar la inyección paracervical profunda (3 cm) con hasta 20 mL de lidocaína al 1% a las 2, 4, 8 y 10 h o a las 4 y 8 h (9). Coloque el tenáculo en el cuello uterino anterior, cerca del conducto endocervical.
- Aplicando una suave tracción en el tenáculo y teniendo cuidado de tocar el dilatador solo en el centro, agarre el dilatador como si fuera un lápiz y pase secuencialmente dilatadores rígidos progresivamente más grandes a través del cuello uterino (**fig. técnica 3.2.2**). Se prefieren los dilatadores cónicos, como los de Pratt o de Denniston, a los no cónicos. La mayoría de las veces se dilata el cuello uterino para acomodar un tamaño de sonda que se aproxime a la edad gestacional (p. ej., sonda de 7 mm para una gestación de 7 semanas).
- La aspiración se realiza con una sonda de plástico flexible o rígida, curva o recta, unida a un aspirador manual o eléctrico. La selección de la sonda depende de la preferencia del proveedor, ya que todas pueden usarse con un dispositivo de AMV o con un tubo de AE.
- Si se utiliza una jeringa de AMV, introduzca el émbolo de la sonda hasta el fondo de la botella. Empuje los botones de la válvula hacia dentro y hacia delante hasta que se bloqueen (**fig. técnica 3.2.3[1]**). Para crear el vacío, tire del émbolo hacia atrás hasta que los brazos del émbolo encajen hacia fuera y se fijen en la base del cilindro (**fig. técnica 3.2.3[2]**). Coloque la sonda firmemente en la abertura de la jeringa antes de introducirla en el útero o insértela en el útero antes de colocarla cuidadosamente en la jeringa preparada (**fig. técnica 3.2.4**). Una vez que la sonda está en la cavidad uterina, cerca del fondo, suelte los botones de la válvula.

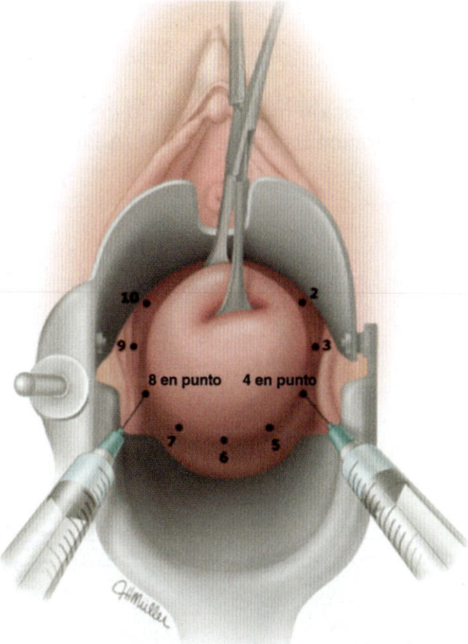

Figura técnica 3.2.1. Bloqueo paracervical (reproducida con autorización de Vidaeff AC. Pudendal and paracervical block. En: UpToDate, Post TW (Ed), UpToDate, [consultado el 27 de abril de 2020]. Copyright © 2020 UpToDate, Inc. Para más información, visite www.uptodate.com).

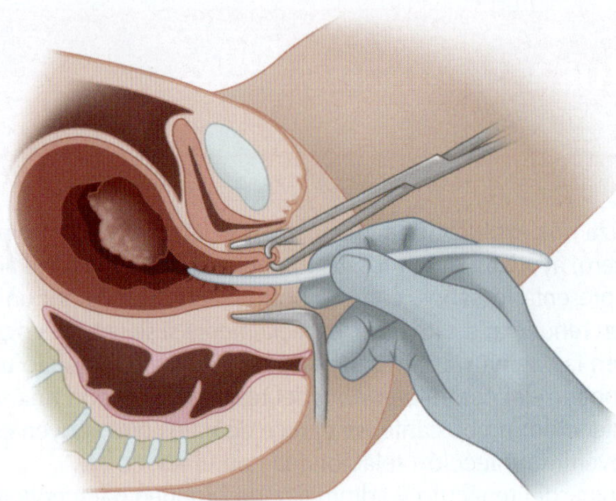

Figura técnica 3.2.2. Dilatación del cuello uterino.

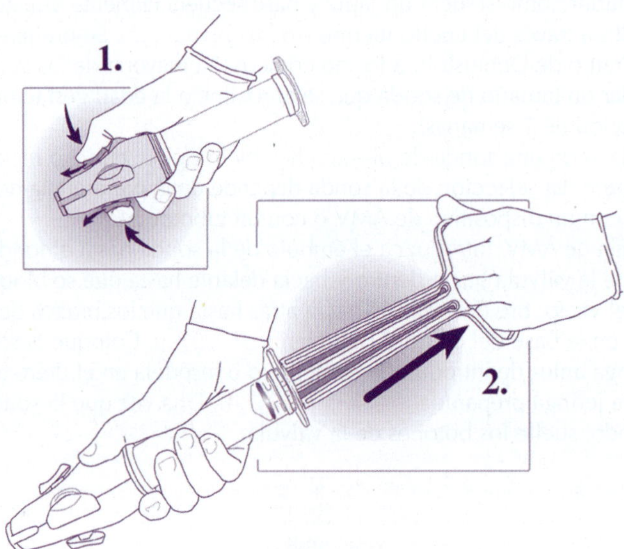

Figura técnica 3.2.3. Activación de la aspiración manual al vacío (reproducida con autorización de Ipas. Steps for performing manual vacuum aspiration using the Ipas MVA Plus® and EasyGrip® cannulae).

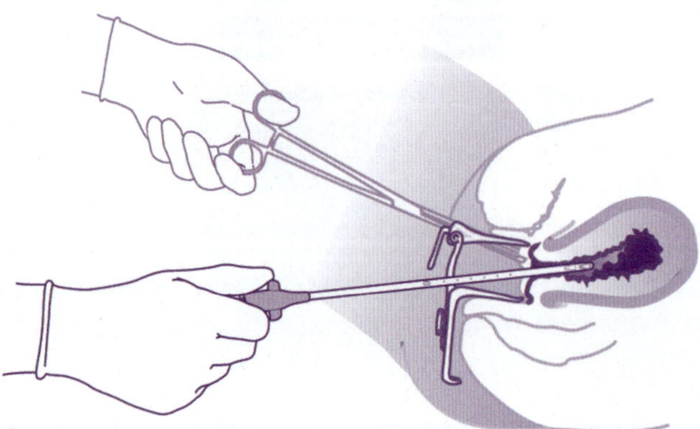

Figura técnica 3.2.4. Inserción de la sonda en el útero (reproducida con autorización de Ipas. Steps for performing manual vacuum aspiration using the Ipas MVA Plus® and EasyGrip® cannulae).

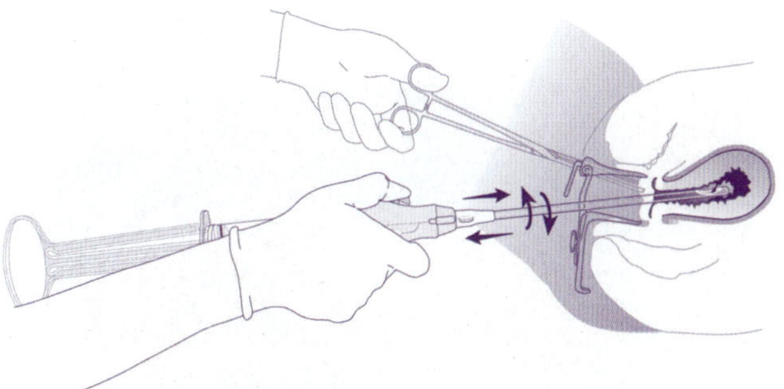

Figura técnica 3.2.5. Aspiración uterina (reproducida con autorización de Ipas. Steps for performing manual vacuum aspiration using the Ipas MVA Plus® and EasyGrip® cannulae).

- Si se utiliza AE, introduzca la sonda en el útero, cerca del fondo. Conecte la sonda al tubo de la máquina de succión. Cierre la válvula de pulgar del tubo y encienda la máquina de succión. Asegure una presión negativa de al menos 55-60 mm Hg antes de proceder (4). Alternativamente, la sonda puede estar unida al tubo antes de la inserción de la sonda en el útero.
- Debe evacuar el contenido del útero mediante un movimiento rotatorio y suave de vaivén (**fig. técnica 3.2.5**). La guía ecográfica intraoperatoria puede utilizarse a criterio del médico y se utiliza con mayor frecuencia cuando se sospecha o se conoce la existencia de anomalías uterinas como un útero bicorne o leiomiomas, cuando hay una dilatación del cuello uterino difícil o con procedimientos en gestaciones más avanzadas. Una sensación de arenilla y una contracción del útero cada vez más fuerte alrededor de la sonda señalan la finalización del procedimiento. La paciente puede quejarse de más calambres o dolor a medida que se llega a este punto.
- Retire la sonda. El dispositivo de AMV puede ser retirado sin presionar los botones; sin embargo, para la AE, se debe liberar la succión en el tubo abriendo la válvula de pulgar. El legrado uterino no debe usarse de forma sistemática después de la aspiración uterina.

Dilatación y evacuación estándar

- Retire los dilatadores osmóticos, si se utilizan, agarrando los hilos con dos dedos introducidos en la vagina y tirando suavemente. Si los dilatadores no pueden extraerse fácilmente por vía digital, deben retirarse después de colocar el espéculo con la ayuda de una pinza de anillos.
- Introduzca un espéculo en la vagina y abra las hojas para visualizar el cuello uterino. Este último y el tejido vaginal se suelen limpiar con una solución antiséptica; no obstante, la evidencia no apoya esto como una medida eficaz para la prevención de infecciones (7).
- Anestesie el sitio del tenáculo y administre un bloqueo paracervical. Coloque el tenáculo en el cuello uterino anterior, cerca del conducto endocervical.
- Cuando aplique una tracción suave en el tenáculo, si es necesario, pase secuencialmente dilatadores rígidos progresivamente más grandes a través del cuello uterino hasta alcanzar la dilatación deseada. La cantidad mínima de dilatación cervical requerida varía en función de la edad gestacional, el tamaño del feto, la distensibilidad cervical y el grado de habilidad del médico. Sin embargo, la capacidad para insertar, expandir y mover libremente los fórceps es el indicador más práctico de adecuación. La ecografía abdominal se utiliza habitualmente durante todo el procedimiento para ayudar a visualizar los instrumentos, localizar las partes del feto y verificar que el útero esté vacío. Si no se emplea la guía ecográfica, la colocación de una mano en el abdomen sobre el fondo uterino durante el procedimiento puede ser útil (**fig. técnica 3.2.6**). La mano en el abdomen permite al médico palpar los movimientos de los fórceps contra la pared uterina, evitando o ayudando a reconocer la perforación del útero. Además, la mano en el abdomen puede utilizarse para manipular el fondo uterino y ayudar a introducir el tejido fetal en los fórceps (12).
- Continúe aplicando una tracción constante en el tenáculo e introduzca los fórceps en el útero con la intención de romper las membranas. Esto puede lograrse abriendo ampliamente los fórceps o agarrando las propias membranas. Como alternativa, se puede usar una legra de aspiración activada para drenar el líquido. Permitir que el líquido drene lleva al feto a la parte inferior del útero y facilita la extracción de las partes fetales.
- Una vez que el líquido haya drenado, vuelva a introducir los fórceps. Tan pronto como los fórceps pasen por el orificio interno, abra las mandíbulas lo más ampliamente posible para rodear el tejido fetal; esto maximiza la eficiencia del procedimiento y evita empujar el tejido fuera de su alcance (**fig. técnica 3.2.7**). Cierre los fórceps con fuerza y retírelos. Puede ser necesario un suave

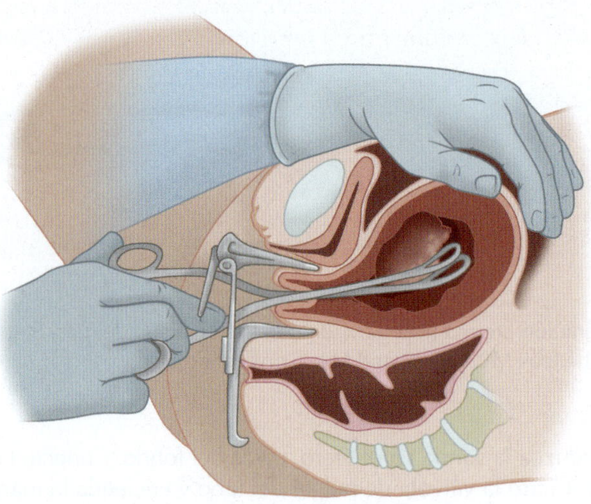

Figura técnica 3.2.6. Colocación de la mano en el abdomen.

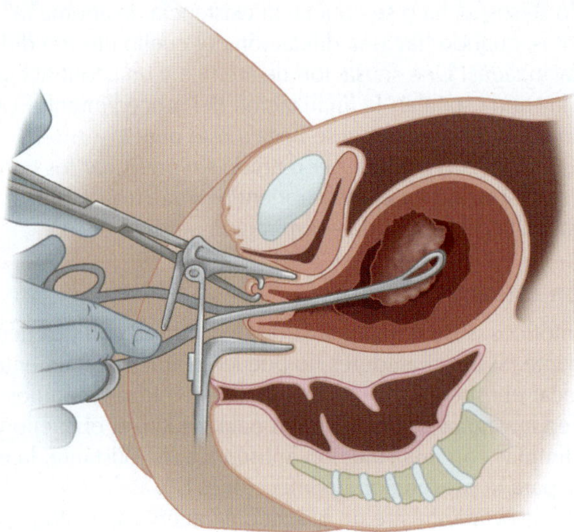

Figura técnica 3.2.7. Uso de fórceps uterinos.

movimiento de vaivén o en forma de sacacorchos para retirar los fórceps con el tejido en su lugar. Repita este paso hasta que el útero esté vacío.

- El momento del alumbramiento de la placenta depende en gran medida de la posición de la misma. Cuando esté preparado, sujete la placenta con los fórceps y ejerza una ligera tracción para separar la placenta del miometrio. Dependiendo del grado de sedación de la paciente y de su tolerancia al dolor, este paso puede prolongarse con un masaje del fondo. Es preferible el alumbramiento intacto de la placenta, ya que disminuye la necesidad de repetidos pases de instrumentos.
- Introduzca una sonda en el útero y conéctela al tubo de AE. Active la aspiración. Con un movimiento de vaivén y rotación, realice un legrado por aspiración para eliminar cualquier coágulo de sangre o tejido residual. Suelte la succión y retire la sonda del útero.

Dilatación y evacuación de feto intacto

- Retire los dilatadores osmóticos sujetando los hilos con dos dedos introducidos en la vagina y tirando suavemente.
- Determine la posición del feto mediante una exploración digital o una ecografía. Convierta manualmente a la presentación de nalgas, si está indicado e idealmente antes de la rotura de las membranas. Una vez que el feto está en presentación de nalgas, sujete los pies y rompa las membranas.

- Retire el feto con maniobras normales para la presentación de nalgas, teniendo en cuenta que con frecuencia es necesaria la descompresión de la bóveda craneal para extraer la cabeza del feto. Sujete suavemente al feto con los dedos índice y corazón de la mano no dominante a ambos lados del cuello y a la altura de los hombros. Aplique una suave tracción hacia abajo en los hombros para llevar la bóveda craneal al orificio externo. Haga una pequeña incisión en la base del cráneo con unas tijeras. Introduzca una pequeña sonda a través de esta incisión. Conecte la sonda al tubo de AE y aspire el contenido intracraneal. Con una tracción suave y continuada, retire el feto.
- Sujete la placenta con fórceps y, con una ligera tracción, extráigala. El masaje del fondo uterino puede utilizarse como medida complementaria, dependiendo del grado de sedación de la paciente.
- Introduzca una sonda en el útero y conéctela al tubo de AE. Active la aspiración. Realice un legrado por aspiración para eliminar cualquier coágulo de sangre o tejido residual. Suelte la succión y retire la sonda del útero.

Análisis de tejidos

- Se sugiere la evaluación inmediata del contenido del útero para confirmar la finalización del procedimiento en todas las edades gestacionales. En gestaciones de menos de 10 semanas, basta con identificar las vellosidades coriónicas y un saco gestacional de tamaño adecuado. Entre las 10 y 12 semanas deben identificarse las partes del feto, además del saco gestacional. Después de las 12 semanas deben reconocerse todas las extremidades, la columna vertebral, la bóveda craneal, la pelvis y la placenta de volumen adecuado (4,12).
- En los procedimientos anteriores, el contenido aspirado se suele enjuagar, colar y vaciar en un recipiente de vidrio. El tejido se hace flotar en agua y se analiza con luz desde abajo. En el caso de los procedimientos del segundo trimestre realizados sin un uso importante de la succión, la identificación puede realizarse durante el procedimiento o inmediatamente después. Si todas las partes principales del feto no están presentes, revise los paños quirúrgicos y las esponjas. Si el tejido no se encuentra, la exploración ecográfica de la cavidad uterina puede ayudar a identificar el tejido fetal retenido. Puede ser necesaria una nueva exploración del útero.

CONSEJOS Y ALERTAS

CONSEJO O ALERTA	DESCRIPCIÓN
Gestaciones múltiples	El abordaje de las gestaciones múltiples es el mismo que el de una gestación única. Por lo general, no es necesario aumentar la dilatación o la preparación del cuello uterino.
Aspiración manual	Cuando se utiliza un dispositivo de succión manual, el hecho de tirar hacia atrás y asegurar el émbolo con mucha antelación al procedimiento reduce la succión disponible. Del mismo modo, la cantidad de succión disminuye a medida que la cámara se llena.
Evacuación uterina	En caso de evacuaciones difíciles, gire los fórceps y abra las mandíbulas en otro plano (p. ej., de arriba abajo en lugar de lado a lado) para explorar el útero.
Hemorragia	El uso de vasopresina en el bloqueo paracervical o la infusión de oxitocina en el momento de la evacuación puede disminuir la pérdida de sangre en las gestaciones más avanzadas.
Anticoncepción postaborto	La anticoncepción intrauterina puede colocarse inmediatamente después de la terminación del embarazo en cualquier edad gestacional.

CUIDADOS POSTOPERATORIOS

- En ausencia de complicaciones, la recuperación es suficiente cuando las pacientes se sienten capaces de salir y sus signos vitales son normales. El tiempo de recuperación posterior al procedimiento suele ser de 20-30 min para las pacientes que reciben una sedación mínima o moderada. Durante la recuperación, se debe evaluar a la paciente para ver si los signos vitales son estables, si hay hemorragia vaginal excesiva y si el control del dolor es adecuado. Las pacientes pueden experimentar algunos calambres en la parte baja del abdomen y hemorragia vaginal, incluyendo el paso de pequeños coágulos, comparable al flujo menstrual.
- Es de esperar que se produzcan hemorragias similares a las de la menstruación y calambres abdominales leves durante varios días después de la intervención, los cuales pueden tratarse con AINE.
- Aunque muchos proveedores programan una consulta de seguimiento o una llamada telefónica entre 2 y 4 semanas después del procedimiento para confirmar que el aborto se ha completado y atender cualquier complicación, no es necesario realizar una consulta de seguimiento sistemática después de un procedimiento de aborto sin complicaciones (1). Se debe enseñar a las pacientes a reconocer los signos y síntomas que pueden indicar una complicación y a ponerse en contacto con el médico para una evaluación adicional. Los síntomas que justifican la atención clínica son el sangrado excesivo, la fiebre persistente, el empeoramiento del dolor pélvico o, en raras ocasiones, los signos de embarazo en curso.
- Históricamente, se aconseja a las pacientes que eviten las relaciones sexuales vaginales y el uso de tampones durante las 2-6 semanas posteriores a la intervención, pero estas instrucciones no están basadas en la evidencia.

COMPLICACIONES

■ La tasa de complicaciones con el aborto quirúrgico es baja y por lo general depende del método empleado para llevar a cabo el procedimiento, la edad gestacional, las comorbilidades de la paciente y la experiencia del médico. La tasa global de complicaciones es de 1.26/100 en el primer trimestre, excluyendo el aborto farmacológico. El riesgo de complicaciones importantes que den lugar a la necesidad de una transfusión de sangre o a la hospitalización es bajo: 0.16/100. La edad gestacional es el factor de riesgo más importante para la morbilidad y la mortalidad relacionadas con el aborto, ya que la tasa de complicaciones graves aumenta a 1.47/100 procedimientos en el segundo trimestre o más tarde (13).

  ■ *Hemorragia.* La hemorragia excesiva puede ser consecuencia de la atonía uterina, la laceración del cuello uterino, el tejido retenido o la perforación uterina. Otras causas son la infección, la malformación arteriovenosa uterina, la placentación anómala, la laceración vaginal y la coagulopatía. El tratamiento de la hemorragia postaborto es similar al de la hemorragia posparto después del parto vaginal.

  ■ *Hematometra.* Un dolor intenso sin una hemorragia vaginal significativa sugiere una *hematometra*, es decir, una acumulación de sangre dentro de la cavidad uterina. Suele presentarse inmediatamente después de la intervención o poco después. La exploración física revela un útero agrandado y sensible, y en la ecografía el útero está lleno de material ecogénico. Los síntomas se resuelven inmediatamente al repetir la aspiración uterina. Pueden administrarse uterotónicos en dosis única o con horario para asegurar la contracción continua del útero y evitar la reacumulación de sangre.

  ■ *Perforación del útero.* La tasa de perforación uterina tanto con la aspiración uterina como con la DyE es baja, suele pasar desapercibida y suele resolverse sin necesidad de intervención (1). Sin embargo, la perforación puede ocasionar una morbilidad importante, especialmente a medida que avanza la edad gestacional, incluyendo daños en el intestino, la vejiga o los grandes vasos. Los signos de que puede haberse producido una perforación son el paso de los instrumentos a la pelvis más allá de lo esperado, un dolor intenso o, en casos infrecuentes, la presencia de tejido extrauterino entre el contenido evacuado. Si se sospecha de una perforación, se debe detener el procedimiento y se debe investigar la posibilidad y el alcance de la perforación. En gestaciones más tempranas, el procedimiento puede completarse bajo guía ecográfica si no hay evidencia de lesión vascular o visceral y la perforación se trata de forma expectante. En una paciente inestable o en gestaciones tardías, a menudo está indicada la laparoscopia o la laparotomía.

  ■ *Productos retenidos de la concepción.* Aunque todavía es poco frecuente, el aborto incompleto, o la retención de productos de la concepción, es una de las complicaciones más frecuentes del aborto quirúrgico. En todo el mundo, la frecuencia de reaspiración tras un aborto quirúrgico varía del 0.29-1.96% en el primer trimestre y del 0.4-2.70% en el segundo trimestre (14). Las pacientes con productos retenidos presentan hemorragias irregulares y calambres en el abdomen inferior a corto plazo; las pacientes con síntomas más sutiles pueden no buscar atención hasta más tarde. La ecografía no es diagnóstica, pero puede revelar material ecogénico o heterogéneo dentro de la cavidad endometrial. Las pacientes sintomáticas pueden ser tratadas con la repetición de la aspiración o con prostaglandinas (p. ej., misoprostol); la aspiración está indicada en las pacientes con signos de infección, hemorragia, dolor persistente o anemia significativa.

  ■ *Infección.* La infección de la parte superior del aparato genital es inusual después de un aborto correctamente realizado (7). Los signos y síntomas de la infección postaborto suelen ser evidentes en los primeros días tras la intervención y se presentan con dolor, fiebre, sensibilidad pélvica o elevación del recuento de leucocitos. El tratamiento de la infección postaborto es similar al de la endometritis en otros contextos. Cuando se diagnostica la infección, los médicos deben administrar antibióticos y, si se sospecha que hay productos de la concepción retenidos, realizar una nueva evacuación del útero. Al igual que en el caso de la endometritis posparto, las pacientes con infección grave pueden requerir antibióticos intravenosos y hospitalización.

■ *Embarazo en curso.* El aborto por aspiración fallido es poco frecuente, pero es más habitual con anomalías uterinas (14) y en gestaciones tempranas. Si se observan insuficientes productos de la concepción después del procedimiento, debe considerarse la posibilidad de repetir la aspiración. La ecografía transabdominal puede ser útil para guiar la reaspiración, especialmente en casos de anomalías uterinas, leiomiomas obstructivos y flexión extrema del útero. Si la ecografía transabdominal no identifica un embarazo retenido, debe realizarse una ecografía transvaginal. Si la repetición de la aspiración no proporciona suficiente tejido, se puede utilizar la prueba cuantitativa de gonadotropina coriónica humana en serie.

■ El aborto legal tiene poco o ningún riesgo de resultados adversos en embarazos posteriores, cáncer de mama o secuelas psicológicas (1).

REFERENCIAS CLAVE

1. World Health Organization. *Safe Abortion: Technical and Policy Guidance for Health Systems*. 2nd ed. World Health Organization; 2003.
2. Creinin MD, Danielsson KG. Medical abortion in early pregnancy. In: Paul M, Lichtenberg ES, Borgatta L, et al., eds. *Management of Unintended and Abnormal Pregnancy*. Wiley-Blackwell; 2009:111–134.
3. Borgatta L, Kapp N. Labor induction abortion in the second trimester. *Contraception*. 2011;84(1):4–18.
4. Meckstroth K, Paul M. First-trimester aspiration abortion. In: Paul M, Lichtenberg ES, Borgatta L, et al., eds. *Management of Unintended and Abnormal Pregnancy*. Wiley-Blackwell; 2009:135–156.
5. Fox MC, Krajewski CM. Cervical preparation for second-trimester surgical abortion prior to 20 weeks' gestation: SFP Guideline #2013-4. *Contraception*. 2014;89(2):75–84.
6. Allen RH, Goldberg AB. Cervical dilation before first-trimester surgical abortion. *Contraception*. 2016;93(4):277–291.
7. Achilles SL, Reeves MF. Prevention of infection after induced abortion. *Contraception*. 2011;83(4):295–309.
8. Prevention of infection after gynecologic procedures: ACOG Practice Bulletin, Number 195. *Obstet Gynecol*. 2018;131(6):e172–e189.
9. Allen RH, Singh R. Society of family planning clinical guidelines pain control in surgical abortion part 1: local anesthesia and minimal sedation. *Contraception*. 2018;97(6):471–477.
10. Nichols M, Halvorson-Boyd G, Goldstein R, et al. Pain management. In: Paul M, Lichtenberg ES, Borgatta L, et al., eds. *Management of Unintended and Abnormal Pregnancy*. Blackwell-Wiley; 2009:90–110.
11. Practice Bulletin No. 181: Prevention of Rh D alloimmunization. *Obstet Gynecol*. 2017;130(2):e57–e70.
12. Hammond C, Chasen S. Dilation and evacuation. In: Paul M, Lichtenberg ES, Borgatta L, et al., eds. *Management of Unintended and Abnormal Pregnancy*. Blackwell-Wiley; 2009:157–177.
13. Upadhyay UD, Desai S, Zlidar V, et al. Incidence of emergency department visits and complications after abortion. *Obstet Gynecol*. 2015;125(1):175–183.
14. Lichtenberg ES, Grimes DA. Surgical complications: prevention and management. In: Paul M, Lichtenberg ES, Borgatta L, et al., eds. *Management of Unintended and Abnormal Pregnancy*. Wiley-Blackwell; 2009:224–251.

Enfermedad trofoblástica gestacional

Claire Hoppenot y Celestine Tung

PRINCIPIOS GENERALES

- La enfermedad trofoblástica gestacional (ETG) suele ser curable con un diagnóstico y un tratamiento quirúrgico o médico adecuados.
- La evaluación preoperatoria de la ETG puede estratificar a las pacientes en términos de riesgo de sufrir una complicación médica en el momento de la cirugía.
- Prepárese para la posibilidad de una gran pérdida de sangre con uterotónicos y un balón de taponamiento.

Definición

- *Mola hidatiforme parcial.* Embarazo triploide (69XXY, 69XYY y 69XXX) a partir de dos espermatozoides que fecundan un óvulo con cromosomas maternos.
- *Mola hidatiforme completa.* Embarazo diploide (46XX y 46XY) a partir de dos espermatozoides que fecundan un óvulo vacío.
- *Mola invasiva.* Mola hidatiforme benigna con hallazgos de invasión miometrial.
- *Coriocarcinoma.* Enfermedad maligna con ausencia de vellosidades, con anaplasia y con hiperplasia trofoblástica.
- *Tumor trofoblástico del sitio placentario (TTSP) y tumor trofoblástico epitelioide (TTE).* Malignidad que surge de células intermedias en el sitio de implantación de la placenta, caracterizada por la invasión linfovascular.
- *Neoplasia trofoblástica gestacional (NTG).* Forma maligna de la enfermedad trofoblástica que engloba la NTG posmolar (con base en la gonadotropina coriónica humana [hCG] tras la evacuación de una mola completa o parcial), la enfermedad metastásica o los hallazgos histopatológicos de coriocarcinoma, TTSP o TTE.

Exploración física

- *Presentación* (1)
  - Las molas hidatiformes completas se presentan con hemorragias vaginales, crecimiento uterino superior al esperado para la fecha, hiperemesis, hipertensión inducida por el embarazo, hipertiroidismo.
  - La mola hidatiforme parcial presenta con frecuencia una hemorragia vaginal anómala, pero lo más frecuente (> 90%) es que se diagnostique en abortos incompletos o retenidos.
  - La NTG se presenta con hemorragias irregulares, crecimiento uterino, quistes ováricos persistentes, lesiones vaginales metastásicas y síntomas pulmonares.
- *General.* Compruebe los signos vitales para evaluar si hay taquicardia e hipotensión; compruebe si hay hematomas u otros indicios de coagulación intravascular diseminada.
- Ausculte el corazón en busca de taquicardia y soplos cardiacos.
- Ausculte los pulmones para evaluar si hay derrames (matidez a la auscultación y a la percusión) y sobrecarga de volumen (crepitaciones, especialmente en las bases pulmonares).
- Realice una exploración abdominal para determinar el tamaño del fondo uterino y si hay sensibilidad abdominal.
- Evalúe los miembros inferiores en busca de edema, eritema y sensibilidad.
- *Exploración de la pelvis.* Realice una exploración exhaustiva de la vulva y la vagina para evaluar si hay metástasis. Visualice el cuello uterino para determinar si hay afectación vaginal y cervical externa con NTG, valore la cantidad de hemorragia y evalúe la posible necesidad de laminaria para la maduración cervical (aunque es poco frecuente).

Diagnósticos diferenciales

- Mola hidatiforme completa
- Mola hidatiforme parcial
- NTG
- Coriocarcinoma de ovario, disgerminoma, carcinoma embrionario o tumor mixto de células germinales
- Embarazo normal

- Embarazo anómalo, incluyendo aborto incompleto o retenido
- Anticuerpos heterófilos

Tratamiento no quirúrgico

- Inducción del trabajo de parto (ITP)
  - No se recomienda debido a un mayor riesgo de hemorragia y NTG posmolar. Las contracciones uterinas contra un cuello uterino cerrado aumentan el riesgo de embolización de la enfermedad trofoblástica, permitiendo la propagación de la afección.
  - En una gran parte de las series de casos, la mayoría de las mujeres que se someten a ITP requieren posteriormente dilatación y evacuación para la evacuación del útero.
- Embarazo gemelar
  - Entre 1/22 000 y 100 000 embarazos tendrán un embarazo gemelar molar/normal. Con el tratamiento no quirúrgico, el 40% pueden tener un feto viable normal, pero con un alto riesgo de complicaciones (debido a la hCG elevada, hemorragia) y NTG persistente. Por lo general, se recomienda la dilatación y el legrado (DyL) con la terminación del embarazo.

IMÁGENES Y OTROS MÉTODOS DE DIAGNÓSTICO

- Imágenes
  - La ecografía es el pilar del diagnóstico.
    - Hallazgo ecográfico incidental en el primer trimestre de ausencia de partes fetales, aspecto de «tormenta de nieve» (mola completa) o embarazo anómalo (mola parcial) (**fig. 3.3.1**).
    - El 71% de las ETG se diagnosticaron con precisión en la ecografía.
    - El 15% de las molas completas tienen quistes de luteína en los ovarios.
  - La tomografía computarizada permite evaluar la enfermedad a distancia.
- Análisis de sangre
  - La hCG es un marcador tumoral fiable.
    - Puede ser mayor de 100 000 mUI/mL para las molas completas, más baja para las parciales y solo ligeramente aumentada en el TTSP y el TTE.
    - La ETG se asocia con una hCG más heterogénea que la de un embarazo normal, incluida la hCG hiperglucosilada.
    - *NTG posmolar.* Diagnosticada con aumento (> 10% en tres valores durante un periodo de 2 semanas) o meseta (estable dentro del 10% en cuatro valores durante un periodo de 3 semanas) de la hCG después de una mola hidatiforme.
    - En raras ocasiones, la hCG puede estar elevada fuera del embarazo o de la NTG (hCG fantasma o ETG inactiva).

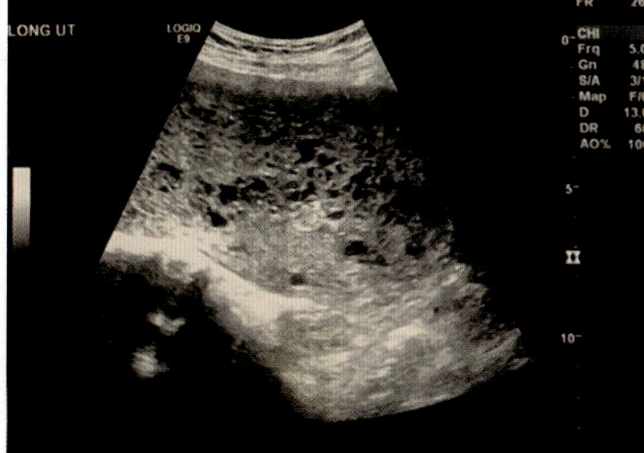

Figura 3.3.1. Aspecto ecográfico de «tormenta de nieve» de un embarazo molar hidatiforme completo.

- Patología (1)
  - Mola completa
    - Inflamación difusa de vellosidades e hiperplasia trofoblástica
    - Feto o embrión ausente
    - Diploide en la citometría de flujo
    - Se caracteriza por la ausencia de la tinción p57 (impronta genética paterna, expresión materna)
  - Mola parcial
    - Inflamación focal de vellosidades e hiperplasia trofoblástica
    - Feto o embrión anómalo o partes del feto anómalas
    - Triploide en la citometría de flujo
  - Mola invasiva
    - Vellosidades hinchadas, trofoblasto hiperplásico
    - Invasión del miometrio
  - Coriocarcinoma
    - Hiperplasia trofoblástica anómala, ausencia de vellosidades, anaplasia, hemorragia y necrosis
  - TTSP
    - Las células tumorales se infiltran en el miometrio con invasión vascular o linfática, células intermedias, ausencia de vellosidades, menor hemorragia y necrosis.
    - Tinción positiva para el lactógeno placentario humano.

PLANIFICACIÓN PREOPERATORIA

- Pida biometría hemática completa, pruebas de coagulación, estudios de la función renal y hepática, pruebas de función de la tiroides, tipo de sangre, detección de anticuerpos, concentración de hCG y radiografía de tórax para evaluar si hay metástasis.
- Envíe una muestra para tipo y pruebas de detección y asegúrese de que el banco de sangre puede manejar la transfusión masiva de sangre, plaquetas y factores de la coagulación.
  - Haga pruebas cruzadas de 2 U de concentrados de eritrocitos para pacientes con un tamaño del útero mayor de 16 semanas.
- Preparación quirúrgica para la DyL:
  - Realice la DyL en el quirófano bajo anestesia general o regional. Considere la guía ecográfica para disminuir el riesgo de perforación uterina.
  - Coloque un acceso intravenoso de gran calibre, considere un acceso central en función del tamaño del útero y la hemorragia preoperatoria.
  - Garantice la disponibilidad de la intubación endotraqueal general en caso de hemorragia intensa y necesidad de conversión a laparoscopia o laparotomía.
  - Garantice la disponibilidad de equipos y cirujanos con experiencia en laparotomía o laparoscopia.
- Las pacientes Rh negativas deben recibir inmunoglobulina Rh en el momento de la evacuación.
- Considere la colocación de laminaria para dilatar el cuello uterino antes de la DyL en las pacientes con un útero más grande.

Estadificación de la NTG

- La estadificación de la NTG implica un estadio de la Federación Internacional de Ginecología y Obstetricia (FIGO) y una puntuación de riesgo.
- **Estadificación de la FIGO:**
  - *Estadio I.* Enfermedad limitada al útero.
  - *Estadio II.* Enfermedad fuera del útero, limitada a las estructuras ginecológicas (vagina, anexos, ligamento ancho y parametrio).
  - *Estadio III.* Extensión a los pulmones.
  - *Estadio IV.* Extensión a otras ubicaciones metastásicas.
- **Puntuación de riesgo:**
  - *NTG de bajo riesgo.* Puntuación de riesgo igual o menor de 7. *NTG de alto riesgo.* Puntuación de riesgo mayor de 7.
  - Según los siguientes criterios: edad, embarazo anterior, tiempo transcurrido desde el embarazo hasta el tratamiento, hCG previa al tratamiento, tamaño de la masa tumoral mayor, sitio de las metástasis, número de metástasis y tratamientos anteriores.

TRATAMIENTO QUIRÚRGICO

- Para la mayoría de las pacientes, el único tratamiento necesario será una DyL.
- En el caso de pacientes con enfermedad metastásica, la DyL puede disminuir la cantidad de quimioterapia necesaria.

- En los casos con ETG persistente, la repetición de la DyL puede evitar la quimioterapia en un 20-60% de las pacientes, pero tiene un mayor riesgo de complicaciones (8% de perforación uterina y 5% de pérdida de sangre estimada > 1 L).

Posición de la paciente

- Coloque a la paciente en la posición de litotomía con estribos (**fig. 3.3.2**).

Abordaje (2-5)

- **DyL**
  - Es el tratamiento preferido para el diagnóstico.
  - Se considera el mejor tratamiento para las pacientes que desean la fertilidad.
  - Es un procedimiento de mínima invasión de bajo riesgo que puede evitar la anestesia general, proporcionar un buen control de la hemorragia y ser curativo en una gran proporción de las pacientes.
- **Histerectomía**
  - Indicaciones:
    - EL TTSP y el TTE son más resistentes a la quimioterapia, y el ~60% se curan con la histerectomía.
    - Embarazo molar o NTG en mujeres con paridad completa.
    - NTG quimiorresistente si la mayor parte de la enfermedad está en el útero.
      - Considere la posibilidad de ligar temporalmente las arterias hipogástricas para evitar una hemorragia intensa.
  - *No* se debe realizar una ooforectomía, a menos que los anexos estén implicados en las metástasis. Los quistes tecaluteínicos se resuelven en meses, y solo el 3% requieren un tratamiento quirúrgico posterior.
- **ITP**
  - No se recomienda debido al mayor riesgo de hemorragia y de NTG en comparación con la DyL o la histerectomía. La mayoría de las mujeres que se someten a ITP acaban requiriendo una DyL.
- **Histerotomía para la evacuación**
  - No se recomienda debido a la alta tasa de quimioterapia posterior y al mayor riesgo para los futuros embarazos.
- **Resección conservadora del miometrio**
  - Puede considerarse para pacientes seleccionadas con molas invasivas localizadas o para evitar la histerectomía en casos de hemorragia aguda cuando se desea conservar la fertilidad.
- **Enfermedad vaginal**
  - Las enfermedades vaginales no deben someterse a biopsia o resección, ya que tienden a sangrar. Si se produce una hemorragia en el momento de la presentación, la embolización o el taponamiento pueden ayudar a controlar la pérdida de sangre hasta que se pueda iniciar la quimioterapia. Se puede considerar la resección de metástasis aisladas quimiorresistentes.

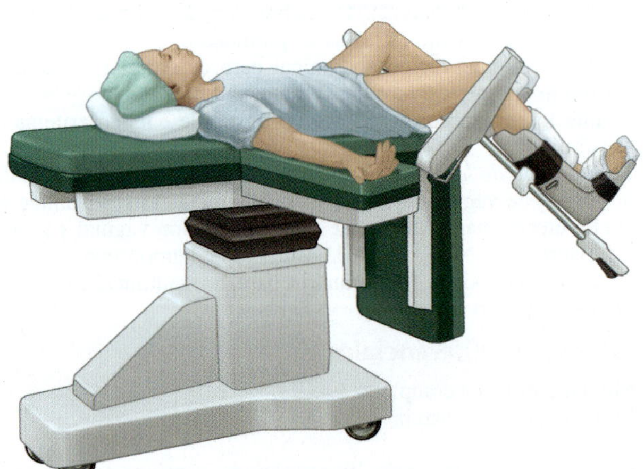

Figura 3.3.2. Coloque a la paciente en posición de litotomía. Asegúrese de que las rodillas y las piernas estén en posición neutra, y de que haya un acolchado adecuado a lo largo de las superficies laterales. Evite la hiperflexión para prevenir las lesiones del nervio femoral.

Procedimientos y técnicas

Visualización

- Coloque un espéculo con peso o un espéculo de un solo lado en la vagina para ver el cuello uterino (**fig. técnica 3.3.1**).
- Evalúe la vagina y el cuello uterino en busca de áreas de metástasis o sangrado. No realice una biopsia.
- Sujete el cuello uterino con un tenáculo de un diente para la contrapresión (**fig. técnica 3.3.2**).

Dilatación del cuello uterino

- Revise el orificio endocervical con diámetros crecientes de dilatadores hasta 12-14 mm, utilizando el tenáculo para la contratracción (**figs. técnicas 3.3.3 y 3.3.4**).
- Considere la guía ecográfica para las pacientes con un orificio cervical estenótico.
- Controle el movimiento del dilatador para evitar excederse y arriesgarse a una perforación uterina.

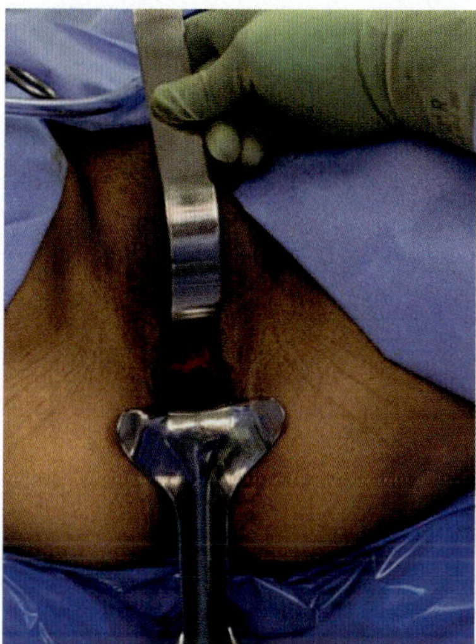

Figura técnica 3.3.1. Coloque el espéculo con peso en la parte posterior de la vagina y el separador curvo de Deaver en la parte anterior para visualizar el cuello uterino.

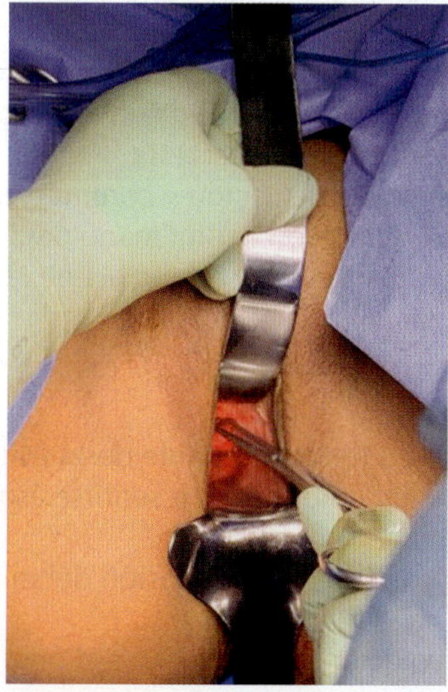

Figura técnica 3.3.2. Sujete el labio anterior del cuello uterino con el tenáculo de un diente.

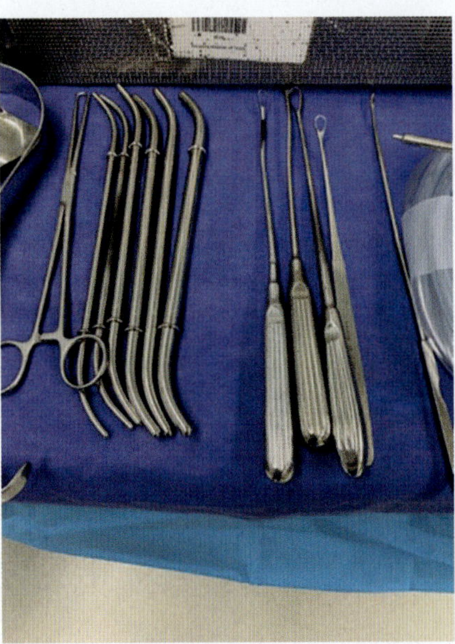

Figura técnica 3.3.3. Dilatadores, tenáculos de un diente, legras endometriales y tubos de succión en la preparación de la dilatación y legrado.

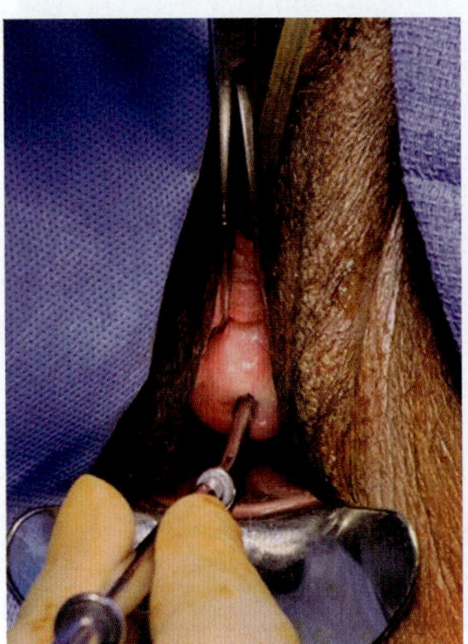

Figura técnica 3.3.4. Dilate los orificios externo e interno hasta alcanzar 12-14 mm. Controle el movimiento de los dilatadores para evitar la perforación. Considere la guía ecográfica para las dilataciones difíciles.

Evacuación

- Utilice el legrado por aspiración con múltiples filtros disponibles para un rápido cambio durante el procedimiento (**figs. técnicas 3.3.5 y 3.3.6**).
- Introduzca una sonda de 14 F en el útero e inicie la aspiración. Considere la posibilidad de cambiar a una sonda flexible de 10 F a medida que el útero se contrae (**figs. técnicas 3.3.7** y **3.3.8**).
- Gire suavemente la sonda para evacuar todo el útero.
- Inicie la infusión de oxitocina al inicio de la succión y continúe en el postoperatorio.
- Realice un suave masaje del fondo uterino con la otra mano para controlar la involución uterina.
- Use la guía ecográfica para asegurar la evacuación completa de la cavidad uterina (**fig. técnica 3.3.9**).
- Envíe la muestra a patología para su análisis.

Legrado

- Considere la posibilidad de realizar un legrado cortante después para asegurar una evacuación completa de la muestra. La cavidad endometrial debe sentirse áspera o «arenosa» durante el legrado (**fig. técnica 3.3.10**).
- Envíe como una muestra separada para evaluar la invasión del miometrio, aunque rara vez se puede hacer el diagnóstico de una mola invasiva.
- Evite un legrado demasiado agresivo que pueda aumentar el riesgo de sinequias.

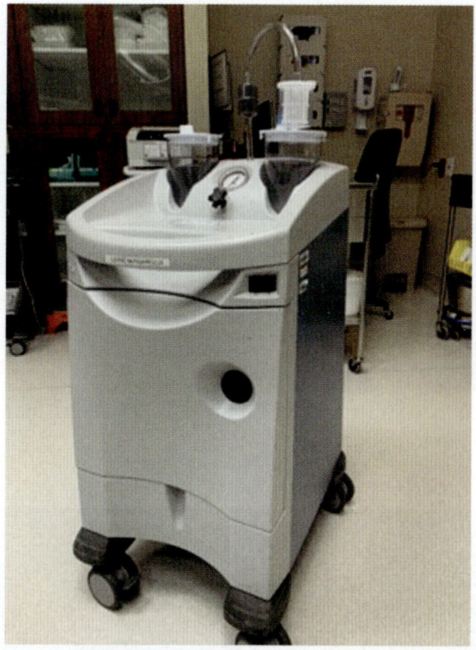

Figura técnica 3.3.5. Máquina de legrado por aspiración con bote de filtro.

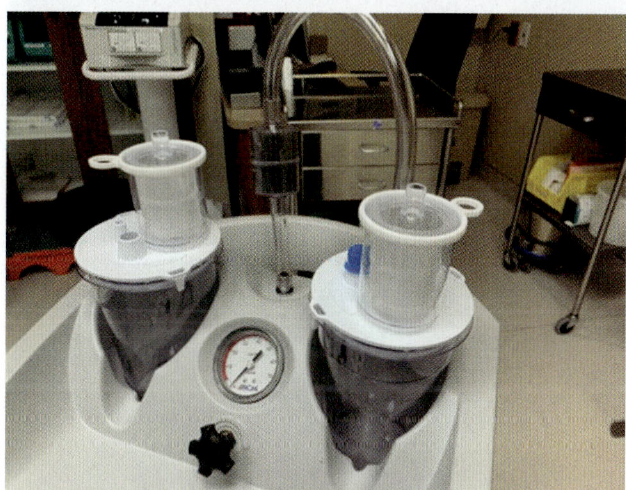

Figura técnica 3.3.6. Deben estar disponibles varios botes de filtro para su cambio rápido durante la evacuación.

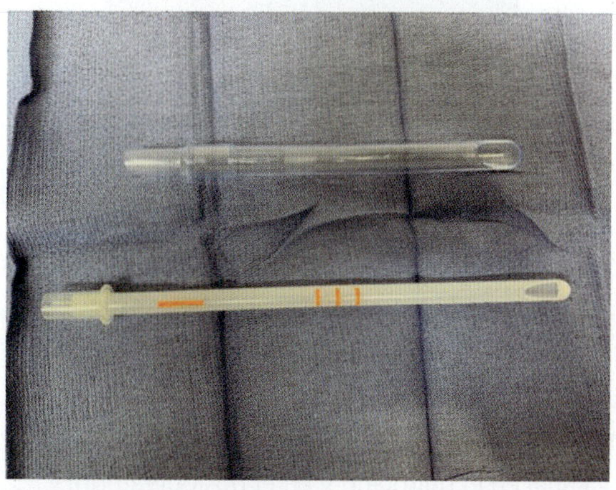

Figura técnica 3.3.7. Legra de aspiración curva rígida de 14 F y legra flexible de 10 F.

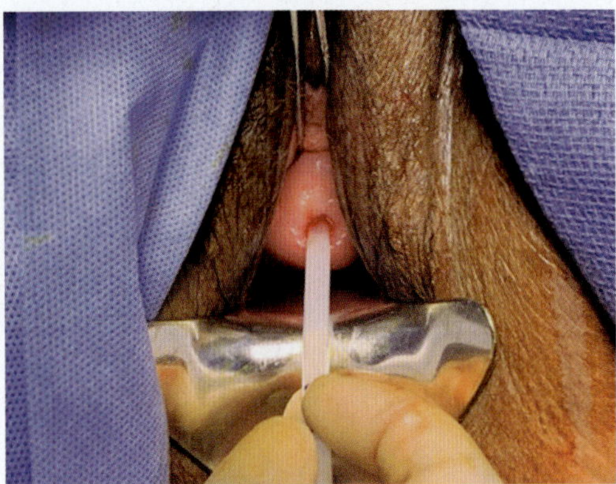

Figura técnica 3.3.8. Introduzca la legra de aspiración a través del cuello uterino dilatado y utilice la succión para evacuar el contenido intrauterino.

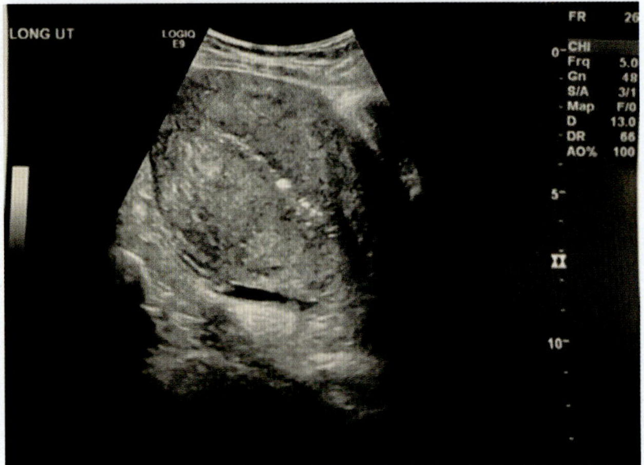

Figura técnica 3.3.9. Considere la posibilidad de realizar una ecografía intraoperatoria para confirmar la evacuación posmolar completa.

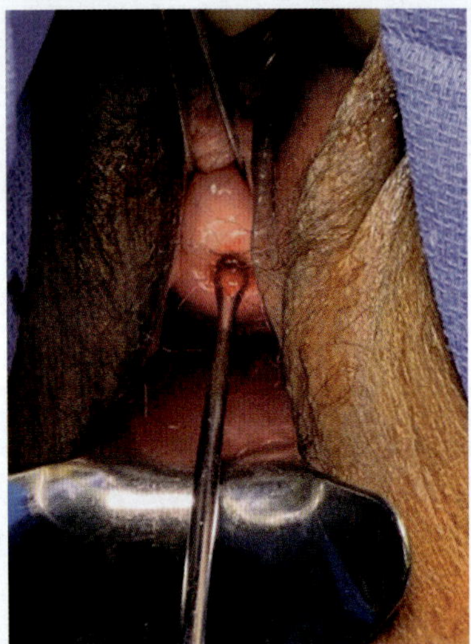

Figura técnica 3.3.10. Legrado cortante para asegurar la evacuación completa del contenido del útero. El revestimiento uterino debe sentirse fino y «arenoso».

Aseguramiento de la hemostasia

- Controle la hemorragia vaginal en el quirófano y en el postoperatorio.
- Vigile los signos vitales durante todo el caso. Un tratamiento rápido con transfusiones de sangre o coloides adecuados puede ayudar a prevenir las complicaciones pulmonares.

CONSEJOS Y ALERTAS

CONSEJO O ALERTA	DESCRIPCIÓN
Preparación	Prepárese para una hemorragia intensa con concentrados de eritrocitos disponibles, uterotónicos, balón uterino y la opción de laparoscopia o laparotomía.
Vigilancia intraoperatoria	Vigile estrechamente el estado pulmonar perioperatorio.
Guía ecográfica	Considere la guía ecográfica para asegurarse de que la evacuación fue completa y vigilar que no haya perforación uterina.
Evite las biopsias	No realice una biopsia de las lesiones vaginales debido al riesgo de hemorragia. Si se produce una hemorragia, se puede realizar un taponamiento o una embolización hasta que se pueda iniciar la quimioterapia.
Anticoncepción postoperatoria	Fomente la anticoncepción reversible de acción prolongada para garantizar el cumplimiento durante la vigilancia.

CUIDADOS POSTOPERATORIOS

- Continúe con oxitocina varias horas después de la DyL. Vigile la hemorragia después de suspender la oxitocina.
- Administre inmunoglobulina Rh a las mujeres con grupo sanguíneo Rh negativo.
- Dependiendo de la preocupación por la hemorragia en curso, las pacientes pueden ser dadas de alta a casa el mismo día o vigiladas durante la noche.
- Las pacientes deben evitar los baños en tina, las relaciones sexuales y la introducción de cualquier cosa en la vagina durante las 4-6 semanas posteriores a la cirugía.
- Revise las precauciones de sangrado. Se aconseja a las pacientes que llamen o sean evaluadas si llenan más de una toalla sanitaria por hora durante más de 2 h o si presentan síntomas de anemia.
- Se recomienda la anticoncepción durante al menos 6 meses después de la regresión a la hCG normal. La anticoncepción con píldoras anticonceptivas orales también puede ayudar a reducir las concentraciones de la hormona luteinizante y evitar que la hCG se eleve falsamente.
- La quimioterapia profiláctica durante o inmediatamente después de la DyL para una mola completa puede considerarse en pacientes con un seguimiento incierto. El tratamiento disminuye la NTG posmolar a un 3-8%, pero sobretrata a un 75-80% de las pacientes que de otro modo no necesitarían quimioterapia.
- Vigilancia
  - hCG cada 1 o 2 semanas hasta que se normalicen tres mediciones.
  - Luego, hCG cada 1-3 meses durante 6-12 meses; exploración física cada 6-12 meses.
  - Anticoncepción durante 6 meses a 1 año después de completar la quimioterapia.
  - Evalúe los productos de concepciones posteriores, la placenta y la hCG 6 semanas después del embarazo para confirmar su normalización.
  - Aconseje confirmar un embarazo intrauterino normal de forma precoz en futuros embarazos debido al riesgo de recurrencia.

RESULTADOS (1-3)

- Mola hidatiforme completa
  - Riesgo del 15-20% de NTG posmolar después de una DyL; del 3-5% después de una histerectomía.
  - La mayoría de las pacientes tienen una hCG normal en 2 meses.
  - El riesgo de embarazo molar recurrente es del 1-2% después de una mola completa, hasta del 20% después de dos.
- Mola hidatiforme incompleta
  - Riesgo del 1-5% de NTG posmolar después de la DyL.
- NTG de bajo riesgo
  - 90% de respuesta completa, 100% de supervivencia.
- NTG de alto riesgo
  - 70-80% respuesta completa; 85-94% supervivencia a largo plazo.
- TTSP/TTE
  - 100% de supervivencia para la enfermedad no metastásica.
  - 50-60% de supervivencia a 5 años para la enfermedad metastásica.

Tratamiento adyuvante (2,3,5)

- *Molas hidatiformes completas o parciales.* Vigilancia.
- *NTG de bajo riesgo.* Metotrexato o actinomicina D durante un ciclo después de la normalización de la hCG.

- *NTG de alto riesgo.* Quimioterapia combinada de etopósido, actinomicina D y metotrexato, ciclofosfamida y vincristina.
- *TTSP/TTE.* Vigilancia frente a etopósido, metotrexato, actinomicina D-etopósido, cisplatino o paclitaxel/cisplatino-paclitaxel/etopósido para pacientes con enfermedad metastásica o factores de mal pronóstico.

COMPLICACIONES

- A corto plazo:
  - Los riesgos pueden darse hasta en un 27% de los casos.
  - Hemorragia
    - Aumente la oxitocina y añada otros uterotónicos como la metilergometrina.
    - Evalúe en busca de una perforación.
    - Considere la histerectomía para una paciente que ya no desea la fertilidad.
    - Para las pacientes que desean la fertilidad, intente el taponamiento con balón o la embolización de la arteria uterina para controlar la hemorragia. En última instancia, puede ser necesaria la histerectomía.
  - Perforación uterina ($< 1\%$)
    - Interrumpa la succión.
    - Aumente la oxitocina para ayudar a la contracción del miometrio.
    - Haga una laparoscopia o una laparotomía para asegurar la hemostasia intraabdominal.
      - Si el útero está hemostático, termine la DyL bajo visualización directa.
      - En el caso de una hemorragia continua, hay que considerar la reparación de la lesión (sobresutura, cauterización y resección del miometrio) o la histerectomía.
  - Complicaciones pulmonares (sobrecarga de líquidos y embolia trofoblástica)
    - Trate en conjunto con anestesia o medicina intensiva con vigilancia enérgica, manejo de líquidos y apoyo respiratorio según la necesidad.
    - Complicaciones por anemia, hipertiroidismo y preeclampsia.
- A largo plazo:
  - Las malformaciones arteriovenosas son una complicación poco frecuente. El tratamiento es con embolización selectiva o histerectomía.

REFERENCIAS CLAVE

1. Lurain JR. Gestational trophoblastic disease I: epidemiology, pathology, clinical presentation and diagnosis of gestational trophoblastic disease, and management of hydatidiform mole. *Am J Obstet Gynecol.* 2010;203(6):531–539.
2. Lurain JR. Gestational trophoblastic disease II: classification and management of gestational trophoblastic neoplasia. *Am J Obstet Gynecol.* 2011;204(1):11–18.
3. Berkowitz RS, Goldstein DP. Clinical practice: molar pregnancy. *N Engl J Med.* 2009;360(16):1639–1645.
4. Doll KM, Soper JT. The role of surgery in the management of gestational trophoblastic neoplasia. *Obstet Gynecol Surv.* 2013;68(7):533–542.
5. Soper JT, Mutch DG, Schink JC; American College of Obstetricians and Gynecologists. Diagnosis and treatment of gestational trophoblastic disease: ACOG Practice Bulletin No. 53. *Gynecol Oncol.* 2004;93(3):575–585.

PRINCIPIOS GENERALES

Definición

- El objetivo del diagnóstico prenatal invasivo es obtener información diagnóstica, genética, bioquímica o fisiológica sobre el feto u obtener información sobre afecciones familiares heredadas mediante una evaluación molecular.
- En este capítulo se describen las técnicas invasivas más frecuentes, que se realizan bajo guía ecográfica, como la amniocentesis, el muestreo de vellosidades coriónicas (MVC) y el muestreo de sangre fetal (MSF).
- Junto con el diagnóstico por imagen y los procedimientos fetales invasivos, los centros perinatales deben poder proporcionar un asesoramiento genético detallado en el que se describan las opciones clínicas disponibles, se enumeren los riesgos y se comuniquen las consecuencias de una manera no directiva y alentadora.
- El American College of Obstetricians and Gynecologists (ACOG) reafirmó en 2020 que las pruebas de cribado en suero y las pruebas de diagnóstico para las anomalías cromosómicas deberían ofrecerse a todas las mujeres en las primeras etapas del embarazo, independientemente de la edad o el riesgo inicial (1). Se ofrecen pruebas de diagnóstico a las mujeres que dan positivo en el cribado. En esa misma publicación, el ACOG también respaldó que se permitiera a todas las mujeres embarazadas, independientemente de su edad, la opción de realizar pruebas fetales invasivas o diagnósticas (1) tras una explicación exhaustiva de las diferencias entre las pruebas de cribado y las de diagnóstico.

Tratamiento no quirúrgico: asesoramiento antes de los procedimientos invasivos

- Las pruebas prenatales invasivas pueden tener complicaciones asociadas con el procedimiento. Por lo tanto, se recomienda el asesoramiento previo a la prueba por parte del médico (obstetra o especialista maternofetal) o un médico especializado en genética (consejero genético o genetista médico).
- Los elementos del asesoramiento deben incluir lo siguiente:
  - Indicación de la prueba
  - Riesgos o potenciales complicaciones del procedimiento
  - Tratamientos alternativos o evolución de la enfermedad si se elige el tratamiento expectante
  - Pruebas específicas solicitadas
  - Precisión diagnóstica y limitaciones de las pruebas
  - Edad gestacional para hacer la prueba con seguridad
  - Plazo previsto para el resultado final

Tiempo muerto

- Se sugiere un «tiempo muerto» antes de cualquier procedimiento prenatal invasivo, dado el riesgo de complicaciones del embarazo, incluida la muerte fetal.
- Se debe confirmar la identidad correcta de la paciente con al menos dos métodos (p. ej., fecha de nacimiento y número del expediente clínico), el procedimiento previsto, las pruebas que se obtendrán, las posibles complicaciones (p. ej., alergia al agente de limpieza de la piel), las pruebas de laboratorio maternas (grupo sanguíneo y Rh, HBsAg, virus de la inmunodeficiencia humana [VIH] y virus de la hepatitis C [VHC]) y el etiquetado correcto de los tubos.
- Se recomienda dar instrucciones después del procedimiento sobre la actividad materna y cómo se evaluarán las complicaciones.

Procedimientos y técnicas

Amniocentesis

- La amniocentesis genética es una técnica de diagnóstico invasiva.
- Las indicaciones más frecuentes se enumeran en la **tabla 3.4.1**, siendo el diagnóstico prenatal el motivo más habitual.
- La micromatriz cromosómica como complemento del cariotipo estándar es una técnica utilizada para detectar anomalías cromosómicas (microdeleciones y duplicaciones) que no se detectan con el cariotipo tradicional.
- La amniocentesis está indicada para obtener material fetal para estudios bioquímicos o de ADN.
- Las anomalías moleculares responsables de muchas alteraciones se están identificando a un ritmo cada vez más rápido y cualquier lista de ellas pronto se vuelve obsoleta.
- En la tabla 3.4.1 se ofrece una lista de las enfermedades genéticas más frecuentes para las que se dispone de diagnóstico prenatal basado en el ADN. Muchas de estas afecciones son inusuales y su diagnóstico es complejo, por lo que se recomienda consultar con una unidad de genética antes de realizar una prueba invasiva.
- El cribado de la espina bífida abierta en el segundo trimestre solía basarse en la cuantificación de la concentración de alfafetoproteína en suero materno (AFPSM) en el líquido amniótico obtenido por amniocentesis; sin embargo, en la actualidad esta ha sido sustituida por la ecografía en muchos centros (2) debido a los avances en la calidad de las imágenes ecográficas. El diagnóstico se ha visto mejorado en gran medida por el reconocimiento de las anomalías asociadas del cráneo y el cerebro, como la ventriculomegalia, la microcefalia, la deformación cóncava de los huesos frontales (signo del limón) y la obliteración de la cisterna magna con una curvatura anterior anómala de los hemisferios cerebelosos (signo del plátano [banana]) (3).

Tabla 3.4.1	**Afecciones frecuentes para las que se dispone de diagnóstico prenatal molecular**
Propósito	**Indicación**
• Diagnóstico del segundo trimestre	• Análisis cromosómico
	• Diagnóstico de defectos del tubo neural
	• Diagnóstico de alteraciones metabólicas
• Diagnóstico tardío del segundo trimestre o temprano del tercer trimestre	• Gravedad de la anemia con aloinmunización
	• Madurez pulmonar del feto
	• Diagnóstico de infección o inflamación intraamniótica
	• Confirmación de la rotura de membranas
• Terapéutico	• Tratamiento de eliminación de líquido del hidramnios antes del cerclaje de urgencia

De *Cunningham y Gilstrap's Operative Obstetrics*. 3.ª ed. McGraw-Hill Companies; 2017.

- Si la exploración ecográfica demuestra que la columna vertebral, el cráneo y el cerebelo del feto son normales, la probabilidad de que exista una anomalía espinal abierta no detectada es baja. La amniocentesis puede reservarse para pacientes con hallazgos ecográficos sospechosos o grandes elevaciones de la AFPSM a pesar de una ecografía normal, o cuando no se puede visualizar adecuadamente la anatomía fetal.
- En las mujeres que no se han realizado el estudio anatómico fetal y en quienes no disponen de servicios de ecografía, la AFPSM puede seguir desempeñando un papel en la identificación de las pacientes con mayor riesgo de defectos del tubo neural abiertos.

Técnica

- La amniocentesis genética suele realizarse en el segundo trimestre, entre las semanas 15 y 18 de la gestación. A esta edad gestacional, la cantidad de líquido es adecuada (~150 mL), la proporción de células viables y no viables es máxima y, en la mayoría de los casos, el amnios se ha fusionado con el corion, lo que permite el ingreso en la cavidad con éxito, reduciendo así el riesgo de rotura prematura de membranas.
- Antes del procedimiento, se realiza una ecografía para determinar el número de fetos, confirmar la edad gestacional, asegurar la viabilidad fetal, documentar la anatomía fetal y localizar la ubicación de la placenta y la inserción del cordón umbilical en ella.
- El abdomen materno se limpia con una solución antiséptica (povidona o clorhexidina). No se recomienda la profilaxis antibiótica antes de la amniocentesis, con base en un estudio retrospectivo de casos y controles (4).
- Por lo general, se elige una aguja espinal de calibre 20-22 que viene en diferentes longitudes. Es importante elegir una aguja lo suficientemente larga para alcanzar la bolsa diana teniendo en cuenta la ubicación de la placenta, la posible contracción uterina con la inserción de la aguja y el grosor de la pared abdominal materna. La anestesia local no suele ser necesaria, ya que es incómoda y no disminuye las posibles molestias uterinas.
- Bajo guía ecográfica directa, se introduce una aguja espinal de calibre 20-22 en una bolsa de líquido amniótico libre de partes fetales y cordón umbilical (**fig. técnica 3.4.1**). La bolsa debe ser lo suficientemente larga para permitir el avance de la punta de la aguja en la cavidad del líquido amniótico. Los primeros 2 mL de líquido amniótico aspirado se desechan para evitar la contaminación de las células maternas y, a continuación, se extraen 20-30 mL de líquido amniótico en una jeringa estéril y se envían para su análisis. La frecuencia cardiaca fetal debe documentarse antes y después del procedimiento.
- Se advierte a los operadores que identifiquen el intestino materno circundante y que eviten la inserción de la aguja a través de este y los riesgos asociados con esta complicación, como la contaminación de la cavidad amniótica.
- El paso transplacentario debe evitarse siempre que sea posible, pero, si es inevitable, debe atravesarse la porción más fina. En estos casos, la ecografía Doppler a color es fundamental para evitar los vasos maternos o fetales en el sitio de muestreo. La zona cercana a la inserción del cordón placentario debe evitarse porque contiene los vasos más grandes.

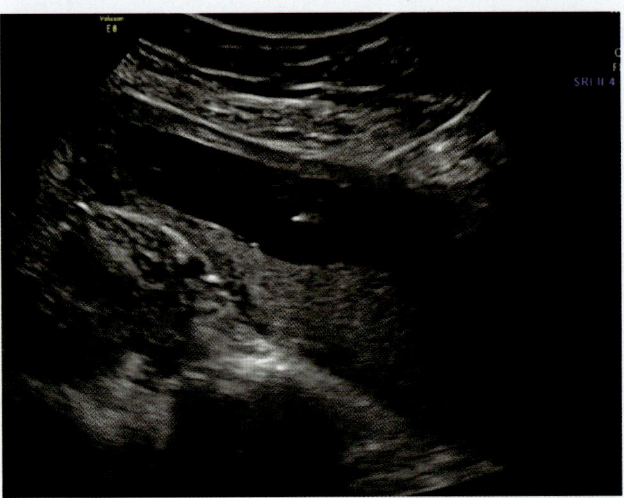

Figura técnica 3.4.1. Representación de la amniocentesis. Observe la guía ecográfica para evitar la punción de la placenta y la punción directa del feto.

- Aunque la inserción ciega de la aguja de muestreo era la norma en años pasados, los conocimientos actuales han progresado hasta el punto de que la amniocentesis solo debe realizarse utilizando una guía ecográfica continua. Debe mantenerse la orientación durante todo el procedimiento para evitar la punción inadvertida del feto y para identificar las contracciones de la pared uterina que ocasionalmente retraerán la punta de la aguja hacia el miometrio (5).
- Si el intento inicial de obtener líquido no tiene éxito, se puede realizar un segundo intento en otro sitio después de reevaluar las posiciones del feto y la placenta. La elevación de la membrana amniótica «formando una tienda» y el desarrollo de contracciones de la pared uterina inducidas por la aguja son las causas más frecuentes de fracaso inicial.
- Si el amnios no está fusionado con el corion en la evaluación inicial para la amniocentesis, el procedimiento debe posponerse de unos días a 1 semana para mejorar la posibilidad de obtener líquido en el primer intento.
- Aunque los estudios han demostrado que la tasa de muerte fetal aumenta con el número de inserciones, no aumenta con el número de procedimientos separados. En los centros con experiencia, rara vez se requieren consultas de regreso.
- Las mujeres Rh negativas (sin aloinmunización para D) deben recibir la administración profiláctica de inmunoglobulina Rh(D) después del procedimiento invasivo.

Amniocentesis en gestaciones multifetales

- La amniocentesis en el embarazo multifetal puede emplear una técnica de agujas múltiples o una técnica de aguja única. La técnica de agujas múltiples consiste en la punción del primer saco, la retirada del líquido amniótico, la inyección de un colorante diluido (índigo carmín) antes de la retirada de la aguja del saco y, a continuación, una nueva inserción de la aguja para puncionar el segundo saco (6,7). Si el líquido aspirado después de la segunda punción es claro, esto es la confirmación de que no se repitió el muestreo del primer saco. Si se obtiene un líquido de color azul, se debe retirar la aguja y realizar otro intento de muestreo del segundo saco.
- En algunos estudios, el azul de metileno se asocia con la tinción de la piel, la atresia del intestino delgado y la metahemoglobinemia; actualmente su uso está contraindicado (8). El uso del índigo carmín ha sido revisado en grandes series tanto por Cragan y cols. (9) como por Pruggmayer y cols. (10), y no se ha encontrado un mayor riesgo de atresia del intestino delgado ni de ninguna otra anomalía congénita. Sin embargo, debido al riesgo teórico de los colorantes intraamnióticos, las técnicas sin instilación han evolucionado (5).
- Algunos médicos prefieren una técnica de inserción única. El sitio de inserción de la aguja se determina por la posición de la membrana divisoria, y el saco proximal se muestrea primero (5,7).
- Tras la entrada en el primer saco y la aspiración del líquido amniótico, se hace avanzar la aguja a través de la membrana divisoria hasta el segundo saco. Para evitar la contaminación de la segunda muestra con el líquido de la primera, se descartan los primeros 2 mL de líquido de la segunda muestra.

Riesgos y complicaciones en los embarazos únicos

- Las complicaciones de la amniocentesis son infrecuentes. Un hecho habitual tras la amniocentesis son los calambres que duran 1-2 h. Pueden producirse molestias en la parte baja del abdomen hasta 48 h después de la intervención, pero rara vez son graves. Las complicaciones maternas graves, como el choque séptico, son extremadamente inusuales tras la amniocentesis.

- La amnionitis se produce en menos del 0.1% de los casos (1 de cada 1 000) (1,11) y puede ocurrir por la contaminación del líquido amniótico con la microbiota cutánea o por la punción inadvertida del intestino materno, así como tras la rotura del amnios inducida por el procedimiento.

- La corioamnionitis postamniocentesis puede tener un inicio insidioso y con frecuencia se presenta con síntomas parecidos a los de la gripe, con pocos signos de localización temprana. Esto puede evolucionar a una infección sistémica materna grave a menos que se emprenda un tratamiento intensivo temprano. Por lo tanto, es necesario un alto índice de sospecha.

- El desarrollo de la aloinmunización Rh se produce en el ~1% de las mujeres Rh negativas que se someten a la amniocentesis (12), pero puede evitarse mediante la administración profiláctica de inmunoglobulina anti-D después del procedimiento.

- La pérdida de líquido amniótico o la hemorragia vaginal se observa en el 2-3% de las mujeres después de la amniocentesis y suele ser autolimitada. A diferencia de la rotura espontánea del amnios en el segundo trimestre, la fuga de líquido tras la amniocentesis suele resolverse tras unos días de modificación de las actividades y reposo pélvico. Ocasionalmente, esta fuga persistirá durante todo el embarazo (13), pero, si el volumen sigue siendo adecuado, se puede prever un buen desenlace.

- El único ensayo prospectivo, aleatorizado y controlado en el que se evalúa la seguridad de la amniocentesis en el segundo trimestre es un estudio danés, el cual informó 4 606 mujeres sanas de bajo riesgo, de 25-34 años de edad, que fueron asignadas aleatoriamente a la amniocentesis o a la ecografía (14). La tasa total de muerte fetal fue del 1.7% en el grupo de amniocentesis y del 0.7% en los controles ($p < 0.01$). La diferencia observada del 1% dio un riesgo relativo del 2.3%.
  - Las conclusiones de este estudio fueron criticadas inicialmente porque en el informe original se afirmaba que se había utilizado una aguja de calibre 18 (asociada con mayores riesgos que las agujas más pequeñas). Tabor y cols. (14) informaron posteriormente que habían usado una aguja de calibre 20 para la mayoría de los procedimientos. Este estudio también demostró asociaciones significativas entre la pérdida del embarazo y la perforación de la placenta, la AFPSM elevada y el líquido amniótico descolorido (14).
  - Las tasas de muerte fetal tras el procedimiento (3-4%) observadas en los primeros estudios son más elevadas que las actuales, ya que representan la experiencia con un procedimiento relativamente nuevo. Además, no se usó la ecografía de forma sistemática. Estudios más recientes informan que las tasas totales de muerte fetal tras el procedimiento a las 28 semanas son del 1-2% (15).

- El aborto espontáneo después de la amniocentesis se estudió en un metaanálisis que estimó una tasa de muerte fetal relacionada con el procedimiento del 0.11% (1 de cada 900) (16).

- El *ACOG Practice Bulletin* informa que la tasa de muertes relacionadas con el procedimiento tras la amniocentesis genética tradicional es del 0.1-0.3% cuando la realizan médicos experimentados (1).

- Tabor y cols. informaron los resultados de un estudio de cohortes basado en un sistema de registro nacional, que incluía a todas las mujeres con un embarazo único que se sometieron a una amniocentesis ($n = 32\,852$) en Dinamarca entre 1996 y 2006 (17). Los autores informaron que el número de procedimientos realizados por un departamento tenía un efecto significativo en el riesgo de aborto. En los departamentos que realizaron menos de 500 amniocentesis, el cociente de posibilidades de muerte fetal fue de 2.2 (intervalo de confianza [IC] del 95%: 1.6-3.1) en comparación con los departamentos que realizaron más de 1 500 procedimientos durante el periodo de 11 años.

- En las primeras experiencias con la amniocentesis, se informó la punción del feto en el 0.1-3.0% de los casos (18). El uso continuo de la ecografía para guiar la aguja reduce la punción del feto, la cual es una complicación extremadamente inusual en los centros con experiencia.

- Salvo la enfermedad hemolítica causada por la aloinmunización, no se han demostrado efectos adversos a largo plazo en los fetos sometidos a amniocentesis.

- Las mujeres interesadas en la amniocentesis genética que se saben infectadas por los virus de la hepatitis B o C o el VIH necesitan asesoramiento adicional sobre el riesgo de transmisión vertical. En el caso de la hepatitis B crónica, la amniocentesis genética no parece aumentar el riesgo de infección neonatal por el virus de la hepatitis B. Estos neonatos suelen recibir la vacuna contra el virus de la hepatitis B y la profilaxis inmunitaria después del parto. Las mujeres con VIH que no reciben tratamiento antirretroviral de gran actividad y las mujeres con cargas virales elevadas del VHC deben ser asesoradas sobre métodos de cribado no invasivos, ya que los datos sobre el riesgo de transmisión vertical, especialmente si el procedimiento es transplacentario, son limitados (1).

Riesgos y complicaciones en los embarazos múltiples

- En comparación con los productos únicos, las tasas de muerte fetal de los gemelos antes de las 28 semanas son algo más elevadas. La mayoría de las series informan valores posprocedimiento del 2-5% (**tabla 3.4.2**).
- Aunque las tasas de muerte más elevadas podrían demostrar un mayor peligro de la amniocentesis en los gemelos en comparación con los productos únicos, es más probable que sea una manifestación del riesgo inherente a las gestaciones gemelares.
- Las pacientes con gemelos también deben ser asesoradas sobre el riesgo de encontrar un feto con un cariotipo anómalo, que, por ser dos fetos, es el doble que tras un procedimiento con un solo feto (19).
- Las familias deben considerar la posibilidad de que una prueba demuestre que uno de los gemelos esté sano y el otro tenga una anomalía. La terminación selectiva de la gestación del feto afectado es una opción; sin embargo, se asocia con una tasa de pérdida posterior al procedimiento del 5-10% (20). No obstante, este abordaje también se asocia con un mayor riesgo de parto prematuro, especialmente cuando se realiza después de las 20 semanas o si se termina la gestación del feto inferior (21).

Muestreo de vellosidades coriónicas

- Los principales inconvenientes de la amniocentesis genética convencional del segundo trimestre son el retraso en la disponibilidad del cariotipo y el aumento de los riesgos médicos de un procedimiento de dilatación y evacuación al final del embarazo.
- Retrasar el procedimiento hasta que se perciban los movimientos fetales impone una grave carga emocional a la paciente. Debido a esto, ahora el MVC se ofrece en la mayoría de los centros de referencia.
- El MVC, que toma muestras de las vellosidades de la placenta en lugar de líquido amniótico, es uno de los métodos más exitosos para trasladar el diagnóstico prenatal al primer trimestre del embarazo.
- La reciente introducción de las pruebas de ADN fetal en la sangre materna puede influir en el número de procedimientos de MVC realizados en los centros de referencia; sin embargo, las pruebas de ADN fetal no se consideran diagnósticas en la actualidad.

Momento del muestreo de vellosidades coriónicas

- El abordaje convencional consiste en ofrecer el MVC entre las 11 y 14 semanas de gestación. La mayoría de las pérdidas espontáneas de embarazos se producen a las 11 semanas; por lo tanto, si se pospone el MVC a las 11 semanas o más, se necesitarán menos procedimientos.
- El MVC antes de las 10 semanas se asocia con mayor riesgo de defectos en las extremidades del feto (*véase* más adelante).
- También puede ofrecerse entre las 14 y 15 semanas porque, además de un mayor riesgo de anomalías en las extremidades, la amniocentesis realizada antes de las 15 semanas se asocia con mayor riesgo de aborto espontáneo en comparación con el MVC o la amniocentesis del segundo trimestre (22).

Documentación del procedimiento y evaluación de la calidad de la muestra

- Se realiza una ecografía para determinar la ubicación de la placenta y la vía del MVC.

Tabla 3.4.2   Desenlaces del embarazo después de la amniocentesis gemelar

	Años de procedimientos	Guía continua	No.	Muertes a la semana 20 (%)	Muertes a la semana 28 (%)
Pijpers (1988)	1980-1985	No	83		4.8
Anderson (1991)	1969-1990	No	330	–	3.6
Antsaklis (1991)	1978-1988	No	53	0.0	1.9
Pruggmayer (1991)	1982-1989	Sí	98	6.1	8.1
Pruggmayer (1992)	1982-1989	Sí	529	2.3	3.7
Wapner (1993)	1981-1990	Sí	73	1.4	2.9
Ghidini (1993)	1987-1992	Sí	101	0.0	3.0
Ko (1998)	1986-1997	Sí	128	–	4.5
Yukobowich (2001)	1990-1997	Sí	476	2.7	–
Cahill (2009)	1990-2006	Sí	311	–	3.2[a]

[a]Muerte fetal antes de las 24 semanas.
De *Cunningham y Gilstrap's Operative Obstetrics*. 3.ª ed. McGraw-Hill Companies; 2017.

- La presencia de contracciones o fibromas uterinos puede aumentar la dificultad del procedimiento y debe documentarse.
- En los embarazos múltiples, es imprescindible documentar el número de fetos, así como su corionicidad. Para reducir los errores de etiquetado en los embarazos múltiples, es importante preetiquetar adecuadamente los recipientes de las muestras, así como documentar la ubicación de las placentas tanto en el informe operatorio como en los formularios que acompañan a cada muestra de MVC al laboratorio.
- La muestra media de una aspiración transcervical contiene 15-30 mg de material velloso. Las vellosidades identificadas en la jeringa se transfieren cuidadosa y asépticamente para su inspección y disección confirmatoria bajo el microscopio. La identificación de este tejido adecuado es obligatoria para reducir al mínimo la contaminación decidual.
- Un microscopio de disección *in situ* puede ayudar a evaluar rápidamente la idoneidad de la muestra, valorar la calidad de la muestra obtenida y diferenciar las vellosidades coriónicas de los coágulos o del tejido decidual.
- La tasa de éxito de la toma de muestras en el primer intento es significativamente más alta con el MVC transabdominal que con el transvaginal (98% frente a 96%) (23). Además, el MVC transcervical se asocia con más inserciones múltiples en comparación con la vía transabdominal.

Muestreo de vellosidades coriónicas transcervical

- La exploración ecográfica realizada inmediatamente antes del procedimiento confirma la actividad cardiaca del feto, el crecimiento adecuado y la ubicación de la placenta.
- Se determina ecográficamente la posición del útero y del cuello uterino y se traza mentalmente la trayectoria de la sonda.
- Si el útero está muy antevertido, puede utilizarse un llenado adicional de la vejiga para enderezar la posición uterina. Aunque la mayoría de los procedimientos requieren una vejiga moderadamente llena, se desaconseja su sobrellenado porque eleva el útero fuera de la pelvis, con lo que se alarga el recorrido de muestreo, lo que puede disminuir la flexibilidad uterina necesaria para la manipulación de la sonda.
- En ocasiones, una contracción uterina puede interferir con el paso de la sonda. Se sugiere retrasar el procedimiento hasta que la contracción se disipe.
- Cuando el estado y la ubicación del útero son favorables, se coloca a la paciente en posición de litotomía y se prepara la vulva y la vagina con solución de yodopovidona u otra solución aséptica.
- Se introduce un espéculo y se prepara el cuello uterino de forma similar. Los 3-5 cm distales de la sonda de muestreo se moldean de una forma ligeramente curvada, y la sonda se pasa suavemente bajo guía ecográfica a través del cuello uterino hasta que se siente una pérdida de resistencia en el endocérvix. El operador espera entonces hasta que el ecografista visualice la punta de la sonda.
- A continuación, se hace avanzar la sonda de forma paralela a las membranas coriónicas hasta el borde distal de la placenta (**fig. técnica 3.4.2**).

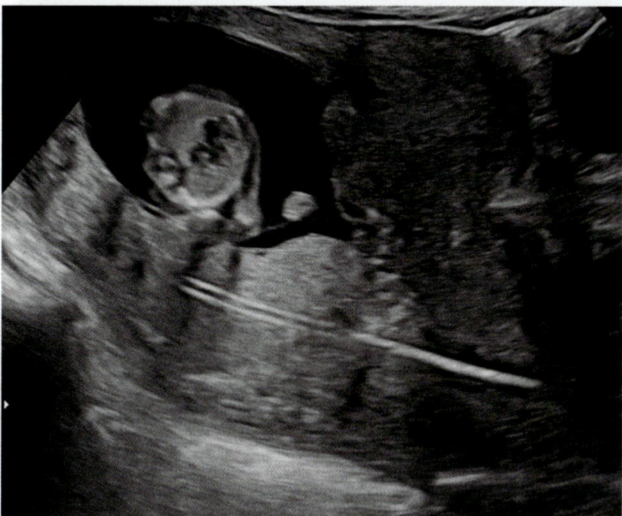

Figura técnica 3.4.2. Imagen ecográfica del muestreo de vellosidades coriónicas transcervical donde se muestra la sonda, la cual se observa con facilidad como una línea blanca brillante en la placenta posterior.

- Después, se retira el estilete y se coloca una jeringa de 20 mL con medio nutritivo.
- Se aplica presión negativa con la jeringa y se retira la sonda lentamente.
- A continuación, se inspecciona visualmente la jeringa en busca de vellosidades. Con frecuencia pueden verse a simple vista como estructuras blancas ramificadas que flotan en el medio. En ocasiones, sin embargo, es necesario observar las muestras bajo un microscopio de disección de baja potencia para confirmar la presencia de suficientes vellosidades.
- Si no se recuperan suficientes vellosidades en la primera pasada, se puede hacer un segundo intento.
- Una vez obtenida una muestra adecuada, se da el alta a la paciente y se le indica ponerse en contacto con su médico si presenta hemorragia intensa, fiebre o flujo vaginal inusual.

Muestreo de vellosidades coriónicas transabdominal

- El MVC transabdominal es la opción de elección cuando la placenta es anterior o si la placenta posterior tiene un borde, el cual puede ser alcanzado con seguridad con el abordaje transabdominal.
- El abdomen materno se prepara con solución de yodopovidona u otra solución aséptica.
- Se usa una aguja pequeña, preferiblemente de calibre 25, para administrar anestesia local y determinar la orientación adecuada de la aguja en el abdomen materno. Esto se consigue imitando la trayectoria que debe seguir la aguja espinal para alcanzar el objetivo de la placenta bajo la guía ecográfica. Este paso ayuda al operador a anticipar la trayectoria y el ángulo que debe seguir la aguja espinal para alcanzar el objetivo.
- La ecografía continua se emplea para dirigir una aguja espinal de calibre 18, 19 o 20 hacia el eje largo de la placenta (**fig. técnica 3.4.3**). Después de retirar el estilete, las vellosidades se aspiran en una jeringa de 20 mL que contiene medio de cultivo de tejidos.
- Dado que la aguja es algo más pequeña que la sonda de muestreo cervical, se necesitan tres o cuatro pases de ida y vuelta de la punta de la aguja a través del cuerpo de la placenta para obtener muestras adecuadas de las vellosidades.
- A diferencia del MVC transcervical, el transabdominal puede realizarse durante todo el embarazo y, por lo tanto, constituye una alternativa a la amniocentesis o el MSF a efectos de cariotipado.
- Si existe un oligohidramnios grave, el MVC transabdominal, también llamado *biopsia de placenta*, después del primer trimestre de embarazo puede ser el único método para determinar el cariotipo fetal.

Muestreo de vellosidades coriónicas en gestaciones múltiples

- Se han muestreado con éxito gestaciones múltiples, tanto gemelares como de orden superior, utilizando el MVC (24,25).
- Cada sitio placentario debe identificarse y muestrearse individualmente. Debido a que no hay un marcador de tinte que garantice el muestreo de una gestación, si se sospecha que no se obtuvieron dos muestras separadas, debe ofrecerse una amniocentesis de respaldo cuando los sexos fetales son concordantes (26). No obstante, en los centros experimentados, esto rara vez es necesario si se realiza una meticulosa colocación intraoperatoria de la aguja mediante ecografía y se documenta de forma adecuada la identificación de la posición y la ubicación de las placentas y los fetos.

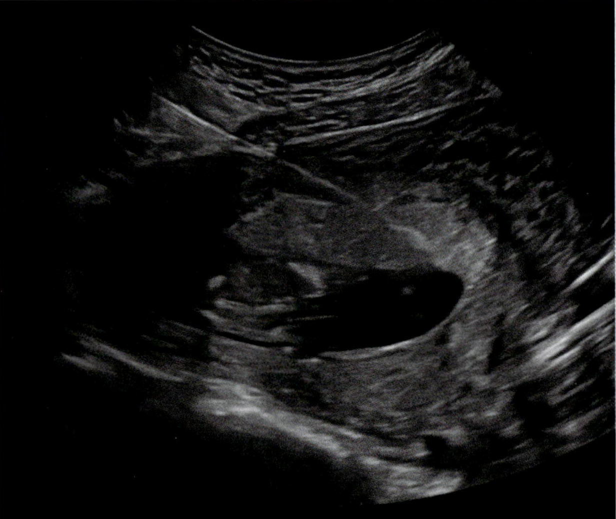

Figura técnica 3.4.3. Imagen ecográfica de un muestreo de vellosidades coriónicas transabdominal donde se observa la aguja como una línea blanca brillante en la placenta anterior.

- Otra dificultad potencial es la posible contaminación cruzada de las muestras cuando ambas placentas están en el mismo lado de la pared uterina (es decir, ambas son anteriores o ambas son posteriores). En estos casos, el muestreo del saco inferior por vía transcervical y del saco superior por vía transabdominal disminuye la posibilidad de contaminación.
- Cuando se requiere un diagnóstico bioquímico, el potencial de interpretación errónea es aún mayor porque una pequeña cantidad de tejido normal podría alterar significativamente el resultado de la prueba. Estos casos solo deben ser muestreados en centros experimentados.
- En el momento del procedimiento debe hacerse un dibujo detallado de la ubicación de cada placenta y feto, y cada muestra debe ser cuidadosamente etiquetada por posición. En el caso de un resultado anómalo, este diagrama permitirá la posterior identificación del feto afectado.

Comparación de los muestreos de vellosidades coriónicas transcervical y transabdominal

- Los abordajes transabdominal y transcervical para el muestreo de vellosidades son igualmente seguros (26), y en la mayoría de los casos la elección del operador o de la paciente determina la vía. No obstante, en alrededor del 3-5% de los casos, se prefiere claramente un abordaje, por lo que los operadores deben ser hábiles en ambos.
- El MVC transcervical es técnicamente más fácil que el transabdominal cuando la placenta es posterior, mientras que una placenta fúndica es más sencilla de abordar mediante el MVC transabdominal. La presencia del intestino en el trayecto del muestreo puede descartar la realización transabdominal en algunos casos, mientras que los pólipos cervicales necróticos o una lesión herpética activa deberían favorecer este abordaje.
- El MVC transcervical produce menos molestias a la madre y parece asociarse con una menor hemorragia fetomaterna en comparación con el MVC transabdominal (23). Sin embargo, la anteflexión o retroflexión importante del útero puede impedir la realización del MVC transvaginal a pesar de la manipulación uterina.
- La hemorragia es más frecuente tras el MVC transcervical, mientras que los calambres son más frecuentes en el procedimiento transabdominal. No hay diferencias en cuanto al peso al nacer, la edad gestacional en el momento del parto o las malformaciones congénitas.

Complicaciones del muestreo de vellosidades coriónicas

- La ventaja de un diagnóstico más precoz debe sopesarse frente al posible aumento del riesgo de muerte fetal que pueda presentar el MVC. Los datos que evalúan la seguridad del MVC provienen principalmente de tres informes colaborativos (**tabla 3.4.3**).
- En 1989, el Canadian Collaborative MVC/Amniocentesis Clinical Trial Group informó un ensayo prospectivo aleatorizado que comparaba el MVC con la amniocentesis realizada entre las 15-20 semanas de gestación. Los resultados demostraron una seguridad equivalente de los dos procedimientos. Hubo una tasa de muerte fetal del 7.6% en el grupo de MVC y del 7.0% en el grupo de amniocentesis. Esta tasa de exceso de muerte del 0.6% para el MVC sobre la amniocentesis no es estadísticamente significativa. No se observaron diferencias significativas en la incidencia de nacimientos prematuros o de bajo peso al nacer. Las complicaciones maternas fueron igualmente infrecuentes en cada grupo.
- Tabor y cols. informaron los resultados de un estudio de cohortes basado en un sistema de registro nacional, que incluía a mujeres con embarazos únicos que se sometieron a MVC ($n = 31\,355$) en Dinamarca entre 1996 y 2006 (17). Los autores informaron que la tasa de abortos espontáneos antes de las 24 semanas de gestación era del 1.9% (IC 95%: 1.7-2.0). Cabe destacar que los autores informaron que, en el caso del MVC, el riesgo de aborto espontáneo era mayor del 40% en los

Tabla 3.4.3 **Tasas de pérdida total del embarazo por muestreo de vellosidades coriónicas (MVC) y amniocentesis (AC) de tres ensayos**

Estudio	Elegibles o intentados (*n*)		Tasa de pérdida total (%)		Tasa de exceso de pérdidas del MVC (%)
	MVC	AC	MVC	AC	
Canadian Collaborative MVC/Amniocentesis Clinical Trial Group (1989)	**1191**	**1200**	**7.6**	**7.0**	**0.6**
J.S. Collaborative Study (Rhoads, 1989)	2 235	651	7.2	5.7	0.8[a]
Medical Research Council (1991)	1 609	1 592	13.6	9.0	4.6

[a]Corregido por la diferencia de edad materna y edad gestacional.
De *Cunningham y Gilstrap's Operative Obstetrics*. 3.ª ed. McGraw-Hill Companies; 2017.

departamentos que realizaban entre 500 y 1000 y entre 1001 y 1500 procedimientos, en comparación con los que realizaban más de 1500. Los autores concluyeron que los abortos espontáneos y las muertes fetales relacionadas con el procedimiento tras la amniocentesis y el MVC eran del 1.4% y el 1.9%, respectivamente, y propusieron que esto podría deberse a la diferencia en la edad gestacional en el momento de los procedimientos. Cabe destacar que sus hallazgos indicaron que la tasa de abortos espontáneos se correlacionaba inversamente con el número de procedimientos realizados en un departamento.

- La hemorragia o la oligometrorragia vaginal es relativamente infrecuente después del MVC transabdominal y se produce en el 1% o menos de los casos (27). La mayoría de los centros informan una hemorragia posprocedimiento en el 7-10% de las mujeres a las que se les toma una muestra transcervical.
- La oligometrorragia mínima es más frecuente y puede ocurrir en un tercio de las mujeres a las que se les toma la muestra por la vía transcervical. Dado que el paso a la decidua produce una sensación de «arenilla», la atención cuidadosa al tacto de la sonda puede reducir esta complicación. Los operadores también deben evitar el muestreo cerca o dentro de los grandes «lagos» de la placenta, que también producirá hemorragias.
- Desde el desarrollo inicial del MVC transcervical, ha existido la preocupación de que el paso transvaginal de un instrumento introduzca la microbiota vaginal en el útero, aumentando el riesgo de infección.
- Aunque en los cultivos de las puntas de las sondas se han aislado bacterias en el 30% de los casos de MVC transcervical (28), la incidencia de corioamnionitis es baja y se produce con igual frecuencia tras el procedimiento transcervical o transabdominal.
- Se ha demostrado la existencia de infecciones tras un MVC transabdominal, las cuales pueden deberse a la punción inadvertida del intestino por la aguja de muestreo (26).
- La rotura de las membranas corioamnióticas es muy inusual en los centros experimentados (27).
- Todas las mujeres Rh negativas, no sensibilizadas, que se sometan a MVC deben recibir inmunoglobulina Rh(D) después del procedimiento. Se ha descrito la exacerbación de la aloinmunización al Rh tras el MVC. Por lo tanto, la sensibilización al Rh existente debería ser una contraindicación para el procedimiento (29).

Riesgo de anomalías fetales después del muestreo de vellosidades coriónicas

- Ningún informe sobre el MVC estaría completo sin analizar su posible asociación con los defectos por reducción de las extremidades (DRE).
- En el sistema de registro iniciado por la OMS, que comprendía 138 996 procedimientos (30), la OMS concluyó que el MVC no se asociaba con DRE cuando se realizaba después de 8 semanas completas de embarazo (31). Esta conclusión fue corroborada por el ACOG, que declaró que un riesgo de DRE de 1/3 000 es un límite superior prudente para el asesoramiento de las pacientes.
- Las tasas de incidencia de DRE fueron de 11.7, 4.9, 3.8, 3.4 y 2.3 por cada 10 000 procedimientos de MVC en las semanas 8, 9, 10, 11 y 12 o más, respectivamente. Solo la tasa en la semana 8 superó el riesgo de fondo de 6.0 por cada 10 000 nacimientos. Por lo tanto, hay que ser cauteloso a la hora de realizar el MVC en estas edades gestacionales tempranas.
- Los datos actuales parecen confirmar que la realización del MVC en la ventana gestacional estándar de 10-13 semanas completas no aumenta el riesgo de DRE.
- El MVC también puede ofrecerse a las 14-14 6/7 semanas. No se recomienda el muestreo antes de las 10 semanas, excepto en circunstancias muy inusuales, como cuando las creencias religiosas de una paciente impiden la terminación del embarazo más allá de una edad gestacional específica. Sin embargo, hay que informar a estas pacientes que la incidencia de DRE graves podría ser del 1-2%.

Exactitud de los resultados citogenéticos del muestreo de vellosidades coriónicas

- El MVC se considera un método fiable de diagnóstico prenatal, pero al principio de su desarrollo se informaron resultados incorrectos (32). Las principales fuentes de estos errores fueron la contaminación con células maternas y la interpretación errónea del mosaicismo limitado a la placenta.
- La experiencia continuada ha eliminado casi por completo la contaminación con células maternas como fuente de errores clínicos. Además, ahora conocemos mejor la patogenia del mosaicismo placentario limitado. Actualmente, es menos probable que este último hallazgo en una muestra de MVC conduzca a un diagnóstico incorrecto; además, proporciona al clínico información predictiva del desenlace del embarazo y puede servir como indicio de la presencia de una disomía uniparental.
- Por lo general, se considera que las preparaciones directas de las vellosidades coriónicas evitan la contaminación con células maternas (33), mientras que el cultivo a largo plazo presenta una tasa que varía entre el 1.8 y 4% (34).
- Por razones que aún no están claras, la contaminación con células maternas es más frecuente en las muestras obtenidas por vía transcervical (34).

- La segunda fuente importante de error diagnóstico potencial asociado con el MVC es el mosaicismo limitado a la placenta. Aunque en un principio se temía que esto invalidara el MVC como herramienta de diagnóstico prenatal, investigaciones posteriores han permitido comprender mejor la biología de las vellosidades, de modo que ahora es posible una interpretación clínica precisa. Este conocimiento también reveló nueva información sobre la etiología de la pérdida del embarazo, descubrió una nueva causa de restricción del crecimiento intrauterino y aclaró el mecanismo básico de la disomía uniparental.
- Cuando se descubre un mosaicismo placentario, se suele realizar una amniocentesis para dilucidar el grado de afectación fetal. Cuando el mosaicismo se limita únicamente a la preparación directa, la amniocentesis parece correlacionarse perfectamente con el genotipo fetal (35).
- El análisis de las muestras obtenidas con el MVC debe incluir, si es posible, tanto la preparación directa como el cultivo de tejidos.
- Si se encuentra mosaicismo en el cultivo o en la preparación directa, se debe ofrecer una amniocentesis de seguimiento. Las pruebas de seguimiento pueden incluir la ecografía detallada, el MSF o una biopsia de piel fetal. En la actualidad, la precisión predictiva de estas pruebas adicionales es incierta.

Muestreo de sangre fetal

- En 1983, Daffos y cols. (36) describieron un método de obtención de sangre fetal mediante guía ecográfica que implicaba el paso de una aguja espinal de calibre 20-22 a través del abdomen materno hasta el cordón umbilical.
- Esta técnica (descrita de forma diversa como *muestreo percutáneo de sangre umbilical* [MPSU], *MSF*, *cordocentesis* o *funipunción*) ofrecía una ventaja considerable sobre los métodos fetoscópicos empleados anteriormente para obtener sangre fetal.

Técnica de muestreo de sangre fetal

- El acceso a los vasos fetales puede realizarse en diferentes sitios, por lo general mediante una técnica de «mano libre» a través del ingreso en el cordón o en el propio feto. Si se opta por el cordón umbilical, lo más seguro es que se introduzca en el sitio de inserción de la placenta, donde está anclado (**fig. técnica 3.4.4**).
- La imagen Doppler a color puede mejorar la visualización del sitio de inserción del cordón y es muy útil cuando hay oligohidramnios. El ingreso al cordón en un asa libre puede ser más difícil. Si el acceso debe ser intrafetal, la vena hepática es la ubicación más accesible y segura (37).
- Una vez que la aguja está dentro del vaso fetal y se ha aspirado una muestra de sangre, es esencial verificar que es de origen fetal. La forma más definitiva de establecerlo es comparar el volumen eritrocitario medio con el de una muestra de sangre materna; aunque depende de la edad gestacional, los eritrocitos fetales son más grandes que los del adulto. Esta comparación se realiza fácilmente en pequeñas muestras parciales de sangre mediante un instrumento de canalización estándar. Alternativamente, se puede inyectar una pequeña cantidad de solución salina estéril, y si la aguja está en la vena umbilical, las microburbujas creadas por la inyección se verán moverse hacia el feto.

Tasas de éxito y seguridad

- La muerte fetal después del MSF es de ~2% más que el riesgo de fondo para ese feto en particular (36). Dado que muchos de los fetos estudiados presentaban graves malformaciones congénitas, la

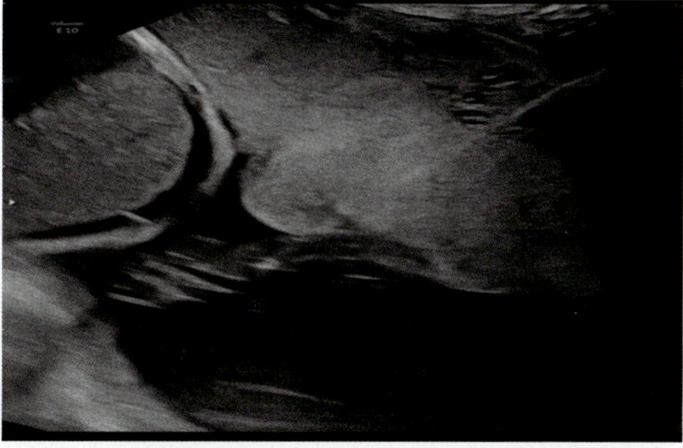

Figura técnica 3.4.4.   Imagen ecográfica durante el muestreo de sangre fetal que demuestra el paso de la aguja transplacentaria a la vena umbilical en la interfaz cordón-placenta.

tasa de muerte fetal de fondo es elevada en comparación con la de la población de menor riesgo que se somete a MVC y amniocentesis.

- El sistema de registro de MSF de los Estados Unidos ha recopilado datos de 16 centros de este país y Canadá. Hay información sobre 7462 procedimientos diagnósticos realizados en 6023 pacientes (38).
  - La aguja más utilizada para los procedimientos es una aguja espinal de calibre 22. La *muerte fetal* se define como la muerte fetal intrauterina en los 14 días siguientes al procedimiento. Se calcula que la tasa de muerte fetal es del 1.1% por procedimiento y del 1.3% por paciente.
  - Las principales causas de pérdida fetal son corioamnionitis, rotura de membranas, hemorragia en el sitio de la punción, bradicardia grave y trombosis.
- La vena intrahepática es un sitio alternativo adecuado y quizá más seguro para la toma de muestras o la transfusión cuando el ingreso es difícil en el sitio de inserción del cordón en la placenta. Nicolini y cols. (37) han descrito su experiencia con 214 procedimientos de MSF realizados a partir de la vena hepática fetal y han informado tasas de éxito del 91% y 90% para los procedimientos diagnósticos y terapéuticos, respectivamente. Se notificaron tasas de muerte fetal comparables a las de los procedimientos de muestreo de sangre realizados en el sitio de inserción del cordón en la placenta.

Preparación antes del procedimiento

- Los autores administramos glucocorticoides al menos 24 h antes del MSF en fetos de 23-34 semanas de gestación para acelerar la maduración pulmonar del feto.
- Se realiza una exploración ecográfica para confirmar la viabilidad del feto, así como para determinar su posición y la ubicación de la placenta.
- Es importante obtener un acceso intravenoso en la madre antes del MSF para administrar rápidamente analgésicos y líquidos, en caso necesario. Esto también es importante en caso de que haya complicaciones que requieran un parto por cesárea urgente.
- En la institución de los autores, el MSF se realiza en el quirófano cuando la edad gestacional es igual o mayor de 23 semanas o cuando se prevé la transfusión intrauterina de sangre o plaquetas.
- La anestesia local es opcional para el MSF diagnóstico. Sin embargo, se recomienda en las transfusiones intrauterinas para reducir las molestias maternas asociadas con la inserción prolongada de la aguja.
- En la institución de los autores, la sedación materna se usa con frecuencia. El cebado de la aguja con solución de citrato de sodio o heparina antes del procedimiento previene la formación de coágulos.
- También existen agujas diseñadas para optimizar la visualización ecográfica.

Indicaciones del muestreo percutáneo de sangre umbilical

- Aproximadamente dos tercios de los casos de procedimientos diagnósticos de MSF notificados al sistema de registro de MPSU se realizaron para determinar un cariotipo rápido o para evaluar el estado hemático en embarazos con riesgo de aloinmunización de eritrocitos (38).
- Un tercio de los procedimientos se realizaron para descartar una infección fetal o para evaluar la hidropesía no inmunitaria, el estado ácido-base fetal o el recuento de plaquetas fetales. Muchas de estas indicaciones ya no son relevantes debido a la disponibilidad de alternativas más seguras para el análisis cromosómico rápido, incluyendo la hibridación *in situ* con fluorescencia de los amniocitos o las vellosidades coriónicas de la biopsia de la placenta, y muchos de los diagnósticos hemáticos y de otro tipo que anteriormente requerían sangre fetal pueden realizarse ahora mediante análisis molecular en muestras fetales obtenidas más fácilmente.
- El MSF se usa en caso de resultados de mosaicismo en el MVC o la amniocentesis, así como en los casos de anemia o infección fetal.
- Aunque la mayoría de los casos de mosaicismo encontrados en las vellosidades coriónicas pueden descartarse eficazmente mediante la amniocentesis, existen informes de mosaicismo fetal verdadero, incluida la trisomía 21, en los que el cultivo de las vellosidades coriónicas reveló dos líneas celulares y el cultivo del líquido amniótico fue totalmente normal, aunque se demostró un mosaicismo verdadero en la sangre fetal (39).
- Actualmente, la evaluación de la anemia fetal comienza con una investigación de la velocidad sistólica máxima de la arteria cerebral media fetal (40,41). En los casos de sospecha de anemia fetal grave, se recomienda el uso del MSF, ya que es la forma más precisa y fiable de determinar la concentración de hemoglobina fetal y el momento óptimo para realizar una transfusión.
- Las mujeres con púrpura trombocitopénica inmunitaria (PTI) tienen hasta un 15% de probabilidades de dar a luz a un neonato con un recuento bajo de plaquetas; sin embargo, el riesgo de hemorragia neonatal significativa, concretamente de hemorragia intracraneal, es poco frecuente (42).
- La trombocitopenia aloinmunitaria es el equivalente plaquetario de la enfermedad del Rh. En esta alteración, la madre produce anticuerpos contra los antígenos de las plaquetas del feto, y el paso transplacentario de estos anticuerpos ocasiona trombocitopenia fetal. Esta alteración se asocia con un descenso

mucho más marcado del recuento de plaquetas del feto que el que se encuentra en la PTI. A diferencia de la PTI, la hemorragia intracraneal puede producirse *in utero* mucho antes del inicio del parto.

- Dado que se ha documentado trombocitopenia grave y hemorragia intracraneal ya a las 20 semanas de gestación en la trombocitopenia aloinmunitaria, es necesario un tratamiento prenatal prolongado para proteger al feto contra la posibilidad de una hemorragia espontánea.
- Dado que las plaquetas tienen una vida útil de solo 5-7 días, se requieren transfusiones *in utero* repetidas si esta es la opción terapéutica elegida.
- La mayoría de los fetos con trombocitopenia aloinmunitaria responden a la inmunoglobulina intravenosa (IGIV; 1 g/kg) administrada a la madre vía intravenosa una vez a la semana (43).
- El MSF sigue siendo una herramienta inestimable en el tratamiento de la trombocitopenia aloinmunitaria. En estos casos, debe realizarse un muestreo de sangre tras el inicio del tratamiento con IGIV para determinar su eficacia y la necesidad de tratamiento de «rescate» con corticoides. También puede ser útil a la hora de elegir la vía del parto.
- Ya que la trombocitopenia aloinmunitaria puede generar recuentos plaquetarios fetales muy bajos, debe disponerse de un concentrado plaquetario materno lavado y, si el recuento de plaquetas fetales es menor de 40 000 o 50 000/mm^3, puede administrarse una transfusión de concentrado plaquetario materno.

- La evaluación de la infección fetal fue la tercera indicación más frecuente para el MSF en el sistema de registro de MPSU (8% de todos los casos). La necesidad de esta modalidad se ha reducido gracias a la disponibilidad de la reacción en cadena de la polimerasa. La amniocentesis y las técnicas moleculares son opciones más seguras en comparación con el MSF para confirmar la infección fetal.
- El MSF tiene un papel limitado en la vigilancia del bienestar fetal. La velocimetría Doppler de la arteria umbilical parece ser un factor de predicción mucho más potente del feto con restricción del crecimiento. Además, hay una incidencia mucho mayor de sufrimiento fetal, que requiere una cesárea de urgencia, cuando se realiza el MPSU en fetos con crecimiento restringido (38).

CONSEJOS Y ALERTAS

CONSEJO O ALERTA	DESCRIPCIÓN
○ Ecografía Doppler a color	El paso transplacentario debe evitarse siempre que sea posible, pero, si es inevitable, debe atravesarse la porción más fina. La ecografía Doppler a color es fundamental para evitar los vasos maternos o fetales en el sitio de muestreo.
○ Fusión corioamniótica	En el caso de la amniocentesis, el procedimiento debe posponerse de unos días a 1 semana si no hay hallazgos ecográficos de fusión de la membrana corioamniótica.
○ Tasa de muerte fetal relacionada con la amniocentesis, embarazo único	La tasa de muerte fetal relacionada con el procedimiento tras la amniocentesis genética es del 0.1-0.3% cuando la realizan médicos experimentados.
○ Tasa de muerte fetal relacionada con la amniocentesis, embarazo gemelar	La amniocentesis en embarazos gemelares antes de las 28 semanas es del 2-5%.
✕ Retraso en los resultados	Una de las principales limitaciones de la amniocentesis genética del segundo trimestre es el retraso en la disponibilidad del cariotipo.
○ Momento del MVC	El abordaje convencional consiste en ofrecer el MVC a las 11-14 semanas de gestación.
✕ Riesgos del MVC precoz	El MVC antes de las 10 semanas se asocia con un mayor riesgo de DRE.
✕ Errores de etiquetado	Para reducir los errores de etiquetado en los embarazos múltiples, es importante preetiquetar adecuadamente los recipientes de las muestras, así como documentar la ubicación de las placentas tanto en el informe operatorio como en los formularios que acompañan a cada muestra de MVC al laboratorio.
○ MVC transabdominal frente a transcervical	Los abordajes transabdominal y transcervical para el muestreo de vellosidades son igualmente seguros.
○ Ubicación de la placenta y MVC	El MVC transabdominal es la opción de elección cuando la placenta es anterior o si la placenta posterior tiene un borde, el cual puede alcanzarse con seguridad mediante el abordaje transabdominal.
✕ Contaminación con células maternas	Podrían notificarse resultados incorrectos del MVC cuando hay contaminación con células maternas o si hay una interpretación errónea de mosaicismo limitado a la placenta.
○ Mosaicismo en el MVC	Si se encuentra un mosaicismo en el cultivo o en la preparación directa de la muestra de MVC, se debe ofrecer una amniocentesis de seguimiento.
○ Ecografía Doppler a color, cordocentesis	La ecografía Doppler a color puede mejorar la visualización del sitio de inserción del cordón durante la cordocentesis y es especialmente útil cuando hay oligohidramnios.
✕ Acceso vascular, vena umbilical	Durante la cordocentesis, el ingreso al cordón en un asa libre puede ser más difícil.
○ Acceso vascular, vena hepática	Si el acceso debe obtenerse dentro del feto, la vena hepática es la ubicación intrafetal más accesible y segura.

(continúa)

CONSEJOS Y ALERTAS (*continuación*)

CONSEJO O ALERTA	DESCRIPCIÓN
○ Confirmación del MSF	Después de aspirar una muestra de sangre, es esencial verificar que es de origen fetal. La forma más definitiva de establecerlo es comparar el volumen eritrocitario medio con el de una muestra de sangre materna.
✕ Muerte fetal por cordocentesis	La muerte fetal después de la cordocentesis es un 2% más alta que el riesgo inicial para ese feto en particular.

REFERENCIAS CLAVE

1. American College of Obstetricians and Gynecologists. Practice Bulletin No. 162: prenatal diagnostic testing for genetic disorders. *Obstet Gynecol.* 2016;127(5):e108–e122.

2. UK Collaborative Study on Alpha-Fetoprotein in Relation to Neural Tube Defects. Amniotic-fluid alpha-fetoprotein measurement in antenatal diagnosis of anencephaly and open spina bifida in early pregnancy. *Lancet.* 1979;314(8144):651–662.

3. Nicolaides KH, Gabbe SG, Campbell S, Gabbe SG, Guidetti R. Ultrasound screening for spina bifida: cranial and cerebellar signs. *Lancet.* 1986;2(8498):72–74.

4. Gramellini D, Fieni S, Casilla G, Raboni S, Nardelli GB. Mid-trimester amniocentesis and antibiotic prophylaxis. *Prenat Diagn.* 2007;27(10):956–959.

5. Jeanty P, Shah D, Roussis P. Single-needle insertion in twin amniocentesis. *J Ultrasound Med.* 1990;9(9):511–517.

6. Elias S, Gerbie AB, Simpson JL, Nadler HL, Sabbagha RE. Genetic amniocentesis in twin gestations. *Am J Obstet Gynecol.* 1980;138(2):169–174.

7. Vink J, Wapner R, D'Alton ME. Prenatal diagnosis in twin gestations. *Semin Perinatol.* 2012;36(3):169–174. doi:10.1053/j.semperi.2012.02.008

8. Nicolini U, Monni G. Intestinal obstruction in babies exposed in utero to methylene blue. *Lancet.* 1990;336(8725):1258–1259.

9. Cragan JD, Martin ML, Khoury MJ, Fernhoff PM. Dye use during amniocentesis and birth defects. *Lancet.* 1993;341(8856):1352.

10. Pruggmayer MR, Johoda MG, Van der Pol JG. Genetic amniocentesis in twin pregnancies: results of a multicenter study of 529 cases. *Ultrasound Obstet Gynecol.* 1992;2(1):6–10.

11. Turnbull AC, MacKenzie IZ. Second-trimester amniocentesis and termination of pregnancy. *Br Med Bull.* 1983;39(4):315–321.

12. Tabor A, Jerne D, Bock JE. Incidence of rhesus immunisation after genetic amniocentesis. *Br Med J.* 1986;293(6546):533–536.

13. NICHD Amniocentesis Registry. Midtrimester amniocentesis for prenatal diagnosis: safety and accuracy. *JAMA.* 1976;236(13):1471–1476.

14. Tabor A, Philip J, Madsen M, Bang J, Obel EB, Nørgaard-Pedersen B. Randomized controlled trial of genetic amniocentesis in 4606 low-risk women. *Lancet.* 1986;1(8493):1287–1293.

15. Canadian Collaborative CVS/Amniocentesis Clinical Trial Group. Multicentre randomized clinical trial of chorionic villus sampling and amniocentesis. *Lancet.* 1989;1(8628):1–6.

16. Akolekar R, Beta J, Picciarelli G, Ogilvie C, D'Antonio F. Procedure-related risk of miscarriage following amniocentesis and chorionic villus sampling: a systematic review and meta-analysis. *Ultrasound Obstet Gynecol.* 2015;45(1):16–26.

17. Tabor A, Vestergaard CH, Lidegaard Ø. Fetal loss rate after chorionic villus sampling and amniocentesis: an 11-year national registry study. *Ultrasound Obstet Gynecol.* 2009;34(1):19. doi:10.1002/uog.6377

18. NICHD Amniocentesis Registry. *The Safety and Accuracy of Mid-Trimester Amniocentesis. DHEW Publication No. (NIH) 78-190. Department of Health, Education and Welfare*; 1978.

19. Rodis JF, Egan JF, Craffey A, Ciarleglio L, Greenstein RM, Scorza WE. Calculated risk of chromosomal abnormalities in twin gestations. *Obstet Gynecol.* 1990;76(6):1037–1041.

20. Evans MI, Goldberg JD, Horenstein J, et al. Selective termination for structural, chromosomal, and mendelian anomalies: international experience. *Am J Obstet Gynecol.* 1999;181(4):893–897.

21. Lynch L, Berkowitz RL, Stone J, Alvarez M, Lapinski R. Preterm delivery after selective termination in twin pregnancies. *Obstet Gynecol.* 1996;87(3):366–369.

22. Tabor A, Alfirevic Z. Update on procedure-related risks for prenatal diagnosis techniques. *Fetal Diagn Ther.* 2010;27(1):1–7.

23. Smidt-Jensen S, Permin M, Philip J, et al. Randomised comparison of amniocentesis and transabdominal and transcervical chorionic villus sampling. *Lancet.* 1992;340(8830):1237–1244. doi: 10.1016/0140-6736(92)2946-d.

24. Pergament E, Schulman JD, Copeland K, et al. The risk and efficacy of chorionic villus sampling in multiple gestations. *Prenat Diagn.* 1992;12(5):377–384.

25. Wapner RJ, Johnson A, Davis G, Urban A, Morgan P, Jackson L. Prenatal diagnosis in twin gestations: a comparison between second trimester amniocentesis and first trimester chorionic villus sampling. *Obstet Gynecol.* 1993;82(1):49–56.

26. Brambati B, Terzian E, Tognoni G. Randomized clinical trial of transabdominal versus transcervical chorionic villus sampling methods. *Prenat Diagn.* 1991;11(5):285–293.

27. Rhoads GG, Jackson LG, Schlesselman SE, et al. The safety and efficacy of chorionic villus sampling for early prenatal diagnosis of cytogenetic abnormalities. *N Engl J Med.* 1989; 320:609.

28. Brambati B, Matarrelli M, Varotto F. Septic complications after chorionic villus sampling. *Lancet.* 1987;1(8543):1212–1213.

29. Moise KJ, Carpenter RJ. Increased severity of fetal hemolytic disease with known rhesus alloimmunization after first trimester transcervical chorionic villus biopsy. *Fetal Diagn Ther.* 1990;5(2):76–78.

30. WHO/PAHO. Consultation on CVS: evaluation of chorionic villus sampling safety. *Prenat Diagn.* 1999;19(2):97–99.

31. Froster UG, Jackson L. Limb defects and chorionic villus sampling: results from an international registry, 1992-94. *Lancet.* 1996;347(9000):489–494. doi: 10.1016/s0140-6736(96)91136-8.

32. Martin AO, Elias S, Rosinsky B, et al. False-negative findings on chorionic villus sampling. *Lancet.* 1986;2(8503):391–392.

33. Gregson NM, Seabright N. Handling of chorionic villi for direct chromosome studies. *Lancet.* 1983;2(8365–8366):1491–1492.

34. Ledbetter DH, Zachary JM, Simspon JL, et al. Cytogenetic results fromthe US collaborative study on CVS. *Prenat Diagn.* 1992;12(5):317–345.

35. Phillips OP, Tharapel AT, Lerner JL, et al. Risk of fetal mosaicism when placental mosaicism is diagnosed by chorionic villus sampling. *Am J Obstet Gynecol.* 1996;174:850.

36. Daffos F, Capella-Pavlovsky M, Forestier F. Fetal blood sampling during pregnancy with use of a needle guided by ultrasound: a study of 606 consecutive cases. *Am J Obstet Gynecol.* 1985;153(6):655–660.

37. Nicolini U, Nicolaides P, Nicholas M, Tannirandorn Y, Rodeck CH. Fetal blood sampling from the intrahepatic vein: analysis of safety and clinical experience with 214 procedures. *Obstet Gynecol.* 1990;76(1):47–53.

38. Ludomirsky A. Intrauterine fetal blood sampling—a multicenter registry; evaluation of 7462 procedures between 1987–1991. *Am J Obstet Gynecol.* 1993;168:318.

39. Ledbetter DH, Martin AO, Verlinsky Y, et al. Cytogenetic results of chorionic villus sampling: high success rate and diagnostic accuracy in the United States collaborative study. *Am J Obstet Gynecol.* 1990;162:495.

40. Mari G, Deter RL, Carpenter RL, et al. Diagnóstico no invasivo mediante ecografía Doppler de la anemia fetal debida a la aloinmunización de los glóbulos rojos de la madre. *N Engl J Med.* 2000;342(1):9–14.

41. Society for Maternal-Fetal Medicine, Mari G, Norton ME, et al. Society for Maternal-Fetal Medicine (SMFM) clinical guideline #8: the fetus at risk for anemia—diagnosis and management. *Am J Obstet Gynecol.* 2015;212(6):697–710. doi:10.1016/j.ajog.2015.01.059

42. Burrows RF, Kelton JG. Pregnancy in patients with idiopathic thrombocytopenic purpura: assessing the risks for the infant at delivery. *Obstet Gynecol Surv.* 1993;48(12):781–788.

43. Lynch L, Bussel JB, McFarland JG, Chitkara U, Berkowitz RL. Antenatal treatment of alloimmune thrombocytopenia. *Obstet Gynecol.* 1992;80(1):67–71.

PRINCIPIOS GENERALES

Definición

- Los tumores anexiales incluyen la patología quística (**fig. 3.5.1**) o sólida (**fig. 3.5.2**) de origen ovárico, de las trompas uterinas, del útero, peritoneal y ocasionalmente intestinal (apéndice o intestino delgado). Los tumores ováricos pueden incluir quistes del cuerpo lúteo, quistes simples, quistes hemorrágicos (**fig. 3.5.3**), quistes dermoides (**fig. 3.5.4**), endometriomas e, inusualmente, neoplasias malignas (**fig. 3.5.5**). Los tumores anexiales más frecuentes en el embarazo son los quistes funcionales (**fig. 3.5.6**) y los quistes dermoides (**fig. 3.5.7**). También pueden incluir tumores de células germinales, estromales del cordón sexual y epiteliales (**fig. 3.5.8**). Los tumores de las trompas uterinas incluyen el hidrosalpinge, los embarazos heterotópicos, los abscesos tuboováricos (ATO) (**fig. 3.5.9**) y los quistes paratubarios (**fig. 3.5.10**). Los tumores uterinos pueden incluir miomas (**fig. 3.5.11**), específicamente miomas pediculados.
- Los tumores anexiales en el embarazo son en su mayoría benignos (**fig. 3.5.12**), pero también pueden ser malignos en casos poco frecuentes. La incidencia de malignidad ovárica en el embarazo es de 1/10 000 a 1/25 000 o 1/200 de todos los tumores anexiales diagnosticados en el embarazo (1,2). Los tumores anexiales malignos pueden incluir el adenocarcinoma epitelial, los tumores de células germinales y los tumores del cordón sexual.

Patología anexial

Quistes funcionales

- Los quistes simples (**fig. 3.5.13**) y los hemorrágicos son los que se diagnostican con mayor frecuencia durante el embarazo (3). En la ecografía, los quistes simples aparecen como estructuras anecoicas y uniloculares con paredes lisas y finas (**fig. 3.5.14**). Los quistes hemorrágicos pueden tener una apariencia diferente en la ecografía debido a la estructura cambiante de los coágulos de sangre que suelen estar presentes. Pueden aparecer como masas tumorales anecoicas con material hipoecoico dentro del tumor anexial. También pueden aparecer como masas tumorales ecoicas con ecos internos más hiperecoicos que el tejido ovárico normal circundante. Tanto los quistes simples como los hemorrágicos suelen remitir a medida que avanza el embarazo (3).

Tumor dermoide

- Los quistes dermoides tienen características ecográficas distintas. Suelen contener componentes sólidos y quísticos (**fig. 3.5.15**). En la ecografía, tienen un patrón de eco complejo y pueden

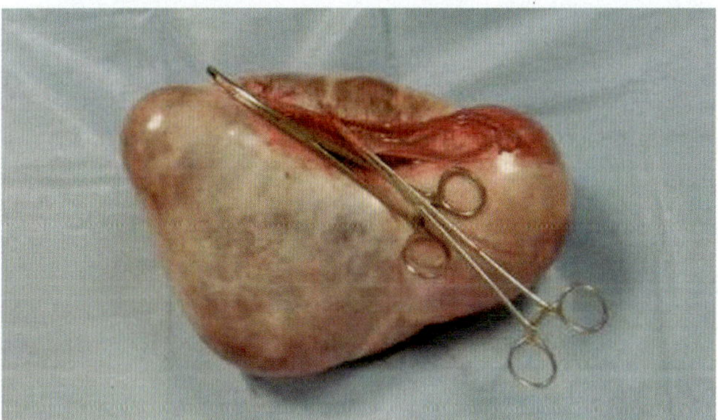

Figura 3.5.1. Gran tumor quístico ovárico tras la extirpación laparotómica.

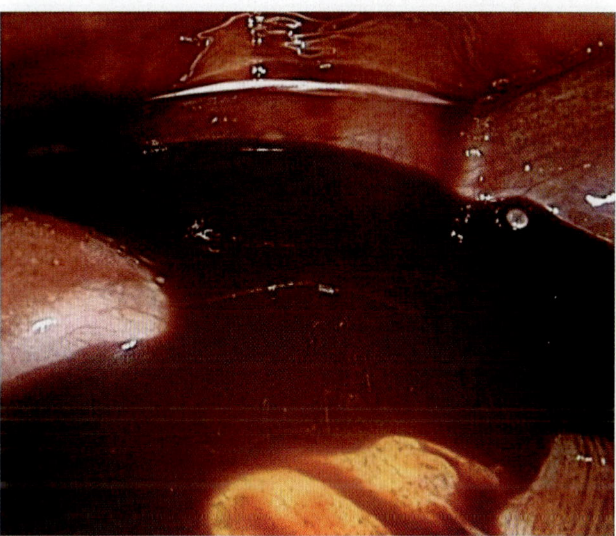

Figura 3.5.3. Imagen laparoscópica del hemoperitoneo tras la rotura de un gran quiste ovárico hemorrágico.

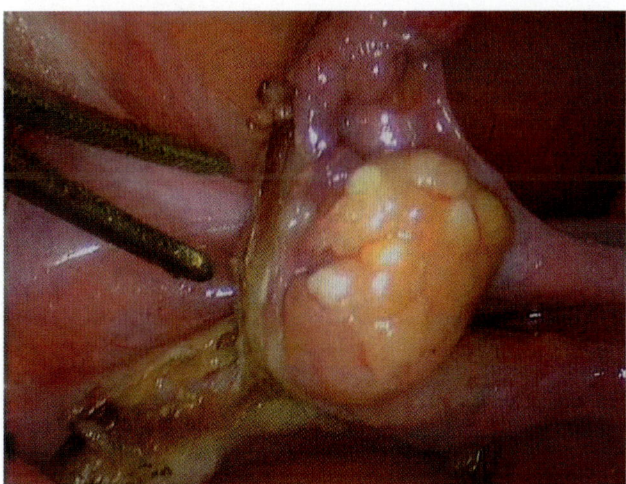

Figura 3.5.2. Tumor sólido ovárico mostrado durante la laparoscopia.

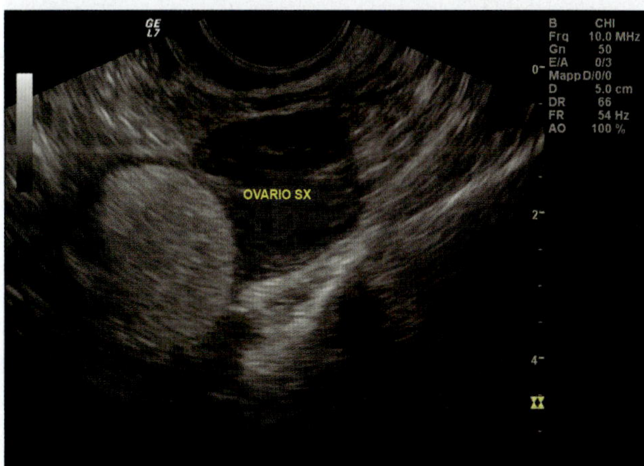

Figura 3.5.4. Imagen ecográfica de un quiste dermoide del ovario izquierdo.

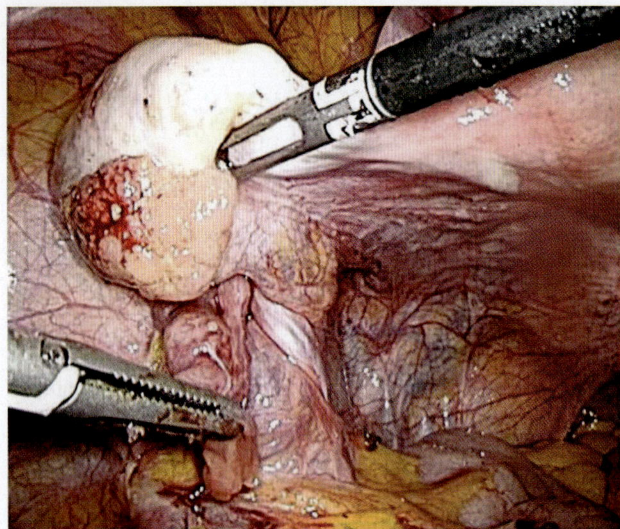

Figura 3.5.5. Imagen laparoscópica de un cáncer de ovario izquierdo; la neoformación ovárica carnosa cubre parte del ovario.

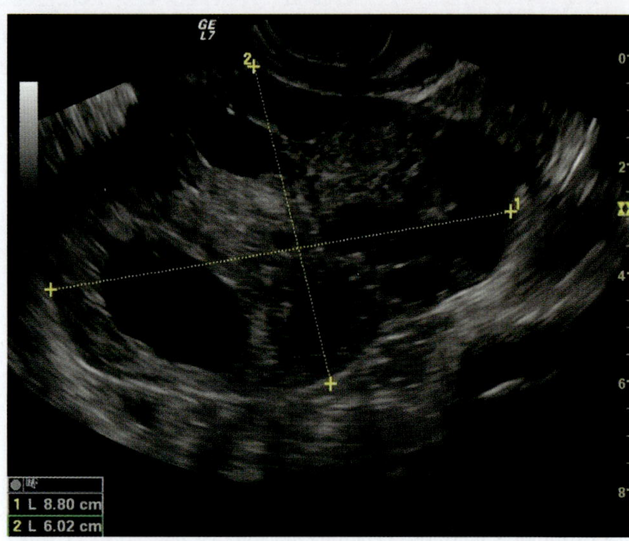

Figura 3.5.8. Imagen ecográfica de un tumor epitelial de ovario.

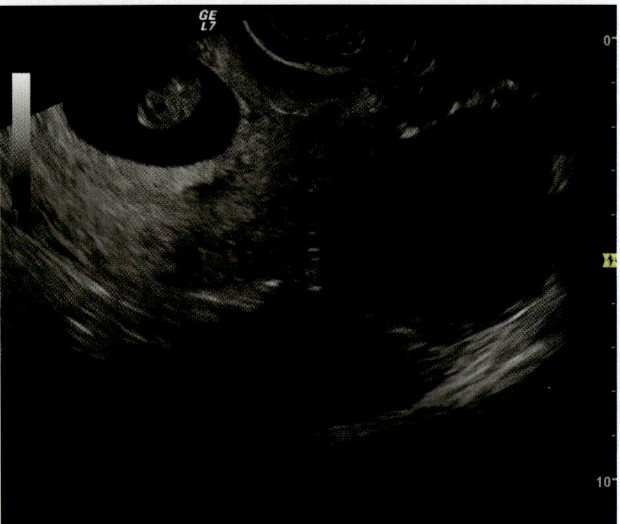

Figura 3.5.6. Imagen ecográfica de un quiste funcional de ovario izquierdo a las 7 semanas de embarazo.

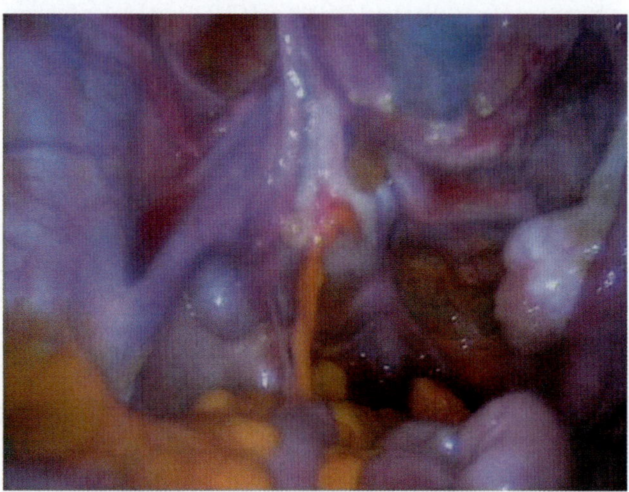

Figura 3.5.9. Imagen laparoscópica de un absceso tuboovárico izquierdo.

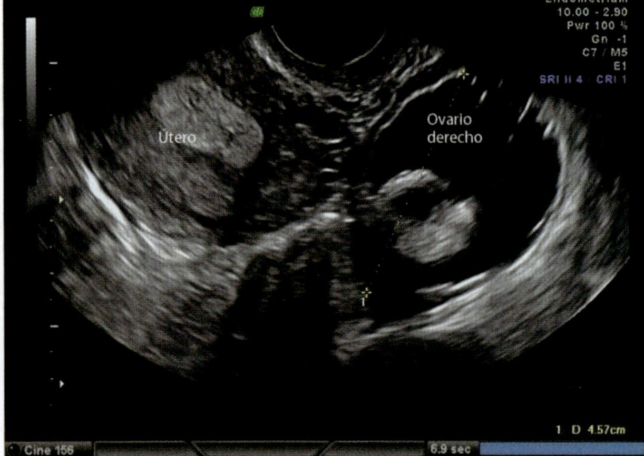

Figura 3.5.7. Imagen ecográfica de un quiste dermoide de ovario derecho en el inicio del embarazo (saco gestacional aún no visible, solo β-hCG positiva).

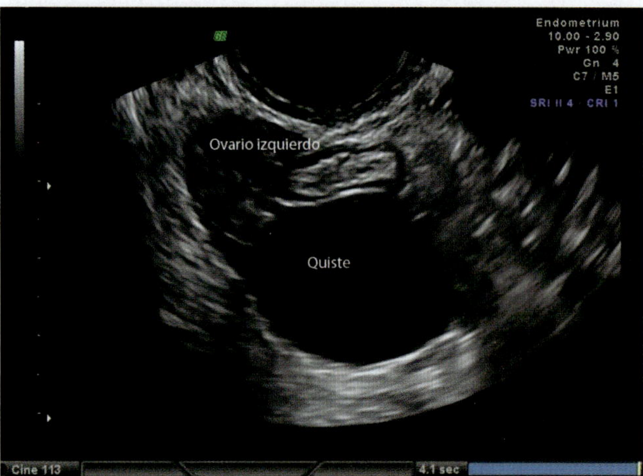

Figura 3.5.10. Imagen ecográfica de quistes paratubáricos.

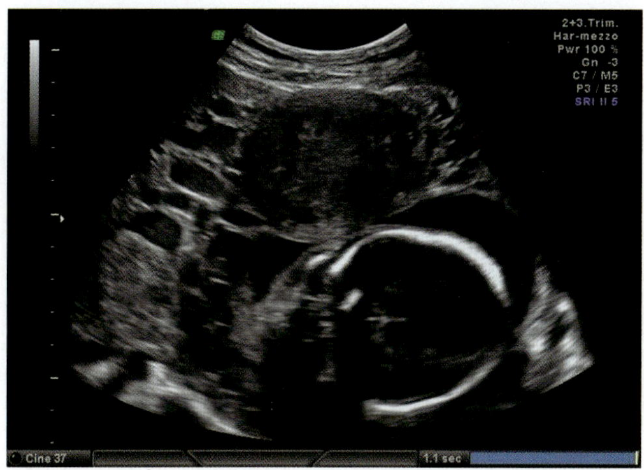

Figura 3.5.11. Imagen ecográfica de un fibroma anterior previo a las 23 semanas de embarazo, claramente visible por encima de la cabeza fetal.

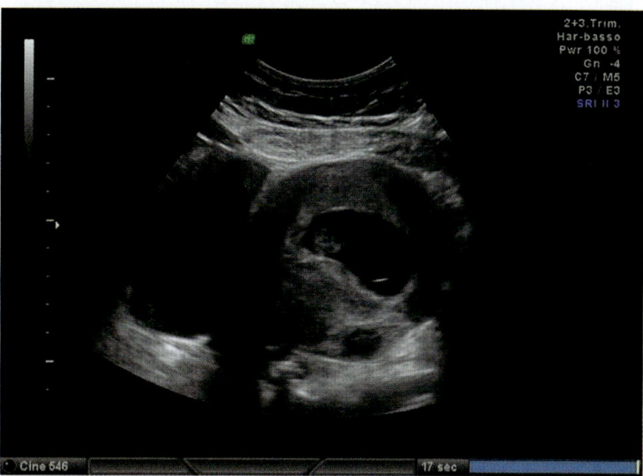

Figura 3.5.14. Patrón ecográfico de quistes ováricos simples en el embarazo (a las 9 semanas): estructura anecoica, unilocular, con paredes finas y lisas.

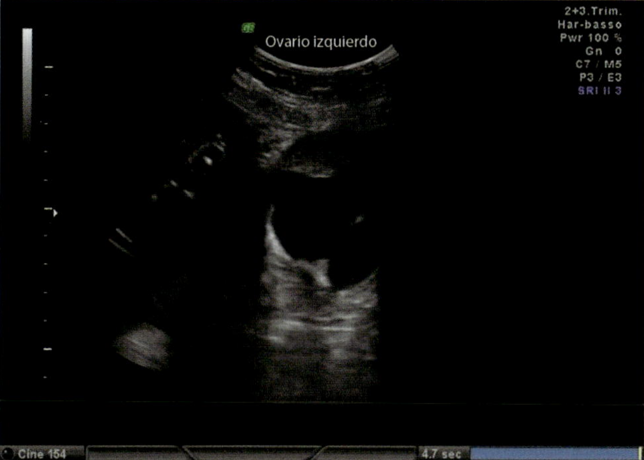

Figura 3.5.12. Imagen ecográfica de un quiste ovárico benigno a las 23 semanas de embarazo.

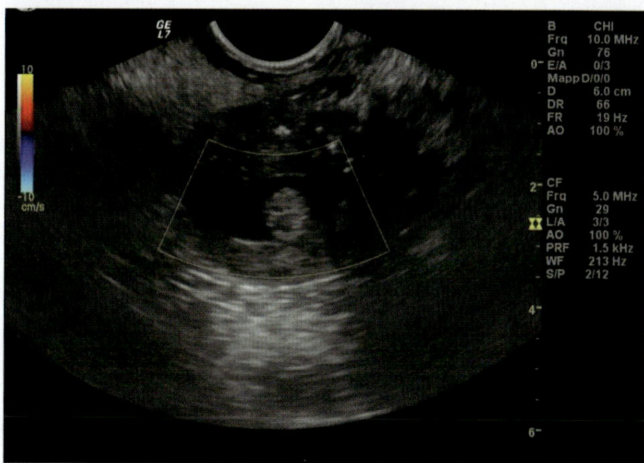

Figura 3.5.15. Patrón ecográfico de un quiste dermoide con un componente sólido avascular.

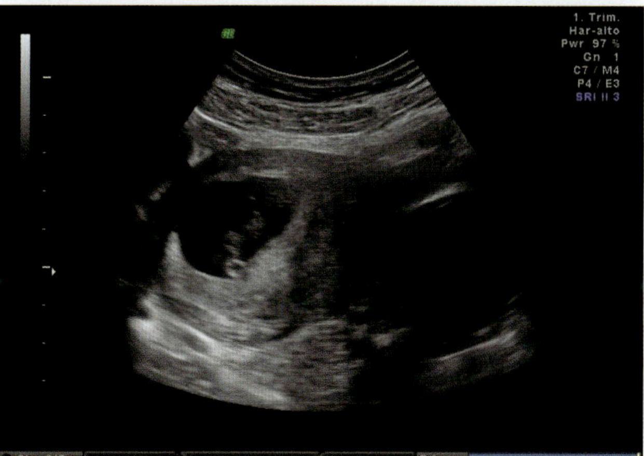

Figura 3.5.13. Imagen ecográfica de un quiste ovárico simple izquierdo durante el embarazo a las 8 semanas.

presentar sombras acústicas debido al contenido de grasa y a la naturaleza calcificada de sus estructuras. En la mayoría de los casos, la ecografía es suficiente para caracterizar un quiste

dermoide, pero la resonancia magnética (RM) también puede ser útil para obtener más información y diferenciarlo de otras masas tumorales pélvicas. Los quistes dermoides pueden asociarse con complicaciones como la torsión anexial (**fig. 3.5.16**), dada su estructura densa; también pueden romperse, causando peritonitis.

Endometrioma

■ Los endometriomas son relativamente poco frecuentes de diagnosticar por primera vez durante el embarazo en las imágenes de rutina. Se observan con mayor frecuencia en mujeres con antecedentes de endometriosis e infertilidad posterior. En las imágenes, los endometriomas aparecen como un quiste uniforme con ecos internos difusos de bajo nivel (3).

Síndrome de hiperestimulación ovárica

■ La hiperestimulación ovárica es una complicación conocida de la tecnología de reproducción asistida. Las pacientes con síndrome de hiperestimulación ovárica presentarán dolor abdominal, distensión, náusea, vómito y pérdida del apetito. En la ecografía, los anexos aparecen significativamente agrandados con múltiples quistes grandes de paredes finas ubicados periféricamente (**fig. 3.5.17**). Esto pone a las pacientes en riesgo de torsión o hemorragia. Con el tiempo, estos quistes sufrirán regresión, pero este proceso puede llevar mucho más tiempo durante el embarazo en comparación con una paciente no embarazada con síndrome de hiperestimulación ovárica (4).

Miomas

- Los *leiomiomas* son las masas tumorales sólidas más frecuentes que se diagnostican en el embarazo (**fig. 3.5.18**). A menudo se presentan con dolor abdominal secundario a su degeneración y también pueden asociarse con contracciones prematuras, presentación fetal anómala, obstrucción del parto y hemorragia posparto. En la ecografía, aparecen como tumores redondos persistentes hipoecoicos (**fig. 3.5.19**). En casos muy inusuales, durante el embarazo, las pacientes se someten a una miomectomía debido a los fuertes dolores (3).

Hiperreacción luteínica

- La *hiperreacción luteínica* (HL) se trata de una enfermedad relacionada con la sobreestimulación de los ovarios relacionada con concentraciones elevadas de gonadotropina coriónica humana (hCG, *human chorionic gonadotropin*). Puede observarse en embarazos molares, embarazos múltiples y en mujeres que se han sometido a tratamientos de la infertilidad. La HL se caracteriza por el aumento de tamaño de los ovarios de forma bilateral con múltiples quistes de luteína benignos con aspecto de «rueda de radios» en la ecografía. Esta patología con frecuencia se resuelve espontáneamente después del parto, pero puede causar dolor y molestias que a veces llevan a una intervención quirúrgica innecesaria durante el embarazo si no se reconoce como HL (5).

Cistoadenomas serosos y quísticos

- Los *cistoadenomas* son tumores benignos (**fig. 3.5.20**) que pueden verse en el embarazo y pueden ser serosos o mucinosos. En la ecografía, los cistoadenomas serosos aparecen como estructuras de paredes finas y anecoicas llenas de líquido. Pueden tener tabicaciones y áreas de hemorragia representadas como pequeñas zonas ecogénicas. Los cistoadenomas mucinosos suelen ser

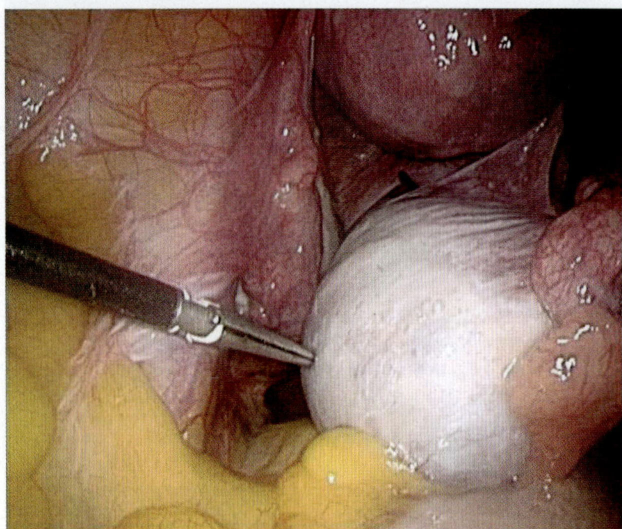

Figura 3.5.16. Imagen laparoscópica de una torsión anexial derecha de un quiste dermoide.

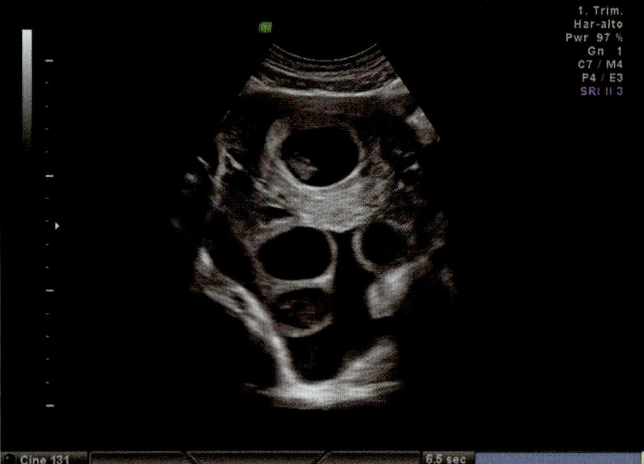

Figura 3.5.17. Patrón ecográfico de hiperestimulación ovárica durante el embarazo a las 9 semanas; los anexos aparecen significativamente agrandados con múltiples quistes grandes de paredes finas ubicados periféricamente.

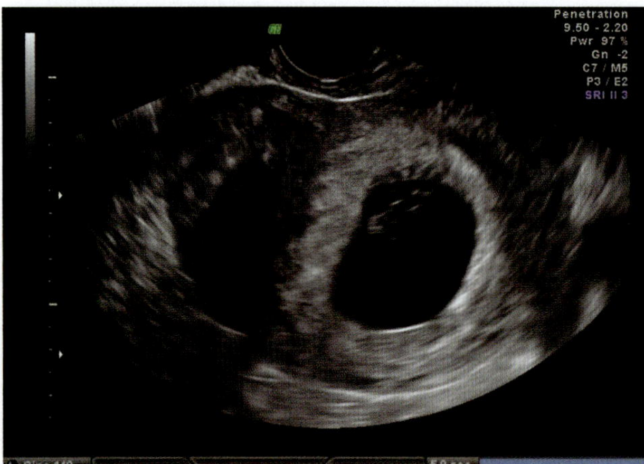

Figura 3.5.18. Imagen ecográfica de un mioma uterino anterior en una paciente con 7 semanas de embarazo.

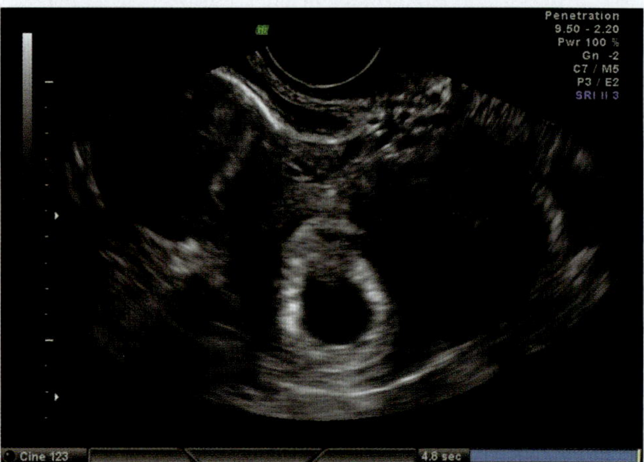

Figura 3.5.19. Imagen ecográfica de un útero a las 7 semanas de embarazo con miomas anteriores y posteriores pediculados del cuerpo.

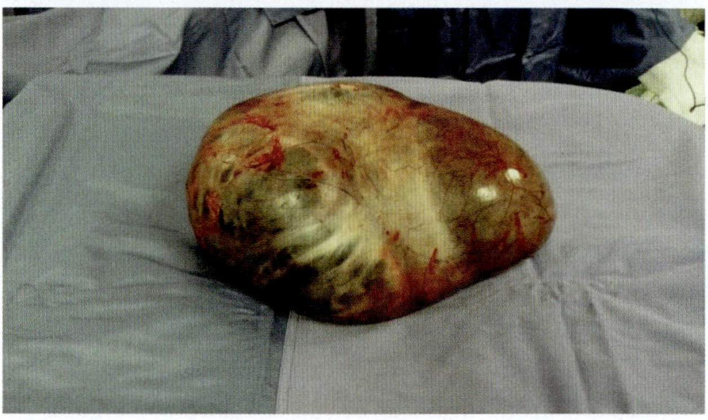

Figura 3.5.20. Gran cistoadenoma ovárico extirpado durante una laparotomía.

más grandes que los serosos. También son de paredes finas, pero contienen lóculos internos de paredes finas que contienen mucina, la cual se observa como ecogenicidad de bajo nivel. Ninguno de estos se asocia con una vascularización significativa. Los cistoadenomas serosos tienen más probabilidades de aparecer bilateralmente en comparación con los mucinosos (6).

Neoplasia ovárica maligna

- La neoplasia ovárica maligna diagnosticada durante el embarazo es muy infrecuente y su incidencia es baja. Los marcadores ecográficos que hacen sospechar malignidad (**fig. 3.5.21**) incluyen componentes sólidos y quísticos, flujo sanguíneo anómalo en la ecografía Doppler a color, tabicaciones y bordes irregulares (7). Cuando se diagnostica una neoplasia ovárica maligna durante el embarazo, suele estar en una fase temprana y es más probable que sea de origen epitelial.

Hidrosalpinge y absceso tuboovárico

- Los tumores de las trompas uterinas son el hidrosalpinge y el ATO. En casos muy raros, un embarazo puede presentarse como un tumor tubárico, en el marco de un embarazo intrauterino. Un hidrosalpinge aparece en la ecografía como una acumulación de líquido tubular anecoico que permanece relativamente estable durante todo el embarazo. Los ATO son poco frecuentes en el embarazo, pero, si se desarrollan, pueden estar asociados con infecciones pélvicas, dolor abdominal, fiebre y leucocitosis. En la ecografía, los ATO aparecen como uno o varios quistes complejos multiloculares. Tanto el hidrosalpinge como los ATO pueden ser consecuencia de la enfermedad pélvica inflamatoria.

Exploración física

- Los hallazgos de la exploración física incluyen una masa tumoral palpable, sensibilidad abdominal, signo de rebote o defensa. Otros síntomas pueden ser náusea, vómito, síntomas de anemia o aumento del perímetro abdominal. Estos signos y síntomas son el resultado de complicaciones como la rotura del quiste, la torsión ovárica, la anemia, la infección, el efecto de masa y la obstrucción del trabajo de parto.

Diagnósticos diferenciales

- Tumor anexial
- Apendicitis
- Diverticulitis

Tratamiento no quirúrgico

- Puede considerarse un tratamiento conservador en las pacientes asintomáticas con una masa tumoral ovárica anecoica simple de menos de 10 cm, sin componentes sospechosos de neoplasia maligna (8). Se ha informado que más del 50% de estos tumores se resuelven de forma espontánea (9).

IMÁGENES Y OTROS MÉTODOS DE DIAGNÓSTICO

Ecografía

- La ecografía se ha convertido en una herramienta accesible, fácil de usar y no invasiva, y se considera la modalidad de imagen más segura en el embarazo. Permite visualizar tamaño, consistencia y vascularización anómalos, facilitando la descripción precisa de un tumor (8) (**fig. 3.5.22**). En la mayoría de los casos, el tumor anexial es un hallazgo incidental durante una ecografía obstétrica de rutina. Lo más habitual es que se diagnostique en el primer trimestre, cuando los anexos son más fáciles de visualizar.

Resonancia magnética

- La RM es otra modalidad de imagen empleada para analizar los tumores anexiales de forma segura durante el embarazo y guiar el tratamiento posterior (10). Puede ser útil para diferenciar el origen de un tumor pélvico y una posible metástasis. Los dos medios de contraste habituales son el óxido de hierro superparamagnético y el gadolinio. Sin embargo, la RM sin contraste suele ser suficiente para las imágenes abdominales. Se ha demostrado que el contraste de gadolinio atraviesa la placenta y puede causar teratogénesis. Por lo tanto, no se recomienda su uso sistemático en el embarazo, dado el daño potencial para el feto, a menos que sea absolutamente necesario tras sopesar los riesgos y los beneficios (11). Existen datos muy limitados sobre la seguridad del óxido de hierro supermagnético en el embarazo; por lo tanto, si se requiere contraste, se prefiere el gadolinio (11).

Tomografía computarizada

- La tomografía computarizada (TC) es otra modalidad de imagen utilizada con frecuencia para la patología abdominal. No obstante, no es la modalidad de imagen inicial para un tumor anexial durante el embarazo. Puede usarse en casos de traumatismo abdominal o cuando no se dispone de otras modalidades de imagen. En cuanto a su perfil de seguridad, la exposición del feto a la radiación puede ser tan baja como 20 mGy con la TC pélvica, pero puede aumentar hasta 50 mGy cuando se realiza tanto en el abdomen como en la pelvis. La TC durante el embarazo es muy útil para diferenciar la causa de la sintomatología y descartar otras causas de patología abdominal, como apendicitis, obstrucción o perforación intestinal u otros procesos abdominales o pélvicos (11).

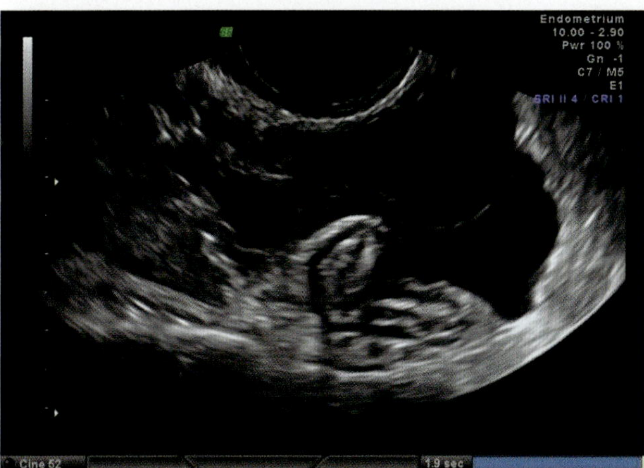

Figura 3.5.21. Imagen ecográfica de un tumor ovárico maligno, con componentes sólidos y quísticos, tabicaciones y bordes irregulares.

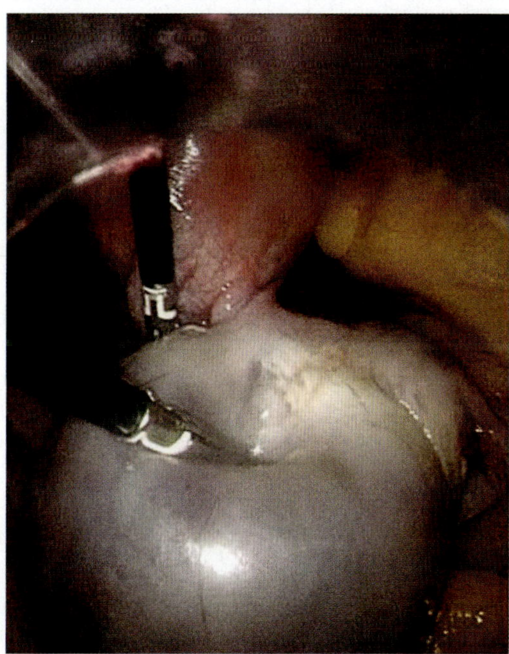

Figura 3.5.22. Imagen laparoscópica de una torsión ovárica izquierda en un embarazo de 8 semanas.

Marcadores séricos

- Los marcadores tumorales desempeñan un papel importante en el diagnóstico, la clasificación y el tratamiento de los tumores anexiales. Fuera del embarazo, los marcadores tumorales que se utilizan en el diagnóstico y el tratamiento de los tumores anexiales incluyen la alfafetoproteína (AFP), la lactato-deshidrogenasa (LDH), la inhibina, el CA-125, el estradiol, la testosterona, la hormona antimülleriana (AMH, *anti-Müllerian hormone*) y la hCG. Sin embargo, pueden tener una utilidad limitada en el embarazo debido a los cambios fisiológicos de la gestación. En particular, los marcadores tumorales como el CA-125 y el antígeno del carcinoma epidermoide pueden estar elevados en el embarazo, mientras que la inhibina B, la LDH y la AMH tienden a estar por debajo de los valores medios (12). El CA-125, típicamente producido por el epitelio celómico (p. ej., el endometrio y las trompas uterinas) y las células mesoteliales (p. ej., el peritoneo) en los adultos, también es producido por las células de la decidua y el amnios durante el embarazo. Puede estar elevado al principio del embarazo y de nuevo en el periodo posparto. Las variaciones fisiológicas en el embarazo son muy importantes porque pueden conducir a pruebas diagnósticas innecesarias y a la exposición del feto a la radiación. La AFP suele estar elevada en los tumores del seno endodérmico. En el embarazo, es producida por el hígado fetal en desarrollo y puede fluctuar. El beneficio real de los marcadores tumorales en el embarazo es la tendencia a la resolución o el empeoramiento de la enfermedad y no deben utilizarse por sí solos para guiar el tratamiento de los tumores anexiales.

PLANIFICACIÓN PREOPERATORIA

- El abordaje quirúrgico debe basarse en las habilidades de los cirujanos, la disponibilidad de equipos y el tamaño y la complejidad del tumor. Las pacientes deben ser evaluadas en cuanto a su riesgo de tromboembolia venosa. Se recomienda el uso de dispositivos de compresión neumática durante y después de la cirugía, además de la deambulación temprana. Se debe realizar una monitorización cardiaca fetal preoperatoria para los fetos viables. Los tocolíticos no deben usarse de forma profiláctica, pero pueden emplearse si la paciente presenta signos de parto prematuro.

TRATAMIENTO QUIRÚRGICO

- En el caso de tumores de más de 10 cm, puede estar justificada la intervención quirúrgica (*véase* fig. 3.5.22), sobre todo si la paciente está sintomática. En el embarazo, en el caso de tumores anexiales persistentes y en crecimiento, con alta sospecha de malignidad con base en las características de las imágenes (loculaciones, proyecciones papilares, componentes sólidos y quísticos y aumento de la vascularización), la intervención quirúrgica también estaría justificada (6,7). Si es posible, las cirugías de cualquier tipo deben retrasarse hasta el segundo trimestre, idealmente hasta las semanas 16-20, lo que daría tiempo a la resolución del tumor y disminuiría el riesgo de abortos espontáneos y de parto prematuro. Aunque los estudios han demostrado la seguridad de la laparoscopia en el primer trimestre, en un estudio de cohortes retrospectivo de 2020 se mostró un aumento de los abortos espontáneos si la laparoscopia se realizaba antes de las 8 semanas (13).

Posición de la paciente

- Después del primer trimestre, la paciente debe colocarse en posición de decúbito lateral izquierdo o en posición de decúbito lateral izquierdo parcial para reducir al mínimo la compresión de la vena cava.

Abordaje

Cirugía laparoscópica

- Las técnicas mínimamente invasivas para el tratamiento quirúrgico de los tumores anexiales se han convertido en la técnica preferida. El abordaje quirúrgico mínimamente invasivo presenta claras ventajas, como un menor tiempo de recuperación, disminución de las complicaciones generales y menor pérdida de sangre sin aumentar el riesgo para el embarazo actual en comparación con la laparotomía (13).

Cirugía laparoscópica asistida por robot

- Se han publicado informes de casos y pequeños estudios retrospectivos que demuestran la seguridad y los beneficios del tratamiento asistido por robot de las masas anexiales en el embarazo. La cirugía laparoscópica asistida por robot permite mejorar la visualización y la manipulación de instrumentos y tejidos.

Laparotomía exploratoria

- Cuando la laparoscopia está contraindicada o no es factible, la paciente puede someterse a una laparotomía exploratoria. También puede estar indicada cuando se sospecha de malignidad y se justifica un procedimiento adicional de estadificación. Además, si se encuentran adherencias extensas o no se puede obtener la hemostasia, una laparotomía puede ser el abordaje más seguro (14).

Procedimientos y técnicas

Ingreso laparoscópico

- El neumoperitoneo puede establecerse mediante una técnica de corte abierto o con una aguja de Veress.
- En una paciente embarazada, debe considerarse el ingreso a través del «punto de Palmer». Esta técnica implica la entrada en el cuadrante superior izquierdo a tres dedos por debajo del borde costal en la línea clavicular media. Esto puede ser especialmente útil en la gestación avanzada para evitar el útero grávido.
- El neumoperitoneo debe establecerse lentamente y no debe superar los 15 mm Hg.

Detorsión

- Si se encuentra una torsión ovárica, la detorsión puede realizarse sin quistectomía ni ooforectomía. Esto puede ser beneficioso con un quiste del cuerpo lúteo en la gestación temprana para evitar la destrucción de la progesterona necesaria para el embarazo en crecimiento.

Quistectomía

■ Al realizar una quistectomía, el quiste debe identificarse y distinguirse del tejido ovárico normal. Se lleva a cabo una incisión en el ovario, y la pared del quiste se despega suavemente del parénquima ovárico. La hemostasia debe obtenerse con electrocauterio, sutura o fármacos hemostáticos.

Salpingooforectomía

■ La trompa uterina y el ovario afectados pueden ser extirpados en su totalidad si no se puede controlar la hemorragia o si se sospecha de malignidad. Esto implicaría separar el ovario del ligamento infundibulopélvico que contiene la arteria ovárica, así como separar el útero del ovario en el ligamento uteroovárico.

CONSEJOS Y ALERTAS

CONSEJO O ALERTA	DESCRIPCIÓN
Incidencia en el embarazo	La incidencia de la torsión ovárica durante el embarazo aumenta en comparación con las mujeres no embarazadas.
Abordaje quirúrgico	La cirugía laparoscópica es el abordaje quirúrgico recomendado para el tratamiento de un tumor anexial durante el embarazo.
Posición en decúbito supino	Para evitar la compresión de la vena cava, la paciente debe colocarse en posición de decúbito supino con una inclinación hacia la izquierda cuando se somete a una cirugía abdominal durante el embarazo.

CUIDADOS POSTOPERATORIOS

■ La monitorización cardiaca fetal debe realizarse en un embarazo que haya alcanzado una edad gestacional viable en el postoperatorio. En el caso de los procedimientos de mínima invasión, las pacientes pueden ser dadas de alta el mismo día de la cirugía. El paracetamol puede utilizarse para controlar el dolor. También se pueden emplear opiáceos, según la necesidad, en el postoperatorio inmediato. Se deben evitar los antiinflamatorios no esteroideos.

RESULTADOS

■ En comparación con la laparotomía, el abordaje laparoscópico se asocia con mejores resultados y no aumenta los efectos adversos.

COMPLICACIONES

■ Las complicaciones potenciales de la cirugía mínimamente invasiva en una paciente embarazada incluyen el posible daño al útero o al feto en el momento del ingreso abdominal, la posibilidad de una interrupción uteroplacentaria secundaria al aumento de la presión abdominal, la alteración ácido-base del feto secundaria al gas de dióxido de carbono utilizado durante la laparoscopia y la intoxicación por monóxido de carbono secundaria a la liberación de energía térmica de las técnicas de láser y electrocirugía bipolar (14).

REFERENCIAS CLAVE

1. Nazer A, Czuzoj-Shulman N, Oddy L, Abenhaim HA. Incidence of maternal and neonatal outcomes in pregnancies complicated by ovarian masses. *Arch Gynecol Obstet.* 2015;292(5):1069–1074.
2. Leiserowitz G, Xing G, Cress R, Brahmbhatt B, Dalrymple JL, Smith LH. Adnexal masses in pregnancy: how often are they malignant? *Gynecol Oncol.* 2006;101(2):315–321.
3. Chiang G, Levine D. Imaging of adnexal masses in pregnancy. *J Ultrasound Med.* 2004;23(6):805–819.
4. Budev MM, Arroliga AC, Falcone T. Ovarian hyperstimulation syndrome. *Crit Care Med.* 2005;33(10 suppl):S301–S306.
5. Edell H, Shearkhani O, Rahmani MR, Kung RC. Incidentally found hyperreactio luteinalis in pregnancy. *Radiol Case Rep.* 2018;13(6): 1220–1223.
6. Sayasneh A, Ekechi C, Ferrara L, et al. The characteristic ultrasound features of specific types of ovarian pathology (review). *Int J Oncol.* 2015; 46(2):445–458.
7. Leiserowitz G. Managing ovarian masses during pregnancy. *Obstet Gynecol Surv.* 2006;61:463–1470.
8. Tolcher MC, Clark SL. Diagnostic imaging and outcomes for nonobstetric surgery during pregnancy. *Clin Obstet Gynecol.* 2020;63(2): 364–369.
9. Cengiz H, Kaya C, Ekin M, Yeşil A, Yaşar L. Management of incidental adnexal masses on caesarean section. *Niger Med J.* 2012;53(3):132–134.
10. Telischak NA, Yeh BM, Joe BN, Westphalen AC, Poder L, Coakley FV. MRI of adnexal masses in pregnancy. *AJR Am J Roentgenol.* 2008;191(2):364–370.
11. Committee on Obstetric Practice. Committee Opinion No. 723: guidelines for diagnostic imaging during pregnancy and lactation. *Obstet Gynecol.* 2017;130(4):e210–e216.
12. Han SN, Lotgerink A, Gziri MM, Van Calsteren K, Hanssens M, Amant F. Physiologic variations of serum tumor markers in gynecological malignancies during pregnancy: a systematic review. *BMC Med.* 2012;10:86.
13. Rottenstreich M, Rotem R, Hirsch A, et al. Maternal and perinatal outcomes following laparoscopy for suspected adnexal torsion during pregnancy: a multicenter cohort study. *Arch Gynecol Obstet.* 2020; 302(6):1413–1419.
14. Balthazar U, Steiner AZ, Boggess JF, Gehrig PA. Management of a persistent adnexal mass in pregnancy: what is the ideal surgical approach? *J Minim Invasive Gynecol.* 2011;18(6):720–725.

Laparoscopia diagnóstica y quirúrgica

Stephanie Delgado, Tamisa Koythong y Xiaoming Guan

PRINCIPIOS GENERALES

Definición

- La cirugía mínimamente invasiva comenzó en obstetricia y ginecología con la laparoscopia y ahora se ha hecho omnipresente, gracias a los avances tecnológicos y a su popularidad entre las pacientes y los médicos por la mejoría de las puntuaciones de dolor y la reducción de la duración de la estancia.
- La cirugía ginecológica mínimamente invasiva (CGMI) es una parte importante del diagnóstico y el tratamiento en una serie de áreas dentro de la obstetricia y la ginecología. Entre ellas se encuentran las siguientes:
  - Cerclaje abdominal
  - Embarazo ectópico, incluido el cervical, el de en cicatriz de cesárea y el de en el nicho
  - Esterilización
  - Tumores en los órganos pélvicos, torsión o hemorragia (útero/trompas/ovarios)
  - Dolores pélvicos agudo y crónico
  - Afecciones del suelo pélvico y urológicas (vejiga y uréteres)
  - Tumores pélvicos (tanto malignos como benignos)
  - Cirugía intestinal para la endometriosis
- En este capítulo, revisamos la preparación y la planificación preoperatoria sugeridas para los procedimientos ginecológicos más usuales y revisamos una guía paso a paso para realizar las cirugías laparoscópicas más frecuentes.

Exploración física

- La exploración abdominal es una parte importante de la evaluación preoperatoria de una paciente programada para una CGMI. Es esencial tener en cuenta que las cicatrices o las hernias afectan la colocación de los sitios de los puertos laparoscópicos.
- En la tabla 3.6.1 se muestra cómo realizar una exploración pélvica detallada.
- Cuando se valoran pacientes con dolor pélvico crónico o endometriosis, es importante aislar la distribución y el origen del dolor referido. En la figura 3.6.1 se muestra la exploración física dirigida a pacientes con dolor pélvico que realizan los autores.

Tratamiento no quirúrgico

- Antes de proceder a la CGMI, se recomienda considerar las opciones no quirúrgicas que se muestran en la tabla 3.6.2.
- Aunque la CGMI se ha usado para tratar afecciones agudas como hemorragias, embarazos ectópicos y el síndrome abdominal agudo, se trata de casos que solo deben ser considerados por cirujanos muy experimentados en circunstancias individualizadas.

IMÁGENES Y OTROS MÉTODOS DE DIAGNÓSTICO

- Las modalidades de imagen son importantes en la evaluación, el diagnóstico y la planificación quirúrgica de los procedimientos de CGMI.
  - La ecografía transvaginal suele ser la principal modalidad de imagen empleada en el diagnóstico de patologías ginecológicas frecuentes; ayuda a identificar y cuantificar las causas estructurales de las hemorragias uterinas anómalas y la patología anexial.
  - La ecografía con infusión salina permite una evaluación más específica de la cavidad intrauterina, incluida la identificación de pólipos endometriales y la estadificación de los miomas endometriales.
  - La resonancia magnética puede ser útil para identificar la adenomiosis y la endometriosis profundamente invasiva (nódulos, afectación rectal y extrapélvica); asimismo, puede proporcionar una evaluación más detallada de los miomas uterinos (sobre todo cuando se considera la viabilidad de una miomectomía laparoscópica).

Tabla 3.6.1 Exploración pélvica para pacientes sometidas a cirugía ginecológica

Hallazgos de la exploración	
Evaluación externa	Genitales externos femeninos: labios menores, labios mayores, clítoris, vagina, horquilla, ano
	Aparición de cualquier lesión o decoloración externa de la piel
	Dolor o alteración de la sensibilidad en la vulva
	Glándulas (de Skene, de Bartolino)
	Meato uretral
Evaluación con espéculo	Pared vaginal: cambios de aspecto y color o lesiones
	Cuello uterino: aspecto general, dilatación, lesiones, hemorragia vaginal activa, flujo vaginal
	Prolapso vaginal o descenso de las paredes anterior y posterior o del cuello uterino
Evaluación bimanual	Tamaño y movilidad del útero
	Dolor a la palpación del útero
	Plenitud o dolorimiento anexial
	Dolorimiento con el movimiento del cuello uterino
Evaluación rectal	Prolapso rectal por incontinencia
	Tumores rectales
	Exploración rectovaginal (principalmente en oncología, pero puede utilizarse en la endometriosis)
Evaluación del suelo de la pelvis	Fuerza muscular
	Dolorimiento muscular
Evaluación de la vejiga	Dolor a la palpación de la vejiga en la exploración bimanual
	Incontinencia urinaria con la maniobra de Valsalva
	Hipermovilidad uretral

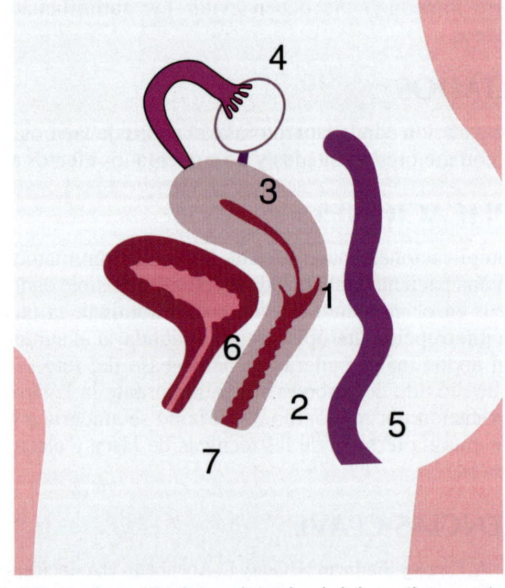

Figura 3.6.1. Exploración física dirigida al dolor pélvico crónico. Se muestran las regiones aproximadas de mayor dolor focalizado de diferentes fuentes. 1. Dolor de barrido posterior. 2. Dolor muscular en el suelo de la pelvis. 3. Dolor del útero. 4. Dolor en los ovarios o en la pared lateral de la pelvis. 5. Exploración rectal. 6. Dolor en la parte anterior de la vejiga. 7. Dolor y alteración de la sensibilidad vulvar.

Tabla 3.6.2 Tratamiento no quirúrgico de problemas ginecológicos frecuentes

Afección	Opciones de tratamiento no quirúrgico
Hemorragia uterina anómala	Anticonceptivos orales combinados
	Dispositivo intrauterino de levonorgestrel
	Acetato de medroxiprogesterona de liberación lenta
	Dosis altas de progestágenos orales
	Ácido tranexámico
Miomas	Tratamiento expectante
	Agonistas de la hormona liberadora de gonadotropina
	Embolización de la arteria uterina
Dolor pélvico	Fisioterapia del suelo de la pelvis
	Agonistas de la hormona liberadora de gonadotropina
	Antiinflamatorios no esteroideos
	Analgesia multimodal
Embarazo ectópico	Metotrexato
Quiste ovárico	Tratamiento expectante
	Anticonceptivos hormonales orales
Anticoncepción	Dispositivo intrauterino de levonorgestrel
	Dispositivo intrauterino de cobre
	Implante anticonceptivo de etonogestrel
	Anticonceptivos orales combinados
	Anticonceptivos solo de progesterona
	Acetato de medroxiprogesterona de liberación lenta

- La biopsia endometrial debe ser parte de la evaluación diagnóstica de una paciente mayor de 45 años de edad con hemorragia uterina anómala para descartar patología maligna o premaligna (recomendación del American College of Obstetricians and Gynecologists [ACOG] [1]).
  - En las mujeres menores de 45 años de edad, se debe obtener una biopsia en el contexto de factores de riesgo adicionales (es decir, obesidad, exposición a estrógenos no equilibrados, nuliparidad o síndrome de ovario poliquístico), tratamiento médico fallido y hemorragia anómala persistente.
  - En las mujeres con una hemorragia posmenopáusica persistente o con resultados no concluyentes de la biopsia endometrial, se debe considerar la posibilidad de realizar una histeroscopia diagnóstica antes del tratamiento quirúrgico.

PLANIFICACIÓN PREOPERATORIA

- La planificación preoperatoria es importante para lo siguiente:
  - Abordar las expectativas postoperatorias de la cirugía.
  - Describir el procedimiento en detalle.
  - Revisar las posibles complicaciones y riesgos.
  - Analizar la recuperación postoperatoria.
  - Permitir que la paciente pueda tomar una decisión informada.
    - El consentimiento informado debe abarcar las indicaciones, las alternativas y los riesgos de la cirugía, así como dejar tiempo para el análisis con la paciente.
  - Mejorar los resultados y la satisfacción de las pacientes.
- La evaluación preoperatoria incluye una revisión de lo siguiente:
  - *Antecedentes médicos.* Incluyendo todas las comorbilidades médicas y cirugías previas.
  - *Exploración física.* Una detallada como la revisada anteriormente permite al proveedor determinar la cirugía indicada y la vía de esta (vaginal, laparoscópica o abdominal).

- *Datos de laboratorio.* Los análisis preoperatorios pertinentes incluyen la prueba de embarazo, la biometría hemática, la creatinina y las pruebas de infecciones del aparato genital. Si hay motivos para sospechar otras afecciones (diátesis hemorrágicas, alteraciones endocrinas o anomalías electrolíticas), deben solicitarse las pruebas adecuadas.
- *Estudios de imagen.* Se recomienda la revisión de todas las imágenes disponibles en el preoperatorio para ayudar a planificar la colocación del puerto, especialmente en pacientes con un índice de masa corporal (IMC) elevado, patología de gran volumen y embarazo.
- *Pruebas preanestésicas.* Son importantes para la planificación de la anestesia o la analgesia intra- y postoperatoria.
- *Preparación para la pérdida de sangre.* Muchos procedimientos ginecológicos se realizan a causa de las hemorragias vaginales. Cuando sea posible, la anemia preoperatoria debe abordarse mediante un tratamiento médico, como la administración de tratamiento de reposición con hierro por vía oral o intravenosa (i.v.), y la evaluación de la necesidad de transfusiones de sangre antes de la cirugía. Aunque la CGMI tiene un riesgo bajo de pérdida de sangre significativa, esta es siempre una posibilidad y debe abordarse en el preoperatorio.
- Los cambios en el estilo de vida, cuando son posibles, son medidas complementarias importantes:
  - *Fomento de la deshabituación tabáquica.* Se ha demostrado que la interrupción del consumo de tabaco antes de la cirugía disminuye el riesgo de complicaciones pulmonares y de la herida en el postoperatorio.
  - *Optimización de la glucemia en el preoperatorio.* La glucemia debe ser óptima antes de la cirugía electiva para evitar complicaciones intra- y postoperatorias, como las de la cicatrización de las heridas, las infecciones pulmonares y las reacciones adversas a la anestesia.
    - La recomendación es una media de glucosa perioperatoria menor de 200 mg/dL para las pacientes sin diabetes.
    - En pacientes con diabetes, pueden usarse registros diarios de glucosa y hemoglobina glucosilada para determinar el control glucémico preoperatorio ideal.
- Prevención perioperatoria de la infección de heridas:
  - La tasa de infecciones *incisionales* superficiales postoperatorias es afectada por la vía quirúrgica, con una tasa del 2.3-2.6% tras la histerectomía abdominal total por laparotomía frente a una tasa del 0.6-0.8% tras la histerectomía laparoscópica (2).
  - Se han notificado infecciones más profundas, como abscesos vaginales o pélvicos, en el 0.5-1.2% de todos los casos, *independientemente* del abordaje quirúrgico. Los patógenos implicados proceden en su mayoría de la microbiota cutánea o vaginal endógena e incluyen tanto bacterias aerobias como anaerobias.
  - En la **tabla 3.6.3** se muestran los factores de riesgo de infección del sitio quirúrgico (ISQ).
  - Las estrategias para prevenir la infección de las heridas (guías del ACOG) (2) incluyen las siguientes:
    - Tratar cualquier infección activa antes de intentar la cirugía.
    - Recortar el vello alrededor del sitio quirúrgico.

Tabla 3.6.3 Factores de riesgo de infecciones del sitio quirúrgico

Factores de la paciente	Factores quirúrgicos
• Obesidad	• Hiperglucemia perioperatoria
• Hábito tabáquico	• Tipo de procedimiento
• Antecedentes de diabetes	• Duración del procedimiento
• Estado de inmunodeficiencia o inmunosupresión	• Pérdida excesiva de sangre
• Infección activa: infección por estreptococos del grupo B, vaginosis bacteriana, infecciones de las vías urinarias	
• Profundidad del tejido subcutáneo mayor de 3 cm	
• Enfermedad vascular	
• Desnutrición	

- Optimizar las concentraciones de glucosa perioperatorias.
- Ducharse con un jabón antimicrobiano la noche antes de la cirugía.
- Utilizar una preparación de la piel a base de clorhexidina-alcohol antes de la cirugía.
- La profilaxis antibiótica se recomienda:
  - Cuando se prevé la entrada en el intestino o la vagina.
  - En todas las histerectomías.
  - Con dosificación de 2 g de cefazolina administrados en la primera hora de la incisión.
    - Para una paciente que pese más de 120 kg, la dosis recomendada es de 3 g.
    - La cefazolina se vuelve a dosificar cada 4 h o cuando la pérdida de sangre estimada supera los 1500 mL.
- No se recomienda la profilaxis antibiótica para la laparoscopia diagnóstica u operativa sistemática (2).

TRATAMIENTO QUIRÚRGICO

Posición de la paciente

- Los procedimientos ginecológicos laparoscópicos suelen realizarse con la paciente en posición de litotomía con ambos brazos recogidos a los lados (**fig. 3.6.2**).
  - Cuando se coloca a una paciente en posición de litotomía, es importante asegurarse de que no hay compresión nerviosa (*véase* la sección «Complicaciones» para más detalles).
  - Al recoger los brazos de la paciente, el cirujano tiene más espacio, lo que mejora su ergonomía y comodidad durante la cirugía. Para replegar los brazos adecuadamente, se debe colocar una espuma suave o un acolchado bajo el brazo de la paciente para evitar la compresión nerviosa en el codo. El brazo debe estar en posición neutral con el pulgar hacia arriba y la mano protegida.
- La adopción de la posición de Trendelenburg tras la entrada inicial en el abdomen es muy útil porque hace que el intestino delgado se desplace hacia la parte superior del abdomen, permitiendo un mejor acceso y la visualización de la pelvis. Este cambio de posición solo debe llevarse a cabo después de la colocación del puerto inicial para que el intestino pueda desplazarse bajo visualización directa, lo que ayuda a evitar lesiones.

Abordaje

- El mejor abordaje de la cirugía laparoscópica tiene que ser individualizado porque, aunque hay principios generales obvios, la colocación de los puertos debe regirse por muchos factores, incluyendo, pero sin limitarse a ello, la patología subyacente, el equipo disponible, la preferencia del médico y la afección de la paciente.

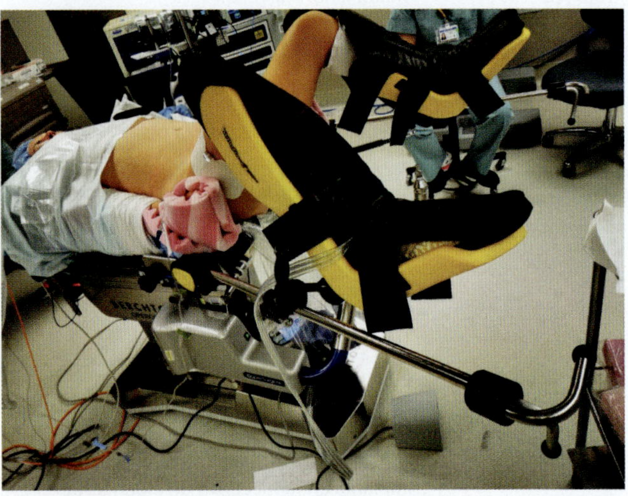

Figura 3.6.2. Posición de la paciente para la cirugía laparoscópica.

Procedimientos y técnicas

Ingreso laparoscópico y colocación de puertos

- El ingreso y la colocación de puertos es el paso más importante para proceder a la cirugía laparoscópica.
- Existen tres métodos principales para el ingreso laparoscópico:
  - Abierto (de Hasson)
  - Cerrado (de Veress)
  - Ingreso directo bajo visualización
- Ningún método es superior a los demás, y es importante estar familiarizado con los tres métodos para poder individualizar el mejor según las necesidades.
- Al iniciar un procedimiento, siempre es importante asegurarse de que la paciente esté plana y que su estómago no esté distendido.
- La colocación inicial del puerto suele ser en el ombligo, donde el grosor del tejido entre la piel y la cavidad peritoneal es menor. Este factor es especialmente importante en las pacientes con obesidad.
  - Si existe una preocupación debido a una gran patología intraabdominal o adherencias de una cirugía anterior, se recomienda el ingreso a través del punto de Palmer que se encuentra en el cuadrante superior izquierdo 2 cm por debajo del borde costal en la línea clavicular media.
  - Un ingreso supraumbilical también es un punto de entrada alternativo.
- **Técnica abierta (de Hasson)**
  - Se realiza una incisión de 10 mm en la piel, normalmente periumbilical. Mediante una disección roma, la grasa y el tejido subcutáneo se separan hasta el nivel de la fascia.
  - Enseguida, se colocan pinzas de Kocher en la fascia, la cual se incide hasta el punto de ingreso en el preperitoneo. A continuación, se colocan suturas de sujeción en los ápices de la fascia, las cuales se utilizarán para asegurar que el puerto permanezca en su sitio una vez insertado.

- A continuación, se ingresa en la cavidad peritoneal de forma roma o cortante a través del peritoneo expuesto y se coloca el trocar de punta roma (de Hasson) a través de la apertura y se asegura con las suturas de sujeción. Enseguida, se conecta el tubo para el gas de dióxido de carbono y se insufla el abdomen a la presión deseada.
- **Técnica cerrada (de Veress)**
  - El muñón umbilical es sujetado y evertido. A continuación, se realiza una incisión punzante de 5 mm con un bisturí de hoja 11 en el muñón evertido. Entonces, se introduce una aguja de Veress en el abdomen a través de esta incisión, y se confirma su ingreso con una prueba de gota de solución salina o una prueba de baja presión.
    - Si la aguja de Veress está bien colocada dentro de la cavidad peritoneal, la solución salina debe fluir sin resistencia a través de la aguja y la presión intraabdominal debe ser menor de 7 mm Hg.
  - Una vez confirmado el ingreso seguro en la cavidad peritoneal, se insufla el abdomen hasta la presión deseada, por lo general 15 mm Hg, y se mantiene a esa presión de forma estable. A continuación, se puede retirar la aguja de Veress.
  - Luego, se puede introducir el puerto inicial y la cámara.
    - Se coloca un endoscopio de 0.5 mm dentro de un trocar Optiview® de 5 mm.
    - El trocar se coloca entonces en la incisión anterior.
    - Aplicando una suave fuerza de rotación, el puerto se hace avanzar bajo visión directa, con la cámara en el abdomen a través de las capas de la pared abdominal.
- **Ingreso directo**
  - Ofrece la ventaja de evitar las complicaciones asociadas con la aguja de Veress, que incluyen la insuflación inadvertida de dióxido de carbono en el espacio preperitoneal.
    - El muñón umbilical se evierte y se realiza una incisión de 5 mm en la base del ombligo.
    - A continuación, se coloca en la incisión un laparoscopio de 0.5 mm dentro de un trocar Optiview® de 5 mm.
    - Aplicando una fuerza de rotación hacia abajo, el trocar atraviesa las distintas capas de la pared abdominal hasta llegar a la cavidad peritoneal.
    - Una vez confirmado el ingreso en la cavidad peritoneal, se conecta el tubo de insuflación y se distiende el abdomen hasta la presión deseada.
- Tras el ingreso en la cavidad peritoneal, pueden colocarse puertos adicionales en función de la patología y la cirugía que se contemple. Por lo general, se colocan de dos a tres puertos adicionales en los cuadrantes inferiores izquierdo y derecho.
  - Hay que tener cuidado de evitar los vasos epigástricos inferiores al colocar los puertos laterales. En la **figura técnica 3.6.1** se muestra la ubicación estándar de los puertos adicionales, a menudo 2 cm por encima y 2 cm medial a la espina iliaca anterosuperior.
- La paciente se coloca en posición de Trendelenburg inclinada; la pelvis se visualiza junto con la zona en la que se va a realizar la cirugía.
  - A continuación, se marca el sitio del puerto deseado y se realiza una incisión de 5 mm en la piel siguiendo las líneas de Langerhans.
  - Entonces, se coloca un trocar de 5 mm en la incisión perpendicular a la pared abdominal. Aplicando una fuerza de rotación hacia abajo, el trocar se introduce en la cavidad peritoneal bajo visualización directa.

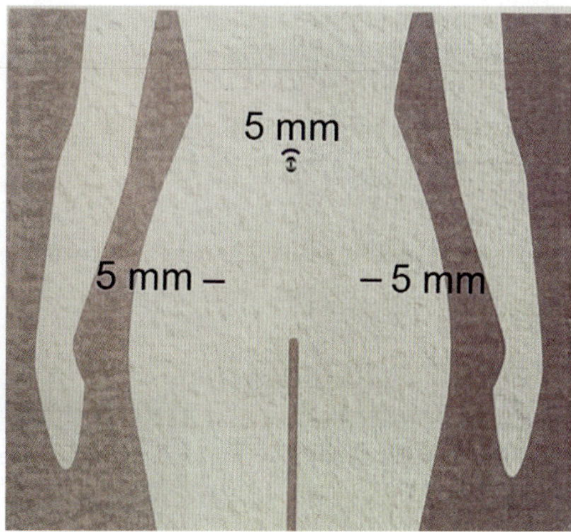

Figura técnica 3.6.1. Colocación de puertos estándar durante la laparoscopia quirúrgica.

- Los puertos adicionales se colocan de forma similar.
- En las pacientes delgadas, los vasos epigástricos inferiores pueden visualizarse por vía transperitoneal. Esto puede servir de guía para saber dónde colocar los puertos laparoscópicos.

Quistectomía ovárica laparoscópica

- La preparación es igual a la indicada anteriormente.
- Tras identificar el quiste ovárico, se utilizan unas tijeras monopolares para realizar una incisión superficial sobre el ovario. La incisión se hace en toda la longitud del quiste.
- A continuación, se sujeta la parte superior de la incisión con unas pinzas atraumáticas, como unas pinzas de Maryland, y se desarrolla el plano entre el quiste ovárico y el ovario.
- Mediante tracción y contratracción, el ovario y el quiste se sujetan y se separan lenta y progresivamente hasta que se desprende todo el quiste. Es importante seguir sujetando la pared del quiste y el ovario mientras se desprende el quiste para optimizar los esfuerzos de tracción.
- Tras la extirpación del quiste, se explora el lecho ovárico y se cauterizan las zonas sangrantes con energía bipolar o se suturan según la necesidad para conseguir la hemostasia.
- El puerto de 5 mm puede ser sustituido por uno de 10 mm para permitir la extracción del quiste utilizando una bolsa de extracción de tejido del tamaño adecuado (**fig. técnica 3.6.2**). Enseguida, se introduce la bolsa con la muestra a través del puerto y se extrae el tejido con los instrumentos necesarios.

Salpingectomía laparoscópica

- La preparación es igual a la indicada anteriormente.
- Se identifica la trompa uterina afectada y se inspecciona la anatomía circundante, incluido el ovario asociado (si está presente) y el ligamento infundibulopélvico (IP).
- Es importante identificar los vasos sanguíneos asociados antes de iniciar la salpingectomía (**fig. técnica 3.6.3**).

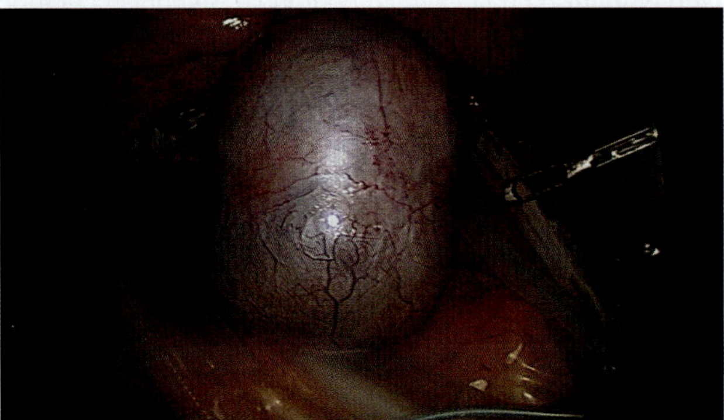

Figura técnica 3.6.2. Colocación de un quiste ovárico dentro de una bolsa de extracción de tejido de tamaño adecuado.

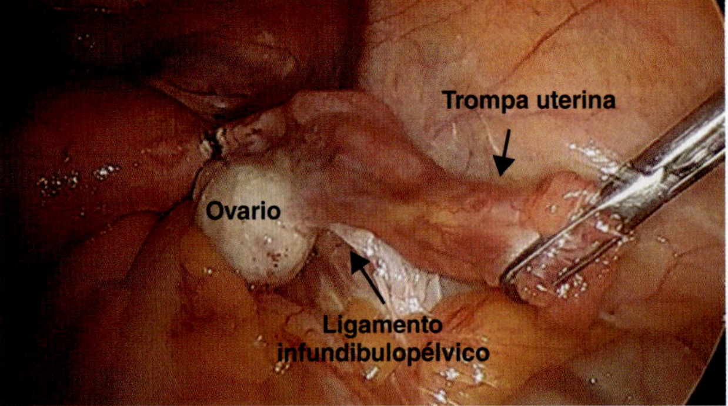

Figura técnica 3.6.3. Identificación de la trompa uterina y su proximidad al ligamento infundibulopélvico y al ovario.

- Empezando por el extremo distal fimbriado, la trompa uterina y la mesosalpinge se cauterizan y se seccionan. Esto puede hacerse con cualquier dispositivo de sellado de vasos o de cauterización bipolar.
- La mesosalpinge se cauteriza y se secciona inmediatamente por debajo de la trompa uterina a lo largo de su longitud hasta la cornisa uterina (**fig. técnica 3.6.4**).
- La trompa uterina se secciona en la cornisa uterina y se extrae a través del puerto de 5 mm.
- Se emplea un procedimiento similar para la extirpación de un embarazo ectópico tubárico cuando se extrae toda la trompa uterina con el embarazo *in situ*.

Ooforectomía laparoscópica

- La preparación es igual a la indicada anteriormente.
- La ooforectomía requiere una cuidadosa visualización del uréter debido a su posible relación anatómica muy estrecha con la irrigación del ovario. Por ello, los autores de este capítulo recomiendan visualizar el uréter en el retroperitoneo durante la transección del ligamento IP.
- El retroperitoneo se abre en el espacio avascular cefálico al ligamento redondo. Se accede a este espacio abriendo una «tienda de campaña» en el peritoneo con unas pinzas y, a continuación, realizando una incisión con tijeras o con un dispositivo de electrocirugía. La apertura peritoneal se lleva a cabo en sentido cefálico y paralelo al ligamento IP hasta el nivel del borde pélvico.
- Mediante tracción y disección roma, se diseca el tejido alveolar dentro del retroperitoneo hasta visualizar el uréter dentro de la hoja posterior del ligamento ancho.
- Una vez visualizado el uréter, se realizan incisiones en el peritoneo por encima del uréter y por debajo del ligamento IP. A continuación, se aísla el ligamento IP, se cauteriza y se biseca con energía bipolar.
- Después, se separa el ovario del útero cauterizando y seccionando el ligamento uteroovárico y continuando la incisión a lo largo de la mesosalpinge.
- La muestra se extrae del abdomen en una bolsa de extracción de tejido.

Miomectomía laparoscópica

- La preparación es igual a la indicada anteriormente.
- La clave del éxito de la miomectomía laparoscópica es una cuidadosa selección preoperatoria. Las mejores candidatas son las que tienen miomas subserosos, intramurales o pedunculados. No existe un límite máximo para el número de miomas, pero, cuantos menos sean, menor será la pérdida de sangre prevista.
- Tras revisar la anatomía, se inyecta vasopresina diluida (20 unidades en 100 mL) en el miometrio sobre el mioma, ya sea en el sitio de la incisión serosa prevista o en la base del mioma si está pedunculado (**fig. técnica 3.6.5**).
- A continuación, se incide la serosa uterina sobre el mioma con un dispositivo de energía ultrasónica y se profundiza hasta visualizar la cápsula del mioma.
- Después, el mioma se enuclea cuidadosamente mediante tracción y contratracción con un tenáculo, al mismo tiempo que se utiliza el dispositivo de energía ultrasónica para desprender el mioma del útero (**fig. técnica 3.6.6**).
- Luego se repara el defecto miometrial en dos o tres capas, con una sutura absorbible retardada, asegurando la hemostasia.

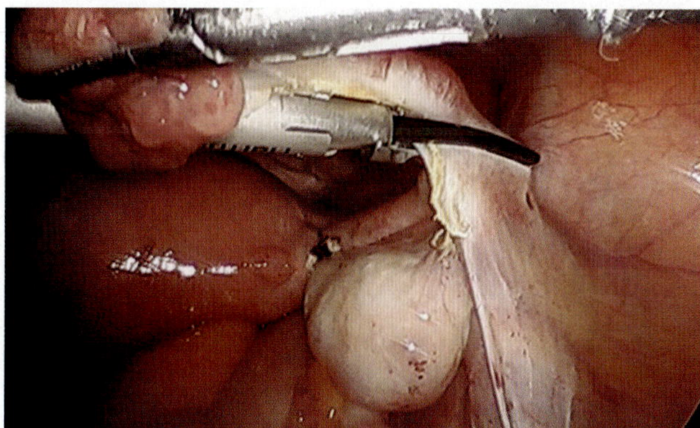

Figura técnica 3.6.4. Transección de la mesosalpinge a lo largo de la trompa uterina.

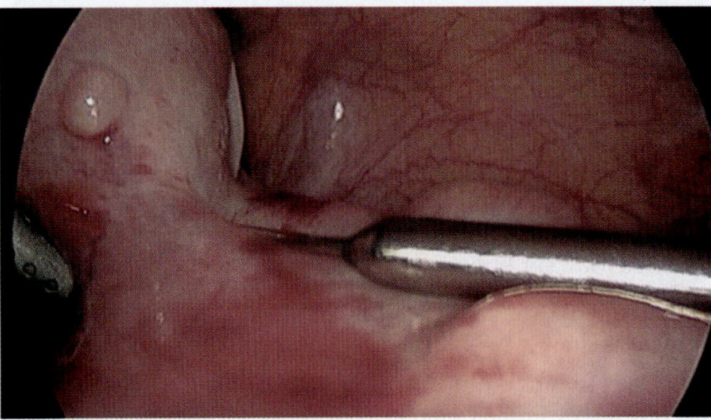

Figura técnica 3.6.5. Inyección de vasopresina diluida en la base de un mioma.

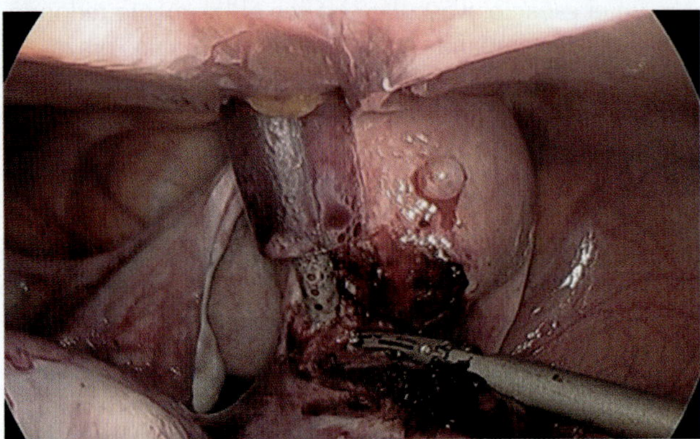

Figura técnica 3.6.6. Uso de energía ultrasónica para separar un mioma del útero.

- ■ Los autores de este capítulo utilizan una sutura absorbible retardada barbada de forma corrida, la cual proporciona una buena hemostasia y requiere menos tiempo quirúrgico porque no se necesitan nudos intracorpóreos o extracorpóreos (**fig. técnica 3.6.7**).
- ■ Los miomas pedunculados pueden eliminarse transectando el tallo del mioma con dispositivos de energía bipolar o ultrasónica.
  - ■ La muestra se extrae del abdomen en una bolsa de extracción de tejido. Si se requiere la fragmentación, esta se realiza de forma contenida dentro de la bolsa usando una técnica de «gran C» (3).
    - ■ Esta técnica implica el uso de una bolsa intracorpórea para contener la muestra mientras se tira de ella hasta un pequeño orificio en el abdomen y luego se «extrae» empleando un tenáculo para sujetar un trozo de la muestra mientras se corta el tejido en forma de espiral utilizando una hoja de bisturí.
- ■ Los métodos para prevenir la pérdida de sangre durante la miomectomía se presentan en la sección «Consejos y alertas».

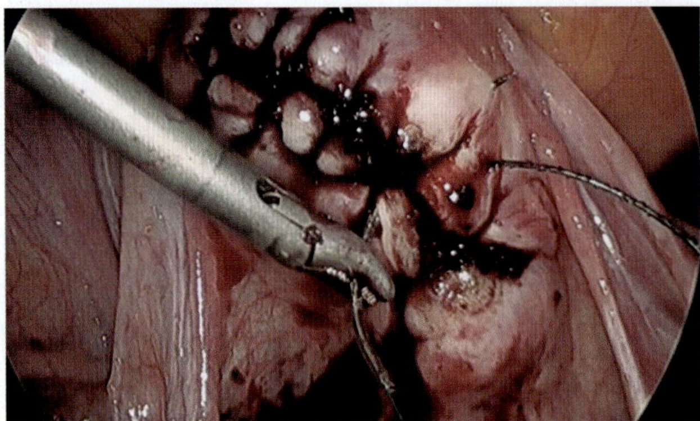

Figura técnica 3.6.7. Cierre de un defecto miometrial mediante sutura barbada con puntos corridos.

Histerectomía laparoscópica

- La preparación y el ingreso en el abdomen son los descritos anteriormente.
- El uso de un manipulador uterino con una copa de colpotomizador cervical es una parte importante de este procedimiento porque mejora la visualización y la exposición de los tejidos durante todo el caso. La copa cervical ayuda a determinar la mejor ubicación de la colpotomía.
- En toda histerectomía laparoscópica, el operador debe tener presente y haber trazado el recorrido del uréter, especialmente a nivel del ligamento IP, las arterias uterinas y el cuello uterino.
- El paso inicial es cauterizar y transeccionar los vasos uteroováricos empleando energía bipolar y un dispositivo de sellado (**fig. técnica 3.6.8**).
- La trompa uterina se secciona entonces de forma similar.
- La incisión en el retroperitoneo se realiza de forma lateral y paralela al ligamento redondo.
- El ligamento redondo se cauteriza y se secciona.
- A continuación, se abre la hoja posterior del ligamento ancho hasta el nivel de la copa del colpotomizador cervical, prestando especial atención al uréter, que puede desviarse lateralmente con seguridad.
- La hoja anterior del ligamento ancho se abre y se extiende sobre el cuello uterino anterior para permitir la disección de la vejiga del cuello uterino anterior sobre la copa del colpotomizador cervical.
  - Una vez introducido el plano correcto para el colgajo vesical, la fascia endopélvica se visualiza fácilmente y se puede realizar la colpotomía anterior. Esto servirá como punto de referencia y reducirá el riesgo de lesión ureteral (**fig. técnica 3.6.9**).

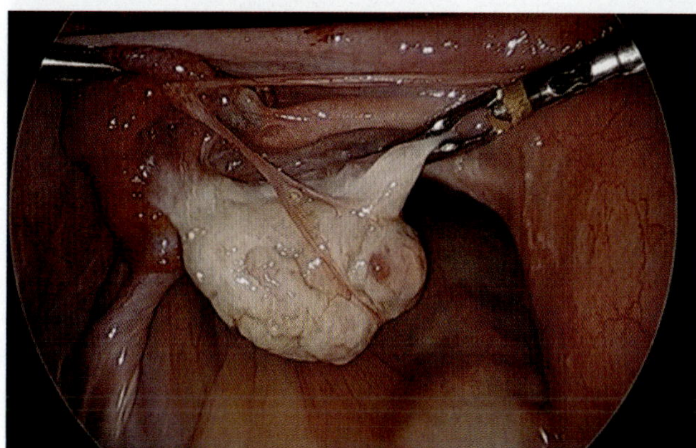

Figura técnica 3.6.8. Cauterización y transección del ligamento uteroovárico.

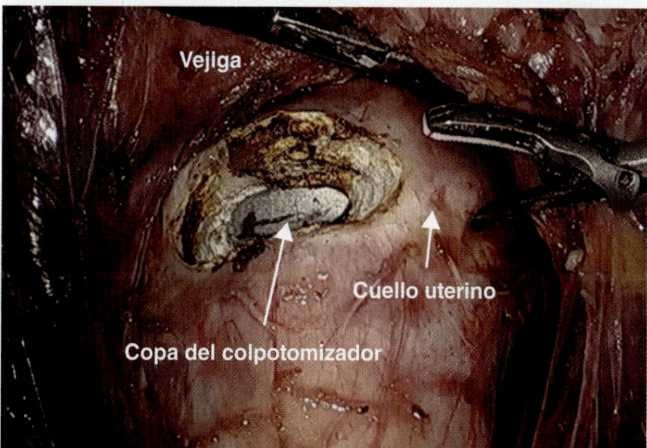

Figura técnica 3.6.9. Disección de la vejiga del cuello del útero e incisión de la colpotomía anterior. Se diseca la vejiga del cuello uterino y se visualiza la fascia endocervical. A continuación, se palpa el anillo del colpotomizador y se utiliza para identificar los bordes del cuello uterino. Luego, se incide la pared vaginal anterior a lo largo del anillo del colpotomizador y se puede visualizar el anillo. Esto se continúa circunferencialmente alrededor del cuello uterino.

- Enseguida, se esqueletizan los vasos uterinos y se cauterizan con energía bipolar a nivel del orificio interno teniendo mucho cuidado de evitar el uréter (**fig. técnica 3.6.10**). Luego, se secciona el haz vascular uterino y se aparta lateralmente sobre el borde de la copa del colpotomizador cervical. El mismo procedimiento se lleva a cabo en el lado contralateral (**fig. técnica 3.6.11**).
- Una vez que se han seccionado ambos haces vasculares uterinos, la colpotomía puede realizarse o continuarse a través de la abertura anterior ya creada usando un bisturí armónico o un dispositivo monopolar. La colpotomía se lleva a cabo de forma circunferencial hasta el desprendimiento total del cuello uterino. El útero puede entonces extraerse a través de la vagina.
- A continuación, se cierra el muñón vaginal con una sutura barbada de calibre 0 de forma corrida (**fig. técnica 3.6.12**).
- Posteriormente, se exploran todos los pedículos y el muñón vaginal para asegurar la hemostasia.

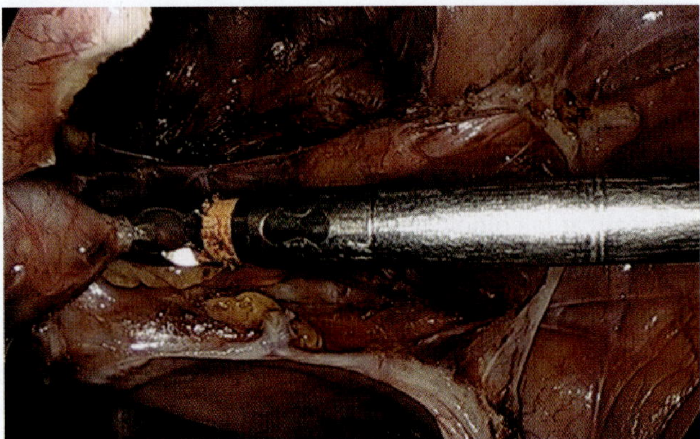

Figura técnica 3.6.10. Esqueletización y cauterización de los vasos uterinos.

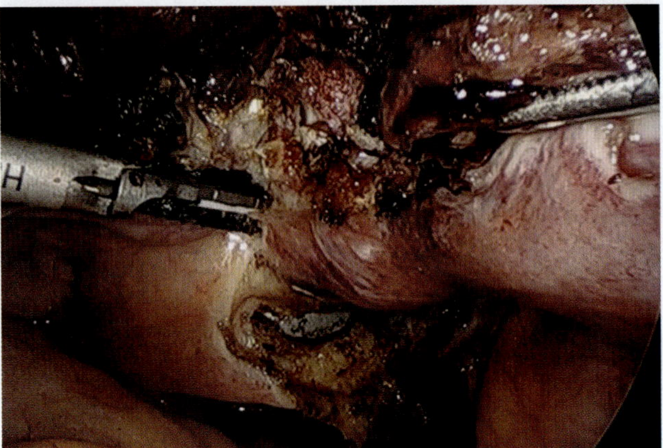

Figura técnica 3.6.11. Lateralización de los vasos uterinos sobre la copa del colpotomizador.

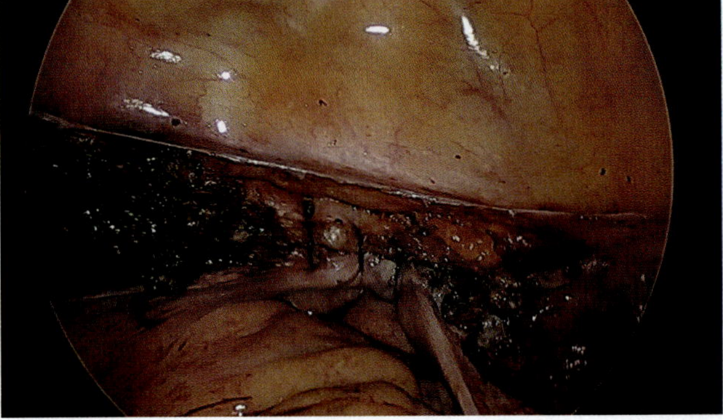

Figura técnica 3.6.12. Cierre del muñón vaginal con una sutura barbada.

Cirugía de un solo sitio

- La cirugía de un solo sitio es una opción alternativa a la laparoscopia tradicional en la que todos los instrumentos se introducen a través de una única abertura en la pared abdominal. Los beneficios de este abordaje incluyen un resultado más estético con una sola incisión, la disminución del dolor postoperatorio y de la ISQ, así como un menor riesgo de lesión visceral por la colocación inicial del trocar. Los contras incluyen la pérdida de capacidad para triangular los instrumentos, un mayor apiñamiento de estos y una menor visualización en comparación con la laparoscopia tradicional, lo que hace que estos procedimientos sean más difíciles para el cirujano y su asistente.
- Se utilizan los siguientes equipos:
  - Un puerto multicanal colocado a través del ombligo. Se puede usar cualquiera de estos: plataforma de acceso avanzado GelPOINT® Mini (Applied Medical, Rancho Santa Maria, CA), Quad Port® (Advanced Surgical Systems, Wicklow, Irlanda), SILS® Port Multiple Instrument Access Port (Covidien, Mansfield, MA), o Single-Site Laparoscopy Access System® (Ethicon Endosurgery, Cincinnati, OH).
- Las limitaciones del uso de múltiples instrumentos laparoscópicos a través de un solo sitio pueden mitigarse en cierta medida con instrumentos de diferentes longitudes. Por lo general, se usa lo siguiente:
  - Un laparoscopio de 43 cm de longitud de trabajo de 30°
  - Un dispositivo HARMONIC ACE® de 45 cm o LigaSure® de 44 cm (o dispositivos similares de sellado de vasos de mayor longitud)
  - Una punta de aspiración laparoscópica de 45 cm
  - Un instrumento laparoscópico estándar de 37 cm de longitud de trabajo
- La colocación de un puerto único es similar al ingreso con la técnica de Hasson.
  - Se evierte el ombligo y se realiza una incisión de 2.5-3 cm.
  - El tallo umbilical se separa con instrumentos de corte.
  - La grasa y el tejido subcutáneo se disecan hasta llegar a la fascia.
  - La fascia se incide para crear una abertura de 2.5-3 cm. Es importante no hacer una incisión más grande, ya que esto producirá dificultades para mantener el neumoperitoneo.
- Los ápices de la incisión aponeurótica se marcan con Ethibond® calibre 0 en forma de un ocho con bordes amplios. La sutura se deja sin anudar y se coloca de forma que el nudo quede debajo de la fascia cuando se anude.
- A continuación, se coloca un separador de heridas Alexis-O® (Applied Medical, Rancho Santa Margarita, CA) en el abdomen.
- Luego, el dispositivo multicanal elegido se fija en el separador de heridas.
- Enseguida, se procede a la cirugía como se ha descrito anteriormente. La posición de los cirujanos se muestra en la **figura técnica 3.6.13**.

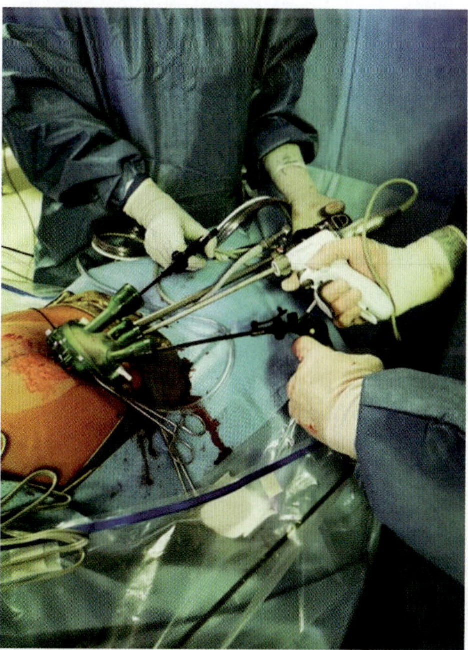

Figura técnica 3.6.13. Postura del cirujano durante la cirugía laparoscópica de un solo sitio. El dispositivo multicanal mostrado en la figura es la plataforma de ingreso GelPOINT® Mini (Applied Medical).

- Tras la finalización de la cirugía, se colocan dos puntos adicionales en forma de un ocho con Ethibond® calibre 0 entre los ápices de la fascia después de retirar el puerto.
- Dado que el tallo umbilical se separó de la fascia subyacente durante el ingreso en el abdomen, los bordes del ombligo deben volver a unirse a la fascia con una sutura Vicryl® 2-0, la cual se deja inicialmente sin atar.
- A continuación, se anudan las suturas Ethibond® 0, primero en los ápices y luego en el centro de la incisión para cerrar por completo la fascia. Es importante asegurarse de que las suturas queden planas y estén apretadas y de que el nudo y una cola de 1 cm de material de sutura queden debajo de la fascia.
- Posteriormente, se cierran las capas subcutáneas y subcuticulares. Justo antes de completar la sutura subcuticular, la sutura Vicryl® 2-0 previamente colocada que une el ombligo a la fascia se ata de tal manera que se asegura que el ombligo se invierta a su estado natural.
- Enseguida, se completa y se entierra la sutura subcuticular.

Cirugía robótica

- La cirugía asistida por robot ofrece ventajas adicionales con respecto a la técnica laparoscópica tradicional, con una mejor visualización en 3D, una mayor destreza y un aumento considerable de la articulación del instrumental quirúrgico, así como la eliminación de posibles temblores fisiológicos con movimientos más finos y estabilizados durante la cirugía.
- Entre las desventajas más notables de la cirugía asistida por robot se encuentran el elevado costo de puesta en marcha (millones de dólares) y de los productos desechables, así como la necesidad de personal auxiliar con capacitación especializada y de un espacio de quirófano exclusivo. Además, existen requisitos adicionales de formación y acreditación o credencialización, un mayor conjunto de habilidades y un mayor riesgo de daño tisular involuntario debido a la falta de retroalimentación táctil con las plataformas robóticas actuales.
- No hay pruebas sólidas que apoyen la superioridad de la cirugía robótica sobre el abordaje laparoscópico tradicional, y la elección del método depende del asesoramiento de la paciente y de la experiencia del cirujano.
- La mayoría de las plataformas robóticas utilizadas hoy en día incluyen tres componentes:
  - *Consola quirúrgica (y en algunos casos una consola de capacitación adjunta).* Es el lugar donde el cirujano se sienta, ve la pantalla en 3D y manipula los brazos robóticos con instrumentos acoplados mediante controles de mano, dedo y pie.
  - *Carro de cabecera.* Cuenta con una serie de brazos robóticos (por lo general, cuatro) en los que se conectan las puntas de los instrumentos quirúrgicos. Estos brazos se «acoplan» a los trocares previamente insertados, a través de los cuales se despliegan los instrumentos en el abdomen de la paciente.
    - Los trocares miden entre 8 y 12 mm de diámetro.
    - De este modo, pueden desplegarse hasta tres instrumentos quirúrgicos distintos y una cámara en cualquier momento.
  - *Cámara y carro de visión.* Permiten la visualización en 3D.
- Inicialmente, se introduce un laparoscopio de 5 mm en el abdomen de la forma habitual para la cirugía laparoscópica. Los autores recomiendan ingresar en un punto del cuadrante superior izquierdo (punto de Palmer), ya que este puerto también puede usarse como puerto del ayudante.
- Los trocares que se usan para los puertos robóticos se colocan entonces bajo guía laparoscópica.
  - Es importante asegurar 8-10 cm entre cada trocar robótico para optimizar el movimiento del brazo robótico y evitar una colisión.
  - Existen múltiples configuraciones de colocación de puertos, que dependen de la patología pélvica.
  - La cámara robótica debe estar al menos 10 cm por encima de la patología quirúrgica.
- La cirugía asistida por robot en un solo sitio con la plataforma robótica Da Vinci Xi® es posible utilizando un puerto de cinco lúmenes de 25 mm que incorpora dos instrumentos quirúrgicos en un solo sitio, la cámara, un puerto auxiliar de 5-10 mm y un canal de insuflación.
  - Los instrumentos son semirrígidos, lo que permite el cruce interno (**fig. técnica 3.6.14**). El montaje externo se muestra en la **figura técnica 3.6.15**. Considere que, en comparación con las opciones del instrumental multipuerto, la selección de instrumentos robóticos de un solo sitio es más limitada.
- Ya está disponible una plataforma robótica Da Vinci SP® dedicada a un solo sitio, la cual permite el uso de tres instrumentos de muñeca y codo a través de un solo trocar de 2.5 cm.

Cirugía endoscópica transluminal por orificios naturales

- La cirugía endoscópica transluminal por orificios naturales (CETON) es el desarrollo más reciente de la cirugía mínimamente invasiva. El abordaje peritoneal se realiza a través de un «orificio natural», que incluye la boca, la vagina, la uretra o el recto. El acceso transvaginal se presta para una

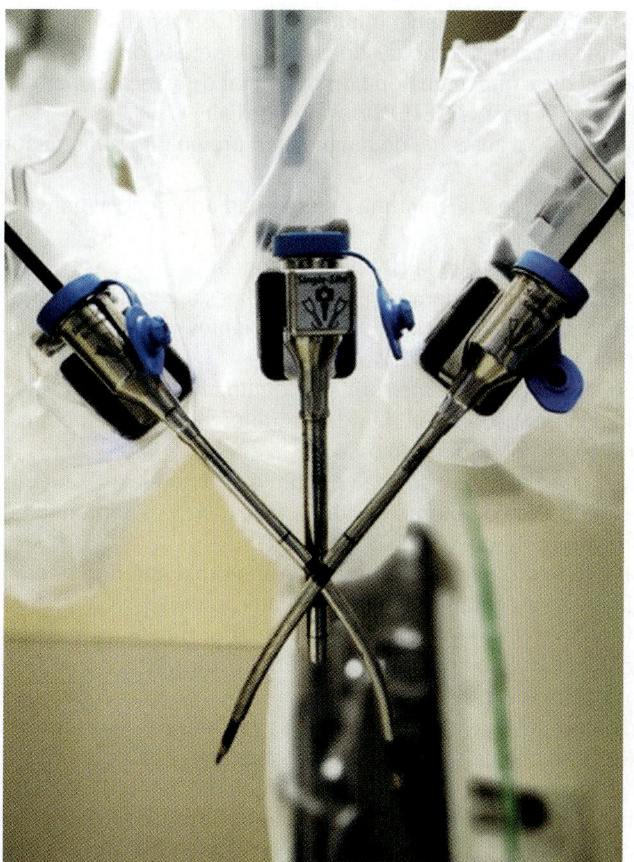

Figura técnica 3.6.14. Colocación de trocares robóticos en un solo sitio demostrando el cruce interno.

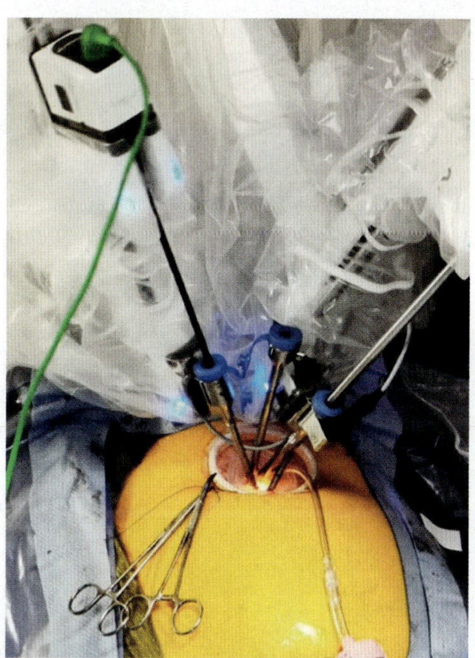

Figura técnica 3.6.15. Trocares robóticos de un solo sitio acoplados.

aplicación natural a la ginecología; sin embargo, esta técnica se ha adoptado y aplicado a procedimientos no ginecológicos, como colecistectomía, apendicectomía, gastrectomía y nefrectomía.
- Las aplicaciones ginecológicas de la CETON transvaginal (CETONv) incluyen la cirugía de anexos, la histerectomía, la miomectomía y la sacrocolpopexia.

- En comparación con la cirugía transvaginal tradicional, la CETONv permite una mejor visualización (tanto desde el interior de la vagina como desde el interior del abdomen) mediante el uso de instrumentos laparoendoscópicos, y ofrece una opción potencial de «rescate» para la cirugía vaginal difícil.
- La selección de las pacientes para la CETONv es primordial:
  - Sospecha de endometriosis o ausencia de diagnóstico previo con obliteración del fondo de saco posterior
  - Ausencia de antecedentes que sugieran una enfermedad adherencial grave
  - Acceso lateral vaginal adecuado
  - Acceso suficiente para el ingreso en la cavidad peritoneal
- Los estudios han demostrado que el tiempo quirúrgico, la estancia hospitalaria y la necesidad de control del dolor postoperatorio son menores en las pacientes sometidas a la CETONv en comparación con la histerectomía laparoscópica tradicional.
- El abordaje de la CETONv es inicialmente similar al de una histerectomía vaginal.
  - Se inyecta una solución de vasopresina diluida circunferencialmente alrededor del cuello uterino para la vasoconstricción y la hidrodisección.
  - La unión cervicovaginal se incide de forma cortante o con un electrocauterio Bovie®.
  - A continuación, se realiza la colpotomía posterior y se marca el peritoneo posterior al muñón vaginal posterior con Vicryl® calibre 0 o 2-0.
- Si se realiza una histerectomía, se lleva a cabo una colpotomía anterior, se marcan el peritoneo anterior y el muñón vaginal y se aseguran los ligamentos uterosacros.
  - Una CETONv exitosa no requiere una colpotomía anterior o la fijación de los ligamentos uterosacros antes de la colocación de un puerto de sitio único, pero los autores prefieren estos pasos, ya que facilitan la colocación del puerto.
- El protector de heridas Alexis®, que está incluido en la plataforma de acceso avanzado GelPOINT® Mini (**fig. técnica 3.6.16**), se coloca entonces intraperitonealmente con la ayuda de pinzas de Babcock (**fig. técnica 3.6.17**). Tras asegurarse de que el anillo rígido verde del protector de heridas está contenido y completamente expandido dentro de la cavidad peritoneal, se cruzan las suturas previamente marcadas, ya que consideramos que esto ayuda a evitar que el dispositivo se salga de la cavidad peritoneal durante la cirugía.

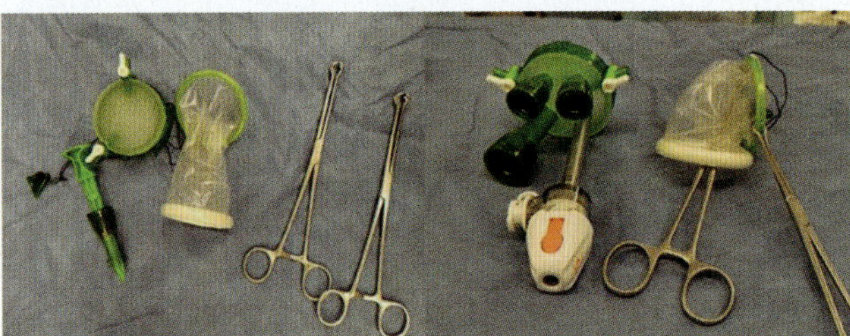

Figura técnica 3.6.16. Dispositivo multicanal ensamblado utilizado en la cirugía vaginal endoscópica transluminal por orificios naturales.

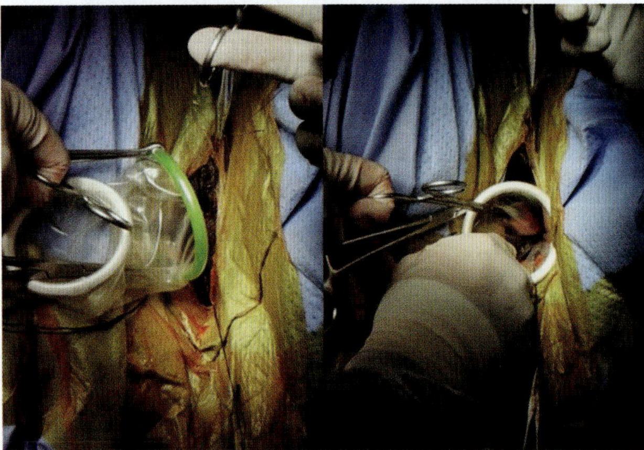

Figura técnica 3.6.17. Entrega del cuello uterino a través del protector de heridas Alexis® en la cirugía vaginal endoscópica transluminal por orificios naturales. El cirujano asistente sostiene las suturas previamente marcadas en paralelo al eje longitudinal de la vagina, mientras el cirujano coloca el anillo rígido verde del protector de heridas en la cavidad peritoneal.

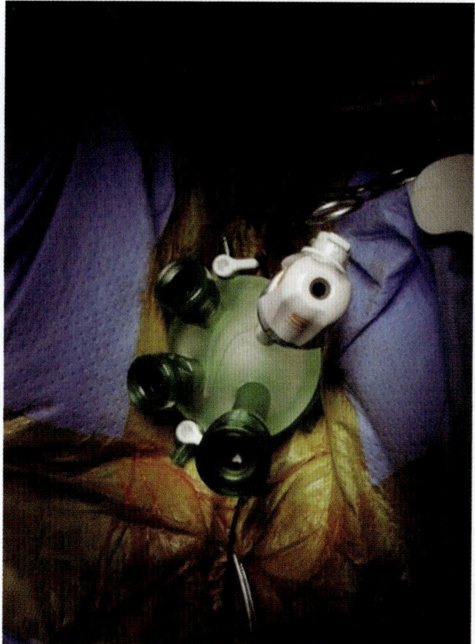

Figura técnica 3.6.18. Fijación de la tapa GelSeal® en el protector de heridas Alexis®. Se muestra la ubicación de los puertos, incluido un puerto del sistema AirSeal® de 5 mm (CONMED).

A continuación, la plataforma de acceso avanzado GelPOINT® Mini montada se fija al protector de heridas Alexis® y se establece el neumoperitoneo (**fig. técnica 3.6.18**).

- ■ Si no se ha realizado una colpotomía anterior antes de intentar la histerectomía CETONv, se continúa con la disección anterior de la vejiga del cuello uterino hasta que se observe el «signo de la onda» (resultado del neumoperitoneo que produce «ondas» en el borde peritoneal). Esto indica que es seguro realizar una incisión en el peritoneo cervicovesical.
- ■ Enseguida, se procede a la intervención quirúrgica indicada mediante técnicas laparoscópicas de un solo sitio.
- ■ Tras la intervención, se libera el neumoperitoneo y se cierra la colpotomía por vía vaginal.

CONSEJOS Y ALERTAS

CONSEJO O ALERTA   DESCRIPCIÓN

○ Laparoscopia en el embarazo

Las afecciones que no constituyen una emergencia o una urgencia (como los tumores anexiales encontrados incidentalmente durante el embarazo) a veces pueden retrasarse o aplazarse hasta el posparto. En los casos en los que esto no es factible, el trimestre del embarazo en el que se realiza la cirugía afecta la técnica empleada y el posible desenlace obstétrico.

La cirugía laparoscópica en el embarazo se realiza mejor en el segundo trimestre. Si la cirugía debe realizarse más tarde en la gestación, el ingreso directo o con la técnica de Veress suponen un riesgo de perforación del útero y requieren una atención especial.

Otras consideraciones:
- • Desplazamiento uterino izquierdo durante la cirugía para disminuir el síndrome hipotensor supino.
- • Deben usarse dispositivos de compresión secuencial para reducir el riesgo de tromboembolia venosa.
- • Los manipuladores uterinos deben evitarse por el riesgo de traumatismo y hemorragia.

○ Laparoscopia en pacientes con obesidad

La colocación inicial del puerto debe ser en el ombligo, independientemente de la ubicación de la patología, porque la distancia de la piel al peritoneo es más corta allí.

La colocación de todos los demás puertos puede realizarse de forma más segura bajo visualización después del ingreso exitoso en el peritoneo.

Pueden ser útiles los puertos adicionales para los instrumentos dedicados a manipular el epiplón o el intestino, así como los trocares más largos y un separador en abanico.

(*continúa*)

CONSEJOS Y ALERTAS (*continuación*)

CONSEJO O ALERTA   DESCRIPCIÓN

○ Uso de la cistoscopia   El ACOG recomienda el uso rutinario de la cistoscopia en las cirugías laparoscópicas y uroginecológicas.

La cistoscopia puede ayudar a identificar lesiones manifiestas en la vejiga, acodamientos ureterales o transecciones en el momento de la cirugía (como demuestran los chorros ureterales débiles o ausentes), pero es importante recordar que incluso con hallazgos cistoscópicos normales puede haber lesiones. Si hay una buena razón para sospechar una lesión, se debe hacer todo lo posible para descartarla, ya que los signos manifiestos pueden ser tardíos (como en una lesión por desvascularización).

○ Reducción de la hemorragia durante la miomectomía   Estrategias para reducir la pérdida de sangre durante la miomectomía:

1. Fármacos:
   - Vasopresina diluida (20 unidades en 30-100 mL de solución salina normal) inyectada a lo largo de la línea de incisión serosa prevista. Se debe avisar a los anestesistas cuando se utilice vasopresina, ya que puede ocasionar cambios transitorios en la presión arterial, bradicardia, bloqueo auriculoventricular y edema pulmonar.
   - También se puede considerar el uso de un supositorio de misoprostol de 400 µg vía rectal 30 min antes de la cirugía.

2. Torniquete uterino:
   - Tradicionalmente, un drenaje de Penrose o una sonda de Foley que puede introducirse a través de las ventanas creadas en el ligamento ancho a nivel del orificio interno para disminuir el flujo sanguíneo a través de las arterias uterinas. Técnicamente, la colocación de un torniquete es más difícil con la laparoscopia que con la cirugía abierta.

3. Los clips quirúrgicos colocados de forma temporal en el origen de la arteria uterina desde la arteria hipogástrica reducirán el flujo sanguíneo uterino. Esto requiere una disección retroperitoneal y familiaridad con el espacio pararrectal. Los clips deben ser retirados después de la cirugía.

○ Extracción de tejidos para muestras de gran tamaño   Dependiendo del tamaño de la muestra que se vaya a extraer, se pueden utilizar bolsas de recuperación de tejidos, cuyo tamaño oscila entre 5 y 15 mm. Deben seleccionarse trocares de tamaño adecuado. Las incisiones aponeuróticas iguales o mayores de 1 cm deben cerrarse debido a la posibilidad de herniación.

En el caso de úteros o miomas de mayor tamaño, puede ser necesaria una bolsa de extracción Alexis® de 17 cm o una minilaparotomía.

La fragmentación debe estar siempre contenida dentro de la bolsa de recuperación para evitar la propagación inadvertida de tejido en el abdomen o la pelvis.

Las técnicas de fragmentación incluyen la técnica de la «gran C» (3) o de la «V» (4) usando un bisturí o unas tijeras.

CUIDADOS POSTOPERATORIOS

- Después de la CGMI, el alta en el mismo día es frecuente. La selección cuidadosa de las pacientes adecuadas para el alta en el mismo día es crucial para garantizar su seguridad. La tasa de reingreso puede llegar a ser del 3%, normalmente en pacientes con comorbilidades médicas como diabetes, diátesis hemorrágicas, enfermedades pulmonares y cáncer, lo que pone de manifiesto la importancia de una selección cuidadosa (5).
- El asesoramiento preoperatorio sobre el curso postoperatorio esperado también es importante para establecer las expectativas de la paciente después de la cirugía.
- Los factores asociados con el alta exitosa en el mismo día son los siguientes:
  - Edad menor de 60 años
  - IMC menor de 32 kg/m^2
  - Menor estimación de pérdida sanguínea
  - Inicio de la cirugía antes de las 14:00 y finalización antes de las 18:00
  - Menor tiempo quirúrgico
  - Uso de ketorolaco i.v.
  - Apoyo de la familia y los amigos en el hogar
- En las pacientes que son dadas de alta a su casa el mismo día después de la cirugía, debe haber un contacto telefónico de enfermería o del médico dentro de las 24-48 h para asegurar que no se han producido problemas postoperatorios agudos desde el alta.

- Otros seguimientos postoperatorios sistemáticos deben incluir una consulta a la clínica en las 4-6 semanas siguientes a la cirugía.
- Si se realiza una histerectomía, se suele recomendar una exploración del muñón vaginal a las 6 semanas con la expectativa de un muñón cicatrizado.
- Las instrucciones postoperatorias adicionales para las pacientes deben incluir lo siguiente:
  - No nadar ni tomar baños en tina durante 6 semanas para evitar la infección por agua estancada.
  - No levantar nada que pese más de 4.5 kg para evitar una hernia.
  - No colocar nada en la vagina durante 6 semanas para prevenir la dehiscencia del muñón vaginal y la infección.

COMPLICACIONES

- *Lesión vascular*
  - La lesión de las estructuras vasculares es inusual en la laparoscopia y se produce en 0.09-5 por cada 1000 casos. Si se produce una lesión, suele ocurrir durante el ingreso inicial o la colocación del trocar.
  - Los sitios más frecuentes de una lesión vascular mayor incluyen la bifurcación aórtica, la vena cava inferior o los vasos ilíacos. Si se produce una lesión, la aguja de Veress o el trocar no deben retirarse porque pueden estar actuando para taponar o detener la hemorragia. Debe procederse a la estabilización, la reanimación y la rápida notificación a un cirujano vascular.

Si la lesión es extensa y la hemorragia es incontrolable y pone en peligro la vida, puede ser necesaria la laparotomía y la presión directa sobre el punto de sangrado.

- La arteria epigástrica inferior puede lesionarse en el momento de colocar un trocar lateral. Por lo general, esto puede controlarse con taponamiento, dispositivos de electrocauterización o sellado de vasos o suturas.

- *Lesión nerviosa*
- Las pacientes sometidas a una cirugía prolongada tienen un mayor riesgo de neuropatía periférica, la cual se produce en el 2% de los casos de cirugía ginecológica (6).
- Las lesiones más frecuentes específicas de la cirugía laparoscópica incluyen las siguientes:
  - *Nervio femoral.* Causada por la hiperflexión de las caderas, la abducción extrema o la rotación externa de la cadera en la litotomía dorsal, produce debilidad o incapacidad para flexionar las caderas o extender la rodilla (problemas para subir escaleras), así como entumecimiento sobre el muslo.
  - *Nervio ciático.* Causada por la hiperflexión de las caderas o la rotación externa extrema, que da lugar a debilidad o incapacidad para la flexión dorsal o plantar del pie, o para la flexión de la rodilla, asociada con un entumecimiento por debajo de la rodilla.
  - *Nervio peroneo común.* Causada por la compresión lateral del músculo de la pantorrilla, que ocasiona debilidad o incapacidad para la dorsiflexión del tobillo (caída del pie) y entumecimiento sobre la pantorrilla lateral.
  - *Nervios ilioinguinales o iliohipogástricos.* Causada por una lesión nerviosa inadvertida durante la incisión de la piel o por el atrapamiento de un nervio durante el cierre de la piel, lo que causa un dolor urente que se irradia desde el sitio de la incisión hasta el monte del pubis, los labios o el muslo.

- *Lesión gastrointestinal*
- Las lesiones intestinales asociadas con la laparoscopia se producen en 0.6-1.6 por cada 1000 casos. La mayoría de las lesiones intestinales (hasta el 55%) se producen durante el ingreso abdominal inicial con la aguja de Veress o durante la colocación del trocar, y suelen afectar el intestino delgado (7).
- Las tasas de lesiones vasculares o gastrointestinales importantes son similares con la técnica de Hasson abierta frente a la técnica de Veress cerrada, pero es más probable que la técnica de Hasson facilite el diagnóstico inmediato de la lesión, lo que conduce a un tratamiento más rápido.
- El retraso en el diagnóstico de la lesión intestinal puede producir una morbilidad significativa e incluso mortalidad. Las lesiones térmicas del intestino suelen tener una presentación retardada que puede incluir dolor abdominal intenso, peritonitis, incapacidad para expulsar flatos o defecar, fiebre y sepsis grave. Dicha lesión casi siempre requiere una laparotomía, ya que debe evaluarse todo el tubo digestivo.
- Entre los factores de riesgo de lesión intestinal se encuentran los antecedentes de laparotomía o cirugía, los múltiples intentos de colocación de agujas de Veress o trocares, la enterólisis o adhesiólisis extensas y un IMC muy bajo o alto.
- Para la mayoría de las punciones del intestino delgado con trocar o aguja de Veress, puede ser suficiente con reaproximar la pared intestinal con suturas interrumpidas simples, en una o dos capas, pero recomendamos una consulta intraoperatoria con cirugía general en estos casos si es posible.

- *Lesión urogenital*
- Las lesiones de las vías urinarias se producen en el 0.2-2.4% de los casos laparoscópicos, y se observan mayores tasas de lesiones vesicales y ureterales en comparación con la cirugía abdominal (8).
- La lesión de la vejiga es más frecuente en personas con antecedentes de múltiples partos por cesárea o cuando se coloca un trocar suprapúbico.
  - La cistostomía puede cerrarse en dos capas con una sutura absorbible. Debe evaluarse la integridad de la línea de sutura después de la reparación y debe garantizarse el cierre hermético hasta un volumen de al menos 200 mL con un plan de reposo vesical prolongado con una sonda de Foley permanente durante 7-14 días.

- La mayoría de las lesiones ureterales se reconocen en el postoperatorio. Dependiendo del mecanismo de la lesión (térmica, aplastamiento, acodamiento, laceración, transección o desvascularización), el tratamiento puede incluir la colocación de una endoprótesis ureteral, la reaproximación, la reanastomosis o el reimplante, para lo cual se aconseja la consulta urológica.
- Los sitios más frecuentes de lesión ureteral son los siguientes:
  - Reborde de la pelvis (donde el uréter discurre medial al ligamento IP)
  - Orificio interno (durante la ligadura de la arteria uterina)
  - Muñón vaginal (durante la ligadura de los ángulos)
- Si la lesión no se detecta intraoperatoriamente, la presentación tardía suele producirse en los 14 días siguientes a la cirugía y puede presentarse como dolor en el costado, hematuria, oliguria, anuria, fiebre, dolor o distensión abdominal, náusea o vómito, íleo o fiebre.

- *Infección postoperatoria*
- La ISQ es la complicación más frecuente de la cirugía ginecológica y puede clasificarse como incisional o de órgano o espacio.
  - Las ISQ incisionales son extrafasciales y se dividen a su vez en *incisionales superficiales* (que afectan la piel y los tejidos subcutáneos) o *incisionales profundas* (en capas más profundas como el músculo y la fascia).
- Para que se clasifique como una ISQ, la infección debe producirse en los 30 días posteriores a la cirugía o en el plazo de 1 año si se trata de un implante.
- Las *infecciones de órganos o espacios* se definen como aquellas que afectan cualquier parte del cuerpo que haya sido abierta o manipulada durante una intervención quirúrgica y también deben producirse dentro del plazo indicado anteriormente.
- Los microorganismos aislados en las ISQ ginecológicas suelen proceder de la microbiota endógena de la piel y la vagina, son grampositivos, pero también pueden ser aerobios o anaerobios gramnegativos.
- Los factores de riesgo de ISQ se muestran en la tabla 3.6.3.
- La vaginosis bacteriana se ha identificado como un factor de riesgo para el desarrollo de la celulitis del muñón vaginal en el contexto de la histerectomía.
- Las pacientes con antecedentes de *Staphylococcus aureus* resistente a la meticilina deben recibir una dosis única de vancomicina i.v. además de cualquier otro antibiótico sistemático indicado antes de la cirugía.

REFERENCIAS CLAVE

1. Practice Bulletin No. 128: diagnosis of abnormal uterine bleeding in reproductive aged women. *Obstet Gynecol.* 2012;120(1):197–206.
2. Practice Bulletin No. 195: prevention of infection after gynecologic procedures. *Obstet Gynecol.* 2018;131(6):172–189.
3. Advincula A, Truong, MD. ExCITE: minimally invasive tissue extraction made simple with simulation. *OBG Manag.* 2015;27:40–45.
4. Rosen DMB, Conrad DH, Saar TD, Cario GM, Chou D, Bukhari M. Removing the large uterus without morcellation—the Colpo-V incision for specimen extraction at hysterectomy. *Aust N Z J Obstet Gynaecol.* 2021;1–4.
5. Korsholm M, Mogensen O, Jeppesen MM, et al. Systematic review of same-day discharge after minimally invasive hysterectomy. *Int J Gynaecol Obstet.* 2017;136(2):128–137. doi:10.1002/ijgo.12023
6. Te Linde RW, Rock JA, Jones HW. *Te Linde's Operative Gynecology.* 11th ed. Lippincott Williams & Wilkins; 2015.
7. Llarena NC, Shah AB, Milad M. Bowel injury in gynecologic laparoscopy: a systematic review. *Obstet Gynecol.* 2015;125(6):1407–1417.
8. Adelman MR, Bardsley TR, Sharp HT. Urinary tract injuries in laparoscopic hysterectomy: a systematic review. *J Minim Invasive Gynecol.* 2014;21(4):558–566.

Cerclaje
Rupsa C. Boelig, Amanda Roman y Vincenzo Berghella

PRINCIPIOS GENERALES

Definición

La *insuficiencia cervical* se ha definido de muchas formas (1). Aquí se desglosa la indicación del emplazamiento del cerclaje con base en la definición de *insuficiencia cervicouterina* en tres aspectos: los antecedentes obstétricos, la longitud del cuello uterino por ecografía transvaginal en el embarazo actual y la exploración física durante el embarazo actual (2). Aunque se ha estudiado la evaluación del cuello uterino fuera del embarazo para valorar la insuficiencia cervicouterina, actualmente no existe ninguna prueba clínicamente útil que pueda recomendarse.

- Antecedentes obstétricos:
  - Un antecedente de múltiples pérdidas en el segundo trimestre, precedidas de una dilatación del cuello uterino indolora, es una indicación para un cerclaje en un embarazo único. La *dilatación del cuello uterino indolora* se define como aquella que ocurre en ausencia de contracciones, parto, rotura de membranas, infección u otra patología clara.
  - En la actualidad, no se recomienda la colocación de un cerclaje para los antecedentes obstétricos en las gestaciones múltiples en curso.
- Longitud del cuello uterino por ecografía transvaginal (durante el embarazo):
  - Una longitud corta del cuello uterino por ecografía transvaginal en el segundo trimestre se asocia con un mayor riesgo de parto prematuro y puede ser precursora de la insuficiencia cervicouterina. Se cree que la longitud corta se encuentra en el continuo de la insuficiencia cervicouterina y es un precursor del parto prematuro (3). Dado el riesgo significativamente mayor de parto prematuro en mujeres con un cuello uterino corto y un parto prematuro anterior, otra definición de *insuficiencia cervicouterina* es una longitud del cuello uterino por ecografía transvaginal menor de 25 mm antes de las 24 semanas en una mujer con un parto prematuro espontáneo anterior (4).
  - Actualmente, no existe ninguna recomendación para el emplazamiento de un cerclaje basado en un cuello uterino corto por ecografía en gestaciones múltiples (1,2).
- Exploración física:
  - La dilatación del cuello uterino indolora actual en un embarazo único 16 0/7 a 23 6/7 es otra definición de *insuficiencia cervicouterina* e indicación de cerclaje.
  - Un reciente ensayo aleatorizado, además de estudios retrospectivos, apoya el beneficio del cerclaje en el contexto de la dilatación del cuello uterino también en el embarazo gemelar (5,6).

Exploración física

- La exploración física para la dilatación del cuello uterino puede incluir una exploración con espéculo estéril para la evaluación visual y una exploración vaginal estéril para la evaluación física.

Diagnósticos diferenciales

- Antes del emplazamiento del cerclaje, deben descartarse otras causas de dilatación del cuello uterino, ya que son *contraindicaciones* para su realización. Entre ellas están las siguientes:
  - Desprendimiento de placenta
  - Trabajo de parto prematuro activo
  - Rotura prematura de membranas pretérmino
  - Sospecha de corioamnionitis o infección intraamniótica

Tratamiento no quirúrgico

- *Antecedentes obstétricos.* Tanto la progesterona vaginal como el caproato de 17-hidroxiprogesterona son eficaces en la prevención de partos prematuros recurrentes ben mujeres con antecedentes de parto prematuro de 20 0/7 a 36 6/7 semanas (7).
- *Ecografía.* La progesterona vaginal es eficaz en el tratamiento del cuello uterino corto en la ecografía transvaginal (7).

- *Exploración.* No existen otras intervenciones recomendadas para prevenir el parto prematuro en el contexto de la dilatación del cuello uterino (2).

IMÁGENES Y OTROS MÉTODOS DE DIAGNÓSTICO

- La técnica para medir la longitud del cuello uterino mediante ecografía transvaginal se ha descrito anteriormente (8), y existe un programa educativo/de certificación disponible a través de la Perinatal Quality Foundation para garantizar una medición precisa de la longitud del cuello uterino (https://clear.perinatalquality.org/default.aspx) (**fig. 3.7.1**).

PLANIFICACIÓN PREOPERATORIA

- En la **tabla 3.7.1** se destacan las consideraciones perioperatorias para el emplazamiento del cerclaje.
- *Edad gestacional.* La colocación del cerclaje debe hacerse antes de las 24 semanas de gestación. Un cerclaje transabdominal colocado en el embarazo se haría idealmente antes de las 12 semanas de gestación. Uno indicado debido a los antecedentes se coloca entre las 10 y 14 semanas de gestación, en tanto que un cerclaje indicado por ecografía o exploración debe colocarse lo antes posible tras el diagnóstico.
- *Ecografía fetal.* Antes y después del emplazamiento del cerclaje, debe hacerse una ecografía que documente un embarazo intrauterino viable.
- *Amniocentesis.* Puede considerarse antes del cerclaje indicado por exploración debido a una mayor tasa de líquido amniótico asintomático con cultivo positivo (2). No se ha demostrado que la amniocentesis antes del emplazamiento del cerclaje tenga un impacto adverso en los resultados, su beneficio no está claro y puede ofrecerse después de analizar con la paciente los riesgos o los beneficios.
- *Indometacina.* La indometacina perioperatoria, junto con los antibióticos, mejoró los resultados en el contexto de la colocación del cerclaje indicado por exploración (9); su uso se recomienda perioperatoriamente (50 mg vía oral cada 8 h durante 48 h). Dada la continuidad del acortamiento del cuello uterino con la dilatación de este, la indometacina perioperatoria puede considerarse también para un cerclaje indicado por ecografía (*véase* tabla 3.7.1).

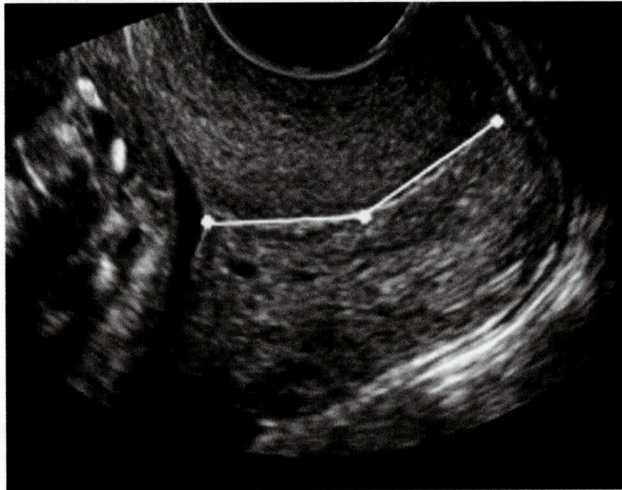

Figura 3.7.1. Demostración de la medición de la longitud del cuello uterino por ecografía transvaginal (reimpresa de Perinatal Quality Foundation. CLEAR Cervical Length Education and Review. https://clear.perinatalquality.org/default.aspx).

Tabla 3.7.1	Consideraciones perioperatorias para el emplazamiento del cerclaje

Consideraciones	Indicado por los antecedentes (transabdominal)	Indicado por los antecedentes (transvaginal)	Indicado por la ecografía (transvaginal)	Indicado por la exploración (transvaginal)
Indicación	Parto prematuro previo y falta de acceso al cuello uterino por vía vaginal debido a una cirugía o malformación previa del cuello uterino (< 32 semanas)	Dilatación del cuello uterino indolora que causa pérdidas recurrentes en el segundo trimestre Cerclaje previo indicado por exploración o por ecografía con parto prematuro posterior ≤ 32 semanas*	Parto prematuro anterior (16 0/7-36 6/7 semanas) y longitud cuello uterino actual del segundo trimestre por ecografía transvaginal < 25 mm	Dilatación del cuello uterino indolora < 24 semanas (sin parto, rotura de membranas, desprendimiento, corioamnionitis)
Momento	Antes del embarazo o antes de las 12 semanas	11-15 semanas	Antes de las 24 semanas	Antes de las 24 semanas
Ecografía fetal	Sí	Sí	Sí	Sí
Amniocentesis	No	No	No	Considerar
Indometacina perioperatoria	No	No	Considerar	Sí
Antibióticos perioperatorios	No	No	Considerar	Sí
Anestesia	General endotraqueal o raquídea	Raquídea	Raquídea	Raquídea
Atención postoperatoria	Paciente ambulatoria**	Paciente ambulatoria	Paciente ambulatoria	Paciente ambulatoria
Reposo en cama	No	No	No	No

*Para las mujeres con un cerclaje previo indicado por ecografía o exploración y un parto posterior de ≥ 33 semanas, se puede ofrecer un cerclaje indicado por los antecedentes o un tratamiento con longitud del cuello uterino en serie.
**Para los procedimientos abdominales abiertos, el postoperatorio inmediato es hospitalario; para los procedimientos laparoscópicos o robóticos, el postoperatorio inmediato puede ser hospitalario o ambulatorio.

- *Antibióticos.* Los antibióticos perioperatorios, junto con la indometacina, mejoran los resultados en el contexto de un cerclaje indicado por exploración (9). Como en el caso anterior, también pueden considerarse antes de un cerclaje indicado por ecografía.

TRATAMIENTO QUIRÚRGICO
Posición de la paciente

- Emplazamiento del cerclaje transvaginal: litotomía dorsal con inclinación lateral izquierda para el desplazamiento uterino.
- Emplazamiento del cerclaje transabdominal: decúbito supino.

Abordaje

- Emplazamiento del cerclaje transvaginal:
  - Técnica de McDonald
  - Técnica de Shirodkar
- Emplazamiento del cerclaje transabdominal: *véase* el capítulo 2.4 para los detalles de la técnica de cerclaje abdominal.
  - *Laparoscópico o robótico.* No se sugiere el emplazamiento de un cerclaje durante el embarazo debido al tamaño del útero grávido.
  - *Abierto.* Técnica sugerida para el emplazamiento del cerclaje durante el embarazo.

Procedimientos y técnicas

Cerclaje transvaginal: técnica de McDonald

A diferencia de la técnica de Shirodkar, que se describe más adelante, la técnica de McDonald no requiere una disección submucosa.

- Anestesia adecuada (por lo general, raquídea o regional).
- Paciente en posición de litotomía dorsal y preparación quirúrgica del perineo y la vagina. Preparación vaginal suave en el contexto de un cuello uterino dilatado.
- Espéculo con peso y separadores de Breisky o de ángulo recto para visualizar el cuello uterino.
- Sujete el cuello uterino con dos pinzas de anillos y aplique tracción. Identifique la retracción vesicocervical (en la unión de la porción inferior del cuello uterino y la vagina rugosa). Coloque una sutura en cuatro o seis pasadas circunferencialmente alrededor del cuello uterino comenzando a las 12 h (**figs. técnicas 3.7.1** [10] **y 3.7.2**). La profundidad de la sutura debe contener suficiente estroma cervical para mantener la integridad de la sutura y no atravesarla, pero no debe entrar en el conducto endocervical, protegiendo así las membranas de la rotura durante el procedimiento. Hay que tener cuidado de evitar que los vasos uterinos corran a las 3 h y a las 9 h lateralmente.
- La sutura debe colocarse en la parte posterior del cuello uterino, ya que es el sitio más probable de desplazamiento de los puntos. La sutura se anuda por delante, se colocan nudos sucesivos y se dejan

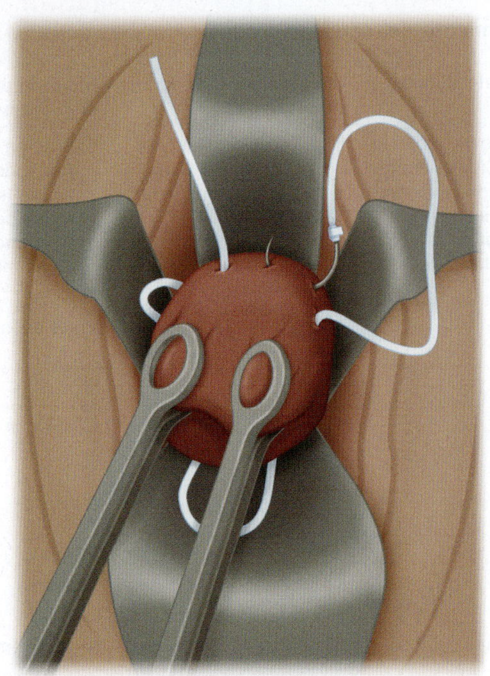

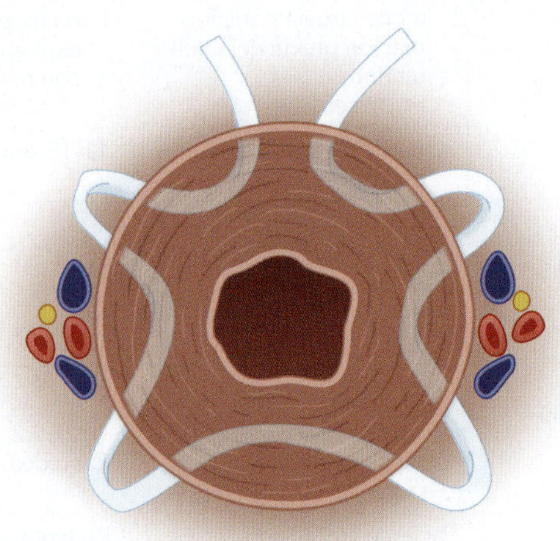

A **B**

Figura técnica 3.7.1. Emplazamiento del cerclaje con la técnica de McDonald. **A.** Justo distal a la retracción vesicocervical, se coloca una sutura en bolsa de tabaco (jareta) en cuatro a seis pases circunferencialmente alrededor del cuello uterino. La sutura debe colocarse en la parte posterior del cuello uterino, ya que es el sitio más probable de desplazamiento de los puntos. **B.** Sección coronal del cerclaje con la técnica de Mc-Donald. Cada pasada debe ser lo suficientemente profunda como para contener suficiente estroma cervical para evitar el «tirón», pero no tan profunda como para entrar en el conducto endocervical. Los vasos uterinos deben evitarse lateralmente.

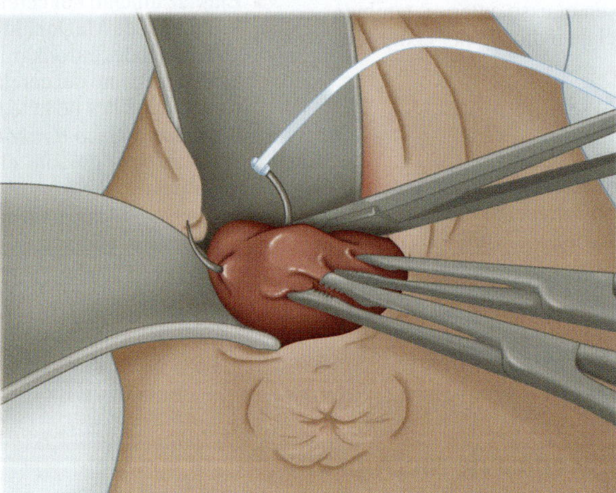

Figura técnica 3.7.2. Emplazamiento del cerclaje con la técnica de McDonald: colocación del primer punto a las 12 h.

los extremos lo suficientemente largos (2-3 cm) para facilitar su retirada posterior. La sutura debe estar lo suficientemente apretada como para que en la exploración digital el cuello uterino esté cerrado.

- La sutura se retira agarrando la cola de las suturas, tirando hacia arriba para identificar el nudo, cortando un lado del bucle de la base y simplemente tirando de la sutura. Por lo general, se realiza en el consultorio y debe planificarse a las 36 semanas, o en caso de parto prematuro o rotura prematura de membranas.

Cerclaje transvaginal: técnica de Shirodkar

La técnica de Shirodkar implica la disección de las fascias vesicovaginal y rectovaginal para colocar la sutura lo más próxima posible al nivel del orificio interno (**fig. técnica 3.7.3** [10]).

- Anestesia adecuada (por lo general, raquídea o regional).
- Paciente en posición de litotomía dorsal y preparación quirúrgica del perineo y la vagina. Preparación vaginal suave en el contexto de un cuello uterino dilatado.

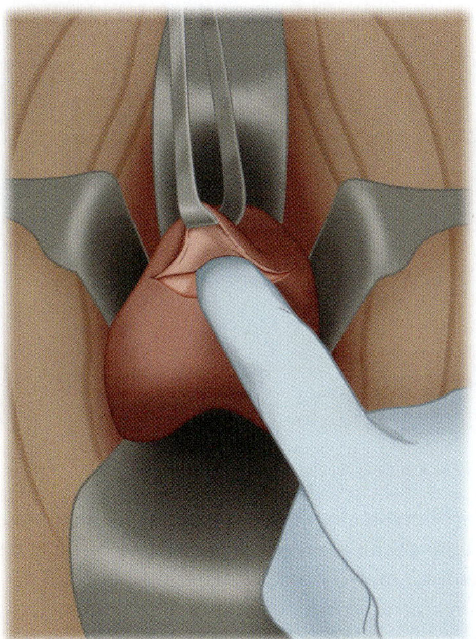
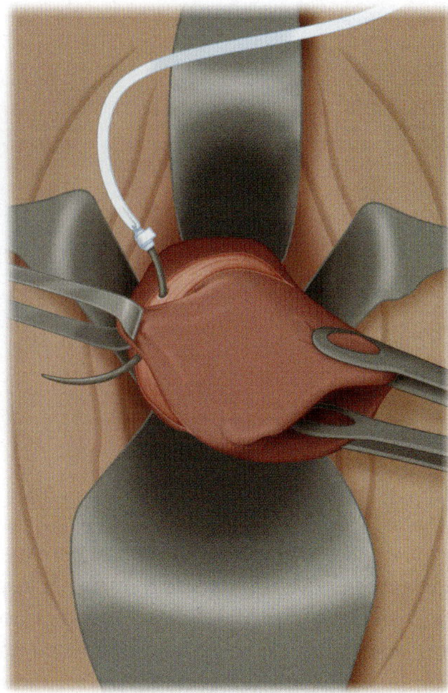

Figura técnica 3.7.3. Técnica de Shirodkar modificada. **A.** La incisión transversal inicial se realiza en el epitelio cervicovaginal anterior en la retracción de la vejiga, y la fascia vesicovaginal se retrae cefálicamente hasta el nivel del orificio interno. **B.** Se colocan unas pinzas de Allis lateralmente con las mandíbulas en las incisiones anterior y posterior lo más alto posible en el cuello uterino para maximizar la disección cefálica. Se realiza una tracción lateral en el tejido submucoso para evitar la vasculatura uterina.

- Espéculo con peso y separadores de Breisky o de ángulo recto para una adecuada visualización.
- Incisión transversal del epitelio cervicovaginal, tanto por delante (en la retracción de la vejiga) como por detrás. Las fascias vesicovaginal y rectovaginal son retraídas en sentido cefálico hasta el nivel del orificio interno, como en los pasos iniciales de una histerectomía vaginal.
- Las pinzas de Allis largas se colocan lateralmente con las mandíbulas en las incisiones anterior y posterior lo más alto posible en el cuello uterino para maximizar la disección cefálica. Las pinzas de Allis se utilizan para ejercer una tracción lateral sobre el tejido submucoso, de modo que el cerclaje pueda colocarse eficazmente cerca del cuello uterino situado en posición medial, evitando al mismo tiempo los vasos uterinos desplazados lateralmente.
- La sutura se hace mediante dos pases sucesivos con una aguja atraumática a cada lado (de posterior a anterior o viceversa) justo distal a las pinzas de Allis por encima de la inserción de los ligamentos cardinales.
- Después de asegurarse de que la cinta de sutura queda plana en la parte posterior, la sutura se anuda en la parte anterior, lo suficientemente apretada como para admitir la punta de un dedo en el orificio externo, pero se cierra en el orificio interno.
- Se colocan nudos sucesivos para facilitar su identificación y posterior retirada. Las incisiones de la mucosa se cierran por encima (con el paso de la sutura de cerclaje) solo si se observa una hemorragia activa.
- La sutura de Shirodkar, a diferencia de la de McDonald, puede requerir anestesia para retirarse, porque el nudo se entierra bajo la anestesia regional. Al igual que en el caso anterior, por lo general se retira a las 36 semanas.

Cerclaje transabdominal: abierto

- Anestesia regional o general; paciente en posición de decúbito supino.
- Incisión cutánea de Pfannenstiel e ingreso abdominal como en un parto por cesárea.
- Se utilizan cuchillas y separadores para visualizar el útero y el segmento uterino inferior.
- Los vasos uterinos deben ser palpados y desplazados digitalmente de forma bilateral. Se guía una cinta de Mersilene® de 5 mm a través del ligamento ancho a nivel del orificio interno mediante una perforación roma con unas pinzas de ángulo recto. La sutura se guía posteriormente hacia el otro lado, ya sea desplazando el útero anteriormente o solo por palpación, y luego se lleva de forma similar anteriormente al otro lado.
- Como alternativa, se puede usar una sutura roma de doble cara, especialmente en el caso de un útero grávido que es difícil de desplazar hacia delante. Los vasos uterinos se palpan y se desplazan

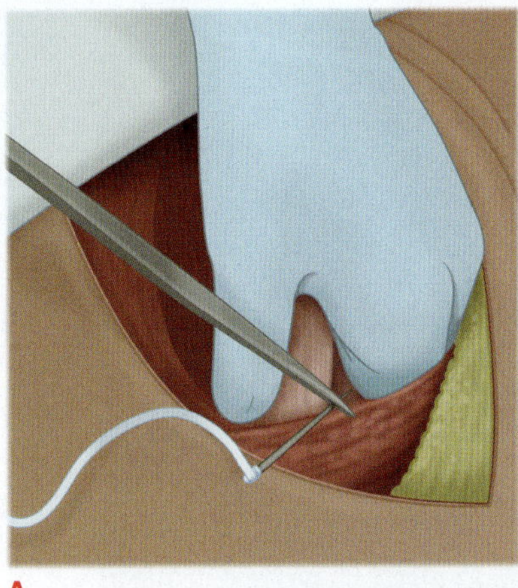 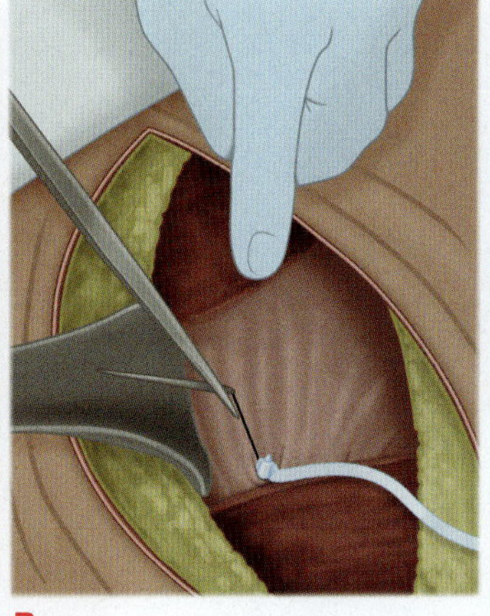 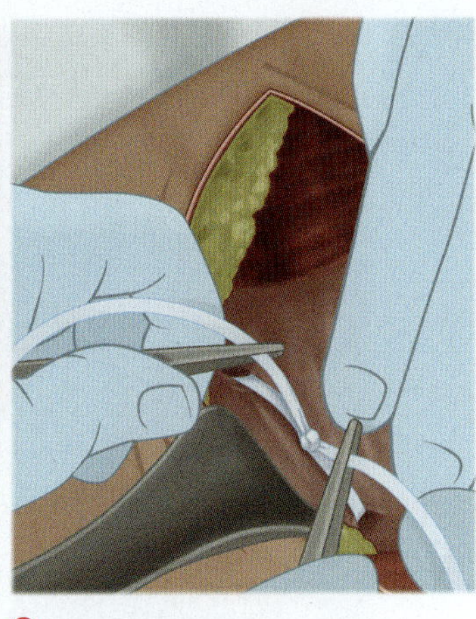

Figura técnica 3.7.4. Emplazamiento del cerclaje abdominal en un útero grávido con una aguja roma de doble cara y sutura de Mersilene® de 5 mm. **A.** Desplazamiento del útero en sentido anterior y hacia la derecha, palpación y retracción digital de los vasos uterinos izquierdos, empleo de una aguja roma para realizar una sutura con Mersilene® de posterior a anterior a través del ligamento ancho, en la unión istmicocervical, a nivel del orificio interno. **B.** Aguja cortada; sutura atravesada anteriormente en el lado izquierdo. **C.** Después de repetir en el lado izquierdo con el otro extremo de la sutura de doble cara, se anuda la sutura en sentido anterior.

con los dedos hacia un lado. La sutura de Mersilene® de 5 mm se guía a través del ligamento ancho a nivel del orificio interno (unión istmicocervical) de *posterior* a anterior. La sutura se guía por palpación a lo largo de la cara posterior. En el lado contralateral, los vasos uterinos se desplazan lateralmente, y la aguja roma del otro extremo se utiliza para guiar de nuevo la sutura de *posterior* a anterior. La sutura se anuda en la parte anterior (**fig. técnica 3.7.4**).

- La sutura se anuda en la parte anterior.
- A diferencia del cerclaje transvaginal, la sutura no se retira y permanecerá en su sitio tras el parto por cesárea programado a las 38 o 39 semanas.

CONSEJOS Y ALERTAS

CONSEJO O ALERTA	DESCRIPCIÓN
⬤ Desplazamiento de las membranas en el contexto de la dilatación del cuello uterino	La dilatación del cuello uterino con prolapso de membranas es el procedimiento de mayor riesgo. Las membranas pueden desplazarse con algunas técnicas diferentes para facilitar la colocación del cerclaje. Primero coloque a la paciente en posición de Trendelenburg inclinada. Vacíe la vejiga. Sujete el cuello uterino por delante y por detrás con unas pinzas de anillos. Inserte una sonda de Foley en el orificio externo y llene lentamente el balón; observe cómo las membranas se desplazan de vuelta al conducto. Infle el balón de la sonda de Foley hasta el diámetro de la dilatación cuello uterino y déjelo en su sitio. Coloque la sutura de McDonald alrededor del cuello uterino, como se ha descrito anteriormente, y desinfle el balón y retírelo mientras se ata la sutura para asegurarse de que las membranas permanecen desplazadas fuera del conducto (**fig. 3.7.2**).
✖ La sutura se desliza en sentido posterior	Si una sutura de cerclaje se rompe, lo más frecuente es que ocurra en la parte posterior. Incluso en el caso de un cuello uterino corto en el que no haya mucho espacio en la parte anterior, asegúrese de colocar la parte posterior de la sutura lo más alto posible para evitar este problema.
⬤ Retirada del cerclaje	La sutura del cerclaje puede incrustarse en el estroma cervical. La retirada, en este caso, puede facilitarse utilizando unas pinzas de Kelly para tirar suavemente de la sutura hacia arriba, y encajando unas segundas pinzas debajo de las primeras sucesivamente para tirar de la sutura hacia arriba y alejarla del cuello uterino hasta identificar el bucle del nudo. También se puede usar una gasa montada para separar suavemente el estroma cervical de la sutura. Puede ser necesaria una sedación suave o anestesia regional para permitir una retracción y una visualización adecuadas.
✖ Cerclaje abdominal con útero grávido	El emplazamiento de un cerclaje abdominal con un útero grávido puede ser un desafío, por lo que no lo sugerimos más allá de las 12 semanas de gestación. Por lo general, no es posible desplazar el útero anteriormente, por lo que la sutura debe colocarse por palpación. El uso de una aguja roma y un dedal quirúrgico permite colocar la sutura de forma segura solo con la palpación mientras se desplazan los vasos uterinos. Además, el uso de una aguja de doble cara permite guiar la aguja de posterior a anterior en ambos lados.

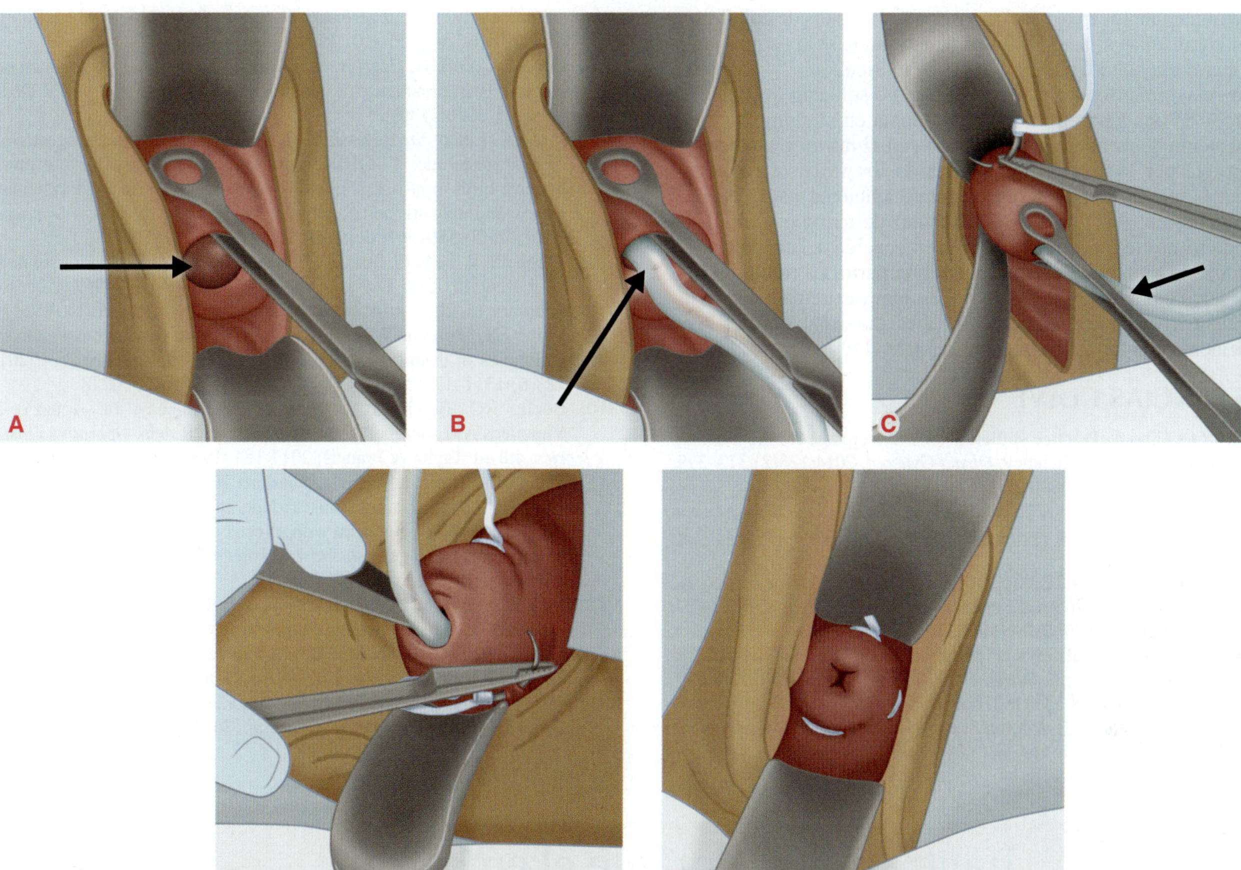

Figura 3.7.2. Demostración del cerclaje con la técnica de McDonald con el cuello uterino dilatado. **A.** Cuello uterino dilatado con membranas visibles en el orificio externo. **B.** Sonda de Foley transparente insertada suavemente en el orificio externo, balón de la sonda de Foley inflado con 5-7 mL para desplazar suavemente las membranas en sentido proximal. **C.** Proceder al cerclaje de McDonald, suturando primero a las 12 h con el balón de la sonda subyacente dentro del conducto endocervical, desplazando las membranas proximalmente y lejos de la zona de sutura. **D.** Cuello uterino suturado circunferencialmente; en esta imagen, se utilizan pinzas de anillos para retraer el cuello uterino hacia la derecha como punto colocado a la izquierda a las 2 h. Se puede ver la sonda de Foley transparente saliendo del orificio cervical externo con el balón inflado dentro del conducto. **E.** Después de la intervención, se retira el balón de la sonda de Foley y se ata el punto, el cuello uterino se cierra visual y digitalmente.

CUIDADOS POSTOPERATORIOS

- Las pacientes pueden ser dadas de alta el mismo día tras la recuperación de la anestesia.
- *No* se recomienda el reposo en cama.
- No hay datos que apoyen el beneficio o el perjuicio del reposo pélvico, aunque esta restricción puede considerarse ciertamente en el periodo perioperatorio.

RESULTADOS

- *Cerclaje indicado por antecedentes.* Se ha demostrado que los cerclajes transvaginal y transabdominal mejoran los desenlaces en embarazos únicos con antecedentes de pérdida en el segundo trimestre, como se ha descrito anteriormente. Un reciente estudio de cohortes en Dinamarca demostró una reducción de los nacimientos prematuros menores de 28 semanas con los cerclajes transvaginal y transabdominal profilácticos en comparación con la ausencia de cerclaje en mujeres con antecedentes de pérdida de un embarazo único en el segundo trimestre (16 0/7-27 6/7 semanas) (11).
- *Cerclaje indicado por ecografía.* Un metaanálisis de estos ensayos ha demostrado que existe una reducción significativa del 30% en la tasa de partos prematuros menores de 35 semanas, así como una mejora en la mortalidad y la morbilidad perinatales con el uso del cerclaje indicado por ecografía frente al tratamiento expectante (12).

- *Cerclaje indicado por exploración.* En un metaanálisis reciente sobre la eficacia del cerclaje indicado por exploración, en el que se incluyó un ensayo aleatorizado, así como otros nueve estudios de cohortes, se encontró que el cerclaje indicado por exploración se asocia con una mejor supervivencia neonatal, un aumento de la latencia del embarazo, una menor incidencia de parto prematuro y, específicamente, un parto prematuro temprano (13).

COMPLICACIONES

- Las principales morbilidades asociadas con la colocación del cerclaje son la rotura de membranas, la corioamnionitis y el desplazamiento de la sutura (1). La presencia del cerclaje en sí puede ocasionar contracciones o partos prematuros y laceraciones del cuello uterino. La hemorragia cervical y las contracciones durante e inmediatamente después de la colocación del cerclaje son frecuentes, pero no han sido bien estudiadas. Algunos médicos usan la indometacina de forma profiláctica o terapéutica para los calambres y las contracciones que suelen producirse tras el emplazamiento del cerclaje. Los cerclajes indicados por ecografía y por exploración se asocian con una mayor incidencia de morbilidad que el indicado por antecedentes, probablemente debido al proceso inflamatorio o infeccioso del parto ya en curso.
- Se han notificado lesiones de la vejiga o la uretra en el momento del emplazamiento del cerclaje; son extremadamente inusuales,

pero aumentan los riesgos teóricos con los intentos de colocación de suturas «más altas». No se ha determinado si la ecografía intraoperatoria puede reducir este riesgo teórico.

- El cerclaje transabdominal se relaciona no solo con los mayores riesgos de una laparotomía o laparoscopia en el momento de la colocación del cerclaje, sino también con el mayor riesgo de hemorragia por laceración inadvertida de los vasos uterinos (2). Además, es necesaria una laparotomía adicional para el alumbramiento del feto, ya sea (idealmente) de término o en el segundo trimestre, poco después de la colocación del cerclaje, si se produce la rotura de las membranas o el parto. La rotura uterina y la septicemia materna son complicaciones extremadamente infrecuentes pero potencialmente mortales que se han notificado en asociación con todos los tipos de cerclaje (1).

REFERENCIAS CLAVE

1. Rust O, Odibo A. Practice Bulletin No. 142: cerclage for the management of cervical insufficiency. *Obstet Gynecol*. 2014;123(2):372–379. doi:10.1097/01.AOG.0000443276.68274.cc
2. Boelig RC, Berghella V. Current options for mechanical prevention of preterm birth. *Semin Perinatol*. 2017;41(8):452–460. doi:10.1053/j.semperi.2017.08.003
3. Iams JD, Goldenberg RL, Meis PJ, et al. The length of the cervix and the risk of spontaneous premature delivery. *N Engl J Med*. 1996;334(9):567–572. doi:10.1056/NEJM199602293340904
4. Berghella V. Universal cervical length screening for prediction and prevention of preterm birth. *Obstet Gynecol Surv*. 2012;67(10):653–657. doi:10.1097/OGX.0b013e318270d5b2
5. Roman A, Rochelson B, Martinelli P, et al. Cerclage in twin pregnancy with dilated cervix between 16 to 24 weeks of gestation: retrospective cohort study. *Am J Obstet Gynecol*. 2016;215(1):98.e1–98.e11. doi:10.1016/j.ajog.2016.01.172
6. Roman A, Zork N, Haeri S, et al. Physical examination-indicated cerclage in twin pregnancy: a randomized controlled trial. *Am J Obstet Gynecol*. 2020;223(6).
7. Jarde A, Lutsiv O, Beyene J, McDonald SD. Vaginal progesterone, oral progesterone, 17-OHPC, cerclage, and pessary for preventing preterm birth in at-risk singleton pregnancies: an updated systematic review and network meta-analysis. *BJOG: An Int J Obstet Gynaecol*. 2019;126(5):556–567. doi:10.1111/1471-0528.15566
8. Berghella V, Bega G, Tolosa JE, Berghella M. Ultrasound assessment of the cervix. *Clin Obstet Gynecol*. 2003;46(4):947–962. Accessed February 13, 2017. http://www.ncbi.nlm.nih.gov/pubmed/14595237
9. Miller ES, Grobman WA, Fonseca L, Robinson BK. Indomethacin and antibiotics in examination-indicated cerclage. *Obstet Gynecol*. 2014;123(6):1311–1316. doi:10.1097/AOG.0000000000000228
10. Boelig RC, Berghella V. Cervical insufficiency. In: Apuzzio JJ, Vintzileos AM, Berghella V, Alvarez-Perez JR, eds. *Operative Obstetrics*. 4th ed. Taylor & Francis; 2017:181–198.
11. Sneider K, Christiansen OB, Sundtoft IB, Langhoff-Roos J. Recurrence of second trimester miscarriage and extreme preterm delivery at 16–27 weeks of gestation with a focus on cervical insufficiency and prophylactic cerclage. *Acta Obstet Gynecol Scand*. 2016;95(12):1383–1390. doi:10.1111/aogs.13027
12. Berghella V, Rafael TJ, Szychowski JM, Rust OA, Owen J. Cerclage for short cervix on ultrasonography in women with singleton gestations and previous preterm birth: a meta-analysis. *Obstet Gynecol*. 2011;117(3):663–671. doi:10.1097/AOG.0b013e31820ca847
13. Ehsanipoor RM, Seligman NS, Saccone G, et al. Physical examination–indicated cerclage. *Obstet Gynecol*. 2015;126(1):125–135. doi:10.1097/AOG.0000000000000850

Capítulo 3.8	**Traumatismos durante el embarazo**
	Jason Vaught

PRINCIPIOS GENERALES

Definición

- Los *traumatismos* se refieren a lesiones físicas de diversa gravedad; todos los traumatismos deben tratarse inmediatamente porque su gravedad puede aumentar de no hacerlo.
- Los traumatismos que producen un choque sistémico suelen requerir medidas de reanimación y quirúrgicas inmediatas e intensivas para preservar tanto la vida como la extremidad (1).
- Los traumatismos durante el embarazo afectan tanto el bienestar materno como el fetal y se cree que se producen en cerca de 1 de cada 12 embarazos, siendo las causas más frecuentes los accidentes de tránsito y la violencia entre parejas (2).
- Aunque hay dos individuos en la paciente traumatizada parturienta, la reanimación y la seguridad de la madre tienen prioridad.
- Debe emplearse un abordaje de equipo multidisciplinario con medicina de urgencias, cirugía traumatológica, anestesiología y radiología intervencionista.
- Existen aspectos específicos de los traumatismos relacionados con el embarazo, entre los que se encuentran los siguientes:
  - Mitigación de la exposición y la radiación
  - Tratamiento de los aspectos de los traumatismos relacionados con el embarazo, isoinmunización Rh, parto prematuro y desprendimiento de la placenta

Exploración física

- La exploración física es probablemente el aspecto más importante de la valoración traumatológica, y comienza en la fase hospitalaria.
- Los obstetras deben obtener información, si es posible, sobre los ingresos por traumatismos, incluyendo el tipo de lesión que se ha producido, las semanas de gestación del embarazo y la compensación de la paciente, si la hay (1).

Exploración primaria (fig. 3.8.1)

- La *exploración primaria* es la parte inicial de la exploración física intrahospitalaria, y abarca el ABCDE de la atención traumatológica. La evaluación es la siguiente:
  - Mantenimiento de las vías respiratorias con fijación de la columna cervical
  - Respiración y ventilación
  - Circulación con control de la hemorragia
  - Discapacidad (estado neurológico)
  - Exposición y entorno (1)
- Durante la exploración primaria, se identifican y se tratan con prioridad las afecciones que ponen en peligro la vida.

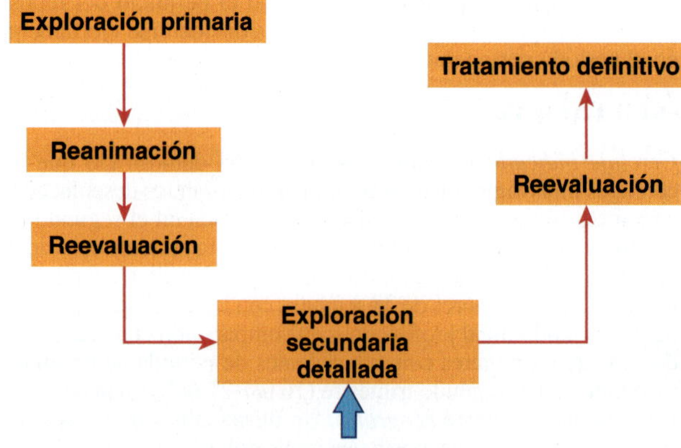

Figura 3.8.1. Exploración traumatológica (adaptada de American College of Surgeons. *ATLS Student Course Manual: Advanced Trauma Life Support*. 9.ª ed. American College of Surgeons; 2012).

- Independientemente de otras lesiones, el establecimiento de una *vía aérea* protegida es prioritario, y debe colocarse una vía aérea definitiva si está indicada.
  - El control definitivo de la vía aérea debe llevarse a cabo debido a lo siguiente:
    - Traumatismo craneoencefálico con puntuación menor de ocho de la Escala de coma de Glasgow (**tabla 3.8.1**)
    - Obstrucción de las vías respiratorias (secreciones, sangre y contenido gastrointestinal)
    - Hipoxemia que no se resuelve con oxígeno suplementario
    - Lesión de las vías respiratorias
    - Duda de que la paciente sea capaz de mantener las vías respiratorias durante la valoración inicial
  - Al mismo tiempo que se evalúan las vías respiratorias, el profesional debe evaluar, proteger y evitar más lesiones en la *columna cervical* de la paciente.
- Una vez establecida una vía aérea permeable o la colocación definitiva de la misma, se evalúan la *respiración* y la *ventilación*.
  - En esta evaluación, se valora la respiración paradójica (tórax inestable), el aire subcutáneo (neumotórax) o la disminución de los ruidos respiratorios (taponamiento mucoso, hemotórax).
  - A menudo se emplea la radiografía simple para ayudar a realizar la evaluación.
- A continuación, se evalúa la *circulación* y se trata rápidamente la hemorragia evidente, ya que esta es la principal causa de muerte evitable tras una lesión (1). El pulso, el grado de consciencia y la perfusión de la piel son marcadores rápidos de la circulación en la paciente traumatizada.
  - Otros marcadores clínicos de la circulación y la perfusión son la diuresis y la presión arterial.
  - Debe establecerse un acceso vascular de gran calibre, lo que suele conseguirse inicialmente con dos catéteres intravenosos periféricos, y deben obtenerse muestras para pruebas de sangre.
    - Por lo general, estos estudios incluyen, entre otros, una biometría hemática completa, un perfil metabólico completo, pruebas de coagulación, lactato y gasometría arterial.
  - Cuando no se puede acceder a los sitios periféricos, se puede realizar un acceso central o una infusión intraósea.
  - Se suelen administrar inicialmente líquidos isotónicos tibios, seguidos poco después por hemoderivados si están indicados.
  - En el caso de las pacientes en estado de choque por hemorragia, deben administrarse los protocolos de transfusión masiva (PTM) de la institución.
  - También puede emplearse la hipotensión permisiva (presión arterial sistólica de 80-90 mm Hg) o la hipotensión intencionada para así disminuir la hemorragia en curso en los traumatismos graves.
  - Sin embargo, el PTM y la hipotensión permisiva son un puente hacia el tratamiento quirúrgico definitivo.
- La *discapacidad* se refiere a la valoración mediante una evaluación neurológica rápida para establecer el grado de consciencia.
  - En general, esto se hace con la Escala de coma de Glasgow (*véase* tabla 3.8.1).
- La *exposición* también se lleva a cabo durante la exploración primaria. Esto requiere que la paciente se desvista completamente.
  - Durante esta valoración, los médicos evalúan en busca de hipotermia y previenen su agravamiento a través del control de la temperatura en la habitación y con líquidos intravenosos.
- La *exploración primaria* cuenta con complementos de la exploración física, entre los que se encuentran los siguientes:
  - Monitorización electrocardiográfica
  - Oximetría de pulso
  - Sondas urinarias y gástricas
- Radiografías simples
- Exploración FAST y eFAST (**tabla 3.8.2**)

Exploración secundaria (*véase* fig. 3.8.1)

- La *exploración secundaria* es una evaluación más detallada y en profundidad de la paciente traumatizada, la cual comienza hasta que se ha completado la exploración primaria.
- La *exploración primaria* se completa cuando hay mejoría y se estabilizan los signos vitales y hemodinámicos de la paciente.
- La *exploración secundaria* es una evaluación de pies a cabeza con una historia clínica y una exploración física completas. A menudo, la evaluación obstétrica se realiza durante esta parte de la evaluación traumatológica. Los profesionales evalúan lo siguiente:
  - *Cabeza.* Posible edema facial, exploración ocular detallada, lesión maxilofacial, laceraciones del cuero cabelludo.
  - *Columna cervical y cuello.* Lesión penetrante, lesión de la médula espinal.
  - *Tórax.* Deformidades de la pared torácica, contusiones, fracturas costales, respiración paradójica, disminución de los ruidos respiratorios, percusión anómala.
  - *Abdomen o pelvis.* Traumatismo abdominal penetrante, contusiones, junto con fracturas pélvicas. Las laceraciones vaginales y los traumatismos urogenitales también deben evaluarse como traumatismos, así como mediante una exploración rectal.
  - *Musculoesquelético y piel.* Heridas abiertas, fracturas, quemaduras térmicas, posibles sitios de punción para la administración de medicamentos o fármacos.
- La evaluación del embarazo se realiza en la *exploración primaria* solo si el embarazo o las complicaciones obstétricas están causando hemorragia externa o inestabilidad hemodinámica (es decir, desprendimiento de la placenta, rotura uterina o histerotomía de reanimación).
- Por lo general, el obstetra confirmará la edad gestacional y las comorbilidades obstétricas a través de los antecedentes, la exploración física y la ecografía.
- El equipo de traumatología también evaluará el mecanismo de la lesión, otras lesiones sospechosas menos evidentes y los patrones de lesión sospechosos.
- Estudios complementarios de la *exploración secundaria*:
  - Radiografías simples de la columna vertebral
  - Tomografía computarizada (TC) de cráneo, columna vertebral, tórax, abdomen y pelvis, así como de las extremidades si está indicado (se debe administrar contraste a menos que esté contraindicado)
  - Broncoscopia
  - Esofagoscopia

Tabla 3.8.2	**Pruebas de laboratorio frecuentes para pacientes embarazadas con traumatismos**

- Biometría hemática completa
- Perfil metabólico
- Análisis de orina
- Análisis toxicológico en orina
- Grupo y Rh
- Prueba de Kleihauer-Betke
- Fibrinógeno y TP/TTP
- Ecografía básica de obstetricia: número de fetos, FCF, posición fetal, volumen de líquido amniótico, ubicación y aspecto de la placenta, asignación de la edad gestacional y anatomía básica (si es posible)
- Estudios de imagen adicionales según indicación clínica

FCF: frecuencia cardiaca fetal; TP: tiempo de protrombina; TTP: tiempo de tromboplastina parcial.

Tabla 3.8.1	**Escala de coma de Glasgow**

	1	2	3	4	5	6
Apertura ocular	Ninguna	Al dolor	A la voz	Espontánea	–	–
Respuesta verbal	Ninguna	Incomprensible	Inadecuada	Confusión	Paciente orientado	–
Respuesta motora	Ninguna	Extensión	Flexión anómala	Flexión	Localizada	A la indicación

Atención definitiva

- Por lo general, se analizan otras opciones de tratamiento que incluyen el quirófano, la radiología intervencionista para los procedimientos necesarios, la unidad de cuidados intensivos o la hospitalización en función de la estabilidad de la paciente.
- También hay coordinación de la atención con otros servicios (obstetricia, neurocirugía, ortopedia).

Atención obstétrica en la valoración inicial

- La evaluación obstétrica se realiza durante la exploración secundaria, a menos que una complicación obstétrica esté causando inestabilidad hemodinámica.
  - Desprendimiento de la placenta
  - Rotura uterina
- Las exploraciones primaria y secundaria se hacen de manera que se preserve tanto la vida como la integridad física. Las imágenes radiográficas necesarias y la administración de fármacos no deben retrasarse debido a la preocupación por el neonato.
  - Se ha demostrado que muchas modalidades de imagen de referencia (radiografía simple y TC) son seguras en el embarazo, especialmente después del primer trimestre.
  - Muchos de los medicamentos utilizados para la sedación y los paralizantes tampoco están contraindicados en el embarazo, por lo que no se debe dudar de su uso ni de los protocolos institucionales empleados regularmente para la intubación.
- Los médicos de atención obstétrica deben participar en la decisión de la atención definitiva de una paciente obstétrica. El equipo de obstetricia debe informar el riesgo de parto prematuro y la vigilancia del desprendimiento de la placenta.
- Aunque la *Injury Severity Score* (ISS) se usa para observar los desenlaces en pacientes con traumatismos, no está validada en el embarazo y no se suele ajustar a los desenlaces maternos o fetales.
- En resumen, la ISS es un sistema de puntuación anatómica que da una puntuación global para una persona con múltiples lesiones.
- Cada ubicación anatómica recibe una puntuación de lesión abreviada de 1-6, siendo 1 ninguna lesión y 6 una lesión mortal.
- Las ubicaciones anatómicas son las siguientes:
  - Cabeza y cuello
  - Cara
  - Tórax
  - Abdomen
  - Extremidades
  - Externa
- Una puntuación mayor de 15 se considera una lesión grave.
- La ISS no evalúa con precisión el riesgo de morbilidad y mortalidad fetal, ya que se han observado partos prematuros, desprendimiento de la placenta, bajas puntuaciones de Apgar y muerte fetal con una puntuación de la ISS relativamente baja (puntuación media de la ISS: 4.5) (3,4).

Diagnósticos diferenciales

- Traumatismo penetrante
- Traumatismo abdominal cerrado
- Quemaduras

Tratamiento no quirúrgico

- El tratamiento no quirúrgico de los traumatismos es una opción viable específica para las pacientes que son hemodinámicamente estables (1).
- La piedra angular del tratamiento no quirúrgico es la angiografía por TC con embolización por un radiólogo intervencionista.
- Las pacientes hemodinámicamente inestables o con peritonitis deben ser tratadas quirúrgicamente.
- Las ventajas del tratamiento no quirúrgico incluyen menor costo hospitalario, alta más temprana, no necesidad de laparotomía exploratoria, menos infecciones intraabdominales y menores tasas de transfusión (5).
- Las lesiones hepáticas y las lesiones esplénicas son las lesiones de órganos sólidos más frecuentes que se tratan mediante un tratamiento no quirúrgico a través de la radiología intervencionista; el ~86% de las lesiones hepáticas se tratan mediante esta (5,6).

- El embarazo no es una contraindicación para el tratamiento no quirúrgico en las pacientes adecuadas; sin embargo, las decisiones para este tratamiento mediante radiología intervencionista y embolización requieren de un análisis multidisciplinario (obstetricia de alto riesgo, cirugía traumatológica, medicina intensiva y radiología).
- Además, se puede preferir el tratamiento no quirúrgico porque la cirugía abierta se asocia con un mayor riesgo de parto prematuro, restricción del crecimiento fetal y oligohidramnios.

IMÁGENES Y OTROS MÉTODOS DE DIAGNÓSTICO

El riesgo para el feto es mucho mayor cuando la exposición a la radiación alcanza los 150 mGy; no obstante, si la dosis es menor de 50 mGy, el riesgo de anomalías inducidas por la radiación es insignificante (7).

- No hay datos definitivos de que la exposición a la radiación *in utero* aumente el riesgo de cáncer infantil; sin embargo, los datos epidemiológicos apoyan esta hipótesis.
- Cuando las pacientes se someten a los procedimientos que involucran radiación, se deben tomar precauciones: delantales de plomo, reducción del tiempo de fluoroscopia, uso de la ampliación solo cuando sea necesario, etcétera.
- 20 rads tienen el potencial de causar la muerte del embrión antes de la implantación.
- Las dosis fetales menores de 10 rads no causan malformaciones.
- Las dosis mayores de 100 rads a las 8-15 semanas se asocian con una disminución del coeficiente intelectual en 30 puntos.

PLANIFICACIÓN PREOPERATORIA

- El tratamiento preoperatorio y previo al procedimiento debe tener siempre un análisis multidisciplinario con obstetricia, cirugía traumatológica, neonatología y anestesiología. Si los cuidados obstétricos y pediátricos son insuficientes, la paciente debe ser trasladada a otro centro, siempre que se encuentre estable.
- Las decisiones para la planificación del parto son individualizadas y específicas para cada paciente.
- Las decisiones deben basarse en el alcance de la lesión y la capacidad de supervivencia a esta, la edad gestacional y la necesidad de futuras cirugías y otros procedimientos.

TRATAMIENTO QUIRÚRGICO

- El tratamiento quirúrgico consiste en la cirugía definitiva y la *cirugía de control de daños* (CCD).
- La *cirugía definitiva* se define como el tratamiento quirúrgico sin planes conocidos de volver al quirófano.
- La *CCD* representa un abordaje de tratamiento por etapas de las lesiones quirúrgicas en pacientes con compromiso fisiológico grave (insuficiencia orgánica múltiple, puntuaciones altas de la ISS, lactatemia, coagulopatía, hipotermia).
  - Consiste en el tratamiento quirúrgico de las lesiones viscerales e intraabdominales. Posteriormente, estas pacientes se empaquetan y se dejan «abiertas» para su posterior reanimación en un entorno de medicina intensiva.
  - La reanimación incluye la reposición de la volemia intravascular con hemoderivados o líquidos, la resolución de la lactatemia, el retorno a la normotermia y la corrección de la coagulopatía (1).
  - Más concretamente, la CCD consiste en cinco etapas clínicas:
    - Fase I: identificación de la paciente traumatizada enferma.
    - Fase II: realización de una cirugía corta para controlar la hemorragia o la contaminación visceral.
    - Fase III: reevaluación dinámica de los parámetros de la paciente y la evolución de la cirugía.
    - Fase IV: restauración física en un entorno de unidad de cuidados intensivos.
    - Fase V: reconstrucción quirúrgica definitiva.
- La CCD conlleva varias complicaciones para las pacientes; por lo tanto, si están lo suficientemente estables, deben someterse a un tratamiento definitivo.
- El embarazo no es una contraindicación para la CCD y no indica el parto en todas las circunstancias.

- La decisión del parto en el contexto de la CCD debe ser individualizada y basarse en la edad gestacional, la enfermedad crítica y la necesidad de futuras cirugías o procedimientos.
- La *toracotomía de emergencia (TE)* es una maniobra de reanimación realizada por un traumatólogo o un médico del servicio de urgencias en una paciente que presenta un traumatismo torácico y abdominal grave y sostenido.
- La TE tiene beneficios fisiológicos que incluyen la mejoría del gasto cardiaco, la perfusión miocárdica, la perfusión coronaria y la redistribución del volumen sanguíneo al corazón y el cerebro.
- En el momento de la TE, la paciente ha entrado o está a punto de entrar en paro cardiaco.
- Aunque no hay pruebas claras del momento en el que debe realizarse, hay varios indicios, entre los que se encuentran (8):
  - Liberación de un taponamiento pericárdico
  - Control de la hemorragia vascular o cardiaca
  - Liberación de una embolia gaseosa masiva
  - Masaje cardiaco abierto
  - Pinzamiento de la aorta
- No hay datos claros sobre el momento adecuado o la indicación de la TE; sin embargo, el tipo de traumatismo marca la diferencia.
  - En los traumatismos cerrados, la TE suele reservarse para las pacientes con signos vitales a su llegada, debido a los malos resultados del paro cardiaco prehospitalario (tasa de supervivencia del 1.6%).
  - En los traumatismos penetrantes, los resultados de la TE siguen siendo malos, pero las tasas de supervivencia han mejorado (11% de supervivencia) (8).
- La *histerotomía de reanimación* (HR) también es una herramienta que debe usarse en caso de traumatismo materno grave (9).
  - La HR inmediata puede estar indicada en el contexto de la TE, porque, después de la TE y el pinzamiento de la aorta, no hay perfusión al útero.
  - Además, la HR también puede mejorar el gasto cardiaco en este contexto, ya que desvía la sangre del útero al sistema circulatorio materno.
  - Fuera del paro cardiaco no traumático, se aconseja la HR inmediata en caso de ritmo no desfibrilable (asistolia o actividad eléctrica sin pulso).
- La *oclusión aórtica con balón endovascular de reanimación* (REBOA, *resuscitative endovascular balloon occlusion of the aorta*) también es una opción en los traumatismos graves (10).
  - En el sistema de registro AORTA, cuando se comparó la REBOA con la oclusión aórtica en traumatismos graves, no hubo diferencias en cuanto a la mortalidad o los resultados neurológicos. Sin embargo, la supervivencia seguía siendo baja, del 21%.

CONSEJOS Y ALERTAS

CONSEJO O ALERTA	DESCRIPCIÓN
⭕ Abordaje multidisciplinario	En el contexto del traumatismo materno, es necesario un abordaje multidisciplinario. Los resultados son mejores cuando el equipo de obstetricia y el de traumatología trabajan juntos en la reanimación y la recuperación de la paciente.
⭕ Estabilidad materna	A lo largo de la reanimación, la estabilidad materna es la prioridad. La decisión de realizar una intervención debe tomarse en beneficio del feto únicamente (11).
✖ ISS	La ISS no evalúa con precisión la morbilidad y la mortalidad fetal, ya que las puntuaciones bajas de la ISS pueden tener malos desenlaces fetales.

CUIDADOS POSTOPERATORIOS

- Los cuidados postoperatorios y posprocedimiento deben ser individualizados.
- A menudo, el servicio de traumatología o cirugía es el proveedor principal cuando el embarazo es estable o la paciente requiere un parto urgente debido a la gravedad de la enfermedad.
- Si el traumatismo es leve, pero las secuelas obstétricas son graves (p. ej., una caída de pie con desprendimiento de la placenta), el servicio de obstetricia puede hacerse cargo de la atención primaria
- El nivel de atención también se determina en función de la gravedad de las lesiones y otras comorbilidades. Sin embargo, el equipo de obstetricia debe seguir participando en la atención continua, sobre todo en lo que respecta a uso de fármacos, características fisiológicas normales del embarazo y exposición a la radiación.
- La atención postoperatoria necesaria para salvar la vida o una extremidad no deben retrasarse por un embarazo o lactancia en curso.

RESULTADOS

- Debido a la juventud y a la escasa comorbilidad de las mujeres en edad reproductiva, los resultados maternos son favorables en los traumatismos.
- No obstante, los resultados fetales tienden a serlo menos, con mayores tasas de parto prematuro y muerte fetal (3).

COMPLICACIONES

- La falta de comunicación entre los servicios, incluidos los de traumatología, obstetricia, farmacia y enfermería, supone un mayor riesgo para esta población de pacientes.
- La falta de comunicación puede causar retrasos en la atención.

REFERENCIAS CLAVE

1. Henry S, FACS. ATLS 10th edition offers new insights into managing trauma patients. *The Bulletin.* 2018. Cited May 24, 2020. https://bulletin.facs.org/2018/06/atls-10th-edition-offers-new-insights-into-managing-trauma-patients/
2. Mendez-Figueroa H, Dahlke JD, Vrees RA, Rouse DJ. Trauma in pregnancy: an updated systematic review. *Am J Obstet Gynecol.* 2013; 209(1):1–10.
3. Schiff MA, Holt VL. The injury severity score in pregnant trauma patients: predicting placental abruption and fetal death. *J Trauma.* 2002;53(5):946–949.
4. Schiff MA, Holt VL, Daling JR. Maternal and infant outcomes after injury during pregnancy in Washington State from 1989 to 1997. *J Trauma.* 2002;53(5):939–945.
5. Ierardi AM, Duka E, Lucchina N, et al. The role of interventional radiology in abdominopelvic trauma. *Br J Radiol.* 2016;89(1061): 20150866.
6. The Eastern Association for the Surgery of Trauma. Hepatic injury, blunt, selective nonoperative management of. Practice Management Guideline. Cited May 23, 2020. https://www.east.org/education/practice-management-guidelines/hepatic-injury-blunt-selective-nonoperative-management-of
7. Committee on Obstetric Practice. Committee Opinion No. 723: guidelines for diagnostic imaging during pregnancy and lactation. *Obstet Gynecol.* 2017;130(4):e210–e216.
8. Working Group, Ad Hoc Subcommittee on Outcomes, American College of Surgeons-Committee on Trauma. Practice management guidelines for emergency department thoracotomy. *J Am Coll Surg.* 2001;193(3):303–309.
9. Rose CH, Faksh A, Traynor KD, Cabrera D, Arendt KW, Brost BC. Challenging the 4- to 5-minute rule: from perimortem cesarean to resuscitative hysterotomy. *Am J Obstet Gynecol.* 2015;213(5):653–653.e1.
10. DuBose JJ, Scalea TM, Brenner M, et al. The AAST prospective Aortic Occlusion for Resuscitation in Trauma and Acute Care Surgery (AORTA) registry: data on contemporary utilization and outcomes of aortic occlusion and resuscitative balloon occlusion of the aorta (REBOA). *J Trauma Acute Care Surg.* 2016;81(3):409–419.
11. ACOG Practice Bulletin No. 211: critical care in pregnancy. *Obstet Gynecol.* 2019;133(5):e303–319.

Anestesia obstétrica
Shreya Patel y Caitlin Sutton

PRINCIPIOS GENERALES

- La mortalidad materna se está incrementando en los Estados Unidos. La mortalidad relacionada con la anestesia representó el 0.2% de las muertes asociadas con el embarazo en 2011.
- La mortalidad materna por complicaciones de la anestesia ha disminuido con los avances en la vigilancia y el establecimiento de estándares de atención.
- Los objetivos principales del anestesista obstétrico son la seguridad y la comodidad de la mujer embarazada y su feto, que se logran mediante una variedad de técnicas anestésicas que se individualizan según el estado médico y las preferencias de la paciente.
- La *analgesia* se refiere a la falta de percepción del dolor y suele buscarse durante el trabajo de parto; la *anestesia* denota la ausencia de toda sensación y es el objetivo durante la intervención quirúrgica.
- Las inyecciones o catéteres epidurales se colocan en el espacio epidural profundo al ligamento amarillo, pero fuera de la duramadre, mientras que las inyecciones o catéteres raquídeos se colocan en el espacio intratecal (o subaracnoideo), entre la aracnoides y la piamadre, donde se encuentra el líquido cefalorraquídeo.

PROCEDIMIENTOS ANESTÉSICOS MÁS FRECUENTES

Técnicas neuroaxiales

- Los procedimientos neuroaxiales permiten el acceso al espacio epidural o intratecal para la administración de fármacos. Una sola inyección permite una dosis única de un fármaco, mientras que con un catéter se consigue variar la velocidad de inicio, la dosis y la duración de la analgesia o la anestesia.
- Los procedimientos neuroaxiales pueden facilitar un parto seguro y cómodo para la mayoría de las pacientes. En la **tabla 3.9.1** se comparan las ventajas y las desventajas de la analgesia y la anestesia neuroaxiales.
- La evaluación preanestésica debe incluir la valoración de las contraindicaciones para la colocación neuroaxial. En la **tabla 3.9.2** se enumeran las contraindicaciones de la anestesia neuroaxial.
- Para su colocación, se debe contar con personal experimentado, acceso intravenoso periférico, equipo de reanimación y monitores.
- Las técnicas neuroaxiales más utilizadas son los catéteres epidurales, las inyecciones raquídeas monodosis, las inyecciones epidurales-raquídeas combinadas (ERC) y las inyecciones epidurales por punción dural (**fig. 3.9.1**). En ocasiones, también se emplean catéteres raquídeos permanentes. En la **tabla 3.9.3** se comparan algunas de las ventajas y las desventajas de las distintas técnicas.

Tabla 3.9.2 **Contraindicaciones de la anestesia neuroaxial**

- Rechazo de la paciente o incapacidad para cooperar
- Aumento de la presión intracraneal secundario a una lesión masiva
- Infección de la piel o de los tejidos blandos en el sitio de la inyección
- Coagulopatía significativa
- Anticoagulación farmacológica reciente (la seguridad depende del fármaco, la dosis y el momento de la última administración)
- Hipovolemia materna no corregida
- Falta de un anestesista con experiencia
- Recursos inadecuados para la vigilancia y la reanimación

De Chestnut DH, Wong CA, eds. *Chestnut's Obstetric Anesthesia: Principles and Practice*. 6.ª ed. Elsevier; 2020.

- La dosificación de los medicamentos difiere significativamente según el sitio de administración. La administración raquídea de una dosis destinada al espacio epidural puede ocasionar una anestesia raquídea total, hipotensión profunda, bradicardia o paro respiratorio.
- **Epidural**
  - Por lo general, se coloca en la región lumbar para el trabajo de parto o el parto por cesárea (PC), por debajo de la terminación de la médula espinal en L1-L2.
  - A menudo se considera el método de referencia para la analgesia del parto; es menos frecuente *de novo* para el PC. Su uso en el PC suele ser posterior a la conversión de una epidural funcional durante un parto a anestesia quirúrgica en el momento de la decisión del PC.
  - *Técnica.* El espacio epidural se identifica por la pérdida de resistencia a la solución salina o el aire cuando la aguja atraviesa los ligamentos vertebrales. Una vez identificado el espacio epidural, se introduce un catéter a ciegas y se asegura.
  - No se ha demostrado que la colocación de la epidural en el trabajo de parto temprano aumente la tasa de PC o prolongue la duración de la primera fase del parto (1).
- **Raquídea**
  - *Técnica.* Se introduce una aguja de pequeño calibre en el espacio intratecal, se administran fármacos en el líquido cefalorraquídeo y se retira la aguja.
  - Las agujas de punta de lápiz son el estándar de atención debido a la tasa mucho menor de cefalea pospunción dural (CPPD) asociada con su uso.

Tabla 3.9.1 **Ventajas y desventajas de la anestesia neuroaxial**

Ventajas	Desventajas
• Brinda la analgesia más completa disponible • Ofrece un inicio rápido de la analgesia • La analgesia puede ser continua • Sin sedación materna • Sedación neonatal mínima o nula • Reduce las necesidades de opiáceos • La madre puede participar en el parto • Mitiga la respuesta fisiológica al dolor • La analgesia continua puede convertirse en anestesia quirúrgica de forma electiva, urgente o de emergencia • La anestesia neuroaxial para el parto por cesárea evita la necesidad de anestesia general o de instrumentación de las vías respiratorias	• Requiere de un anestesista cualificado • Riesgo de bloqueo fallido u otras complicaciones • Hipotensión inducida por la simpatectomía que provoca una disminución de la perfusión uteroplacentaria • Con soluciones epidurales de mayor concentración para el trabajo de parto, es posible que se prolongue la segunda etapa del parto y aumente el riesgo de parto vaginal instrumental • Está contraindicada en pacientes con coagulopatía o en tratamiento anticoagulante actual debido al riesgo de hematoma raquídeo o epidural

De Wong CA. Advances in labor analgesia. *Int J Womens Health*. 2009;1:139–154. Utilizado con autorización del editor original Dove Medical Press.

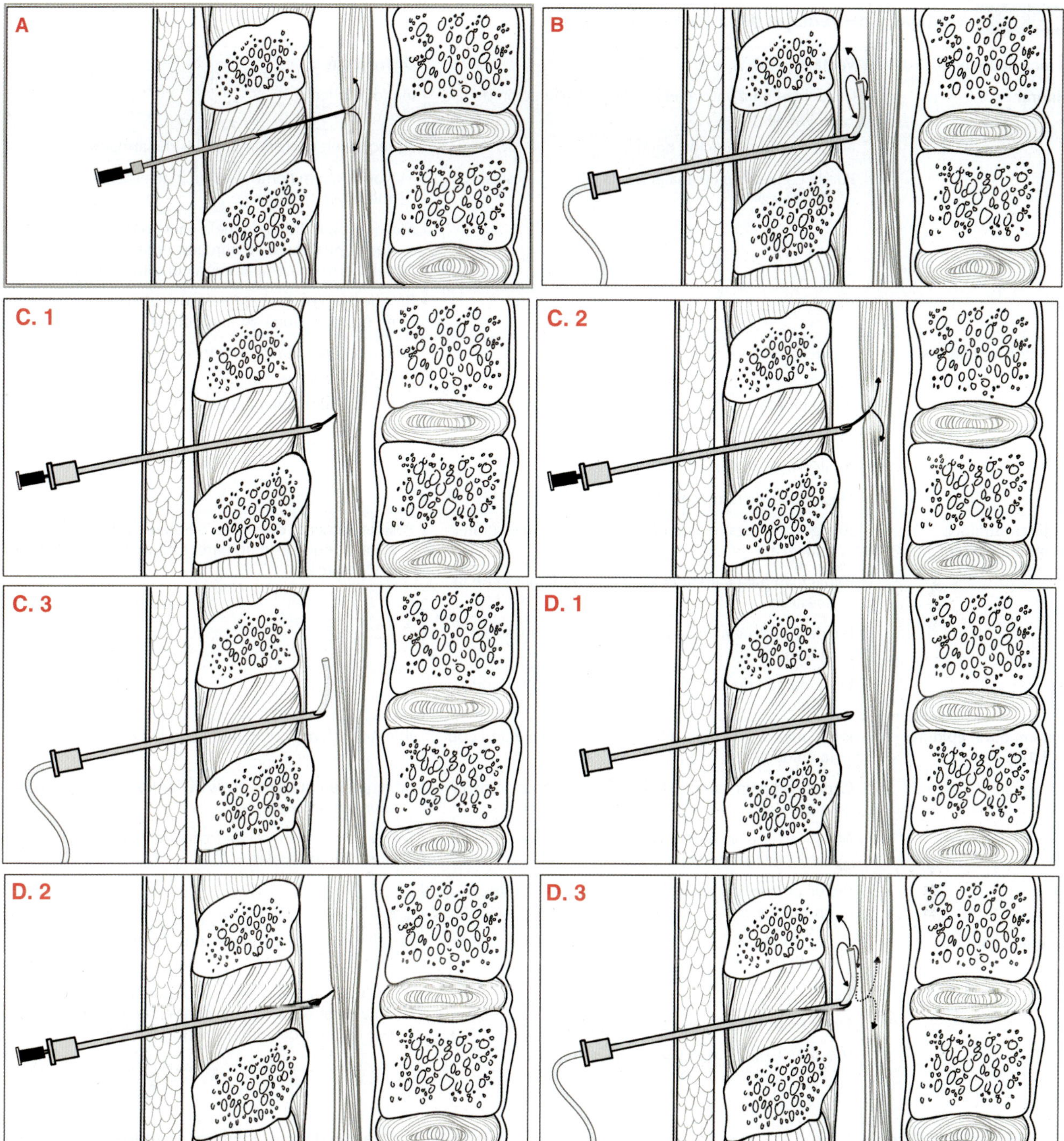

Figura 3.9.1. Ubicación anatómica de cada procedimiento neuroaxial. **A.** Raquídea monodosis. Se utiliza un introductor para guiar la colocación de la aguja raquídea. Se realiza una punción dural y se inyecta el fármaco en el espacio intratecal. **B.** Colocación de catéteres epidurales. La pérdida de resistencia se encuentra más allá del ligamento amarillo, y se introduce un catéter en el espacio epidural. **C.** Epidural y raquídea combinadas. En primer lugar, se identifica el espacio epidural (**C.1**) y después se administra la dosis intratecal del fármaco (**C.2**). Se retira la aguja raquídea y se introduce un catéter epidural (**C.3**). **D.** Punción dural epidural. Se identifica el espacio epidural (**D.1**) y se realiza una punción dural con una aguja raquídea (**D.2**); sin embargo, no se inyecta ningún fármaco por vía intratecal. A continuación, se introduce un catéter epidural (**D.3**) (adaptada de Eltzschig HK, Lieberman ES, Camann WR. Regional anesthesia and analgesia for labor and delivery. *N Engl J Med*. 200323;348(4):319–332).

- El bloqueo raquídeo se realiza con mayor frecuencia como una técnica monodosis y tiene una duración limitada.
- En comparación con la anestesia epidural, el bloqueo raquídeo es rápido y predecible, proporciona un bloqueo más denso y conlleva un menor riesgo de toxicidad sistémica de los anestésicos locales (TSAL) (2).

- **Combinación epidural-raquídea**
  - Esta combinación permite la administración de fármacos tanto en el espacio intratecal como en el espacio epidural, con las ventajas del bloqueo raquídeo que es rápido y fiable y la capacidad de un catéter epidural para ampliar la altura y la duración del bloqueo.
  - *Técnica*. Técnica de «aguja a aguja» en la que se accede primero al espacio epidural, seguido de una aguja raquídea a través de la aguja epidural hasta el espacio subaracnoideo, donde se administra la inyección intratecal. Se retira la aguja raquídea y se introduce un catéter a través de la aguja epidural restante en el espacio epidural y se fija.

Tabla 3.9.3 Ventajas y desventajas de la técnica neuroaxial

Técnica neuroaxial	Ventajas	Desventajas
Epidural	Capacidad para valorar el alcance y la duración de la analgesia	Inicio más lento
	No se requiere punción dural	Se requieren dosis más grandes de fármacos
	Puede convertirse de analgesia de parto a anestesia quirúrgica	Mayor riesgo materno de toxicidad sistémica de los anestésicos locales
		Mayor probabilidad de mala calidad del bloqueo (bloqueo unilateral o en parches, retraso en la cobertura del sacro) en comparación con otras técnicas
		Bloqueo subjetivamente menos «denso» para la cirugía en comparación con la raquídea
Raquídea monodosis	Técnicamente sencilla	Duración limitada del efecto sin posibilidad de prolongarla
	Inicio rápido	Capacidad limitada para titular el grado de anestesia
	Bloqueo neural denso	
	Analgesia sacra inmediata	
	Dosis bajas de fármacos	
Epidural-raquídea combinada (ERC)	Analgesia o anestesia de inicio rápido por inyección intratecal	Posible aumento del riesgo de bradicardia fetal transitoria (aunque esto no parece afectar la tasa de partos por cesárea)
	Capacidad para valorar el alcance y la duración de la anestesia	
	Puede convertirse de analgesia de parto a anestesia quirúrgica	
	Disminución de la incidencia de catéteres epidurales fallidos	
Punción dural epidural (2,10)	Inicio más rápido de la analgesia en comparación con la epidural	Inicio más lento comparado con la ERC
	Capacidad para valorar el alcance y la duración de la anestesia	Se requieren mayores dosis de fármacos en comparación con la raquídea
	Menos efectos secundarios (prurito, hipotensión, bradicardia fetal) en comparación con la ERC	Mayor riesgo materno de toxicidad sistémica de los anestésicos locales
	Puede convertirse de analgesia de parto a anestesia quirúrgica	
Raquídea continua	Capacidad para valorar el alcance y la duración de la anestesia	Resultados de una punción dural extensa con una alta incidencia de cefalea posdural
	Inicio rápido	Preocupación por la seguridad: puede confundirse con un catéter epidural y resultar en una raquídea alta por un error de administración del fármaco
	Dosis bajas de anestesia local y opiáceos	
	Puede utilizarse para la anestesia quirúrgica	

- **Punción epidural dural**
  - Es una variación de la técnica combinada epidural-raquídea sin la administración de fármacos intratecales que se utiliza con frecuencia para la analgesia del parto debido al inicio más rápido y a la mejor calidad del bloqueo en comparación con la técnica epidural tradicional.
  - *Técnica*. Se realiza un abordaje similar al de «aguja a aguja» descrito para la ERC, pero no se administran fármacos intratecales.
  - La presencia de líquido cefalorraquídeo que fluye libremente a través de la aguja raquídea puede actuar como punto final «confirmatorio», indicando una mayor probabilidad de posicionamiento epidural correcto.
- **Anestesia raquídea continua**
  - Consiste en la colocación de un catéter en el espacio intratecal, ya sea de forma intencionada o tras una punción dural involuntaria durante un intento de colocación epidural.
  - *Técnica*. Es similar a la raquídea monodosis, pero la aguja debe ser lo suficientemente grande como para acomodar un catéter.
  - Un catéter permite la administración repetida de fármacos para ampliar la altura o la duración del bloqueo raquídeo.

- Debido a la aguja de mayor calibre necesaria para la inserción del catéter, los anestésicos raquídeos continuos tienen la gran desventaja de un alto riesgo de CPPD.
- **Procedimientos neuroaxiales en el contexto de coagulopatía o anticoagulación**
  - La anestesia neuroaxial no debe realizarse en pacientes con coagulopatía grave debido al mayor riesgo de hematoma raquídeo o epidural. No se ha estandarizado un recuento mínimo aceptable de plaquetas, pero el riesgo de hematoma es bajo en pacientes con un recuento de plaquetas mayor de 70 000 ug/dL, siempre que no haya indicios de coagulopatía funcional, disfunción plaquetaria o tendencia a la baja (4).
  - Hay un número creciente de mujeres embarazadas en las que está indicada la tromboprofilaxis terapéutica o preventiva. La Society of Obstetric Anesthesiology and Perinatology emitió una declaración de consenso para la atención anestésica de las mujeres embarazadas que reciben tromboprofilaxis o dosis altas de anticoagulantes. Las recomendaciones se resumen en la **tabla 3.9.4** (5).

Tabla 3.9.4 Declaración de consenso de la Society of Obstetric Anesthesiology and Perinatology sobre el tratamiento anestésico de mujeres embarazadas y puérperas que reciben tromboprofilaxis o anticoagulantes en dosis altas

	Intraparto		Posparto
Anticoagulación	**Electiva**	**Urgente/de emergencia**	
Heparina no fraccionada (HNF) subcutánea *Dosis bajas*			
5 000 U s.c. cada 12 h o cada 8 h	Considerar la posibilidad de mantener la dosis durante 4-6 h antes del bloqueo neuroaxial (BN) o evaluar el estado de la coagulación.	La American Society of Regional Anesthesia and Pain Medicine (ASRA) sugiere esperar 4-6 h después de la última dosis antes del BN o evaluar el estado de la coagulación. Sin embargo, en los casos urgentes, con mayores riesgos concurrentes de la anestesia general (AG) en comparación con el riesgo de hematoma raquídeo-epidural (HRE) del procedimiento neuroaxial, la administración de la anestesia neuroaxial sin demora puede ser adecuada.	Tromboprofilaxis (independientemente de la dosis): Esperar $\geq$ 1 h después del BN y después de la retirada del catéter (RC) antes de iniciar o reiniciar la HNF. Los catéteres permanentes pueden mantenerse con una dosis baja (en concreto HNF 5 000 U s.c. cada 12 h). La RC puede producirse $\geq$ 4-6 h después de una dosis de HNF, y la siguiente dosis de HNF debe producirse $\geq$ 1 h después de la RC. Considerar la posibilidad de mantener los AINE (incluido el ácido acetilsalicílico), pero no el paracetamol, hasta la RC si se recibe tromboprofilaxis.
HNF subcutánea *Dosis intermedias*			
7 500 U s.c. cada 12 h o bien, 10 000 U s.c. cada 12 h	Considerar la posibilidad de mantener la dosis durante 12 h y evaluar el estado de la coagulación antes del BN.	La ASRA sugiere esperar 12 h después de la última dosis antes del BN y evaluar el estado de la coagulación. En los casos urgentes, con mayores riesgos concurrentes de la AG en comparación con el riesgo de HRE del procedimiento neuroaxial, la administración de la anestesia neuroaxial sin demora puede ser adecuada.	
HNF subcutánea *Dosis altas*			
> 10 000 U s.c. por dosis o bien, > 20 000 U s.c. dosis diaria total	Considerar la posibilidad de mantener la dosis 24 h antes del BN y evaluar el estado de la coagulación.	Si han transcurrido $\geq$ 24 h desde la dosis y la evaluación de la coagulación es normal (p. ej., TTPa dentro del rango normal o concentración de antifactor Xa indetectable), es probable que el riesgo de proceder con el BN sea bajo. Por lo demás, no hay datos adicionales suficientes para recomendar que se proceda al BN.	
HNF intravenosa			
	Considerar la interrupción de la infusión a las 4-6 h y evaluar el estado de la coagulación antes del BN.		Esperar al menos 1 h después del BN antes de iniciar o reiniciar la anticoagulación.
Heparina de bajo peso molecular (HBPM) *Dosis bajas*			
Enoxaparina $\leq$ 40 mg s.c. una vez al día o bien, 30 mg s.c. cada 12 h o bien, dalteparina 5 000 U s.c. una vez al día	Considerar la posibilidad de mantener la dosis $\geq$ 12 h antes del BN.	Si han transcurrido $\geq$ 12 h, es probable que el riesgo de proceder con el BN sea bajo. Si se administra < 12 h antes del BN previsto: no hay datos adicionales suficientes para recomendar que se proceda al BN. Sin embargo, en circunstancias de alto riesgo en las que se necesita una intervención urgente por indicaciones maternas o fetales, el riesgo de la AG puede ser mayor que el riesgo de HRE del BN.	Esperar $\geq$ 12 h después del BN y $\geq$ 4 h después de la RC antes de iniciar o reiniciar la tromboprofilaxis con HBPM. Los catéteres permanentes pueden mantenerse con dosis bajas de HBPM. La RC puede hacerse $\geq$ 12 h después de una dosis de HBPM, y la siguiente dosis de HBPM debe producirse $\geq$ 4 h después de la RC. Considerar mantener los AINE (incluido el ácido acetilsalicílico), pero no el paracetamol, hasta la RC si se recibe tromboprofilaxis.

(continúa)

Tabla 3.9.4　**Declaración de consenso de la Society of Obstetric Anesthesiology and Perinatology sobre el tratamiento anestésico de mujeres embarazadas y puérperas que reciben tromboprofilaxis o anticoagulantes en dosis altas (*continuación*)**

	Intraparto		Posparto
Anticoagulación	Electiva	Urgente/de emergencia	
HBPM ***Dosis intermedias***			
Enoxaparina > 40 mg s.c. una vez al día o 30 mg s.c. cada 12 h y < 1 mg/kg s.c. cada 12 h o 1.5 mg/kg s.c. una vez al día Dalteparina > 5 000 U s.c. una vez al día y < 120 U/kg s.c. cada 12 h o 200 U/kg s.c. una vez al día	No hay datos suficientes para recomendar un intervalo específico de retraso de 12-24 h antes del BN.	No hay datos suficientes para recomendar un intervalo específico de retraso de 12-24 h antes del BN.	
HBPM ***Dosis altas***			
Enoxaparina 1 mg/kg s.c. cada 12 h o 1.5 mg/kg s.c. una vez al día Dalteparina 120 U/kg s.c. cada 12 h o 200 U/kg s.c. una vez al día	Considere la posibilidad de mantener la dosis ≥ 24 h antes del BN.	Si han transcurrido ≥ 24 h, es probable que el riesgo de proceder con el BN sea bajo. Si han transcurrido < 24 h, no hay datos adicionales suficientes para recomendar que se proceda al BN.	Considere la posibilidad de esperar ≥ 24 h después del BN y ≥ 4 h después de la RC antes de iniciar o reiniciar la tromboprofilaxis con HBPM.

AINE: antiinflamatorios no esteroideos; s.c.: subcutáneo; TTPa: tiempo parcial de tromboplastina activado.
Reproducida de Leffert L, Butwick A, Carvalho B, et al. The Society for Obstetric Anesthesia and Perinatology consensus statement on the anesthetic management of pregnant and postpartum women receiving thromboprophylaxis or higher dose anticoagulants. *Anesth Analg.* 2018;126(3):928–944.

TÉCNICAS DE ANESTESIA REGIONAL

- La anestesia regional puede utilizarse como parte de una estrategia de analgesia postoperatoria multimodal. Los datos disponibles en la actualidad indican que estos bloqueos son más beneficiosos en contextos en los que no se administran opiáceos neuroaxiales (p. ej., el PC realizado con anestesia general) o en pacientes con dolor irruptivo, a pesar de la administración de opiáceos neuroaxiales (6).

  Los bloqueos que se realizan con mayor frecuencia en las pacientes de cirugía obstétrica son los del plano del transverso del abdomen (PTA) y los del cuadrado lumbar (CL) (**fig. 3.9.2**). La infiltración continua en la herida ofrece otro método de administración de fármacos.
- *Bloqueo del PTA*
  - *Técnica.* Utilizando la guía ecográfica, se hace avanzar una aguja en el plano entre el oblicuo interno y el PTA, y se administra el fármaco en el plano fascial. Se puede introducir un catéter en el plano y dejarlo en su lugar.
  - El bloqueo del PTA debe considerarse después del PC, especialmente en las pacientes que no reciben morfina neuroaxial (7).
- *Bloqueo del CL*
  - *Técnica.* Usando la guía ecográfica, se hace avanzar una aguja en el plano lateral, posterior o anterior al músculo CL, y se administra el fármaco en el plano fascial. Se puede introducir un catéter en el plano y dejarlo en su lugar.
  - Los bloqueos del CL están más cerca de la columna vertebral que los bloqueos del PTA, lo que posiblemente contribuye a la propagación paravertebral y, por lo tanto, a la analgesia visceral. Dependiendo de qué bloqueo del CL se utilice y de la extensión de la propagación paravertebral, pueden observarse cambios hemodinámicos y debilidad del cuádriceps (7).
- *Infiltración continua de la herida*
  - *Técnica.* El cirujano coloca un catéter multiorificio en la zona quirúrgica antes del cierre, preferiblemente en la profundidad de la fascia del recto.
  - Los fármacos (normalmente anestésicos locales) se administran de forma continua mediante una bomba.

PLANIFICACIÓN PREPARTO Y PREOPERATORIA

- Todas las pacientes que se encuentran en la sala de partos tienen la posibilidad de requerir un anestésico de forma urgente y deben ser evaluadas por un anestesista para realizar una historia clínica y una exploración física específicas. Los problemas anestésicos u obstétricos importantes deben analizarse con el equipo obstétrico en una «reunión» del equipo multidisciplinario programada regularmente en cada cambio de turno.
- En el caso de las pacientes con afecciones de alto riesgo, la derivación temprana para la evaluación preparto por parte de un anestesista obstétrico permite la investigación oportuna, la derivación a especialistas y la optimización médica. El tratamiento suele requerir una aportación multidisciplinaria y, potencialmente, el traslado a un centro con un mayor nivel de recursos. Se ha demostrado que este abordaje reduce la morbilidad y la mortalidad maternas (8).
- Las indicaciones adecuadas para la consulta con anestesiología antes y después del parto se incluyen en la **tabla 3.9.5**.
- **Evaluación preoperatoria de laboratorio**
  - Los análisis preoperatorios o intraparto de la paciente, más allá de los análisis prenatales sistemáticos, se consideran en función de la historia clínica y la exploración física de la madre.
  - La evaluación del recuento sistemático de plaquetas intraparto no es necesaria antes de los procedimientos neuroaxiales en la parturienta sana, y debe individualizarse y basarse en los antecedentes de la paciente (p. ej., preeclampsia), la exploración física y los signos clínicos (9).
  - Aunque determinar el grupo sanguíneo se recomienda para todas las parturientas, las pruebas cruzadas de rutina no suelen ser necesarias para mujeres sanas con antecedentes de embarazo sin complicaciones. Un ejemplo de algoritmo para la evaluación de laboratorio de la transfusión (p. ej., grupo sanguíneo, cribado y pruebas cruzadas) para las pacientes ingresadas a la sala de partos puede optimizar el uso de los recursos (**tabla 3.9.6**).

ANESTESIA PARA EL PARTO POR CESÁREA
Elección de la técnica anestésica para la cesárea

- La anestesia neuroaxial confiere un perfil de seguridad, una analgesia postoperatoria y una experiencia para la paciente superiores

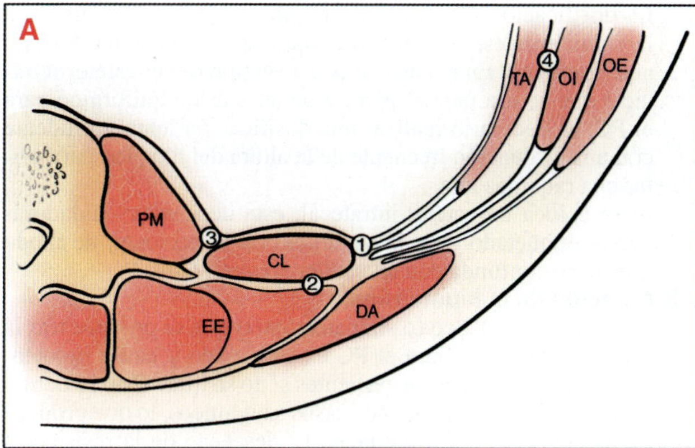

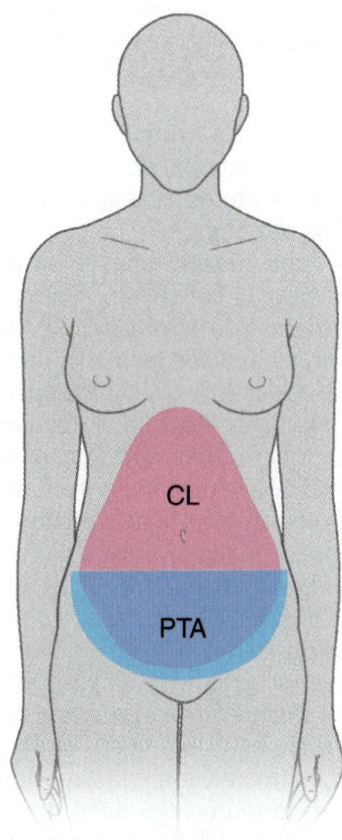

Figura 3.9.2. A. Bloqueos del plano fascial abdominal. 1. Bloqueo lateral CL1. 2. Bloqueo posterior CL2. 3. Bloqueo transmuscular o anterior CL3. 4. Bloqueo del plano del transverso del abdomen (PTA). CL: cuadrado lumbar; DA: dorsal ancho; EE: erector espinal; OE: oblicuo externo; OI: oblicuo interno; PM: psoas mayor; TA: transverso abdominal. **B.** Cobertura sensitiva de los bloqueos del CL y el PTA (adaptada de Townsley P, French J. Transversus abdominis plane block anesthesia tutorial of the week 239. WFSA—Resources; World Federation of Societies of Anaesthesiologists. September 5, 2011. https://resources.wfsahq.org/atotw/transversus-abdominis-plane-block/#h2-15).

Tabla 3.9.5	Indicaciones para la consulta de anestesiología

Enfermedades cardiovasculares

- Cardiopatía congénita
- Enfermedad cardiaca valvular
- Miocardiopatía o disminución de la función cardiaca
- Disritmias cardiacas
- Presencia de un dispositivo electrónico implantable cardiaco
- Hipertensión pulmonar

Afecciones hemáticas

- Coagulopatía de cualquier etiología
- Tratamiento anticoagulante actual
- Anemia drepanocítica

Enfermedades neurológicas y neuromusculares

- Enfermedad cerebrovascular (p. ej., aneurisma, malformación arteriovenosa)
- Presencia de una derivación ventricular (p. ej., ventriculoperitoneal)
- Lesión medular previa
- Alteraciones neurológicas, neuromusculares o musculoesqueléticas importantes
- Anomalías estructurales de las vértebras o cirugía previa de la columna

Otras comorbilidades significativas o mal controladas

- Alteraciones autoinmunes
- Dolor crónico (especialmente con el uso de opiáceos), trastorno por uso de sustancias, trastorno de adicción
- Alteraciones endocrinas
- Alteraciones hepáticas o renales
- Alteraciones metabólicas o genéticas
- Apnea obstructiva del sueño
- Índice de masa corporal antes del embarazo > 50 kg/m^2
- Enfermedad pulmonar
- Trasplante de órganos sólidos (previo o en espera)

Consideraciones sobre la anestesia de alto riesgo

- Anticipación de una vía aérea difícil o intubación difícil previa
- Complicaciones previas de la anestesia, incluido el bloqueo neuroaxial difícil o fallido
- Hipertermia maligna
- Alergia a los anestésicos locales
- Rechazo de hemoderivados

Complicaciones o afecciones obstétricas

- Espectro de la placenta acreta
- Cirugía no obstétrica durante el embarazo
- Parto por cesárea planificado con procedimiento abdominal mayor concurrente

Adaptada del ACOG Practice Bulletin No. 209.

Tabla 3.9.6	Ejemplo de criterios institucionales para la evaluación de laboratorio de la transfusión preoperatoria

Bajo riesgo de transfusión	Riesgo moderado de transfusión	Alto riesgo de transfusión
No hay factores de riesgo	Antecedentes de hemorragia posparto Gran multiparidad Dos cirugías uterinas previas (p. ej., cesárea, miomectomía) Preeclampsia grave tratada con sulfato de magnesio HELLP sin coagulopatía Uso de anestesia general Trabajo de parto prolongado con corioamnionitis > cesárea Intento de parto después de una cesárea Miomas uterinos grandes (> 5 cm)	Placenta previa o placentación anómala Desprendimiento de la placenta HELLP grave con coagulopatía Anemia grave antes del parto (Hb < 8) Con anticoagulación que no ha sido revertida Alteración hereditaria o adquirida de la coagulación o de la sangre
ABO/Rh	Tipo y pruebas cruzadas[a]	Tipificar, cruzar y pedir hemoderivados[a]

HELLP: hemólisis, enzimas hepáticas elevadas, recuento bajo de plaquetas; Hb: hemoglobina.
[a]La decisión de realizar pruebas cruzadas de hemoderivados depende de factores institucionales, especialmente en relación con el «tiempo de respuesta» del banco de sangre.

y se considera el modo de anestesia preferido para el PC. Sin embargo, la seguridad de la anestesia general para el PC ha mejorado sustancialmente, y ya no hay una diferencia significativa en la tasa de mortalidad entre las técnicas. La anestesia general para el PC no debe evitarse cuando está indicada (10).

- Una técnica neuroaxial planificada no excluye totalmente los riesgos asociados con la anestesia general, ya que las complicaciones pueden hacer necesario su uso.
- La anestesia general se realiza con mayor frecuencia para el PC de emergencia debido al corto tiempo que transcurre entre el quirófano y la incisión, a pesar de la falta de asociación entre un mayor tiempo entre el quirófano y la incisión y peores resultados neonatales. Las excepciones a la anestesia general como modo más rápido de anestesia incluyen a las pacientes con vías respiratorias difíciles previstas o una infección que requiera ponerse el equipo de protección personal antes del control de las vías respiratorias.
- La anestesia general para el PC también se usa cuando la paciente se niega a recibir la anestesia neuroaxial o esta está contraindicada o cuando se prevé que el tratamiento intraoperatorio sea complejo, como en algunos casos del espectro de la placenta acreta.
- La decisión sobre el modo de anestesia debe individualizarse basándose en las características de la paciente, los recursos disponibles y el análisis multidisciplinario.

Anestesia neuroaxial para el parto por cesárea

- El bloqueo sensitivo en T4 es necesario para una anestesia adecuada para el PC.
- La combinación de anestesia local neuroaxial y un opiáceo hidrófilo de acción rápida proporciona una anestesia quirúrgica óptima para el PC. La adición de un opiáceo hidrófobo de acción más lenta en el espacio neuroaxial es el estándar para una analgesia postoperatoria óptima.
- **Anestesia raquídea para el PC**
  - La anestesia raquídea es la técnica neuroaxial más utilizada para el PC debido a su simplicidad técnica combinada con un bloqueo de inicio rápido, fiable y denso.
- **Anestesia epidural para el PC**
  - Una epidural *in situ* que funciona bien puede convertirse rápidamente en anestesia neuroaxial quirúrgica con la administración de anestésicos locales de mayor concentración. Debe añadirse un opiáceo de acción corta para mejorar la analgesia visceral; un opiáceo de acción prolongada proporciona la base para una analgesia postoperatoria eficaz.
  - En los PC electivos, ocasionalmente se puede colocar una epidural *de novo* para titular lentamente el fármaco, lo que permite un inicio más lento del bloqueo simpático. Esto puede ser útil para las pacientes que no toleran un descenso agudo de la resistencia vascular sistémica, como las lesiones cardiacas estenóticas (11).
- **Anestesia ERC para el PC**
  - El uso de la ERC para la cesárea electiva combina los beneficios de las técnicas raquídeas y epidurales al usar el espacio intratecal para la administración inicial de los fármacos y dejar un catéter epidural para su uso en caso de cirugía prolongada.
  - En las pacientes que no se espera que toleren cambios hemodinámicos rápidos, puede emplearse una dosis más baja de fármacos intratecales para iniciar un bloqueo neuroaxial denso, seguido de una titulación lenta de los fármacos mediante el catéter epidural.
  - Se puede dejar un catéter epidural para la analgesia epidural postoperatoria controlada por la paciente en determinadas pacientes que pueden beneficiarse de un régimen de analgesia postoperatoria ahorrador de opiáceos.
- **Anestesia raquídea continua para el PC**
  - Debido al mayor riesgo de CPPD con el uso de una aguja de mayor calibre, los anestésicos raquídeos continuos a través de catéteres intratecales no han ganado popularidad para su uso sistemático en el PC. Sin embargo, los catéteres intratecales pueden utilizarse en determinadas situaciones (p. ej., tras una punción dural involuntaria durante un intento de colocación de la epidural).

- La dosificación de un catéter intratecal *de novo* es similar a la de un anestésico raquídeo monodosis, como se ha descrito anteriormente. En el caso de la conversión de un catéter intratecal que se usa para el parto a un anestésico quirúrgico para el PC, es necesario realizar una dosificación lenta y prudente con una evaluación frecuente de la altura del bloqueo para evitar una raquídea alta.
- Si se coloca un catéter intratecal, este debe estar cuidadosamente etiquetado para la seguridad de la paciente, de modo que no se confunda con un catéter epidural (12).
- **Prevención de la hipotensión**
  - El bloqueo simpático (o simpatectomía) que se produce tras la anestesia raquídea para el PC es anticipado y causa hipotensión en la mayoría de las pacientes si no se trata. Esto se debe a la dilatación de los pequeños vasos sanguíneos, lo que produce un aumento de la capacitancia. El descenso de la resistencia vascular sistémica y el grado de hipotensión varían entre los individuos y se ven afectados por factores como la hipovolemia preexistente (descenso exagerado) o la preeclampsia (descenso menor).
  - La hipotensión no tratada produce náusea y vómito intraoperatorios (NVIO), disminución de la perfusión de los órganos, incluida la perfusión uteroplacentaria, y, en última instancia, acidosis fetal si se prolonga.
  - La hipotensión debe tratarse con el desplazamiento uterino izquierdo para aliviar la compresión aortocava, la carga de líquidos intravasculares y la administración de vasopresores. Las recomendaciones actuales son mantener una presión arterial sistólica igual o mayor del 90% de la inicial para mantener un flujo sanguíneo uteroplacentario óptimo y disminuir los NVIO (12).
  - Los vasopresores y la fluidoterapia tienen muchos efectos y deben ser individualizados para cada paciente. Por ejemplo, las pacientes con preeclampsia tienen menor necesidad de vasopresores y líquidos y un mayor riesgo de edema pulmonar (12).
  - *Desplazamiento uterino izquierdo.* Para aliviar la compresión de la vena cava inferior, una inclinación de 15° se asocia con una mayor presión sistólica y un mayor gasto cardiaco, así como con una menor necesidad de vasopresores.
  - *Bolo de líquidos intravenosos.* La carga simultánea de cristaloides (administrada en el momento de la colocación neuroaxial) disminuye la hipotensión y la necesidad de vasopresores. El volumen total de la cocarga debe depender del estado de volumen de la paciente y de las comorbilidades.
  - *Vasopresores*
    - Los vasopresores más utilizados para tratar la hipotensión por simpatectomía son la fenilefrina y la efedrina. Más recientemente, se ha considerado el uso de la norepinefrina, pero se necesitan más pruebas antes de recomendar su uso rutinario.
    - La fenilefrina es el fármaco de primera línea para el tratamiento y la prevención de la hipotensión debido a su asociación con una menor acidosis fetal y un inicio de acción más rápido en comparación con la efedrina.
    - El inicio profiláctico de la infusión de fenilefrina inmediatamente después de la anestesia raquídea se asocia con menos hipotensión y náusea y vómito, y es superior al bolo intermitente.

Anestesia general

- El uso de anestesia general para el PC se asocia con riesgos maternos y fetales únicos (**tabla 3.9.7**).
- Los fármacos empleados para inducir y mantener la anestesia general atraviesan la placenta y conllevan el riesgo de depresión respiratoria fetal. Para reducir el tiempo bajo anestesia general antes del parto, a menudo se prepara y cubre a la paciente para permitir la incisión inmediata después de la inducción de la anestesia y la intubación.
- **Control de las vías respiratorias en obstetricia**
  - El embarazo produce cambios anatómicos y fisiológicos que pueden dificultar el control de las vías respiratorias, como el edema relacionado con el embarazo, el aumento del consumo de oxígeno y la disminución de la capacidad residual funcional (8).

Tabla 3.9.7	**Riesgos maternos y fetales relacionados con la anestesia general**

Riesgos maternos

- Complicaciones hemodinámicas de la inducción de la anestesia general
  - Hipotensión por fármacos de inducción
  - Respuesta hipertensiva con la laringoscopia y la intubación que causa un ictus (p. ej., preeclampsia o hipertensión crónica)
- Intubación difícil o fallida
- Aspiración con la inducción o el despertar de la anestesia general
- Consciencia bajo anestesia general
- Atonía uterina intraoperatoria relacionada con anestésicos volátiles con el consiguiente aumento del riesgo de hemorragia obstétrica
- Obstrucción de las vías respiratorias tras el despertar de la anestesia general
- Necesidad de opiáceos parenterales para el control del dolor postoperatorio
- Náusea y vómito postoperatorios relacionados con los anestésicos generales

Riesgos fetales

- Depresión respiratoria en el momento del parto y necesidad de asistencia respiratoria y de un mayor nivel de cuidados
- Imposibilidad para iniciar el vínculo piel con piel o la lactancia materna hasta la resolución de la anestesia general en la madre

De Leffert L, Butwick A, Carvalho B, et al. The Society for Obstetric Anesthesia and Perinatology consensus statement on the anesthetic management of pregnant and postpartum women receiving thromboprophylaxis or higher dose anticoagulants. *Anesth Analg.* 2018;126(3):928–944.

- La exploración de las vías respiratorias debe incluir la clasificación de Mallampati (**fig. 3.9.3**), la distancia tiromentoniana, la apertura bucal, la protrusión mandibular, los antecedentes de disfunción de la articulación temporomandibular, la amplitud de movimiento cervical y los antecedentes de vías respiratorias difíciles. La anticipación de unas vías respiratorias difíciles puede disminuir las complicaciones derivadas de una ventilación con mascarilla difícil y de una intubación difícil o fallida.
- En caso de que se prevean unas vías respiratorias difíciles para un PC electivo, se suele preferir la anestesia neuroaxial. En el caso de las pacientes en trabajo de parto con unas vías respiratorias difíciles previstas, la comunicación temprana y continua entre los equipos de obstetricia y anestesiología sobre la decisión del PC es fundamental. Si se produce una situación de emergencia, el tiempo necesario para asegurar unas vías respiratorias maternas difíciles para la anestesia general puede retrasar el parto (p. ej., si se requiere una intubación de fibra óptica con la paciente despierta). La colocación temprana de un catéter neuroaxial en el parto puede ser beneficiosa para evitar la necesidad de un control de emergencia de las vías respiratorias.
- Si una paciente es difícil de intubar o ventilar tras la inducción de la anestesia general, se puede colocar un dispositivo supraglótico para las vías respiratorias. Dado que las vías respiratorias están «desprotegidas», la presión del fondo y la exteriorización uterina deben evitarse siempre que sea posible para disminuir el riesgo de regurgitación gástrica y aspiración pulmonar (13).
- **Riesgo de aspiración**
  - Las pacientes obstétricas tienen un mayor riesgo de aspiración pulmonar debido a los cambios en el medio hormonal, la fisiología gástrica y la compresión mecánica del útero grávido (10).

- El riesgo de aspiración es mayor hacia el término del embarazo y en las pacientes en trabajo de parto activo. Las pacientes con factores de riesgo como obesidad mórbida, diabetes o vías respiratorias difíciles también tienen un riesgo elevado.
- Los fármacos profilácticos preoperatorios, como los antagonistas H_2, los antiácidos y los fármacos de motilidad gástrica, pueden aumentar el pH gástrico y favorecer el vaciado del contenido gástrico.
- En caso de procedimientos electivos (p. ej., PC programado), deben usarse las guías estándar de la American Society of Anesthesiology de nada por vía oral (**tabla 3.9.8**) para disminuir los riesgos asociados con la aspiración (14).
- Aunque se puede fomentar la administración de pequeñas cantidades de líquidos claros en pacientes sanas en un parto sin complicaciones, la administración de líquidos claros debe evitarse en pacientes con factores de riesgo adicionales de aspiración, PC o anestesia general (**tabla 3.9.9**).

Uso de uterotónicos en el parto por cesárea

- La oxitocina es el uterotónico de primera línea más usado para el PC. Los efectos sistémicos de la oxitocina incluyen inestabilidad hemodinámica dependiente de la dosis.
- Los fármacos de segunda línea son la ergometrina, la metilergometrina, el misoprostol, el carboprost y la sulprostona.
- El mecanismo de acción y los efectos adversos más frecuentes de los uterotónicos de primera y segunda líneas utilizados para el PC se enumeran en la **tabla 3.9.10**.
- El uso de fármacos uterotónicos durante el PC debe basarse en un análisis multidisciplinario entre el anestesista y el obstetra. Las guías basadas en la evidencia para el uso de uterotónicos durante el PC se muestran en la **tabla 3.9.11** (3).

Protocolo de recuperación mejorada después de una cesárea

- El protocolo de recuperación mejorada después de una cesárea (RMDC) es un modelo estandarizado para la atención preoperatoria, intraoperatoria y postoperatoria de la paciente embarazada sometida a un PC con el objetivo de mejorar los resultados maternos y fetales (15).

Figura 3.9.3. La clasificación de Mallampati de la vía aérea es un signo clínico que puede predecir una intubación difícil. **Clase I.** La úvula completa y los pilares amigdalinos son visibles. **Clase II.** La punta de la úvula y los pilares están ocultos por la lengua. **Clase III.** Solo se ve el paladar blando. **Clase IV.** Solo se ve el paladar duro (reimpresa de Fischer JE, Jones DB, Pomposelli FB, et al. *Fischer's Mastery of Surgery.* 6.ª ed. Wolters Kluwer; 2011: Fig. 96.3).

Tabla 3.9.8	**Directrices de nada por vía oral de la ASA**

Contenido ingerido	Tiempo mínimo de ayuno (horas)
Líquidos claros	2
Alimentos sólidos no grasos (p. ej., pan tostado seco)	6
Alimentos sólidos grasos o una comida completa	8

Tabla 3.9.9   Factores de riesgo de la paciente para aspiración, parto por cesárea o anestesia general

Factores de riesgo maternos

- Dificultad conocida o sospechada para ventilar o intubar
- Obesidad mórbida (índice de masa corporal > 40 kg/m^2)
- Uso crónico de opiáceos (vaciado gástrico retardado)
- Uso de opiáceos parenterales para la analgesia del parto
- Alteración del tubo digestivo superior o anatomía o función gástrica anómala
- Afección neurológica o alteración del grado de consciencia (incluido el tratamiento con magnesio)

Riesgo para el parto por cesárea

- Factores de riesgo obstétricos:
  - Parto prematuro
  - Intento de parto después de cesárea
  - Patología placentaria (desprendimiento, previa)
- Factores de riesgo fetales:
  - Estado no tranquilizador
  - Restricción del crecimiento fetal
  - Gestaciones múltiples
- Factores de riesgo maternos:
  - Afecciones médicas conocidas que pueden aumentar la probabilidad de un parto complicado o quirúrgico

Riesgo para la anestesia general

- Coagulopatía conocida o trombocitopenia grave
- Otra contraindicación o rechazo de la anestesia neuroaxial
- Anestesia neuroaxial fallida

Adaptada de Considerations for NPO Guidelines and Gastric Emptying during Labor and Delivery SOAP Task Force for OB/GYN Continuing Education (www.soap.org).

Tabla 3.9.10   Efectos adversos de los uterotónicos

Fármacos	Mecanismo de acción	Efectos adversos
Oxitocina	Estimulación de los receptores de oxitocina que conduce a la contracción directa del miometrio y estimulación de la producción de prostaglandina $F_{2\alpha}$	Hipotensión y taquicardia dependientes de la dosis, aumento de la resistencia vascular pulmonar, rubefacción y retención de agua libre
Ergometrina y metilergometrina	Activación de receptores adrenérgicos, dopaminérgicos y serotoninérgicos	Hipertensión, vasoespasmo coronario, náusea y vómito
Misoprostol	Prostaglandina que activa los receptores FP, EP_1, EP_3 y TP	Hiperpirexia, escalofríos, náusea y diarrea
Carboprost y sulprostona	Análogo sintético de la prostaglandina $F_{2\alpha}$	Broncoespasmo, hipertensión, diarrea, náusea, vómito, rubefacción, hiperpirexia y mialgias

EP: receptor de prostaglandina E; FP: receptor de prostaglandina F; TP: receptor de tromboxano A.
Heesen M, Carvalho B, Carvalho JCA, et al. International consensus statement on the use of uterotonic agents during caesarean section. *Anaesthesia.* 2019;74(10):1305–1319. doi:10.1111/anae.14757

Tabla 3.9.11   Uso de uterotónicos basado en la evidencia durante la cesárea

Fármaco de primera línea: oxitocina

Cesárea electiva	Cesárea intraparto
Bolo de 1 unidad de oxitocina i.v., iniciar infusión de 2.5-7.5 unidades por hora	Bolo de 3 unidades de oxitocina durante al menos 30 s; iniciar la infusión de 7.5-15 unidades por hora

Si es necesario, después de 2 min, administrar una dosis adicional de 3 unidades durante al menos 30 s.

Considerar la administración temprana de un fármaco de segunda línea si no se mantiene el tono uterino.

Revisar el estado clínico de la paciente antes de suspenderlo 2-4 h después del parto.

Fármacos de segunda línea

Metilergonovina 200 µg (i.m.), puede repetirse después de 2 h

Misoprostol 400-600 µg (sublingual, rectal, vaginal, oral), repetir después de 15 min si es necesario, dosis máxima 800 µg

Carboprost 250 µg (i.m. o intramiometrial; i.v. contraindicado), repetir cada 15 min si es necesario, máximo ocho dosis

Sulprostona 500 µg i.v. a 100 µg por h; dosis máxima 1500 µg

i.m.: intramuscular; i.v.: intravenoso.
De Heesen M, Carvalho B, Carvalho JCA, et al. International consensus statement on the use of uterotonic agents during caesarean section. *Anaesthesia.* 2019;74(10):1305–1319.

- Aunque la calidad de la evidencia que evalúa el protocolo de RMDC sigue siendo baja, la mayoría de los estudios muestran beneficios y ninguno muestra daños (16). En las **tablas 3.9.12 a 3.9.14** se muestran ejemplos de elementos pre-, intra- y postoperatorios básicos y recomendados para la RMDC.

Anestesia para el intento de parto después de cesárea

- La analgesia epidural moderna con anestesia local de baja concentración no retrasa el diagnóstico de rotura uterina ni disminuye la probabilidad de un parto vaginal exitoso después de una cesárea. Un catéter epidural que funcione bien facilita el acceso a una anestesia quirúrgica rápida si se requiere una intervención quirúrgica.
- Aunque se recomienda la colocación temprana de la epidural para el intento de parto después de cesárea, se debe mencionar a las pacientes que en algunos casos puede estar indicada la anestesia general a pesar de que el catéter epidural funcione (2).

Anestesia para el parto por cesárea de emergencia

- La comunicación directa y temprana entre el obstetra y el anestesista sobre la indicación del PC de emergencia es fundamental, con especial atención al análisis de la urgencia y el momento del parto.
- Incluso en una emergencia, la elección del anestésico depende de muchos factores como las vías respiratorias maternas, las contraindicaciones o el rechazo de la anestesia neuroaxial y la estabilidad hemodinámica.
- Se puede usar una epidural *in situ* para convertir rápidamente la analgesia del parto en anestesia quirúrgica utilizando anestésicos locales de mayor concentración para preparar el parto urgente.

ANALGESIA POSTCESÁREA (7)

- Para la mayoría de las pacientes, la administración de un régimen analgésico multimodal que ahorra opiáceos en combinación con opiáceos neuroaxiales de baja dosis da como resultado una

---

Tabla 3.9.12 Elementos preoperatorios y recomendaciones del protocolo de recuperación mejorada después de una cesárea

Recomendación de RMDC	Acción
Limitación de los intervalos de ayuno[a]	Sólidos hasta 6-8 h antes del parto por cesárea Líquidos claros hasta 2 h antes del parto por cesárea
Carga de hidratos de carbono líquidos no particulados[a]	Bebidas de hidratos de carbono no particulados hasta 2 h antes del parto por cesárea (solo para mujeres sin diabetes)
Educación para la paciente[a]	Instrucciones estandarizadas previas al parto por cesárea, incluyendo qué se puede esperar durante el parto por cesárea e información sobre cómo mejorar la recuperación proporcionada al menos 1 día antes de la cirugía
Preparación y apoyo para la lactancia o el amamantamiento	Proporcionar información sobre la fisiología normal de la lactancia, atención de las complicaciones frecuentes de la lactancia a través de una herramienta educativa estandarizada o clases prenatales
Optimización de la hemoglobina	Todas las mujeres embarazadas deben ser evaluadas y tratadas para la anemia según las directrices del American College of Obstetrics and Gynecology

Se enumeran los elementos preoperatorios básicos (indicados con una a) y los recomendados para la recuperación mejorada después de una cesárea (RMDC).
Adaptada de The Society for Obstetric Anesthesiology and Perinatology ERAC Consensus Statement (www.soap.org).

Tabla 3.9.13 Elementos intraoperatorios y recomendaciones del protocolo de recuperación mejorada después de una cesárea

Recomendación de RMDC	Acción
Optimización de líquidos intravenosos	Limitar los líquidos intravenosos a < 3 L para los casos rutinarios (sugerido)
Prevención y tratamiento de la hipotensión inducida por la anestesia raquídea[a]	El objetivo es prevenir NVIO tras la anestesia raquídea y mantener la perfusión uteroplacentaria Tratar de forma óptima con infusión profiláctica de vasopresores (p. ej., infusión de fenilefrina)
Mantenimiento de la normotermia[a]	Calentar activamente mediante calentador de líquidos i.v. en línea o mediante calentamiento por aire forzado
Administración óptima de uterotónicos[a]	Utilizar la menor dosis efectiva de uterotónico necesaria para conseguir un tono uterino adecuado y disminuir los efectos secundarios
Profilaxis antibiótica[a]	Dosificarla antes de la incisión de la piel (no esperar hasta después del pinzamiento del cordón)
Profilaxis y tratamiento de náusea y vómito intra- y postoperatorios[a]	Infusión profiláctica de vasopresores (*véase* arriba) para disminuir NVIO asociados con la hipotensión Limitar o evitar la exteriorización uterina y la irrigación salina abdominal por parte del cirujano Combinar al menos dos antieméticos i.v. profilácticos con diferentes mecanismos de acción
Inicio de la analgesia multimodal[a]	Opiáceo neuroaxial de acción prolongada (p. ej., morfina intratecal 50-150 µg o morfina epidural 1-3 mg) Analgesia no opiácea iniciada en el quirófano, a menos que esté contraindicada: 1. Ketorolaco 15-30 mg i.v. después de cerrar el peritoneo 2. Paracetamol i.v. después del parto o vía oral antes o después del parto 3. Considerar la infiltración de anestésicos locales (continuos) en la herida o los bloqueos regionales (p. ej., bloqueo del plano del transverso del abdomen, bloqueo del cuadrado lumbar)
Promoción de la lactancia materna y el vínculo madre-hijo[a]	El contacto piel con piel debe producirse tan pronto como sea posible en el quirófano, según el estado materno o neonatal
Retraso en el pinzamiento del cordón umbilical	El American College of Obstetrics and Gynecology recomienda retrasar el pinzamiento del cordón umbilical en los niños vigorosos de término y los prematuros durante al menos 30-60 s después del nacimiento

i.v.: intravenoso; NVIO: náusea y vómito intraoperatorios; RMDC: recuperación mejorada después de una cesárea.
Se enumeran tanto los elementos básicos (indicados con una a) como los recomendados para la recuperación mejorada después de una cesárea (RMDC).
Adaptada de The Society for Obstetric Anesthesiology and Perinatology ERAC Consensus Statement (www.soap.org).

Tabla 3.9.14 **Elementos postoperatorios del protocolo de recuperación mejorada después de una cesárea**

Recomendación de RMDC	Acción
Ingesta oral precoz[a]	Hielo o agua en los 60 min siguientes al ingreso en la UCPA La heparina o la solución salina bloquea la vía intravenosa de forma precoz una vez que se completa la infusión de oxitocina, se toleran los líquidos y la diuresis es adecuada Pasar a la dieta habitual idealmente dentro de las 4 h postcesárea, según la tolerancia
Control de la glucemia	Las pacientes con diabetes deben ser programadas idealmente como el primer caso del día Mantener la normoglucemia (< 180-200 mg/dL); controlar la glucosa materna o neonatal según el protocolo del hospital
Movilización temprana[a]	La deambulación debe producirse poco después de la recuperación de la función motora
Fomento de los periodos de reposo[a]	Optimizar el sueño y el descanso Limitar las interrupciones innecesarias agrupando las intervenciones (p. ej., los signos vitales y la administración programada de analgésicos) Seguir una vigilancia postoperatoria adecuada
Fomento del retorno de la función intestinal	Reducir el consumo de opiáceos Considerar la posibilidad de masticar goma de mascar
Retirada temprana de la sonda urinaria[a]	La sonda urinaria debe retirarse 6-12 h después del parto Elaborar protocolos para establecer los criterios de retirada adecuados y para gestionar la retención urinaria tras la extracción de la sonda
Prevención de la tromboembolia venosa[a]	Seguir las prácticas institucionales según las directrices del ACOG y el ACCP
Analgesia multimodal[a]	Los protocolos de analgesia multimodal incluyen: • Opiáceos neuroaxiales de acción prolongada en dosis bajas, como la morfina (*véase* arriba) • Antiinflamatorios no esteroideos programados • Paracetamol programado • Los opiáceos orales se reservan para el dolor irruptivo • Técnicas de anestesia local según se indique
Facilitación del alta temprana[a]	Estandarizar la planificación del alta Utilizar métricas para controlar el progreso de las pacientes en el cumplimiento de los criterios de alta temprana
Corrección de la anemia[a]	Detectar y tratar la anemia
Apoyo a la lactancia materna[a]	Apoyar la lactancia según las guías institucionales

ACCP: American College of Clinical Pharmacy; ACOG: American College of Obstetricians and Gynecologists; RMDC: recuperación mejorada después de una cesárea; UCPA: unidad de cuidados postanestésicos.
Se enumeran tanto los elementos básicos (indicados con una a) como los recomendados para la RMDC.
Adaptada de The Society for Obstetric Anesthesiology and Perinatology ERAC Consensus Statement (www.soap.org).

analgesia postcesárea eficaz con una menor incidencia de efectos secundarios.

- La dosificación programada de analgésicos no opiáceos, en lugar de a demanda, mejora las puntuaciones de dolor, la satisfacción de la paciente y la lactancia materna (17). Los opiáceos orales deben reservarse para el dolor irruptivo.
- **Opiáceos neuroaxiales**
  - Los opiáceos neuroaxiales de acción prolongada proporcionan una analgesia superior con menos efectos adversos en comparación con los sistémicos.
  - El uso de morfina neuroaxial desplaza los grados máximos de dolor tras el PC del primer al segundo día postoperatorio.
  - Cuando se utilicen dosis bajas de morfina intratecal o epidural en pacientes sanas de bajo riesgo, la evaluación de la frecuencia respiratoria y de la sedación debe realizarse cada 2 h durante las primeras 12 h tras la administración. En el caso de que haya factores de riesgo adicionales (p. ej., comorbilidades como la apnea obstructiva del sueño, el uso de sedantes, la infusión de magnesio o el uso de opiáceos intravenosos adicionales), deben considerarse dispositivos de monitorización adicionales como la capnografía y una monitorización más frecuente (18).
  - El prurito después de la morfina neuroaxial es frecuente, está relacionado con la dosis y no está mediado por la liberación de histamina. Puede tratarse con nalbufina o naloxona en pequeñas dosis para evitar la reversión de la analgesia opiácea (11).
- **Analgésicos no opiáceos**
  - Los antiinflamatorios no esteroideos (AINE) son muy eficaces y disminuyen la necesidad de utilizar opiáceos. Deben programarse para todas las pacientes sin contraindicación después del PC.
  - El paracetamol es un analgésico eficaz ahorrador de opiáceos y con efecto aditivo cuando se combina con los AINE. Dado que este fármaco debe programarse para todas las pacientes sin contraindicación después del PC, deben evitarse los analgésicos orales con combinaciones de paracetamol con opiáceos (19).
  - La evidencia para otros analgésicos no opiáceos (p. ej., gabapentina, pregabalina, ketamina, complementos intratecales) es mixta. La literatura no apoya actualmente el uso sistemático de estos medicamentos para todas las pacientes, aunque pueden ser considerados en ciertos casos, como para las pacientes con antecedentes de dolor o uso de opiáceos crónicos.
- **Opiáceos orales o parenterales**
  - En una pauta de analgesia postcesárea multimodal ahorradora de opiáceos, los opiáceos orales o parenterales deben reservarse para el dolor irruptivo (7).
  - La oxicodona y la hidrocodona son los analgésicos orales preferidos para controlar el dolor irruptivo tras el PC (20).
- **Bloqueos nerviosos regionales**
  - Los bloqueos nerviosos regionales pueden estar indicados después del PC para las pacientes que no reciben morfina neuroaxial o como procedimiento de rescate para disminuir el uso de opiáceos sistémicos.
  - Los bloqueos del PTA y del CL proporcionan un control somático del dolor postoperatorio desde el sitio de la incisión, pero la analgesia visceral está ausente o es poco fiable. Estos bloqueos no deben considerarse como un sustituto del uso de opiáceos neuroaxiales de acción prolongada.

CONSIDERACIONES SOBRE LA ANESTESIA Y LA LACTANCIA

- Cualquier uso de fármacos en las madres lactantes crea la posibilidad de una exposición neonatal. Aunque todos los anestésicos se encuentran en la leche materna, las concentraciones no suelen ser clínicamente significativas. Por lo general, cuando una mujer está despierta y alerta después de la cirugía, puede comenzar o reanudar la lactancia materna, ya que la mayoría (pero no todos) los medicamentos que se administran perioperatoriamente son seguros para las madres lactantes. Algunas excepciones notables son la meperidina, el tramadol y la codeína (**fig. 3.9.4**) (21).
- La dosis relativa del lactante (DRL) se utiliza para expresar la exposición neonatal al fármaco teniendo en cuenta el peso del feto, la concentración en la leche materna y la dosis materna. Una DRL menor del 10% se considera generalmente segura (22). En LactMed® se puede acceder a una base de datos completa de fármacos y su valor de DRL relativa.

ANESTESIA PARA LA LIGADURA TUBÁRICA POSPARTO

- Los modos adecuados de anestesia incluyen la anestesia epidural, la raquídea o la general *in situ*. Aunque se prefiere la anestesia neuroaxial, todas estas opciones pueden ser seguras y eficaces en ausencia de contraindicaciones maternas; el modo de anestesia debe determinarse en función de los factores de la paciente, incluida su preferencia (23).
- La anestesia epidural puede extenderse a menudo con éxito para la ligadura tubárica posparto (LTPP). La probabilidad de fracaso aumenta con intervalos más largos entre el momento de la colocación neuroaxial y la cirugía. Un catéter que no funcione bien durante el parto debe alertar al médico de la posibilidad de una conversión epidural fallida (24).
- El American College of Obstetrics and Gynecology considera que la LTPP es un procedimiento urgente debido a su seguridad y eficacia cuando se realiza mediante minilaparotomía en el periodo posparto inmediato, así como debido a las consecuencias adversas cuando el procedimiento se desea pero no se realiza (23). En un estudio realizado por Thurman y Janecek (25), casi la mitad de las pacientes que fueron dadas de alta sin someterse a la LTPP deseada se embarazaron en el plazo de 1 año.
- La decisión de posponer la LTPP por comorbilidades maternas en ausencia de inestabilidad hemodinámica debe sopesarse con los riesgos de un embarazo posterior. Las complicaciones maternas, como la pérdida de un gran volumen de sangre, la sepsis o la inestabilidad hemodinámica, pueden justificar el retraso de la cirugía (26).

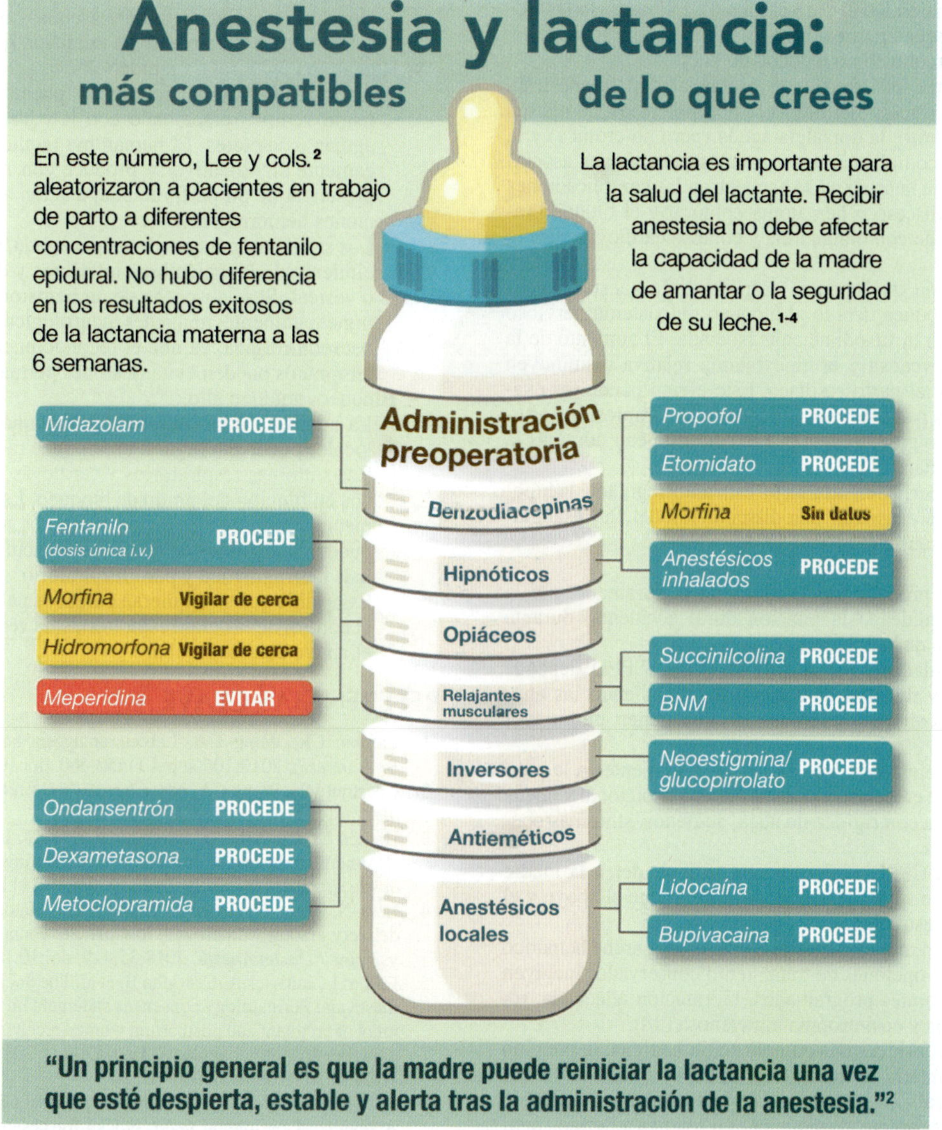

Figura 3.9.4. Infografía sobre la lactancia materna y consideraciones sobre la anestesia (reimpresa de Wanderer JP, Rathmell JP. Anesthesia and breastfeeding: more often than not, they are compatible. *Anesthesiology*. 2017;127(4):A15).

COMPLICACIONES

Mortalidad materna relacionada con la anestesia

- La muerte materna relacionada con la anestesia a menudo se puede prevenir con el diagnóstico y el tratamiento tempranos. La disponibilidad de equipos adecuados, la vigilancia diligente y el trabajo en equipo multidisciplinario son imprescindibles para la atención segura de la paciente (10).
- En un estudio realizado por Hawkins y cols., la mortalidad materna general relacionada con la anestesia en el periodo de 1991-2002 disminuyó en casi un 60% en comparación con el periodo de 1979-1990 y se atribuye a los avances en la supervisión y el establecimiento de estándares de atención.
- La mayoría de las víctimas mortales derivadas de la anestesia general se debieron al control de las vías respiratorias y a la inducción de la anestesia. La mayoría de las muertes asociadas con la anestesia neuroaxial fueron causadas por un bloqueo raquídeo o epidural alto, por insuficiencia respiratoria o por una reacción a un fármaco (27).

Morbilidad materna relacionada con la anestesia

- El Serious Complications Repository evaluó más de 257 000 anestesias durante un periodo de 5 años y demostró que en aproximadamente 1 de cada 3 000 anestesias obstétricas se produce una complicación grave (incluidas las no causadas por la anestesia, como la muerte materna o el paro cardiaco). Las causas más frecuentes son el bloqueo neuroaxial alto, el paro respiratorio periparto y el catéter raquídeo no reconocido (12).
- Las complicaciones más frecuentes asociadas con la anestesia neuroaxial son el fracaso del bloqueo, la hipotensión, la náusea y el vómito, el prurito, la dorsalgia aguda (pero no crónica) y la CPPD. Entre las complicaciones inusuales pero graves asociadas con la anestesia neuroaxial se encuentran las complicaciones neurológicas, el absceso o hematoma epidural y el bloqueo raquídeo alto asociado con bradicardia y colapso cardiovascular.
  - Hipotensión
    - La hipotensión que aparece después de la anestesia neuroaxial se produce debido al bloqueo del sistema nervioso simpático con la vasodilatación asociada. El aumento de la capacitancia venosa y la hipovolemia relativa disminuyen la precarga y el gasto cardiaco. Este efecto puede ser exagerado en las pacientes obstétricas por la compresión aortocava del útero grávido, que puede comprometer aún más la precarga cardiaca (12).
    - Dado que la perfusión uterina no está autorregulada, la hipotensión puede ocasionar una disminución del flujo sanguíneo uteroplacentario.
  - CPPD
    - La CPPD se produce tras la rotura de la duramadre por la anestesia raquídea o la punción dural accidental durante la colocación de la epidural.
    - La probabilidad de que se produzca una CPPD depende del tamaño y del tipo de aguja utilizada, siendo las agujas de gran calibre o cortantes las que tienen una mayor incidencia.
    - La CPPD suele producirse en las 48 h siguientes a la punción dural. Se caracteriza por una cefalea posicional y puede estar asociada con rigidez de nuca, acúfenos, síntomas oculares y náusea.
    - Dado que la CPPD suele producir dificultades a la madre para cuidar de su recién nacido, es importante el apoyo y el seguimiento estrecho.
    - El tratamiento más eficaz de la CPPD es un parche hemático epidural. Las opciones de tratamiento conservador incluyen analgésicos orales programados, hidratación adecuada, reposo en cama y cosintropina intravenosa (28).
    - Aunque se considera una complicación benigna, la punción dural involuntaria se asocia con una mayor tasa de hematoma subdural (29). En el caso de una cefalea persistente o progresiva resistente al tratamiento o relativa a déficits neurológicos focales, debe realizarse un estudio de imagen para descartar una patología intracraneal grave.

- Dorsalgia
  - La dorsalgia aguda y transitoria en el sitio de la inyección es frecuente y suele resolverse en varios días.
  - La evidencia ha demostrado de manera sistemática que no hay correlación entre la analgesia neuroaxial y la dorsalgia crónica.
- Complicaciones neurológicas
  - La parestesia persistente y la debilidad motora limitada son las complicaciones neurológicas más frecuentes después de los procedimientos neuroaxiales. La debilidad unilateral, las parestesias en una extremidad o los síntomas dermatómicos son quizá consecuencia de una lesión de la raíz nerviosa y, rara vez, de una lesión directa de la médula espinal.
  - Las lesiones neurológicas graves, como la paraplejia o el síndrome de la cola de caballo, son inusuales. Los síntomas neurológicos persistentes y progresivos después de la anestesia neuroaxial justifican una evaluación temprana con una exploración neurológica completa y estudios de imagen.
- TSAL
  - La administración intravascular involuntaria de anestésicos locales puede precipitar una toxicidad anestésica local grave que provoque convulsiones y colapso cardiovascular.
  - Se debe considerar una posible TSAL cuando haya algún indicio de alteración mental, síntomas neurológicos o inestabilidad cardiovascular tras administrar anestésicos locales.
  - El tratamiento de la TSAL debe incluir cuidados paliativos (control de las vías respiratorias, tratamiento de las convulsiones y reanimación cardiovascular), así como la administración de un tratamiento de emulsión lipídica.
- Hematoma epidural o raquídeo
  - La instrumentación neuroaxial puede causar un traumatismo venoso relacionado con la colocación o retirada de agujas o catéteres. El hematoma raquídeo o epidural clínicamente significativo se produce con mayor frecuencia en presencia de un perfil de coagulación anómalo o de alteraciones hemorrágicas.
  - Los síntomas incluyen dorsalgia aguda, debilidad y entumecimiento de los miembros inferiores y disfunción intestinal o vesical. Si se sospecha de un hematoma, deben obtenerse inmediatamente imágenes neurológicas y una evaluación neuroquirúrgica, ya que el reconocimiento y el tratamiento tempranos pueden evitar lesiones permanentes.
- Bloqueo raquídeo alto
  - La administración intratecal no reconocida de anestésicos locales puede dar lugar a un bloqueo raquídeo alto o total.
  - Los síntomas respiratorios y cardiovasculares son progresivos en función del grado de bloqueo. La debilidad y el entumecimiento iniciales de los miembros superiores y la disnea pueden ir seguidos de debilidad muscular respiratoria, parálisis diafragmática y paro respiratorio.
  - Es posible que se requieran cuidados paliativos que incluyan el control de las vías respiratorias, la ventilación mecánica y el apoyo cardiovascular.

REFERENCIAS CLAVE

1. Cambic CR, Wong CA. Labour analgesia and obstetric outcomes. *Br J Anaesth.* 2010;105(suppl 1):i50–i60. doi:10.1093/bja/aeq311
2. Chestnut DH, Wong CA, eds. *Chestnut's Obstetric Anesthesia: Principles and Practice.* 6th ed. Elsevier; 2020.
3. Heesen M, Carvalho B, Carvalho JCA, et al. International consensus statement on the use of uterotonic agents during caesarean section. *Anaesthesia.* 2019;74(10):1305–1319. doi:10.1111/anae.14757
4. Levy N, Goren O, Cattan A, Weiniger CF, Matot I. Neuraxial block for delivery among women with low platelet counts: a retrospective analysis. *Int J Obstet Anesth.* 2018;35:4–9. doi:10.1016/j.ijoa.2018.01.006
5. Leffert L, Butwick A, Carvalho B, et al. The Society for Obstetric Anesthesia and Perinatology consensus statement on the anesthetic management of pregnant and postpartum women receiving thromboprophylaxis or higher dose anticoagulants. *Anesth Analg.* 2018;126(3):928–944. doi:10.1213/ANE.0000000000002530
6. Mitchell KD, Smith CT, Mechling C, Wessel CB, Orebaugh S, Lim G. A review of peripheral nerve blocks for cesarean delivery analgesia. *Reg Anesth Pain Med.* 2020;45(1):52–62. doi:10.1136/rapm-2019-100752

7. Sutton CD, Carvalho B. Optimal pain management after cesarean delivery. *Anesthesiol Clin.* 2017;35(1):107–124. doi:10.1016/j.anclin.2016.09.010

8. Hinova A, Fernando R. The preoperative assessment of obstetric patients. *Best Pract Res Clin Obstet Gynaecol.* 2010;24(3):261–276. doi:10.1016/j.bpobgyn.2009.12.003

9. Apfelbaum JL, Hawkins JL, Agarkar M, et al. Practice guidelines for obstetric anesthesia: an updated report by the American Society of Anesthesiologists Task Force on Obstetric Anesthesia and the Society for Obstetric Anesthesia and Perinatology. *Anesthesiology.* 2016;124(2):270–300. doi:10.1097/ALN.0000000000000935

10. Hawkins JL, Chang J, Palmer SK, Gibbs CP, Callaghan WM. Anesthesia-related maternal mortality in the United States: 1979–2002. *Obstet Gynecol.* 2011;117(1):69–74. doi:10.1097/AOG.0b013e31820093a9

11. Wong CA. Advances in labor analgesia. *Int J Womens Health.* 2009;1:1–139. Accessed March 20, 2020. www.dovepress.com

12. Kinsella SM, Carvalho B, Dyer RA, et al. International consensus statement on the management of hypotension with vasopressors during caesarean section under spinal anaesthesia. *Anaesthesia.* 2018;73(1):71–92. doi:10.1111/anae.14080

13. McDonnell NJ, Paech MJ, Clavisi OM, Scott KL. Difficult and failed intubation in obstetric anaesthesia: an observational study of airway management and complications associated with general anaesthesia for caesarean section. *Int J Obstet Anesth.* 2008;17(4):292–297. doi:10.1016/j.ijoa.2008.01.017

14. Warner MA, Caplan RA, Epstein BS, et al. Practice guidelines for preoperative fasting and the use of pharmacologic agents to reduce the risk of pulmonary aspiration: application to healthy patients undergoing elective procedures: a report by the American Society of Anesthesiologists Task Force on preoperative fasting. *Anesthesiology.* 1999;90(3):896–905. doi:10.1097/ALN.0000000000001452

15. Bollag L, Lim G, Sultan P, et al. Society for Obstetric Anesthesia and Perinatology: Consensus Statement and Recommendations for Enhanced Recovery After Cesarean. *AnesthAnalg.* 2020;132(5):1362–1377. https://doi.org/10.1213/ANE.0000000000005257.

16. Sultan P, Sharawi N, Blake L, Carvalho B. Enhanced recovery after caesarean delivery versus standard care studies: a systematic review of interventions and outcomes. *Int J Obstet Anesth.* 2020;43:72–86. doi:10.1016/j.ijoa.2020.03.003

17. Yefet E, Taha H, Salim R, et al. Fixed time interval compared with on-demand oral analgesia protocols for post-caesarean pain: a randomised controlled trial. *BJOG.* 2017;124(7):1063–1070. doi:10.1111/1471-0528.14546

18. Bauchat JR, Weiniger CF, Sultan P, et al. Society for Obstetric Anesthesia and Perinatology consensus statement: monitoring recommendations for prevention and detection of respiratory depression associated with administration of neuraxial morphine for cesarean delivery analgesia. *Anesth Analg.* 2019;129(2):458–474.

19. Valentine AR, Carvalho B, Lazo TA, Riley ET. Scheduled acetaminophen with as-needed opioids compared to as-needed acetaminophen plus opioids for post-cesarean pain management. *Int J Obstet Anesth.* 2015;24(3):210–216. doi:10.1016/j.ijoa.2015.03.006

20. The Society for Obstetric Anesthesia and Perinatology Communication. Comments in Response to the ACOG/SMFM Practice Advisory on Codeine and Tramadol for Breastfeeding Women. 2017. https://soap.memberclicks.net/assets/docs/soap-response-acog-smfm-advisory.pdf

21. Ilett KF, Kristensen JH. Drug use and breastfeeding. *Expert Opin Drug Saf.* 2005;4(4):745–768. doi:10.1517/14740338.4.4.745

22. Committee on Obstetric Anesthesia. Statement on resuming breastfeeding after anesthesia. 2019. https://www.asahq.org/standards-and-guidelines/statement-on-resuming-breastfeeding-after-anesthesia.

23. Committee on Health Care for Underserved Women. Committee Opinion No. 530: access to postpartum sterilization. *Obstet Gynecol.* 2012;120(1):212–215. doi:10.1097/AOG.0b013e318262e354

24. McKenzie C, Akdagli S, Abir G, Carvalho B. Postpartum tubal ligation: a retrospective review of anesthetic management at a single institution and a practice survey of academic institutions. *J Clin Anesth.* 2017;43:39–46. doi:10.1016/j.jclinane.2017.09.006

25. Thurman AR, Janecek T. One-year follow-up of women with unfulfilled postpartum sterilization requests. *Obstet Gynecol.* 2010;116(5):1071–1077. doi:10.1097/AOG.0b013e3181f73eaa

26. Vincent RD, Martin RW. Postpartum tubal ligation after pregnancy complicated by preeclampsia or gestational hypertension. *Obstet Gynecol.* 1996;88(1):119–122. doi:10.1016/0029-7844(96)00118-4

27. D'Angelo R, Smiley RM, Riley ET, Segal S. Serious complications related to obstetric anesthesia: the serious complication repository project of the Society for Obstetric Anesthesia and Perinatology. *Anesthesiology.* 2014;120(6):1505–1512. doi:10.1097/ALN.0000000000000253

28. Hakim SM. Cosyntropin for prophylaxis against postdural puncture headache after accidental dural puncture. *Anesthesiology.* 2010;113(2):413–420. doi:10.1097/ALN.0b013e3181dfd424

29. Moore AR, Wieczorek PM, Carvalho JCA. Association between post-dural puncture headache after neuraxial anesthesia in childbirth and intracranial subdural hematoma. *JAMA Neurol.* 2020;77(1):65–72. doi:10.1001/jamaneurol.2019.2995

<table>
<tr><td>**Capítulo 3.10**</td><td># Principios quirúrgicos de las intervenciones fetales
Ahmed A. Nassr, Michael A. Belfort y Alireza A. Shamshirsaz</td></tr>
</table>

PRINCIPIOS GENERALES

- En los Estados Unidos, se detectan anomalías congénitas estructurales en hasta un 3% de todos los niños (1). Algunas de las principales anomalías y afecciones fetales pueden causar mortalidad o una importante morbilidad posnatal.
- Los recientes avances en el diagnóstico por imagen prenatal, así como las técnicas quirúrgicas abiertas y endoscópicas, permiten ofrecer una variedad de procedimientos en embarazos asociados con un alto riesgo de muerte fetal o morbilidad de por vida si no se corrige a tiempo.

PLANIFICACIÓN PREOPERATORIA

- Los transductores ecográficos curvilíneos se utilizan habitualmente para guiar las agujas en las intervenciones fetales. Estos transductores permiten cierto grado de flexibilidad a la hora de guiar la aguja hacia el objetivo.
- Los modelos de simulación y los procedimientos invasivos sencillos (p. ej., la amniocentesis) son de gran valor para la formación inicial y para mejorar la capacidad de orientación de las agujas por parte del operador.
- Por lo general, se necesitan dos operadores para las intervenciones fetales complejas, uno de los cuales sostiene el transductor ecográfico mientras que el segundo realiza el procedimiento con agujas. Esto permite un ajuste fino a medida que el operador dirige y avanza la aguja. Para llevar a cabo el procedimiento con éxito, se requiere un grado razonable de coordinación entre los dos operadores, lo que se consigue con la práctica y la experiencia de trabajar en equipo. Muchos intervencionistas, con base en su formación y experiencia, prefieren dirigir la aguja y sostener el transductor ellos mismos; este es un abordaje alternativo perfectamente aceptable.
- La planificación cuidadosa del sitio ideal de acceso quirúrgico es el primer paso para una intervención o cirugía fetal segura y exitosa. El objetivo debe verse claramente, y debe identificarse una vía clara hacia ese objetivo. La ubicación de la placenta es a menudo un factor determinante en la localización del sitio de acceso; en la mayoría de las circunstancias, evitar la placenta y el borde placentario inmediato es prudente debido al riesgo de hemorragia. Se debe tener cuidado de descartar la presencia de vasos uterinos, otras estructuras pélvicas y asas intestinales

a lo largo del recorrido previsto de la aguja, especialmente en el caso de un acceso abdominal lateral.

- Los autores prefieren hacer los procedimientos fetales invasivos en un quirófano utilizando procedimientos estériles estándar. Por

lo general, se emplea una funda de plástico transparente y estéril para cubrir el panel del ecógrafo y una funda para el transductor para mantenerlo estéril. Esta configuración permite al ecografista controlar los ajustes de la imagen durante el procedimiento.

Procedimientos y técnicas

Intervenciones fetales cerradas

- Las *intervenciones fetales cerradas* se refieren a aquellos procedimientos que pueden completarse utilizando agujas guiadas por ecografía, fibras láser, trocares o sondas y endoscopios sin necesidad de crear una histerotomía. Este grupo incluye dos categorías principales: intervenciones percutáneas sin laparotomía y procedimientos endoscópicos asistidos por laparotomía.

Principios generales de las intervenciones fetales cerradas

- *Tocólisis*. Indometacina 50 mg por vía oral (v.o.) (seguida de 25 mg v.o. cada 6 h durante 24 h) en embarazos con menos de 30 semanas de edad gestacional. En algunos casos, se añade nifedipino 10-20 mg v.o. antes de la cirugía y se continúa cada 6 h durante 24 h después de los procedimientos.
- *Antibióticos profilácticos*. Cefazolina (2 g) intravenosa (i.v.) preoperatoria o clindamicina (900 mg) i.v. si la paciente es alérgica a la penicilina.
- *Anestesia*. Las intervenciones fetales cerradas suelen realizarse con anestesia local infiltrada complementada con sedación intravenosa (midazolam o remifentanilo).
- Las intervenciones asistidas por laparotomía se realizan generalmente bajo anestesia general endotraqueal complementada con anestesia epidural para el control del dolor postoperatorio.

Acceso al útero en los procedimientos fetales cerrados

- Los procedimientos fetales cerrados invasivos se realizan mejor en el quirófano utilizando técnicas estériles estándar.
- La ecografía se utiliza universalmente para guiar estos procedimientos. El transductor ecográfico se coloca en una funda estéril y el panel de control del ecógrafo se cubre con una funda de plástico estéril. Esto permite que un asistente permanezca estéril durante el procedimiento y proporcione tanto la guía ecográfica como asistencia.
- El trazado de la aguja o del puerto de acceso se observa cuidadosamente para evitar dañar el tejido de la placenta, el intestino y los vasos uterinos.
- *Colocación de un puerto de acceso mediante la técnica de Seldinger*:
  - Se introduce una aguja de calibre 18 en la cavidad amniótica bajo la guía ecográfica, se retira el trocar y se introduce una guía en el útero. A continuación, se retira la aguja, dejando la guía en su lugar.
  - Posteriormente, se introduce un puerto de acceso vascular de tamaño adecuado (por lo general, de 9-12 F) con un dilatador cónico sobre la guía en el útero; la guía y el dilatador se retiran dejando un puerto de acceso a través del cual se puede introducir el fetoscopio.

Transfusión intrauterina para la anemia fetal

- La transfusión intrauterina de eritrocitos es el tratamiento estándar para la anemia fetal grave de diferentes etiologías: aloinmunización, infección congénita (p. ej., parvovirus B19), hemorragia fetomaterna u otras causas infrecuentes de anemia fetal como la anemia de Fanconi.
- La velocidad sistólica máxima de la arteria cerebral media fetal igual o mayor de 1.50 múltiplos de la mediana se usa como valor de corte para considerar la cordocentesis (y la posterior transfusión si es necesaria) en los embarazos de riesgo (2).
- Se han descrito tanto la vía intravascular como la intraperitoneal para la transfusión intrauterina de eritrocitos. Aunque la transfusión intravascular (TIV) se ha convertido en el método generalmente aceptado y preferido, la transfusión intraperitoneal (TIP) sigue siendo una opción en los casos técnicamente complicados (p. ej., edad gestacional extremadamente temprana, incapacidad para visualizar un sitio de transfusión intravenosa seguro) y puede proporcionar un medio para salvar la vida del feto hasta que se pueda acceder con seguridad a la vía intravascular (3). Algunos autores abogan por un abordaje combinado (TIV y TIP) para prolongar los intervalos de transfusión (4,5).

- El acceso a la vena umbilical (VU) en el sitio de inserción de la placenta es el abordaje preferido para la TIV intrauterina (**figs. técnicas 3.10.1 y 3.10.2**). La porción intrahepática de la VU proporciona un sitio alternativo en los casos en los que no se puede acceder con seguridad a la inserción placentaria de la VU debido a la posición del feto o a la ubicación de la placenta (6).
- Por lo general, para agla transfusión intrauterina, se usan paquetes eritrocitarios O Rh(D) negativos, negativos para el antígeno Kell, irradiados, lavados, negativos al citomegalovirus y desleucocitados.

Fotocoagulación fetoscópica con láser de las anastomosis placentarias anómalas en el síndrome de transfusión gemelo a gemelo

- El síndrome de transfusión gemelo a gemelo (STGG) complica entre el 9 y el 15% de los embarazos gemelares monocoriónicos diamnióticos (7) y se asocia con una elevada mortalidad y morbilidad perinatal (hasta un 90% de pérdida fetal si no se trata).

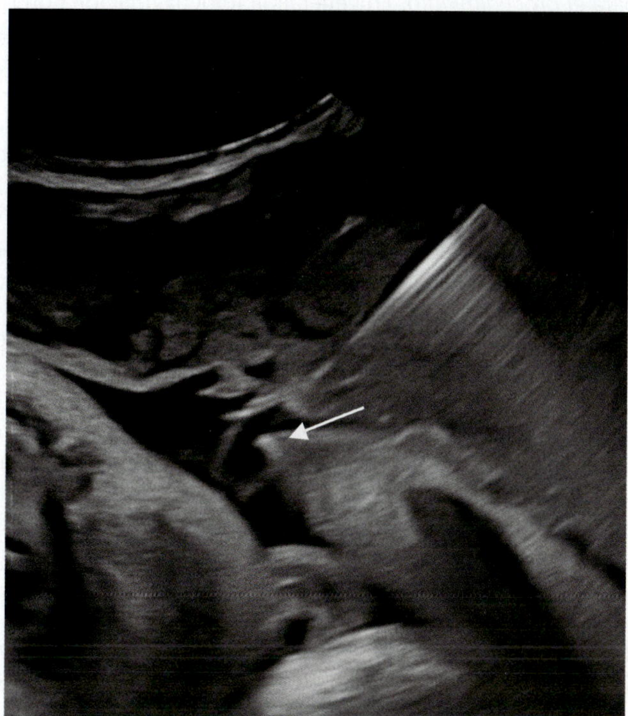

Figura técnica 3.10.1. Abordaje de la transfusión intrauterina en pacientes con placenta anterior. La *flecha* muestra la punta de la aguja dentro de la inserción de la vena umbilical en la placenta anterior.

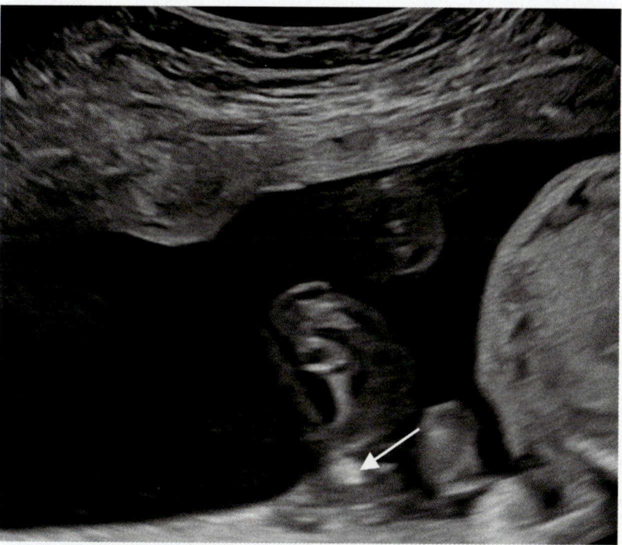

Figura técnica 3.10.2. Abordaje de la transfusión intrauterina en pacientes con placenta posterior. La *flecha* muestra la punta de la aguja dentro de la inserción de la vena umbilical en la placenta posterior.

- El STGG se desarrolla como resultado de conexiones vasculares placentarias desequilibradas causadas principalmente por anastomosis unidireccionales (arteriovenosas y venoarteriales) (8). Las conexiones bidireccionales arteria-arteria suelen ser protectoras y ayudan a equilibrar las presiones, mientras que las conexiones venovenosas son perjudiciales y empeoran los desenlaces.

- El diagnóstico del STGG depende de la demostración de la secuencia polihidramnios/oligohidramnios en gemelos monocoriónicos diamnióticos. La estadificación de Quintero se ha utilizado ampliamente para clasificar la gravedad de la enfermedad y orientar el momento de la intervención si se considera necesaria (9) (**fig. técnica 3.10.3**).

- La fotocoagulación con láser es actualmente el tratamiento estándar para el STGG que ha sido clasificado como en estadios II, III o IV. Se recomienda el tratamiento del STGG en estadio I en aquellos casos complicados por polihidramnios sintomático progresivo o en aquellos con cuello uterino corto o acortado (10). Aunque en un estudio se ha sugerido el tratamiento sistemático del STGG en estadio I, esta práctica no ha demostrado mejorar los desenlaces (11,12).

- *Momento indicado para el procedimiento.* En general, la fotocoagulación con láser se ofrece para los casos de STGG entre las 17 y 26 semanas de gestación. Algunos autores han logrado un éxito técnico similar en los casos tratados antes de las 17 semanas y después de las 26 semanas (13).

- La coagulación láser selectiva de los vasos de la placenta (CLSVP) describe una técnica en la que las anastomosis vasculares se identifican inicialmente y luego se ablacionan en un abordaje selectivo que favorece la coagulación del vaso de alimentación arterial de mayor flujo o presión antes de la coagulación de la rama venosa de menor presión (**figs. técnicas 3.10.4** y **3.10.5**). Esta técnica selectiva ha demostrado ser más eficaz y estar asociada con mejores resultados en comparación con la técnica no selectiva (ablación de todos los vasos que cruzan el ecuador membranoso) (14).

- La conexión de todos los puntos de ablación en la superficie de la placenta (**fig. técnica 3.10.6**) desde un borde de la placenta al otro (técnica de Solomon) disminuye significativamente el riesgo de anastomosis persistentes o reabiertas, que pueden conducir a la secuencia de policitemia anémica gemelar y al STGG recurrente (15,16).

- Se han empleado varias técnicas en los casos en los que hay una placenta anterior que bloquea el acceso utilizable a la superficie placentaria. Entre ellas se encuentran el uso de endoscopios con un desplazamiento de 30° o curvos, dispositivos de desviación láser de fibra óptica y el despliegue del láser desde el interior del catéter de acceso vascular (17-19). La laparotomía y la exteriorización del útero, así como la inclinación del útero asistida por laparoscopia para permitir el acceso a la pared uterina posterior, se han descrito para casos con placenta anterior completa y acceso percutáneo anterior difícil (20).

- **Puntos prácticos**
  - Evite acceder al útero en las proximidades del saco donante para reducir el riesgo de septostomía, la cual puede producirse en la región de las membranas superpuestas causadas por el saco donante colapsado.
  - Un endoscopio de 70° puede ayudar al mapeo (cartografiado) inicial de la placenta en casos difíciles con una placenta anterior.

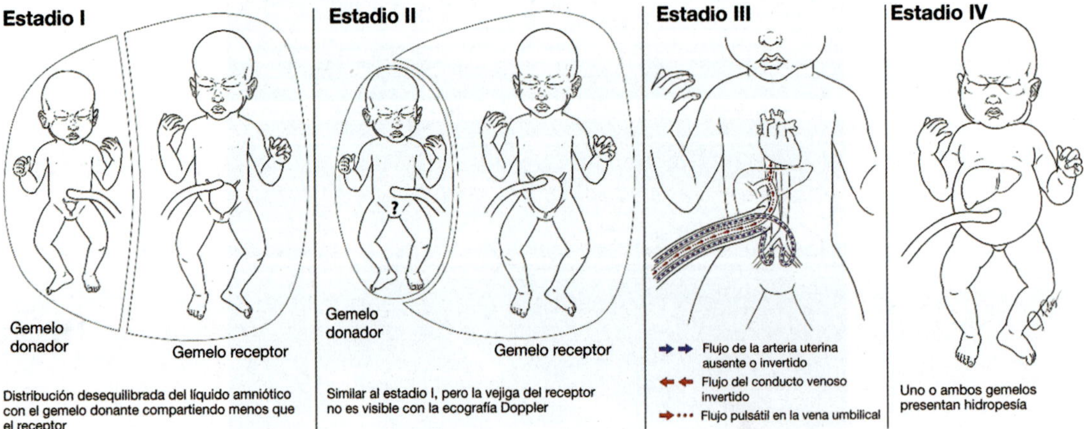

Figura técnica 3.10.3. Estadios del síndrome de transfusión gemelo a gemelo (impresa con autorización del Texas Children's Hospital).

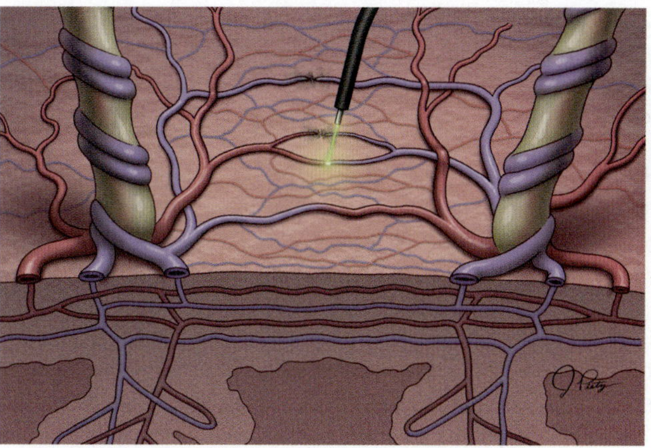

Figura técnica 3.10.4. Coagulación láser selectiva de los vasos de la placenta (impresa con autorización del Texas Children's Hospital).

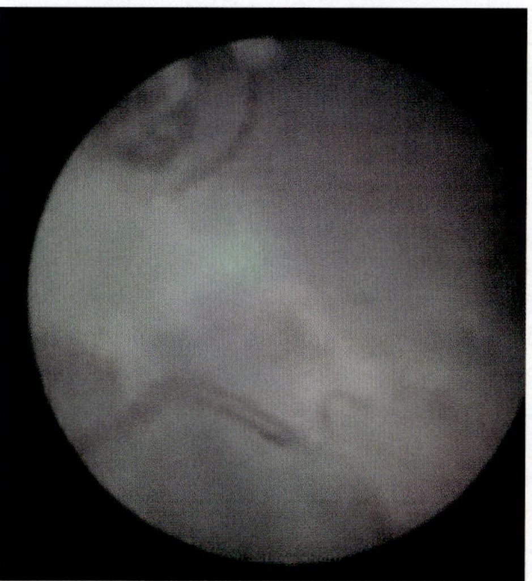

Figura técnica 3.10.5. Fotocoagulación láser fetoscópica de las anastomosis.

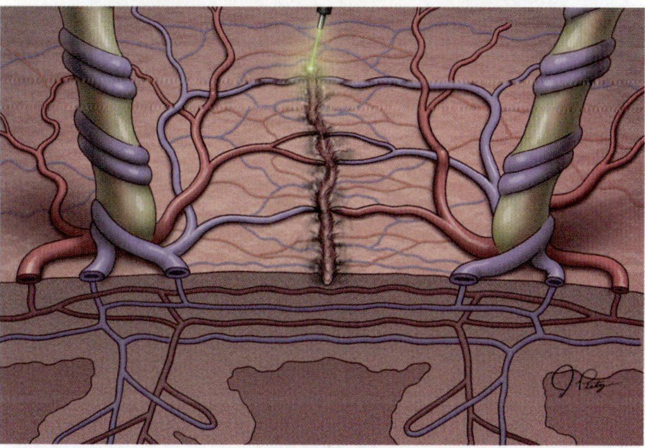

Figura técnica 3.10.6. Técnica de Solomon (impresa con autorización del Texas Children's Hospital).

- Siga cada conjunto de vasos sospechosos de estar involucrados en una anastomosis anómala de principio a fin antes de obliterar cualquiera de ellos. Con frecuencia, lo que inicialmente puede parecer un vaso aberrante puede resultar simplemente un camino más tortuoso hacia la inserción correcta del cordón. De esta manera, se pueden preservar los cotiledones funcionales y disminuir los casos de muerte fetal. Esto puede dar lugar a un ecuador vascular no lineal curvado.
- Para mejorar la velocidad de la CLSVP y reducir el tiempo necesario para la ablación completa de todas las anastomosis, marque el ecuador vascular con el láser quemando pequeños «puntos» a lo largo de la línea de ablación prevista. Debido al estrecho campo de visión del endoscopio, esto

permite un uso más eficiente del endoscopio mientras se realiza la técnica de Solomon a lo largo del ecuador vascular desde un borde de la placenta hasta el otro.

- Busque siempre la superficie inmediata de la placenta en busca de anastomosis que puedan no estar en la superficie placentaria.

Oclusión traqueal endoluminal fetoscópica

- La hernia diafragmática congénita (HDC) es una anomalía poco frecuente que se presenta en ~1 a 5 000/10 000 nacidos vivos, y la mayoría de los casos se producen en el lado izquierdo (85%). La HDC del lado derecho (13%) y la bilateral (2%) (21) son mucho menos frecuentes.
- La HDC se clasifica en grados leve, moderado y grave en función del tamaño de los pulmones y del grado de herniación del hígado. Los sistemas de clasificación más utilizados se basan en parámetros ecográficos y de resonancia magnética, como la relación pulmón-cabeza (21), la relación pulmón-cabeza observada/esperada (22) o el volumen pulmonar total observado/esperado (23).
- Se cree que la oclusión temporal de la tráquea fetal con un balón (**fig. 3.10.7**) estimula el crecimiento pulmonar, así como la proliferación y el desarrollo vasculares al impedir el escape de líquido pulmonar durante el desarrollo de los pulmones a mediados de la gestación y al aumentar la presión de las vías respiratorias durante un momento crítico del desarrollo (24).
- Aunque la oclusión traqueal endoluminal fetoscópica (OTEF) todavía se considera un procedimiento experimental, se ha investigado en casos aislados de HDC graves y moderados. Los primeros estudios demostraron una mejora de la supervivencia del 24.1% a cerca del 49.1% en la HDC grave del lado izquierdo, y del 0% al 35.3% en la HDC grave del lado derecho (25,26).
- En la HDC grave, la OTEF suele realizarse entre las 26 y las 29 semanas de gestación. Se ha evaluado la colocación más precoz de un balón, a partir de las 22 semanas, en casos extremadamente graves, con un beneficio potencial en este grupo (27).
- En un estudio se ha demostrado que la OTEF se asocia de forma independiente con una mayor resolución de la hipertensión pulmonar al año de edad en lactantes con HDC grave (28).
- La extracción o el desinflado del balón (denominado *desconexión de la OTEF*) suele programarse en torno a las 34 semanas de gestación. Los casos con un parto prematuro inesperado antes de la desconexión de la OTEF pueden requerir la punción de emergencia del balón, la extracción mediante fetoscopia de emergencia o el parto mediante tratamiento extrauterino intraparto para asegurar las vías respiratorias neonatales (29).
- **Puntos prácticos**
  - Prepare y precargue cuidadosamente el endoscopio elegido con el balón desmontable.

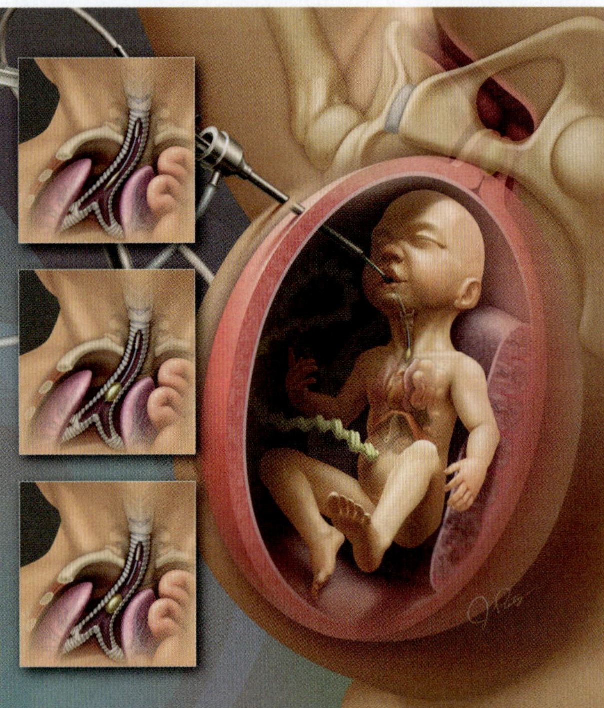

Figura técnica 3.10.7. Oclusión traqueal endoluminal fetoscópica (impresa con autorización del Texas Children's Hospital).

- La planificación es clave para el éxito de este procedimiento. Asegúrese de que el acceso del endoscopio se realiza a lo largo de una línea paralela al cuello y la columna vertebral del feto. Dado que el endoscopio es inflexible, no podrá superar ningún ángulo agudo. El mejor acceso es por encima de la ceja fetal y dentro de la boca sobre el labio superior. Aunque es posible manipular la cabeza del feto hasta cierto punto si se gira hacia cualquier lado, el movimiento extremo de la cabeza no es deseable ni seguro durante el procedimiento de OTEF. Se prefiere el acceso al útero en su mitad superior, ya que se asocia con una menor probabilidad de rotura prematura de membranas.
- Se administra un combinado de medicamentos de vecuronio, atropina y fentanilo por vía intramuscular al feto antes del procedimiento para aliviar el posible dolor y proporcionar relajación muscular.
- Asegúrese siempre de estar en la parte superior de la lengua y en la línea media antes de avanzar el endoscopio. Es fácil desviarse hacia un lado o meterse debajo de la lengua, lo que puede causar retrasos y producir un traumatismo en los tejidos que pueden afectar seriamente la capacidad de completar el caso.
- La irrigación adecuada a través del endoscopio es importante para mantener la laringe distendida y para lavar los detritos que puedan estar en la laringe o la faringe.
- Identifique claramente las cuerdas vocales y la carina antes de inflar el balón y asegúrese de que el balón se coloca a medio camino entre los dos puntos de referencia.
- **Puntos de calidad y seguridad**
  - No intente colocar un balón de OTEF a menos que tenga la formación y la experiencia adecuadas.
  - Nunca coloque un balón de OTEF a menos que su centro disponga de los recursos y el personal adecuados para garantizar que el balón pueda retirarse de forma segura o que el feto pueda nacer de forma segura y rápida en cualquier momento.
  - La formación del equipo y la simulación son una parte importante de cualquier programa de OTEF para garantizar el entorno más seguro para estos lactantes y sus madres.

Intervención fetal para la obstrucción congénita de las vías urinarias inferiores

- La obstrucción de las vías urinarias inferiores (OVUI) fetal es un grupo de anomalías congénitas que se producen en ~2.2:10 000 nacidos vivos (30) y que se caracterizan por la obstrucción de la uretra fetal, lo que da lugar a una vejiga fetal agrandada, hidronefrosis e hidrouréteres (31).
- La obstrucción del flujo de salida de la orina causa afecciones fetales y neonatales crónicas que tienen implicaciones de por vida y conllevan un alto riesgo de morbilidad y mortalidad (30). El oligo- o el anhidramnios crónico perjudica el desarrollo pulmonar y puede causar hipoplasia pulmonar fetal. La obstrucción renal crónica puede ocasionar insuficiencia renal grave y disfunción de la vejiga (30).
- Las válvulas uretrales posteriores son la causa más frecuente de la OVUI congénita y ocurren exclusivamente en fetos masculinos (32). La atresia uretral es la siguiente causa más habitual, seguida de otras causas más inusuales.
- La derivación vesicoamniótica ha sido el método tradicional usado para aliviar la obstrucción de la salida de la vejiga. Se han descrito la cistoscopia fetal y la ablación valvular mediante láser (u otros métodos), pero, dadas las limitaciones actuales de los instrumentos disponibles y la elevada tasa de formación de fístulas, este abordaje no se ha utilizado ampliamente ni se ha propagado como opción de intervención para la OVUI fetal (33).
- Se requiere una cuidadosa evaluación multidisciplinaria antes de ofrecer una intervención fetal para la OVUI. Los casos con OVUI aislada, oligohidramnios o anhidramnios grave e indicios de función renal preservada pueden considerarse candidatos a una intervención prenatal (34).
- Se debe evaluar la función renal fetal directa (usando la orina fetal obtenida mediante vesicocentesis para una serie de pruebas bioquímicas) e indirectamente (mediante la ecografía fetal para evaluar los riñones en busca de quistes corticales renales y la presencia o ausencia de diferenciación corticomedular, así como la vejiga fetal para el grado de llenado de la vejiga 48 h después de la vesicocentesis) (35).
- Colocación de una derivación vesicoamniótica
  - Debido a la ausencia de líquido amniótico y, por lo tanto, de espacio amniótico alrededor del feto con OVUI, se requiere una amnioinfusión inicial guiada por ecografía (lactato de Ringer tibio mezclado con nafcilina) para crear el espacio necesario para colocar la derivación, y específicamente para permitir el despliegue cuidadoso del extremo amniótico de la derivación en doble «J» (*double pigtail shunt*).
    - Durante la amnioinfusión, es importante una cuidadosa visualización de la punta de la aguja para evitar infundir líquido fuera del espacio amniótico (extramembranoso) o en el tejido fetal.
  - Hay dos derivaciones en doble «J» disponibles en los Estados Unidos (la endoprótesis vesical de Harrison y la sonda vesical fetal Rocket KCH®). Los autores prefieren la sonda vesical fetal Rocket KCH® para los fetos de gestación más avanzada (> 18 semanas) porque tiene un diámetro mayor y está fabricada con un material más rígido, lo que, en nuestras manos, hace más probable que

permanezca permeable y en su sitio que la endoprótesis vesical de Harrison. Sin embargo, con base en las mismas características, preferimos la endoprótesis de Harrison para edades gestacionales más tempranas (< 18 semanas) en las que el menor diámetro y el material menos rígido permiten colocar la endoprótesis a través de un introductor más pequeño.

- Para evitar el despliegue del extremo amniótico de la derivación dentro de la pared uterina, nosotros dirigimos el introductor hacia una bolsa de líquido amniótico que está ligeramente desplazada de la vejiga fetal. A continuación, redirigimos el trocar introductor y la sonda hacia el abdomen, por encima de la vejiga fetal distendida (**figs. técnicas 3.10.8 y 3.10.9**) y hacemos avanzar el dispositivo hasta la vejiga fetal. Esta acción asegura que cuando se despliega la derivación en doble «J» externa, esta no se incorpora a la pared uterina.
- Las derivaciones deben colocarse idealmente en la parte inferior de la vejiga fetal en la línea media para permitir un drenaje eficaz y reducir las posibilidades de desprendimiento.

Reparación fetoscópica de defectos abiertos del tubo neural (asistida por laparotomía)

- Tanto las intervenciones fetales abiertas como las cerradas para la reparación de defectos abiertos del tubo neural tienen los mismos criterios de elegibilidad, inclusión y exclusión.
- En el abordaje fetoscópico, el útero se exterioriza y se colocan dos (en algunas unidades tres) puertos de acceso vascular de 12 F a través de la pared uterina para permitir el acceso al feto con el endoscopio y los instrumentos quirúrgicos (36).
- El útero se exterioriza mediante una laparotomía abdominal transversal inferior.

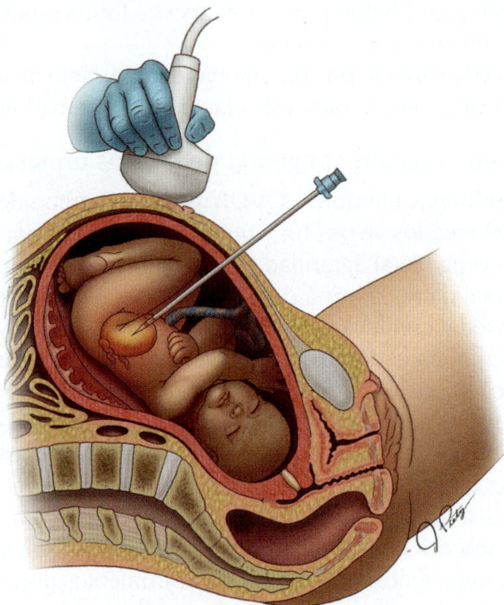

Figura técnica 3.10.8. Inserción de aguja y trocar en el líquido amniótico y luego en la vejiga fetal bajo guía ecográfica (impresa con autorización del Texas Children's Hospital).

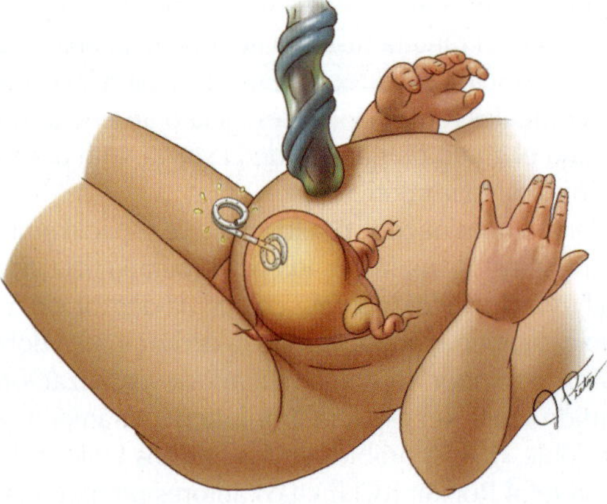

Figura técnica 3.10.9. Derivación fetal que drena la vejiga fetal obstruida hacia el saco amniótico (impresa con autorización del Texas Children's Hospital).

- La cabeza del feto es guiada hacia la pelvis materna, mientras que un asistente mantiene al feto en presentación cefálica con la columna vertebral anterior durante todo el procedimiento utilizando una suave presión digital sobre las paredes uterinas anterior y posterior. Si es necesario, se emplea la versión cefálica externa para obtener esta presentación.
- El puerto de acceso vascular inicial de 12 F se coloca bajo guía ecográfica usando la técnica de Seldinger (descrita anteriormente). El posicionamiento y la colocación de este primer puerto son cruciales para el éxito de la cirugía. Debe colocarse 2-5 cm del borde de la placenta y en el punto más alto del útero para permitir la visión más ventajosa de la lesión de mielomeningocele fetal.
  - La guía ecográfica es necesaria para asegurarse de que las suturas se colocan a través de las membranas y no solo parcialmente a través de la pared uterina. Cada sutura se anuda para «fijar» las membranas a la pared uterina en forma de «caja» alrededor del sitio previsto para el puerto.
  - A continuación, se colocan dos suturas de grosor parcial para anclar el puerto a la pared uterina una vez colocado.
  - Una vez colocadas las suturas, se sitúa el primer puerto en el centro de la «caja» mediante la técnica de Seldinger, y se utilizan las dos suturas de grosor parcial para anclar el puerto.
- Una vez colocado el primer puerto, se retira el líquido amniótico (300-600 mL dependiendo del índice de líquido amniótico inicial) y se sustituye por dióxido de carbono calentado y humidificado (la presión se mantiene a 9-10 mm Hg) (36).
- A continuación, se introduce el fetoscopio en la cavidad amniótica llena de gas y se coloca el feto en la orientación preferida para la cirugía bajo visión directa a través del fetoscopio.
- El segundo puerto (y el tercero si es necesario) se coloca entonces bajo visión directa de la misma manera que en el caso anterior, con suturas de «caja» para anclar las membranas y suturas de espesor parcial para anclar el puerto.
- En el Texas Children's Fetal Center, se emplea un fetoscopio modificado aprobado por la Food and Drug Administration (**fig. técnica 3.10.10**) con un canal de trabajo de 2 mm que se introduce a través del primer puerto. Este fetoscopio proporciona acceso a la cámara y al sistema de iluminación y tiene un canal de trabajo para unas pinzas o tijeras (36) (*véase* fig. técnica 3.10.10).
- Un operador sostiene el fetoscopio y las pinzas y ayuda al otro operador que manipula las tijeras, el irrigador y el conductor de agujas (36).
- La reparación fetoscópica implica disecar la placoda neural del saco del mielomeningocele y permitir que caiga en el defecto óseo inferior, colocar un parche de colágeno bovino sobre la placoda para evitar la adhesión de la columna vertebral a la piel, crear colgajos miofasciales a ambos lados de la lesión, aproximar los colgajos miofasciales sobre el parche y cerrar la piel (37) para crear un cierre hermético de tres capas (parche, colgajos y piel) (**fig. técnica 3.10.11**).

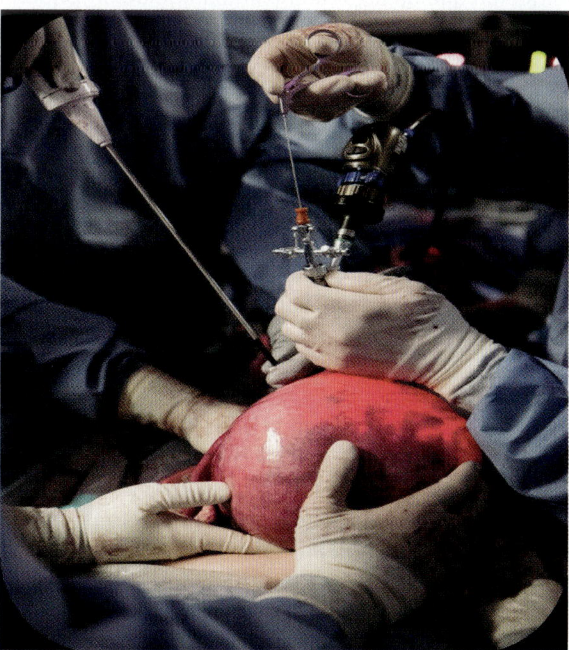

Figura técnica 3.10.10. Reparación fetoscópica de un mielomeningocele a través de un útero exteriorizado (impresa con autorización del Texas Children's Hospital).

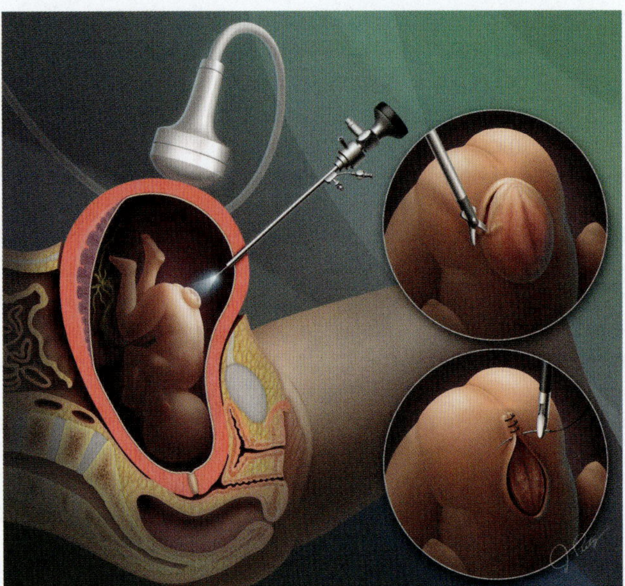

Figura técnica 3.10.11. Reparación fetoscópica del mielomeningocele (impresa con autorización del Texas Children's Hospital).

- A continuación, se evacua el gas carbónico y se rellena la cavidad amniótica con solución de lactato de Ringer estéril con nafcilina.
- Después, se retiran los puertos de acceso y se cierran los orificios uterinos con dos puntos de sutura de monofilamento simple.
- La pared abdominal se cierra en capas por rutina.

Otras afecciones tratadas con procedimientos fetoscópicos

Síndrome de las bridas amnióticas

- El *síndrome de las bridas amnióticas* (SBA) es una enfermedad inusual que se cree que es el resultado de la rotura espontánea o iatrógena de la membrana amniótica. Se han sugerido otras teorías etiológicas que incluyen posibles anomalías congénitas de las membranas (38).
- La incidencia oscila entre 1:3 000 y 1:15 000 nacidos vivos (39).
- El SBA se caracteriza por la formación de bridas fibrosas que se adhieren a diversas partes del feto y que ocasionan una constricción que da lugar a una autoamputación isquémica o deformidades corporales. La afectación del cordón umbilical puede causar la muerte del feto (40).
- Los casos de SBA que causan un edema significativo de las extremidades del feto y la evidencia de un flujo sanguíneo preservado (como lo demuestra la evaluación por ecografía Doppler a color) han sido tratados con éxito mediante la liberación fetoscópica de la brida con láser o tijeras (40). Se ha informado de la preservación de la función en hasta el 50% de esos casos (40).
- Las bridas amnióticas que afectan el cordón umbilical y el aumento del riesgo de accidentes del cordón son algunas de las indicaciones para la intervención fetal.
- La liberación fetoscópica de las bridas amnióticas en un entorno uterino parcial de dióxido de carbono mediante laparotomía (una técnica similar a la reparación fetoscópica del mielomeningocele) se ha usado con éxito en casos más complejos para mejorar la visualización y permitir el anclaje de la membrana (41,42).

Vasa previa

- La *vasa previa* es una afección poco frecuente en la que los vasos umbilicales sin soporte atraviesan o se acercan al orificio cervical interno (43).
- La rotura de los vasos umbilicales debido a la rotura prematura de las membranas fetales o durante el parto puede causar una hemorragia fetal grave y la muerte del feto.
- El diagnóstico prenatal de vasa previa y la planificación temprana del parto por cesárea son necesarios para prevenir la hemorragia fetal mortal (44-46).
- La vasa previa se clasifica en tipo I (asociada con la inserción velamentosa del cordón con los vasos umbilicales cruzando por encima del orificio cervical interno) y tipo II (asociada con la placenta bilobulada con los vasos umbilicales de conexión corriendo entre los dos lóbulos por encima del orificio cervical interno).

- La fotocoagulación con láser se ha utilizado con éxito para tratar algunos casos de vasa previa de tipo II mediante la ablación de los vasos que cruzan el orificio interno (47-49).

Corioangioma

- Los corioangiomas son tumores benignos de la placenta que se presentan en el ~0.5-1% de los embarazos (50).
- La mayoría de los corioangiomas pequeños (< 4 cm) son asintomáticos y suelen escapar a la detección ecográfica (50). Los corioangiomas de gran tamaño (> 4 cm) pueden asociarse con complicaciones fetales, como el desarrollo de polihidramnios, anemia fetal, trombocitopenia, insuficiencia cardiaca de alto gasto e hidropesía fetal. El parto prematuro y la restricción del crecimiento fetal son otras de las complicaciones (51).
- La mortalidad perinatal se registra en el 30-40% de los casos de corioangiomas grandes (52).
- Se han descrito varias intervenciones para prolongar con éxito el embarazo en los casos de corioangiomas grandes complicados, entre ellas la amniorreducción, la transfusión intrauterina, la ablación de los vasos de alimentación mediante láser (intersticial y fetoscópico) (52) y el llenado del defecto con espirales u otros dispositivos obstructivos.

Terminación selectiva de una gestación monocoriónica

- En los embarazos gemelares monocoriónicos con complicaciones (STGG, secuencia de perfusión arterial inversa en gemelos, restricción selectiva del crecimiento fetal, secuencia de anemia-policitemia en gemelos y anomalías importantes de un feto), la terminación selectiva puede ser una opción de intervención para optimizar las posibilidades de supervivencia del gemelo sano.
- Se han usado varias técnicas para la terminación selectiva en gemelos monocoriónicos, incluyendo la coagulación bipolar (53), el láser intersticial (54), la ablación por radiofrecuencia (53) y la ablación por microondas (55).
- En los procedimientos de ablación guiados por aguja, se introduce una aguja de calibre 14-18, bajo guía ecográfica, en el abdomen del feto adyacente a la porción intraabdominal de los vasos umbilicales, y se emplea energía coagulante (láser, radiofrecuencia o microondas) para ocluir los vasos umbilicales.
- Para la coagulación bipolar, se utilizan unas pinzas vasculares de electrocoagulación (2.4-3 mm) para coagular el cordón umbilical extraabdominal bajo guía ecográfica o fetoscópica (53).

Cirugías fetales abiertas

- Las intervenciones fetales abiertas se realizan creando una histerotomía para permitir el acceso al feto.
- La primera cirugía fetal abierta fue una vesicostomía realizada por el Dr. Michael Harrison en 1981 para aliviar una OVUI.
- En la actualidad, la cirugía fetal abierta se realiza principalmente para la reparación de defectos abiertos del tubo neural y, con menor frecuencia, para la resección de tumores en casos de teratoma sacrococcígeo, malformación adenomatoide quística congénita o teratoma pericárdico o cardiaco causante o muy probablemente causante de hidropesía fetal e inestabilidad hemodinámica.
  - **Tocólisis**
    - La tocólisis preoperatoria se administra habitualmente y consiste en indometacina 50 mg v.o. en embarazos de menos de 30 semanas de gestación o nifedipino 10-20 mg v.o. en gestaciones más avanzadas.
    - En el postoperatorio, la tocólisis suele continuarse durante 24-48 h con indometacina 25 mg v.o. cada 6 h o una infusión de sulfato de magnesio vía i.v.
  - **Antibióticos profilácticos**
    - Se administra cefazolina 2 g vía i.v. (o clindamicina 900 mg i.v. si la paciente es alérgica a la penicilina) 1 h antes de la cirugía.
  - **Anestesia**
    - La cirugía fetal abierta suele realizarse bajo anestesia general con intubación endotraqueal.
    - Se emplea una concentración alveolar mínima de moderada a alta para relajar el útero y evitar las contracciones intraoperatorias.
    - Se suele colocar un catéter epidural en el preoperatorio y se activa en el postoperatorio para controlar el dolor durante 12-24 h.
- Se usan procedimientos estériles estándar para la cirugía.
- Se coloca un transductor ecográfico en una funda estéril y se utiliza para trazar cuidadosamente la ubicación de la placenta, la presentación del feto y su posición.

- En la cirugía fetal abierta se suele emplear una incisión abdominal inferior transversal. La incisión debe ser lo suficientemente amplia como para permitir la exteriorización atraumática del útero si es necesario.
- La ecografía se utiliza de nuevo para mapear la placenta, marcar el borde de la misma y planificar el lugar de la histerotomía.
- El feto se coloca en una posición para acercar la zona de interés al sitio previsto para la histerotomía.
- Por lo general, se colocan cuatro suturas de monofilamento de grosor completo en forma de «caja» a unos 2 cm de distancia a través de la pared uterina hacia la cavidad amniótica y de nuevo hacia fuera, de forma que las suturas, al anudarse, anclen las membranas a la pared interna del útero y creen una región isquémica entre estas.
- La histerotomía se inicia entre los cuatro puntos mediante electrocoagulación y se lleva hasta las membranas de forma incruenta. A continuación, se abren las membranas y se amplía la histerotomía mediante una engrapadora que aplica grapas absorbibles en todo el espesor del miometrio para controlar la hemorragia de los bordes y anclar las membranas a la pared uterina.
- La histerotomía debe estar a una distancia mínima de 5 cm del borde de la placenta en toda su longitud, para evitar la interrupción de esta última.
- Es posible realizar ajustes finos de la posición del feto para permitir el acceso a la zona de interés.
- Una vez finalizada la reparación quirúrgica del feto, el líquido amniótico se sustituye por una solución estéril de lactato de Ringer tibia con nafcilina.
- La histerotomía se cierra en dos capas:
  - Inicialmente, se colocan suturas de sujeción interrumpidas de grosor completo con una separación de ~1.5-2 cm en toda la longitud de la histerotomía y se apartan con pequeñas pinzas.
  - A continuación, se usa una sutura continua absorbible para cerrar la histerotomía, colocando las suturas a través de las aberturas de las grapas a lo largo de los bordes de la abertura.
  - Tras el cierre, se anudan las suturas de sujeción para reforzar la reparación.
- En el postoperatorio, se vigila cuidadosamente a la paciente para comprobar la estabilidad hemodinámica, el edema pulmonar, los indicios de hemorragia o desprendimiento uterino y las contracciones.
- Se activa el catéter epidural y se administra la tocólisis con sulfato de magnesio e indometacina durante 24-48 h. Si el feto es viable, se utiliza monitorización electrónica fetal continua.

CONSEJOS Y ALERTAS

CONSEJO O ALERTA	DESCRIPCIÓN
Simulación	La simulación es la clave para practicar intervenciones fetales poco frecuentes, en particular para procedimientos innovadores y complejos.
Planificación de los procedimientos fetales	La planificación cuidadosa del procedimiento y la comprobación del equipo (láser, radiofrecuencia, energía bipolar, etc.) es extremadamente importante antes de proceder a cualquier intervención o cirugía fetal para evitar retrasos y posibles malos resultados.
Cuidados postoperatorios	El seguimiento y la atención cuidadosos de las pacientes tras las intervenciones y cirugías fetales por parte de un equipo especializado es vital para controlar las contracciones prematuras y para la detección temprana de posibles complicaciones.

COMPLICACIONES

- La cirugía fetal se realiza únicamente para obtener beneficios para el feto, y siempre deben tenerse en cuenta los riesgos de complicaciones maternas. Se ha estimado que se producen complicaciones maternas en el 6.2% y el 20.9% (graves en el 1.7% y el 4.5%) para las cirugías fetoscópicas y abiertas, respectivamente (56).
- **Complicaciones generales**
  - *Hipoxemia materna.* Puede atribuirse a una combinación de factores como atelectasia, edema pulmonar y bronconeumonía. La educación adecuada de la paciente y la formación sobre el uso regular de la espirometría de incentivo ayudan a reducir estas complicaciones. Es parte del protocolo de los autores monitorizar a las pacientes de cirugía fetal con oximetría de pulso continua durante el periodo postoperatorio temprano (57).
  - *Íleo postoperatorio.* Se debe a la movilidad limitada de las pacientes tras la cirugía fetal debido a la analgesia epidural; además, el mayor uso de narcóticos debido a las limitaciones en el uso de AINE durante el embarazo contribuye al riesgo de íleo. La interrupción temprana de la analgesia epidural y el uso alternativo de paracetamol i.v. pueden ayudar a mitigar el riesgo de íleo (57).
  - *Tromboembolia venosa.* El estado hipercoagulable del embarazo, la duración de los procedimientos quirúrgicos fetales y la movilidad postoperatoria limitada son factores de riesgo de tromboembolia venosa tras la cirugía fetal. El uso continuado de dispositivos de compresión secuencial durante los periodos pre-, intra- y postoperatorio es de suma importancia. En las pacientes de alto riesgo, se recomienda el uso de heparina de bajo peso molecular (57).
- *Complicaciones específicas.* Entre ellas se encuentran el parto prematuro, la rotura prematura de membranas, la separación de la membrana corioamniótica, el desprendimiento de la placenta, la corioamnionitis y el adelgazamiento y dehiscencia uterinos (56,58,59). Se ha descrito el síndrome de las bridas seudoamnióticas tras intervenciones fetoscópicas (42,60).

REFERENCIAS CLAVE

1. Rosenkrantz JG, Simon RC, Carlisle JH. Fetal surgery in the pig with a review of other mammalian fetal technics. *J Pediatr Surg.* 1968;3(3): 392–397.

2. Mari G, Deter RL, Carpenter RL, et al. Diagnóstico no invasivo mediante ecografía Doppler de la anemia fetal debida a la aloinmunización de los glóbulos rojos de la madre. *N Engl J Med.* 2000;342(1):9–14.

3. Harman C, Bowman J, Manning F, Menticoglou S. Intrauterine transfusion-intraperitoneal versus intravascular approach: a case–control comparison. *Am J Obstet Gynecol.* 1990;162(4):1053–1059.

4. Moise KJ Jr, Carpenter RJ Jr, Kirshon B, Deter RL, Sala JD, Cano LE. Comparison of four types of intrauterine transfusion: effect on fetal hematocrit. *Fetal Diagn Ther.* 1989;4(2–3):126–137.

5. Nicolini U, Kochenour NK, Greco P, Letsky E, Rodeck CH. When to perform the next intra-uterine transfusion in patients with Rh allo-immunization: combined intravascular and intraperitoneal transfusion allows longer intervals. *Fetal Diag Ther.* 1989;4(1):14–20.

6. Nicolini U, Santolaya J, Ojo O, et al. The fetal intrahepatic umbilical vein as an alternative to cord needling for prenatal diagnosis and therapy. *Prenat Diagn.* 1988;8(9):665–671.

7. Lewi L, Cannie M, Blickstein I, et al. Placental sharing, birthweight discordance, and vascular anastomoses in monochorionic diamniotic twin placentas. *Am J Obstet Gynecol.* 2007;197(6):587.e1–587.e8.

8. Simpson LL; Society for Maternal–Fetal Medicine. Twin–twin transfusion syndrome. *Am J Obstet Gynecol.* 2013;208(1):3–18.

9. Quintero RA, Morales WJ, Allen MH, Bornick PW, Johnson PK, Kruger M. Staging of twin–twin transfusion syndrome. *J Perinatol.* 1999;19(8):550.

10. Johnson A. Diagnosis and management of twin–twin transfusion syndrome. *Clin Obstet Gynecol.* 2015;58(3):611–631.

11. Stirnemann J, Slaghekke F, Khalek N, et al. Intrauterine fetoscopic laser surgery versus expectant management in stage 1 twin-to-twin transfusion syndrome: an international randomized trial. *Am J Obstet Gynecol.* 2021;224(5):528.e1–528.e12.

12. Emery SP, Hasley SK, Catov JM, et al. North American Fetal Therapy Network: intervention vs expectant management for stage I twin–twin transfusion syndrome. *Am J Obstet Gynecol.* 2016;215(3):346.e1–346.e7.

13. Baud D, Windrim R, Keunen J, et al. Fetoscopic laser therapy for twin–twin transfusion syndrome before 17 and after 26 weeks' gestation. *Am J Obstet Gynecol.* 2013;208(3):197.e1–197.e7.

14. Ville Y, Hyett J, Hecher K, Nicolaides K. Preliminary experience with endoscopic laser surgery for severe twin–twin transfusion syndrome. *N Engl J Med.* 1995;332(4):224–227.

15. Slaghekke F, Lopriore E, Lewi L, et al. Fetoscopic laser coagulation of the vascular equator versus selective coagulation for twin-to-twin transfusion syndrome: an open-label randomised controlled trial. *Lancet.* 2014;383(9935):2144–2151.

16. Ruano R, Rodo C, Peiro J, et al. Fetoscopic laser ablation of placental anastomoses in twin–twin transfusion syndrome using "Solomon technique." *Ultrasound Obstet Gynecol.* 2013;42(4):434–439.

17. Deprest J, Van Schoubroeck D, Van Ballaer P, Flageole H, Van Assche FA, Vandenberghe K. Alternative technique for Nd: YAG laser coagulation in twin-to-twin transfusion syndrome with anterior placenta. *Ultrasound Obstet Gynecol.* 1998;11(5):347–352.

18. Quintero RA, Chmait RH, Bornick PW, Kontopoulos EV. Trocar-assisted selective laser photocoagulation of communicating vessels: a technique for the laser treatment of patients with twin–twin transfusion syndrome with inaccessible anterior placentas. *J Matern Fetal Neonatal Med.* 2010;23(4):330–334.

19. Huber A, Baschat A, Bregenzer T, et al. Laser coagulation of placental anastomoses with a 30° fetoscope in severe mid-trimester twin–twin transfusion syndrome with anterior placenta. *Ultrasound Obstet Gynecol.* 2008;31(4):412–416.

20. Shamshirsaz AA, Javadian P, Ruano R, et al. Comparison between laparoscopically assisted and standard fetoscopic laser ablation in patients with anterior and posterior placentation in twin–twin transfusion syndrome: a single center study. *Prenat Diagn.* 2015;35(4):376–381.

21. Deprest J, Jani J, Van Schoubroeck D, et al. Current consequences of prenatal diagnosis of congenital diaphragmatic hernia. *J Pediatr Surg.* 2006;41(2):423–430.

22. Jani J, Nicolaides K, Benachi A, et al. Timing of lung size assessment in the prediction of survival in fetuses with diaphragmatic hernia. *Ultrasound Obstet Gynecol.* 2008;31(1):37–40.

23. Ruano R, Lazar D, Cass D, et al. Fetal lung volume and quantification of liver herniation by magnetic resonance imaging in isolated congenital diaphragmatic hernia. *Ultrasound Obstet Gynecol.* 2014;43(6):662–669.

24. Deprest J, Gratacos E, Nicolaides K. Fetoscopic tracheal occlusion (FETO) for severe congenital diaphragmatic hernia: evolution of a technique and preliminary results. *Ultrasound Obstet Gynecol.* 2004;24(2): 121–126.

25. Jani J, Keller RL, Benachi A, et al. Prenatal prediction of survival in isolated left-sided diaphragmatic hernia. *Ultrasound Obstet Gynecol.* 2006;27(1):18–22.

26. Jani J, Nicolaides KH, Gratacos E, et al. Severe diaphragmatic hernia treated by fetal endoscopic tracheal occlusion. *Ultrasound Obstet Gynecol.* 2009;34(3):304–310.

27. Ruano R, Peiro JL, Da Silva M, et al. Early fetoscopic tracheal occlusion for extremely severe pulmonary hypoplasia in isolated congenital diaphragmatic hernia: preliminary results. *Ultrasound Obstet Gynecol.* 2013;42(1):70–76.

28. Style C, Olutoye O, Belfort M, et al. Fetal endoscopic tracheal occlusion reduces pulmonary hypertension in severe congenital diaphragmatic hernia. *Ultrasound Obstet Gynecol.* 2019;54(6):752–758.

29. De JL, Cruikshank DP, Keye JW. Fetoscopic neodymium: YAG laser occlusion of placental vessels in severe twin–twin transfusion syndrome. *Obstet Gynecol.* 1990;75(6):1046–1053.

30. Anumba DO, Scott JE, Plant ND, Robson SC. Diagnosis and outcome of fetal lower urinary tract obstruction in the northern region of England. *Prenat Diagn.* 2005;25(1):7–13.

31. Morris RK, Malin GL, Quinlan-Jones E, et al. Percutaneous vesicoamniotic shunting versus conservative management for fetal lower urinary tract obstruction (PLUTO): a randomised trial. *Lancet.* 2013;382(9903): 1496–1506.

32. Pinette MG, Blackstone J, Wax JR, Cartin A. Enlarged fetal bladder: differential diagnosis and outcomes. *J Clin Ultrasound.* 2003;31(6): 328–334.

33. Vinit N, Gueneuc A, Bessières B, et al. Fetal cystoscopy and vesicoamniotic shunting in lower urinary tract obstruction: long-term outcome and current technical limitations. *Fetal Diagn Ther.* 2020;47(1):74–83.

34. Ruano R, Sananes N, Wilson C, et al. Fetal lower urinary tract obstruction: proposal for standardized multidisciplinary prenatal management based on disease severity. *Ultrasound Obstet Gynecol.* 2016;48(4):476–482.

35. Nassr AA, Koh CK, Shamshirsaz AA, et al. Are ultrasound renal aspects associated with urinary biochemistry in fetuses with lower urinary tract obstruction? *Prenat Diagn.* 2016;36(13):1206–1210.

36. Belfort MA, Whitehead WE, Shamshirsaz AA, et al. Fetoscopic open neural tube defect repair: development and refinement of a two-port, carbon dioxide insufflation technique. *Obstet Gynecol.* 2017;129(4):734–743.

37. Belfort M, Whitehead W, Shamshirsaz AA, et al. Comparison of two fetoscopic open neural tube defect (ONTD) repair techniques: single-layer vs three-layer closure. *Ultrasound Obstet Gynecol.* 2020;56(4): 532–540.

38. Sentilhes L, Verspyck E, Eurin D, et al. Favourable outcome of a tight constriction band secondary to amniotic band syndrome. *Prenat Diagn.* 2004;24(3):198–201.

39. Garza A, Cordero JF, Mulinare J. Epidemiology of the early amnion rupture spectrum of defects. *Am J Dis Child.* 1988;142(5):541–544.

40. Javadian P, Shamshirsaz A, Haeri S, et al. Perinatal outcome after fetoscopic release of amniotic bands: a single-center experience and review of the literature. *Ultrasound Obstet Gynecol.* 2013;42(4):449–455.

41. Belfort MA, Whitehead WE, Ball R, et al. Fetoscopic amniotic band release in a case of chorioamniotic separation: an innovative new technique. *AJP Rep.* 2016;6(2):e222.

42. Nassr AA, King A, Espinoza J, Sanz Cortes M, Shamshirsaz AA, Belfort MA. Successful release of pseudoamniotic bands after laser photocoagulation in twin–twin transfusion syndrome: utility of partial carbon dioxide insufflation of uterus. *Ultrasound Obstet Gynecol.* 2020;55(1):134–135.

43. Catanzarite V, Maida C, Thomas W, Mendoza A, Stanco L, Piacquadio K. Prenatal sonographic diagnosis of vasa previa: ultrasound findings and obstetric outcome in ten cases. *Ultrasound Obstet Gynecol.* 2001;18(2):109–115.

44. Oyelese Y, Catanzarite V, Prefumo F, et al. Vasa previa: the impact of prenatal diagnosis on outcomes. *Obstet Gynecol.* 2004;103(5):937–942.

45. Vintzileos AM, Ananth CV, Smulian JC. Using ultrasound in the clinical management of placental implantation abnormalities. *Am J Obstet Gynecol.* 2015;213(4):S70–S77.

46. Erfani H, Haeri S, Shainker SA, et al. Vasa previa: a multicenter retrospective cohort study. *Am J Obstet Gynecol.* 2019;221(6):644. e1–644.e5.

47. Hosseinzadeh P, Shamshirsaz A, Cass D, et al. Fetoscopic laser ablation of vasa previa in pregnancy complicated by giant fetal cervical lymphatic malformation. *Ultrasound Obstet Gynecol.* 2015;46(4): 507–508.

48. Quintero RA, Kontopoulos EV, Bornick PW, Allen MH. In utero laser treatment of type II vasa previa. *J Matern Fetal Neonatal Med.* 2007;20(12):847–851.

49. Chmait RH, Chavira E, Kontopoulos EV, Quintero RA. Third trimester fetoscopic laser ablation of type II vasa previa. *J Matern Fetal Neonatal Med.* 2010;23(5):459–462.

50. Amer HZM, Heller DS. Chorangioma and related vascular lesions of the placenta—a review. *Fetal Pediatr Pathol.* 2010;29(4):199–206.

51. Fan M, Skupski DW. Placental chorioangioma: literature review. *J Perinat Med.* 2014;42(3):273–279.

52. Hosseinzadeh P, Shamshirsaz AA, Javadian P, et al. Prenatal therapy of large placental chorioangiomas: case report and review of the literature. *AJP Rep.* 2015;5(02):e196–e202.

53. Bebbington M, Danzer E, Moldenhauer J, Khalek N, Johnson M. Radiofrequency ablation vs bipolar umbilical cord coagulation in the management of complicated monochorionic pregnancies. *Ultrasound Obstet Gynecol.* 2012;40(3):319–324.

54. Scheier M, Molina FS. Outcome of twin reversed arterial perfusion sequence following treatment with interstitial laser: a retrospective study. *Fetal Diagn Ther.* 2012;31(1):35–41.

55. Stephenson CD, Temming LA, Pollack R, Iannitti DA. Microwave ablation for twin-reversed arterial perfusion sequence: a novel application of technology. *Fetal Diagn Ther.* 2015;38(1):35–40.

56. Sacco A, Van der Veeken L, Bagshaw E, et al. Maternal complications following open and fetoscopic fetal surgery: a systematic review and meta-analysis. *Prenat Diagn.* 2019;39(4):251–268.

57. Shamshirsaz AA, Bandi V, Muigai D, Ball R, Belfort MA. Fetal surgery procedures and associated maternal complications. *Crit Care Obstet.* 2018:997–1004.

58. Committee on Obstetric Practice. Committee Opinion No. 720: maternal–fetal surgery for myelomeningocele. *Obstet Gynecol.* 2017;130(3):e164–e167.

59. Licci M, Guzman R, Soleman J. Maternal and obstetric complications in fetal surgery for prenatal myelomeningocele repair: a systematic review. *Neurosurg Focus.* 2019;47(4):E11.

60. Knijnenburg PJ, Slaghekke F, Tollenaar LS, et al. Prevalence, risk factors, and outcome of postprocedural amniotic band disruption sequence after fetoscopic laser surgery in twin–twin transfusion syndrome: a large single-center case series. *Am J Obstet Gynecol.* 2020;223(4):576.e1–576.e8.

Capítulo 3.11 — Reparación de defectos uterinos en un embarazo en curso

Eyal Krispin, Michael A. Belfort y Alireza A. Shamshirsaz

PRINCIPIOS GENERALES

Definición

- La *rotura uterina* se define como la interrupción completa de la pared uterina y del peritoneo suprayacente, exponiendo el interior de la cavidad uterina a la cavidad abdominal. Se trata de un acontecimiento bastante inusual que suele ocurrir, aunque no siempre, durante el parto en un útero previamente cicatrizado. La rotura uterina espontánea en un útero no cicatrizado es más frecuente en un parto prolongado con desproporción fetopélvica absoluta. La intervención quirúrgica uterina previa más frecuente es la cesárea; sin embargo, otros procedimientos que pueden alterar la integridad de la pared uterina, como miomectomía, cirugía fetal y perforación uterina, también pueden causar una rotura uterina (1).

  La rotura del útero durante el embarazo es una urgencia obstétrica; pone en peligro tanto a la madre como al feto. La presentación clínica típica de la rotura uterina durante el parto incluye dolor abdominal, hemorragia vaginal y alteraciones en la monitorización de la frecuencia cardiaca fetal. La exploración física puede revelar un contorno anómalo del útero grávido, una hemorragia vaginal y la pérdida de la estación de la parte que se presenta. Una ecografía que demuestra una pared uterina no continua o partes fetales fuera de la cavidad uterina asociadas con líquido libre en el abdomen apoya firmemente el diagnóstico.

  La rotura uterina debe ser tratada quirúrgicamente, y tras la laparotomía y la extracción del neonato, el desbridamiento del defecto y el cierre por capas debería ser posible en la mayoría de los casos, aunque frecuentemente puede ser necesaria una histerectomía (2).

- La *dehiscencia uterina* describe un grado más leve de alteración de la integridad de la pared uterina en comparación con una rotura completa y suele describirse como un defecto miometrial con el peritoneo visceral intacto. Existen factores de riesgo similares a los de la rotura uterina. La presentación clínica suele ser más sutil, y algunos casos son completamente asintomáticos y solo se descubren en el momento de una laparotomía electiva (es decir, un parto por cesárea). La dehiscencia aguda de una cicatriz uterina debe sospecharse cuando una paciente en trabajo de parto con una cicatriz de cesárea anterior se queja de un empeoramiento de la sensibilidad abdominal inferior, pero a menudo el primer signo de dehiscencia o rotura es la descompensación repentina de la frecuencia cardiaca fetal. La reparación de una dehiscencia uterina observada en el momento del parto por cesárea es similar a la utilizada para cerrar cualquier histerotomía, y el defecto rara vez requiere desbridamiento.

- La alteración de la cicatriz no se suele diagnosticar fuera del contexto del parto activo. Los informes publicados se han centrado sobre todo en pacientes con antecedentes de alteración o lesión importante de la pared uterina (3). Lo más frecuente es que la lesión anterior se produjera en el fondo uterino (la incisión uterina clásica del segmento superior), un embarazo ectópico cornual con resección importante o una rotura uterina anterior. La coexistencia de una alteración uterina y un embarazo en curso con un feto previamente viable plantea tanto dilemas éticos como desafíos quirúrgicos. En este capítulo, se aborda el diagnóstico inusual de interrupción de la pared uterina durante el primer y el segundo trimestres de un embarazo por lo demás normal.

Exploración física

- *Signos vitales*. La rotura uterina (incluso la dehiscencia) siempre tiene el riesgo de una hemorragia repentina y extensa. En todos los casos, la evaluación de los signos vitales de la madre y la exploración para detectar indicios de pérdida de sangre incipiente o en curso son cruciales.

- *Exploración abdominal*

  - A menudo se observa un aspecto anómalo del abdomen y de la silueta uterina. Esto puede ser tan poco como un abultamiento o asimetría anómalo hasta un útero en forma de reloj de arena evidente que indica que la porción por encima de la rotura se ha retraído de la porción por debajo (clásicamente visto en una paciente de término con un feto grande). Según el grado y la duración de la rotura, el feto (vivo o muerto) puede estar todavía dentro del útero, parcialmente extruido o flotando completamente en el abdomen.

  - La palpación del útero puede aportar más información. Con una rotura extensa en una paciente que no está en trabajo de parto, el saco amniótico y partes del feto pueden sobresalir a través de la pared interrumpida, lo que permite visualizar la forma y el movimiento de las pequeñas partes del feto.

- *Exploración pélvica*. Inspección con espéculo para descartar hemorragias vaginales y rotura prematura de membranas.

Diagnósticos diferenciales

- Contracción uterina parcial o segmentaria que produce la impresión de una parte fetal saliente en el segmento inferior. Esto puede ocurrir con una pared abdominal materna muy fina.
- Embarazo ectópico con implantación peritoneal y embarazo abdominal.
- Embarazo heterotópico con el ectópico dentro de la cicatriz de la pared uterina o del peritoneo.
- Quiste ovárico o paraovárico que se sitúa junto a la pared uterina.
- Hidrosalpinge.
- Leiomioma necrosante.

Tratamiento no quirúrgico

- Cuando se diagnostica una alteración uterina en una paciente embarazada estable que no está sangrando en ese momento, las decisiones de tratamiento pueden basarse en una serie de factores que incluyen (pero no se limitan a) la edad gestacional, la viabilidad del embarazo, el cribado genético (si está disponible), el riesgo materno percibido en función de la ubicación y el tamaño de la rotura, las instalaciones locales para el tratamiento de urgencia de la hemorragia, la experiencia y los conocimientos del equipo de tratamiento y el deseo de la familia para el embarazo actual y futuros.
- En todas las pacientes estables a las que se les diagnostica una alteración de la pared uterina durante el primer y el segundo trimestres (dentro de las limitaciones legales), se debe considerar la terminación del embarazo. La paciente y su familia deben ser conscientes de los importantes riesgos que supone para la salud materna y fetal la continuación del embarazo ante dicha patología (4). La mayor preocupación es la hemorragia, y aunque puede no haber una hemorragia actual (esta puede ser asintomática y causar solo anemia crónica), el riesgo de exanguinación repentina, si la interrupción se extiende y lesiona grandes vasos sanguíneos (es decir, las arterias y las venas uterinas), está siempre presente.
- En cuanto a los síntomas obstétricos, los embarazos de finales del segundo y el tercer trimestres complicados por alteraciones de la pared uterina se asocian usualmente con contracciones prematuras, rotura prematura de membranas, parto prematuro y muerte fetal.
- Cuando las pacientes rechazan la terminación del embarazo a pesar de que se les han explicado exhaustivamente las complicaciones y los riesgos relacionados, debe establecerse una estrecha observación y la terminación del embarazo tan pronto como se considere seguro para la madre y el feto. La paciente debe ingresar en un hospital de tercer nivel con una unidad de cuidados intensivos neonatales de nivel IV. Se debe instruir a la paciente para que informe cualquier molestia abdominal, reducción de los movimientos fetales y salida de líquido vaginal. Los signos vitales deben ser vigilados de cerca para advertir de la inestabilidad hemodinámica. En los embarazos viables, se recomienda realizar un perfil biofísico quincenal y, a partir de las 26 semanas de gestación, se deben considerar las cardiotocografías en reposo diarias. Los corticoides prenatales y el $MgSO_4$ para la neuroprotección deben instituirse según el protocolo de la unidad una vez que la paciente alcance una edad gestacional predeterminada compatible con la viabilidad fetal. El parto por cesárea debe recomendarse después de las 32 semanas de gestación. Deben analizarse las opiniones y los deseos de la paciente sobre la reparación del defecto, la ligadura tubárica bilateral y la histerectomía por cesárea.

IMÁGENES Y OTROS MÉTODOS DE DIAGNÓSTICO

- Ecografía (**figs. 3.11.1 y 3.11.2**)
  - En la mayoría de los casos, la alteración de la pared uterina se sospecha por primera vez durante una ecografía obstétrica sistemática, ya sea en la exploración de la translucencia nucal del primer trimestre o en una exploración anatómica del primer o el segundo trimestre.
  - Se debe documentar la ubicación y el tamaño del defecto. Cualquier protuberancia de la bolsa amniótica debe ser evaluada y descrita.
- Resonancia magnética (RM) (**figs. 3.11.3 y 3.11.4**)

- La RM está indicada siempre que se sospeche una alteración de la pared uterina durante el embarazo.
- La RM permitirá definir mejor la ubicación de la lesión y sus relaciones anatómicas (en 3D) con los vasos y órganos cercanos. Es posible realizar análisis volumétricos de la lesión y hay una mejor resolución de las capas uterinas afectadas.
- Esta herramienta es importante para mejorar la capacidad del equipo de obtener una mejor comprensión de las ramificaciones del tratamiento expectante o quirúrgico y para ayudar en la planificación de cualquier posible cirugía.

PLANIFICACIÓN PREOPERATORIA

- Los recientes avances en cirugía fetal han demostrado que es posible crear una histerotomía y repararla en un embarazo en curso. Esto ha planteado la posibilidad de la reparación electiva de un defecto de la pared uterina convenientemente localizado durante el segundo trimestre de un embarazo en curso. Esto podría ser una consideración en el caso de una paciente que rechaza la terminación del embarazo y que tiene la intención de continuar con él independientemente del riesgo para ella. Es posible que en este grupo selecto de pacientes con un alto riesgo de rotura

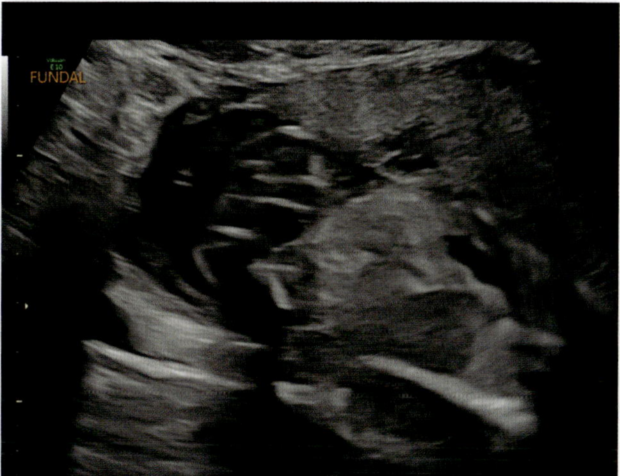

Figura 3.11.1. Imagen de ecografía transabdominal a las 19 semanas de gestación que demuestra una zona de pared uterina delgada en el fondo uterino que se extiende unos centímetros hacia el lecho placentario.

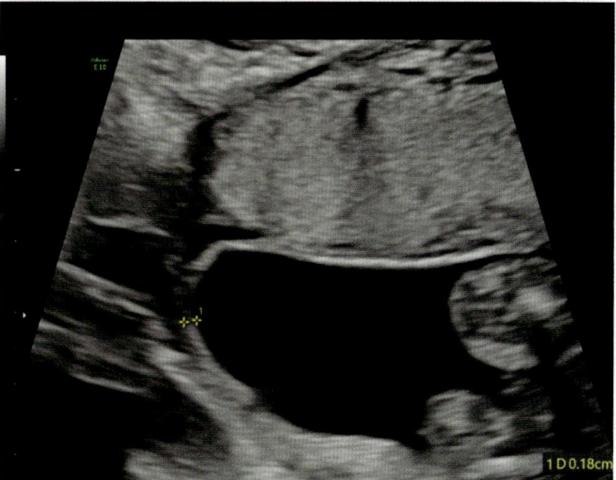

Figura 3.11.2. Imagen de ecografía transabdominal a las 19 semanas de gestación que demuestra un área de pared uterina delgada que mide 0.18 cm.

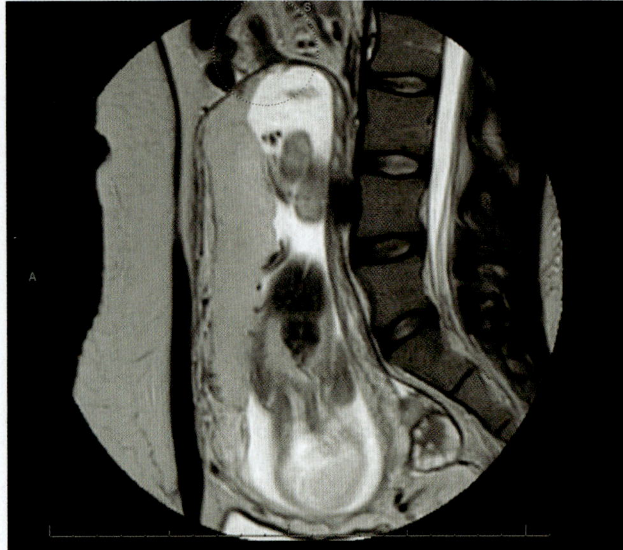

Figura 3.11.3. Secuencia T2 de resonancia magnética de la placenta que demuestra un adelgazamiento generalizado del fondo. El borde del fondo de la placenta se encuentra justo debajo de una parte de este adelgazamiento, en particular en la cara lateral derecha del fondo. Este aspecto puede verse con la ventana miometrial.

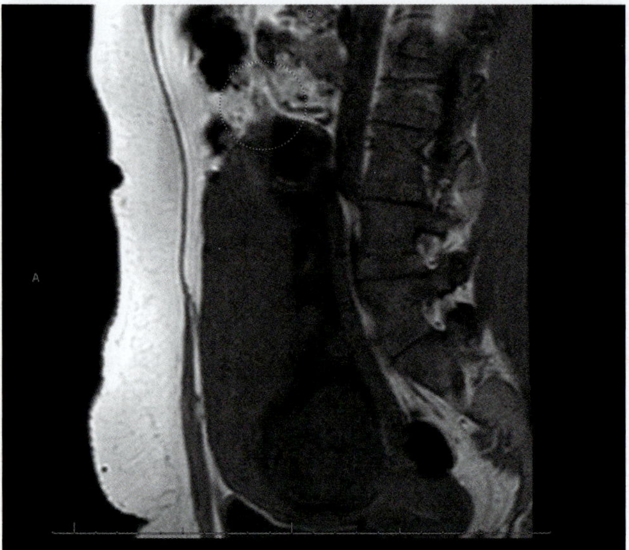

Figura 3.11.4. Secuencia T1 de resonancia magnética de la placenta que demuestra un adelgazamiento generalizado del fondo. El borde del fondo de la placenta se encuentra justo debajo de una parte de este adelgazamiento, especialmente en la cara lateral derecha del fondo. Este aspecto puede verse con la ventana miometrial.

espontánea, la reparación quirúrgica del defecto sea una opción más segura que el tratamiento expectante.

- La paciente debe tener una consulta ética con un profesional de ética independiente, y debe documentarse que es plenamente consciente y está familiarizada con los riesgos que conlleva tanto el tratamiento expectante como la reparación quirúrgica. Un comité de medicina fetal (o un comité de supervisión equivalente) debe evaluar el caso y dar su aprobación.
- La evaluación preoperatoria implica una valoración detallada del estado de salud general de la paciente y del riesgo anestésico, así como la evaluación de la viabilidad de la corrección quirúrgica del defecto teniendo en cuenta las posibles complicaciones tanto para la madre como para el feto.
- Una vez tomada la decisión de operar, hay que decidir el abordaje quirúrgico (abierto o laparoscópico) y el tipo de reparación (resección y cierre primario o imbricación y refuerzo con un parche de Gore-tex®). La paciente debe otorgar su consentimiento informado por escrito para el abordaje primario y el alternativo en función de los hallazgos intraoperatorios. También debe consentir el abandono del procedimiento, el parto y la histerectomía si se considera necesario durante el intento de reparación.
- Es probable que la resección y el cierre primario de la pared uterina supongan un reto y un mayor riesgo que la imbricación y el refuerzo con un parche, debido a la mayor posibilidad de hemorragia y de separación significativa de la membrana asociada con la resección quirúrgica y la reparación del tejido miometrial.
  - Cualquier intento de reparación dependerá del tamaño de la lesión, del volumen de la bolsa amniótica que sobresale a través del defecto y de la proximidad del defecto a la placenta. Si es posible, se debe intentar preservar la integridad de las membranas.
  - Siempre que haya una protuberancia importante de la bolsa amniótica, debe realizarse una amniorreducción antes de la reparación para reducir la presión del líquido interno.

TRATAMIENTO QUIRÚRGICO

- En este momento, la corrección quirúrgica de un defecto de la pared uterina durante un embarazo en curso debe considerarse experimental y una propuesta de alto riesgo tanto para la madre como para el feto.
  - En opinión de los autores, esta cirugía solo debe ofrecerse en un centro que cuente con los servicios primarios y de apoyo adecuados y con un equipo con experiencia y conocimientos

en cirugía uterina humana durante el embarazo. Lo más habitual es que se trate de un equipo de cirugía fetal que haya realizado una cirugía fetal basada en la histerotomía.

- Se debe contar con la aprobación del comité de medicina fetal o la aprobación del comité de ética equivalente, y las pacientes deben tener todas las opciones disponibles claramente explicadas y documentadas antes de cualquier intervención quirúrgica.
- *Anestesia*. En la mayoría de las circunstancias, este tipo de cirugía debe realizarse bajo anestesia general debido al riesgo de conversión a una cirugía más extensa (histerectomía). La anestesia epidural lumbar puede ser una opción para el control del dolor postoperatorio; en ese caso, la colocación del catéter epidural se hace antes de la colocación en la mesa quirúrgica.
- Los antibióticos profilácticos suelen administrarse antes de la incisión, con cefazolina 1 g intravenosa (i.v.) (o clindamicina 600 mg i.v. en casos de sensibilidad al fármaco) y azitromicina 500 mg i.v.

Posición de la paciente

- La paciente se coloca en posición de litotomía para permitir que una tercera persona ayude desde entre sus piernas y pueda acceder a la vagina si es necesario para comprobar si hay una hemorragia.
- Existen varios estribos de litotomía para garantizar la seguridad y la comodidad de la paciente, disminuyendo el riesgo de lesiones neuropáticas periféricas relacionadas.
- Se recomienda la inclinación lateral si el embarazo está lo suficientemente avanzado como para comprimir la vena cava y la aorta.

Abordaje

- La exposición del útero y los anexos mediante una laparotomía en la línea media es aconsejable pero no obligatoria. En los casos en los que se puede obtener una exposición adecuada mediante una incisión transversal en la parte inferior del abdomen, esto sería lo adecuado. El tipo de incisión es una decisión individualizada basada en muchos factores que incluyen (pero no se limitan a) la complexión materna, la cirugía previa, el tamaño del defecto, el tamaño del útero y las imágenes preoperatorias.
- La cirugía laparoscópica (o robótica) no está necesariamente contraindicada y puede considerarse en los casos en los que haya una lesión pequeña antes de las 20 semanas de gestación, reconociendo que una lesión pequeña situada en el segmento inferior del útero puede no ser técnicamente susceptible de un abordaje de mínima invasión.

Procedimientos y técnicas

Exposición y exteriorización uterina (fig. técnica 3.11.1)

- Tras la laparotomía y la exploración de la pelvis y el defecto, si es posible, se debe exteriorizar el útero para permitir un acceso adecuado al defecto.
- Es importante mantener el útero húmedo y caliente durante la cirugía para evitar que se reseque o se dañe la serosa. Esto puede requerir una irrigación frecuente con solución salina tibia (5).

Inspección (fig. técnica 3.11.2)

- La inspección cuidadosa del defecto debe determinar su extensión y la proximidad a estructuras esenciales (especialmente la placenta y las arterias y venas uterinas). A continuación, se debe realizar una reevaluación de la viabilidad del procedimiento planificado y el equipo debe acordarlo.
- El feto, la placenta y las membranas amnióticas en la región del defecto deben evaluarse tanto macroscópicamente como con ecografía intraabdominal y ecografía Doppler a color, prestando especial atención a cualquier vaso fetal que discurra por las membranas por debajo o adyacentes al defecto.

Relajación

- Si hay polihidramnios, o si hay una zona importante de saco amniótico que sobresale a través del defecto, debe considerarse la amniorreducción para disminuir las presiones intrauterinas y la tensión de la pared durante la manipulación y la reparación. Si se realiza, debe hacerse bajo la guía ecográfica continua usando una aguja de calibre 22 en una zona segura del útero alejada de la zona de reparación prevista.
- La contracción uterina durante la reparación complicará las cosas, y se recomienda emplear anestesia general para permitir la relajación del miometrio. Si la anestesia general está contraindicada, en casos individualizados, se puede emplear anestesia regional con nitroglicerina o fármacos agonistas β_2 que proporcionen relajación uterina.

Resección y reparación primaria

- La resección electiva y la reparación primaria de un defecto uterino durante un embarazo en curso no se han realizado, hasta donde se sabe, con anterioridad. La primera opción sería conservar la integridad uterina y no perturbar las membranas reparando el defecto mediante una técnica de

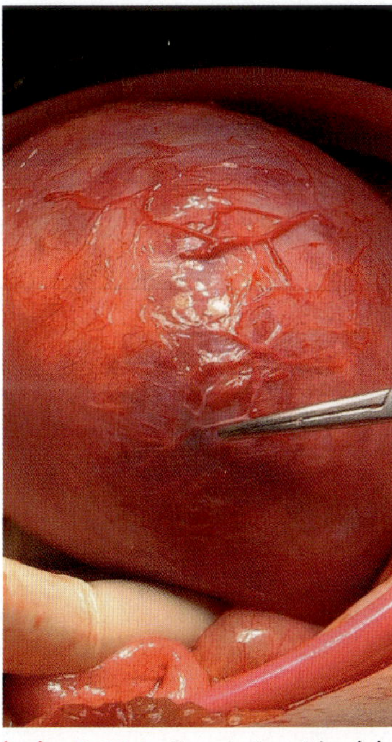

Figura técnica 3.11.1. Exteriorización del útero tras una laparotomía con incisión de Pfannenstiel.

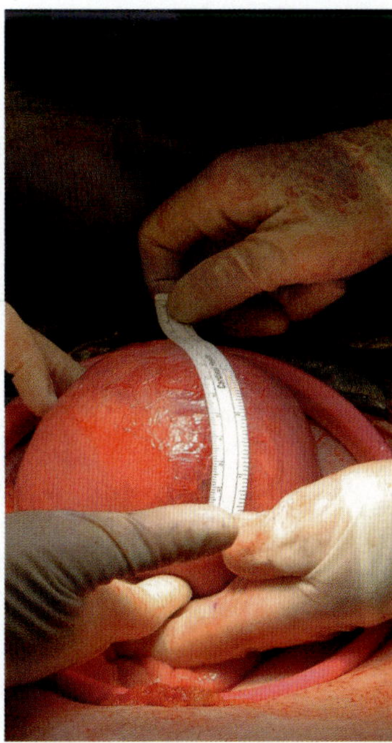

Figura técnica 3.11.2. Demostración de la extensión de los defectos uterinos.

imbricación del miometrio y reparación con parches Gore-tex® (5). Si dicha reparación no es posible, y lo mejor para la paciente es intentar la extirpación del defecto, esto puede lograrse ***teóricamente*** de varias maneras. Considere que estas descripciones de la resección del defecto no se han realizado, pero se consideran posibles según la experiencia de los autores con la realización de cirugía fetal mediante estas técnicas:

- *Menos de 20 semanas de gestación*
  - El útero puede ser demasiado pequeño para permitir el uso del dispositivo de engrapado uterino que se usa actualmente en la cirugía fetal con histerotomía abierta (**fig. técnica 3.11.3**).
  - Se crea una «caja» isquémica colocando cuatro suturas separadas en un cuadrado en un extremo del defecto, de forma que el miometrio interno se desvascularice lo máximo posible.
  - Utilizando la electrocoagulación dentro de la «caja», se abre el miometrio hasta las membranas sin entrar en el útero.
  - Las membranas se separan suavemente del miometrio suprayacente en toda la extensión del defecto.
  - A continuación, los bordes del defecto se extirpan o recortan mediante electrocoagulación hasta alcanzar el espesor total del miometrio.
  - Posteriormente, se colocan suturas interrumpidas de sujeción de ácido poliglicólico de grosor completo a una distancia de ~1.5 cm y a 1.5 cm del borde en toda la longitud de la abertura del miometrio y se sujetan con pinzas mosquito (**fig. técnica 3.11.4**).
  - Después, se emplea una sutura continua de ácido poliglicólico para cerrar el defecto y unir los bordes del miometrio con una tensión mínima.
  - Enseguida, se anudan las suturas de sujeción para apuntalar y sostener el cierre.
  - Se sugiere que se utilicen suturas absorbibles porque hay una aposición de tejido de borde a borde que crecerá junto y proporcionará fuerza a la reparación.
- *Más de 20 semanas de gestación*
  - El útero puede ser lo suficientemente grande como para permitir el uso del dispositivo de engrapado uterino que se utiliza actualmente en la cirugía fetal de histerotomía abierta (*véase* fig. técnica 3.11.3).
  - Se crea una «caja» isquémica colocando cuatro suturas separadas en un cuadrado en un extremo del defecto, de forma que el miometrio interno se desvascularice lo máximo posible.
  - Empleando la electrocoagulación dentro de la «caja», se abre el miometrio hasta las membranas sin entrar en el útero.
  - Las membranas se separan suavemente del miometrio suprayacente en toda la extensión del defecto.
  - A continuación, la engrapadora se despliega de manera que se extirpe la zona de la pared miometrial defectuosa y se deje una línea de grapas a lo largo del borde miometrial de espesor total.

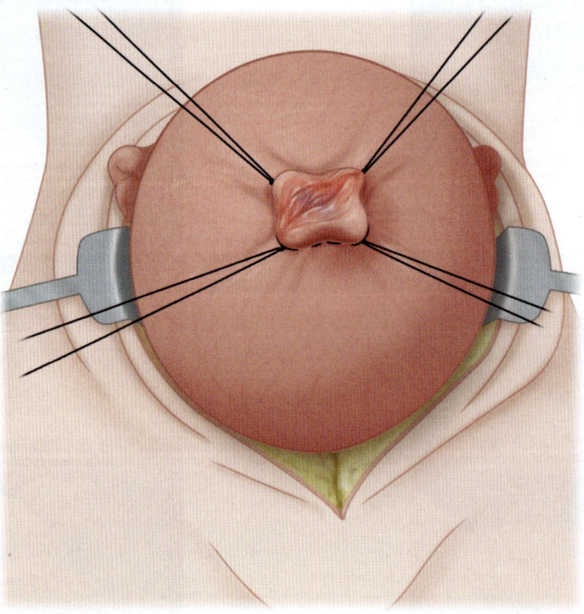

Figura técnica 3.11.3. Fijación de la membrana corioamniótica al útero mediante una sutura de sujeción interrumpida de ácido poliglicólico de espesor total.

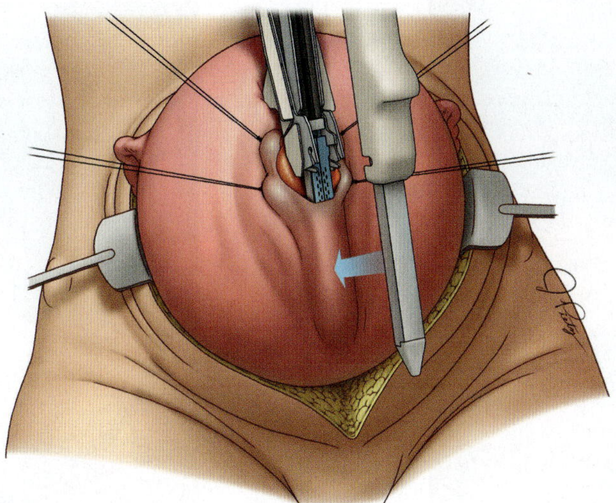

Figura técnica 3.11.4. Dispositivo de engrapado empleado en la cirugía fetal de histerotomía abierta.

- Luego, se colocan suturas de sujeción interrumpidas de ácido poliglicólico de grosor completo a una distancia de ~1.5 cm y a 1.5 cm del borde en toda la longitud de la abertura del miometrio y se sujetan con pinzas mosquito (*véase* fig. técnica 3.11.4).
- A continuación, se utiliza una sutura continua de ácido poliglicólico para cerrar el defecto, colocando la sutura a través de los orificios de las grapas para unir los bordes del miometrio con una tensión mínima.
- Después, se anudan las suturas de sujeción para apuntalar y sostener el cierre.
- Los autores sugieren usar suturas absorbibles porque hay una aposición de tejido de borde a borde que crecerá junto y proporcionará fuerza a la reparación.

Imbricación y refuerzo con parches Gore-tex®

- En este punto, se considera que, si es posible, debe evitarse la rotura del miometrio y las membranas para limitar la hemorragia y la separación estas.
- La imbricación y el refuerzo electivo de un defecto uterino conocido durante un embarazo en curso se ha realizado previamente una vez, según el conocimiento de los autores (por su grupo), con un resultado exitoso (5). La técnica solo se ha intentado mediante laparotomía, pero la imbricación laparoscópica y la colocación del parche pueden ser posibles. Por lo tanto, los datos son mínimos, y esto debe considerarse como un procedimiento experimental.
- La técnica requiere una exposición adecuada del defecto (ya sea por laparotomía y exteriorización del útero o por un abordaje laparoscópico o robótico).
- Deben colocarse múltiples suturas ***no absorbibles*** interrumpidas de grosor parcial (2/3 exteriores) a 1.5 cm del borde a cada lado del defecto y cruzando sobre este. Estas suturas deben sujetarse con pinzas mosquito (**fig. técnica 3.11.5**) y se deben atar hasta que se hayan colocado todas.
- Una vez que se han colocado todas las suturas, un asistente debe aponer suavemente los bordes imbricando y doblando el miometrio adelgazado para juntar el miometrio sano y de grosor normal con una tensión mínima.
- A continuación, las suturas pueden atarse suavemente desde cualquier extremo del defecto.
- Una vez que se ha imbricado y cerrado el defecto, se puede cortar un parche Gore-tex® de doble cara de forma que haya al menos 2-3 cm de solapamiento a cada lado de la línea de sutura (**fig. técnica 3.11.6**).
- Enseguida, el parche se sutura al miometrio sano con la cara rugosa hacia abajo. Para mantener el parche en su sitio, se usan tanto suturas interrumpidas no absorbibles colocadas a lo largo de la línea de imbricación como suturas interrumpidas no absorbibles colocadas circunferencialmente, todas ellas a intervalos de ~1 cm (**fig. técnica 3.11.7**).
- Con el tiempo, el miometrio crecerá en el parche y proporcionará apoyo adicional a la reparación.

Cierre

- Tras la reparación, el útero se vuelve a colocar suavemente en el abdomen y la pared abdominal se cierra por capas según el protocolo institucional.

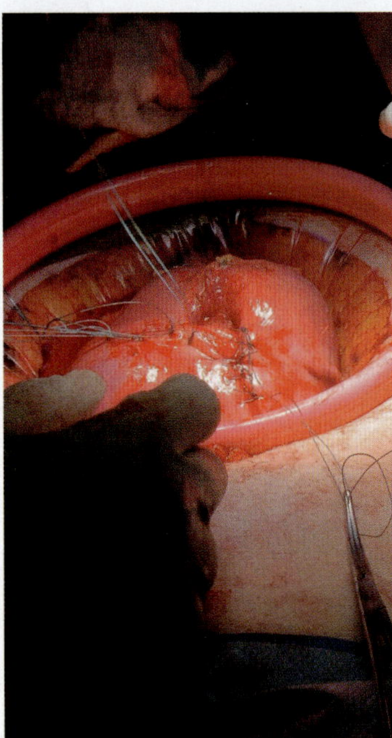

Figura técnica 3.11.5. Suturas interrumpidas no reabsorbibles que cruzan sobre el defecto sujetadas con pinzas mosquito y atadas hasta que se hayan colocado todas.

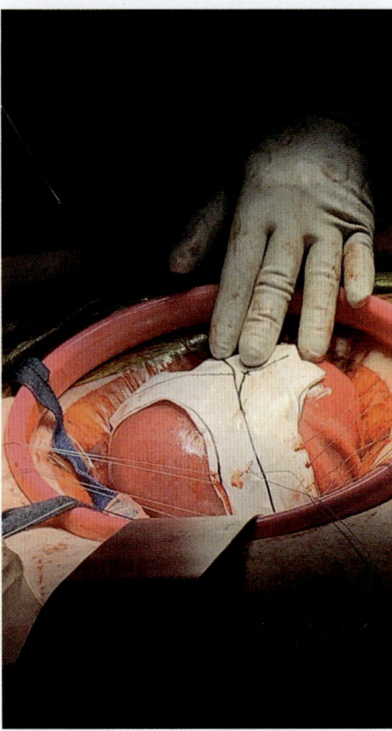

Figura técnica 3.11.6. Imbricación y refuerzo con parche Gore-tex®.

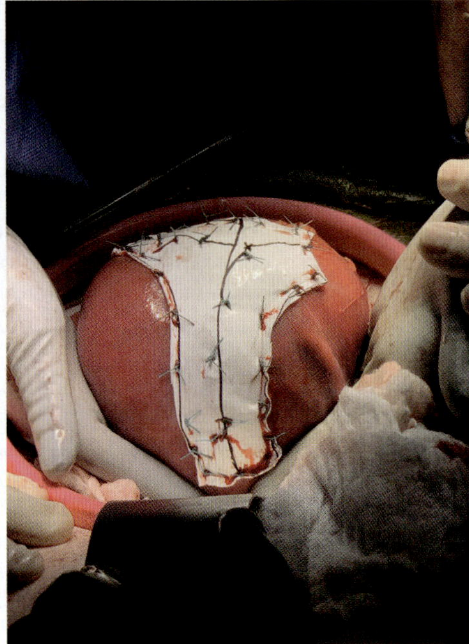

Figura técnica 3.11.7. Suturas no absorbibles interrumpidas que mantienen el parche en su sitio.

Abordaje laparoscópico

- Aunque todavía no se ha descrito un abordaje laparoscópico para la reparación electiva de un defecto uterino en un embarazo en curso, los autores consideran que en el caso adecuado puede considerarse. Podría ser en una lesión pequeña que no implique una alteración completa de la pared uterina. Las suturas interrumpidas podrían colocarse como se ha descrito anteriormente, sin entrar en la cavidad uterina ni perforar las membranas. Este abordaje experimental solo debe intentarse con la aprobación del comité de medicina fetal, el consentimiento informado completo y el entendimiento de que, si es necesario, para realizar o completar la reparación de forma segura, se realizará una laparotomía (6).

CONSEJOS Y ALERTAS

CONSEJO O ALERTA	DESCRIPCIÓN
⭕ Diagnóstico	En la mayoría de los casos, la alteración de la pared uterina se sospecha por primera vez durante una ecografía obstétrica rutinaria: ya sea en la exploración de cribado de la translucencia nucal en el primer trimestre o en una exploración anatómica del primer o segundo trimestre.
	La RM es importante para ayudar en la planificación de cualquier posible cirugía.
⭕ Tratamiento no quirúrgico	En todas las pacientes estables a las que se les diagnostica una alteración de la pared uterina durante el primer y el segundo trimestres (dentro de las limitaciones legales), se debe considerar la terminación del embarazo.
⭕ Planificación preoperatoria	Cualquier intento de reparación dependerá del tamaño de la lesión, del volumen de la bolsa amniótica que sobresale a través del defecto y de la proximidad del defecto a la placenta. En la medida de lo posible, se debe intentar preservar la integridad de la membrana.
⭕ Tratamiento quirúrgico	Tras la laparotomía y la exploración de la pelvis y el defecto, si es posible, se debe exteriorizar el útero para permitir un acceso adecuado al defecto.
	Se intenta conservar la integridad uterina y no perturbar las membranas reparando el defecto mediante una técnica de imbricación del miometrio y reparación con parches Gore-tex®. Tras la reparación, el útero se vuelve a colocar suavemente en el abdomen y la pared abdominal se cierra por capas según el protocolo institucional.
⭕ Cuidados postoperatorios	Si se realiza una reparación extensa en la que hay riesgo de rotura o desprendimiento, la paciente debe permanecer hospitalizada donde pueda realizarse una evaluación materna diaria.

CUIDADOS POSTOPERATORIOS

- Los cuidados postoperatorios deben ser individualizados en función de la extensión del defecto y del tipo de reparación, la edad gestacional en el momento de la cirugía, la evolución intraoperatoria y el estado postoperatorio inmediato de la paciente. Los autores recomiendan que si se realiza una reparación extensa en la que hay riesgo de rotura o desprendimiento, la paciente permanezca hospitalizada donde pueda realizarse una evaluación materna diaria.
- Una vez que el feto es viable desde el punto de vista de la edad gestacional, la monitorización fetal debe incluir ecografías y cardiotocografías en reposo, según el protocolo institucional para un embarazo de alto riesgo.
- La exploración clínica regular de la madre es importante (en el caso de los autores se evaluó a la paciente diariamente desde el momento de la cirugía hasta el parto por precaución), y estar preparados para una transfusión masiva de sangre es fundamental. Se trata de disponer siempre de sangre del tipo y cruzada y de un equipo de personas preparadas para tratar una rotura uterina en cualquier momento. La formación específica y los simulacros de preparación para urgencias son importantes tanto para los equipos de enfermería como para los médicos.
- Se recomienda la obtención de imágenes del sitio de la reparación con RM para vigilar el sitio. El momento de las resonancias debe individualizarse según la paciente, el tipo de reparación y los síntomas y signos.
- Se recomienda la profilaxis de la tromboembolia según el protocolo de la unidad cuando se coloca a cualquier paciente embarazada en reposo prolongado (7).
- Evidentemente, en las pacientes con alto riesgo de hemorragia, el tipo de profilaxis debe ser individualizado. En la unidad de los autores, se usaron dispositivos de compresión secuencial.
- La betametasona debe considerarse cuando la edad gestacional es de 24 semanas, y podría considerarse una dosis de rescate si se anticipa un parto inminente en un momento que es más de 1 semana después del curso de 24 semanas (8).
- La tocólisis (tanto terapéutica como profiláctica) puede ser una opción siempre que se entienda que la causa de las contracciones no está relacionada con la reparación y se descarte la rotura inminente.

- Los embarazos del primer trimestre no deberían requerir tocólisis.
- El tratamiento profiláctico con indometacina (25 mg vía oral cada 6 h) o nifedipino (10 mg cada 6 h) puede ser una opción a finales del segundo y principios del tercer trimestre.

Parto

- El momento del parto puede ser individualizado, pero se considera que en la mayoría de las circunstancias el parto por cesárea es obligatorio y esta no debería ocurrir después de las 32 semanas de gestación debido al riesgo de contracciones espontáneas y posterior rotura uterina.
- En el momento del parto, hay que decidir sobre la reparación definitiva del defecto y la retirada del material no absorbible.
- La histerectomía por cesárea puede ser necesaria como procedimiento de urgencia en cualquier momento desde la reparación inicial hasta el parto y la reparación definitiva, y esto debe hablarse con la paciente.
- Durante la cesárea, es necesario inspeccionar minuciosamente el útero (**fig. 3.11.5**), así como hacer una evaluación de la cicatrización de las lesiones y de las cicatrices (**fig. 3.11.6**).
- En el caso de que no sea necesaria la histerectomía en el momento del parto, se debe ofrecer la ligadura tubárica bilateral.

RESULTADOS

- Pocos datos abordan los resultados de la reparación uterina durante un embarazo en curso. El informe de caso de los autores (6) tuvo un buen resultado, pero solo abordó una circunstancia específica:
  - Un defecto grande y creciente que estaba predominantemente distante de la placenta y en el segmento uterino superior.
  - Una paciente que rechazó la terminación y se determinó que continuara con el tratamiento expectante.
- No se han publicado informes sobre la reparación electiva de defectos del segmento uterino inferior, o de embarazos con cicatrices, por lo que no se dispone de datos para abordar esta circunstancia. Debido a la naturaleza vascular del segmento inferior, a la proximidad de los principales vasos sanguíneos del ligamento ancho y a la fragilidad del tejido, cualquier intento de extirpar o imbricar dichos defectos debe ser considerado y cuestionado en profundidad.

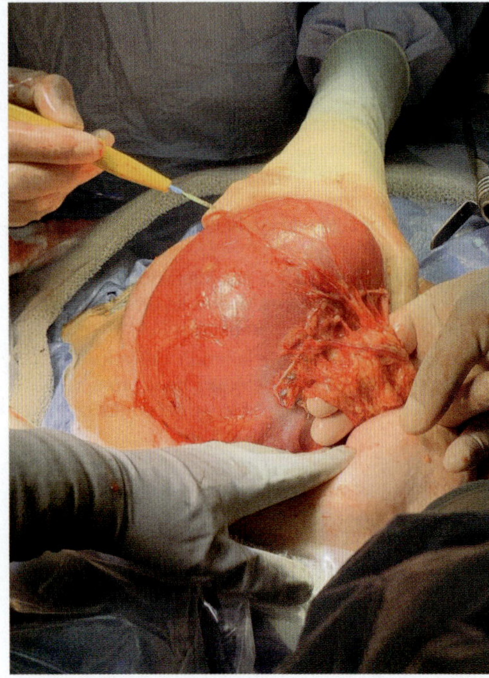

Figura 3.11.5. Inspección uterina en el momento del parto por cesárea.

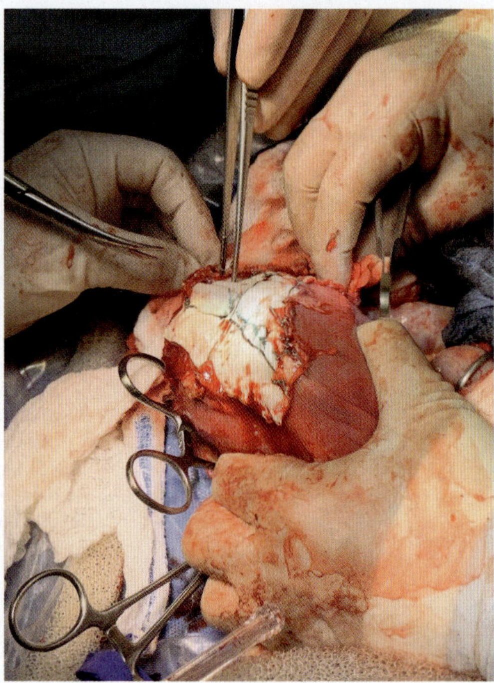

Figura 3.11.6. Demostración de las lesiones corregidas en el momento del parto por cesárea.

CONCLUSIONES

- La alteración de la integridad uterina durante el embarazo viable es un acontecimiento poco frecuente que se asocia con resultados adversos significativos para la madre y el feto, como hemorragia masiva, necesidad de histerectomía y pérdida del embarazo.
- La terminación de un embarazo en curso con un defecto uterino importante, seguida de una corrección de la alteración o el defecto uterino (o histerectomía si está indicada) es, y debe seguir siendo, el pilar del tratamiento.
- La corrección quirúrgica electiva durante un embarazo en curso debe reservarse para las pacientes que rechazan la interrupción del embarazo en una situación en la que se puede esperar que el tratamiento expectante dé lugar a una rotura uterina catastrófica.

REFERENCIAS CLAVE

1. Porreco RP, Clark SL, Belfort MA, et al. The changing specter of uterine rupture. *Am J Obstet Gynecol.* 2009;200(3):269.e1–269.e4.
2. Lydon-Rochelle M, Holt VL, Easterling TR, Martin DP. Risk of uterine rupture during labor among women with a prior cesarean delivery. *N Engl J Med.* 2001;345(1):3–8.
3. Vaknin Z, Maymon R, Mendlovic S, et al. Clinical, sonographic, and epidemiologic features of second- and early third-trimester spontaneous antepartum uterine rupture: a cohort study. *Prenat Diagn.* 2008;28(6):478–484.
4. National Institutes of Health Consensus Development Conference Panel. National Institutes of Health Consensus Development conference statement: vaginal birth after cesarean: new insights March 8–10, 2010. *Obstet Gynecol.* 2010;115(6):1279–1295.
5. Belfort MA, Shamshirsaz AA, Cassady CI, et al. Repair of a large uterine dehiscence during the second trimester leading to successful prolongation of the pregnancy. *Am J Obstet Gynecol.* 2020;223(6):929–932.
6. Demirel LC, Bodur H, Selam B, et al. Laparoscopic management of heterotopic cesarean scar pregnancy with preservation of intrauterine gestation and delivery at term: case report. *Fertil Steril.* 2009;91(4):1293.e5–1293.e7.
7. American College of Obstetricians and Gynecologists' Committee on Practice Bulletins—Obstetrics. ACOG Practice Bulletin No. 196: thromboembolism in pregnancy. *Obstet Gynecol.* 2018;132(1):e1–e17.
8. American College of Obstetricians and Gynecologists' Committee on Practice Bulletins—Obstetrics. Practice Bulletin No. 171: management of preterm labor. *Obstet Gynecol.* 2016;128(4):e155–e164.

Capítulo 4.1 — Episiotomía y reparación de la episiotomía

Michael A. Belfort

PRINCIPIOS GENERALES

Definición

- Las lesiones perineales son frecuentes durante el parto vaginal (hasta el 75% de las parturientas) (1). Estas pueden ser iatrógenas (episiotomía), accidentales (desgarro espontáneo) o una combinación (episiotomía con extensión a los tejidos circundantes).
- La *episiotomía* es una ampliación quirúrgica de la cara posterior de la vagina mediante una incisión en el perineo durante la última parte de la segunda fase del parto (2).
- La mayoría de las organizaciones nacionales e internacionales de ginecología y obstetricia ya no recomiendan el uso sistemático de la episiotomía para acelerar el parto debido a sus complicaciones.
  - Las indicaciones individualizadas actuales incluyen la necesidad de:
    - Ensanchar rápidamente el introito para el parto por razones fetales.
    - Dirigir uno desgarro inminente lejos del esfínter anal.
- El tipo de episiotomía recomendada difiere según el país donde se practique, con una recomendación de episiotomía mediolateral en un ángulo de 60° respecto a la línea media en el Royal College of Obstetricians and Gynaecologists (RCOG) Green Top Guideline #29 y ninguna orientación específica sobre la media frente a la mediolateral en el American College of Obstetricians and Gynecologists (ACOG) Practice Bulletin (3).

Exploración física

- La anatomía del suelo de la pelvis se muestra en la **figura 4.1.1**.
- La anatomía del ano y el recto se muestra en la **figura 4.1.2**.

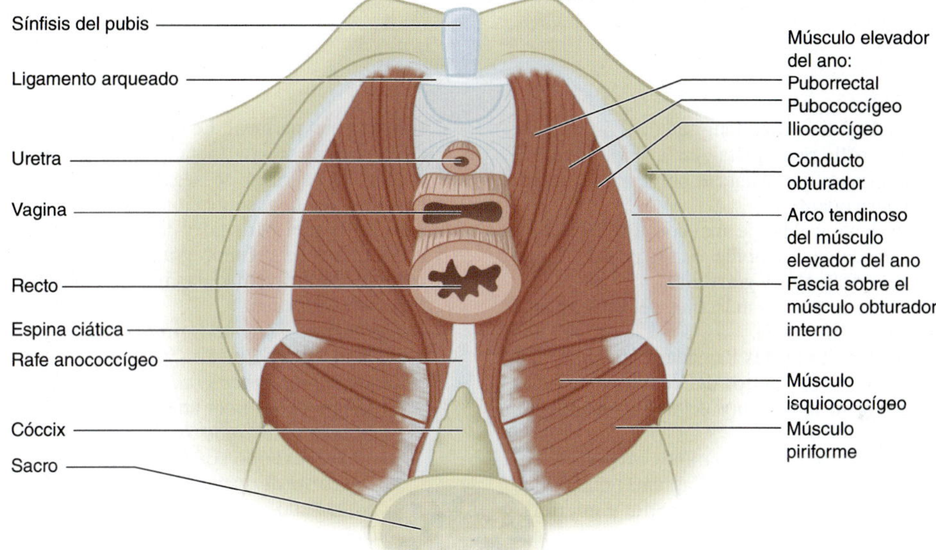

Figura 4.1.1. Anatomía del suelo de la pelvis.

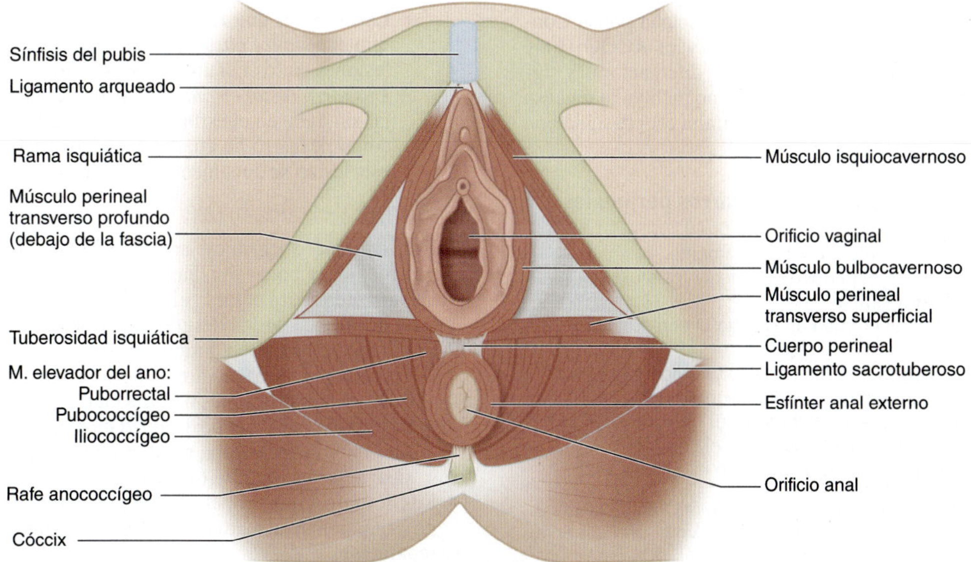

Figura 4.1.2. Anatomía del ano y el recto.

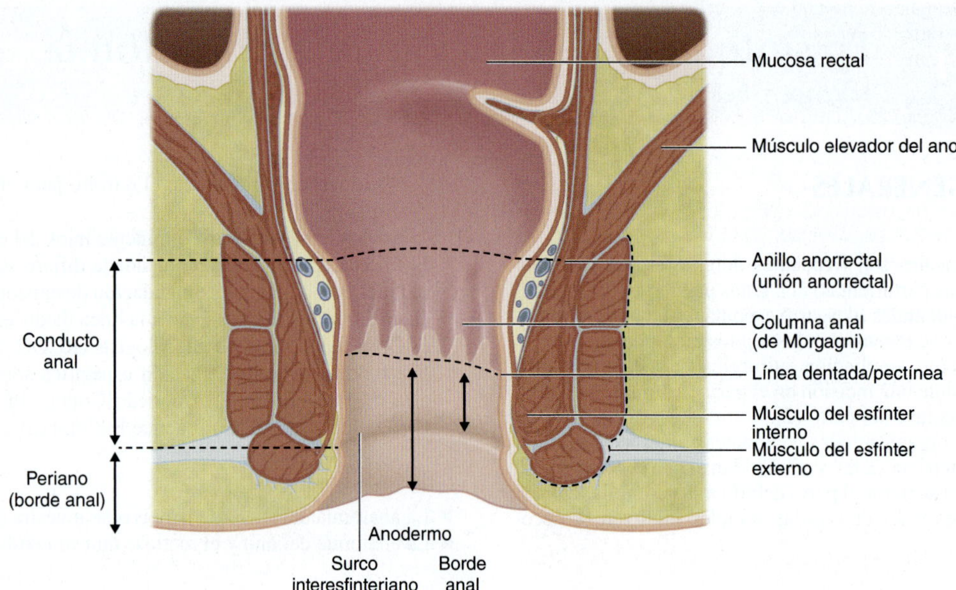

Figura 4.1.3. Conducto anal.

- El conducto anal (**fig. 4.1.3**) tiene una longitud de 2.5-3.5 cm y se extiende desde el cabestrillo puborrectal, en la ampolla rectal, hasta el surco interesfinteriano (que separa el borde anal externamente del borde anal internamente).
- En conjunto, el borde perianal y el borde anal constituyen el *anodermo*, con la piel del borde anal lampiña y lisa, y la del borde perianal pigmentada y con folículos y glándulas.
- El conducto anal está rodeado por los músculos del esfínter anal interno y del externo (*véase* fig. 4.1.3).
- Hay una serie de crestas longitudinales llamadas *columnas anales* (de Morgagni) en la porción superior del conducto anal, las cuales se extienden desde la unión anorrectal, superiormente, hasta las válvulas anales, inferiormente.
- Las válvulas anales están dispuestas en una línea irregular (dentada o pectinada) (de *color púrpura* en el diagrama) que divide el conducto anal en dos regiones diferentes (superior e inferior).
  - Cada región tiene arterias, venas, vasos linfáticos, conexiones nerviosas e incluso revestimientos epiteliales completamente diferentes.

Diagnósticos diferenciales

- La clasificación (**tabla 4.1.1**) (1) ha sido adoptada por la Consulta Internacional sobre Incontinencia (4) y el RCOG (1) y difiere ligeramente de la del ACOG (4). La diferencia más significativa es que la clasificación del ACOG no incluye la mucosa vaginal en las lesiones de primer grado y limita esta designación solo a la piel perineal. La clasificación del RCOG incluye la mucosa vaginal y, por lo tanto, por definición, tendría una tasa menor de lesiones de segundo grado en comparación con la definida por la clasificación del ACOG, en la que cualquier lesión de la piel perineal y la mucosa vaginal se clasifica como un desgarro de segundo grado. Esto complica los esfuerzos por comprender las verdaderas incidencias de estas lesiones a ambos lados del Atlántico.
  - *Desgarro de segundo grado.* Lesión en el perineo que afecta los músculos perineales, pero no el esfínter anal.
  - *Desgarro de tercer grado.* Lesión en el perineo que afecta el complejo del esfínter anal.
    - *Desgarro de grado 3a.* Menos del 50% del grosor del esfínter anal externo (EAE) desgarrado.
    - *Desgarro de grado 3b.* Más del 50% del grosor del EAE desgarrado.
    - *Desgarro de grado 3c.* Desgarro del EAE y del esfínter anal interno (EAI).
  - *Desgarro de cuarto grado.* Lesión en el perineo que afecta el complejo del esfínter anal (externo e interno) y la mucosa anorrectal.
    - Las lesiones que afectan el esfínter anal o el recto se denominan *lesiones obstétricas del esfínter anal.* La tasa de estas lesiones en los Estados Unidos es del 3-11% (3).
    - *Desgarro rectal en ojal.* Si hay un desgarro en la mucosa rectal sin daño en el esfínter anal, la lesión *no* debe clasificarse como desgarro de cuarto grado. El RCOG recomienda que esta lesión se documente como un desgarro rectal en ojal (1).

Tratamiento no quirúrgico

- El Cochrane Pregnancy and Childbirth Group afirma lo siguiente: «Hay pocas pruebas disponibles de ensayos controlados aleatorizados para guiar la elección entre la reparación quirúrgica o no quirúrgica de los desgarros perineales de primer o segundo grado que se producen durante el parto.
  - La decisión se basa en el criterio clínico y en la preferencia de las mujeres después de informarles de la falta de resultados a largo plazo y de la posibilidad de un proceso de cicatrización más lento, pero de una posible sensación general de bienestar si se deja sin suturar» (4,5).
- Los desgarros que solo afectan la piel perineal (primer grado) que no distorsionan la anatomía y que no sangran pueden no necesitar reparación.

Tabla 4.1.1	**Clasificación de los desgarros perineales**

- Primer grado: lesión de la piel perineal solamente.
- Segundo grado: lesión en el perineo que afecta los músculos perineales, pero no el esfínter anal.
- Tercer grado: lesión en el perineo que afecta el complejo del esfínter anal.
  - 3a: < 50% del grosor del esfínter anal externo desgarrado.
  - 3b: > 50% del grosor del esfínter anal externo desgarrado.
  - 3c: desgarro del esfínter anal externo y del interno.
- Cuarto grado: lesión del perineo que afecta el complejo del esfínter anal, externo e interno, así como el epitelio anal.

Reproducida con autorización del American College of Obstetricians and Gynecologists. *Revitalize Obstetric Data Definitions*. American College of Obstetricians and Gynecologists; 2014.

- Para reparar un desgarro hemostático de primer grado o la piel perineal de un desgarro de segundo grado, se puede utilizar tanto la sutura estándar como el pegamento (6).

IMÁGENES Y OTROS MÉTODOS DE DIAGNÓSTICO

- Rara vez se requieren para la reparación inicial.
  - Si se sospecha una extensión vaginal significativa hacia el retroperitoneo, puede ser necesaria una ecografía o tomografía computarizada (TC) para descartar la formación de un hematoma.
- Los estudios de la función a largo plazo incluyen ecografía o resonancia magnética pélvica, manometría anal y cistoscopia.

PLANIFICACIÓN PREOPERATORIA

- Buena visualización
- Posición de la paciente e iluminación adecuadas

- Asistencia adecuada
- Instrumentos y material de sutura adecuados
- Succión e hisopos
- Si está disponible, una sonda con balón que pueda ejercer presión en los puntos de sangrado

TRATAMIENTO QUIRÚRGICO

Posición de la paciente

- Para las reparaciones importantes (tercer y cuarto grados), el autor prefiere lo siguiente:
  - Buena analgesia (idealmente regional) en un quirófano
  - Posición de litotomía con iluminación adecuada (lámpara frontal o luz dirigida)
  - Disponibilidad de separadores, equipos de aspiración y ayudantes adecuados
  - Equipo y proceso de vigilancia maternos para el tratamiento de las hemorragias extensas

Procedimientos y técnicas

Reparación quirúrgica de episiotomías o desgarros de primer y segundo grados

- Cuando los músculos subyacentes están implicados (lesión de segundo grado), la mayoría de los médicos coinciden en que es necesaria una reparación quirúrgica y emplean suturas de poliglactina absorbibles para cerrar la herida.
  - El ACOG (3) prefiere la sutura continua en lugar de la interrumpida, ya que es menos dolorosa y el riesgo de tener que retirar el material después del parto es menor (3).
- En la opinión del autor, cualquier alteración extensa de la piel perineal, la mucosa vaginal o el músculo bulbocavernoso (en uno o ambos lados) o el daño al grupo de músculos elevadores del ano (puborrectal, pubococcígeo e iliococcígeo), aunque técnicamente es una episiotomía de segundo grado, debe ser reparada quirúrgicamente.
  - Aunque el esfínter anal está intacto, si no se reparan anatómicamente los grupos musculares que lo rodean, la paciente corre el riesgo de sufrir una pérdida funcional y anatómica importante. La reconstrucción del cuerpo perineal y de un esfínter vaginal funcional (cabestrillo bulbocavernoso) son importantes y no deben dejarse al azar.

Reparación de una episiotomía de segundo grado (figs. técnicas 4.1.1 y 4.1.2)

Los pasos descritos a continuación son el método preferido por el autor. Solo describen un método para lograr el cierre, y no hay ninguna afirmación de que este método sea superior a otros. La técnica descrita es similar para las reparaciones de la episiotomía mediolateral y mediana:

- Exponga la zona de la lesión.
- Identifique el vértice de la lesión de la mucosa vaginal.
  - Coloque un dedo en la herida para asegurarse de que la lesión subyacente no es más extensa.
  - Una vez palpada la extensión más rostral de la lesión, coloque una sutura absorbible para afrontar los bordes.
  - A continuación, coloque esta sutura a un lado.
- Explore la lesión del suelo de la pelvis para determinar la profundidad y si los vientres del cabestrillo puborrectal se han separado o desgarrado.
  - Si es así, coloque algunas suturas interrumpidas para volver a afrontar los vientres musculares del puborrectal (o del pubococcígeo o iliococcígeo). Esto reparará cualquier defecto en la cuenca del elevador del ano y evitará la debilidad y el prolapso posteriores.
  - Si se ha realizado una episiotomía mediolateral profunda, la grasa isquiorrectal puede ser visible. Cualquier espacio muerto evidente debe cerrarse para evitar la acumulación de bolsas de líquido que puedan infectarse posteriormente o retrasar la cicatrización.
- A continuación, los músculos perineales transversos superficiales pueden afrontarse con suturas interrumpidas o con una sutura corrida no anclada, cubriendo los músculos elevadores del ano reparados y asegurándose de que no queden bolsas de espacio muerto.

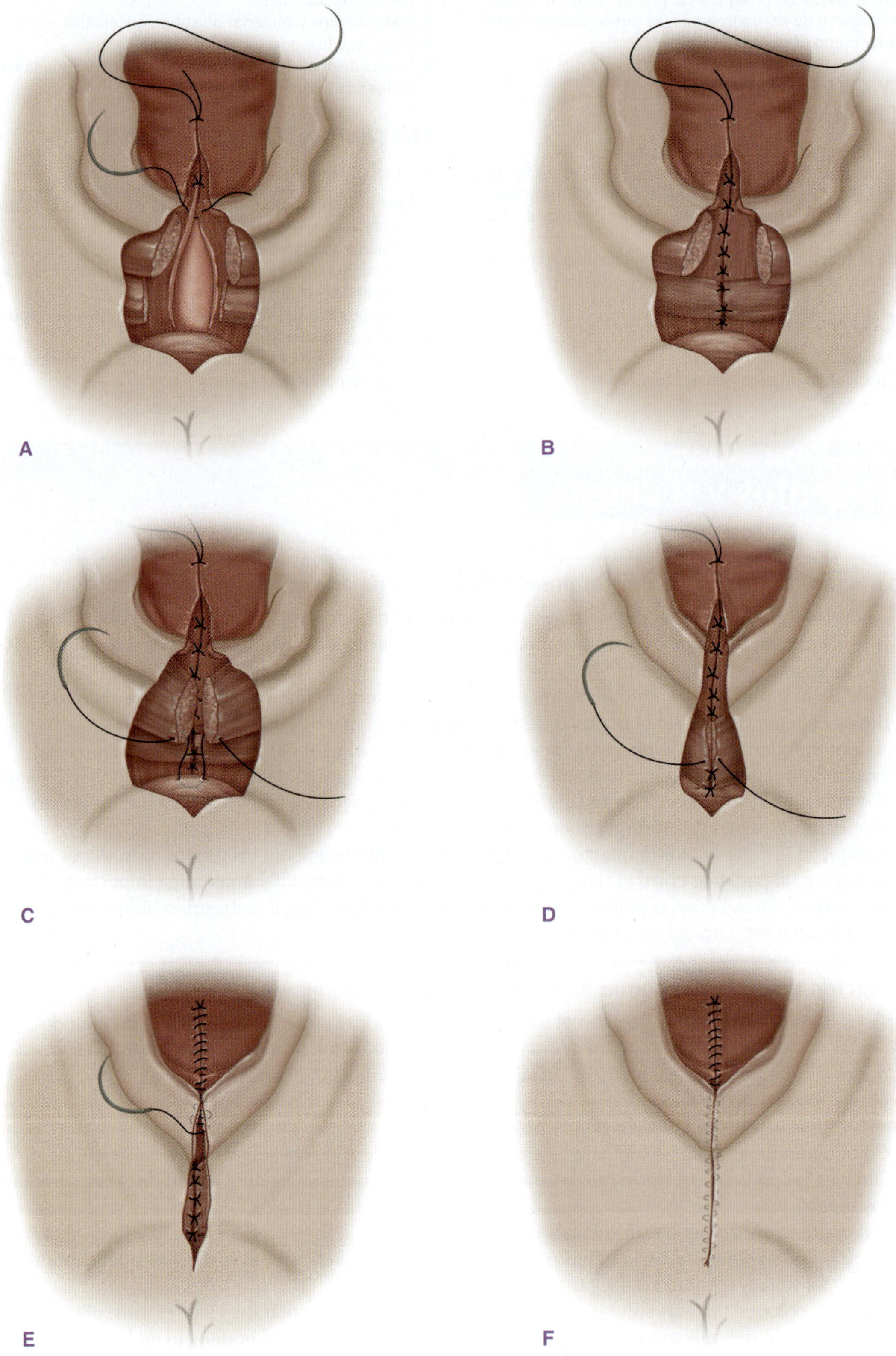

Figura técnica 4.1.1. Reparación de una episiotomía mediana. **A.** Sutura del ápice colocada y apartada. **B.** Reafrontamiento de los músculos elevadores del ano con suturas interrumpidas. **C.** Los músculos bulbo-cavernosos se reafrontan y anclan al esfínter anal externo para crear un esfínter vaginal eficaz. **D.** Músculos perineales transversos reafrontados. **E.** La mucosa vaginal se cerró con la sutura separada de forma suelta, corrida y no anclada. **F.** Piel perineal reafrontada con una sutura subcutánea.

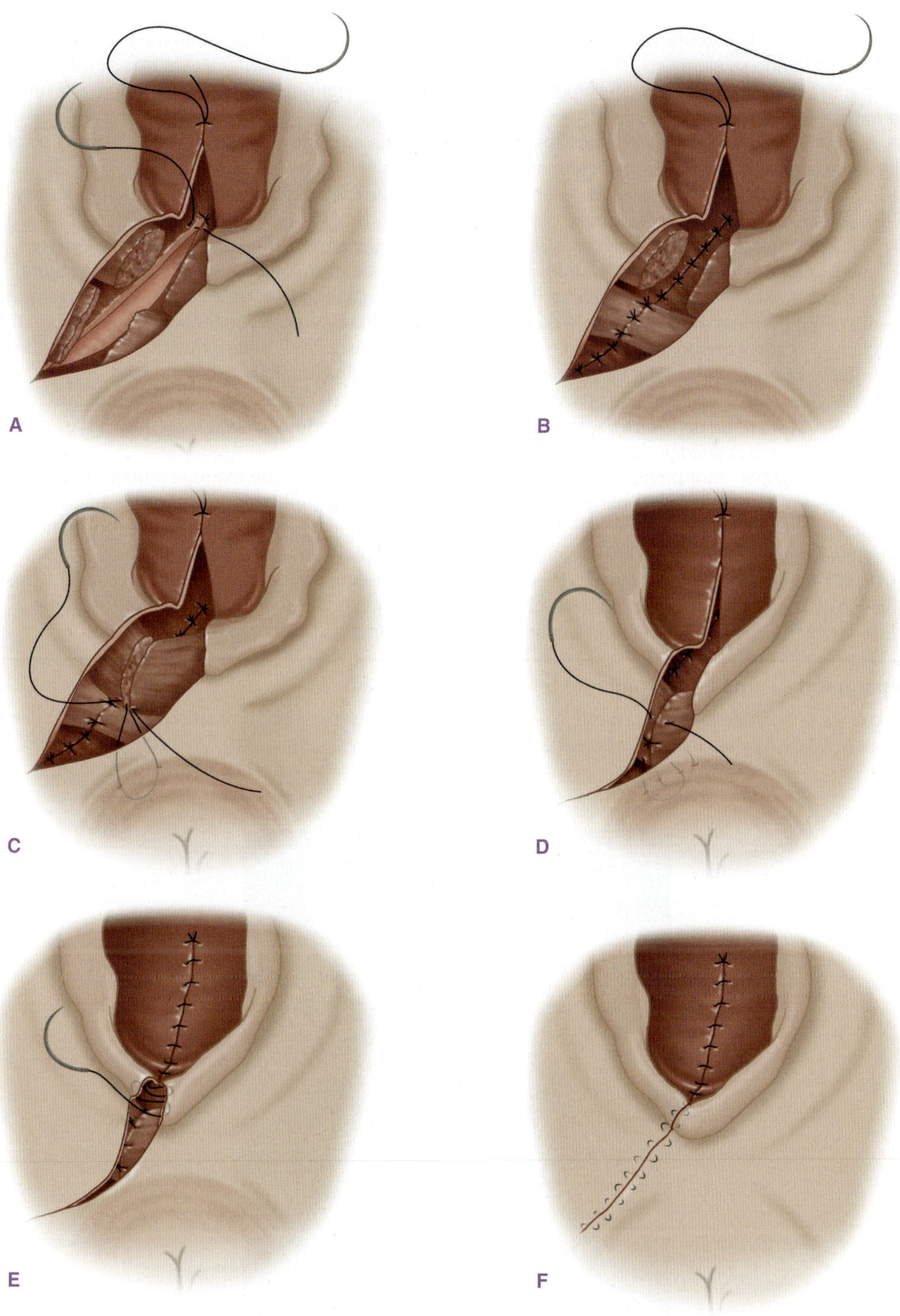

Figura técnica 4.1.2. Reparación de una episiotomía mediolateral. **A.** Sutura del ápice colocada y apartada. **B.** Los vientres del músculo elevador del ano se reafrontan con suturas interrumpidas separadas. **C.** Los músculos bulbocavernosos se reafrontan y anclan al esfínter anal externo para crear un esfínter vaginal eficaz. **D.** Músculos perineales transversos cerrados reafrontados. **E.** La mucosa vaginal se cerró con la sutura separada de forma suelta, corrida y no anclada. **F.** Piel perineal reafrontada con una sutura subcutánea.

- La correcta aposición de los músculos elevadores y transversos superficiales del perineo hará que los bordes de la mucosa vaginal se junten de forma que haya una tensión mínima en la línea de sutura cuando se cierre.
- Si el músculo bulbocavernoso se ha cortado o desgarrado, identifique el vientre y coloque una sutura a través de él.
  - Al tirar de la sutura, debe verse que los labios mayores de ese lado se mueven. Esto asegura que el vientre del músculo está firmemente incluido.
  - A continuación, el bulbocavernoso debe suturarse en su extremo desgarrado en el cuerpo perineal para reconstruir el esfínter vaginal.
  - Si los dos músculos bulbocavernosos se han separado del cuerpo perineal (como ocurre con frecuencia en una episiotomía mediana), ambos deben volver a suturarse en su sitio con una sutura que una ambos vientres musculares e incorpore las fibras superficiales del EAE. Esto garantiza que el cuerpo perineal se reconstituya y que el cabestrillo bulbocavernoso rodee la vagina. Al estar anclado en cada extremo (al EAE posteriormente y a la rama isquiática anteriormente), el cabestrillo bulbocavernoso podrá volver a actuar como constrictor vaginal cuando se contraiga.
    - Asegúrese de que se trata de una sutura de grosor parcial y de que no penetra en la mucosa anal.
- Al finalizar esta parte de la cirugía, la mucosa vaginal y la piel perineal deben estar afrontadas, de manera que ambas puedan dejarse cicatrizar sin sutura.
  - Sin embargo, el autor prefiere colocar una sutura absorbible suelta que cierre la mucosa vaginal desde el vértice de la lesión hasta el vestíbulo, de forma que el anillo himeneal quede anatómicamente reparado y la piel del vestíbulo se afronte de forma que tenga un buen aspecto cosmético.
- Enseguida, se realiza una sutura subcuticular para cerrar la piel perineal.
- Una vez finalizada la reparación, se revisa la vagina para asegurarse de que no se han extraviado los hisopos y se realiza una exploración rectal para observar que no haya defectos o suturas palpables. Esto también permitirá al cirujano evaluar el grosor y la integridad de la reparación.

Reparación de una episiotomía de tercer o cuarto grado

- Exponga la zona de la lesión. En este caso, puede ser útil un separador automático de Gelpi (**fig. técnica 4.1.3**). Coloque una sutura apical en la mucosa vaginal y apártela.

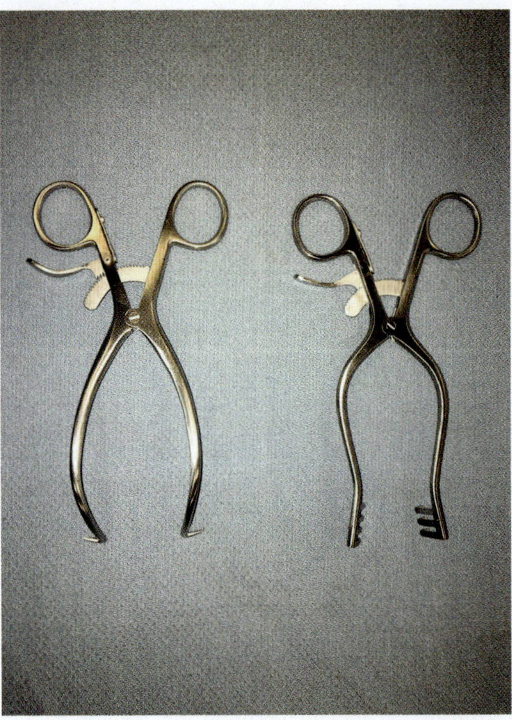

Figura técnica 4.1.3. Separador automático de Gelpi (reimpresa de Gupta A, Jones DB. *Surgery Boot Camp Manual*. Wolters Kluwer; 2019).

- Exponga los músculos del EAE (lesiones de tercer grado 3a y 3b) y del EAI (lesiones de tercer grado 3c) y determinar si ha habido una lesión de la mucosa rectal (cuarto grado). Si se ha producido una lesión en la mucosa del recto o del conducto anal, esta debe repararse con una sutura absorbible de forma continua y no anclada (**fig. técnica 4.1.4**).
- El EAI se repara con una sutura corrida no anclada (**fig. técnica 4.1.5**).
- La reparación del EAE puede llevarse a cabo mediante dos técnicas diferentes, cualquiera de las cuales es adecuada. Inicialmente, se identifican los extremos retraídos del EAE bilateralmente y se usan unas pinzas de Allis para sujetar la fascia del músculo a cada lado.
  - *Reparación terminoterminal del EAE* (**fig. técnica 4.1.6**). Esta reparación, adecuada para las lesiones tanto de espesor total como de espesor parcial del músculo del EAE, consiste en la colocación de suturas simples absorbibles interrumpidas a través de la cubierta fascial de ambos extremos del EAE cortado o desgarrado en las posiciones de las 12, 3, 6 y 9 (superior, posterior, inferior y anterior), según corresponda. La fuerza de la reparación depende de la aposición fascial y no de la cantidad de fibra muscular que se afronte. Los puntos posterior e inferior de la fascia deben colocarse inicialmente para posicionar los bordes del EAE en una lesión de espesor total, o solo en el borde inferior de una lesión de espesor parcial. En este punto, se coloca internamente una sola sutura en forma de «8» a través del vientre del músculo para tirar de él. Finalmente, se colocan las suturas fasciales anterior y superior.
  - *Reparación superpuesta o traslape del EAE* (**fig. técnica 4.1.7**). En esta reparación, solo adecuada para una lesión muscular del EAE de espesor completo, los dos extremos del músculo se colocan en posición de forma que se superpongan entre sí por aproximadamente 1.5 cm.
    - (a) A continuación, se colocan de dos a tres suturas simples a través de todo el espesor de los dos vientres musculares.
    - (b) De tal manera que cuando se atan, mantienen los vientres juntos con la superposición de 1.5 cm.
    - (c) Después, se coloca un segundo juego de suturas para asegurar la reparación.

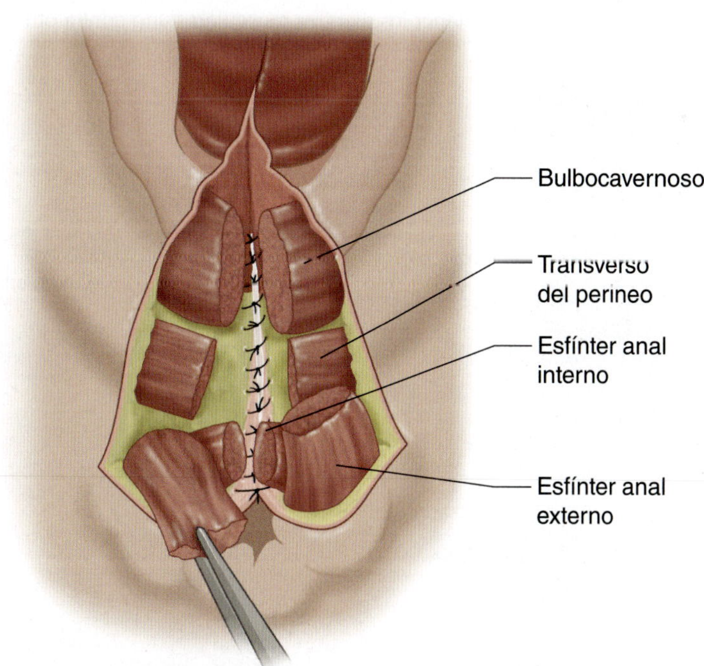

Figura técnica 4.1.4. Reparación con sutura interrumpida de la mucosa rectal con sutura absorbible. Algunos expertos recomiendan atar las suturas en el interior del recto, pero debe utilizarse el criterio quirúrgico y es razonable atar los nudos de forma interna o externa. Algunos expertos también sugieren que una sutura corrida es una opción, pero el autor prefiere las suturas interrumpidas para cualquier reparación extensa con el fin de prevenir la isquemia o la estenosis.

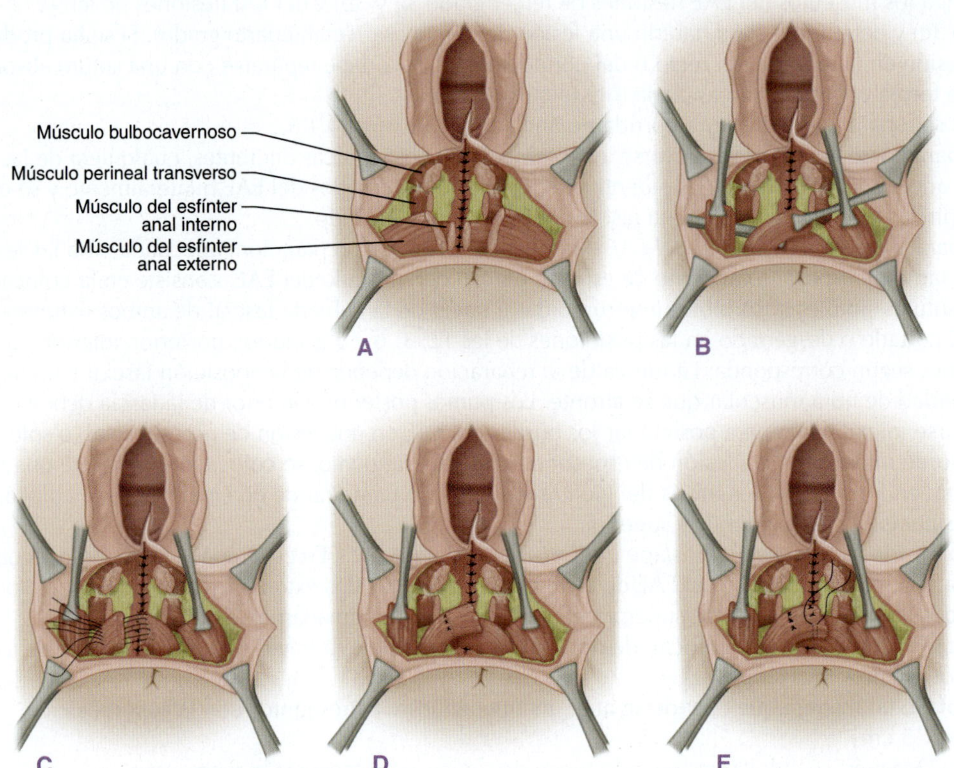

Figura técnica 4.1.5. Reparación del esfínter anal interno (EAI) mediante la técnica terminoterminal o la de superposición. **A.** Los vientres del músculo del EAI se muestran en el estado no reparado. **B.** Se identifican los extremos del EAI y se sujetan con las pinzas de Allis. **C.** Reparación terminoterminal: se usa una sutura corrida, absorbible y no anclada para unir los dos vientres. **D y E.** Reparación superpuesta: se colocan dos líneas de suturas interrumpidas para mantener los vientres musculares uno contra otro de forma superpuesta.

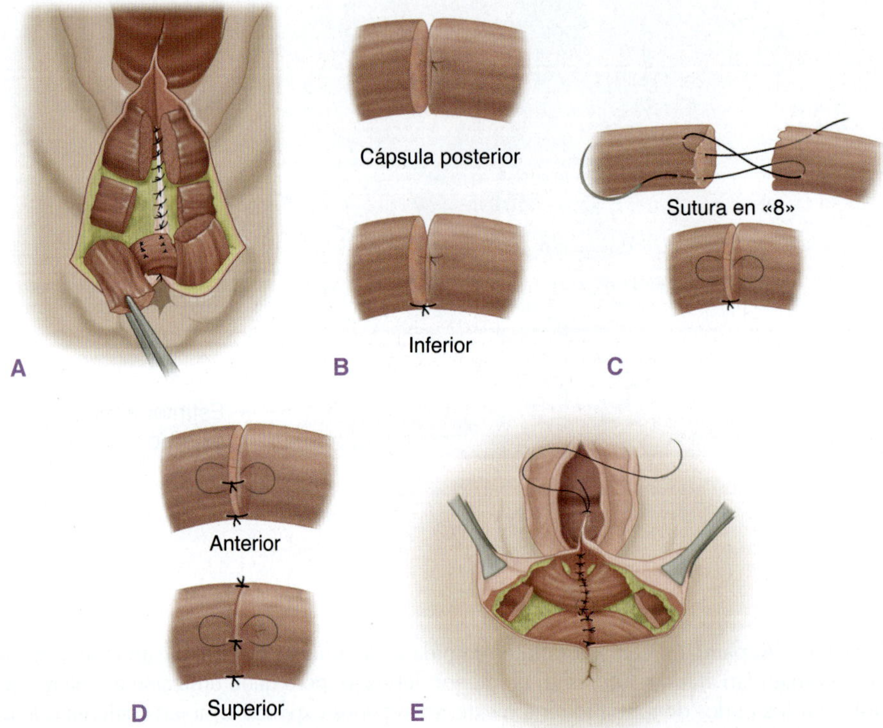

Figura técnica 4.1.6. Técnica de reparación del esfínter anal externo (EAE) de extremo a extremo. **A.** Vista sin reparación con los extremos del EAE separados. **B.** Colocación de las suturas posterior e inferior de la cápsula. **C.** Sutura en «8» que une los extremos de los vientres del músculo del EAE. **D.** Colocación de las suturas anterior y superior en la cápsula. **E.** Reparación terminoterminal completa.

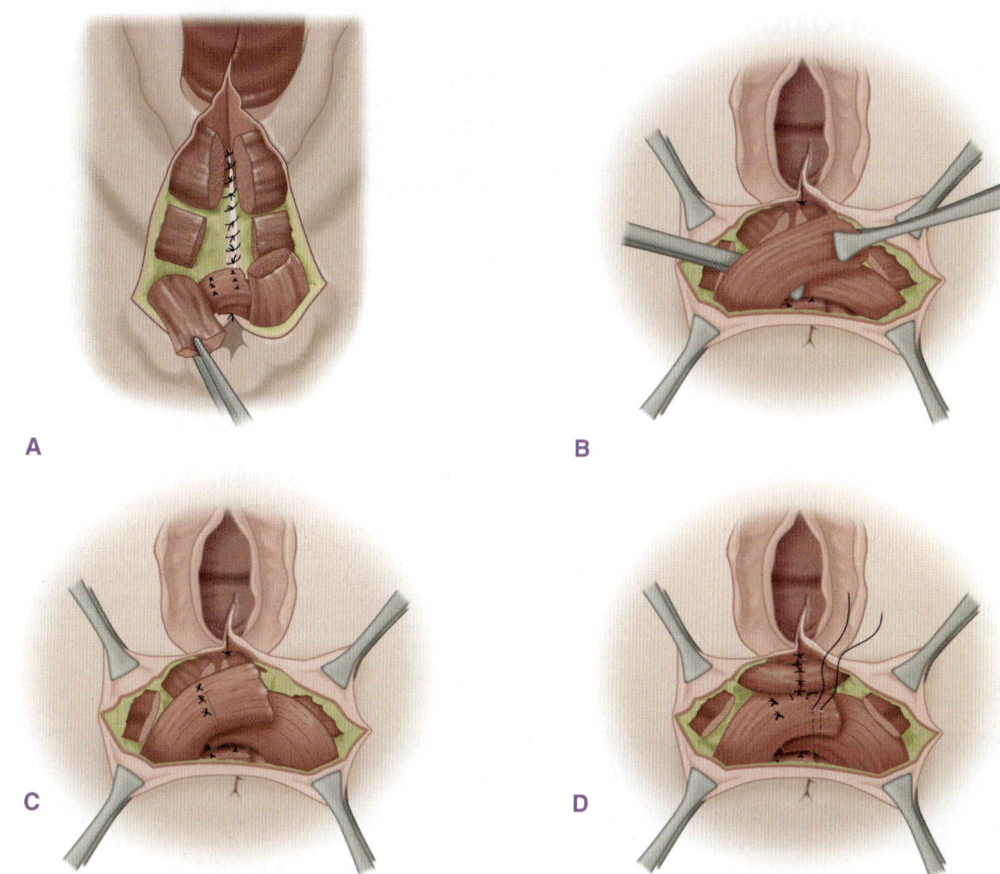

Figura técnica 4.1.7. Técnica de reparación superpuesta del esfínter anal externo (EAE). **A.** Vista sin reparación con los extremos del EAE separados. **B.** Los vientres del EAE se sujetan con las pinzas de Allis y se tiran en una orientación superpuesta. **C.** Colocación de dos líneas de suturas interrumpidas para sujetar los vientres musculares entre sí de forma superpuesta. **D.** Reparación superpuesta completada con la piel separada por las pinzas de Allis para revelar la reparación.

CONSEJOS Y ALERTAS

CONSEJO O ALERTA	DESCRIPCIÓN
○ Siempre hay que determinar el vértice de la episiotomía o desgarro y asegurarlo colocando una sutura ligeramente por encima para evitar dejar una abertura subyacente.	Al colocar la sutura ligeramente por encima del vértice aparente de la lesión de la mucosa vaginal, puede cerrar un desgarro subyacente en el músculo, el cual podría seguir sangrando y producir un hematoma vaginal.
○ Siempre que una paciente se queje de dolor perineal o rectal intenso después de una reparación, hay que sospechar que se trata de un hematoma vaginal o vulvar y hacer una exploración detallada para descartar esta grave complicación.	El dolor rectal o anal intenso puede indicar un dolor referido de un hematoma vaginal debido a una hemorragia de las ramas vaginales de la arteria uterina. La presión sobre los nervios sacros causa un dolor referido al ano. Si no hay un hematoma perineal o vulvar asociado, la hemorragia puede quedar oculta hasta que la paciente esté hipotensa y entre en choque debido a la extensión retroperitoneal y la pérdida masiva de sangre. Toda paciente que se queje de dolor anal intenso debe someterse a una exploración vaginal urgente para descartar un hematoma vaginal alto. Si hay alguna sospecha, puede estar indicada la ecografía o la TC pélvica para el diagnóstico.
○ Cree un punto de afrontamiento de los vientres musculares de los músculos elevadores del ano durante cualquier reparación en la que estén expuestos y no formen una capa discreta.	Las suturas interrumpidas (para no crear una zona isquémica) que reconstituyen el suelo de la pelvis son importantes cuando se han apartado los músculos elevadores del ano. Tirando suavemente de ellas, los músculos bulbocavernosos se opondrán bien y se restablecerá la longitud perineal.
○ Recuerde anclar los músculos bulbocavernosos al EAE si se han separado.	Al colocar una sutura a través de los músculos bulbocavernosos y luego anclarlos al EAE, el cuerpo perineal se reconstituirá y proporcionará un esfínter vaginal eficaz. Si los músculos bulbocavernosos solo se suturan, no constreñirán la vagina sin un punto de anclaje.

CUIDADOS POSTOPERATORIOS

- Ablandador de heces
- Baños de asiento
- Control del dolor
- Reposo pélvico
- Cobertura antibiótica si está indicada (reparación extensa con traumatismo tisular importante)

RESULTADOS

- Detener la hemorragia.
- Afrontar los tejidos y las estructuras para garantizar una función óptima a largo plazo.
- Afrontar los tejidos y las estructuras para garantizar un aspecto estético óptimo.

COMPLICACIONES

- Hemorragia durante la reparación
  - Del útero
  - Del desgarro
- Reparación inadecuada
- Lesión de la uretra
- Lesión vaginal, vulvar y perineal
- Lesión del esfínter anal
- Lesión del recto
- Lesión de los nervios por la posición de litotomía
- Infección
- Dehiscencia de la herida
- Fístula (rectovaginal, vesical y cloaca)

REFERENCIAS CLAVE

1. Royal College of Obstetricians and Gynaecologists. The management of third- and fourth-degree perineal tears. Green-top Guideline No. 29. Royal College of Obstetricians and Gynaecologists; June 2015.
2. Carroli G, Mignini L. Episiotomy for vaginal birth. *Cochrane Database Syst Rev.* 2009;(1):CD000081. doi:10.1002/14651858.CD000081.pub2
3. Committee on Practice Bulletins-Obstetrics. ACOG Practice Bulletin No. 198: prevention and management of obstetric lacerations at vaginal delivery. *Obstet Gynecol.* 2018;132(3):e87–e102.
4. Sultan AH. Obstetric perineal injury and anal incontinence. *Clin Risk.* 1999;5(6):193–196.
5. Elharmeel SMA, Chaudhary Y, Tan S, Scheermeyer E, Hanafy A, van Driel M. Surgical repair of spontaneous perineal tears that occur during childbirth versus no intervention. *Cochrane Database Syst Rev.* 2011;(8):CD008534.1. doi:10.1002/14651858.CD008534.1.pub2
6. Feigenberg T, Maor-Sagie E, Zivi E, et al. Using adhesive glue to repair first degree perineal tears: a prospective randomized controlled trial. *Biomed Res Int.* 2014;2014:526590.

Capítulo 4.2	**Parto vaginal de nalgas**
	Michael A. Belfort, Hennie Lombaard y Michael Lucas

PRINCIPIOS GENERALES

- El parto vaginal planificado de un lactante de término con presentación de nalgas se asocia con un mayor riesgo de morbimortalidad neonatal en comparación con un lactante de término con presentación cefálica. En algunos casos, las mujeres rechazan el ofrecimiento de parto por cesárea, o no es posible realizarlo, y habrá que realizar el parto vaginal de forma segura. Este capítulo tiene por objetivo ayudar a los médicos que atienden un parto de nalgas planificado y no refleja necesariamente una recomendación personal o institucional al respecto. De hecho, en la mayoría de las instituciones de todo el mundo en las que se dispone de un parto por cesárea seguro, ese es el método preferido de parto.

Definición

- La *presentación de nalgas* se produce cuando la parte de presentación del feto son las nalgas o los pies. Existen tres tipos diferentes de presentación de nalgas (**fig. 4.2.1**):
  - *Completa.* Las caderas están flexionadas y las rodillas también. Las piernas están cruzadas sobre la parte delantera del tronco del feto.
  - *Franca.* Las caderas están completamente flexionadas con las rodillas extendidas y los pies cerca de la cabeza.
  - *Incompleta.* Se presenta una extremidad extendida y la otra flexionada.

Exploración física

- *A la palpación abdominal.* La cabeza se puede palpar en el fondo del útero. La parte que se presenta no se siente tan redonda y firme como una cabeza fetal.
- En el tacto vaginal durante la primera y la segunda fases, el tipo de presentación determina qué parte del lactante se palpará:
  - En caso de presentación de nalgas franca, se palparán las nalgas.
  - En algunas ocasiones, una presentación de cara puede confundirse con una presentación de nalgas. La forma más fácil de distinguir entre las dos es con la ecografía. Si no está disponible, el explorador debe tratar de identificar las prominencias óseas palpables (espinas ciáticas en una presentación de nalgas, pómulos en una presentación de cara) y la apertura de tejidos blandos (ano en una presentación de nalgas y boca en una presentación de cara). En una presentación de nalgas, las espinas ciáticas y el ano forman una línea relativamente recta. En una presentación de cara, los pómulos y la boca forman un triángulo. Además, la boca suele ser más grande y se pueden palpar la lengua y los labios. Hay que tener cuidado de no palpar enérgicamente una presunta presentación facial debido al riesgo de traumatismo ocular.
- Con una presentación de nalgas completa, los pies se sentirán bajo las nalgas. El talón del pie suele formar un ángulo de 90° con la pierna.
- En el caso de una presentación de nalgas incompleta, se sentirá un solo pie en la vagina.
- Con la ecografía, se confirmará la presencia de la cabeza en el fondo del útero.

Factores de riesgo para la presentación de nalgas

- Prematuridad
- Anomalías fetales (pueden estar asociadas con un riesgo dos a tres veces mayor)
- Placenta previa
- Anomalías uterinas
- Polihidramnios
- Parto de nalgas anterior
- Embarazos múltiples
- Cordón umbilical corto

Diagnósticos diferenciales

- Presentación de nalgas.
- Presentación de cara.
- En el caso de una presentación de nalgas incompleta, el diagnóstico diferencial es una presentación de hombro con prolapso del brazo y la mano.

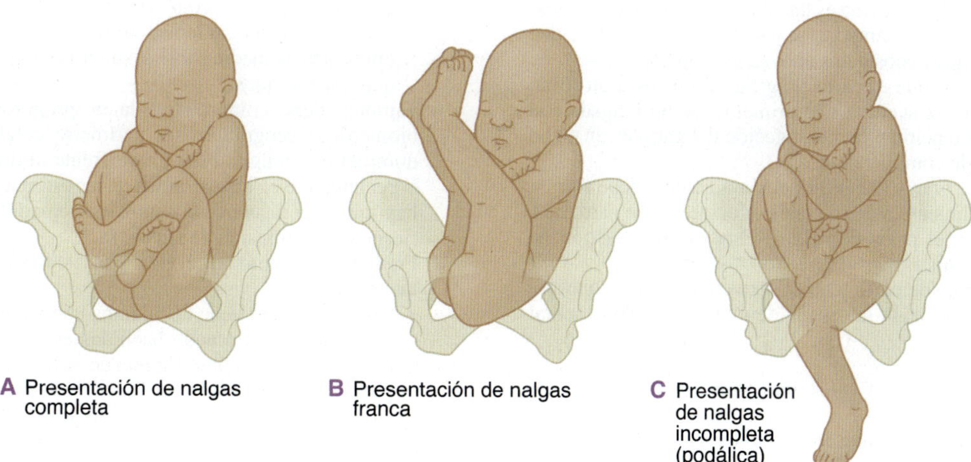

Figura 4.2.1. Tipos de presentación de nalgas.

VERSIÓN CEFÁLICA EXTERNA

La versión cefálica externa (VCE) de un lactante que se presenta de nalgas es la opción preferida en la mayoría de las circunstancias para evitar el parto vaginal de nalgas. La paciente deberá dar su consentimiento. Existen contraindicaciones específicas (*véase* más adelante) (1).

Contraindicaciones absolutas

- Cualquier indicación obstétrica para el parto por cesárea
- Rotura de membranas
- Oligohidramnios grave
- Anomalía fetal
- Alteraciones en la monitorización de la frecuencia cardiaca fetal
- Anomalías uterinas
- Embarazo múltiple

Contraindicaciones relativas

- Hipertensión materna controlada
- Obesidad materna
- Restricción del crecimiento fetal
- Parto por cesárea previo (excepto por una cicatriz clásica, pero esta contraindicación sigue siendo controvertida)
- Anomalías de la frecuencia cardiaca fetal durante el procedimiento
- Infección por el virus de la inmunodeficiencia humana

Procedimiento

- En la mayoría de los casos, el procedimiento se realiza mejor después de las 36 semanas de gestación en una sala en la que se pueda realizar un parto por cesárea inmediato y se disponga de todo el personal y el equipo necesarios.
- Obtenga el consentimiento informado.
- Realice una ecografía para descartar cualquier contraindicación y confirmar la situación, la presentación y la posición fetal, así como la ausencia de anomalías importantes.
- Considere la administración de un tocolítico, como la terbutalina, y analgesia que puede incluir sedación consciente o anestesia regional. Se ha comprobado que el uso de la combinación de analgésicos y tocolíticos duplica la tasa de éxito de la VCE, pero no altera los resultados a largo plazo de la tasa de partos por cesárea o de la presentación cefálica al nacer.
- Eleve la presentación de nalgas fuera de la pelvis mediante una suave manipulación abdominal. Esto puede facilitarse mediante la posición de Trendelenburg e incluso mediante una suave elevación de las nalgas por parte de un asistente usando una mano en la vagina.
- Para hacer la VCE, se puede usar un giro hacia delante o hacia atrás.
- Con ambas manos, desplace la cabeza fetal desde el fondo y las nalgas fuera de la pelvis.

- Manipule el feto de una posición transversal a una presentación cefálica.
- Revise la frecuencia cardiaca fetal con regularidad durante el procedimiento.

Complicaciones

En la tabla 4.2.1 se enumeran las complicaciones maternas y fetales de la VCE.

Posprocedimiento

- Compruebe si la madre desarrolla dolor abdominal.
- Administre 300 µg (1500 UI) de Anti-D RhoGAM® si la paciente es Rh negativa.
- Realice una cardiotocografía en reposo y monitorice al feto tras el procedimiento durante al menos 2 h.
- Considere la posibilidad de realizar una prueba de Kleihauer-Betke para descartar un desprendimiento significativo si el procedimiento fue complicado o la paciente experimenta dolor o contracciones después del procedimiento.

Atención del parto vaginal de nalgas

Consentimiento y consideraciones

- Informe a la madre el potencial aumento de la morbimortalidad fetal y neonatal en comparación con el parto por cesárea.
- Se debe analizar el parto por cesárea como alternativa al trabajo de parto y al parto vaginal; la decisión de la paciente debe documentarse.
- Se debe obtener el consentimiento para la episiotomía y la anestesia regional (epidural-raquídea combinada o epidural). La anestesia regional es muy importante para permitir un parto controlado.
- *Número de partos*. La paciente debe entender que la primiparidad no es una contraindicación, pero reduce las posibilidades de éxito del parto vaginal.

Tabla 4.2.1 **Complicaciones maternofetales de la versión cefálica externa**

Maternas	Fetales
Alta tasa de parto por cesárea	Desprendimiento de la placenta
Aloinmunización	Alteraciones de la frecuencia cardiaca fetal
Riesgo potencial de rotura uterina	Rotura de membranas
	Prolapso del cordón umbilical
	Reversión a la presentación de nalgas
	Hemorragia fetomaterna
	Muerte fetal (infrecuente)

- *Oxitocina*. Aunque la oxitocina es una opción en algunas circunstancias en manos experimentadas, la paciente debe entender que esto es inusual y que pocos datos apoyan esta opción.
  - Hay que procurar que el parto progrese al menos a un ritmo normal. No intente acelerar una primera fase prolongada con oxitocina: la detención o la prolongación del parto es un signo de alto riesgo de complicaciones.
- *Parto por cesárea previo*. La información adicional debe formar parte del consentimiento antes de realizar el intento de parto después de cesárea y el parto de nalgas. Esta es una cuestión no resuelta en la literatura.
- Si no está en trabajo de parto y no existen contraindicaciones, se debe ofrecer a la paciente la opción de una VCE y documentar su decisión.

Contraindicaciones fetales y maternas para un intento de parto de nalgas

- Los factores fetales pertinentes incluyen los siguientes:
  - En la tabla 4.2.2 se muestran las contraindicaciones para el parto vaginal de nalgas, y en la tabla 4.2.3 se muestran los prerrequisitos para un parto vaginal de nalgas seguro.
  - Peso fetal menor de 2 000 g y mayor de 4 000 g (aunque algunos autores recomiendan un límite inferior de 1 500 g y un límite superior de 3 500 g).
    - Los fetos demasiado pequeños corren el riesgo de sufrir una compresión de la cabeza.
    - Los fetos demasiado grandes corren el riesgo de sufrir una distocia intraparto, *pero* no suelen sufrir una compresión cervical de la cabeza. Se recomiendan tanto las estimaciones clínicas (maniobras de Leopold) como las ecográficas,

con una cuidadosa consideración de la fuente si la discrepancia es grande. Además, se recomienda tomar nota de la opinión de la madre sobre si su feto actual pesa más o menos que sus anteriores.

- También debe comprobarse la desproporción de los datos biométricos ecográficos (el perímetro cefálico frente al abdominal o la longitud del fémur frente al diámetro biparietal, especialmente en los extremos de las estimaciones de peso). Si hay una gran discrepancia entre estas medidas, hay un mayor riesgo de compresión de la cabeza.
- Flexión de la columna cervical y particularidades de la presentación de nalgas.
  - Cuando un feto tiene la columna cervical hiperextendida, se dice que está «mirando hacia las estrellas»; esto indica un cuello hiperextendido. Un feto en esta posición no es elegible para un parto vaginal de nalgas debido al mayor riesgo de lesión de la médula espinal cervical que se ha informado en esa circunstancia. Si se encuentra un feto en esta posición, debe buscarse la causa de la extensión de la cabeza y el cuello fetales, que a menudo se encuentra asociada con inflamación del cuello (quiste tiroideo o arco branquial), un tumor, hidrocefalia o una malformación de la columna vertebral.
- *Posición del sacro*. Un sacro posterior es una preocupación porque si el feto desciende y se encaja en esa posición, la cabeza será mucho más difícil de expulsar. Esto se debe a que el descenso y la flexión de la cabeza se oponen a la curva del sacro, lo que hace que se presenten mayores diámetros de cabeza.
- *Ubicación del cordón umbilical*. El prolapso del cordón umbilical es más frecuente en las presentaciones de nalgas complejas. En una presentación de nalgas franca, la tasa de prolapso del cordón umbilical es similar a la de la presentación cefálica. Sin embargo, el prolapso del cordón umbilical en una presentación de nalgas completa es de dos a cuatro veces más frecuente que en una presentación cefálica y hasta 10 veces más en una presentación podálica o incompleta.
- *Forma de la pelvis materna o capacidad pélvica*. Solo en el ~40% de los casos todos los diámetros pélvicos evaluados cualitativamente tienen una longitud media o superior. La única medida clínica que se puede realizar es la del conjugado diagonal (CD), el cual debe superar los 11.5 cm (para correlacionarse con un conjugado obstétrico de 10 cm).
- *Pelvis androide*. Se trata de una pelvis androide clásica con forma de embudo y que se constriñe hacia la salida desde una entrada en forma de corazón es una contraindicación para el parto de nalgas planificado. La evaluación del CD, el hueco sacro, la forma de las paredes laterales de la pelvis, la prominencia de las espinas ciáticas, el ángulo retropúbico, el ángulo y el arco subpúbicos, así como el diámetro intertuberosidades, deben ser evaluados y comparados con los de una pelvis ginecoide clásica de amplias dimensiones.
- *Arco subpúbico estrecho*. Una contraindicación frecuente del parto de nalgas planificado es el arco subpúbico significativamente estrecho. La capacidad de tener dos dedos a horcajadas sobre la uretra es compatible con un arco «normando» (redondeado) en lugar de uno «gótico» (puntiagudo), y este último puede ser un indicador de un ángulo subpúbico estrecho.
- *Arco retropúbico*. La colocación de dos dedos a lo largo de la superficie posterior de las ramas púbicas inferiores que se extienden desde la sínfisis púbica también puede ser útil para obtener una impresión del ángulo (90° o más es adecuado o ginecoide), y esta evaluación es de particular importancia para predecir el potencial de reducción atraumática de las extremidades fetales. Un ángulo de menos de 70° se ha asociado con distocia.
- La obesidad materna se ha relacionado con la distocia fetopélvica, y la grasa pre- o retroperitoneal puede comprometer la adecuación del volumen de los tejidos blandos pélvicos. Si las paredes laterales de la pelvis, el sacro y las ramas superiores del pubis son difíciles de palpar, esto puede representar un aumento de la grasa subcutánea o retroperitoneal. A pesar de la obesidad materna, si la pelvis tiene unas dimensiones amplias, el parto vaginal de nalgas planificado puede ser adecuado.

Tabla 4.2.2 **Contraindicaciones fetales y maternas para los partos vaginales de nalgas**

Fetales	Maternas
Peso fetal < 2 000 g o < 32 semanas y > 4 000 g	Cavidad pélvica distorsionada (fractura anterior o raquitismo)
Posición «mirando hacia las estrellas»: cuello hiperextendido	Arco retropúbico estrecho
Anomalías (p. ej., hidrocefalia o tumores en el cuello)	Arco subpúbico estrecho
Posición posterior del sacro	Obesidad materna
Presentación del cordón	Forma de la pelvis: androide
Presentación de nalgas incompleta	
Anomalías del líquido amniótico	

Tabla 4.2.3 **Prerrequisitos para un parto vaginal de nalgas planificado**

No hay contraindicación para el parto vaginal	No hay hiperextensión de la cabeza fetal
Ausencia de anomalías fetales	Presentación de nalgas franca o completa
EPF 2 000-4 000 g	Evolución normal del trabajo de parto
EGE de 36 semanas o más	Monitorización continua de la frecuencia cardiaca fetal
Cabeza fetal flexionada	Personal cualificado
Instalaciones para un parto por cesárea de urgencia seguro	

EGE: edad gestacional estimada; EPF: estimación del peso fetal.

Tratamiento no quirúrgico

- En la tabla 4.2.4 se resumen los pasos y las maniobras para el parto de nalgas. En la tabla 4.2.5 se muestra el tratamiento de las posibles complicaciones del parto de nalgas.
- El consejo más importante que los autores pueden dar sobre la atención de un parto vaginal de nalgas es ¡tener paciencia! Mientras el feto se mantenga estable y no se vea comprometido, la madre debe mantenerse sin dolor y tranquila.

- Se debe dejar que el parto progrese al ritmo normal de una presentación cefálica, y cualquier detención evidente del trabajo de parto debe dar lugar a una cesárea.
- Algunas pautas sobre el progreso del trabajo de parto incluyen:
  - Vigilar de cerca el progreso del trabajo de parto.
  - Las nalgas deben estar cerca del nivel de las espinas ciáticas por 6 cm.
  - Las nalgas deben estar muy por debajo de las espinas ciáticas en la dilatación completa.

Tabla 4.2.4 **Pasos y maniobras para un parto de nalgas**

Pasos	Maniobras
Primera etapa	El control del dolor es importante. Se prefiere la anestesia regional para evitar el pujo involuntario.
Consentimiento para la episiotomía	
Anestesia regional	Epidural o raquídea para el parto.
Segunda etapa	¡Paciencia! Permita el descenso espontáneo hasta el perineo.
Dejar que el perineo se distienda	No tire de las nalgas.
Extraer las piernas	Espontáneamente: permita que el lactante salga de nalgas y, si están completas, ayude a sacar los pies con cuidado.
	Maniobra de Pinard para las piernas extendidas: una vez que los muslos sean visibles, deslice los dedos de una mano hacia arriba del muslo hasta la rodilla extendida y empújela hacia fuera de la línea media. Esto produce la flexión de la rodilla y lleva el pie hacia la mano. A continuación, se puede sujetar el pie, aducir la pierna y flexionarla sobre el vientre y extraerla por tracción en el pie.
Dejar que el cuerpo cuelgue	Esto ayuda a mantener la flexión de la cabeza. Un asistente puede seguir la cabeza con una sonda ecográfica para mantener la cabeza flexionada o con una mano para hacer lo mismo.
Exteriorizar un pequeño tramo del cordón	Esto permite palpar la frecuencia cardiaca y asegura que el cordón no sea demasiado corto o rodee una parte del cuerpo.
Alumbramiento de los brazos (flexionados)	Una vez que los codos aparezcan en el perineo, deslice los dedos de una mano sobre el hombro del feto y baje hasta el codo, tire suavemente del codo para flexionarlo más y baje la mano por la cara hasta sus dedos. Extraiga la mano. Repita en el otro lado.
Si hay brazos nucales (extendidos)	Maniobra de Løvset: sostenga al feto con los pulgares en el sacro y los dedos en las crestas iliacas; gire suavemente el cuerpo 90° para mover un hombro hacia delante, la rotación flexionará el codo y llevará el brazo hacia abajo; luego, refuerce el brazo, deslice los dedos hacia el codo, lleve la mano a través de la cara y hacia afuera, extraiga el brazo; entonces, gire al feto 180° y extraiga el otro brazo.
Dejar que el feto cuelgue brevemente	Deje que el feto cuelgue hasta que se vea la nuca. Mantenga la cabeza flexionada.
Parto de la cabeza	Maniobra de Mauriceau-Smellie-Veit: coloque los dedos índice y anular de una mano sobre el maxilar o los pómulos del feto (*no* en la boca) y los dedos índice y anular de la otra mano sobre los hombros del feto con el dedo corazón en el occipucio. Coloque el cuerpo del feto sobre el antebrazo de la mano encima del maxilar, eleve el cuerpo lenta y suavemente y gire el occipucio alrededor de la sínfisis para extraer la cabeza con suavidad.
	Fórceps de Piper y Kielland (*véase* el texto para conocer la técnica).

Tabla 4.2.5 **Complicaciones durante el parto y su tratamiento**

Prolapso del cordón umbilical	Trate según el protocolo.
Posición posterior del sacro	Gire suavemente el feto hasta una posición anterior del sacro con los pulgares sobre el sacro y los dedos en las crestas iliacas. No fuerce el movimiento.
Piernas extendidas	Maniobra de Pinard (*véase* tabla 4.2.4).
Cordón umbilical corto	Pince el cordón con dos pinzas y córtelo entre ellas. Proceda al parto expedito.
Cabeza comprimida por encima de la entrada de la pelvis	El asistente aplica una suave presión en el occipucio en dirección oblicua para girar la cabeza en posición transversal, mientras que el obstetra ayudante aplica una suave presión en la mejilla contralateral del feto desde la vagina de la madre para ayudar a la rotación. Ambas personas coordinan su sentido de giro para facilitar el encajamiento de la cabeza en una orientación transversal. Una vez que la cabeza esté encajada, proceda al parto como se ha indicado anteriormente. Solo en circunstancias extraordinarias se debe intentar una extracción de nalgas una vez que la cabeza esté debidamente encajada.
Brazos nucales	Maniobra de Løvset (*véase* tabla 4.2.4).
Compresión de la cabeza en el cuello uterino	Las incisiones del cuello uterino de Dührssen deben hacerse a las 10 y a las 2 h del reloj.

- Si no hay un descenso progresivo hasta el punto de abultamiento perineal mediante las contracciones uterinas solas, se debe reconsiderar continuar con el parto vaginal.
- Si las nalgas no «suben» el perineo con los esfuerzos maternos de pujo, se debe reconsiderar continuar con el parto vaginal. Nunca se deben sacar las nalgas de la vagina.
- Reglas de la segunda etapa:
    - Permita hasta 1 h para el descenso espontáneo al perineo después de la dilatación completa.
    - Primíparas: espere el parto dentro de 1 h de pujo activo.
    - Multíparas: espere el parto dentro de los 30 min de pujo activo.
- Una vez que el cuello uterino está completamente dilatado, se debe permitir que las nalgas desciendan de manera espontánea bajo la fuerza de las contracciones uterinas y sin esfuerzos maternos de pujo. Esto es crucial para evitar un parto precipitado y la extensión de la cabeza y los brazos del feto.
- El obstetra ayudante debe estar preparado para esperar mientras las nalgas descienden y el perineo se distiende. Esto puede llevar algún tiempo; mientras la frecuencia cardiaca del feto sea tranquilizadora, se debe tener cuidado de no pedir a la madre que puje. Este «periodo de espera» es el momento ideal para trasladar a la madre a un quirófano, prepararse ante la posibilidad de un parto por cesárea de urgencia, asegurarse de que hay un ecógrafo y todo el equipo necesario (como fórceps y equipo de reanimación neonatal) y llamar a todo el personal necesario para el parto (equipos de neonatología, de anestesia, de quirófano, etc.).
- Una vez que las nalgas están claramente distendiendo el perineo y «subiéndolo», el obstetra ayudante debe estar listo para asistir el parto (**fig. 4.2.2**).
- Si las nalgas son posteriores al sacro, pueden girarse manualmente hacia el sacro anterior durante y después de una contracción. Las manos del obstetra ayudante deben colocarse en las crestas sacroiliacas durante la rotación suave.
- En este punto, si se sospecha de distocia perineal de tejidos blandos, se puede realizar una episiotomía mediolateral, pero ciertamente no es necesaria para todos los partos de nalgas.
- Cuando las nalgas del feto dejan libre el perineo y los muslos se hacen visibles, se debe dejar que el parto continúe hasta que se puedan ver las rodillas; entonces se pueden flexionar y extraer las piernas (**fig. 4.2.3**).
- A medida que se inicia el parto de nalgas, un asistente debe seguir el descenso de la cabeza fetal con una mano sobre el abdomen (o con el transductor ecográfico) manteniendo la cabeza flexionada. Esto ayudará con el encajamiento de la cabeza al entrar en la pelvis.
- Si hay alguna dificultad para sacar las piernas (es decir, piernas extendidas), se puede reforzar el fémur en el eje largo avanzando los dedos de lateral a medial y hacia el hueco poplíteo para flexionar la rodilla y la cadera permitiendo el acceso a la parte inferior de la pierna y el pie. Esto se conoce como la *maniobra de Pinard* (**fig. 4.2.4**).
    - Una vez que se palpa el pie, la pierna puede ser aducida y flexionada a través del vientre, permitiendo la salida del pie por tracción en la tibia o el pie. Debe evitarse la abducción del muslo, dado el riesgo de luxar las articulaciones o fracturar los huesos.
- Una vez que han salido las piernas, deben dejarse colgar mientras se exterioriza suavemente un asa del cordón umbilical. Esto permite dos cosas:
    - *Palpación de la frecuencia cardiaca fetal*. Esta será un indicador de la urgencia del parto. Si la frecuencia cardiaca fetal está dentro de los límites normales, se puede permitir que el parto se desarrolle solo con las contracciones maternas y con una asistencia mínima del obstetra. Evidentemente, si la frecuencia cardiaca fetal es bradicárdica, la extracción activa de nalgas puede ser más urgente.
    - *Evaluación de la longitud del cordón umbilical*. Si no se puede exteriorizar ningún asa de cordón libre, puede haber un cordón muy corto, o una circular nucal o corporal, que obstruya el descenso del feto. En estos casos, puede ser necesario pinzar el cordón y realizar una incisión en el mismo para evitar su rotura y la hemorragia y permitir el parto.
- Una vez que aparecen los codos, los brazos pueden ser liberados suavemente. Hay que tener cuidado para evitar enganchar el húmero con un dedo a mitad del eje y luego aplicar una presión perpendicular o transversal a la longitud del eje, ya que esto puede romper fácilmente el hueso (**fig. 4.2.5**).
- Una vez liberados los brazos, se puede bajar suavemente al feto y dejar que cuelgue brevemente por su propio peso. Esto mantiene la flexión de la cabeza y conserva la cabeza flexionada con un diámetro de cabeza óptimo para el parto.
- Puede existir la tentación de intentar asistir el parto en este momento. No aplique tracción sobre las nalgas, ya que se corre el riesgo de elevar los codos, lo que lleva a la formación de brazos nucales, es decir, manos y codos por encima de la cabeza, lo que puede obstruir el parto de la cabeza. Además, la tracción sobre las nalgas extiende el cuello debido a la posición excéntrica de la columna vertebral sobre la base del cráneo, lo que lleva a un aumento de los diámetros de presentación. Cualquier esfuerzo de parto asistido debe realizarse coincidiendo con las contracciones y el pujo materno. Si es necesario acelerar el parto, el asistente debe continuar siguiendo la cabeza mientras desciende con una suave presión transabdominal para compensar cualquier extensión de la cabeza fetal que siga a los esfuerzos de tracción. La tracción sobre la pelvis fetal y la rotación hacia el sacro anterior pueden ocasionar la compresión de la cabeza con el mentón fetal sobre el promontorio sacro y el occipucio sobre la sínfisis del pubis, de manera que la cabeza no pueda encajarse.

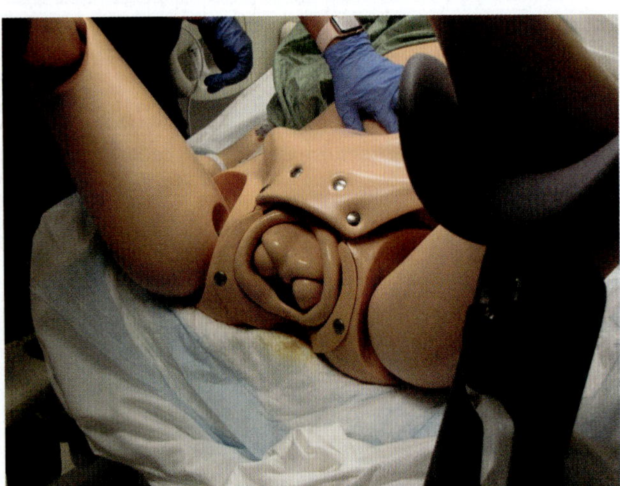

Figura 4.2.2. Nalgas «subiendo el perineo».

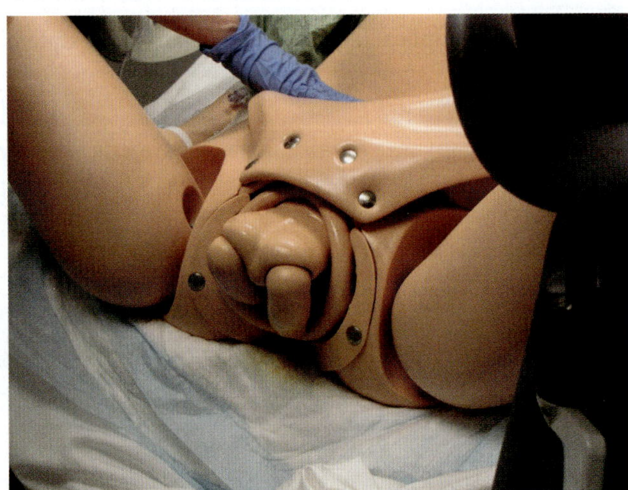

Figura 4.2.3. Parto de nalgas con las piernas extendidas.

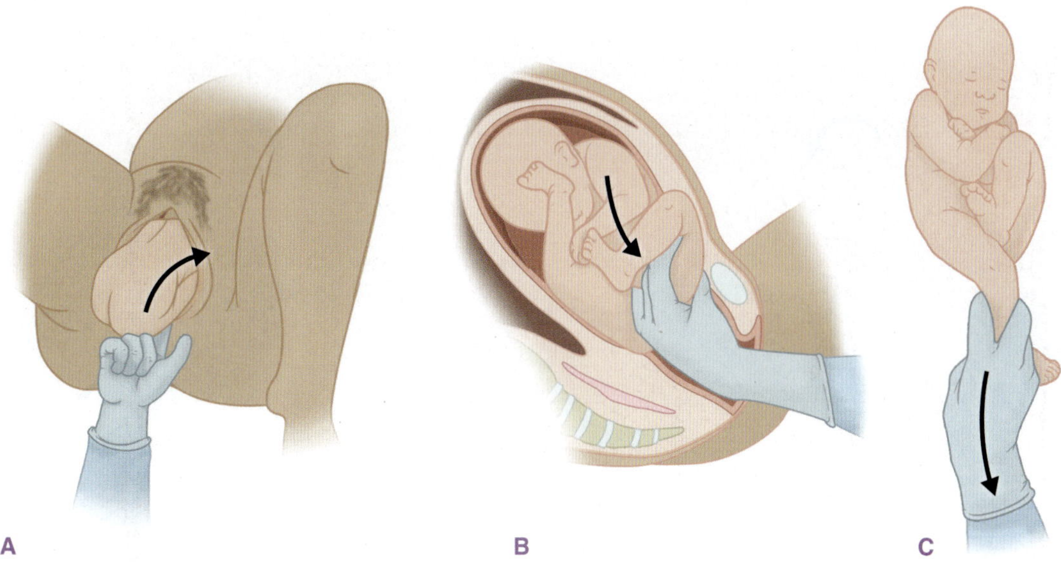

Figura 4.2.4. Maniobra de Pinard. **A.** Introduzca el dedo a lo largo del eje del fémur al mismo tiempo que lo refuerza. **B.** Aplique presión en el hueco poplíteo para flexionar la rodilla. **C.** Alumbramiento del pie.

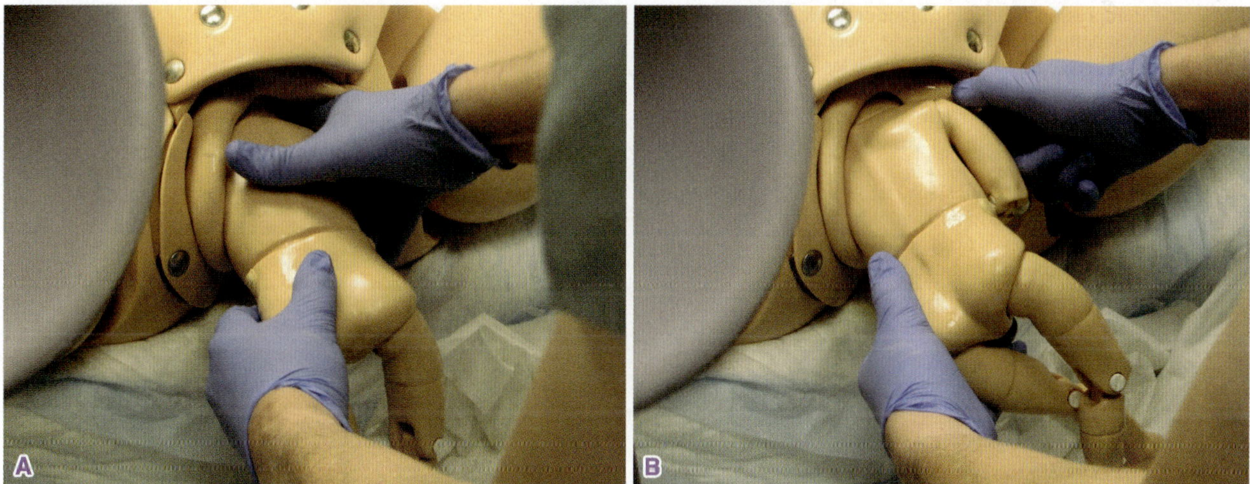

Figura 4.2.5. Suelte suavemente los brazos una vez que se vean los hombros. **A.** Introduzca un dedo sobre el húmero para dar soporte al útero. **B.** Flexione el codo y extraiga el brazo sobre el tórax.

- Brazos nucales: maniobra de Løvset (**fig. 4.2.6**).
  - Los brazos nucales se reducen girando al feto de forma que una u otra escápula se desplace anteriormente por debajo de la sínfisis. El feto se gira (por lo general, hasta 90°) colocando los pulgares en el sacro y los dedos en las crestas sacroiliacas y nunca en el abdomen (con el objetivo de evitar lesiones en los órganos internos). Esto hace que se vea un hombro bajo la sínfisis.
  - A continuación, el obstetra avanza los dedos índice y largo de su mano sobre la escápula y a lo largo del húmero, estabilizando el eje en toda su longitud. Posteriormente, se utilizan los dedos para ejercer presión sobre el húmero aduciéndolo hacia el centro del tórax anterior, de tal manera que el brazo nucal es llevado sobre la oreja y luego la cara y el tórax. El codo acabará apareciendo en la vagina junto al tronco, y el brazo naturalmente flexionado le seguirá.
  - A continuación, se gira el tronco 180° hacia el otro brazo comprimido y se repite el procedimiento para liberar ese brazo.
  - Esta rotación alivia la compresión del brazo nucal a través de la fricción de los tejidos blandos maternos durante la rotación.

- *Compresión de la cabeza.* Cuando el feto no desciende más allá de las escápulas, la causa más probable es la compresión de la cabeza.
  - Se trata de una complicación que pone en peligro la vida y que debe tratarse con rapidez. Debe haber acceso a la anestesia general y al parto por cesárea.
  - El tratamiento inicial de una cabeza comprimida debido a la posición anómala por encima del reborde de la pelvis consiste en colocar una envoltura alrededor de la parte inferior del cuerpo del feto y elevarla ligeramente, de modo que quede justo por encima de una línea trazada en paralelo al suelo.
  - A continuación, se pide al asistente que ejerza presión sobre el occipucio a través del abdomen materno en dirección oblicua para rotar la cabeza a una posición transversal que le permita encajar en la entrada de la pelvis.
  - Al mismo tiempo, el obstetra ayudante asiste colocando una mano en la vagina y aplicando presión en la mejilla contralateral para girar la cabeza a la posición transversal.
  - Si el útero está tetánico, pueden ser necesarios fármacos tocolíticos para permitir estas manipulaciones.

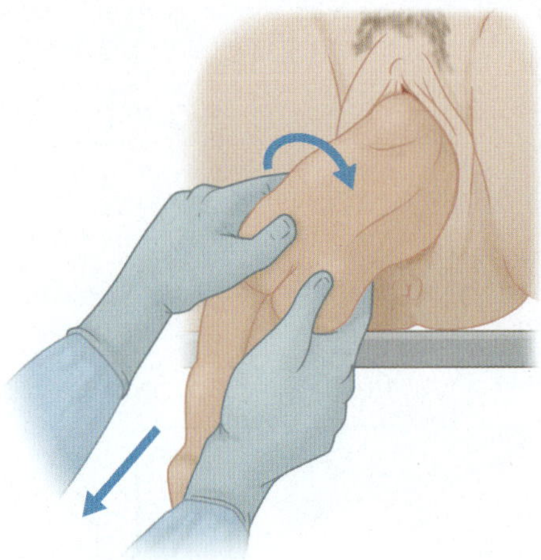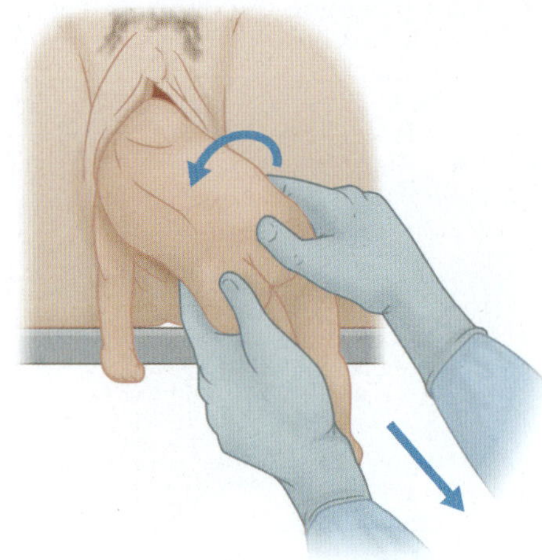

Figura 4.2.6. Brazos nucales: maniobra de Løvset.

- En algunas situaciones en las que la laparotomía y el alivio de la compresión de la cabeza al empujar al feto hacia el útero y completar el parto por cesárea no se encuentran disponibles, se ha realizado la sinfisiotomía. Esta no es una cirugía que deba intentarse, a menos que el obstetra tenga una experiencia significativa.
- Si hay una compresión de tejidos blandos de la cabeza en un cuello uterino incompletamente dilatado, pueden ser necesarias incisiones de Dührssen a las 10 y a las 2 (o a las 5 y a las 7 si solo se palpa un borde posterior) para liberar la cabeza.
  - Si esto no tiene éxito o el obstetra no cuenta con la experiencia, la laparotomía y el parto por cesárea pueden ser la mejor opción.
- Una vez que la cabeza está encajada, debe dejarse que el feto cuelgue brevemente para flexionar el cuello y permitir un mayor descenso de la cabeza a través de la pelvis (**fig. 4.2.7**).
- Cuando la nuca es visible, el feto debe envolverse con una toalla caliente, y debe pedirse al asistente que sostenga su cuerpo paralelo al suelo.
- El parto de la cabeza se puede lograr ya sea manualmente o utilizando fórceps de Piper.
- El parto manual se realiza mediante la maniobra de Mauriceau-Smellie-Veit (**figs. 4.2.8** y **4.2.9**).
  - El cuerpo del feto se sostiene a lo largo del antebrazo derecho (en una persona diestra) con la mano derecha dentro de la

vagina. Los dedos índice y corazón se colocan cada uno en un pómulo y en el maxilar, y se aplica presión para flexionar la cabeza. No introduzca los dedos en la boca del feto ni aplique tracción a la mandíbula ni tire de sus labios o las mejillas.

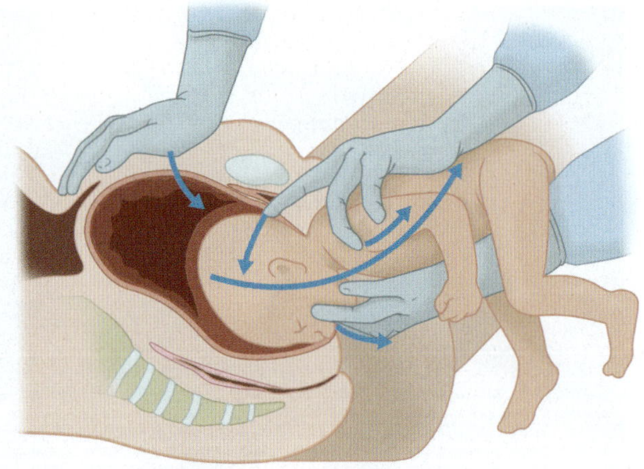

Figura 4.2.8. Diagrama en el que se muestra la maniobra de Mauriceau-Smellie-Veit.

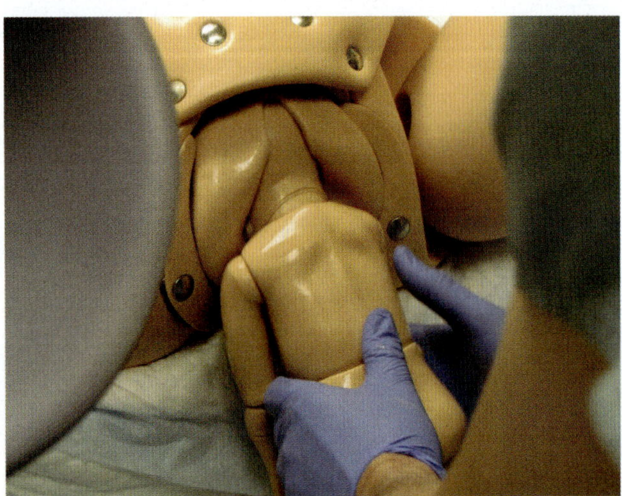

Figura 4.2.7. Deje que el cuerpo cuelgue brevemente para flexionar el cuello.

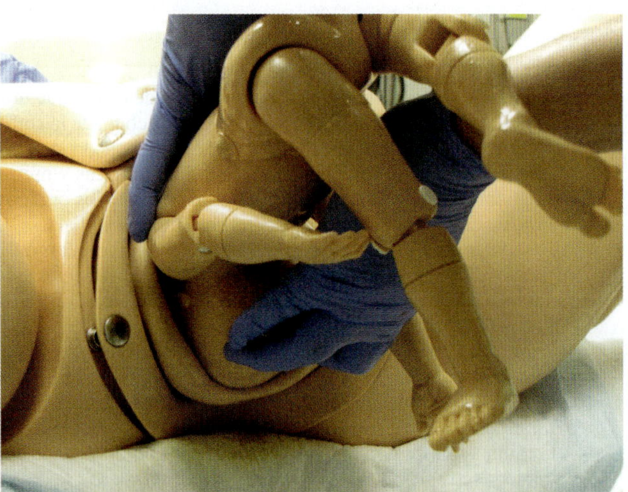

Figura 4.2.9. Maniobra de Mauriceau-Smellie-Veit.

- Los dedos índice y anular de la otra mano se utilizan para enganchar los hombros del feto con el dedo corazón colocado en el occipucio. Se aplica una suave presión con ambas manos para flexionar la cabeza al mismo tiempo que un asistente aplica presión suprapúbica. Continúe aplicando una suave tracción de esta manera hasta que salgan la boca y la nariz.
- El asistente aplica una suave presión suprapúbica para mantener la cabeza flexionada.

Parto vaginal de nalgas imprevisto

- Si una paciente se presenta con trabajo de parto avanzado y se sospecha una presentación de nalgas, es aconsejable realizar una ecografía lo antes posible para descartar la macrocefalia o la hidrocefalia fetal. Ambas alteraciones pueden predisponer a la presentación de nalgas.
- Descarte todas las contraindicaciones para el parto de nalgas mencionadas en la tabla 4.2.2.
- Si se rechaza el parto por cesárea, o la segunda fase está demasiado avanzada, el tratamiento activo como se haría con un parto vaginal planificado puede ser menos traumático que intentar forzar al feto a volver a salir por el canal del parto tras la inducción de urgencia de la anestesia general.
- Si una parturienta rechaza el consejo médico, se debe documentar la conversación y continuar con la mejor atención disponible según las circunstancias.

Extracción de nalgas del segundo gemelo

- En la mayoría de las circunstancias, un plan de parto vaginal planificado para gemelos se considera razonable cuando existe:
  - Presencia de una membrana intermedia entre los fetos
  - Concordancia de peso de los gemelos
  - Presentación cefálica del gemelo principal
  - Consentimiento informado por escrito que demuestre una clara comprensión de los riesgos y beneficios y del aumento del riesgo de morbimortalidad neonatal
- Durante el parto del gemelo anterior, la presentación del gemelo posterior se vuelve frecuentemente inestable con una presentación oblicua o transversal. Aunque esto puede ser desconcertante, si se utiliza de forma controlada, puede ayudar a acelerar el parto del segundo gemelo mediante la extracción de nalgas (*véase* más adelante).
- La extracción de nalgas del segundo gemelo suele ser el abordaje más eficaz para el parto, dados los riesgos de una segunda etapa prolongada que incluyen la separación de la placenta, la hemorragia, el compromiso fetal y el prolapso del cordón. En algunos casos, el útero puede desarrollar una contracción en anillo que comprime al segundo feto en el fondo uterino, o el cuello uterino puede cerrarse muy rápidamente, impidiendo el parto y agravando los riesgos. Si esto ocurre, los fármacos anestésicos y los tocolíticos (incluida la nitroglicerina) pueden ser eficaces para relajar el útero y permitir el parto.
- El parto rápido, pero sin prisas, del segundo gemelo mediante versión podálica interna y extracción de nalgas es, por lo tanto, el abordaje preferido. Cuando se hace a tiempo, y con un feto del mismo peso (o menor), el cuello uterino previamente dilatado y la pelvis probada permiten el paso fácil del segundo feto.
- Tras el parto del gemelo principal, la presentación del segundo debe comprobarse inmediatamente, ya sea mediante una exploración vaginal o una ecografía transabdominal. Si el feto no está en presentación cefálica, se aconseja el uso continuado de la ecografía para seguir el occipucio fetal durante la versión podálica interna y la extracción de nalgas.
- Extracción de nalgas:
  - Es importante preservar la integridad de las membranas que rodean al segundo feto mientras se intenta sujetar sus pies (o pie). Esto evita que el útero comprima al feto e impida una versión óptima.
  - Una vez que los pies están a la mano, se deben romper las membranas con prontitud y pasar el (los) pie(s) a través del defecto para permitir que el feto pase a través de las membranas. Esto ayuda a prevenir la separación temprana de la placenta que podría ocurrir si las membranas se colocan bajo tracción durante la extracción.

- Si solo se puede sujetar un pie, la tracción suele llevar las nalgas hasta el perineo, donde se puede extraer la otra pierna con la técnica habitual.
- Si no se puede sujetar ninguno de los dos pies, puede ser posible colocar el pulgar y el dedo medio sobre las crestas iliacas del feto y aplicar una tracción suave para extraer las nalgas y permitir que los miembros inferiores sigan como en un parto de nalgas franco.
- Presentación cefálica del segundo gemelo:
  - *Cabeza encajada.* Cuando el segundo gemelo tiene una presentación cefálica y más de 34 semanas de gestación, es muy razonable romper las membranas y aplicar un vacuoextractor si el parto no parece inminente con los esfuerzos maternos de pujo. Los fórceps también pueden ser adecuados para acelerar el parto de un segundo gemelo si es necesario.
  - *Cabeza no encajada.* Si la cabeza fetal no está encajada en el segmento uterino inferior después del parto del gemelo A y las membranas están intactas con un líquido amniótico adecuado, la elevación de la cabeza con una mano en la vagina combinada con la presión transabdominal sobre la columna vertebral del feto hacia las nalgas puede dar lugar a un apoyo, a una posición transversal, que se presta a una extracción de nalgas.
- Los pies se identifican por los talones. Hay que tener cuidado de no tirar de una mano, lo que provocaría la salida de un brazo y una posición transversa, con la necesidad de un parto por cesárea inmediato.
  - Si una madre se presenta habiendo dado a luz al primer gemelo y habiendo dado a luz parcialmente al segundo gemelo (mano y brazo) en posición transversal, y se encuentra que el feto está muerto, existe la opción de realizar un procedimiento destructivo si es aceptable para la madre y los médicos y si el médico que realiza la cirugía tiene experiencia. En determinadas circunstancias, como en entornos con pocos recursos, esta puede ser la única opción para salvar a la madre. En este caso, se coloca el brazo en tracción y se realiza una decapitación (con bisturí, sierra de Gigli o tijeras grandes) con todo el cuidado necesario para proteger los tejidos maternos. Esto permite el parto del cuerpo y la posterior extracción de la cabeza (2).
- Una vez estabilizado el feto en presentación de nalgas, el descenso debe ir acompañado de pujo materno combinado con una suave presión del asistente sobre el occipucio del feto para mantener la cabeza flexionada.
- La reducción de los brazos y la salida de la cabeza deben proceder como se describe para un parto de nalgas único.
- No se recomienda el parto vaginal del gemelo A en presentación de nalgas, pero se puede realizar o asistir si la paciente rechaza el parto por cesárea.
- La llegada inesperada de una paciente con gemelos y una presentación de nalgas en la segunda fase avanzada del parto debe ser atendida como una urgencia. La cesárea apresurada en una madre no preparada (que puede tener problemas médicos o quirúrgicos adicionales desconocidos) puede ser más peligrosa que intentar asistir un parto vaginal atraumático.
- Es muy importante disponer y utilizar la ecografía para identificar posibles circulares de los fetos y descartar anomalías fetales (como la hidrocefalia).
- La rotación de las nalgas del gemelo que se está expulsando para que la parte posterior esté orientada hacia el segundo gemelo puede reducir la posibilidad de que se enrede.
- Se realiza una evaluación del peso fetal si este se desconoce (el gemelo principal no debe pesar > 3 800-4 000 g ni < 2 000 g).
- Una salida contraída en la exploración clínica debe dar lugar a la recomendación de aceptar un parto por cesárea de urgencia bajo anestesia general.

IMÁGENES Y OTROS MÉTODOS DE DIAGNÓSTICO

- La ecografía es la herramienta de imagen más frecuente para diagnosticar una presentación de nalgas. Se utiliza para confirmar la presentación, la posición de la columna vertebral y la presencia de una cabeza no flexionada.

PLANIFICACIÓN PREOPERATORIA

- Cuando se planifica un parto vaginal de nalgas electivo, es imprescindible contar con un consentimiento informado por escrito. Este debe incluir una descripción clara y completa de los riesgos y beneficios. En una situación de urgencia, se recomienda el consentimiento verbal presenciado y documentado de la paciente para un parto vaginal.

Posición de la paciente

- La paciente debe estar en posición de litotomía con las nalgas colocadas sobre el borde de la cama, lo que permitirá que el feto cuelgue hacia abajo de manera que se pueda mantener la flexión de la cabeza.

Uso de los fórceps de Piper

Elección del instrumento correcto

- Los fórceps de Piper (fig. técnica 4.2.1) se diseñaron específicamente para la expulsión de la cabeza fetal en los partos de nalgas, en los que la expulsión controlada de la cabeza es crucial.
- Si la cabeza no sale de forma espontánea o mediante la maniobra de Mauriceau-Smellie-Veit (*véanse* figs. 4.2.8 y 4.2.9), el uso de fórceps en la cabeza posterior puede ayudar a asegurar un parto seguro. Una tracción excesiva sobre el cuerpo del feto puede ocasionar una grave lesión medular debido a la subluxación del atlas sobre el axis.
- Los fórceps de Piper tienen vástagos largos con una curva hacia atrás (*véase* fig. técnica 4.2.1), lo que hace que los mangos estén muy por debajo del nivel de las ramas cuando se usan en la cabeza fetal.
- Esta característica, combinada con la falta de curvatura de la pelvis, permite el uso directo de las ramas en la cabeza fetal sin necesidad de levantar y mantener el cuerpo más alto que la horizontal.

Atención del recién nacido

- Se envuelve al recién nacido en una toalla para contener las extremidades y el cordón umbilical y se le mantiene en un plano horizontal, de forma que quede encima de las ramas cuando se usen (fig. técnica 4.2.2).

Inserción de la rama izquierda

- Los fórceps de Piper se usan con el obstetra en posición de rodillas.
- La rama izquierda se sostiene en la mano izquierda con los dedos índice y medio de la mano derecha en los orificios de la rama (*véase* fig. técnica 4.2.2).
- La rama se mantiene perpendicular al eje longitudinal de la paciente y se introduce directamente a lo largo del lado de la cabeza fetal.

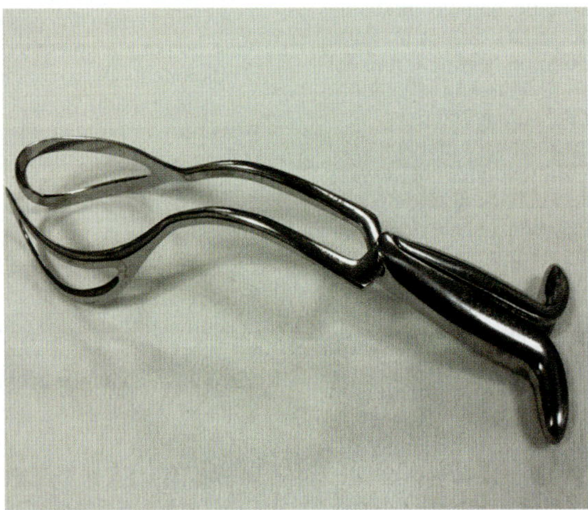

Figura técnica 4.2.1. Fórceps de Piper. Nótese la curvatura inversa que permite que los mangos estén más bajos que las ramas durante la inserción. Esto permite una fácil colocación sin tener que hiperextender el cuello del feto.

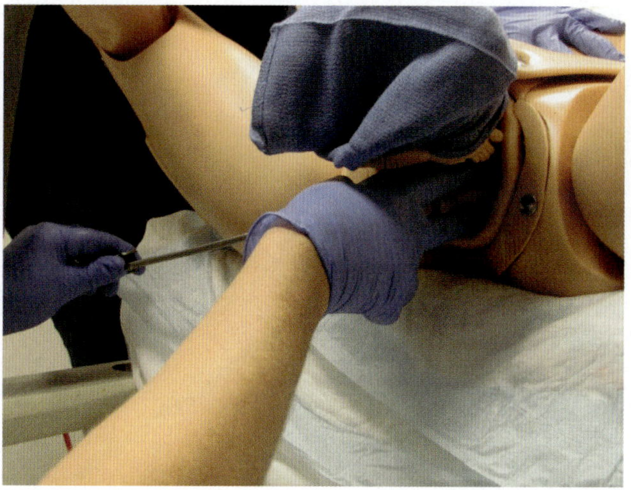

Figura técnica 4.2.2. Inserción de la rama izquierda de los fórceps de Piper. El feto se mantiene justo por encima de la horizontal.

- El vástago se mantiene inicialmente con un ligero ángulo a través de la parte delantera de la paciente para tener en cuenta la curvatura cefálica de la rama.
- La punta de la rama se avanza por el lado de la cabeza usando los dedos de la mano derecha para guiarla hacia su lugar con el mango paralelo al eje longitudinal de la madre.
- Como en el caso de cualquier uso de fórceps, la rama debe deslizarse fácilmente en su lugar sin necesidad de aplicar fuerza.

Inserción de la rama derecha

A continuación, se coge la rama derecha con la mano derecha, con los dedos índice y corazón de la mano izquierda sobre los orificios de la rama, y se inserta de forma similar a la descrita para la rama izquierda, asegurándose de que la rama derecha está por encima de la izquierda para que los vástagos puedan bloquearse correctamente (**fig. técnica 4.2.3**).

Parto

- Asegúrese de que el cordón no quede bloqueado entre la rama y la cabeza fetal, ya que esto puede ocasionar el desgarro del cordón.
- Tras la inserción de la segunda rama, el bloqueo se acopla con los vástagos a ambos lados de la mandíbula y las mejillas del feto (**fig. técnica 4.2.4**).
- Tras la aplicación de los fórceps, el obstetra ayudante se coloca a un lado con el feto apoyado en la parte superior de los fórceps. Estos se sostienen en la mano derecha con el dedo índice entre

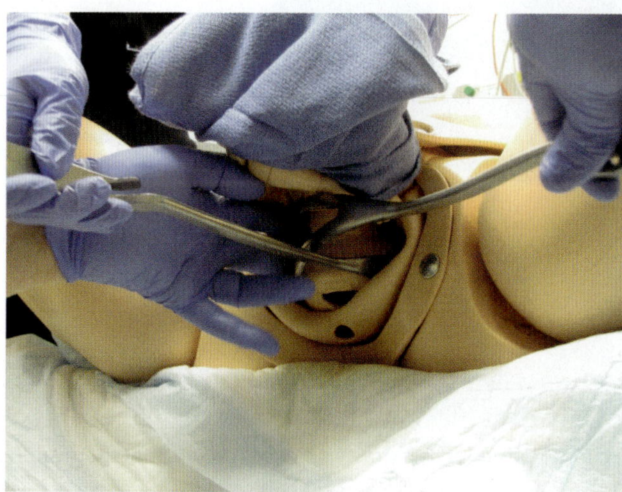

Figura técnica 4.2.3. Inserción de la rama derecha de los fórceps de Piper. Asegúrese de que está colocada de tal manera que el bloqueo esté colocado correctamente.

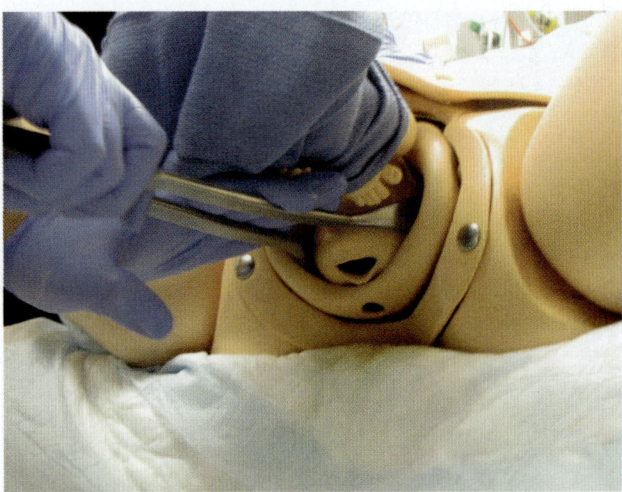

Figura técnica 4.2.4. Las ramas se bloquean y se aplica una tracción suave.

los vástagos, y la mano izquierda se coloca en los vástagos justo por encima de los mangos. Con una ligera presión hacia abajo de la mano izquierda y una suave tracción hacia arriba con la mano derecha, se extrae la cabeza posterior, manteniendo la flexión y siguiendo la curva del sacro (**fig. técnica 4.2.5**).

- Se aplica una suave tracción mientras se elevan ligeramente los mangos para flexionar la cabeza bajo la sínfisis del pubis. Una vez que esto ocurre, la expulsión de la cabeza puede completarse elevando suavemente las asas hacia el techo.
- El cuerpo del feto estará sobre los vástagos de los fórceps y debe ser sostenido allí suavemente durante el parto de la cabeza.
- Enseguida, el ayudante sostiene al recién nacido mientras se desenganchan los fórceps y se colocan en la mesa auxiliar.
- Si se considera necesario, se puede realizar una episiotomía mediolateral.

Después del parto

- Continuar la atención como en un parto vaginal normal.

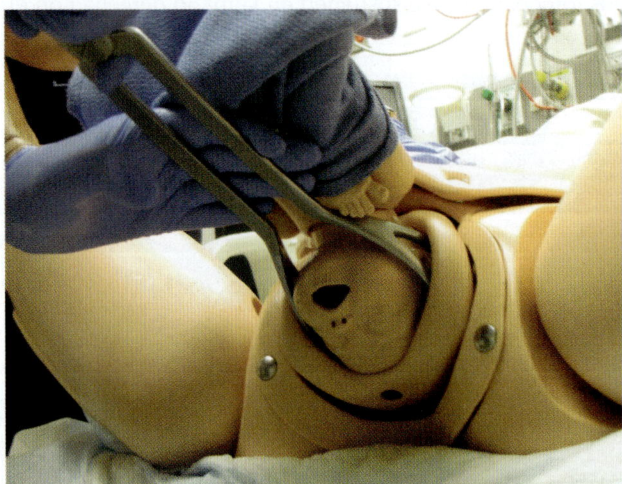

Figura técnica 4.2.5. La cabeza posterior se extrae siguiendo la curva del sacro sin hiperextender el cuello del feto.

CONSEJOS Y ALERTAS

CONSEJO O ALERTA	DESCRIPCIÓN
✖ Brazos nucales.	Se producen cuando los brazos se extienden por encima de la cabeza fetal y suelen ser el resultado de una tracción inoportuna del feto. La maniobra de Løvset (*véase* fig. 4.2.3) suele solucionar el problema.
✖ Compresión de la cabeza en la pelvis.	Esto se produce como resultado de la extensión del cuello del feto (normalmente tras una tracción inoportuna del feto) y da lugar a la presentación de diámetros de la cabeza que superan los de la entrada de la pelvis. El tratamiento consiste en desimpactar la cabeza fetal y flexionarla y rotarla hacia una orientación transversal (con presión transvaginal y transabdominal) de manera que se encaje en la entrada.
◯ Analgesia adecuada.	El parto vaginal de nalgas se realiza mejor en un entorno completamente controlado. El control adecuado del dolor durante la primera y la segunda etapas es crucial para asegurar la cooperación y el compromiso de la madre y que no haga esfuerzos involuntarios de pujo, lo que puede hacer que el parto de nalgas se produzca antes de la dilatación completa o demasiado rápido produciendo brazos nucales.
◯ Nunca apresure un parto de nalgas.	La paciencia y, en la medida de lo posible, el uso de un abordaje de no intervención serán recompensados En la medida de lo posible, deje que las nalgas desciendan y salgan por sí solas. Esto permite una distensión gradual y suficiente de los tejidos blandos, mantiene la flexión y rotación adecuadas de la cabeza fetal y evita el desarrollo de los brazos nucales.
◯ Permita que el feto cuelgue del canal del parto por su propio peso.	Dejar que el feto cuelgue del canal del parto asegura la flexión de la cabeza y aplica una pequeña cantidad de fuerza constante para ayudar al parto.
◯ Tire hacia abajo de un asa del cordón una vez que las piernas han sido expulsadas.	Esto permite controlar la frecuencia cardiaca del feto y garantiza que no se le retenga por un cordón corto o enredado. Si no se puede reducir el cordón, puede ser necesario dividirlo para evitar la rotura y la hemorragia y permitir el parto.

CUIDADOS POSTOPERATORIOS

- Asegúrese de que no hay desgarros vaginales ni extensión de la episiotomía.
- Repare todos los desgarros más extensos que el grado 1 y repare la episiotomía.
- Revise el recto después de la reparación para descartar una fístula o sutura a través de la mucosa rectal.
- Compruebe si la vagina tiene compresas o gasas retenidas.

RESULTADOS

- Los datos sobre la seguridad del parto vaginal de nalgas planificado frente al parto por cesárea planificado muestran sistemáticamente que el parto vaginal de nalgas planificado tiene un mayor riesgo relativo de mortalidad y morbilidad perinatal que el parto por cesárea planificado.
- En un metaanálisis reciente (3) se trató de determinar los riesgos absolutos y relativos de mortalidad y morbilidad perinatal en relación con el modo de parto. Se incluyeron 27 artículos publicados entre 1993 y 2014 con 258 953 mujeres y se compararon el parto vaginal planificado y el parto por cesárea planificado en embarazos de término con presentación de nalgas simples. El riesgo relativo de mortalidad y morbilidad perinatales fue entre dos y cinco veces mayor en el grupo de parto vaginal planificado que en el de cesárea planificada. Los riesgos absolutos de complicaciones en el grupo de parto vaginal planificado fueron:
  - Mortalidad perinatal: 0.3%.
  - Morbilidad neurológica fetal: 0.7%.
  - Traumatismos al nacimiento: 0.7%.
  - Puntuación de Apgar a los 5 min menor de 7: 2.4%.
  - Asfixia neonatal: 3.3%.
- Se concluyó que la mortalidad y la morbilidad perinatales en el parto vaginal de nalgas planificado eran significativamente más altas que en el parto por cesárea planificado y que, aunque los riesgos absolutos son bajos, es importante seguir tomando decisiones individualizadas sobre la vía de parto en una presentación de nalgas de término.
- Hofmeyr y cols. (4), en su revisión Cochrane de 2015, afirmaron que «la cesárea planificada, en comparación con el parto vaginal planificado, redujo la muerte perinatal o neonatal, así como el criterio de valoración compuesto de muerte o morbilidad neonatal grave, a expensas de una morbilidad materna algo mayor». En un subgrupo con un seguimiento de 2 años, los problemas médicos del lactante aumentaron tras una cesárea programada y no se encontraron diferencias en el retraso del neurodesarrollo a largo plazo o en el criterio de valoración «muerte o retraso del neurodesarrollo», aunque los números fueron demasiado pequeños para descartar la posibilidad de una diferencia importante en cualquier dirección.
- Los beneficios deben sopesarse con factores como la preferencia de la madre por el parto vaginal y los riesgos, como las futuras complicaciones del embarazo en el entorno sanitario específico de la mujer. Esta conclusión está en consonancia con el American College of Obstetricians and Gynecologists (5), que hace las siguientes recomendaciones:
  - La decisión sobre el modo de parto debe tener en cuenta los deseos de la paciente y la experiencia del profesional sanitario.
  - Los ginecoobstetras y otros proveedores de atención obstétrica deben ofrecer la versión cefálica externa como alternativa a la cesárea programada a una mujer que tenga un feto único de término con presentación de nalgas, que desee un parto vaginal programado de un feto con presentación cefálica de vértice y que no tenga contraindicaciones.
  - La versión cefálica externa debe intentarse solo en entornos en los que los servicios de parto por cesárea estén fácilmente disponibles.
  - El parto vaginal planificado de un feto de nalgas único de término puede ser razonable según las pautas del protocolo específico del hospital para la elegibilidad y el tratamiento del parto.

- *Intento de parto de nalgas de término.* Si se planifica un parto vaginal de nalgas, debe documentarse un consentimiento informado detallado, incluyendo los riesgos de que la mortalidad perinatal o neonatal o la morbilidad neonatal grave a corto plazo puedan ser mayores que si se planifica un parto por cesárea (6).

COMPLICACIONES

Complicaciones maternas

- Desgarros vaginales
- Desgarros de tercer y cuarto grados
- Desgarros profundos en el fondo de saco materno

Complicaciones fetales

- Muerte
- Prolapso del cordón umbilical
- Fracturas de húmero y fémur
- Hipoxia y asfixia
- Lesiones en el cráneo y el encéfalo

REFERENCIAS CLAVE

1. Hofmeyr GJ. External cephalic version. In: Lockwood CJ, Chakrabarti A, eds. *UpToDate*. Accessed May 13, 2021. https://www.uptodate.com/contents/external-cephalic-version?search=EXTERNAL%20CEPHALIC%20VERSION&source=search_result&selectedTitle=1~150&usage_type=default&display_rank=1#H3030134034
2. Whitridge J. *Williams Obstetrics*, 1st ed//1st printing; 1903.
3. Berhan Y, Haileamlak A. The risks of planned vaginal breech delivery versus planned caesarean section for term breech birth: a meta-analysis including observational studies. *BJOG*. 2016;123:49–57.
4. Hofmeyr GJ, Hannah M, Lawrie TA. Planned caesarean section for term breech delivery. *Cochrane Database Syst Rev.* 2015;2015:CD000166. doi:10.1002/14651858.CD000166.pub2
5. ACOG Committee Opinion No. 745 summary: mode of term singleton breech delivery. *Obstet Gynecol.* 2018;132(2):531–532.
6. Hannah ME, Hannah WJ, Hewson SA, Hodnett ED, Saigal S, Willan AR. Planned caesarean section versus planned vaginal birth for breech presentation at term: a randomised multicentre trial. Term Breech Trial Collaborative Group. *Lancet.* 2000;356(9239):1375–1383.

Capítulo 4.3

Parto de embarazo múltiple

Catherine Finnegan y Fergal Malone

PRINCIPIOS GENERALES

Tratamiento no quirúrgico

Parto vaginal de un embarazo múltiple

Prerrequisitos para el parto vaginal

- Los partos vaginal y por cesárea planificados son opciones seguras para el parto de un embarazo múltiple. Sin embargo, para planificar un parto vaginal, deben cumplirse las siguientes condiciones:
  - El embarazo debe mantenerse sin complicaciones.
  - No debe haber contraindicaciones obstétricas para el parto.
  - El primer feto debe estar en presentación cefálica.
  - Si hay discordancia de crecimiento, el primer feto, en una presentación cefálica, debe ser el más grande, y los fetos posteriores, más pequeños.

Parto vaginal de un embarazo múltiple de orden superior

- Algunos grupos han analizado los desenlaces clínicos tras el parto vaginal de estos embarazos. En una cohorte multicéntrica estadounidense se descubrió que el parto vaginal de trillizos se asociaba con un mayor riesgo de transfusión materna y necesidad de ventilación mecánica neonatal, por lo que se recomendó el parto por cesárea electiva antes del trabajo de parto (1). No obstante, en un reciente estudio de cohortes de gran tamaño realizado en los Países Bajos sobre 386 embarazos de trillizos se descubrió que el parto por cesárea no reducía significativamente la morbilidad o la mortalidad perinatal (2). En otras cohortes más pequeñas se informaron resultados similares y no se abogó por el parto por cesárea electiva porque no hubo diferencias significativas en los resultados (3,4). Sin embargo, por lo general se recomienda el parto por cesárea para los partos de embarazos múltiples de orden superior, debido a la dificultad de vigilar varios fetos durante el parto.

Parto del primer feto: presentación cefálica

- Si el primer feto está en presentación cefálica, el parto procede como en el caso de un parto vaginal de un feto único. Se debe seguir el tratamiento estándar de la institución para la primera y la segunda etapas del trabajo de parto, con indicaciones similares para el requerimiento de parto vaginal operatorio y episiotomía.

Parto del primer feto: presentación de nalgas

- No se recomienda el parto vaginal de un embarazo múltiple si el primer feto tiene una presentación de nalgas. Esto se debe a la complicación potencial, aunque poco frecuente, de las barbillas entrelazadas, que puede ocurrir cuando el primer feto viene de nalgas y el segundo en posición cefálica y las caras fetales están alineadas de tal manera que permiten el «bloqueo».

- No obstante, si se da el caso de que una mujer se presenta con un parto avanzado con el primer feto en presentación de nalgas, se puede aplicar lo siguiente:
  - Si es posible, debe aplicarse anestesia regional, lo que permite un parto por cesárea inmediato si es necesario y también disminuye la ansiedad de la paciente y los esfuerzos involuntarios para pujar. En la mayoría de los casos, las contracciones uterinas por sí solas provocan el descenso espontáneo de las nalgas hasta el punto de que unos pocos pujos maternos completan el parto. Pedir a la madre que puje demasiado pronto la cansará, en el mejor de los casos, y, en el peor, puede llevar a esfuerzos prematuros para el parto de nalgas con el consiguiente fracaso y la necesidad de una cesárea urgente.
  - Mientras los dos fetos estén estables, está indicada la vigilancia expectante, permitiendo que las nalgas distiendan el perineo y «coronen» sin ayuda. Es importante evitar tirar de las nalgas antes de que coronen y salgan espontáneamente, ya que los esfuerzos de tracción pueden causar un brazo o brazos nucales y un parto obstruido.
  - Una vez que la presentación de nalgas es visible, si no se conoce ya por medio de una exploración ecográfica, se puede establecer el tipo: franca (extendida), completa (flexionada) o podálica.
  - Si se encuentra una presentación de nalgas franca, primero se expulsan las nalgas de la misma manera que el vértice de un feto en presentación cefálica, es decir, simplemente se observa el parto de la parte que se presenta. Si las nalgas se presentan en una posición de sacro posterior, una vez que hayan coronado y estén saliendo, la rotación suave de las nalgas hacia un sacro anterior ayudará con el resto del parto.
  - Si se encuentra una posición podálica o de nalgas flexionada, el obstetra debe sujetar al menos un pie y llevarlo hacia las nalgas.
  - Si los miembros inferiores están extendidos y los pies se presentan, se aconseja una espera vigilante hasta que los glúteos salgan espontáneamente. Cuando el tronco ha llegado al nivel del ombligo, se puede tirar de un asa de cordón hacia abajo; la frecuencia cardiaca fetal puede vigilarse simplemente mediante el tacto. Si no es posible bajar un asa del cordón, esto

puede indicar un cordón umbilical muy corto, en cuyo caso puede ser necesario dividirlo y acelerar el parto.

- El obstetra puede usar sus dedos para ejercer presión en la parte posterior de la rodilla (maniobra de Pinard) y guiar el muslo lejos del tronco mientras se rota en la dirección opuesta (**fig. 4.3.1**). Esto hace que la rodilla se flexione y permite la extracción de la pierna y el pie. Esto puede repetirse para el parto de la otra pierna y el pie. La tracción sobre el tronco debe ser suave y permitir que el esfuerzo expulsivo provenga del esfuerzo materno.

- Una vez que salen los hombros, puede ocurrir el parto asistido de los brazos. Sujetando al feto por las caderas o la pelvis ósea, se gira el feto 180° para dar a luz el primer brazo y el hombro, y luego en sentido contrario para dar a luz el otro brazo. Se trata de la maniobra de Løvset (**fig. 4.3.2**). El fracaso para extraer los hombros y los brazos con la simple rotación del tronco se trata deslizando el dedo índice en la fosa antecubital. El codo y el antebrazo se deslizan delante de la cara y hacia el tórax para extraer el brazo. Este procedimiento se repite para el otro brazo. Una suave rotación del tronco fetal al mismo tiempo, manteniendo la espalda anterior (es decir, hacia el techo), ayudará al obstetra.

- El alumbramiento de la cabeza puede ocurrir espontáneamente en este punto o requerir asistencia. La maniobra de Mauriceau-Smellie-Veit es la preferida por algunos obstetras para el alumbramiento rutinario de la cabeza. El tronco del feto se encuentra a lo largo del antebrazo derecho del obstetra, con las piernas a horcajadas sobre el antebrazo. El dedo corazón de la mano derecha se coloca en el maxilar, y el segundo y el cuarto dedos en las eminencias malares para favorecer la flexión y el descenso, mientras se aplica una contrapresión en el occipucio con el dedo corazón de la mano izquierda (**fig. 4.3.3**). Como alternativa, se pueden usar fórceps de Piper para ayudar a la expulsión de la cabeza posterior. Estos fórceps fueron diseñados con una curva perineal para permitir la extracción segura de la cabeza posterior. El feto se sostiene hacia arriba, pero con cuidado de no extender demasiado el cuello. Un asistente puede tomar y sujetar los pies, con una toalla como ayuda, mientras el obstetra aplica las ramas de los fórceps.
  - Si no se dispone de fórceps de Piper, pueden utilizarse fórceps de Kielland, teniendo cuidado de no hiperextender la espalda y el cuello del feto.

Parto del segundo feto

- Tras el parto del primer feto, puede ser necesario iniciar una infusión de oxitocina para mantener contracciones uterinas adecuadas.
- Una vez que se ha pinzado y cortado el cordón del primer feto (de forma identificable mediante pinzas), es el momento de repetir el proceso para el segundo feto. Si las membranas están intactas alrededor del segundo feto, el obstetra debe evaluar la presentación fetal.
  - Si se confirma la presentación cefálica, se puede proceder al parto como para el primer feto.
  - Si se confirma la presentación de nalgas, primero hay que identificar y sujetar un pie. Cuando el pie sujetado se ha llevado al nivel del introito, las membranas pueden romperse espontáneamente. Si no es así, el obstetra puede optar por romperlas o dejarlas intactas, atendiendo el parto del feto con la cofia (*caul*). El resto del parto se completa como se ha descrito anteriormente para el parto de nalgas.

Parto de los fetos posteriores

- El parto de cualquier feto posterior se lleva a cabo como en el caso del segundo feto descrito anteriormente, siendo el paso inicial la correcta identificación de la posición y la presentación del feto. Con cada parto y corte de cordón, cada cordón debe ser identificado mediante pinzas para su posterior evaluación.

IMÁGENES Y OTROS MÉTODOS DE DIAGNÓSTICO

- La ecografía se utiliza ampliamente en la atención prenatal de un embarazo múltiple, y es extremadamente útil también durante el parto. Puede emplearse durante el parto vaginal, cuando esté disponible, para comprobar la presentación y la posición de ambos gemelos. Es más útil durante el parto del segundo gemelo, donde la presentación puede cambiar tras el parto del primero debido al espacio intrauterino que queda disponible. Además, se puede monitorizar la frecuencia cardiaca fetal mientras el feto cambia de orientación durante la versión podálica interna y el descenso por el canal del parto.

PLANIFICACIÓN PREOPERATORIA

Momento para el parto electivo de un embarazo múltiple

- Es importante considerar con mucho cuidado el momento del parto electivo para una madre con un embarazo múltiple, tanto para el parto por cesárea electivo como para la inducción del parto si el objetivo es el parto vaginal. Esta elección se basa en la corionicidad del embarazo, suponiendo que por lo demás no tenga complicaciones. Cuestiones como la preeclampsia, la discordancia del crecimiento fetal y las alteraciones médicas maternas quedan fuera del ámbito de este capítulo, pero requerirían planes diferentes para el momento del parto.

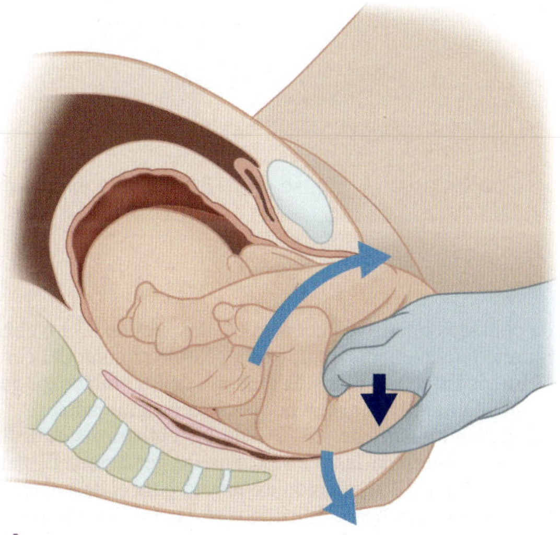

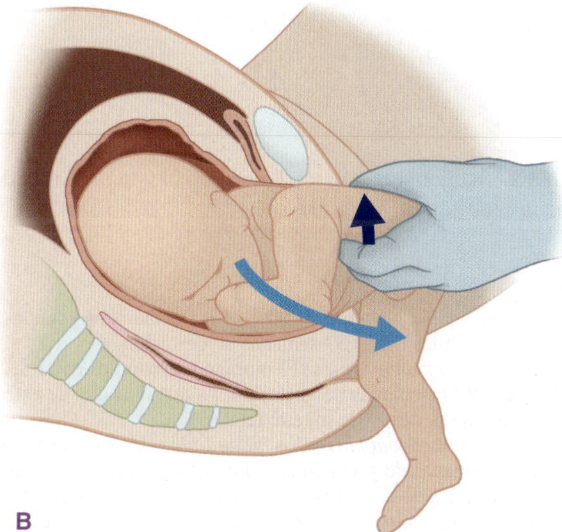

Figura 4.3.1. Maniobra de Pinard. La presión en la parte posterior de la rodilla permite que esta se flexione (**A**) y permite el parto de la pierna y el pie (**B**).

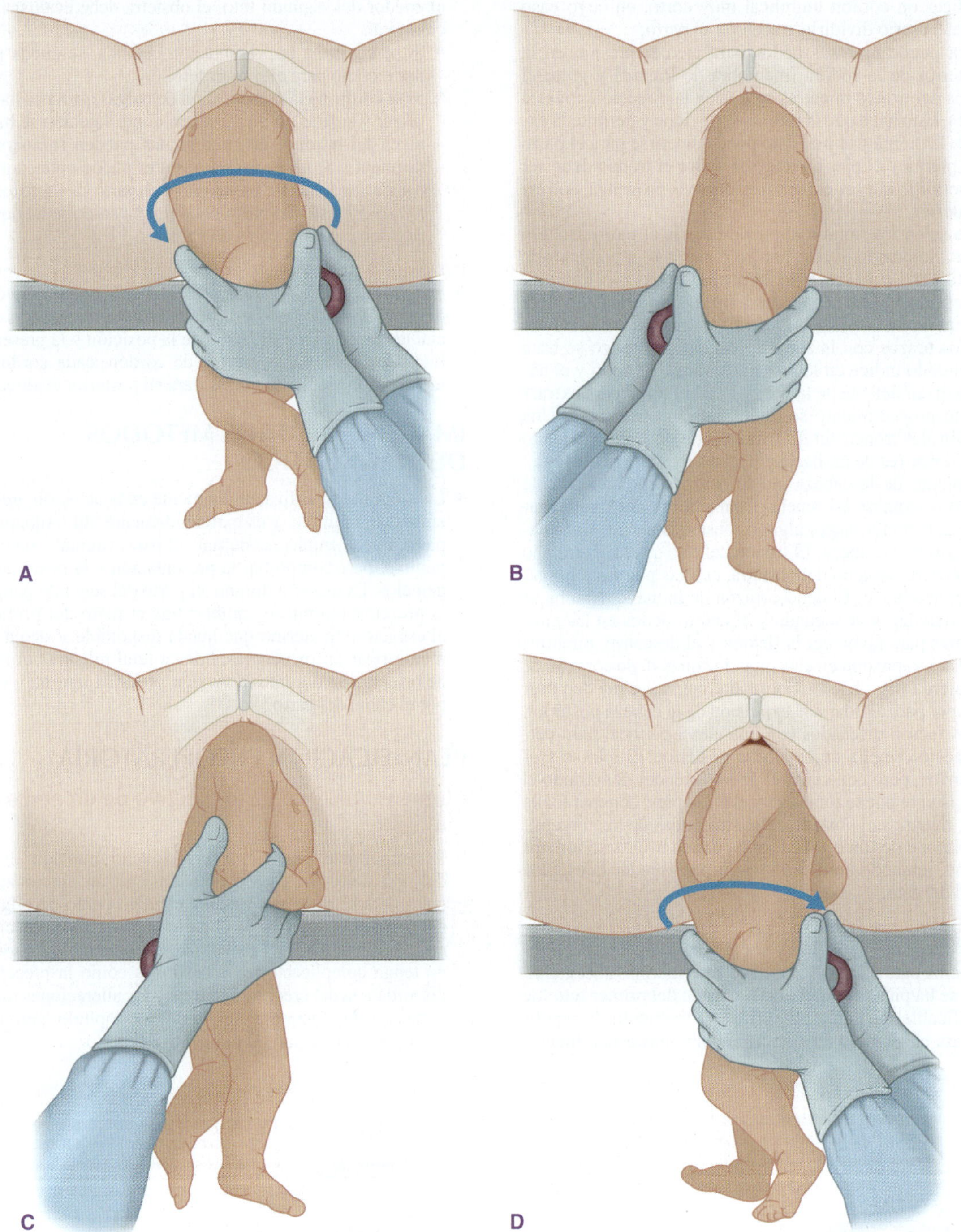

Figura 4.3.2. Maniobra de Løvset. Sujetando al feto por las caderas o por la pelvis ósea (**A y B**), se gira 180° para la expulsión de los brazos y los hombros (**C y D**).

- *Tiempo de gestación gemelar.* El 60% de los embarazos gemelares darán a luz antes de las 37 semanas de gestación.
- *Gestación gemelar dicoriónica.* El momento óptimo es entre las 38+0 y las 38+6 semanas de gestación, ya que más allá de este tiempo aumenta el riesgo de muerte fetal (5).
- *Gestación gemelar monocoriónica biamniótica.* Entre las 34+0 y las 36+6 semanas de gestación es el momento óptimo porque, de nuevo, después de esto el riesgo de muerte fetal aumenta (5).
- *Gestación gemelar monoamniótica.* Entre 32+0 y 33+6 es lo óptimo. Aunque los fetos pueden necesitar ingresar en la unidad de cuidados intensivos neonatales, después de 33+6 el riesgo de muerte fetal aumenta debido a la posible circular del cordón (5).
  - En los Estados Unidos, la mayoría de los embarazos gemelares monoamnióticos nacen por cesárea programada.
- *Gestación de trillizos.* El 75% de los embarazos de trillizos darán a luz antes de las 35 semanas de gestación. El parto a las 35+6 semanas de gestación es óptimo para el desenlace neonatal en un embarazo tricoriónico. En el caso de un corion o amnios compartido en un embarazo de trillizos, el plan de parto se adaptará individualmente a cada mujer (5).

anteriormente. Sin embargo, si por petición materna o por indicación médica u obstétrica se requiere un parto por cesárea, este puede realizarse como se indica más adelante. En el caso de los embarazos múltiples, se recomienda el parto por cesárea debido a la dificultad de vigilar más de dos fetos simultáneamente durante el parto. Una vez conseguida la anestesia, se debe insertar un sonda urinaria.

TRATAMIENTO QUIRÚRGICO

- El tratamiento quirúrgico puede incluir el parto por cesárea electivo o de urgencia.
  - El parto electivo está programado como se ha mencionado anteriormente, pero debe organizarse de forma que convenga tanto a la paciente como a los médicos, teniendo en cuenta que el parto prematuro probablemente requerirá de la intervención del equipo de la unidad de cuidados intensivos neonatales.
  - El parto de urgencia es imprevisible y puede producirse por muchas razones, como en el caso de un embarazo único.

Posición de la paciente

- Las pacientes que van a dar a luz por cesárea deben colocarse en posición de decúbito supino con una cuña bajo su lado derecho o la mesa inclinada hacia la izquierda 15° para reducir la compresión aortocava y la hipotensión.

Abordaje

- El parto por cesárea en un embarazo múltiple se aborda de la misma manera que en un embarazo único. Se realiza una incisión transversal en la parte inferior del abdomen (incisión de Pfannenstiel) cortando la fascia de Scarpa y la vaina del recto para abrir el peritoneo. La vejiga se libera y se retrae hacia abajo. Se suele realizar una incisión transversal del segmento inferior en el útero. No obstante, puede ser necesaria una incisión vertical en el útero, dependiendo de la edad gestacional y de la posición del feto.

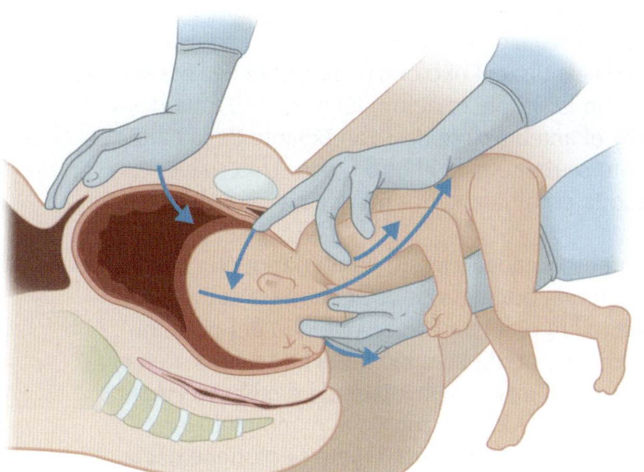

Figura 4.3.3. Maniobra de Mauriceau-Smellie-Veit.

- *Gestación cuádruple.* El 70% de los embarazos cuádruples darán a luz antes de las 32 semanas de gestación y, por lo tanto, debe considerarse la posibilidad de realizar un parto por cesárea electivo en la semana 32, debido a las crecientes dificultades para controlar el bienestar de los cuatro fetos (6).
- El parto de múltiplos de orden superior más altos se atiende antes que los mencionados anteriormente, y cada caso debe ser revisado individualmente.
- El objetivo de la atención del parto es lograr un parto seguro para la madre y los fetos mediante el mejor modo de parto para conseguir este fin. Los embarazos sin complicaciones, suponiendo que ambos fetos estén en posición longitudinal, pueden ser adecuados para un parto vaginal, como se ha indicado

Procedimientos y técnicas

Parto del primer feto: presentación cefálica

- Si el primer feto tiene una presentación cefálica, la cabeza se expulsa primero a través de la incisión con la presión del fondo uterino proporcionada por el asistente. Ocasionalmente, si la cabeza es alta y está libre, se pueden emplear fórceps obstétricos para facilitar la salida de la cabeza. El resto del cuerpo se extrae de la misma manera aplicando presión al fondo uterino desde arriba y con la tracción axial rutinaria proporcionada por el cirujano.

Parto del primer feto: presentación de nalgas

- Si el primer feto tiene una presentación de nalgas, primero hay que establecer de qué tipo se trata: extendida, flexionada o podálica. Las maniobras utilizadas son las mismas que en un parto vaginal. Si al abrir el útero se encuentra una presentación de nalgas franca, primero se extraen las nalgas de la misma manera que el vértice de un feto en presentación cefálica. Si se encuentra una posición podálica o de nalgas flexionada, el obstetra sujeta al menos un pie y lo lleva a través de la incisión hasta las nalgas.
- Si los miembros inferiores están extendidos cuando el tronco se ha extraído al nivel del ombligo, el obstetra puede usar sus dedos para ejercer presión en la parte posterior de la rodilla (maniobra de Pinard) y guiar el muslo lejos del tronco mientras se gira en la dirección opuesta. Esto hace que la rodilla se flexione y permite la extracción de la pierna y el pie. Esto puede repetirse para el parto de la otra pierna y el pie. La tracción sobre el tronco debe ser suave y permitir que el esfuerzo de expulsión provenga de la presión del fondo.

- Una vez que se ha logrado la expulsión al nivel de los hombros, se realiza la asistencia para el parto de los brazos. Sujetando al feto por las caderas o la pelvis ósea, se gira el feto 180° para expulsar el primer brazo y el hombro, y luego en sentido contrario para expulsar el otro brazo (maniobra de Løvset). El fracaso en la expulsión de los hombros y los brazos con la simple rotación del tronco se trata deslizando un dedo índice en la fosa antecubital. El codo y el antebrazo se deslizan delante de la cara y hacia el tórax para extraer el brazo. Este procedimiento se repite para el otro brazo. Una suave rotación del tronco fetal al mismo tiempo, manteniendo la espalda anterior (es decir, hacia el techo), ayudará al obstetra.

- El alumbramiento de la cabeza puede ocurrir de manera espontánea en este punto o requerir asistencia. La maniobra de Mauriceau-Smellie-Veit es la preferida por algunos obstetras para el parto rutinario de la cabeza. El tronco del feto se encuentra a lo largo del antebrazo derecho del obstetra, con las piernas a horcajadas sobre el antebrazo. El dedo corazón de la mano derecha se coloca en el maxilar, y el segundo y el cuarto dedos en las eminencias malares para favorecer la flexión y el descenso, mientras se hace contrapresión en el occipucio con el dedo corazón de la mano izquierda. Alternativamente, se pueden usar fórceps para ayudar al parto de la cabeza. El feto se sostiene hacia arriba, pero con cuidado de no extender demasiado el cuello. Los pies pueden ser tomados y sujetados por el asistente, utilizando una toalla como ayuda, mientras el obstetra aplica las ramas de los fórceps. Esto se realiza de la misma manera que en un parto vaginal de nalgas.

Parto del primer feto: posición transversal

- Cuando un feto se encuentra en posición transversal, el obstetra debe identificar la posición en función de si la espalda del feto es superior o inferior. Si las membranas permanecen intactas, esto

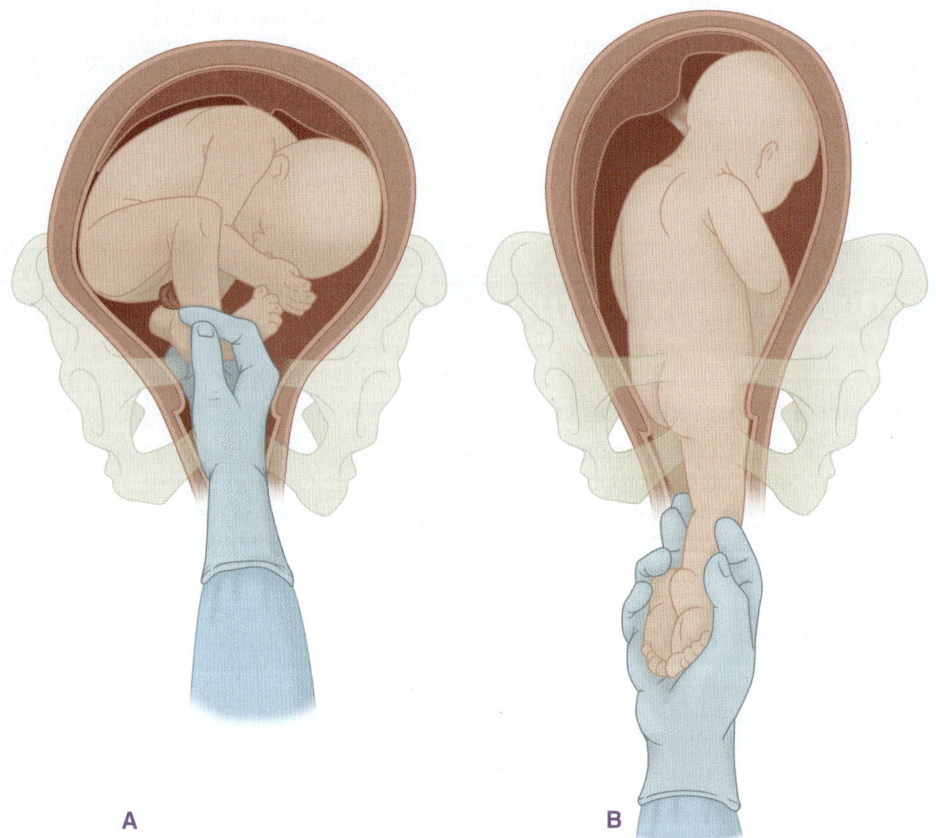

Figura técnica 4.3.1. Versión podálica interna. Con las membranas intactas, se palpan los pies del feto, se sujetan (**A**) y se llevan al orificio uterino para el parto (**B**).

facilitará la manipulación del feto y el parto. La ecografía puede emplearse de forma intraoperatoria tras la apertura del abdomen para determinar con precisión la orientación y la presentación del feto. Se debe identificar un pie, sujetarlo y llevarlo al nivel de la incisión; el obstetra puede entonces proceder como en un parto de nalgas. Si la espalda es inferior, puede dificultar la identificación y la sujeción de un pie en el momento de abrir el útero. Puede ser necesario manipular el feto colocando una mano (o manos) en el abdomen y ejerciendo una suave presión guiada por ecografía sobre el feto a través de la pared uterina intacta. Es posible realizar una versión de esta manera o modificar la posición del feto de manera que un pie sea accesible. Si esto no funciona, la incisión del útero dejando las membranas intactas puede permitir la versión podálica interna (**fig. técnica 4.3.1**). Si las membranas se han roto, la manipulación y el parto son mucho más difíciles. Dada la complejidad y el riesgo de estas maniobras, se debe disponer inmediatamente de ayuda obstétrica de alto nivel. Es posible que, en algunos casos de posición transversal con la espalda inferior, el feto no pueda moverse; en dicha situación, puede ser necesaria una extensión vertical en sentido cefálico (incisión en «T») de la incisión uterina.

Parto del segundo feto

- Una vez que se ha pinzado y cortado el cordón del primer feto (de forma identificable mediante pinzas), es el momento de repetir el proceso para el segundo feto. En el caso de los gemelos monoamnióticos, es absolutamente esencial buscar el cordón umbilical que va a ser pinzado y cortado hasta la inserción abdominal en el feto para evitar la sección precoz inadvertida del cordón del segundo feto. Si las membranas están intactas alrededor del segundo feto, el obstetra debe evaluar la presentación fetal. Si se confirma la presentación cefálica, se puede proceder al parto como para el primer feto. Si se confirma la presentación de nalgas, primero hay que identificar y sujetar un pie. Cuando el pie sujetado ha sido llevado al nivel de la incisión, las membranas pueden romperse espontáneamente. Si no es así, el obstetra puede optar por romperlas o dejarlas intactas, atendiendo el parto del feto con la cofia. El resto del parto se completa como se ha descrito anteriormente para el parto de nalgas.

Parto de los fetos posteriores

- El parto de cualquier feto posterior se llevará a cabo como el del segundo feto descrito anteriormente, siendo el paso inicial la correcta identificación de la posición y la presentación del feto. Con cada parto y corte de cordón, cada cordón debe ser identificado mediante pinzas para su posterior evaluación.

Finalización del parto por cesárea

- Una vez que todos los fetos han salido y los cordones se han pinzado y cortado, se debe alumbrar la placenta. Lo ideal es que se realice mediante una tracción controlada del cordón para que todas las placentas salgan intactas, permitiendo así un análisis histopatológico adecuado.
- Una vez que se han expulsado todas las placentas, se debe explorar la cavidad uterina para asegurarse de que no queda ningún tejido.
- La madre debe comenzar a recibir una infusión profiláctica de oxitocina además de la dosis habitual en bolo para reducir el riesgo de hemorragia posparto (HPP).
- Infusión de oxitocina: 40 UI de oxitocina en 1000 mL de solución de NaCl a razón de 250 mL por hora o según el protocolo aprobado.
- El útero se cierra con una sutura absorbible como la poliglactina 910 (Vicryl®) de calibre 1-0.
- Se comprueba que la cavidad abdominal no presenta restos de sangre y se limpia de los mismos.
- Se exploran los ovarios y las trompas en busca de anomalías.
- La vaina de los rectos se cierra con una sutura absorbible como la poliglactina 910 (Vicryl®) de calibre 1-0.
- La fascia de Scarpa y la piel se cierran según la preferencia del obstetra, con clips quirúrgicos, suturas absorbibles (p. ej., poliglecaprona 25, Monocryl®) o suturas no absorbibles (p. ej., polipropileno, Prolene®) hasta la piel.
- Se aplica un apósito a la herida. Las pacientes con un índice de masa corporal (IMC) más elevado pueden necesitar apósitos avanzados, como un dispositivo de presión negativa.

CONSEJOS Y ALERTAS

CONSEJO O ALERTA	DESCRIPCIÓN
Mantener las membranas intactas el mayor tiempo posible en el momento del parto.	El hecho de no mantener las membranas intactas dificulta la manipulación del feto o los fetos.
Cuando el objetivo sea el parto vaginal, atender el parto en un quirófano.	Si es posible, utilice el quirófano más grande disponible para tener en cuenta el personal adicional presente en el parto de un embarazo múltiple; esto también permite el equipo adicional que puede ser necesario en la sala.
Utilice la ecografía si está disponible.	La ecografía es muy valiosa durante el parto vaginal de un embarazo múltiple para ayudar a evaluar la presentación, la posición y la frecuencia cardiaca fetal de los fetos, y es especialmente útil cuando el segundo gemelo desciende.
Para el parto de un segundo gemelo que no está en presentación de vértice, sujete un pie lo antes posible después del parto del primer gemelo y acelere el parto mediante la extracción de nalgas.	Retrasar el parto del segundo gemelo durante cierto periodo después del primer gemelo puede dar tiempo a que el cuello uterino se contraiga, limitando así gravemente la oportunidad de las intervenciones para que el segundo gemelo nazca por vía vaginal con éxito.

CUIDADOS POSTOPERATORIOS

- Los cuidados postoperatorios implican un tiempo en la sala de recuperación y después en la sala de posparto.
- El objetivo es vigilar el bienestar de la madre y los recién nacidos, así como identificar cualquier problema urgente.

Recuperación

- Durante la recuperación, se debe continuar con la infusión de oxitocina para reducir el riesgo de HPP. Se puede palpar el útero por vía abdominal para comprobar su tono además de vigilar la hemorragia vaginal.
- Si la madre y los recién nacidos no requieren reanimación o intervención médica, debe fomentarse el contacto «piel con piel».
- La sonda urinaria debe permanecer *in situ* hasta que se retire la anestesia epidural, la paciente se mueva y la diuresis sea normal.
- Si la madre es Rh negativa, se debe muestrear sangre del cordón umbilical para comprobar el grupo sanguíneo de los neonatos. Si alguno de los fetos es Rh positivo, la madre debe recibir inmunoglobulina anti-D.
- Se debe cuantificar objetivamente el riesgo de tromboembolia venosa de la madre y tomar las medidas profilácticas necesarias.

RESULTADOS

- La mortalidad perinatal en los embarazos múltiples aumenta con respecto a la población general y varía con la corionicidad y el número de fetos.
- La tasa de mortalidad perinatal de los embarazos gemelares dicoriónicos (3.8/1000) es significativamente menor que la observada en los monocoriónicos (30/1000) (7). En los embarazos monoamnióticos, los desenlaces varían en función del tratamiento, con tasas de mortalidad informadas de 30-74 por cada 1000 (8).
- Las tasas de mortalidad perinatal en los embarazos de trillizos varían según la corionicidad. La mortalidad de los trillizos dicoriónicos es de 46 por cada 1000, mientras que la tasa en los embarazos tricoriónicos es de 33 por cada 1000 (9).
- La mortalidad perinatal en los embarazos de cuatrillizos también varía con la corionicidad; estos embarazos presentan la mayor mortalidad perinatal, con una tasa global de 177 por cada 1000 (10).

COMPLICACIONES

- La morbilidad materna por todas las causas aumenta con el embarazo múltiple. Entre ellas se encuentran las siguientes:
  - *Hemorragia.* Tras el parto por cesárea, el riesgo de HPP es del 1.1% en los embarazos únicos. Los factores de riesgo que aumentan esta situación son placenta previa, peso al nacer superior a 4 kg, obesidad, hemorragia anteparto y distensión uterina. La presencia de más de una placenta y la sobredistensión del útero en un embarazo múltiple conllevan un mayor riesgo de hemorragia debido a la atonía uterina. Se ha informado que las tasas de HPP en los embarazos gemelares son cuatro veces superiores a las de los embarazos únicos, definida la *HPP* como una estimación de pérdida sanguínea mayor de 1500 mL, transfusión de más de cuatro unidades de eritrocitos o coagulación intravascular diseminada (11). Esto puede tratarse con fármacos uterotónicos o métodos quirúrgicos, según la necesidad.
  - *Morbilidad infecciosa.* El parto por cesárea es el factor de riesgo más importante para la infección posparto. Dado que los embarazos gemelares tienen más probabilidades de un parto por cesárea, y que este se recomienda para todos los embarazos múltiples de orden superior, el riesgo de infección de las mujeres con un embarazo múltiple es mayor en comparación con el de aquellas con embarazos únicos. El riesgo de infección en los partos de urgencia es, como es lógico, mayor que en los partos electivos, y los tipos más frecuentes son la endometritis y las infecciones de la herida.

REFERENCIAS CLAVE

1. Lappen JR, Hackney DN, Bailit JL. Maternal and neonatal outcomes of attempted vaginal compared with planned cesarean delivery in triplet gestations. *Am J Obstet Gynecol.* 2016;215(4):493.e1-493.e6.
2. Mol BW, Bergenhenegouwen L, Velzel J, et al. Perinatal outcomes according to the mode of delivery in women with a triplet pregnancy in the Netherlands. *J Matern Fetal Neonatal Med.* 2019;32(22):3771–3777.
3. Alran S, Sibony O, Luton D, et al. Maternal and neonatal outcome of 93 consecutive triplet pregnancies with 71% vaginal delivery. *Acta Obstet Gynecol Scand.* 2004;83(6):554–559.
4. Peress D, Dude A, Peaceman A, Yee LM. Maternal and neonatal outcomes in triplet gestations by trial of labor versus planned cesarean delivery. *J Matern Fetal Neonatal Med.* 2019;32(11):1874–1879.
5. Excellence NIfHaC. Twin and triplet pregnancy. NICE; 2019. Contract No.: NG137.
6. Martin JA, Hamilton BE, Osterman MJ, Curtin SC, Matthews TJ. Births: final data for 2013. *Natl Vital Stat Rep.* 2015;64(1):1–65.
7. Breathnach FM, McAuliffe FM, Geary M, et al. Optimum timing for planned delivery of uncomplicated monochorionic and dichorionic twin pregnancies. *Obstet Gynecol.* 2012;119(1):50–59.
8. D'Antonio F, Odibo A, Berghella V, et al. Perinatal mortality, timing of delivery and prenatal management of monoamniotic twin pregnancy: systematic review and meta-analysis. *Ultrasound Obstet Gynecol.* 2019;53(2):166–174.
9. Curado J, D'antonio F, Papageorghiou AT, Bhide A, Thilaganathan B, Khalil A. Perinatal mortality and morbidity in triplet pregnancy according to chorionicity: systematic review and meta-analysis. *Ultrasound Obstet Gynecol.* 2019;54(5):589–595.
10. Adegbite AL, Ward BS, Bajoria R. Perinatal outcome of quadruplet pregnancies in relation to chorionicity. *J Perinatol.* 2007;27(1):15–21.
11. Madar H, Goffinet F, Seco A, Rozenberg P, Dupont C, Deneux-Tharaux C. Severe acute maternal morbidity in twin compared with singleton pregnancies. *Obstet Gynecol.* 2019;133(6):1141–1150.

Parto vaginal operatorio

Michael A. Belfort

PRINCIPIOS GENERALES

Definición

- Uso de fórceps o de extracción por vacío para facilitar la salida de la cabeza fetal durante la segunda fase del parto.

- Fórceps (fig. 4.4.1).
- Vacuoextractor (fig. 4.4.2).

Exploración física

- En la figura 4.4.3 se muestran los cuatro tipos de pelvis materna (clasificación de Caldwell-Moloy).

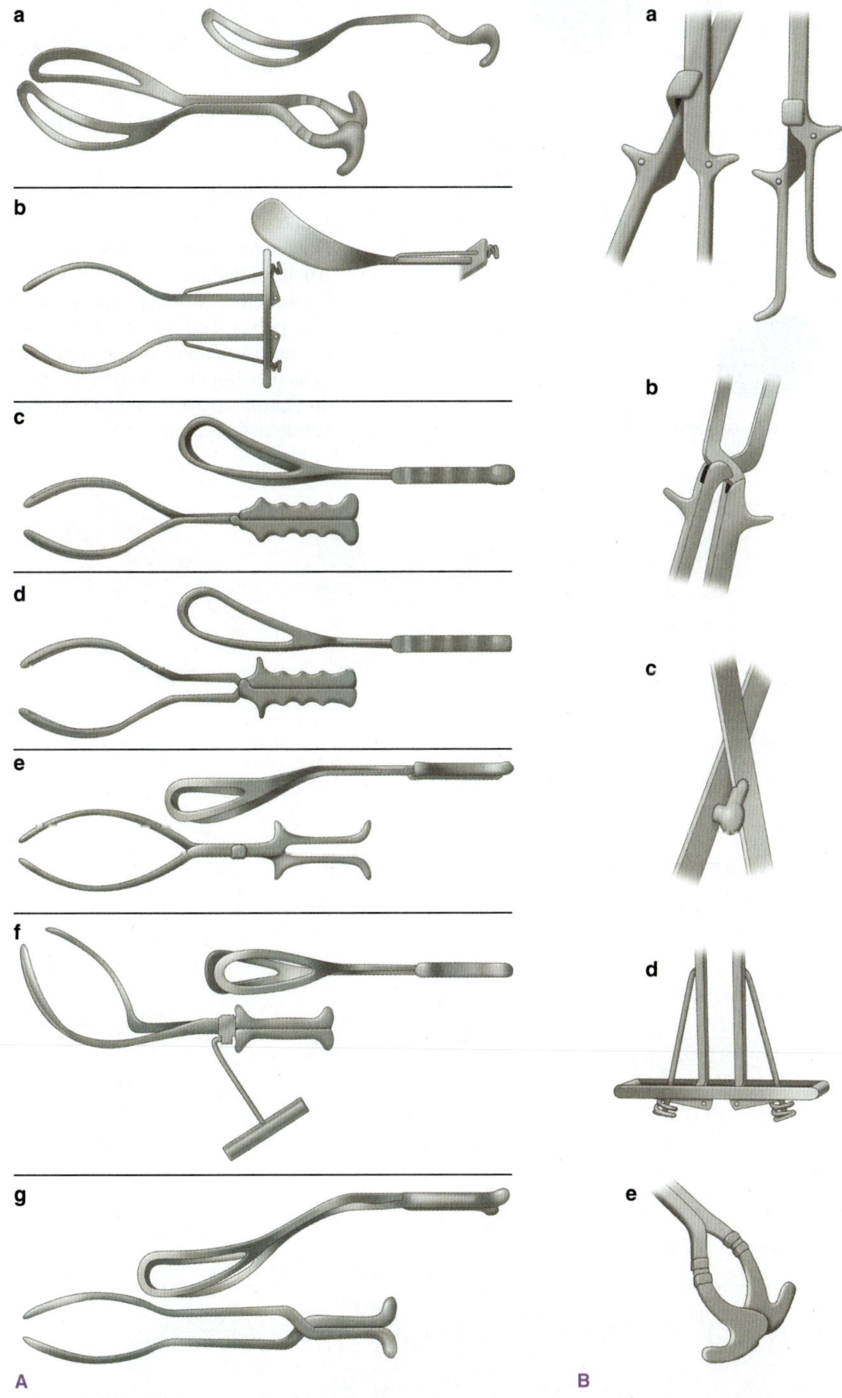

Figura 4.4.1. **A.** Tipos frecuentes de fórceps obstétricos. *Desde arriba*: (a) fórceps divergente de Laufe, (b) fórceps de Salinas, (c) fórceps de Elliot (obsérvense los vástagos superpuestos), (d) fórceps de Simpson (obsérvense los vástagos separados), (e) fórceps de Kielland con bloqueo deslizante, (f) fórceps de Barton con barra de tracción del eje, (g) fórceps de Piper (para el parto de la cabeza posterior). **B.** Tipos de bloqueos: (a) bloqueo deslizante, (b) bloqueo inglés, (c) bloqueo francés y (d y e) bloqueos de los mangos.

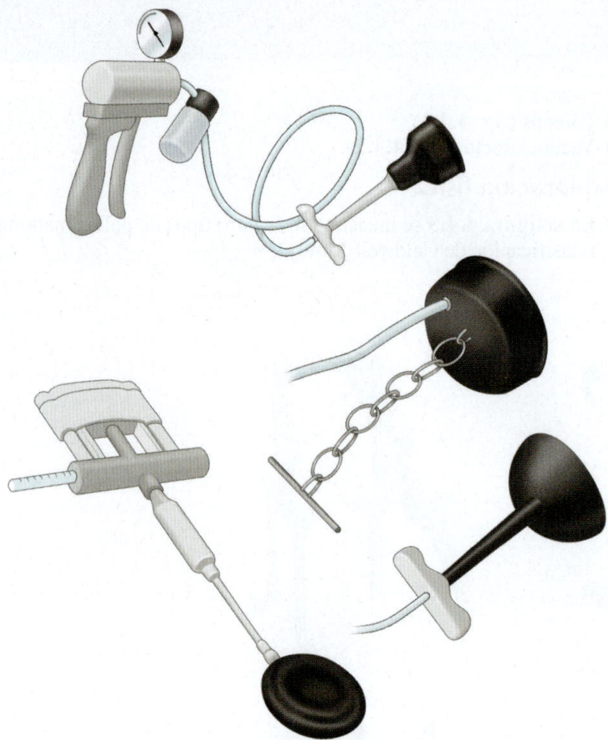

Figura 4.4.2. Diseños de ventosas de vacuoextractor.

- En la tabla 4.4.1 se enumeran algunos diámetros importantes de la pelvis materna.
- Pelvimetría clínica:
  - Entrada:
    - Solo puede evaluarse adecuadamente antes de que la cabeza fetal se encaje, porque, una vez que la cabeza ocupa la cavidad media, no se puede acceder a la entrada posterior.
    - Diámetro anteroposterior:
      - El conjugado diagonal es igual a la distancia desde la superficie inferior de la sínfisis púbica hasta el promontorio sacro.
      - El conjugado obstétrico (el diámetro anteroposterior más estrecho de la entrada) se estima restando 2 cm del conjugado diagonal.
      - El diámetro transversal de la entrada no puede medirse clínicamente.
      - La forma y la extensión de la circunferencia de la entrada se barre con los dedos lateralmente a lo largo del reborde de la pelvis. Si se pueden palpar más de dos tercios del borde o porciones posteriores del borde, entonces se trata de una entrada contraída.
  - Cavidad media (pelvis media):
    - Forma del sacro (curva o recta).
    - Anchura de la escotadura ciática mayor.
    - Prominencia y distancia entre las espinas ciáticas.
    - Una pelvis media estrecha muestra, de forma característica, un sacro aplanado que se proyecta hacia delante, espinas ciáticas prominentes con una distancia interespinosa reducida y un ligamento sacroespinoso acortado de menos de dos traveses de dedo de longitud.

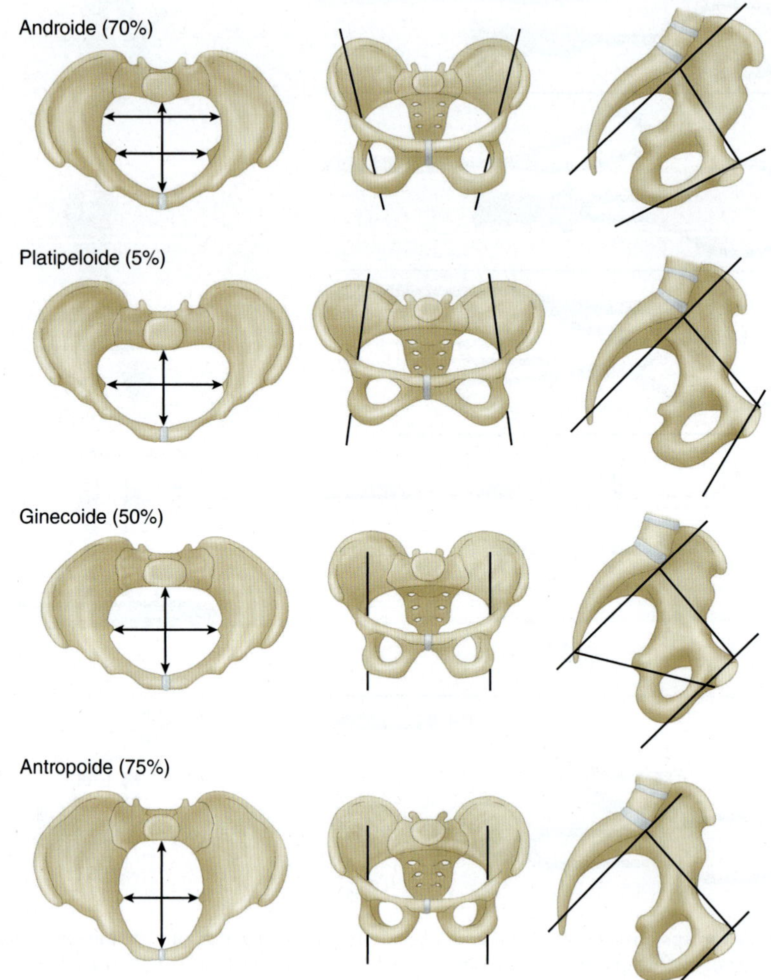

Figura 4.4.3. Cuatro tipos principales de pelvis femenina.

Tabla 4.4.1 **Diámetros de la pelvis femenina**

Región de la pelvis	Medida (cm)
Borde (entrada): diámetro AP	11.5
Borde: diámetro transversal	13
Cavidad media (pelvis media: diámetros AP y transversal)	12
Cavidad: diámetros AP y transversal	10.5
Salida: diámetro AP	12.5
Salida: diámetro transversal	11

AP: anteroposterior.

- Salida:
  - Distancia entre las tuberosidades isquiáticas (por lo general, ~10 cm).
  - Palpar el coxis: a menudo es móvil o no sobresale en la cavidad pélvica.
  - Ángulo subpúbico (normal > 90°).
  - Ángulo retropúbico (aplanado en una pelvis platipeloide y fuertemente angulado en una pelvis androide).
  - Convergencia o divergencia de las paredes laterales de la pelvis (*véase* fig. 4.4.3).
- Durante el parto, para obtener una imagen completa de la situación, la pelvimetría clínica debe combinarse con parámetros fetales como los siguientes:
  - Posición de la cabeza, moldeado, tumor del parto (*caput succedaneum*), asinclitismo, edema de tejidos blandos maternos y fetales, presencia de meconio y descenso de la cabeza.
  - Respuesta de la frecuencia cardiaca fetal a las contracciones o los pujos.
- En la tabla 4.4.2 se muestran algunas definiciones importantes:
  - Clasificación de la estación del American College of Obstetricians and Gynecologists (ACOG) (1): nivel del punto óseo principal de la cabeza fetal en centímetros a nivel de las espinas ciáticas maternas o por debajo de ellas (−0 cm a +5 cm).
- Anatomía cefálica fetal aplicada (2):
  - Puntos de referencia importantes (fig. 4.4.4).
  - Diámetros relevantes del cráneo fetal (fig. 4.4.5).
  - Diámetros y circunferencias de la cabeza fetal que tendrán que sortear la pelvis materna en posiciones específicas de la cabeza fetal (tabla 4.4.3).

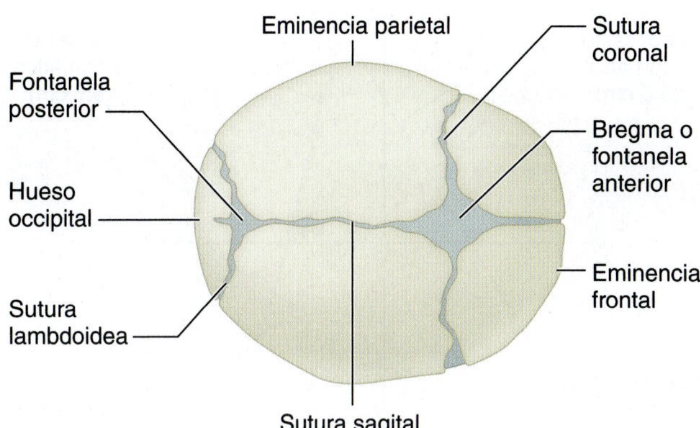

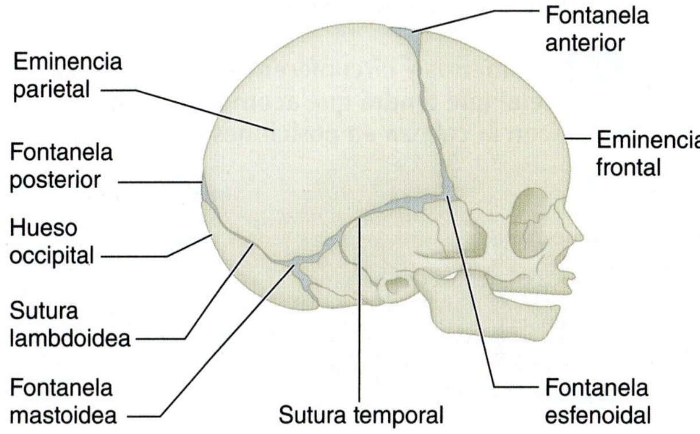

Figura 4.4.4. Puntos de referencia importantes del cráneo fetal.

- Hinchazón observada en la cabeza del neonato (2):
  - En la figura 4.4.6 se muestran los tipos de hinchazón que pueden observarse en la cabeza del neonato:
    - *Tumor del parto*. Derrame seroso entre la aponeurosis y el periostio que recubre la parte anterior del cráneo. Ocurre de forma normal debido a la presión del cuello uterino. Existen diversos grados descritos más adelante. Suele desaparecer a las pocas horas del nacimiento.

Tabla 4.4.2 **Definiciones importantes útiles en la pelvimetría clínica**

Encajamiento	El diámetro más ancho de la parte de presentación del feto (en la mayoría de los casos el diámetro biparietal de la cabeza fetal) se encuentra en el plano de la entrada de la pelvis materna o por debajo de él. El mejor método para determinarlo es una combinación de exploraciones abdominal y pélvica.
Estación	Es la relación entre la parte ósea principal de la parte de presentación del feto (generalmente el cráneo) y las espinas ciáticas maternas. Por lo general, pero no siempre, el diámetro biparietal fetal está comprometido cuando la porción anterior del cráneo se palpa en la estación 0. La fuente de error más frecuente en la evaluación de la estación es causada por la desproporción cefalopélvica. En los casos en los que la gravedad del tumor del parto (*caput succedaneum*) impide un diagnóstico preciso de la estación, no debe contemplarse el parto vaginal operatorio.
Actitud	Se refiere a relación de la cabeza fetal con la columna vertebral del feto. La cabeza puede estar flexionada, extendida o en actitud neutral («actitud militar»).
Posición	Es la relación del denominador de la parte de presentación del feto con la pelvis materna. En una presentación cefálica, el denominador es el occipucio, mientras que en una presentación de nalgas es el sacro. La posición se describe siempre en relación con los lados izquierdo y derecho de la pelvis materna.
Presentación	Se refiere a la relación entre la parte delantera del feto y la entrada de la pelvis materna. El feto puede tener una presentación cefálica, de nalgas o de hombros.
Situación	Se refiere a la relación entre los ejes longitudinales fetal y materno, que puede ser longitudinal, oblicua o transversal.
Asinclitismo	Es la relación entre los huesos parietales anterior y posterior y la sutura sagital. Cuando ninguno de los huesos parietales precede a la sutura sagital, la cabeza es sinclítica; si el hueso parietal anterior precede a la sutura sagital, hay asinclitismo anterior; y cuando el hueso parietal posterior precede a la sutura sagital, hay asinclitismo posterior.
Moldeado	Este término describe el fenómeno de empalme o superposición de los huesos del cráneo del feto causado por una presión excesiva en la cabeza fetal. Por lo general, los huesos occipitales y frontales se deslizan bajo los parietales cuando se produce el moldeado.

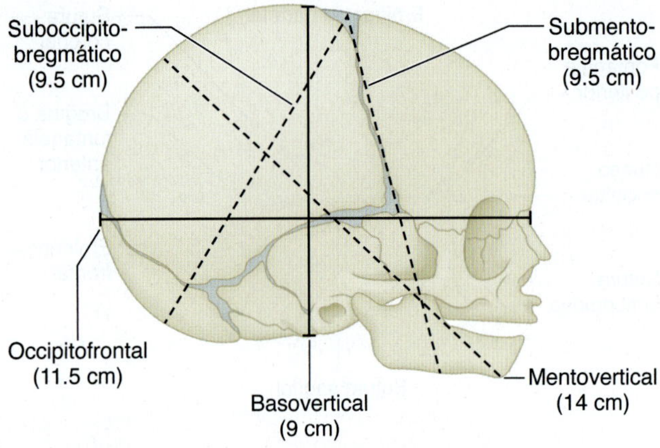

Figura 4.4.5. Diámetros importantes del cráneo fetal.

Tabla 4.4.3 **Diámetros y circunferencias de la cabeza fetal que tendrá que acomodar la pelvis con la cabeza en posiciones específicas**

Diámetro	Medida (cm)
Suboccipitobregmático	9.5
De la nuca al centro del bregma	
Submentobregmático	9.5
Por debajo de la barbilla hasta el centro del bregma	
Mentovertical	14
Del punto de la barbilla a por encima de la fontanela posterior	
Basovertical	9
De la base del cráneo al punto más alejado del vértice	
Occipitofrontal	11.5
De la raíz de la nariz a la protuberancia occipital	
Biparietal	9.5
Entre dos eminencias parietales	
Bitemporal	8.5
Mayor distancia entre las dos mitades de la sutura coronal	
Circunferencia	**Medida (cm)**
Suboccipitobregmático × biparietal	28
Vértice bien flexionado	
Occipitofrontal × biparietal	33
Vértice deflexionado y posiciones posteriores del occipital	
Mentovertical × biparietal	35.5
Presentación de ceja (mayor diámetro posible)	

■ El *caput succedaneum* debe diferenciarse de los siguientes dos diagnósticos diferenciales de hemorragias que ponen en peligro la vida:

  ■ *Cefalohematoma.* Acumulación de sangre entre el periostio y el hueso del cráneo, limitada por las fijaciones del periostio en las líneas de sutura. Puede ser significativa. Tarda horas en desarrollarse y semanas en reabsorberse.

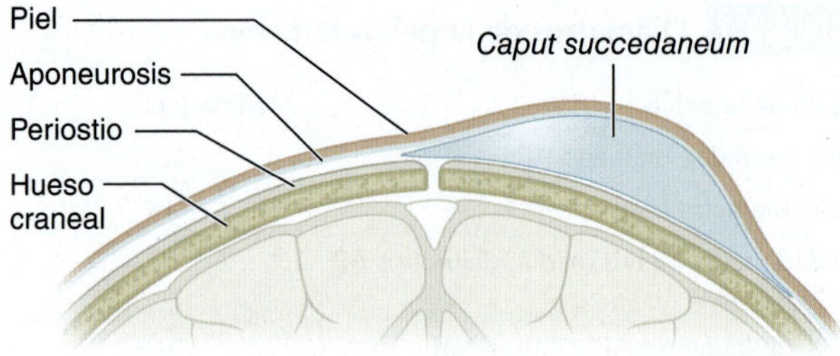

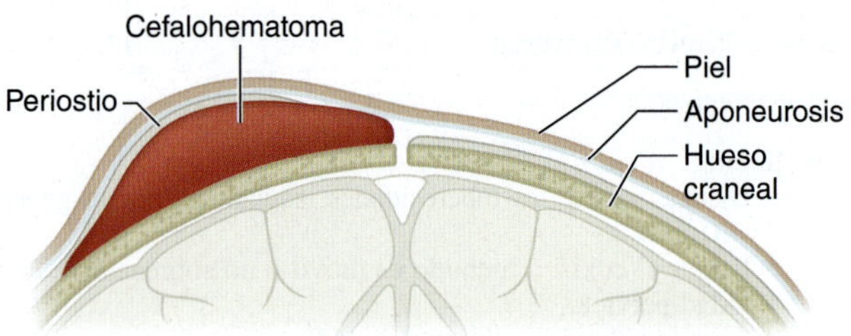

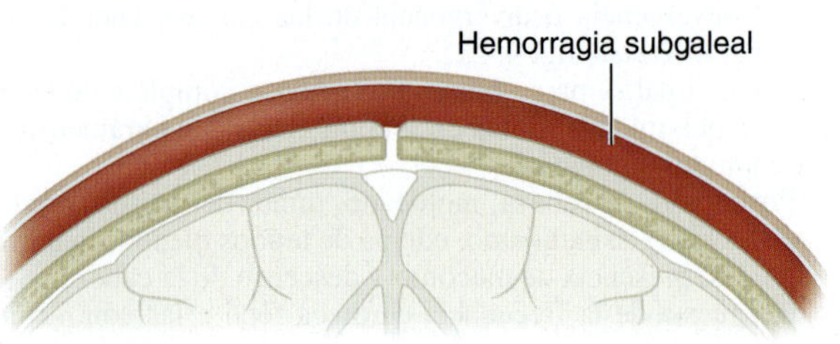

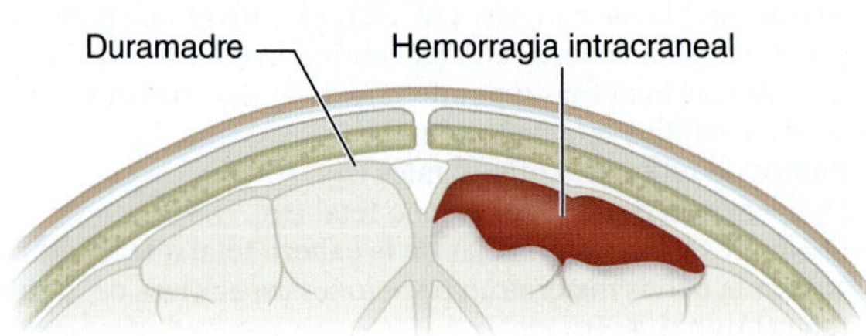

Figura 4.4.6. Hinchazones y hemorragias asociadas con el parto vaginal normal y el operatorio.

■ *Hematoma subgaleal (subaponeurótico).* Espacio potencial entre la galea aponeurótica (aponeurosis epicraneal) y el periostio (pericráneo). Sin límites: puede extenderse desde las crestas orbitales hasta la nuca con posibilidad de hemorragia potencialmente mortal. Presenta una hinchazón difusa de la cabeza y signos de choque hipovolémico (p. ej., palidez, hipotensión, taquicardia y aumento de la frecuencia respiratoria). Los signos pueden estar presentes en el momento del parto o desarrollarse varias horas o hasta unos días después de este. La hinchazón se desplaza hacia las zonas declives y se hunde fácilmente a la palpación. Puede ser difícil de distinguir del edema del cuero cabelludo, pero cualquier hipotensión y palidez después de un parto vaginal operatorio (PVO) debe considerarse como un signo potencial de hemorragia subgaleal.

■ *Moldeado.* El *moldeado* es una deformación esperada de la cabeza fetal que se produce durante el proceso del parto. Una pequeña cantidad de moldeado occipitoparietal es normal durante la segunda etapa, pero el moldeado excesivo de los huesos del cráneo (particularmente el moldeado parietoparietal) es anómalo durante la primera etapa. El moldeado puede clasificarse de la siguiente manera (**fig. 4.4.7**) (2-5):

Moldeado 0+

Moldeado 1+

Moldeado 2+

Moldeado 3+

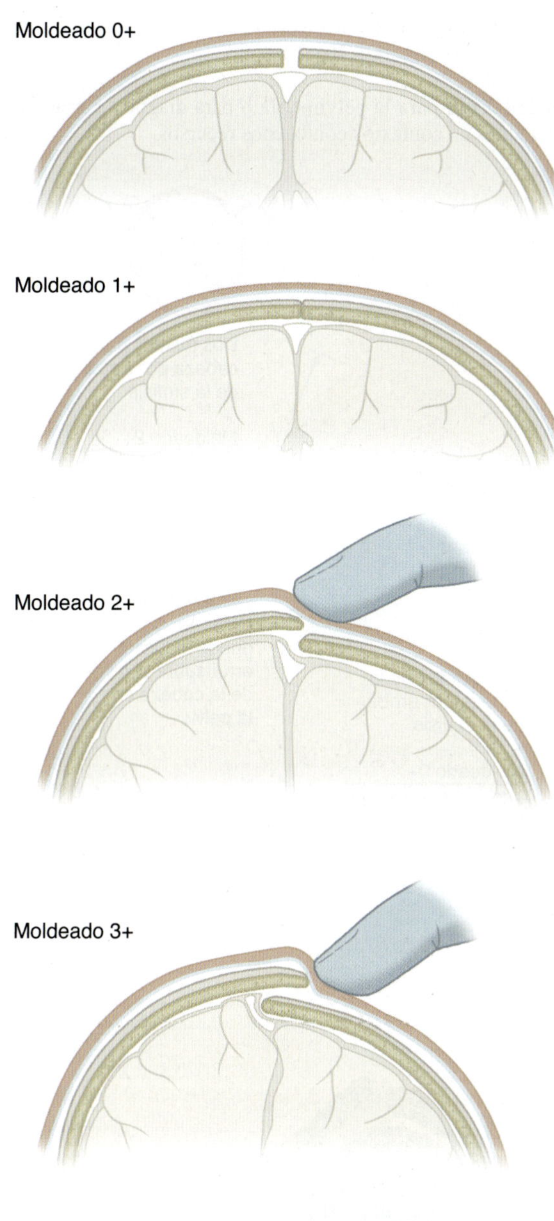

Membrana de la sutura rota

Desgarro en
la duramadre
y el vaso

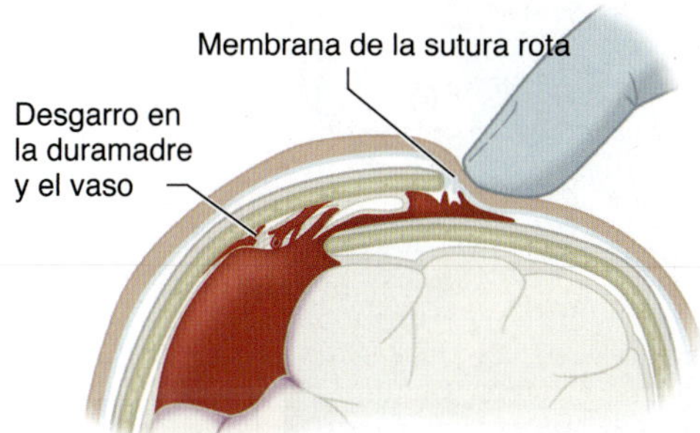

El moldeado excesivo puede llevar a roturas
en la duramadre y los vasos subyascentes

Figura 4.4.7. Grados de moldeado de la cabeza fetal. Obsérvese que en el panel inferior las membranas subyacentes a la sutura se han desgarrado, produciendo una hemorragia intracraneal.

- 0+ = sutura fácilmente palpable entre los dos huesos.
- 1+ = la sutura no se palpa, los huesos se separan fácilmente con una mínima presión digital.
- 2+ = huesos superpuestos, separados con la presión digital.

- 3+ = huesos superpuestos, no se pueden separar con presión digital.
- Posición de la cabeza fetal:
  - Es axiomático; hasta que no se conozca la posición exacta de la cabeza y la estación, no se debe intentar el PVO.
  - Si es necesario, se puede usar la ecografía para confirmar los hallazgos, ya sea de forma translabial o transabdominal (6).
- Exploración abdominal:
  - Evaluación sistemática antes del PVO para confirmar la posición e identificar la relación de la espalda del feto con la línea media uterina.
    - Si no se palpa la espalda del feto, o se palpa lateralmente, es más probable que el feto esté en posición occipitoposterior (OP) o transversal.
    - Evalúe el peso del feto.
    - Valore la proporción de la cabeza fetal (en «quintas») palpada por encima del reborde de la pelvis (fig. 4.4.8) (3-5).
      - La mano promedio de un adulto mide unos 10 cm de ancho desde el pulgar hasta el meñique. Así, cada dedo tiene una anchura de unos 2 cm, es decir, una quinta parte de la mano. Con el número de dedos de la cabeza fetal palpados por encima de la sínfisis materna, se puede hacer una estimación del «número de quintas» de la cabeza fetal.
      - Si se palpan más de dos quintas de la cabeza fetal (dos dedos) por encima de la sínfisis del pubis, independientemente de que se palpe el cuero cabelludo en las espinas ciáticas, se debe considerar que la cabeza no se ha encajado y se debe evitar un parto quirúrgico.
  - Regla de tres (3-5):
    - Si la suma del número de quintas de la cabeza fetal por encima de la sínfisis del pubis y el grado de moldeado es ≥ 3, entonces el PVO está contraindicado (fig. 4.4.9) (3-5).
  - Valor de la exploración abdominal (5):
    - Se ha estudiado la predicción del éxito del PVO y se ha demostrado que resulta mejor cuando se utilizan criterios de exploración abdominal (incluyendo una evaluación de la proporción de la cabeza fetal palpada que está por encima de la sínfisis del pubis) (94%) en vez de criterios de exploración vaginal (80%) ($p < 0.01$).

IMÁGENES Y OTROS MÉTODOS DE DIAGNÓSTICO

- Radiografía de la pelvis
  - Ya no se emplea, salvo en contextos con pocos recursos en los que no se dispone de ecografía o resonancia magnética (RM).

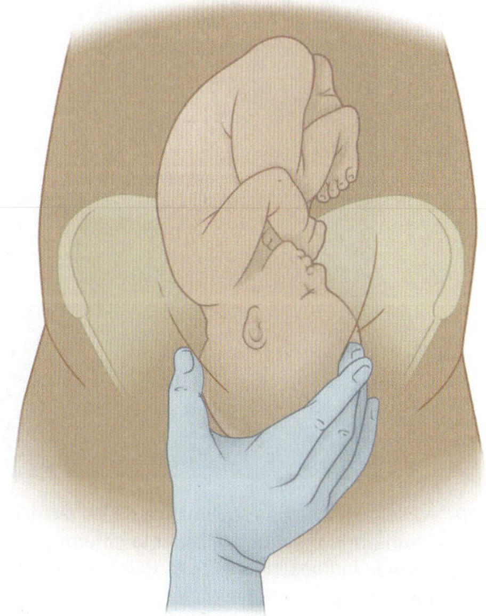

Figura 4.4.8. Palpación abdominal y determinación de la cantidad de cabeza fetal que queda por encima del reborde de la pelvis.

La pelvimetría radiográfica puede ser útil en estos contextos para descartar anomalías pélvicas.

- Ecografía
  - Puede ser útil para determinar el tamaño del feto, la presentación, la posición, la estación y la viabilidad en el parto.

- Puede ser útil para diagnosticar la posición de la cabeza justo antes del PVO (**fig. 4.4.10**) (6).
- RM
  - Puede ser útil para la pelvimetría o para diagnosticar anomalías fetales en contextos con buenos recursos.

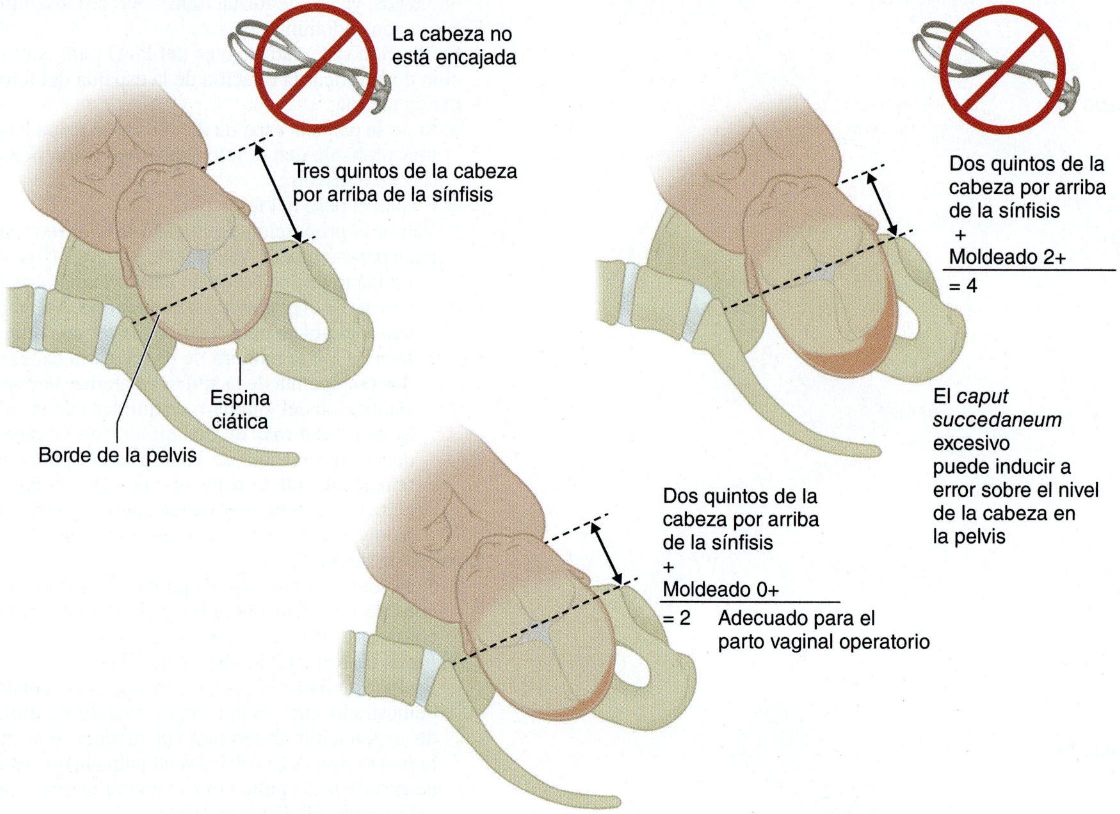

Figura 4.4.9. Regla de tres. *Véase* el texto para una descripción completa.

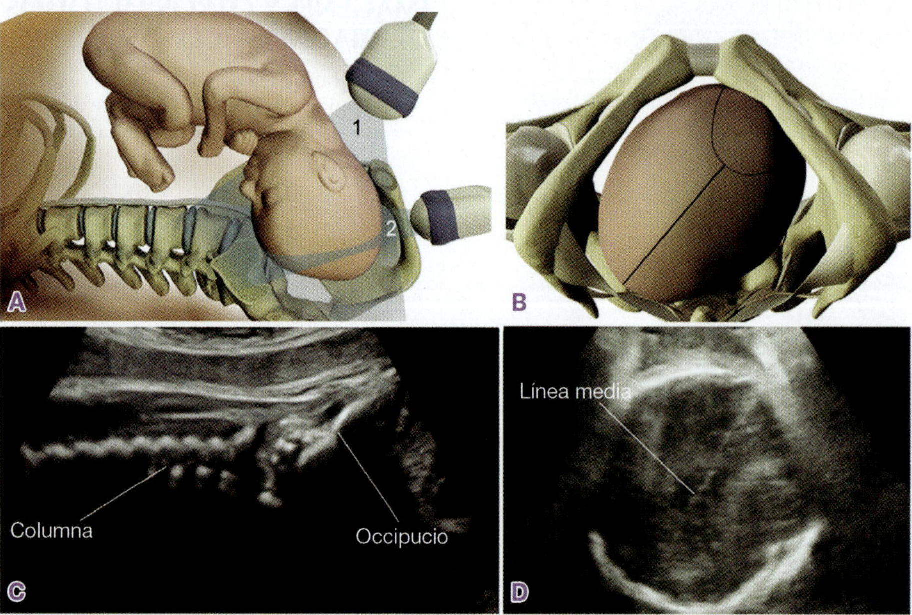

Figura 4.4.10. A. Representación esquemática de las técnicas ecográficas para identificar la posición y la presentación del feto: primero se obtiene una exploración transabdominal para mostrar la columna vertebral y el occipucio (1); luego se realiza una exploración transperineal para identificar el eco cerebral de la línea media (2). **B.** Representación esquemática de la dirección de la sutura sagital antes de la rotación interna. **C.** Ecografía correspondiente al plano de la sección (1): un ángulo amplio entre la columna vertebral del feto y el occipucio indica una flexión normal. **D.** Ecografía correspondiente al plano de la sección (2): tras el encajamiento y antes de la rotación interna, el eco de la línea media cerebral tiene un ángulo de unos 45° con respecto al eje anteroposterior de la pelvis materna (reproducida de Bellussi F, Ghi T, Youssef A, et al. The use of intrapartum ultrasound to diagnose malpositions and cephalic malpresentations. *Am J Obstet Gynecol.* 2017;217(6):633–641).

PLANIFICACIÓN PREOPERATORIA

- Prerrequisitos para el PVO
  - En la tabla 4.4.4 se presenta una mnemotecnia para recordar los factores que garantizan las mejores posibilidades de éxito de un PVO.
  - Contraindicaciones del PVO (tabla 4.4.5).
- Nota preoperatoria
  - Se recomienda en todas las circunstancias, excepto en las de urgencia.

Tabla 4.4.4 Prerrequisitos para un parto vaginal operatorio

F	Posición *F*avorable de la cabeza (OA/OP) < 45° desde el diámetro AP, a menos que se pretenda un parto rotativo
	Evaluación del *F*eto (peso y estado)
Ó	*O*rificio abierto (cuello uterino completamente dilatado)
R	*R*egla de tres, *r*otura de membranas
C	*C*ontracciones presentes, *c*onsentimiento (verbal o escrito)
E	*E*ncajamiento de la cabeza, vejiga vacía (*empty bladder*), epidural u otra forma de anestesia adecuada
P	*P*reparado para la cesárea, si es necesario *P*reparado para la reanimación neonatal, si es necesario *P*elvimetría (clínica) adecuada Nota *P*reoperatoria escrita
S	Estribos (*stirrups*) y posición de litotomía con atención a los puntos de presión y prevención de la hiperflexión en las caderas (para evitar la apraxia del nervio femoral)

AP: anteroposterior; OA: occipitoanterior.

Tabla 4.4.5 Contraindicaciones para cualquier parto vaginal operatorio

Inexperiencia del obstetra
Paciente no cooperadora o que rechaza el parto vaginal operatorio
Un feto con una condición conocida de desmineralización ósea (p. ej., osteogénesis imperfecta) o diátesis hemorrágica (p. ej., trombocitopenia aloinmunitaria, hemofilia)
Dilatación del cuello uterino incompleta
Desproporción cefalopélvica
Cabeza fetal no encajada
Posición desconocida o incierta de la cabeza fetal
Incapacidad para lograr un uso adecuado del instrumento elegido
Un intento previo de parto vaginal operatorio fallido (a menos que haya una razón obvia para el fracaso que no esté relacionada con la desproporción cefalopélvica y que sea poco probable que se repita, y que haya una justificación para un segundo intento)
Anestesia inadecuada
Un peso fetal conocido superior a 4 500 g
Contraindicaciones específicas de la extracción por vacío
Prematuridad fetal (< 34 semanas de gestación)
Traumatismo del cuero cabelludo del feto
Presentación no cefálica
Parto que requiere una rotación > 45° o una tracción excesiva

---

- Documente la indicación (tabla 4.4.6) y que se cumplen los requisitos previos (*véase* tabla 4.4.4) y el tipo esperado (tabla 4.4.7) de PVO, así como el hecho de que se analizaron los riesgos y los beneficios, se otorgó el asentimiento o consentimiento informado y se ofreció y rechazó la alternativa de una cesárea. Se debe informar a las pacientes sobre el riesgo de hemorragia intracraneal y de ingreso en la unidad de cuidados intensivos neonatales. Towner y cols. (7) proporcionan información útil basada en la población que muestra un riesgo similar de hemorragia intracraneal tras el PVO frente al parto por cesárea después de un parto prolongado. Se recomienda al lector leer el artículo de Towner y cols. para familiarizarse con el aumento del riesgo relativo del PVO en diversas circunstancias, como el fracaso del PVO y el uso secuencial de instrumentos de PVO.
- Analgesia
  - *Bloqueo regional*. La anestesia epidural o de conducción raquídea es óptima.
  - Realice un bloqueo pudendo y una infiltración perineal si no es posible la anestesia regional.
  - La anestesia general puede estar indicada en circunstancias individualizadas.
- Presentación de los fórceps
  - Realice el montaje de los fórceps o del vacuoextractor antes de su uso.
  - Compruebe que todas las piezas encajan y funcionan bien.
  - Sosténgalo de manera que simule su puesta en práctica y uso previstos.
- Antibióticos profilácticos
  - Episiotomía mediolateral: recomendada por el ACOG (1).
  - Episiotomía mediana: no recomendada por el ACOG (1).

TRATAMIENTO QUIRÚRGICO

Posición de la paciente

- Posición de litotomía modificada
  - En casos especiales (como las enfermedades cardiacas), debe modificarse con la paciente en posición de Fowler con los pies sobre pequeños estribos por debajo del nivel de las caderas.

Tabla 4.4.6 Indicaciones para el parto vaginal operatorio

• Prolongación de la segunda fase del trabajo de parto
• Sospecha de compromiso fetal inmediato o potencial
• Acortamiento de la segunda fase del trabajo de parto en beneficio de la madre

---

Tabla 4.4.7 Clasificación de los partos con fórceps

Fórceps de salida
1. El cuero cabelludo es visible en el introito sin separar los labios. 2. El cráneo del feto ha alcanzado el suelo pélvico. 3. La sutura sagital está en diámetro AP o en posición OA u OP (derecha o izquierda). 4. La cabeza fetal está en o sobre el perineo. 5. La rotación no supera los 45°.
Fórceps bajos

El punto principal del cráneo fetal está en la estación ≥ 2 cm y no en el suelo de la pelvis.
  a. Rotación igual o < 45° (OA izquierda o derecha a OA, u OP izquierda o derecha a OP)
  b. Rotación > 45°

Fórceps medios
Estación por arriba de +2 cm pero con la cabeza encajada.

AP: anteroposterior; OA: occipitoanterior; OP: occipitoposterior.

- *Abducción de las piernas.* Se debe tener cuidado con la tensión excesiva en el cuerpo perineal, ya que durante el parto puede producirse un desgarro espontáneo o una extensión imprevista de la episiotomía.
- En los casos en los que se intenta un *empleo directo* de los fórceps de Kielland (*véase* el texto siguiente), las nalgas de la paciente deben sobresalir del borde de la mesa (**fig. 4.4.11**) (2).
  - El vástago y el mango de la rama anterior pueden estar perpendiculares al suelo durante la aplicación inicial de la rama, lo que puede ser esencial para obtener una posición correcta (*véase* el texto siguiente).
- No flexione demasiado las caderas, solo lo suficiente para aproximarse a la posición de McRoberts.
- Tras el parto, hay que colocar en posición a la paciente para evitar la presión o el estiramiento de los nervios.
- En la **tabla 4.4.8** se muestran las lesiones nerviosas frecuentes y sus supuestos mecanismos.

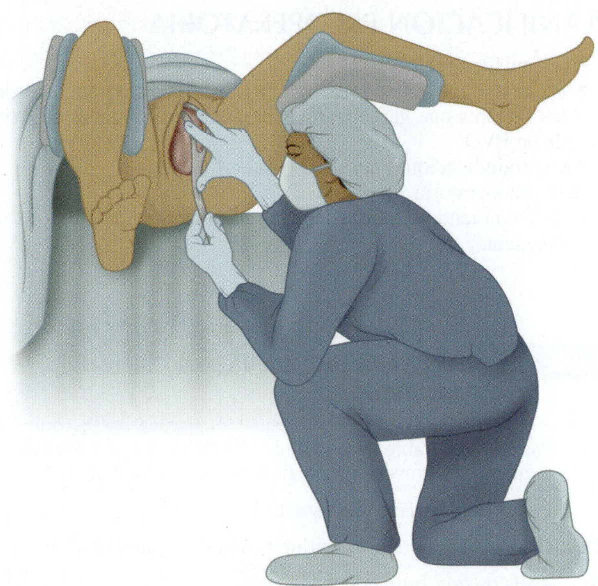

Figura 4.4.11. Posición de la paciente para un parto vaginal operatorio.

Tabla 4.4.8 **Lesiones nerviosas frecuentes: presentación y etiología**

Nervio femoral (L2, L3 y L4)	Presentación: parálisis del cuádriceps y alteración de la extensión de la rodilla, pérdida del reflejo rotuliano, hipoestesia en la parte anterior del muslo y en la cara medial de la pantorrilla, adormecimiento de la zona anterolateral del muslo. Etiología: hiperflexión de las caderas con tracción o lesión por compresión del nervio, posición de litotomía prolongada con acodamiento en el ligamento de Poupart, parto con fórceps medios, separadores en el parto por cesárea, anestesia epidural.
Nervio cutáneo femoral lateral (L2 y L3)	Presentación: entumecimiento en la parte anterolateral del muslo. Etiología: compresión del nervio bajo el ligamento inguinal por posición de litotomía prolongada o incorrecta, separadores en el parto por cesárea.
Nervio peroneo común (L4 y L5; S1 y S2)	Presentación: pie caído, hipoestesia sobre la cara anterolateral de la pantorrilla, el pie y los dedos. Etiología: también se ha descrito la compresión del nervio en la cara lateral de la rodilla, donde es muy superficial, por un poste de litotomía, después de la anestesia epidural.
Tronco lumbosacro (L4 y L5)	Presentación: parálisis de los dorsiflexores del tobillo con caída del pie, hipoestesia sobre la cara lateral de la pantorrilla y del pie, ligera debilidad del cuádriceps (L4), ligera debilidad de los abductores de la cadera (L4, L5). Etiología: la compresión de la cabeza contra el sacro, más frecuente en el parto vaginal operatorio de la cavidad media, se ha reportado después de la anestesia epidural.
Nervio ciático (L4 y L5; S1, S2 y S3)	Presentación: incapacidad para flexionar la pierna, dolor desde la región glútea hasta el pie. Etiología: lesión por tracción en posición de litotomía, fórceps medios, inyección intramuscular incorrecta.
Nervio obturador (L2, L3 y L4)	Presentación: incapacidad de aducción de la pierna, hipoestesia en la parte medial del muslo. Etiología: posición de litotomía, flexión aguda de la cadera, hematoma, traumatismo por ramas de fórceps.
Nervio safeno (L2, L3 y L4)	Presentación: hipoestesia en la parte medial del pie y anterolateral de la pierna. Etiología: posición de litotomía.

Procedimientos y técnicas

- Uso del vacuoextractor para el PVO
  - El dispositivo comprende lo siguiente:
    - Una ventosa (de diversas formas y diseños).
    - Un método para desarrollar un vacío dentro de la ventosa.
    - Un mango utilizado para aplicar tracción a la ventosa (y a través de la ventosa a la cabeza fetal) (*véase* fig. 4.4.2). Principio de acción: confección de un moño (*caput*) artificial dentro de la ventosa de succión que permite que esta se sujete firmemente al cuero cabelludo del feto, lo que posibilita aplicar tracción sobre la cabeza fetal.

- La descripción detallada de todos estos dispositivos está fuera del alcance de este capítulo. No obstante, se aconseja al lector que lea las instrucciones y guías de los fabricantes antes de utilizarlos y que disponga de protocolos de uso adecuados.
- Dispositivos reutilizables
  - Dispositivo original de Malmström:
    - Una ventosa de vacío de acero inoxidable unida por un tubo a un generador de succión mediante un sistema de cadenas. En los Estados Unidos, estas ventosas y dispositivos han sido sustituidos casi por completo por los extractores de ventosa blanda de plástico y silicona.
  - *Dispositivos de plástico y Silastic®*. Existen varios diseños diferentes, con ventosas de plástico duro y de silicona (extractor Kiwi®, ventosa de silicona, Mityvac M-cup® y versiones de plástico del diseño original de Malmström; *véase* fig. 4.4.2). La aspiración se realiza mediante un sistema de bomba eléctrica o un dispositivo manual.
  - Las ventosas blandas se asocian con menos lesiones en el cuero cabelludo del feto que los dispositivos de ventosa dura, pero no hay diferencias entre los dos grupos en cuanto a las lesiones maternas.
  - Las ventosas blandas pueden ser adecuadas para partos sencillos, mientras que las rígidas, con excepción de la ventosa de plástico «M» (*mushroom*) (con forma similar a la ventosa original de acero inoxidable de Malmström), con una conexión excéntrica al mango, pueden ofrecer una mayor utilidad para corregir algunas posiciones craneales anómalas frecuentes (posiciones occipitotransversal y posterior).
- Elección del instrumento para las presentaciones cefálicas
  - Operaciones de la salida u operaciones de la pelvis baja (rotación < 45°)
    - Con una analgesia adecuada, el vacuoextractor y los fórceps se consideran igualmente eficaces.
  - Operaciones de la pelvis baja con rotación mayor de 45° y operaciones de la pelvis media
    - Los procedimientos que no implican un asinclitismo craneal significativo se tratan igualmente bien con cualquiera de los dispositivos de extracción por vacío mencionados con anterioridad.
    - Para los casos en los que hay una cabeza asinclítica en posición transversal, las opciones de ventosa adecuadas incluyen una ventosa metálica OP (p. ej., diseño de Bird, diseño de O'Neil) y un diseño OP de plástico (p. ej., Kiwi®, Mityvac «M»®) (*véase* fig. 4.4.2).
    - El parto rotativo con un vacuoextractor, o el parto de la cabeza fetal en posición OP recta, conlleva un riesgo significativo de lesión de los tejidos blandos de la madre, y solo debe ser realizado por un cirujano experimentado.
- Indicaciones y contraindicaciones de la extracción por vacío
  - Las indicaciones maternas y fetales para el PVO (incluido el parto asistido por vacío) se enumeran en la tabla 4.4.6.
  - Las contraindicaciones de la extracción por vacío se indican en la tabla 4.4.5.
- Colocación del vacuoextractor de ventosa blanda
  - Antes de cualquier tipo de PVO, deben cumplirse los siguientes prerrequisitos (*véase* tabla 4.4.4). Una extracción por vacío adecuada depende de lo siguiente:
    - Colocación correcta de la ventosa
    - Técnica de tracción
    - Posición y estación craneal del feto en el momento del uso
    - Diseño de la ventosa
    - Relación fetopélvica
  - Colocación correcta de la ventosa:
    - Es esencial, y determina la probabilidad de éxito.
    - Lo ideal es que la paciente esté en posición de litotomía dorsal.
    - Anestesia adecuada:
      - Idealmente, epidural o raquídea.
      - El bloqueo pudendo puede ser eficaz si no se dispone de anestesia regional.
    - Antes de la colocación de la ventosa, debe confirmarse nuevamente la presentación fetal, la cantidad de la cabeza fetal palpable por encima de la sínfisis del pubis, la posición de la cabeza fetal y la estación (con ecografía transabdominal o transperineal si está disponible).
    - Uso de la ventosa blanda:
      - Separe los labios de la paciente, comprima la ventosa e introdúzcala suavemente presionando hacia dentro y hacia abajo con el borde inferior sobre la horquilla posterior.
      - La ventosa debe colocarse en el centro del punto de flexión craneal, o punto de pivote o de flexión (**fig. técnica 4.4.1**).

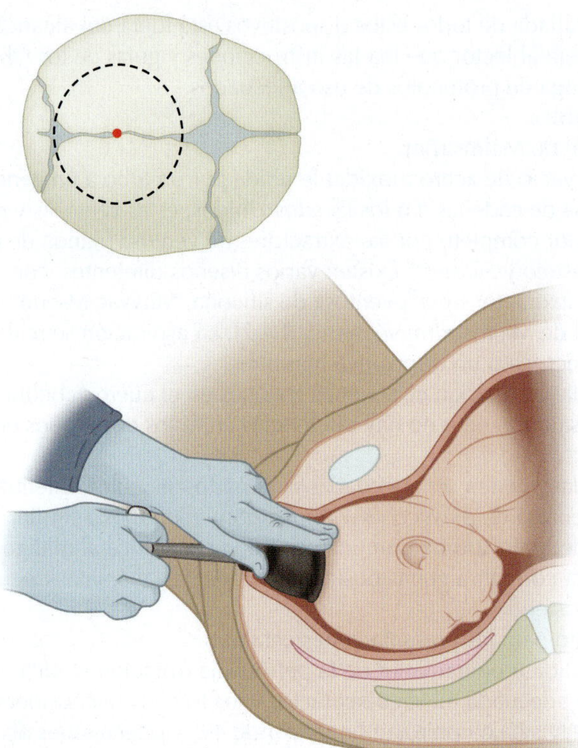

Figura técnica 4.4.1. Colocación óptima de la ventosa del vacuoextractor en la cabeza fetal.

- Al dirigir el vector de la fuerza de tracción a través de este punto de pivote, la cabeza fetal se flexiona y no se tuerce oblicuamente o se extiende a medida que avanza la extracción.
- Anatómicamente, el punto de pivote es un punto imaginario sobre la sutura sagital del cráneo fetal, situado unos 6 cm posterior al centro de la fontanela anterior o 1-2 cm anterior a la fontanela posterior.
  - Cuando se utiliza una ventosa estándar de 60 mm, esto se traduce en una posición en la que su borde está 3-4 cm o 1.5-2 dedos por detrás del centro de la fontanela anterior en la línea media sobre la sutura sagital.
  - La colocación correcta de la ventosa mantiene la flexión de la cabeza fetal y evita la tracción sobre la fontanela anterior (que agrava la extensión del cuello del feto).
- Cuando se emplea la extracción por vacío, la fontanela anterior se convierte en el punto de referencia para comprobar la aplicación del instrumento, ya que el acceso a la fontanela posterior queda parcialmente bloqueado una vez colocada la ventosa de extracción.
- Cuanto más alejada esté la ventosa de la posición sagital media de la cabeza fetal sobre el punto de pivote o flexión craneal, mayor será la tasa de fracaso.
  - El uso oblicuo da lugar a una deflexión o asimetría craneal porque la tracción se aplica presentando un diámetro craneal mayor al canal del parto que el que se produciría si la aplicación fuera correcta.
- Después de colocar la ventosa, pero antes de inducir el vacío, se debe palpar el borde de la ventosa circunferencialmente para asegurarse de que no se ha incluido ningún tejido blando materno entre la ventosa y la cabeza fetal. Los riesgos son los siguientes:
  - Desgarros vaginales o cervicales significativos con hemorragia materna secundaria
  - Prolapso y fracaso del procedimiento
- Una vez que el cirujano está convencido de que la colocación es adecuada, se aplica el vacío total (es decir, 550-600 mm Hg) y se procede a la tracción. El grado de vacío determina las fuerzas de tracción:
  - Una tracción eficaz suele requerir una presión de al menos 0.6 kg/cm^2 (440 mm Hg).
  - Una presión negativa superior a 0.8 kg/cm^2 (588 mm Hg) aumenta el riesgo de traumatismo del cuero cabelludo y del encéfalo del feto (incluida la hemorragia subgaleal).

- Técnica de tracción
  - Coloque la mano no dominante dentro de la vagina, colocando el pulgar en la ventosa y uno o más dedos en el cuero cabelludo del feto (*véase* fig. técnica 4.4.1).
  - La mano dominante se utiliza para sujetar el mango del instrumento.
    - Siga el descenso de la parte que se presenta, mientras juzga el ángulo adecuado para la tracción midiendo la posición relativa del borde de la ventosa con respecto al cuero cabelludo.
      - Esto ayuda a detectar la separación de la ventosa, al tiempo que evita los movimientos de balanceo o de torsión (que deben evitarse).
  - Una vez aplicada la presión negativa, la ventosa no debe ser retorcida.
    - Puede ocasionar un desgarro «en cortador de galletas» o semicircunferencial del cuero cabelludo del feto, menos probable con la ventosa blanda que con la metálica.
  - La tracción debe estar en línea con el eje pélvico y coordinada con los esfuerzos maternos de expulsión. En algunas situaciones, el vacuoextractor puede utilizarse para ayudar a la rotación de la cabeza fetal durante los esfuerzos de tracción (*véase* el texto más adelante).
  - El descenso debe comenzar con el esfuerzo de tracción inicial; si no se consigue un cambio de estación, hay que revaluar rápidamente el procedimiento. Hay dos métodos de tracción que son igualmente eficaces o seguros:
    - Vacío continuo, con esfuerzos de tracción mantenidos durante todo el procedimiento.
    - Vacío intermitente, con la liberación del vacío y de los esfuerzos de tracción entre las contracciones.
  - Si la ventosa se desprende o se «sale», solo debe volver a aplicarse tras una nueva evaluación de la situación y una cuidadosa inspección del cuero cabelludo del feto en busca de lesiones.
  - Se continúa aplicando tracción hasta que la cabeza corona.
    - Cuando la cabeza pasa por la sínfisis del pubis, el vértice es empujado hacia arriba en un ángulo aproximado de 45° con respecto al suelo.
    - Una vez que se expulsa la cabeza, se libera la succión y se retira la ventosa.
    - El parto se realiza como de costumbre.
- Uso prudente del vacuoextractor
  - No lo use en un feto de menos de 34 semanas de edad gestacional.
  - No insista en los intentos durante más de 20-30 min.
  - Limite los intentos de tracción a cuatro o cinco contracciones.
  - El procedimiento debe abandonarse después de dos o tres desprendimientos de la ventosa (dependiendo de las instrucciones de cada fabricante).
    - Más del 80% de los partos con extractor por vacío se logran con cuatro o menos esfuerzos de tracción.
    - La extracción prolongada con cualquier instrumento requiere una revaluación para asegurarse de que realmente se están produciendo avances.
- Es muy importante documentar detalladamente en la historia clínica cualquier parto operatorio.

Fórceps

- Aplicación de las ramas de los fórceps para la posición occipitoanterior (OA) de la cabeza (2)
  - Principios generales
    - Dos métodos: directo e indirecto (*véase* el texto siguiente).
    - Aprenda a aplicar los fórceps utilizando solo los dedos índice, corazón y pulgar para sujetar el vástago.
    - Si hay resistencia, se debe retirar la rama y volver a aplicarla. Si vuelve a ocurrir, considere la posibilidad de abandonar el procedimiento.
    - Un lubricante como KY Jelly® colocado en la rama puede reducir la fricción y facilitar la colocación.
    - No coloque la mano dentro de la vagina para «proteger» la pared lateral durante la aplicación de la rama; esto solo reduce el espacio disponible y aumenta la fuerza necesaria para colocarla.
  - Colocación directa
    - La rama izquierda (es decir, la de la izquierda materna) suele colocarse primero.
    - Sujete el vástago a la altura del bloqueo con la mano izquierda, y coloque la rama en la vagina en la posición aproximada en la que quedará finalmente con la rama de los fórceps casi perpendicular al introito (**figs. técnicas 4.4.2 y 4.4.3**) (teniendo en cuenta la curvatura cefálica de la rama).

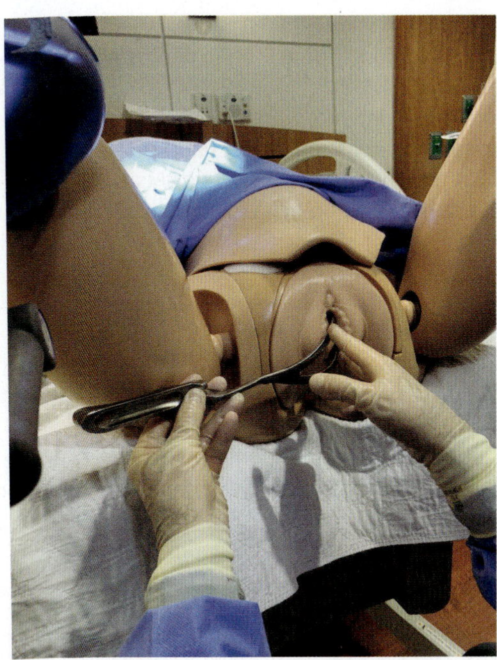

Figura técnica 4.4.2. Colocación directa. Rama de la mano izquierda: observe el ángulo de inserción de la rama y guíe suavemente la punta del pie con los dedos índice y corazón de la mano derecha.

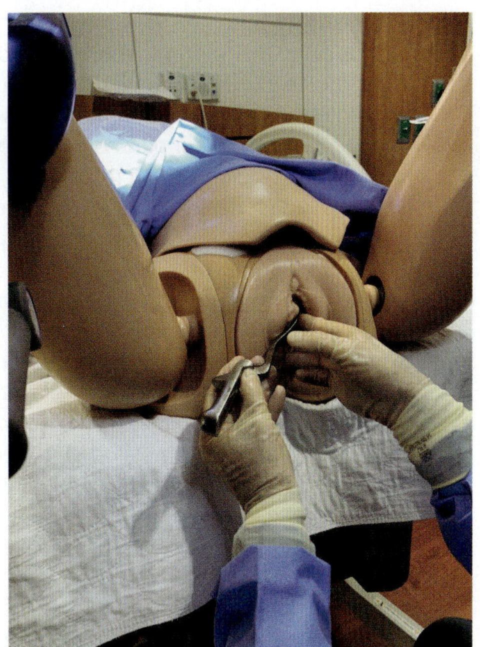

Figura técnica 4.4.3. La rama izquierda avanza suavemente hasta su posición.

- El dedo medio derecho apoya el borde de la rama en el introito.
- El dedo índice derecho se utiliza para aplicar suavemente el borde superior de la rama sobre la cabeza fetal.
- Una vez colocada correctamente, se utiliza una fuerza mínima con la mano izquierda para deslizar la rama hacia dentro (*véase* fig. técnica 4.4.3).
- Siguiendo la curvatura cefálica de la rama, el vector de inserción pasará de ser perpendicular al introito a dirigirse directamente hacia el introito a medida que la rama se desplaza a su posición final correcta.
  - «Recorra» con los dedos índice y corazón de la mano derecha los bordes superior e inferior de la rama al entrar en el canal del parto, empujándola suavemente y ajustando su posición (*véase* fig. técnica 4.4.3).
  - *Colocación correcta.* La rama se mantiene en su lugar gracias a la cabeza fetal y al tejido materno, con el vástago y el mango en la posición esperada de «presentación de los fórceps» (**fig. técnica 4.4.4**).
    - Si no es correcta, retírela suavemente y compruebe la posición de la cabeza fetal (si es necesario, con ayuda de un obstetra más experimentado).
    - No fuerce nunca la posición de la rama. Esto solo producirá lesiones maternas o fetales.
- Enseguida, la rama derecha, sujetada con el dedo índice, el dedo corazón y el pulgar derechos, se coloca en la vagina por encima de la rama izquierda para asegurar un bloqueo correcto (**fig. técnica 4.4.5**).
  - El dedo medio izquierdo se utiliza para apoyar el borde de la rama en el introito y el dedo índice izquierdo se emplea para aplicar una ligera presión sobre la cabeza fetal.
  - Se sigue el mismo proceso que se usó con la rama izquierda (utilizando las manos opuestas) para deslizar la rama derecha en su posición (**fig. técnica 4.4.6**).
- No se debe aplicar ninguna fuerza para bloquear el instrumento, y la posición final del vástago y el mango debe ser la misma que la esperada de «presentación de los fórceps» (*véase* fig. técnica 4.4.6).
- Una vez colocadas las dos ramas, debe comprobarse la posición de la cabeza fetal y la aplicación de los fórceps antes de realizar cualquier esfuerzo de tracción.
- Colocación indirecta
  - Con este método, también se suele colocar primero la rama izquierda:
    - Sujete el vástago a nivel del bloqueo con la mano derecha y coloque la rama en la vagina con su punta en la horquilla posterior y la rama mantenida casi recta hacia el techo (**fig. técnica 4.4.7**).

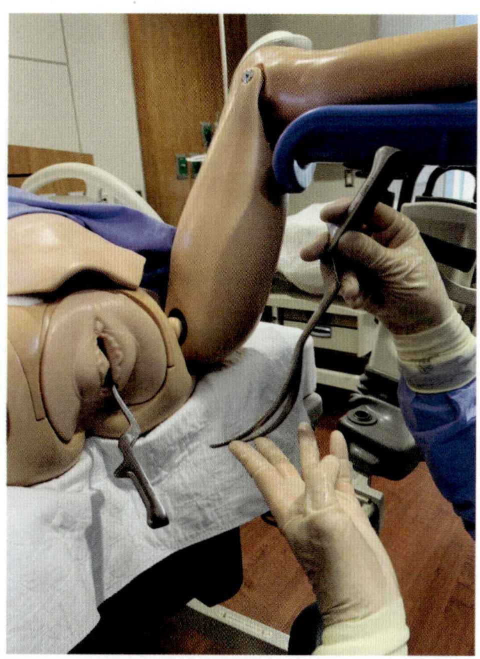

Figura técnica 4.4.4. Preparación de la inserción de la rama derecha.

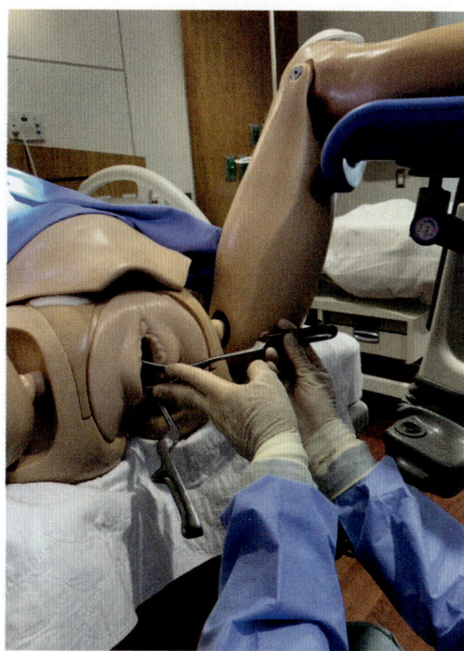

Figura técnica 4.4.5. La rama derecha se inserta sobre la parte superior de la rama izquierda y se avanza hasta su posición.

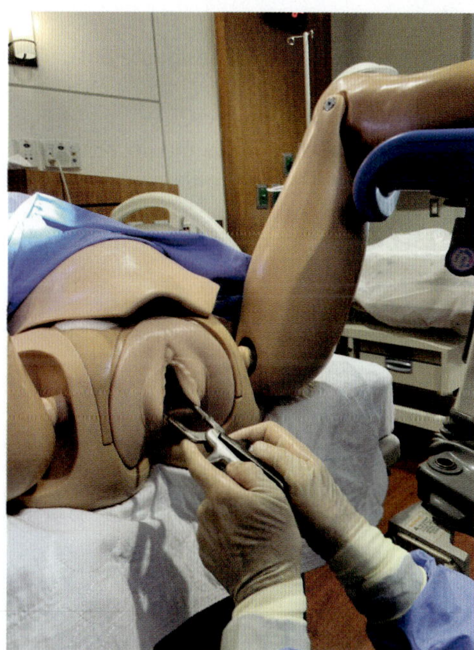

Figura técnica 4.4.6. Las ramas se bloquean sin forzarlas. Cualquier resistencia debería provocar una revaluación de la colocación.

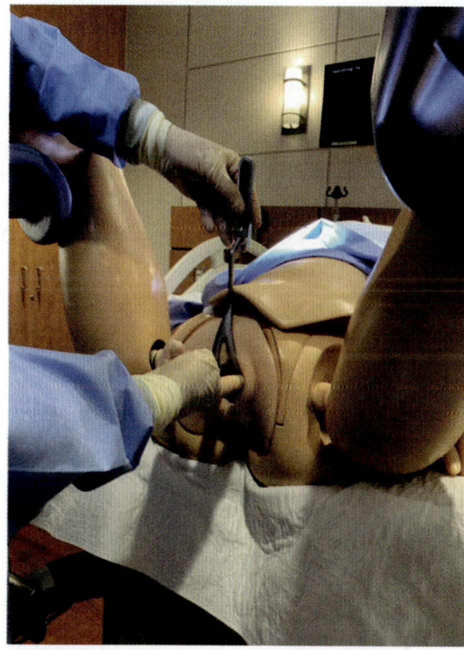

Figura técnica 4.4.7. Colocación indirecta: introducción de la punta en la horquilla posterior.

- Los dedos índice y corazón de la mano derecha se emplean para apoyar el borde de la rama (**fig. técnica 4.4.8**) en el introito y para aplicar una ligera presión sobre la cabeza fetal.
- Una vez colocada correctamente, se requerirá una fuerza mínima con la mano izquierda para comenzar a deslizarla hacia el interior del canal del parto. A menudo, la gravedad y el peso de la rama es todo lo que se necesita.
- A medida que la rama se adentra en el canal del parto, los dedos índice y corazón derechos (que se mantienen en los bordes izquierdo y derecho de la rama, respectivamente) empujan con suavidad la rama lateralmente (izquierda materna) y la «llevan» hasta su posición mediante pequeños movimientos sucesivos de los dedos y sin introducirlos profundamente en la vagina (**fig. técnica 4.4.9**).

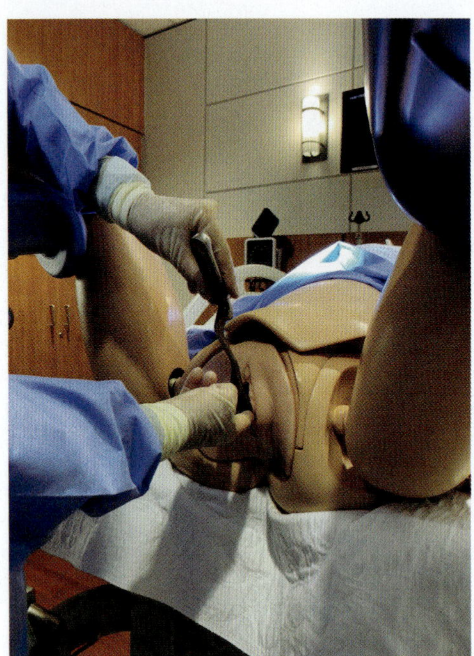

Figura técnica 4.4.8. Presione suavemente con los dedos índice y corazón de la mano derecha para «avanzar» la rama hasta su posición, inicialmente en línea recta.

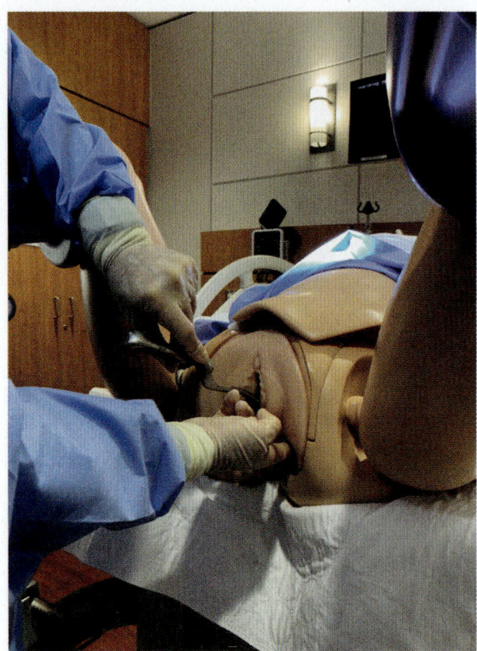

Figura técnica 4.4.9. El procedimiento se continúa utilizando los dedos para elevar la rama mientras se desliza hacia su lugar.

- La manivela se moverá en un arco desde una posición vertical inicial hasta una posición horizontal (**fig. técnica 4.4.10**).
- La posición de la rama se comprueba como se ha descrito anteriormente.
- A continuación, ponga la rama derecha sujetándola con los dedos índice, medio y pulgar izquierdos, y colóquela en la vagina de la misma manera que la rama izquierda, con la rama apuntando hacia el techo (**fig. técnica 4.4.11**).
- Una vez colocada correctamente, una mínima fuerza con la mano derecha hará que la rama se desplace hacia el canal del parto.

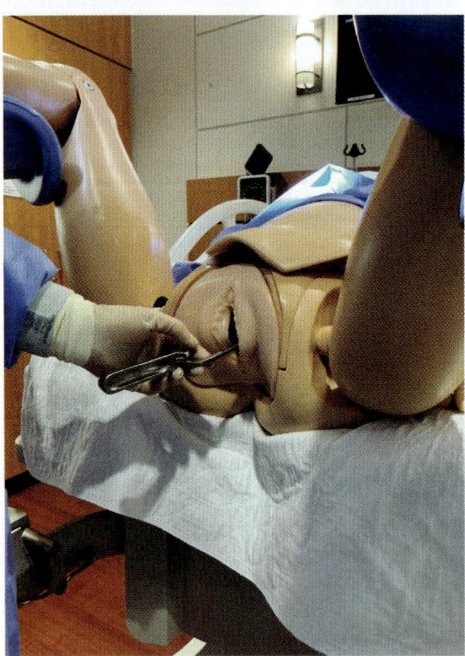

Figura técnica 4.4.10. Rama en posición correcta.

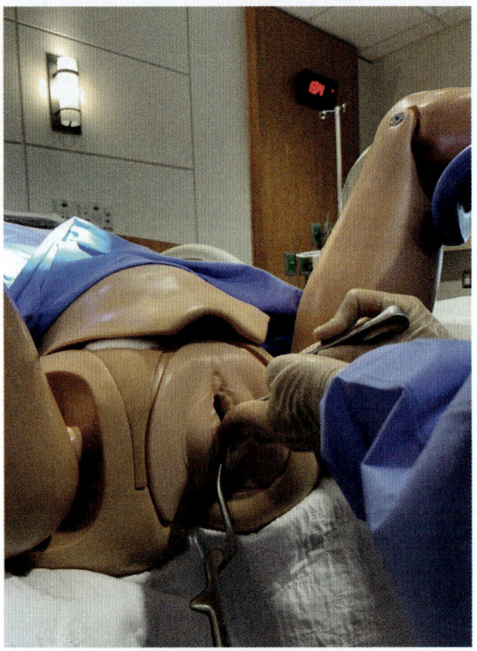

Figura técnica 4.4.11. La rama derecha se introduce de forma similar (sobre la rama izquierda) y se «lleva» hacia su lugar.

- Los dedos índice y corazón izquierdos (que se mantienen en los bordes derecho e izquierdo de la rama, respectivamente) empujan suavemente la rama lateralmente (derecha materna) y la «llevan» hasta su posición como se hizo con la rama izquierda (**fig. técnica 4.4.12**).
- La rama derecha debe mantenerse por encima de la izquierda durante este proceso para permitir un bloqueo correcto.
- No debe aplicarse ninguna fuerza para bloquear el instrumento; la posición final del vástago y el mango debe ser la esperada de «presentación de los fórceps» (*véase* fig. técnica 4.4.6).
- Una vez colocadas las dos ramas, debe comprobarse la posición de la cabeza fetal y la aplicación de los fórceps antes de realizar cualquier esfuerzo de tracción.

- Comprobación de la aplicación correcta
  - Se logra cuando las ramas se sitúan contra los lados de la cabeza fetal en los espacios entre las órbitas y las orejas (**fig. técnica 4.4.13**).
  - La punta de la rama debe llegar ligeramente más allá de las eminencias malares para permitir una distribución uniforme de la presión y concentrar las fuerzas de tracción y compresión en una de las regiones menos vulnerables de la cabeza fetal.
  - Antes de aplicar cualquier fuerza de rotación o tracción, el obstetra debe comprobar lo siguiente:
    - Los fórceps no han penetrado accidentalmente en la pared lateral de la vagina (cualquier hemorragia vaginal repentina después de la colocación de los fórceps debe suscitar una evaluación inmediata).
    - La sutura sagital debe palparse simétrica y perpendicularmente entre las dos ramas.
    - La fontanela posterior debe ser palpable cerca (unos 2 cm) del plano de los vástagos, pero no dentro de los límites de la rama.
    - Los mangos, que no deben requerir más que una mínima presión para cerrarse completamente, deben apuntar hacia fuera y no hacia alguno de los lados.
    - No debe haber ninguna parte significativa de cualquiera de las dos ramas palpable delante de la cabeza fetal.

- Posiciones occipitoanterior izquierda (OAI) u occipitoanterior derecha (OAD) (2)
  - Se requieren pequeñas modificaciones a la descripción mencionada cuando la cabeza está en posición OAI o OAD.
    - Debe conocerse la ubicación exacta de la sutura sagital y la fontanela posterior, y la disposición final de las ramas de los fórceps debe ser la de «presentación de los fórceps» antes de la inserción.
  - En las posiciones OAI, la rama izquierda debe colocarse primero mediante un abordaje directo o indirecto.
    - Una vez que la rama izquierda está correctamente alineada, la rama derecha también puede colocarse usando cualquiera de los dos métodos.

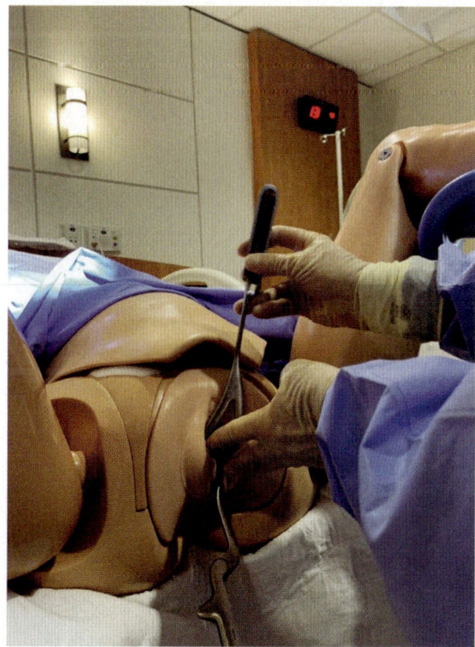

Figura técnica 4.4.12. A continuación, se utiliza un movimiento de rotación combinado con las yemas de los dedos de ambas manos.

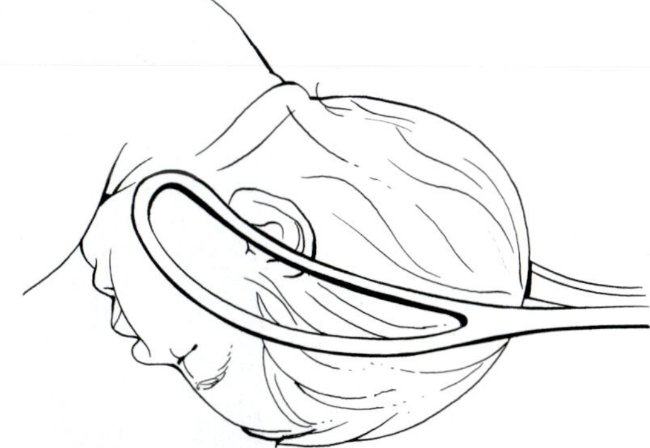

Figura técnica 4.4.13. Colocación correcta de las ramas de los fórceps en la cabeza fetal (reimpresa de Scott JR, Gibbs RS, Karlan BY, Haney AF. *Danforth's Obstetrics and Gynecology*. 9.ª ed. Wolters Kluwer; 2003).

- Recuerde que la rama tendrá que maniobrar alrededor del sincipucio. Será necesaria una cuidadosa manipulación digital con los dedos índice y corazón izquierdos para evitar lesiones en los tejidos blandos maternos y fetales.
- Si los mangos no se bloquean fácilmente, el uso es incorrecto y debe ser revisado.
  - Se puede intentar una manipulación suave con los dedos índice y corazón después de desbloquear las ramas, pero con frecuencia la mejor acción es retirar la rama y volver a introducirla.
- En la posición OAD, cualquiera de las dos ramas puede colocarse en primer lugar utilizando el abordaje directo o indirecto.
- La rotación de OAD u OAI a OA directa suele ser automática porque la tracción se aplica suavemente y no es necesario elevar deliberadamente la cabeza fetal.
- Tracción
  - La tracción suele iniciarse con las contracciones maternas.
  - Las fuerzas de tracción sobre la cabeza fetal deben mantenerse perpendiculares al eje de la pelvis siguiendo la curva de Carus (**fig. técnica 4.4.14**).
  - A medida que la cabeza desciende en el canal del parto, el ángulo de tracción se desplaza hacia delante (en la paciente en decúbito supino), girando finalmente hacia arriba en la salida.
  - Una forma de limitar la cantidad de tracción que se puede aplicar es colocarse ligeramente de lado de la paciente (2).
    - Una persona diestra se colocará a la derecha materna con la palma de la mano derecha hacia arriba y los vástagos de los fórceps cerrados entre los dedos índice y medio (**fig. técnica 4.4.15**). Los dedos índice y corazón se curvan alrededor del reborde del mango de forma holgada en unos fórceps con vástagos cruzados o un bloqueo deslizante.
    - Esta mano orientada hacia arriba aplicará la fuerza de tracción hacia afuera. Debido a que la tracción se produce a nivel del bloqueo (en contraposición al extremo de los mangos), y debido a que el brazo está tirando a través del cuerpo, la cantidad de fuerza generada en la cabeza fetal será limitada. Al inclinar el cuerpo lateralmente, el principal grupo muscular implicado es el deltoides y no el bíceps (capaz de hacer mucha más fuerza). Esto actúa como un límite natural de la cantidad de tracción que se aplica. Además, al utilizar solo dos dedos, el obstetra limitará aún más la cantidad de fuerza aplicada.
    - La mano izquierda se coloca con la palma hacia abajo en los vástagos de los fórceps y se ejerce una fuerza hacia abajo (maniobra de Pajot) (*véanse* figs. técnicas 4.4.14 y 4.4.15).

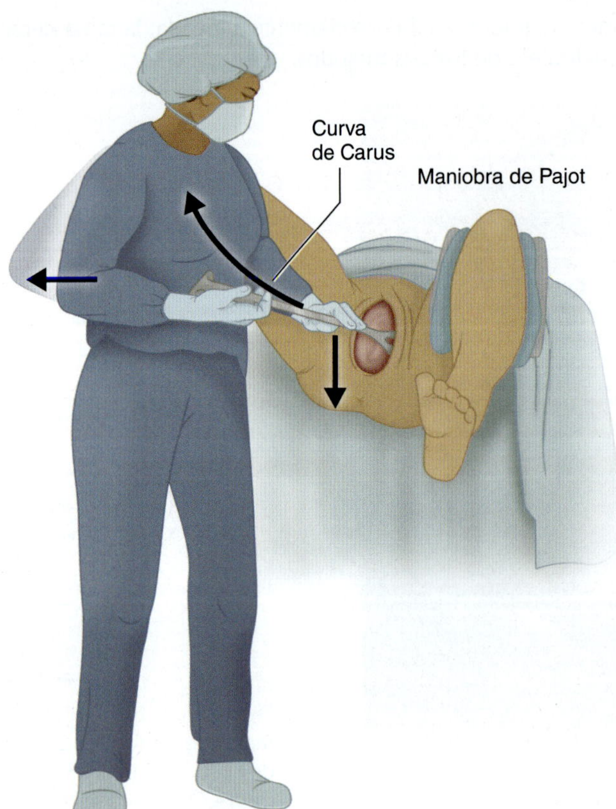

Figura técnica 4.4.14. Método de colocación de la mano y postura para la curva de Carus.

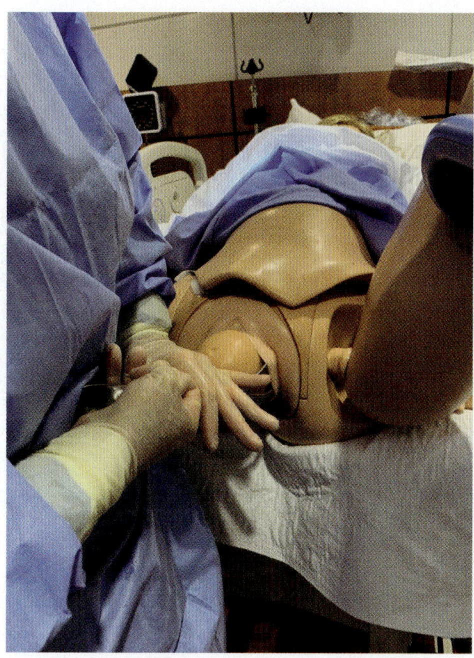

Figura técnica 4.4.15. En esta fotografía se muestra la postura recomendada y la posición de la mano durante el parto con los fórceps de Kielland. Nótese que los vectores combinados de las fuerzas de tracción siguen la curva de Carus, siendo el vector descendente de la mano izquierda una parte importante del parto. Además, la postura hacia la izquierda del obstetra ayudante reduce la cantidad de fuerza que puede ejercerse sobre la cabeza fetal con la mano derecha, confiando únicamente en el brazo en lugar de utilizar el peso corporal de la parte superior del torso.

- Las fuerzas combinadas hacia fuera y hacia abajo pueden ajustarse para producir un vector que siga la curva de Carus (tracción del eje).
- Se puede aplicar una tracción del eje similar utilizando la maniobra de Saxtorph (**fig. técnica 4.4.16**), en la que el obstetra está sentado y emplea los dedos de la mano izquierda para tirar de los vástagos bloqueados hacia abajo.
- Evite tirar en la dirección de los mangos con unos fórceps de tipo clásico (de Simpson o de Elliot) porque esto hará que la cabeza fetal sea arrastrada por debajo de la sínfisis púbica.
- Cuando se use un instrumento sin curvatura pélvica (fórceps de rotación), no hay que elevar los mangos más de 45° por encima de la horizontal para reducir la posibilidad de desgarros del surco por la punta de la rama.
- Fuerza
  - En un parto espontáneo normal de la cabeza fetal, las fuerzas de expulsión de la segunda fase oscilan entre 8.6 y 15 kg.
  - Durante las operaciones con fórceps, se ha estimado que las fuerzas de tracción oscilan entre 16 y 23 kg.
    - Las fuerzas de tracción se reducen en un 25-50% mediante el uso de fórceps con vástagos cruzados.
    - La tracción debe liberarse entre las contracciones para reducir el diferencial de presión intracraneal al que está expuesto el feto y para aliviar la bradicardia inducida por la vía vagal.
    - Debido a la posibilidad de que se produzcan anomalías en la frecuencia cardiaca fetal durante el parto, se debe vigilar la frecuencia cardiaca del feto durante los partos con fórceps.
- Parto de la cabeza
  - Una vez que la cabeza corona, los mangos de los fórceps de tipo clásico pueden elevarse hasta que estén casi perpendiculares al suelo.
  - La mano en la parte superior de los vástagos ahora estará tirando casi directamente hacia afuera. En este punto, el parto puede completarse con los fórceps, o se pueden desarticular las ramas y completar el parto usando una maniobra de Ritgen modificada.

Uso de las ramas de los fórceps para la posición occipitoposterior recta de la cabeza

- Prefiero la rotación de un feto en posición OP antes del parto en la mayoría de las circunstancias debido a los diámetros involucrados. El parto de una cabeza OP recta implica que el diámetro occipitofrontal se acomode a la pelvis (11.5 cm) frente al suboccipitobregmático (9.5 cm) en posición OA.

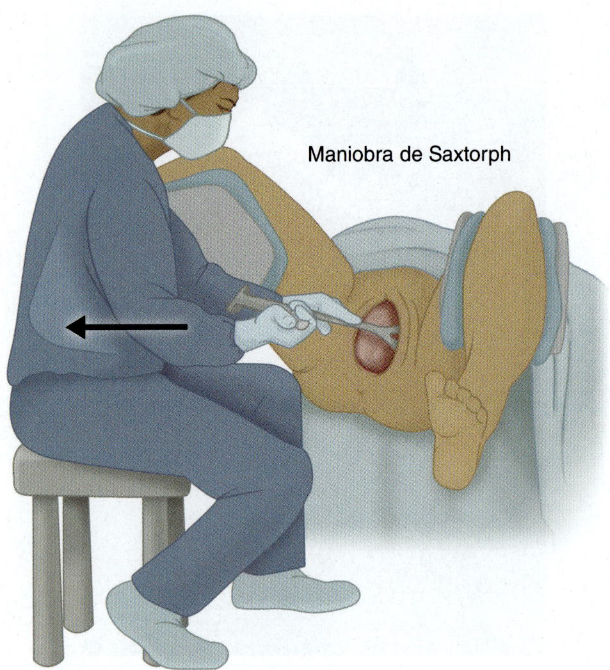

Figura técnica 4.4.16. Método de colocación de la mano y postura para la maniobra de Saxtorph.

Esa diferencia de 2 cm puede hacer que un parto con fórceps sea más difícil y tenga como resultado un mayor potencial de lesiones maternas y fetales.

- Sin embargo, en el caso de los fórceps de salida en los que la cabeza fetal es fácilmente accesible y el parto se percibe como posible con una asistencia mínima, la aplicación directa o indirecta de los fórceps, como se ha descrito anteriormente, es adecuada para efectuar un parto OP directo.

Posiciones occipitotransversales (2)

- La posición occipitotransversal de la cabeza con frecuencia produce una detención transversal profunda (DTP) y una desproporción cefalopélvica (DCP) absoluta.
- En la mayoría de los casos, esto requiere la rotación de la cabeza fetal hacia OA u OP para permitir el parto vaginal, pero, ocasionalmente, las pacientes con una pelvis platipeloide darán a luz espontáneamente a un feto con una posición transversal de la cabeza. Las opciones de tratamiento de la detención transversal con una posición occipitotransversal incluyen las siguientes:
  - *Rotación digital o manual*. En algunos casos, se ha informado que la rotación manual de una posición anómala de la cabeza fetal hacia una posición OA u OP es eficaz (fig. técnica 4.4.17). Una reciente revisión sistemática (en francés) no encontró pruebas para recomendar la rotación manual como práctica sistemática (8).
  - Rotación mediante un vacuoextractor:
    - Solo debe intentarse mediante tracción en el eje de la pelvis y no mediante movimientos de torsión o rotación con la ventosa, que pueden causar graves desgarros en el cuero cabelludo.
    - Al aplicar la tracción en el plano correcto, la cabeza se ve obligada a rotar en virtud de la arquitectura de los tejidos blandos y los huesos de la pelvis.
    - En la mayoría de las situaciones en las que se requiere la rotación, creo que un método adecuado de fórceps tendrá más probabilidades de resultar en una rotación exitosa que el uso del vacuoextractor.
  - Rotación con fórceps:
    - Es técnicamente demandante y no debe intentarse sin la capacitación y experiencia adecuadas.
    - Puede realizarse con fórceps clásicos (p. ej., de Elliot, de Tucker-McLean, de Neville-Barnes), fórceps rotativos específicos (de Kielland, de Barton) o fórceps de Salinas. Las ramas pueden aplicarse mediante el método clásico, el método indirecto o el directo.

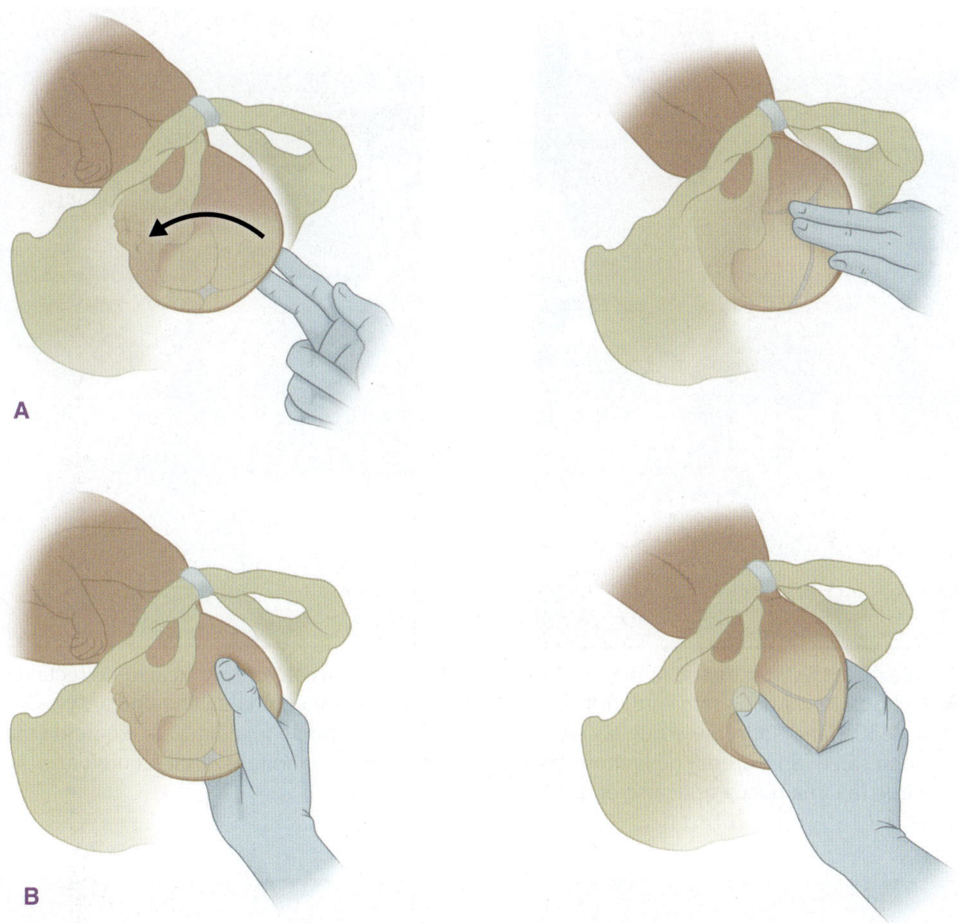

Figura técnica 4.4.17. Rotaciones digital (A) y manual (B).

- Cuando se aplican fórceps sin curvatura pélvica o con curvatura mínima (de Kielland, de Salinas) a una cabeza en una DTP, se prefiere el método directo.
  - Menor manipulación
  - Mínimo potencial de lesiones fetales y maternas
- Aplicación directa de fórceps de Kielland para la DTP:
  - En las **figuras técnicas 4.4.18 a 4.4.21** se muestra la aplicación directa de la rama anterior.
  - Las ramas deben ser montadas y colocadas en posición de «presentación de los fórceps» para asegurar que la rama correcta está orientada como la rama anterior. El bloqueo debe estar orientado hacia el occipucio cuando esté en posición.
  - Coloque siempre primero la rama anterior.
  - Las nalgas maternas deben sobresalir del borde de la mesa para que la rama pueda aplicarse directamente al hueso parietal bajo la sínfisis del pubis con el mango orientado hacia el suelo. Las figuras técnicas 4.4.18 y 4.4.19 muestran cómo debe sujetarse y colocarse la rama anterior.
  - El obstetra ayudante debe arrodillarse frente a la paciente. La punta de la rama se introduce en la vagina y se hace avanzar suavemente siguiendo la curva del hueso parietal del feto hasta su posición. Para hacer avanzar la rama hasta su posición, solo se debe empujar suavemente con la punta de los dedos sobre esta (*véanse* figs. técnicas 4.4.20 y 4.4.21). A medida que la punta de la rama avanza, el mango debe levantarse con suavidad para permitir que la rama se deslice fácilmente sobre la cabeza fetal. Si hay algo más que la resistencia mínima esperada, o que esperaría de la colocación directa de la rama con las operaciones OA u OP, o si hay alguna hemorragia, la operación debe ser revaluada y, si es necesario, detenida. Forzar la rama hacia delante está absolutamente contraindicado y puede causar importantes lesiones maternas o fetales.
  - Una vez colocada, la rama debe permanecer en posición, como se muestra en la figura técnica 4.4.21. Dependiendo del grado de asinclitismo, el mango de la rama puede apuntar hacia fuera o ligeramente por encima o por debajo de la horizontal.

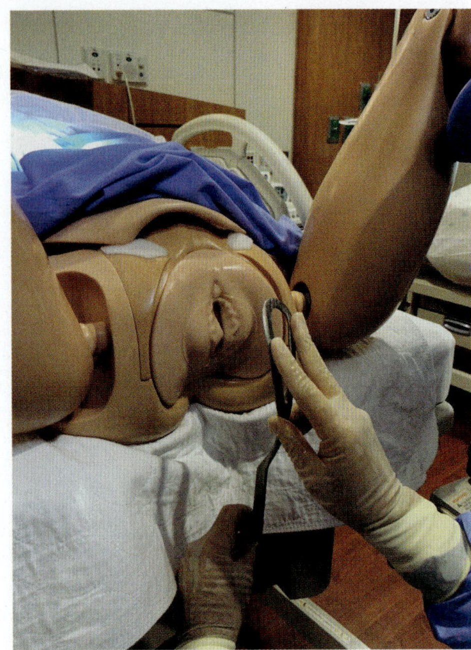

Figura técnica 4.4.18. Posición de la mano antes de la aplicación directa de la rama anterior de los fórceps de Kielland. Obsérvese que las nalgas maternas sobresalen del extremo de la mesa de parto para que la rama pueda aplicarse en actitud vertical.

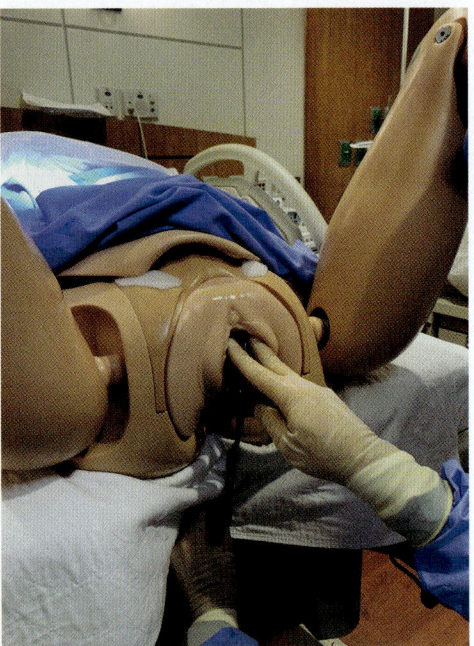

Figura técnica 4.4.19. Aplicación directa de la rama anterior en una detención transversal directa con el occipucio fetal hacia la izquierda materna posición occipitotransversal izquierda.

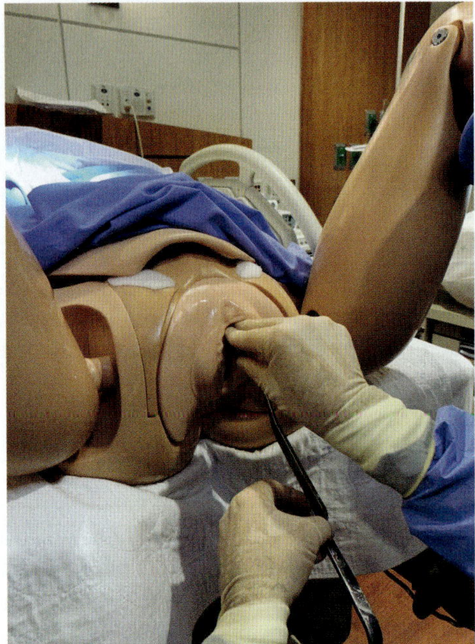

Figura técnica 4.4.20. Una suave presión hacia abajo y dentro, utilizando solo las yemas de los dedos de la mano derecha, hará avanzar la rama sin esfuerzo hasta su posición. Si hay una resistencia significativa, la aplicación debe ser revaluada.

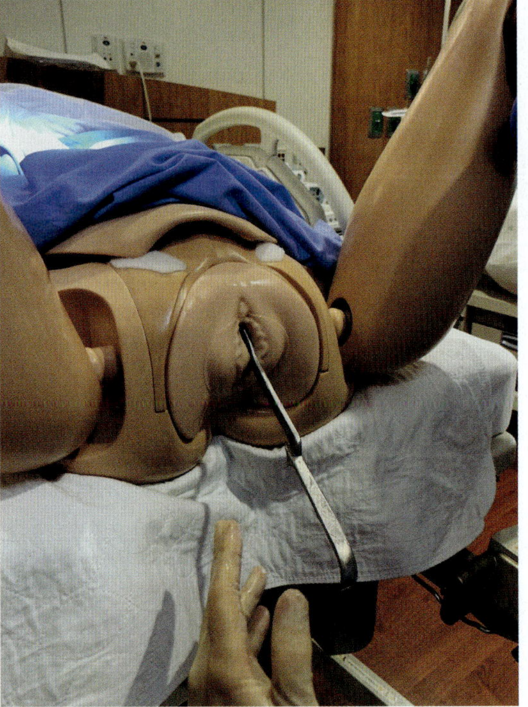

Figura técnica 4.4.21. Una vez aplicada, la rama anterior debe permanecer en su posición cuando se suelte.

■ La rama posterior se inserta entonces con el vástago a la derecha materna del vástago anterior (para asegurar que el bloqueo se alinea correctamente) y debe deslizarse fácilmente en su posición bajo su propio peso con solo la dirección de las yemas de los dedos de la mano derecha (**figs. técnicas 4.4.22 y 4.4.23**).

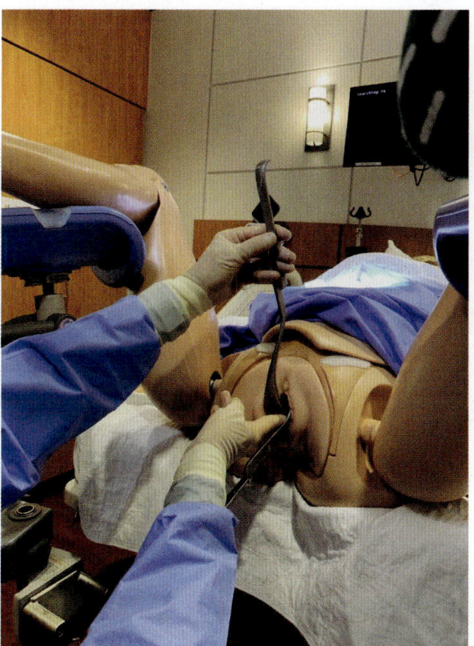

Figura técnica 4.4.22. Aplicación directa de la rama posterior, que se inserta a la derecha materna de la rama anterior para asegurar la correcta alineación del bloqueo. Una suave presión con las yemas de los dedos es todo lo que se necesita para guiar la rama a su posición y, en la mayoría de los casos, esta debería caer en la posición correcta por su propio peso.

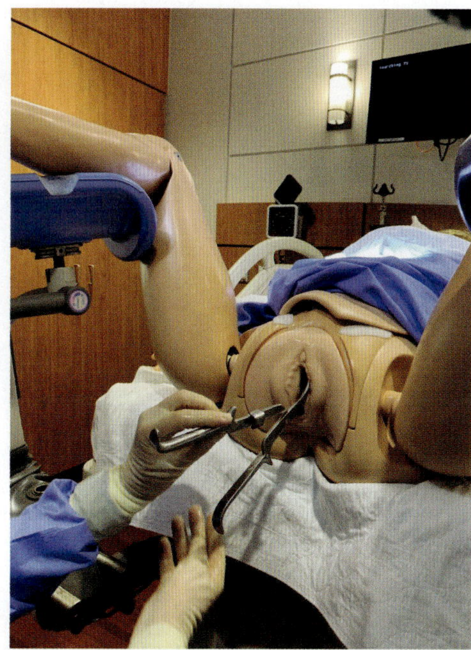

Figura técnica 4.4.23. El cierre del bloqueo no debe requerir ninguna fuerza.

- Una vez que los vástagos están juntos, se puede elevar ligeramente la cabeza y corregir el asinclitismo deslizando los vástagos para conseguir la simetría del bloqueo (**fig. técnica 4.4.24**).
- En las **figuras técnicas 4.4.25 y 4.4.26** se muestra la posición de las manos y los vástagos durante la rotación. La rotación debe producirse siguiendo la distancia más corta del occipucio a la sínfisis, es decir, girando el occipucio directamente hacia la sínfisis 90° y no 270°. Empujar y tirar suavemente de los fórceps durante la rotación ayudará a asegurar una rotación más eficiente y segura. Si se bajan los mangos hacia el suelo una vez que se ha girado la cabeza, se facilitará la flexión de la cabeza fetal (*véase* fig. 4.4.26).
- Una vez completada la rotación, compruebe la posición de las ramas y de la cabeza fetal antes de aplicar la tracción (**fig. técnica 4.4.27**). La fontanela posterior debe ser claramente

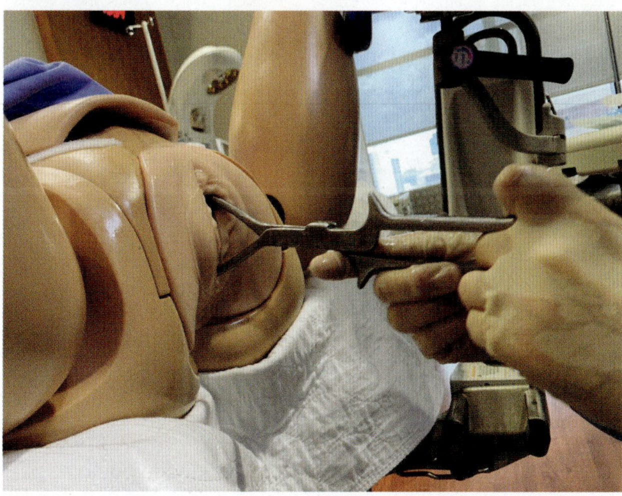

Figura técnica 4.4.24. Corrija el asinclitismo que pueda haber mediante un movimiento suave para alinear los dos lados del bloqueo deslizante.

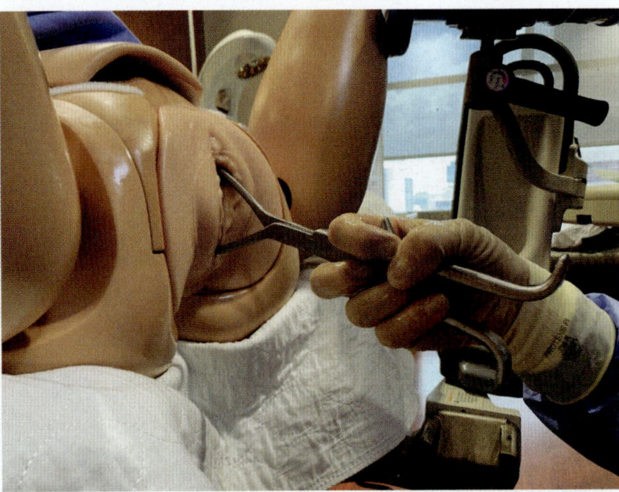

Figura técnica 4.4.25. Colocación de la mano antes de la rotación suave de la cabeza occipitotransversal izquierda a 90° hacia la izquierda materna.

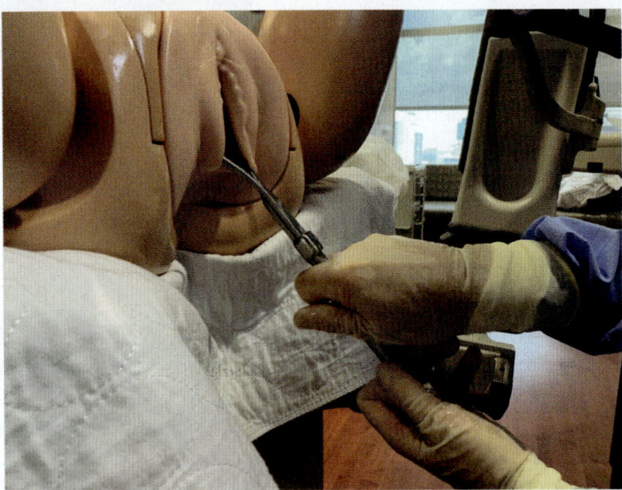

Figura técnica 4.4.26. Con un suave movimiento de rotación, que puede requerir pequeños ajustes simultáneos («entrada y salida») de los fórceps, la cabeza fetal se gira hasta la posición occipitoanterior directa. Es crucial que se trate de una acción no forzada: cualquier resistencia significativa debe llevar a una revaluación completa de la situación.

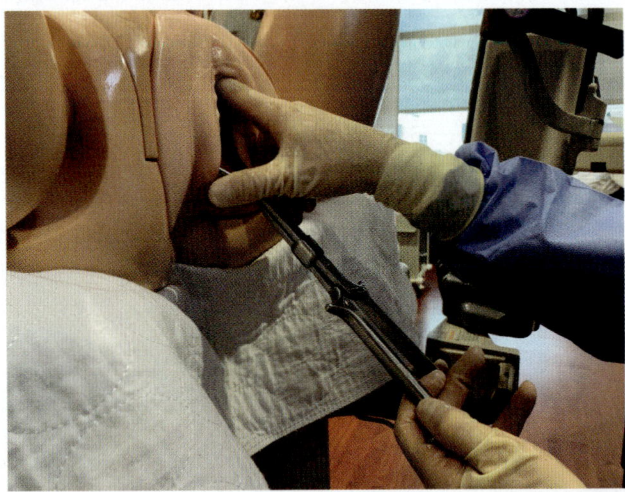

Figura técnica 4.4.27. Una vez girada la cabeza, compruebe que el occipucio se palpa donde se espera. Si es necesario, utilice la ecografía para volver a comprobar la posición de la cabeza.

palpada y la sutura sagital bien posicionada entre las dos ramas. La cabeza debe estar encajada, y en ningún caso se debe intentar un parto con fórceps altos. Si no se logra la posición ideal de los fórceps, la operación debe ser revaluada para asegurarse de que las ramas no se han deslizado o se han colocado incorrectamente. Se puede utilizar la ecografía para facilitar la evaluación de la posición de la cabeza fetal. Cualquier cosa que no sea la colocación y la posición óptimas debe dar lugar a un reposicionamiento o el abandono del procedimiento.

- Una vez confirmada la colocación, se puede aplicar la tracción con los fórceps de Kielland (**fig. técnica 4.4.28**) para efectuar el parto siguiendo los principios mencionados. La trayectoria de las puntas de las ramas debe seguir la curva de Carus, prestando atención al hecho de que los fórceps no tienen una curvatura pélvica y no deben elevarse más de unos 30-45° por encima de la horizontal hasta la salida de la cabeza fetal para evitar que las puntas de los fórceps dañen la cavidad vaginal posterior. Si es necesario, se puede hacer una episiotomía mediolateral para evitar la obstrucción de los tejidos blandos.
  - Otro abordaje consiste en sustituir las pinzas de Kielland (de una en una) por las pinzas clásicas y dar a luz como se ha descrito anteriormente.
  - Un último abordaje es simplemente retirar los fórceps de Kielland y permitir que los esfuerzos maternos de pujo hagan nacer al feto una vez que se haya corregido la posición anómala.
- El método indirecto es una mejor opción cuando se emplea un fórceps de tipo clásico (maniobra de Scanzoni).
  - En la maniobra de Scanzoni, las ramas de los fórceps de tipo clásico se aplican de forma similar a las de los fórceps de Kielland (indirecto o directo), pero, debido a la curvatura pélvica de las ramas, los mangos no salen de la vagina apuntando directamente hacia fuera. En cambio, se desvían hacia un lado. Esto se debe a que cuando las ramas de los fórceps se aplican correctamente a la cabeza fetal, el grado de curvatura de la pelvis dicta el grado de desviación de los mangos respecto al eje de las ramas. Como resultado, durante la rotación, los extremos de los mangos deben describir una circunferencia mucho más amplia que la que se observa cuando se gira un fórceps de ramas rectas. Hay que tener cuidado de describir este círculo y de mantener el eje largo de las ramas paralelo al del canal del parto. Esto evitará que las puntas de las ramas laceren la vagina durante la rotación.
- *Uso clásico.* Dada la escasa formación y experiencia con fórceps rotativos que la mayoría de los obstetras modernos reciben durante su formación, no creo que haya lugar para la aplicación clásica (dar la vuelta a la rama dentro del útero) y, por lo tanto, solo se describen los métodos directo e indirecto.

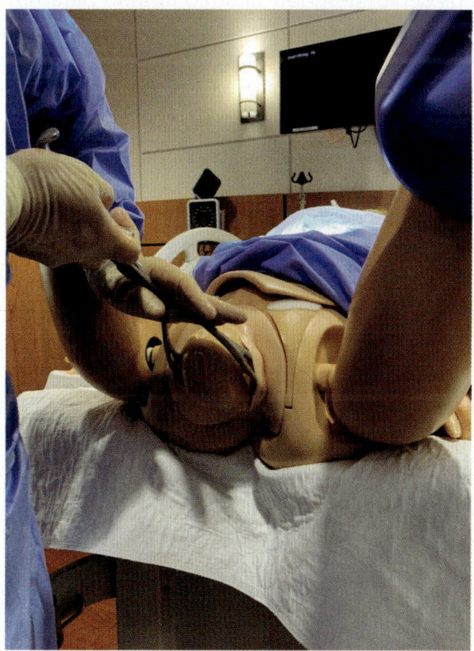

Figura técnica 4.4.28. La cabeza fetal se extrae como se ha descrito anteriormente, con el obstetra ayudante de pie a la izquierda con la posición de la mano como se muestra.

- La preferencia del autor para un parto rotativo es usar unos fórceps rectos que hayan sido diseñados para la rotación (unos sin curvatura pélvica) en lugar de uno de tipo clásico.
  - Cesárea
- A menos que el obstetra haya tenido suficiente formación y experiencia con el parto con fórceps rotativos, la cesárea es con frecuencia la opción más prudente.

Posiciones occipitoposteriores (2)

- La posición OP de la cabeza con frecuencia da lugar a un parto prolongado en la segunda fase y a una DCP relativa. En algunos casos, si la cabeza fetal se extiende completamente hasta la presentación de ceja, habrá una DCP absoluta.
- Una posición OP puede ser atendida por parto como OP directa, o por rotación digital o manual a la posición OA, por rotación instrumental a OA o por una combinación de estos métodos.
- Por lo general, una cabeza bien flexionada en posición OP puede extraerse como una OP directa.
- Si la cabeza está extendida o solo mínimamente flexionada, el parto directo con OP puede dar lugar a un mayor riesgo de traumatismo materno y fetal debido a lo siguiente:
  - Mayor tracción debido al mayor diámetro presentado.
  - Extensión exagerada y empeoramiento de la situación.
  - El autor prefiere girar la cabeza a la posición OA; por lo general, esto también ayuda a flexionar la cabeza.

Rotación instrumentada

- La extracción con fórceps o vacuoextractor puede ser útil para rotar una posición OP a una OA.
  - Se pueden usar fórceps de tipo clásico (de Simpson, de Elliot) o rotativos (de Kielland o de Salinas).
- Fórceps de tipo clásico:
  - Las ramas se colocan de forma directa o indirecta como se ha descrito anteriormente, con la diferencia de que ahora están orientadas «al revés» porque el occipucio es posterior.
  - Posición OP directa (u OP derecha [OPD]/OP izquierda [OPI]):
    - Los fórceps se aplican colocados como se ha descrito anteriormente.
    - Una vez bloqueadas las ramas, la fontanela posterior debe palparse a unos 2 cm por debajo de los vástagos, con la sutura sagital a medio camino, y perpendicular, entre las dos ramas.
    - Enseguida, se gira la cabeza en posición OA con la dirección de rotación hacia el lado de la espalda del feto.
    - Los mangos de los fórceps deben describir un arco amplio para limitar el arco de los dedos de las ramas (maniobra de Scanzoni).
    - Una vez completada la rotación, las ramas de los fórceps, ahora invertidas, deben retirarse y volver a colocarse en la orientación correcta.
      - La forma más fácil de hacerlo es tener dos juegos de fórceps disponibles para su uso.
        - A medida que se retira la rama invertida de los fórceps, puede sustituirse por la rama correspondiente del otro juego de fórceps.
        - La rama invertida mantiene la cabeza en la posición OA durante el cambio.
        - Una vez que la rama de reposicionamiento está correctamente colocada, la rama restante invertida puede retirarse y sustituirse por la segunda rama del juego de fórceps de reposicionamiento.
      - El parto se completa entonces como se ha descrito anteriormente.
- Fórceps de Kielland u otros de rotación sin curvatura pélvica:
  - Las ramas se aplican como en el caso de una posición OA (o OAI/OAD) utilizando la técnica indirecta o directa descrita anteriormente.
    - Los botones en los mangos (o del bloqueo) deben estar orientados hacia el occipucio del feto.
    - En las figuras se muestran la aplicación posterior y la rotación (**figs. técnicas 4.4.29 a 4.4.35**).
  - La cabeza se gira suavemente 180°, es decir, simplemente 90° más de lo descrito anteriormente para la DTP.
    - Los mangos deben girar sobre su eje (sin curvatura pélvica).
    - Puede ser necesario elevar la cabeza durante la rotación y bajar los mangos hacia el suelo para alinear mejor los fórceps con el canal del parto.
    - Utilice movimientos lentos, controlados y suaves (presión con dos dedos).
    - Gire siempre la distancia más corta según la posición de la espalda del feto, es decir, si la espalda del feto está a la derecha materna, gire la cabeza en el sentido de las agujas del reloj

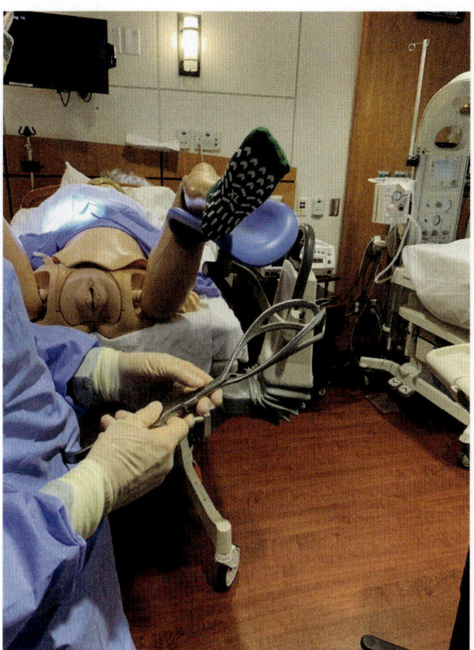

Figura técnica 4.4.29. Al girar la cabeza fetal desde una posición occipitoposterior directa con los fórceps de Kielland, asegúrese de que las ramas están bien alineadas con el bloqueo hacia el occipucio. La «presentación de los fórceps» preoperatoria es útil en esta situación.

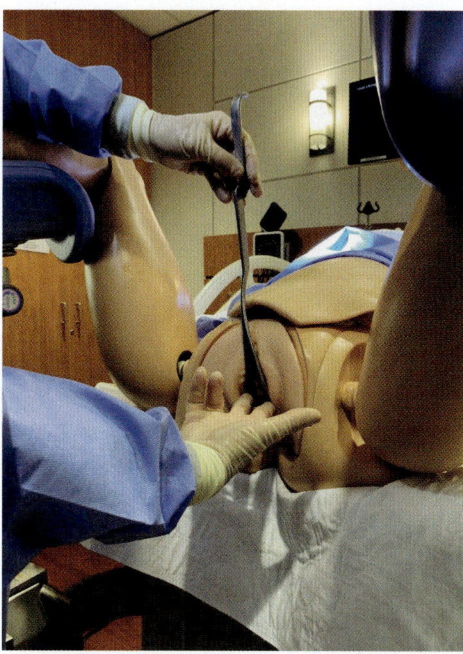

Figura técnica 4.4.30. La rama situada a la izquierda de la madre se inserta primero y se «lleva» hasta su posición como se ha descrito anteriormente.

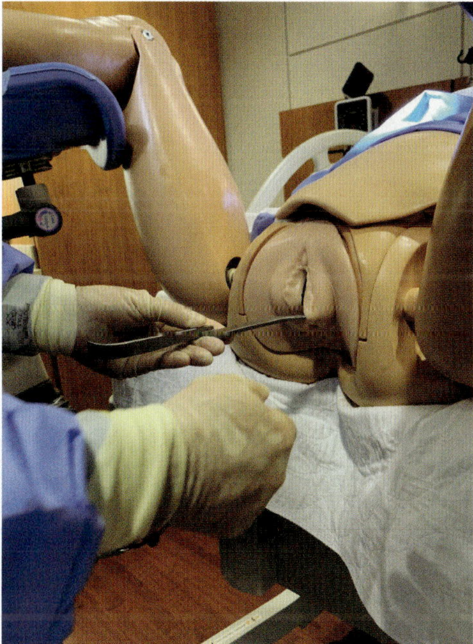

Figura técnica 4.4.31. Una vez en posición, el bloqueo debe estar orientado hacia abajo si la cabeza está en posición occipitoposterior directa.

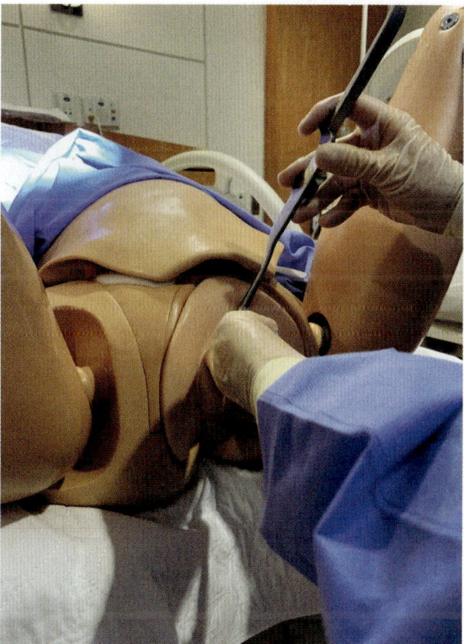

Figura técnica 4.4.32. La rama a la derecha materna se inserta sobre la rama izquierda ya colocada en posición para asegurar el correcto bloqueo y se «desliza» hasta su posición.

hacia la derecha materna; y si la espalda del feto está a la izquierda materna, gire en el sentido contrario.

■ No es necesario invertir las ramas después de la rotación; una vez que la cabeza esté en la posición OA, se puede aplicar la tracción para el parto. Como alternativa, una vez corregida la posición anómala, las ramas pueden cambiarse por fórceps de tipo clásico o incluso retirarse y realizar un parto espontáneo si las condiciones fetales y maternas son adecuadas.

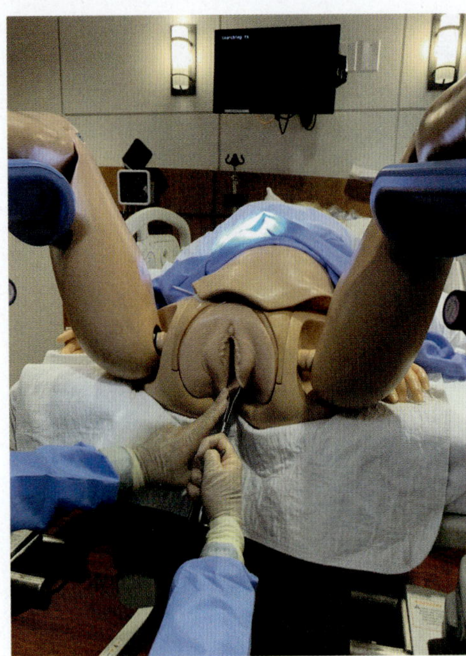

Figura técnica 4.4.33. Se corrige cualquier asinclitismo y, mediante un suave movimiento de rotación que puede requerir pequeños ajustes simultáneos («entrada y salida») de los fórceps, se gira la cabeza fetal hasta la posición occipitoanterior directa.

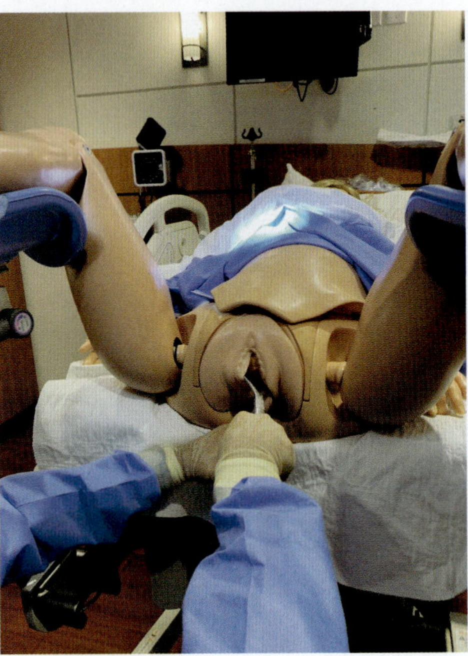

Figura técnica 4.4.34. Es posible que haya que hacer ligeros ajustes a medida que se vaya produciendo la rotación. No debería haber ninguna resistencia significativa si los fórceps se aplican correctamente.

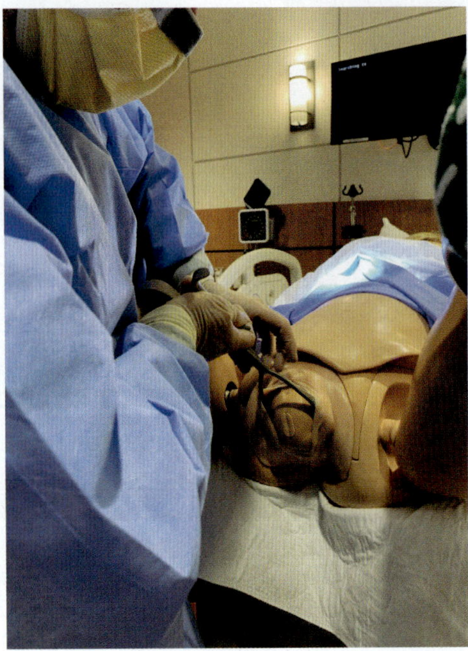

Figura técnica 4.4.35. A continuación, el feto nace como se ha descrito anteriormente.

CONSEJOS Y ALERTAS

CONSEJO O ALERTA	DESCRIPCIÓN
○ Regla de tres (3)	Si la suma del número de quintas de la cabeza fetal por encima de la sínfisis del pubis y el grado de moldeado son $\geq$ 3, entonces no intente un PVO.
○ Diámetro basovertical (4)	Distancia desde la base del cráneo hasta el punto más alejado del vértice. El moldeado puede dar una falsa impresión de encajamiento porque el diámetro basovertical se alarga. Esto puede ocurrir sin un exceso de *caput succedaneum*. Así, la parte más baja del cráneo y del cuero cabelludo desciende por debajo de las espinas, *pero* la base del cráneo puede seguir siendo alta y no estar encajada. (Crichton D. *J Obstet Gynecol Brit Emp*. 1962;69:366–378) (Nivel II-2)
○ Prueba de la «Y» y barrido con dos dedos: hueso liso frente a dos huesos	Al palpar la cabeza fetal para identificar las fontanelas, coloque sus dedos sobre la cabeza fetal y busque una hendidura en forma de «Y». Una vez identificada, pase los dedos por el hueso en el centro de la hendidura. Si se palpan dos huesos entre los brazos de la «Y», se trata de la fontanela anterior. Si el hueso es liso en toda su extensión, es probable que sea la fontanela posterior.
○ Exploración vaginal, cervical y rectal después del PVO	Siempre explore la vagina, el cuello uterino, el ano y el recto después del PVO para identificar lesiones, fístulas y cualquier esponja o instrumento retenido.
✗ Moldeado 3+	Evite el PVO si ya hay moldeado 3+, independientemente de lo fácil que pueda parecer la colocación de los fórceps. La superposición ósea adicional provocada por los fórceps puede desgarrar los vasos sanguíneos que ya están muy estirados por el moldeado en sí mismo.

CUIDADOS POSTOPERATORIOS

- Tras el parto, debe aliviarse la flexión de las caderas de la paciente para reducir al mínimo el riesgo de lesiones nerviosas por presión o estiramiento prolongados.
- Se completa la reparación de la episiotomía con rapidez para limitar la pérdida de sangre y la exposición de los tejidos.
- Se inspecciona el canal del parto, el cuello uterino, el recto y el ano y se reparan si es necesario.
  - Siempre inspeccione o palpe las áreas periuretral y perianal o rectal después de cualquier reparación para descartar suturas perforantes.
- El dolor anal después del PVO debe provocar una inspección cuidadosa para detectar un hematoma vaginal o vulvar.
- Cualquier cambio hemodinámico o descenso significativo del hematocrito obliga a realizar una exploración para detectar una hemorragia continua, ya sea evidente (vaginal o vulvar) u oculta (hemorragia retroperitoneal).

COMPLICACIONES

- Maternas:
  - *Desgarros*. Perineo, vagina, suelo de la pelvis, útero, vejiga.
  - Hemorragia posparto y compromiso hemodinámico.
  - Infección y rotura de la herida.
  - Incontinencia urinaria y anal de esfuerzo.
  - Lesiones nerviosas.
    - Las lesiones frecuentes y sus causas y presentaciones se muestran en la tabla 4.4.8.
  - Separación de la sínfisis del pubis.
- Lesión neonatal:
  - Equimosis, abrasiones o desgarros en el cuero cabelludo.
  - *Hemorragia*. Subgaleal, cefalohematoma, subdural, subaracnoidea, intracraneal (6).
- Ictericia neonatal.
- Parálisis neonatal transitoria del recto lateral.
- *Lesión del nervio facial*. Por lo general, es ocasionada por una rama de los fórceps en el punto donde el nervio se coloca superficialmente en la región mastoidea. Suele ser un acontecimiento transitorio, pero puede dar lugar a lesiones permanentes.
- *Hemorragia retiniana*. Esta complicación se produce en los partos con fórceps (17%), pero es más frecuente después de la extracción por vacío (38%; $p < 0.05$).
- Abrasiones corneales o traumatismos oculares externos.

REFERENCIAS CLAVE

1. ACOG Practice Bulletin #219. Operative vaginal birth. *Obstet Gynecol*. 2020;135:e149–e159.
2. Belfort MA. Operative vaginal delivery. In: Scott JR, Gibbs RS, Karlan BY, Haney AF, eds. *Danforth's Obstetrics and Gynecology*. Lippincott Williams & Wilkins; 2003.
3. Philpott RH. The recognition of cephalopelvic disproportion. *Clin Obstet Gynaecol*. 1982;9:609–624.
4. Crichton D. The accuracy and value of cephalo-pelvimetry. *J Obstet Gynaecol Br Emp*. 1962;69:366–378.
5. Crichton D. A reliable method of establishing the level of the fetal head in obstetrics. *S Afr Med J*. 1974;48:784–787.
6. Bellussi F, Ghi T, Youssef A, et al. The use of intrapartum ultrasound to diagnose malpositions and cephalic malpresentations. *Am J Obstet Gynecol*. 2017;217(6):633–641.
7. Towner D, Castro MA, Eby-Wilkens E, Gilbert WM. Effect of mode of delivery in nulliparous women on neonatal intracranial injury. *N Engl J Med*. 1999;341:1709–1714.
8. Marguier BI, Metz JP, Eckman LA, Ramanah R, Riethmuller D, Mottet N. Manual rotation in occiput posterior position: a systematic review in 2019. *Gynecol Obstet Fertil Senol*. 2019;47:672–679.

Distocia de hombros

Steven L. Clark y Michael A. Belfort

PRINCIPIOS GENERALES

Definición

- La *distocia de hombros* se refiere a la retención del hombro anterior del feto por detrás de la sínfisis del pubis tras el alumbramiento de la cabeza, lo que impide la salida espontánea del cuerpo. Con mayor frecuencia, se define como un parto que requiere maniobras adicionales después del fracaso de la tracción suave hacia abajo de la cabeza fetal para efectuar el parto de los hombros (1).
- Debido a que el cordón umbilical suele estar comprimido entre el cuerpo del feto y una o más prominencias pélvicas óseas en este momento del parto, puede producirse con rapidez una hipoxia fetal.
- Si no se alivia, esta hipoxia causará lesiones o muerte fetales.
- Además, las maniobras estándar empleadas para aliviar la distocia de hombros pueden producir lesiones en el plexo braquial fetal o, más rara vez, en el nervio frénico.
  - La realización adecuada de estas maniobras reduce, pero no elimina, dichas lesiones. Por lo tanto, todos los médicos que atienden partos deben estar familiarizados con estas maniobras y ser capaces de realizarlas.

DIAGNÓSTICO

- La distocia de hombros se diagnostica cuando el grado estándar de tracción descendente empleado para el parto vaginal no da lugar a la expulsión del hombro anterior (1).
- También se puede sospechar esta anomalía antes de la aplicación de cualquier tracción cuando se observa la retracción de la cabeza fetal contra el perineo materno (signo de la tortuga).
- Una definición alternativa propuesta implica un intervalo de alumbramiento de cabeza a cuerpo de 60 s o más.
  - Aunque esta definición puede tener cierto valor para conseguir un informe estandarizado y retrospectivo de la distocia de hombros, no es útil para el médico que se enfrenta a esta complicación en el momento del parto.
- A pesar de que es imposible determinar de manera objetiva la cantidad de tracción permitida que puede aplicarse adecuadamente antes de pasar a las maniobras especiales que se describen

a continuación, la experiencia le permitirá al médico juzgar cuándo la fuerza aplicada alcanza los límites aceptables que se emplean generalmente en los partos sin complicaciones.

FACTORES DE RIESGO

- Se han identificado múltiples factores de riesgo de distocia de hombros. Desgraciadamente, la mayoría de ellos son frecuentes, inespecíficos e inútiles para determinar el tratamiento.
- Sin embargo, hay tres factores de riesgo que tienen suficiente valor predictivo para influir en el tratamiento clínico para evitar la distocia de hombros. En presencia de cualquiera de estos factores de riesgo, se debe considerar el parto por cesárea para evitar la distocia de hombros:
  - *Grande para la edad gestacional.* El riesgo de distocia de hombros está directamente relacionado con el peso del feto. El American College of Obstetricians and Gynecologists (ACOG) ha recomendado que se considere el parto por cesárea para los fetos con un peso estimado igual o mayor de 5 000 g o igual o mayor de 4 500 g para un feto de una madre con diabetes.
  - *Detención del descenso en mitad de la pelvis con un peso fetal estimado superior a 4 000 g.* En estas circunstancias, se prefiere el parto por cesárea al parto vaginal operatorio.
  - *Distocia de hombros anterior.* Aunque algunas autoridades sugieren que la cesárea está indicada solo si una distocia de hombros anterior produjo una lesión permanente del plexo braquial, otras, entre las que se encuentran los autores de este capítulo, consideran que no es aconsejable intentar un parto vaginal después de un episodio de distocia de hombros anterior. A menos que haya razones para creer que el feto será significativamente más pequeño que el hijo anterior, muchos expertos recomiendan el parto por cesárea.
- Es importante destacar que la mayoría de los fetos con distocia de hombros no presentan ninguno de estos factores de riesgo.
- La mnemotecnia DOPE (diabetes, obesidad, posmadurez y aumento de peso excesivo) es una lista de control útil para recordar anomalías de importancia potencial. Todas estas alteraciones pueden contribuir a los factores de riesgo mencionados anteriormente.

Procedimientos y técnicas

- Cuando se diagnostica distocia de hombros, debe iniciarse una secuencia predeterminada de procedimientos (2,3):
  - Las primeras maniobras empleadas suelen ser la petición de ayuda adicional a enfermería y anestesiología, la realización de la maniobra de McRoberts y la aplicación de presión suprapúbica, como se describe más adelante.
  - Las maniobras de Woods, de Rubin o de Raft y otras para el desplazamiento del hombro; la liberación de la mano o el brazo posterior; y la episiotomía pueden realizarse de forma adecuada en cualquier orden, dependiendo del criterio clínico y la experiencia del médico que atiende el parto.
  - El rescate abdominal y la maniobra de Zavanelli (sustitución cefálica) son procedimientos de último recurso.
- Pida ayuda.
  - El personal de enfermería puede ayudar con la maniobra de McRoberts y la presión suprapúbica.
  - El anestesista debe prepararse para iniciar la anestesia general si las maniobras iniciales no tienen éxito o es necesaria la relajación materna adicional.

Maniobra de McRoberts

- Se realiza flexionando los muslos maternos sobre el abdomen (**fig. técnica 4.5.1**). Esta maniobra causa un cambio en las dimensiones pero no en el tamaño absoluto de la salida de la pelvis a través de la rotación cefálica de la sínfisis del pubis y un aplanamiento del sacro (4).
- Esta maniobra por sí sola es eficaz para aliviar hasta el 90% de los casos de distocia de hombros y debe mantenerse durante la realización de las maniobras adicionales que se describen más adelante.

Compresión suprapúbica

- El personal de enfermería suele administrarla como maniobra de primera línea junto con la maniobra de McRoberts.
- Se realiza mediante la aplicación de una firme presión oblicua y hacia abajo (desde la cara posterior del hombro fetal impactado) que comprimirá y rotará el hombro fetal anterior bajo la sínfisis.
  - Al aplicar el vector de fuerza hacia la cara del feto, se producirá una flexión del hombro impactado hacia el tórax como ayuda para desplazarlo bajo la sínfisis del pubis. Sugerimos esta modificación a la simple aplicación de presión hacia abajo, aunque no existen pruebas publicadas de mejores resultados con este refinamiento de la maniobra de presión suprapúbica.

Maniobras rotacionales

- A lo largo de los años, se han descrito y definido de forma diversa varias maniobras de rotación para el alivio de la distocia de hombros. Estas incluyen la maniobra de Woods, la maniobra de sacacorchos, la maniobra de Rubin y la maniobra de Raft, junto con varias modificaciones de cada una. Sin embargo, no existe una «línea clara» generalmente aceptada entre la definición de cualquiera de estas maniobras y la terminología asociada puede ser confusa. Cada una de estas maniobras tiene en común los intentos del médico que atiende el parto de rotar los hombros del feto colocando los dedos por detrás o por delante del hombro anterior o posterior y aplicar luego una presión de rotación junto con una presión suprapúbica continua (**fig. técnica 4.5.2**). El médico que atiende el parto puede utilizar cualquiera de estas maniobras; los detalles específicos serán determinados por el criterio clínico de la eficacia potencial o en curso en el momento del parto. Sugerimos que se use el término descriptivo más general *maniobras rotacionales* en lugar del anticuado uso de epónimos.

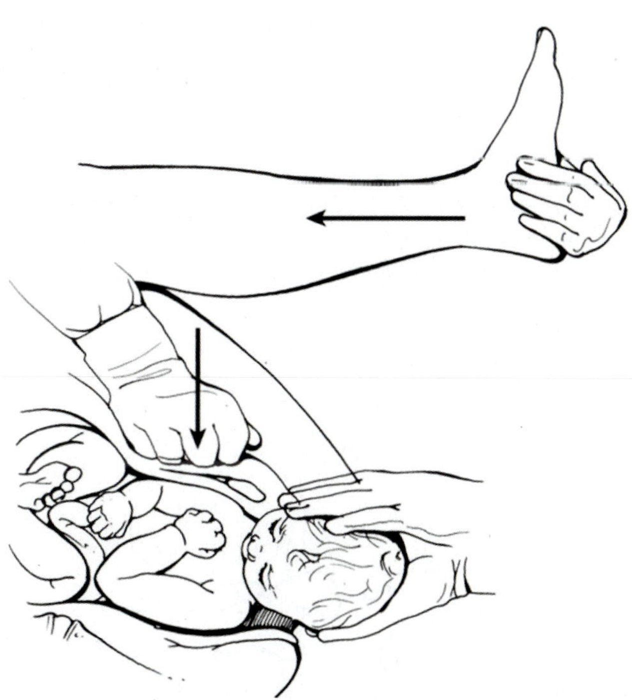

Figura técnica 4.5.1. Maniobra de McRoberts y presión suprapúbica (adaptada de Baxley EG, Gobbo RW. Shoulder dystocia. *Am Fam Physician*. 2004;69(7):1707–1714).

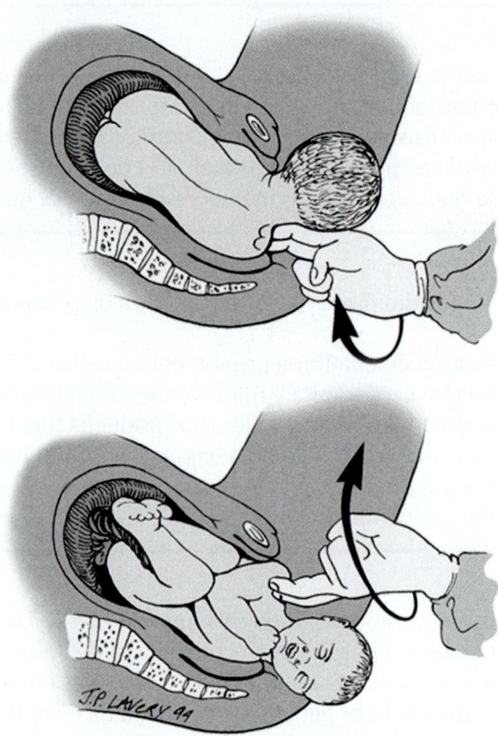

Figura técnica 4.5.2. Maniobra de Woods (sacacorchos) (reimpresa de Gala RB, Diallo A. *Patient Encounters: The Obstetrics and Gynecology Work-up.* Wolters Kluwer; 2009).

Liberación del brazo posterior

- La mano del médico se introduce posteriormente a lo largo del lado del feto y se intenta sujetar la mano del brazo posterior (5).
- Inicialmente, puede aplicarse presión en la parte posterior del húmero, dirigida hacia la columna vertebral del feto, en un esfuerzo por lograr la flexión espontánea del brazo y facilitar el agarre de la mano (**fig. técnica 4.5.3**). Los autores han comprobado que esto rara vez es eficaz.
- Lo más habitual es que el brazo posterior esté en completa extensión y que el médico tenga que introducir su mano más profundamente en la pelvis materna y sujetarlo de forma primaria.
  - Como la mano del feto suele ser bastante resbaladiza, a menudo es necesario ejercer una fuerza de pinza considerable sobre ella para lograr un agarre firme (**fig. técnica 4.5.4**).
  - A continuación, se flexiona el brazo mientras se saca la mano por el orificio vaginal. En este punto, la dimensión de hombro anterior a hombro axilar posterior (diámetro axiloacromial: 11 cm), significativamente más estrecho, ha sustituido a la dimensión de hombro a hombro (diámetro bisacromial: 13 cm), y el hombro anterior generalmente se extrae con facilidad.

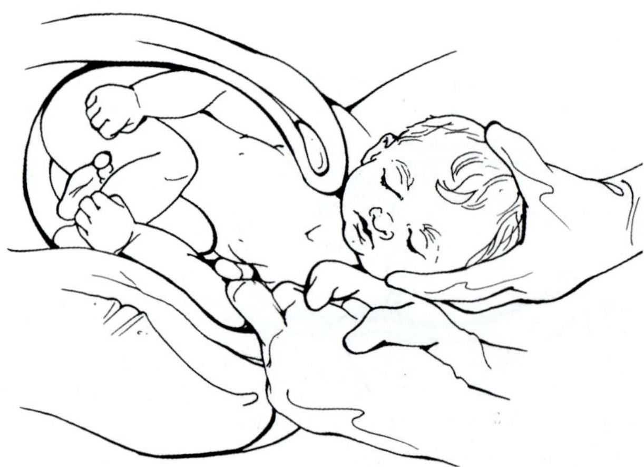

Figura técnica 4.5.3. Liberación del brazo posterior. El brazo del feto se flexiona y la mano se sujeta y se extrae (reimpresa de Beall M, Ross MH. *Lippincott's Obstetrics Case-Based Review.* Wolters Kluwer; 2011).

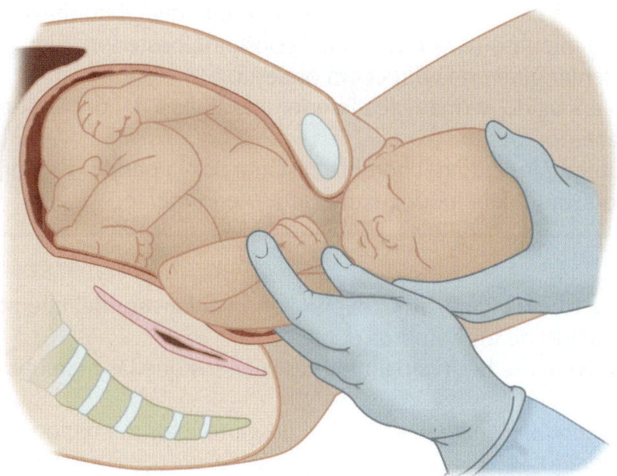

Figura técnica 4.5.4. Liberación del brazo posterior. El brazo del feto no puede flexionarse y la mano se sujeta directamente, seguida del parto del brazo posterior.

Modificación de la técnica de hombro posterior: maniobra de encogimiento de hombros (6)

- La maniobra de encogimiento de hombros, una modificación de las técnicas descritas anteriormente, puede utilizarse para intentar resolver la distocia de hombros; fue publicada en 2019 por Sancetta y cols. (6).
- En la **figura técnica 4.5.5** se muestra la técnica, que también puede observarse en el **video 4.5.1** ◗.
- La técnica se divide en varios pasos distintos:
    - Sujete el hombro posterior en la axila usando el pulgar y el dedo índice en un agarre de pinza de manera que las puntas del pulgar y el dedo índice se junten en la fosa axilar.
    - Tire de la axila hacia la cabeza fetal para encoger el hombro y retraerlo hacia la abertura vaginal.
    - Mantenga el agarre en pinza del hombro encogido y, con la mano contraria, sujete la cabeza y el hombro retraído como una unidad.

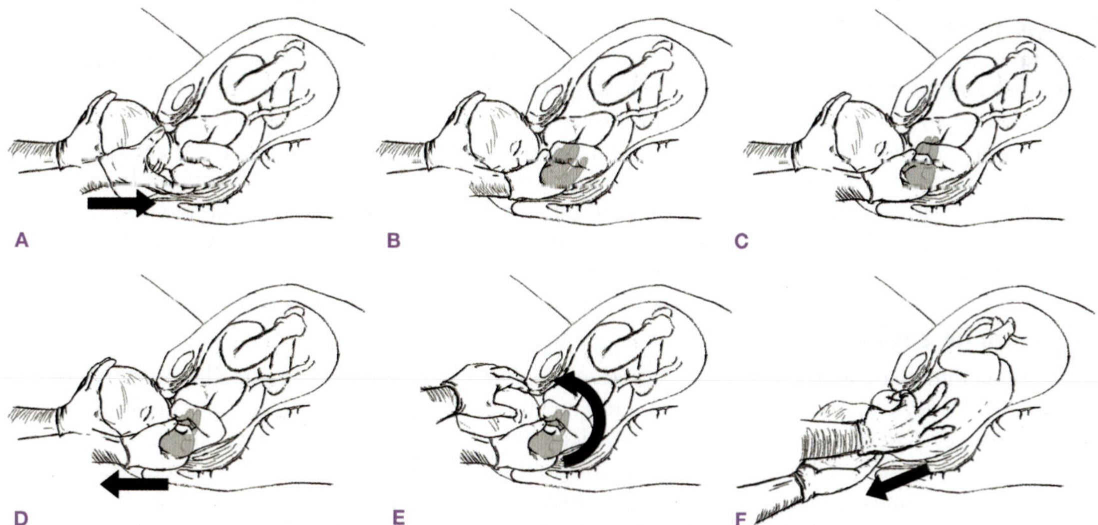

Figura técnica 4.5.5. Maniobra de encogimiento de hombros. **A y B.** Con un agarre en pinza, con el pulgar y el índice sujete el hombro posterior. **C.** Con el pulgar y el índice, forme una pinza a través de la axila, asemejando un signo de «OK». Retraiga el hombro posterior hacia la posición de encogimiento de hombros (elevación del hombro). **D.** La *flecha* representa el movimiento del hombro posterior a la posición de encogimiento de hombros. Regrese la cabeza hacia el eje del cuerpo para formar la unidad cabeza-hombro y gire esta unidad 180° en dirección al tórax. **E.** La *flecha* representa la rotación en sentido contrario a las agujas del reloj de la unidad cabeza-hombro. En la rotación, el hombro anterior es ahora posterior y ha avanzado desde la distocia; el parto normal procede ahora con una tracción mínima hacia delante. **F.** La *flecha* representa el parto del neonato (reproducida con autorización de Sancetta R, Khanzada H, Leante R. Shoulder shrug maneuver to facilitate delivery during shoulder dystocia. *Obstet Gynecol.* 2019;133(6):1178-1181).

- Gire esta unidad hacia la cara del feto 180° (esto permitirá que el hombro anterior impactado gire hacia el tórax del feto mientras se mueve hacia la posición posterior). Si no es posible girar hacia la cara, se puede intentar girar en la dirección opuesta.
- Mientras el hombro encogido permanezca inferior a la sínfisis del pubis, será factible su alumbramiento en sentido anterior.
- Ahora, proceda al alumbramiento del hombro restante por la parte posterior. En la rotación, el hombro anterior bloqueado debe poder extraerse posteriormente.

Episiotomía

- El uso de la episiotomía es individualizado, dependiendo del grosor del cuerpo perineal y su percepción de obstrucción al parto de los hombros del feto.
- Por lo general, la episiotomía se reserva para los casos en los que las maniobras mencionadas no han tenido éxito (*véase* cap. 4.1).
- La episiotomía mediolateral, en general, dirigirá el desgarro lejos del recto y en muchos casos evitará un desgarro de cuarto grado.

Maniobra de Gaskin

- Esta es una maniobra favorecida por las parteras y popularizada por Ina May Gaskin.
- La madre se apoya sobre las manos y las rodillas (posición «a cuatro patas»).
  - Esta posición tiene un efecto similar a la posición de McRoberts al alterar la angulación de la pelvis.
  - Debido a que esta maniobra requiere un movimiento significativo desde la posición de litotomía estándar, y debido a que muchas pacientes tendrán anestesia epidural, puede ser menos práctica (pero aún posible en unidades motivadas y capacitadas).

Rescate abdominal

- En opinión de los autores, esta maniobra debería considerarse antes de la maniobra de Zavanelli, dado el riesgo conocido de lesión de la columna cervical asociado con esta última. No obstante, no existen pruebas de que el rescate abdominal sea realmente menos traumático; el médico que atiende el parto debe tomar esta decisión basándose en el criterio sobre el grado y el tipo de retención y la probabilidad de éxito de cualquiera de ellas.
- El rescate abdominal implica la realización de una laparotomía de urgencia con exposición del segmento uterino inferior. Sin abrir el útero, el hombro anterior puede desplazarse con una presión suprapúbica directa sobre el útero intacto. Esto puede dar lugar a un desplazamiento posterior del hombro anterior y permitir que un asistente complete el parto vaginal del feto. Si el hombro no está desplazado, se puede realizar una histerotomía y volver a intentar el desplazamiento anterior directo del hombro o la rotación de la cintura escapular. En efecto, se trata de la realización intraabdominal o intrauterina de la presión suprapúbica o de la maniobra de Woods. Si esto falla, puede ser posible realizar el parto del brazo anterior a través de la histerotomía, permitiendo que el asistente vaginal agarre el brazo posterior y realice el parto del hombro seguido del resto del feto por vía vaginal.

Maniobra de Zavanelli

- Este procedimiento, también conocido como *reposicionamiento cefálico*, implica la rotación y flexión de la cabeza fetal y su reposicionamiento en la vagina, seguido de un parto por cesárea.
- Aunque a veces tiene éxito, la maniobra de Zavanelli se asocia con una tasa muy alta de lesiones neurológicas fetales y debe reservarse como maniobra de último recurso. El éxito puede verse facilitado por la anestesia general con relajación uterina. En la práctica, pocos médicos se enfrentarán alguna vez a la necesidad de realizar el rescate abdominal o la maniobra de Zavanelli; nadie será nunca un experto en ninguno de estos procedimientos.
- Aunque unos pocos informes sugieren un éxito considerable con la maniobra de Zavanelli, una consideración cuidadosa del número de pacientes informadas en las que se intentó esta maniobra plantea dudas sobre el uso suficiente de primera línea de procedimientos menos invasivos en muchos de estos informes. Aunque una maniobra de Zavanelli exitosa puede, en teoría, dar lugar a una rápida resolución de la compresión del cordón umbilical, esto debe sopesarse frente a la conocida alta incidencia de lesiones neurológicas asociadas con este procedimiento. Dado que tanto las maniobras de rescate abdominal como las de Zavanelli se asocian con una importante morbilidad neurológica

y a la muerte, el médico puede, tras el fracaso de las demás maniobras, optar adecuadamente por aplicar simplemente lo que de otro modo se consideraría una tracción excesiva, siendo plenamente consciente de la posibilidad de una lesión del plexo braquial, antes de intentar estas maniobras mórbidas. Se trata de una decisión basada en múltiples factores clínicos que no pueden ser cuestionados por quienes no están presentes.

CONSEJOS Y ALERTAS

CONSEJO O ALERTA	DESCRIPCIÓN
⭕ Mantenga la calma y siga un algoritmo sistemático de atención cuando se produzca una distocia de hombros.	El médico debe ser capaz de realizar los procedimientos vaginales de forma rápida y experta en 2-3 min, disminuyendo así el riesgo de hipoxia debido a la compresión del cordón. Se debe evitar perseverar con maniobras infructuosas. • Maniobra de McRoberts y presión suprapúbica • Maniobras de desplazamiento del hombro • Liberación del brazo posterior • Episiotomía si se considera útil para aliviar la distocia de tejidos blandos • Rescate abdominal • Maniobra de Zavanelli
✖ Evite la tracción excesiva sobre la cabeza fetal.	
⭕ Cuando todos los intentos o procedimientos han fracasado, prepárese para una opción quirúrgica.	Si se lleva a cabo la secuencia de maniobras antes mencionada y la liberación del brazo posterior resulta difícil, el personal de enfermería y de anestesia debe preparar el quirófano para una laparotomía de urgencia bajo anestesia general. Mientras tanto, se puede realizar una episiotomía y repetir las maniobras suavemente. Si no tiene éxito, la paciente debe ser llevada al quirófano; se le administrará anestesia general y se intentará un rescate abdominal a través de la pared uterina intacta inicialmente, seguido de una histerotomía e intento de rescate abdominal como se ha descrito anteriormente; si todo esto falla, una maniobra de Zavanelli gentil con parto por cesárea.
⭕ Pida a la madre que deje de pujar mientras se realizan las maniobras.	Dependiendo de la frecuencia de las contracciones, se puede indicar a la madre que deje de pujar mientras se realizan las maniobras y que vuelva a pujar después de su realización para determinar el éxito de las mismas. Dado que las lesiones del plexo braquial suelen estar relacionadas con la tracción y no con la compresión, los pujos no dañarán al feto, pero pueden dificultar la realización correcta de las maniobras.
✖ Evite la presión del fondo.	La presión del fondo del útero está contraindicada en el tratamiento de la distocia de hombros, porque impactará el hombro con mayor fuerza contra la sínfisis del pubis y puede causar lesiones a la madre.
⭕ Incluso cuando todo se hace correctamente, las lesiones fetales pueden ser inevitables.	La distocia de hombros y la lesión del plexo braquial son dos complicaciones de la expulsión forzada de un feto a través de las diversas prominencias óseas de la pelvis en presencia de una desproporción física entre la pelvis materna y la cintura escapular del feto. En un caso determinado, puede estar presente uno de los dos o ambos; la distocia de hombros acompaña solo a la mitad de los casos de lesión del plexo braquial. Además, cada una de las maniobras mencionadas (excepto la episiotomía) implica someter a la cintura escapular/brazo del feto o a la estructura ósea, en la que se impactan estas estructuras, a fuerzas muy anómalas. Afortunadamente, la mayoría de los fetos toleran estas fuerzas vitales sin daños en el plexo braquial. Sin embargo, existe una amplia variabilidad biológica en esta tolerancia, y algunos fetos pueden sufrir lesiones permanentes inevitables secundarias a maniobras realizadas correctamente que salvan la vida y la función cerebral del feto. No obstante, como se ha señalado anteriormente, la tracción excesiva es una de las causas conocidas de estas lesiones, por lo que debe evitarse.

ENCOGIMIENTO DE HOMBROS

Video 4.5.1. Maniobra de encogimiento de hombros (video creado por Ricardo Leante, MS).

REFERENCIAS CLAVE

1. American College of Obstetricians and Gynecologists. ACOG Practice Bulletin No. 178: clinical management guidelines for obstetrician–gynecologists. *Obstet Gynecol.* 2017;129:e123-e133.
2. Gilstrop M, Hoffman MK. An update on the acute management of shoulder dystocia. *Clin Obstet Gynecol.* 2016;59(4):813–819.
3. Moni S, Lee C, Goffman D. Shoulder dystocia: quality, safety, and risk management considerations. *Clin Obstet Gynecol.* 2016;59(4):841–852.
4. Gherman RB, Goodwin TM, Souter I, Neumann K, Ouzounian JG, Paul RH. The McRoberts' maneuver for the alleviation of shoulder dystocia: how successful is it? *Am J Obstet Gynecol.* 1997;176(3):656–661.
5. Poggi SH, Spong CY, Allen RH. Prioritizing posterior arm delivery during severe shoulder dystocia. *Obstet Gynecol.* 2003;101(5 Pt 2):1068–1072.
6. Sancetta, R, Khanzada H, Leante R. Shoulder shrug maneuver to facilitate delivery during shoulder dystocia. *Obstet Gynecol.* 2019;133(6):1178–1181.

Parto por cesárea

Samantha Do, Kimberly Harney, Michael A. Belfort y Yasser El-Sayed

PRINCIPIOS GENERALES

Definición

- El *parto por cesárea* (PC) es el parto abdominal del feto a través de una incisión en el útero. En comparación con el parto vaginal, el PC se asocia con un mayor potencial de morbilidad y mortalidad materna grave, placentación anómala en embarazos posteriores y morbilidad respiratoria neonatal. El PC se realiza cuando los riesgos del parto vaginal para la madre o el feto superan los riesgos del PC.
- El PC es el procedimiento quirúrgico mayor más frecuente en los Estados Unidos. En 2018, el 31.9% de los partos en este país fueron por cesárea.

Exploración física

- Exploraciones cardiaca y pulmonar.
- Exploración abdominal centrada en lo siguiente:
  - Incisiones y cicatrices abdominales previas, las cuales alertan al cirujano de cirugías o traumatismos anteriores con riesgo de adherencias intraabdominales.
  - Distribución de la adiposidad en pacientes con obesidad, que también puede influir en la elección del abordaje abdominal.
- Evaluación de la cabeza, el cuello y las vías respiratorias realizada por el anestesista en caso de que se prevea o sea necesaria la anestesia general.

Tratamiento no quirúrgico

- La tasa de PC aumentó con rapidez entre 1996 y 2011, lo que motivó la publicación de recomendaciones de las sociedades profesionales con estrategias para prevenir el PC primario. Reconociendo que algunas alteraciones, como la placenta previa, el acretismo y los antecedentes de rotura uterina, son contraindicaciones absolutas para el parto vaginal, las recomendaciones se centran en otras indicaciones del PC en las que un tratamiento alternativo puede permitir un parto vaginal seguro.
- El análisis de la evolución del parto moderno demostró que las tasas de cambio del cuello uterino pueden ser más lentas que las sugeridas por la curva clásica del parto de Friedman y que la anestesia epidural prolonga de manera significativa la duración de los pujos. Por ello, las definiciones de detención del trabajo de parto en la primera y la segunda fases se actualizaron en 2014 para reflejar las curvas de parto contemporáneas y permitir más tiempo antes de diagnosticar una detención (1).
  - El PC solo está indicado para la detención de la dilatación en pacientes con 6 cm de dilatación o más, rotura de membranas y 4 h de contracciones uterinas adecuadas o 6 h de oxitocina con contracciones uterinas inadecuadas y sin cambios cervicales.
  - En el contexto de un estado materno estable y de vigilancia fetal, se debe permitir a las pacientes multíparas pujar durante 2 h y a las nulíparas durante 3 h. Duraciones más largas pueden ser adecuadas en caso de anestesia epidural o posición fetal anómala siempre que se documente el progreso. El beneficio del parto vaginal debe sopesarse frente a la mayor morbilidad del PC tras una duración prolongada de los pujos, con un potencial de aumento de la morbilidad materna y neonatal con el PC en caso de detención observado desde la aplicación de las nuevas guías de atención del parto (2).
- Otras estrategias para prevenir el PC por detención del descenso incluyen la rotación manual del occipucio fetal, en casos de posición fetal anómala, y el parto vaginal operatorio. El parto vaginal operatorio con ventosa o fórceps en caso de una segunda fase prolongada, compromiso fetal o alteraciones médicas maternas se considera una alternativa segura al PC cuando lo realizan médicos bien capacitados en las candidatas adecuadas.
- En el caso de inducción del trabajo de parto y un estado estable de la madre y el feto, se puede evitar el PC si no se diagnostica el fracaso de la inducción del trabajo de parto hasta al menos 12-18 h después de la administración de oxitocina tras la rotura de las membranas. Además, con la inducción del trabajo de parto y un cuello uterino desfavorable, la maduración cervical aumenta la probabilidad de un parto vaginal.
- La amnioinfusión en mujeres con desaceleraciones variables repetitivas posiblemente debidas a la compresión del cordón umbilical disminuye la tasa de PC sin empeorar los desenlaces neonatales.
- En el caso de los fetos únicos sin presentación cefálica, se debe ofrecer a las pacientes sin contraindicaciones una versión cefálica externa como alternativa al PC. La versión cefálica externa disminuye la tasa de PC primario.
- El parto vaginal planificado es una alternativa segura al PC planificado para gestaciones gemelares con una concordancia de peso adecuada, presentación del vértice del feto en o después de las 32 semanas, independientemente de la posición del segundo gemelo, y un obstetra con experiencia en partos vaginales de nalgas.
- Las estrategias anteriores tienen como objetivo disminuir las tasas de PC primario. El intento de parto después de una cesárea (IPDC) es una alternativa a la repetición electiva del PC. Dado que el fracaso del IPDC confiere una mayor morbilidad que la repetición del PC electivo, la evaluación de la probabilidad de éxito del IPDC es importante para asesorar a las pacientes y seleccionar a las candidatas óptimas. Las mujeres con una alta probabilidad de éxito del IPDC y un bajo riesgo de rotura uterina (incisión uterina transversal baja previa, un PC previo) son las mejores candidatas. El IPDC debe realizarse en hospitales en los que se disponga de PC de urgencia.

IMÁGENES Y OTROS MÉTODOS DE DIAGNÓSTICO

- Se realiza una ecografía a pie de cama para evaluar la presentación fetal antes de un PC que no está en trabajo de parto. Especialmente en el caso de una posición transversal, la evaluación de si el feto está hacia arriba o hacia abajo puede influir en la elección de la histerotomía y el parto del feto. La ecografía para evaluar la ubicación de la placenta puede permitir al cirujano evitar perturbar la placenta en la histerotomía.
- Una breve ecografía antes de la segunda fase del PC confirma la posición del feto para optimizar la flexión de la cabeza en el momento del parto y para evaluar la ubicación de las extremidades en caso de que sea necesario un parto de nalgas inverso con una cabeza retenida.
- La monitorización cardiaca fetal con cardiotocografía en reposo antes del PC programado establece el estado fetal antes del parto. La vigilancia puede interrumpirse después de la prueba si el trazado es reactivo y tranquilizador. En el caso de las pacientes de parto, la monitorización cardiaca fetal debe continuar en el quirófano.
- Se recomienda obtener una biometría hemática completa y el grupo sanguíneo para evaluar la concentración inicial de hemoglobina y el recuento de plaquetas antes de la colocación de la anestesia neuroaxial. En el caso de las mujeres con riesgo moderado de hemorragia (posparto [HPP]), se realizan pruebas de tipificación y cribado. En el caso de las mujeres con alto riesgo de padecer HPP, se aconseja obtener pruebas de tipificación y cruzadas.
- Las mujeres con anomalías uterinas congénitas requieren imágenes de las vías urogenitales porque entre el 20 y 30% de las anomalías müllerianas tienen defectos renales. Explore a las mujeres durante el embarazo con una ecografía renal si no se han realizado imágenes previas. La anatomía anómala del sistema renal no reconocida puede aumentar el riesgo de lesión ureteral durante el PC.

PLANIFICACIÓN PREOPERATORIA

- Se han estudiado las intervenciones perioperatorias basadas en la evidencia para el PC y un protocolo de restablecimiento posquirúrgico optimizado (RPO), publicado recientemente, ofrece recomendaciones preoperatorias para reducir la morbilidad quirúrgica (3).

- La administración preoperatoria de antiácidos para neutralizar el ácido gástrico y de antagonistas de los receptores H2 de la histamina para evitar un pH gástrico bajo puede reducir el riesgo de neumonitis por aspiración en las mujeres sometidas a un PC bajo anestesia general. Debido a que algunas pacientes que se someten al PC con anestesia regional requieren una conversión a anestesia general, la guía de RPO recomienda antiácidos y antagonistas H2 para todos los PC; sin embargo, la evidencia para esta recomendación es baja.
- Anteriormente, se aconsejaba a las pacientes que no comieran ni bebieran nada después de medianoche antes del PC. Las guías actualizadas reflejan las pruebas extrapoladas al PC de otras cirugías que no mostraron un aumento de las complicaciones con duraciones más cortas de ayuno preoperatorio. El RPO recomienda que se tomen líquidos claros hasta 2 h antes del PC y se puede hacer una comida ligera hasta 6 h antes.
- La administración de antibióticos con una cefalosporina de primera generación en los 60 min previos a la incisión cutánea reduce el riesgo de infecciones postoperatorias. Las mujeres en trabajo de parto o con rotura de membranas tienen un mayor riesgo de infección y se benefician de la adición de la azitromicina.
- La preparación de la piel abdominal con un exfoliante de clorhexidina-alcohol se recomienda con base en un ensayo aleatorizado que demostró una disminución de las infecciones del sitio quirúrgico en comparación con la solución de yodopovidona (4).
- La preparación vaginal con solución de yodopovidona parece disminuir el riesgo de endometritis en el caso del PC si se realiza durante el trabajo de parto o tras la rotura de membranas.
- El PC aumenta el riesgo de tromboembolia venosa (TEV) en comparación con el parto vaginal. Para las mujeres con bajo riesgo de TEV, los dispositivos de compresión secuencial durante el PC proporcionan profilaxis mecánica. En función de los factores de riesgo individuales (antecedentes de TEV, trombofilia, índice de masa corporal), algunas mujeres pueden requerir profilaxis farmacológica de la TEV tras el PC.
- Dependiendo de los factores individuales del hospital y de la situación clínica, puede ser beneficioso contar con eritrocitos, plasma fresco congelado y plaquetas en el quirófano antes de iniciar el PC para las pacientes con alto riesgo de HPP, como en el caso de placenta previa, a menos que los hemoderivados puedan enviarse rápidamente al quirófano como en las instituciones con un protocolo de transfusión masiva.
- Las comorbilidades maternas, especialmente las cardiovasculares, deben ser evaluadas antes del PC. En el caso de las mujeres con afecciones cardiacas de alto riesgo, como hipertensión pulmonar o dilatación aórtica significativa, la planificación del parto incluye la determinación de la seguridad de la medicación, los requisitos de vigilancia hemodinámica, el lugar del parto y el lugar de recuperación posparto.
- Todas las mujeres necesitan una consulta preoperatoria con un anestesista antes del PC. En el caso de las mujeres con problemas médicos u obstétricos que les supongan un riesgo elevado con el PC, la consulta de anestesia debe realizarse antes del ingreso. En el caso de las mujeres sin riesgo elevado, la consulta puede realizarse el mismo día de la cirugía.
  - Por lo general, se prefiere la anestesia neuroaxial porque permite que la madre esté despierta durante el parto, facilita el control del dolor postoperatorio y disminuye la morbilidad materna, la administración sistémica de opiáceos y la transferencia de fármacos al feto.
  - La anestesia general puede ser necesaria cuando hay una contraindicación materna a la anestesia neuroaxial o un bloqueo neuroaxial fallido o inadecuado.
  - La anestesia general también puede ser necesaria para el PC de urgencia con tiempo insuficiente para colocar anestesia neuroaxial o alcanzar un nivel quirúrgico con la colocación de un catéter epidural en el parto. En el caso del PC de urgencia, es fundamental que obstetras y anestesistas se comuniquen para establecer la mejor técnica anestésica para la situación.
- El PC repetido está previsto para la semana 39 de gestación en el caso de las mujeres que optan por repetir el PC con una incisión transversal baja previa en ausencia de indicaciones obstétricas o médicas que requieran un parto más temprano. Esto permite la maduración fetal óptima y equilibra el riesgo de morbilidad respiratoria neonatal derivada de un parto prematuro con el riesgo de rotura uterina debida al trabajo de parto.
  - Para las mujeres con una incisión clásica previa, se recomienda repetir el PC entre las semanas 36+0 y 37+0. Dado que una cicatriz clásica previa tiene un alto riesgo de rotura con el parto, el objetivo es repetir el PC en pacientes estables antes del inicio del trabajo de parto, equilibrando el riesgo de rotura uterina con los riesgos de prematuridad.

TRATAMIENTO QUIRÚRGICO

- Las indicaciones más frecuentes para el PC primario son la falta de progreso del trabajo de parto, el estado fetal no tranquilizador y la presentación fetal anómala.
- Otras indicaciones son los antecedentes de PC o cirugía uterina previa, placenta previa, acretismo, vasa previa, prolapso del cordón o presentación funicular, obstrucción mecánica al parto vaginal, rotura uterina, embarazo múltiple, sospecha de macrosomía fetal, determinadas afecciones fetales, determinadas comorbilidades maternas y la petición de la madre.

Posición de la paciente

- El PC suele realizarse en decúbito supino dorsal con una inclinación lateral izquierda para reducir la compresión aortocava.
- En el caso del PC debido a la detención del descenso, una posición de litotomía dorsal baja puede facilitar el parto de una cabeza fetal retenida. La colocación de las piernas de la paciente en los estribos permite mejorar la ergonomía para elevar la cabeza vaginalmente y puede abrir la pelvis y facilitar la evaluación continua de la hemorragia vaginal. La colocación de la paciente en litotomía baja permite al obstetra evaluar el riesgo de impactación de la cabeza con una elevación de prueba antes de realizar el lavado quirúrgico para el PC. La posición de Trendelenburg también puede optimizar el parto de una cabeza retenida.

Abordaje

- La instrucción preoperatoria es importante para las mujeres que planifican tanto un PC como un parto vaginal, ya que casi un tercio de las mujeres primíparas se someten a un PC.
- Proporcionar instrucción y asesoramiento prenatal permite a las pacientes tomar una decisión informada cuando se recomienda el PC y ayuda a establecer las expectativas para la recuperación postoperatoria.

Procedimientos y técnicas

Esta sección trata de la técnica del PC y abarca dos abordajes distintos. Se describe detalladamente el PC tradicional mediante una incisión de Pfannenstiel o la incisión vertical en la línea media, seguida de una descripción menos detallada de una técnica utilizada en algunas instituciones (técnica de Joel-Cohen).

Incisión de la piel

- Para el PC se usan dos tipos de incisiones de la piel. En comparación con las incisiones verticales de la línea media, las transversales se asocian con una mejor cosmética, un menor uso de analgésicos y un menor riesgo de hernia (**fig. técnica 4.6.1**) (5).
- Aunque con frecuencia se prefieren las incisiones transversales de la piel, se pueden hacer incisiones verticales en la línea media en los siguientes casos:
  - Una incisión transversal que no proporciona una exposición adecuada, como en el caso de una histerectomía por cesárea planificada con placenta acreta.
  - En pacientes con obesidad con un gran panículo o distribución de tejido adiposo que dificulta la incisión transversal y con mayor riesgo de infección.
  - Para pacientes con incisión vertical anterior en la línea media que prefieren usar la misma incisión.
- Las incisiones verticales pueden asociarse con una menor hemorragia porque la línea media está menos vascularizada.
- Algunos cirujanos consideran que el ingreso vertical en la línea media permite un tiempo más corto entre la incisión y el parto en el PC de urgencia cuando la velocidad es crítica. En un estudio se descubrió que una incisión vertical disminuía los intervalos medios entre la incisión y el parto de 4-3 min para el PC primario de urgencia (6). Otros cirujanos consideran que, dado que realizan más incisiones cutáneas transversales y son expertos en ellas, un abordaje transversal permite un parto más rápido. En los casos de PC de urgencia en los que el tiempo hasta el parto es crítico, la preferencia del cirujano por acelerar el parto debe guiar el tipo de incisión de la piel.
- La incisión de Pfannenstiel es la incisión transversal más utilizada.
  - Se palpa la sínfisis púbica y se marca el sitio de la incisión en la línea media a 2-3 cm, aproximadamente dos dedos por encima de la parte superior de la sínfisis del pubis.
  - Dependiendo de la complexión de la paciente y el peso fetal estimado, puede ser necesaria una incisión de 14-16 cm de longitud. Se puede emplear la línea negra para identificar la línea media y un marcador de piel para dibujar la incisión prevista.
  - La incisión se hace suavemente curvada, con los extremos laterales ligeramente más cefálicos en el abdomen que en el centro.
  - Se usa un bisturí para hacer la incisión. En los casos de PC primario, cuando se prevén adherencias mínimas, se puede llamar al equipo de pediatría al quirófano en el momento de la incisión de la piel para que estén preparados para recibir al neonato en el momento del parto.
- La incisión vertical en la línea media para el PC se realiza con el bisturí desde unos 2 cm por encima de la sínfisis púbica hasta 2 cm por debajo del ombligo en la línea media. Si se necesita una mayor exposición, la incisión puede continuar por encima del ombligo, aunque esto es infrecuente, excepto en el caso de la histerectomía por cesárea.

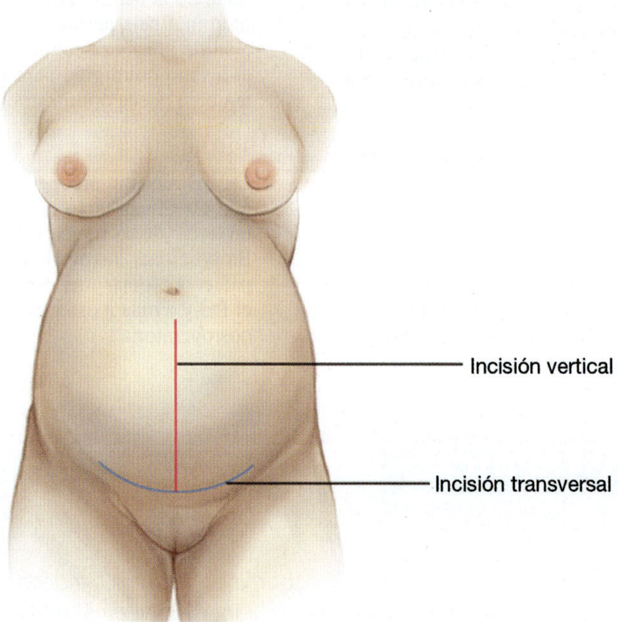

Figura técnica 4.6.1. Incisiones transversal (de Pfannenstiel) y vertical del parto por cesárea (reimpresa con autorización de Hatfield NT, Kincheloe C. *Introductory Maternity and Pediatric Nursing*. 4.ª ed. Wolters Kluwer; 2017).

PROCEDIMIENTOS Y TÉCNICAS

Disección subcutánea

- Se usa el bisturí o el electrocauterio para incidir la capa subcutánea a nivel de la fascia en el centro de la incisión, horizontalmente con una incisión de Pfannenstiel o verticalmente con una incisión vertical en la línea media.
- El objetivo es realizar el menor número de pasadas del bisturí para llegar directamente a la fascia, empleando la misma incisión y manteniendo el bisturí perpendicular a la piel. Un mayor número de cortes causa un mayor daño en los tejidos y aumenta la susceptibilidad a la infección. Si se inclina el bisturí en lugar de mantenerlo perpendicular al tejido, se produce una entrada en la fascia por encima o por debajo del sitio de incisión previsto.
- A continuación, el tejido subcutáneo se retira de la fascia hasta los bordes de la incisión con una disección roma o con una disección afilada cuando hay tejido cicatricial.
  - Con una incisión de Pfannenstiel, el tejido se abre de medial a lateral.
  - Con una incisión vertical en la línea media, el tejido se abre superior e inferiormente.
- Los vasos epigástricos superficiales que a menudo se encuentran en el tejido subcutáneo cerca de los bordes laterales de una incisión de Pfannenstiel pueden sujetarse con unas pinzas de Kelly y cauterizarse para evitar la hemorragia (**fig. técnica 4.6.2**).

Incisión aponeurótica

- Incisión de Pfannenstiel:
  - La incisión de Pfannenstiel se hace por debajo de la línea arqueada, por lo que la fascia de la vaina del recto anterior está compuesta por las aponeurosis de los músculos oblicuo externo, oblicuo interno y transverso del abdomen. Las aponeurosis del oblicuo interno y del transverso están fusionadas y, por lo tanto, suelen identificarse dos capas de la vaina fascial anterior al músculo recto.
  - La incisión aponeurótica tiene una forma semilunar similar a la de la incisión cutánea (**fig. técnica 4.6.3**). En primer lugar, se abre la fascia con el bisturí en la línea media hasta el nivel de los músculos rectos a ambos lados de la línea alba.
  - La capa externa de la fascia se sujeta con pinzas de Bonney o de un solo diente, se separa con las puntas de las tijeras Mayo y luego se extiende lateralmente con estas tijeras. Esto se repite con la capa interna de la fascia y en el lado contralateral. El asistente utiliza un pequeño separador para tirar de la piel lateralmente y facilitar la visualización. En los PC repetidos, es posible que no se identifiquen claramente dos capas de fascia debido a la cicatrización y que la fascia se abra como una sola capa.
  - La arteria y las venas epigástricas inferiores pueden encontrarse entre las dos capas de la fascia cuando se desplazan dentro de la vaina del recto que recubre el tercio lateral de los músculos rectos. Si se secciona la arteria epigástrica inferior, sujete el vaso en el borde inferior de las capas de fascia cortadas con unas pinzas hemostáticas y cauterícelo. A continuación, sujete la arteria en el borde superior correspondiente y cauterícela.

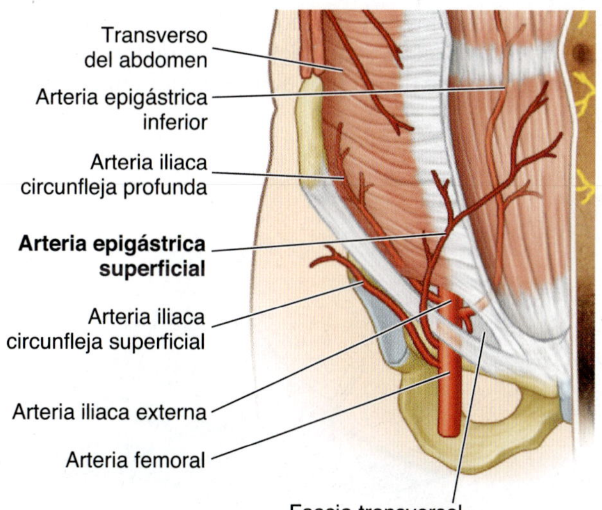

Figura técnica 4.6.2. Los vasos epigástricos superiores viajan dentro del tejido subcutáneo inmediatamente lateral a los músculos rectos. Tenga cuidado de no lesionarlos en las incisiones de Pfannenstiel y cauterícelos si es necesario para evitar la hemorragia (reproducida con autorización de Agur AM, Dalley AF. *Grant's Atlas of Anatomy*. 15.ª ed. Wolters Kluwer; 2020).

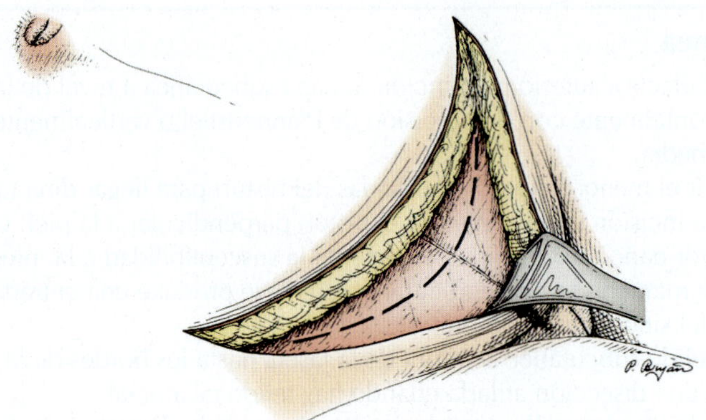

Figura técnica 4.6.3. El tejido subcutáneo se ha desprendido de la fascia. Enseguida, se corta la fascia, con los lados de la incisión suavemente curvados en sentido cefálico (reproducida con autorización de Handa VL, Van Le L. *Te Linde's Operative Gynecology*. 12.ª ed. Wolters Kluwer; 2019).

- Incisión media vertical:
  - La fascia de la línea media se identifica donde se unen las fibras de cada vaina del recto anterior. La línea media se incide con el bisturí verticalmente.
  - Se utilizan unas pinzas hemostáticas para elevar la fascia y abrirla superior e inferiormente con un electrocauterio entre las puntas de las pinzas hemostáticas.

Disección de la fascia de los músculos rectos con la incisión de Pfannenstiel

- El borde superior de la incisión de la fascia se sujeta entonces con unas pinzas de Kocher y se eleva, y los músculos rectos subyacentes se disecan de inferior a superior con tijeras Mayo en la línea media, donde la línea alba fibrosa une la fascia al recto (**fig. técnica 4.6.4**).
  - La unión parece triangular, con el vértice del triángulo apuntando hacia abajo. Para permanecer en el plano correcto, se deben hacer cortes empezando por la punta del triángulo con las ramas de las tijeras en ángulo paralelo al músculo recto.
- En los PC repetidos, debido a la cicatrización entre el músculo recto y la fascia, el plano entre el recto y la fascia puede no ser claro; en este caso, se pueden usar ligeros golpes de pluma con el bisturí para dividir el recto de la fascia, moviéndose de inferior a superior.
- A continuación, se retiran las pinzas de Kocher y se vuelven a colocar en el borde inferior de la incisión de la fascia. La disección roma se emplea para separar la fascia del recto, mientras que las tijeras Mayo se usan para separar el recto de la fascia en la línea media.

Separación de los músculos rectos

- Después de abrir la fascia, los músculos rectos abdominales serán visibles, fusionados en la línea media. Generalmente, los músculos rectos se pueden separar de forma roma. En los casos de cicatrización conjunta de los músculos, se puede usar el bisturí para separarlos suavemente en la línea media (**fig. técnica 4.6.5**).

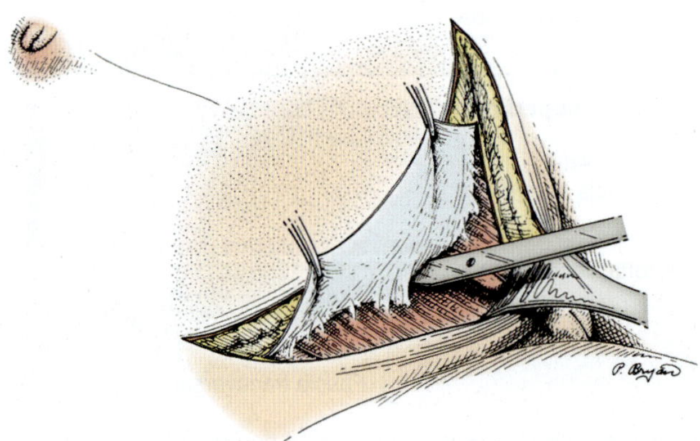

Figura técnica 4.6.4. La fascia se eleva con pinzas de Kocher y se diseca de los músculos rectos (reproducida con autorización de Handa VL, Van Le L. *Te Linde's Operative Gynecology*. 12.ª ed. Wolters Kluwer; 2019).

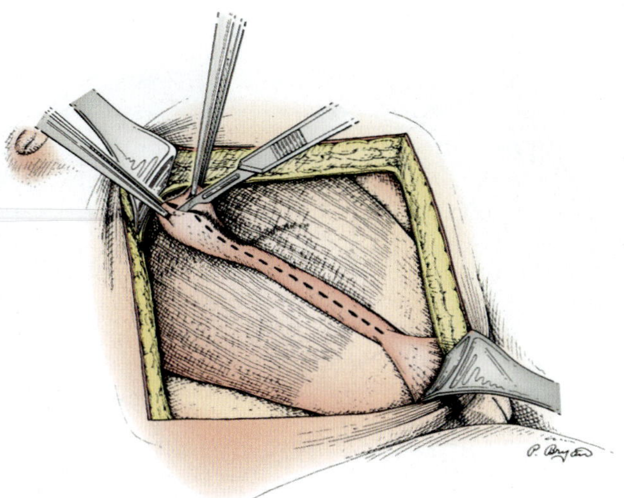

Figura técnica 4.6.5. Los músculos rectos están separados en la línea media. Cuando cicatrizan juntos, puede ser necesario dividirlos con el bisturí (reproducida con autorización de Handa VL, Van Le L. *Te Linde's Operative Gynecology*. 12.ª ed. Wolters Kluwer; 2019).

Apertura del peritoneo

- Enseguida, se utilizan los dedos para ingresar al peritoneo de forma roma en una ventana clara. Este ingreso se realiza lo más cerca posible de la parte superior del abdomen para evitar lesiones involuntarias en la vejiga.
- Cuando el peritoneo está engrosado, se puede sujetar con unas pinzas lisas, elevarlo e ingresar a un espacio libre con unas tijeras de Metzenbaum.
- Una vez que se ha ingresado al peritoneo, el cirujano y el ayudante estiran manualmente la apertura peritoneal tirando ambos lateralmente de los ángulos de la incisión peritoneal.
- Cuando se encuentran adherencias pélvicas, se puede usar una disección cortante con tijeras de Metzenbaum para abrir el peritoneo lateralmente. El peritoneo se abre preferentemente de forma lateral en la parte superior de la incisión para evitar posibles adherencias a la vejiga. Se tiene cuidado de evitar las estructuras que puedan fusionarse con el peritoneo inferior. Se prefieren las incisiones pequeñas y poco profundas cuando se abre el peritoneo en presencia de adherencias densas.
- Se evalúa la incisión de la pared abdominal desde la piel hasta el peritoneo para determinar si es adecuada para permitir un parto fácil del feto. Se abren las capas que pueden impedir la salida sin problemas del feto para crear un espacio adecuado. El tamaño de la abertura necesaria depende del tamaño estimado del feto y de la complexión de la paciente.

Colgajo vesical

- En el PC con una incisión transversal baja, por lo general se ha realizado una incisión transversal del pliegue peritoneal vesicouterino para facilitar la retracción de la vejiga hacia abajo, lejos del segmento uterino inferior; a esto se le ha denominado *creación del colgajo vesical*. La confección del colgajo vesical tiene como hipótesis la disminución del riesgo de lesión de la vejiga con la histerotomía al desplazar su cúpula hacia abajo.
- En un metaanálisis de cuatro ensayos controlados aleatorizados que incluyeron a 581 mujeres no se encontraron diferencias en cuanto a lesión de la vejiga, tiempo total de la cirugía, pérdida de sangre o duración de la hospitalización con o sin la confección de un colgajo vesical (7). La omisión del paso del colgajo vesical redujo el intervalo entre la incisión de la piel y el parto en 1.27 min.
- La lesión de la vejiga es un resultado relativamente infrecuente que se produce en el ~0.3% de los PC, pero muchos cirujanos crean un colgajo vesical, en particular en los PC repetidos cuando la vejiga puede estar adherida al segmento uterino inferior o en un PC con trabajo de parto cuando el riesgo de lesión de la vejiga es mayor.
  - La lesión de la vejiga es más frecuente con el PC intraparto porque la retracción peritoneal vesicouterina es arrastrada hacia arriba por la expansión y atenuación del segmento uterino inferior con el parto (**fig. técnica 4.6.6**).
- Cuando se crea el colgajo vesical, se inserta el separador vesical para desplazar la vejiga inferiormente. A continuación, se identifica el peritoneo vesicouterino, se sujeta con unas pinzas y se hace una incisión cortante con las tijeras de Metzenbaum. La incisión se extiende de forma bilateral con

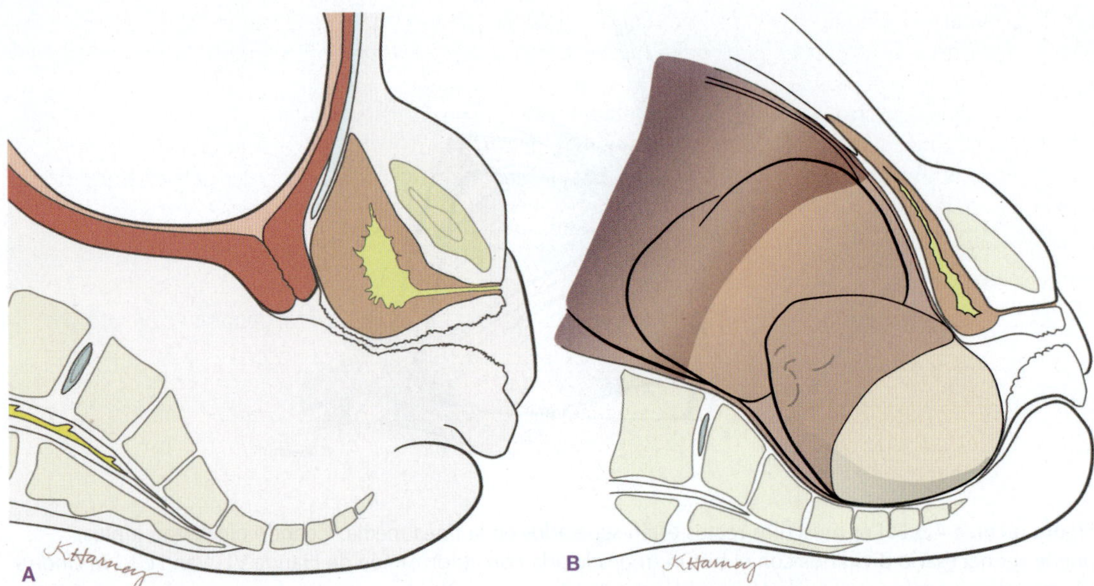

Figura técnica 4.6.6. A. Antes del parto, la retracción de la vejiga se sitúa en la parte inferior del útero.
B. Durante el parto, el segmento uterino inferior se atenúa y expande, tirando de la retracción vesical hacia arriba y aumentando el riesgo de lesión vesical.

las tijeras y el plano entre el peritoneo vesicouterino y el útero se desarrolla de forma roma con una suave presión del dedo índice en sentido inferior y hacia el útero (**fig. técnica 4.6.7**).

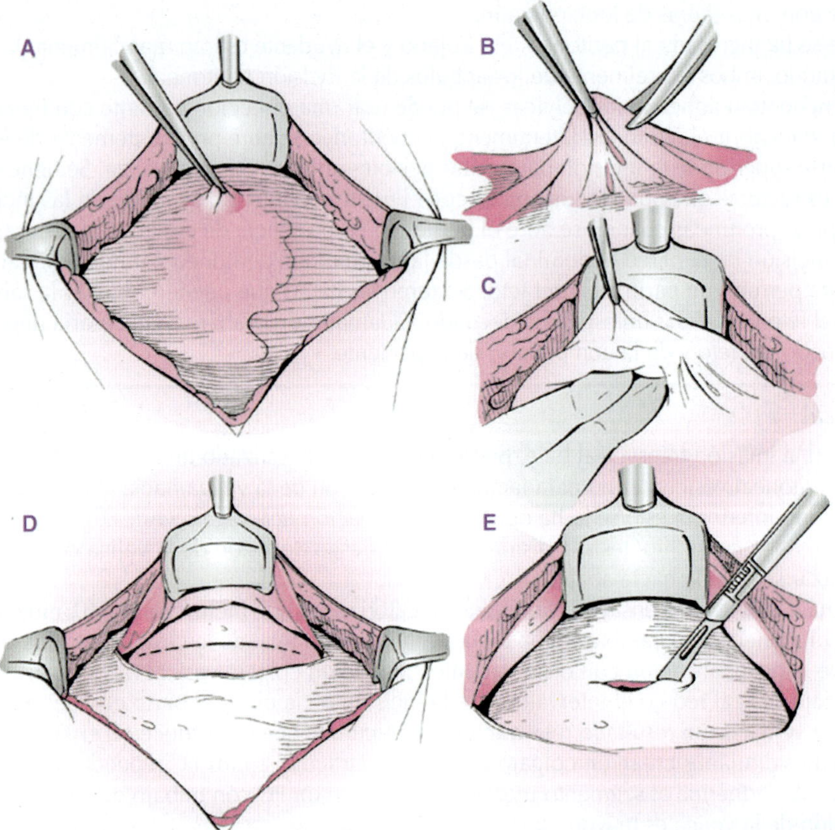

Figura técnica 4.6.7. Confección del colgajo vesical y parto por cesárea. **A.** Se identifica el peritoneo vesi-couterino. **B.** La retracción peritoneal se sujeta con unas pinzas y se ingresa con las tijeras de Metzenbaum. **C.** El plano entre el peritoneo vesicouterino y el útero se desarrolla de forma roma con una suave presión de los dedos recorriendo hacia abajo y hacia el útero. **D.** El separador vesical se reposiciona para retraer la vejiga. **E.** El útero se incide con el bisturí (reproducida con autorización de Gibbs RS, Karlan BY, Haney AF, Nygaard IE. *Danforth's Obstetrics and Gynecology*. 10.ª ed. Wolters Kluwer; 2008).

- Para evitar la lesión de la vejiga en el PC con trabajo de parto, hay que ingresar en el peritoneo vesicouterino más arriba del útero de lo que se hace con un PC sin trabajo de parto.
- Mientras se eleva el peritoneo vesicouterino con fórceps o con unas pinzas de Allis, se vuelve a colocar el separador vesical y se desplaza el colgajo vesical hacia abajo.
- Cuando el borde superior de la vejiga es difícil de delimitar, la palpación de la sonda vesical ayuda a identificar la ubicación de la vejiga. Hay que tener cuidado de que el colgajo vesical sea superior a la vejiga para evitar la cistotomía.

Histerotomía

- Las incisiones transversales en el segmento uterino inferior son las preferidas para el PC. En comparación con las incisiones verticales del útero, las incisiones transversales bajas se asocian con una menor pérdida de sangre, una reaproximación más fácil y un menor riesgo de rotura uterina en embarazos posteriores. La desventaja de una incisión transversal baja es que se limita la extensión lateral significativa de la incisión sin arriesgar el desgarro de las ramas de la arteria y la vena uterinas, que discurren en el ligamento ancho adyacente al segmento uterino inferior.
- Para una histerotomía transversal, el segmento uterino inferior se incide horizontalmente con el bisturí por encima del nivel de la retracción vesicouterina.
  - Antes de crear la histerotomía, el cirujano palpa el útero para establecer si está girado para crear la histerotomía equidistante a los ligamentos anchos de cada lado.
  - Se emplea una ligera presión para adelgazar de forma cuidadosa el miometrio con varios cortes en el mismo lugar para evitar lesiones fetales.
  - Después de adelgazar el miometrio con el bisturí, se utiliza el dedo índice del cirujano para entrar en la cavidad uterina de forma roma.
  - Si no se puede ingresar fácilmente en el útero de forma roma, se pueden aplicar pinzas de Allis en los bordes superior e inferior de la incisión del miometrio para elevarlos y evitar lesiones fetales con el uso continuado del bisturí.
  - Si es posible, las membranas se dejan intactas hasta después de la extensión de la histerotomía.
  - Después de que se ha entrado en el útero, la histerotomía se extiende de forma roma o con tijeras para vendaje. La técnica roma se ha relacionado con una menor tasa de extensiones no intencionadas, un acortamiento del tiempo quirúrgico de 2 min y un menor descenso de la hemoglobina postoperatoria en un metaanálisis que incluyó el PC antes del trabajo de parto y durante este (8). Se puede considerar el empleo de tijeras para controlar la extensión de la histerotomía con un segmento uterino inferior atenuado cuando se realiza el PC a causa de la detención de la segunda fase.
    - Para abrir la incisión de forma roma, el segundo y el tercer dedos del cirujano se colocan en el centro de la histerotomía y se utilizan para tirar de forma vertical de los bordes superior e inferior de la incisión.
    - Para abrir la incisión con tijeras para vendaje, se emplean las tijeras para crear una «sonrisa» en la incisión en cada lado mientras los dedos de la mano no dominante se colocan debajo del borde cortante de las tijeras para proteger al feto de una lesión involuntaria.
  - Si tras la realización de una incisión transversal no hay espacio suficiente para extraer al feto, se puede crear una extensión en «J» de un lado de la incisión en el fondo lateral o una extensión en «T» desde el centro de la histerotomía en sentido cefálico con tijeras para vendaje (**fig. técnica 4.6.8**). Ambas incisiones pueden ocasionar una mayor pérdida de sangre y una cicatriz uterina más débil, lo que aumenta el riesgo de rotura en embarazos posteriores.
- Las incisiones uterinas verticales son necesarias cuando los riesgos de las incisiones transversales impiden su uso. Se describen dos tipos de incisiones uterinas verticales:
  - La incisión vertical baja se lleva a cabo en la parte inferior, no contráctil, del miometrio. Sin embargo, es difícil determinar si una incisión vertical no se extiende al segmento uterino superior porque la separación entre los segmentos uterinos superior e inferior es difícil de identificar. Además, una incisión vertical baja puede extenderse de forma caudal hacia la vejiga y el cuello uterino.
  - La *incisión clásica* es una incisión vertical que se extiende hasta el segmento superior del útero o el fondo. Se relaciona con un riesgo de rotura uterina de hasta el 9% en embarazos posteriores, en comparación con la incisión transversal baja, con una tasa de rotura uterina del 0.5-0.9%.
- Las indicaciones para la incisión uterina vertical incluyen las siguientes:
  - En los partos extremadamente prematuros, el segmento uterino inferior puede no estar suficientemente desarrollado para permitir la confección de una incisión lo suficientemente grande para

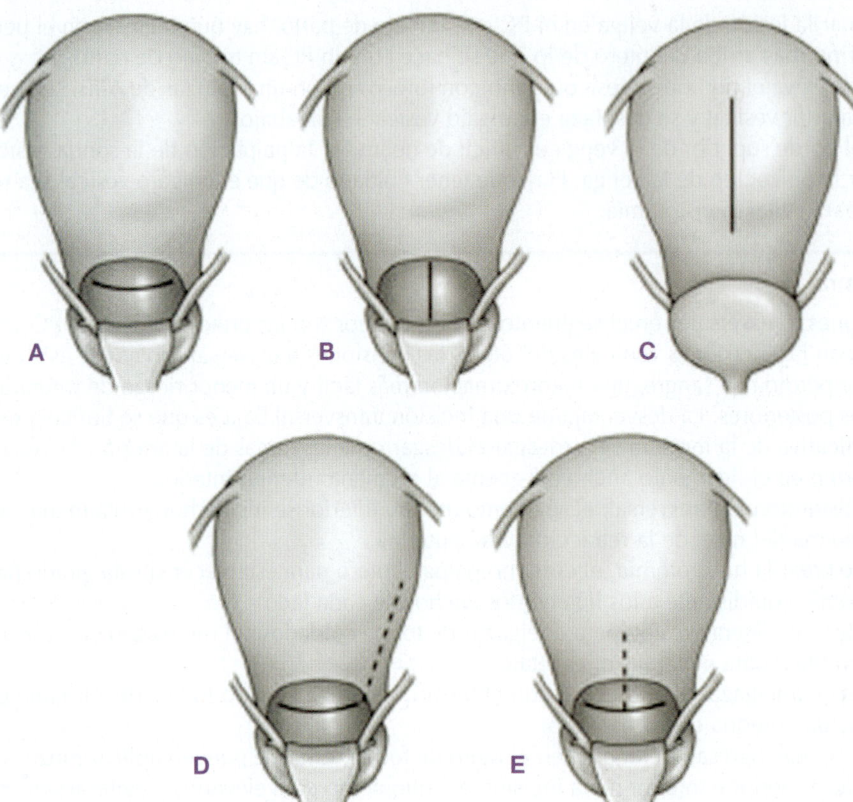

Figura técnica 4.6.8. Tipos de incisiones uterinas para el parto por cesárea. **A.** La incisión transversal baja es la más utilizada. **B.** Incisión vertical baja. **C.** Incisión clásica realizada verticalmente en la porción contráctil del miometrio. La incisión en «J» (**D**) y la incisión en «T» (**E**) se llevan a cabo cuando se necesita más espacio para el parto después de haber realizado una incisión transversal baja (reproducida con autorización de Fischer JE. *Fischer's Mastery of Surgery*. 7.ª ed. Wolters Kluwer; 2018).

> el alumbramiento del feto sin que la incisión se extienda hasta el ligamento ancho, con el consiguiente riesgo de lesión de los vasos uterinos y aumento de la hemorragia.
> - En los casos de placenta acreta con un componente anterior de la placenta, se prefiere la incisión clásica para evitar la rotura de la placenta, la cual aumenta la hemorragia.
> - Sin una cistotomía puede ser imposible disecar una vejiga que está densamente adherida al segmento uterino inferior después de un PC previo y puede ser necesaria una incisión clásica.
> - Un leiomioma grande en el segmento uterino inferior puede impedir la incisión transversal baja porque la entrada a través del leiomioma se asocia con una mayor pérdida de sangre.
> - El parto de un feto en posición transversal hacia abajo puede requerir una incisión vertical porque una incisión transversal puede proporcionar un espacio inadecuado para el parto y conlleva el riesgo de ampliar la incisión mediante una incisión en «J» o en «T».

- Para una histerotomía vertical, el bisturí se usa para adelgazar cuidadosamente las capas miometriales y deciduales para crear una pequeña abertura. A continuación, esta abertura se extiende en sentidos cefálico y caudal con las tijeras para vendaje, con los dedos de la mano no dominante colocados bajo las puntas de las tijeras para proteger al feto.

Extracción del feto

- En el caso de un feto con presentación cefálica, la mano dominante del obstetra se introduce a través de la histerotomía en la pelvis alrededor de la curva de la cabeza fetal. El separador vesical en la parte inferior y el separador en la parte superior se retiran de la incisión. La cabeza se eleva suavemente con los dedos y la palma de la mano. Se tiene cuidado de no flexionar la muñeca del cirujano, lo que puede ocasionar extensiones involuntarias de la histerotomía que aumenten la hemorragia. Enseguida, se flexiona la cabeza para llevar el occipucio hacia la histerotomía y se guía a través de la incisión con la ayuda de la presión transabdominal del fondo con la otra mano o por un asistente. Posteriormente, se extraen los hombros usando una tracción suave para guiar primero uno, y luego el otro, a través de la histerotomía. Finalmente, se extrae el resto del cuerpo.

- Cuando la cabeza fetal es llevada hacia la histerotomía pero hay dificultad para llevarla a través de la incisión, se puede aplicar un vacío para los fetos sin contraindicaciones para este procedimiento.
- En el caso del PC realizado durante el trabajo de parto, especialmente después de una detención de la segunda fase o de un parto quirúrgico fallido, la cabeza fetal puede estar baja en la pelvis y ser difícil de extraer debido a la falta de espacio para la mano del cirujano entre la pelvis y la cabeza fetal.
  - Se puede solicitar la ayuda de un asistente vaginal que, con un guante estéril, utilice toda su mano para elevar la cabeza fetal (técnica de empuje) (**fig. técnica 4.6.9**). Pedir al anestesista que administre dos o tres descargas de nitroglicerina sublingual puede facilitar el parto al relajar el útero. El cirujano también puede aplicar una suave presión hacia arriba en el hombro del feto para elevarlo fuera de la pelvis. La mano del cirujano se extiende entonces alrededor de la curva de la cabeza. Habrá una liberación audible de la succión a medida que se levanta la cabeza y es importante mantener flexionada esta última.
  - Cuando una cabeza profundamente impactada no puede salir a pesar de estas intervenciones, puede ser necesaria la extracción de nalgas inversa (técnica del tirón). Para ello, el cirujano introduce la mano a través de la histerotomía y llega a la parte superior para sujetar ambos pies y tira suavemente del feto hacia fuera y hacia arriba para extraerlo.
  - La cabeza fetal impactada en el PC se asocia con un mayor riesgo de hipoxia fetal como consecuencia del retraso en el tiempo desde la incisión uterina hasta el parto. Hay que avisar a los pediatras para que se preparen para una posible extracción prolongada y la posibilidad de un feto con tono bajo.
  - Las complicaciones maternas de la cabeza fetal impactada incluyen un mayor riesgo de HPP y de traumatismo vesical.

Pinzamiento del cordón

- El American College of Obstetricians recomienda retrasar el pinzamiento del cordón umbilical al menos entre 30 y 60 s después del parto en los recién nacidos de término y los prematuros vigorosos (9). En el caso de los lactantes de término, el pinzamiento del cordón umbilical menor de 1 min se asoció significativamente con concentraciones de hemoglobina más bajas al nacer y con ferropenia entre los 3 y 6 meses de edad. La ictericia que requiere fototerapia es más frecuente con el pinzamiento tardío del cordón umbilical (2.74% frente a 4.36%, cociente de riesgos [RR, *risk ratio*] de 0.62, intervalo de confianza [IC] del 95%: 0.41-0.96), por lo que deben existir mecanismos para controlar y tratar la ictericia neonatal. En el caso de los recién nacidos prematuros, el retraso en el pinzamiento del cordón se asoció con un menor riesgo de transfusión por anemia, hemorragia intraventricular y enterocolitis necrosante.
- Debe estar presente un médico con la formación adecuada para atender al neonato. Durante el pinzamiento retardado del cordón umbilical, deben iniciarse los cuidados neonatales con estimulación

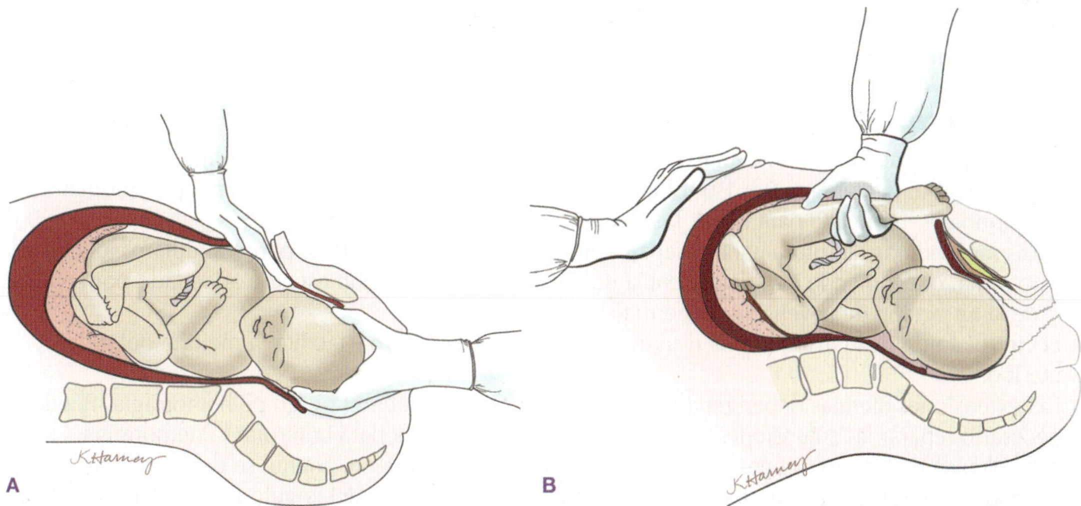

Figura técnica 4.6.9. A. Durante el parto por cesárea, un asistente vaginal eleva la cabeza fetal utilizando toda su mano (técnica de empuje). **B.** En el caso de una cabeza impactada que no puede salir con la ayuda de una mano vaginal y elevando el hombro del feto, puede ser necesario un parto de nalgas inverso (técnica del tirón), en la que el cirujano mete la mano en la parte superior del útero para coger una pierna del feto. Para llegar a la segunda pierna, se ejerce una suave tracción sobre la pierna sujetada. A continuación, se acercan las dos piernas a la incisión, se aplica presión fúndica y se extrae el cuerpo del útero. Las maniobras estándar de nalgas se usan para completar el parto, excepto que la cabeza puede permanecer impactada y puede seguir siendo necesaria una mano vaginal para elevarla.

con calor seco. El obstetra y el neonatólogo se comunicarán sobre si se debe continuar con el pinzamiento retrasado del cordón a 1 min, con base en los factores neonatales y maternos individuales.

- Si el neonato requiere reanimación inmediata, es necesario el pinzamiento temprano del cordón.
- Aunque el pinzamiento tardío del cordón no se ha asociado con un mayor riesgo de HPP, el pinzamiento temprano del cordón puede ser beneficioso en casos de inestabilidad hemodinámica materna, hemorragia o placentación anómala.

- Tras el pinzamiento del cordón umbilical y la evaluación neonatal, el contacto piel con piel entre la madre y el feto favorece la lactancia materna y puede iniciarse durante el PC siempre que la madre y el feto estén estables.

Alumbramiento de la placenta

- La tracción suave del cordón umbilical, el masaje directo del fondo uterino y la oxitocina se emplean para facilitar la salida espontánea de la placenta. En comparación con el alumbramiento espontáneo de la placenta, su extracción manual se relaciona con mayores tasas de endometritis y de pérdida excesiva de sangre.
- Tras la expulsión de la placenta, se usa una esponja de laparotomía seca para barrer el interior del útero y eliminar cualquier resto de membranas o tejido de la placenta. Se tiene cuidado de hacer un barrido a lo largo del fondo del útero de cuerno a cuerno, porque las membranas que quedan dentro pueden impedir la contracción uterina y producir una HPP.
- La oxitocina se administra en bolos pequeños y lentos mediante infusión para prevenir la HPP. En el caso del PC intraparto, pueden ser necesarias dosis más altas para conseguir un tono uterino adecuado. Si la atonía uterina persiste, pueden ser necesarios uterotónicos adicionales o compresión uterina mediante taponamiento intrauterino con balón o suturas de compresión uterina (*véase* Consejos y alertas).

Exteriorización del útero

- El útero puede ser exteriorizado desde el abdomen para mejorar la exposición y facilitar el cierre de la histerotomía. No se encontraron diferencias clínicamente significativas en la náusea, el vómito, el retorno de la función intestinal, el dolor, la pérdida sanguínea o la duración de la cirugía en los metaanálisis de los ensayos que compararon la reparación de la histerotomía exteriorizada con la intraabdominal. Por lo tanto, la decisión de exteriorizar el útero debe guiarse por la preferencia del cirujano y los factores individuales de la paciente.
- Si se planifica la exteriorización uterina, la mano del cirujano debe palpar suavemente si hay adherencias al útero. Si se encuentra resistencia, el cirujano debe entonces intentar visualizar cualquier área de adherencia significativa. La exteriorización del útero con adherencias significativas puede provocar inadvertidamente una adherenciólisis traumática, lo que puede dar lugar a una hemorragia o a una perforación intestinal que puede no detectarse inicialmente.

Cierre del útero

- En el caso de una histerotomía transversal baja, el útero puede cerrarse en dos capas con sutura sintética absorbible retardada 0 o 1-0. La primera capa es corrida y anclada para cerrar el miometrio y la segunda es imbricada para cubrir los bordes miometriales expuestos.
  - Las mordeduras de sutura para la capa imbricada se toman paralelas o perpendiculares a la histerotomía, dependiendo de la preferencia del cirujano y de si hay un espacio adecuado por encima de la retracción de la vejiga para permitir puntos verticales.
- El cierre rápido de la histerotomía disminuye la pérdida de sangre y facilita la mejoría del tono uterino.
- Las extensiones uterinas deben repararse con rapidez para reducir el riesgo de hemorragia. Puede ser necesario reparar las extensiones antes de cerrar la histerotomía para controlar la hemorragia.
  - En el caso de las extensiones laterales que se acercan al ligamento ancho, se deben palpar los vasos uterinos dentro del ligamento ancho y retraer los vasos lejos del ángulo de la extensión antes de colocar el primer punto de sutura para evitar que entren en los vasos y al mismo tiempo asegurar el ángulo para la hemostasia.
  - En el caso de las extensiones en el ligamento ancho, es importante establecer la ubicación de los vasos uterinos y el uréter antes de reparar la extensión para evitar un aumento de la hemorragia o una lesión ureteral. Para controlar la hemorragia, puede ser necesario ligar con sutura las ramas de la arteria uterina, con extensiones en el ligamento ancho.
  - Las extensiones del segmento uterino inferior hacia la vejiga deben cerrarse desde su vértice hasta el nivel de la histerotomía. Cuando el desgarro se extiende significativamente hacia abajo, el ápice

puede ser difícil de visualizar y puede no haber un espacio adecuado para suturar en la profundidad de la pelvis. El uso de pinzas de anillos a cada lado de la extensión puede ayudar a elevar el ápice. Las pinzas de anillos pueden ser sustituidas por suturas de sujeción empleadas para aplicar una tracción suave sobre el tejido para elevar el ápice y facilitar el cierre. El cirujano debe ser consciente de que el tejido del segmento uterino inferior puede ser delgado y friable y requiere una manipulación delicada. Puede ser necesario movilizar la vejiga con cuidado fuera del segmento uterino inferior para evitar su inclusión en las suturas.

- Existe una falta de consenso sobre las mejores técnicas para cerrar la histerotomía, por lo que se revisan varias de las técnicas debatidas más adelante. Varias opciones para el cierre uterino son razonables porque los datos sobre las mejores prácticas están limitados por la heterogeneidad de las técnicas incluidas en los análisis, las diferentes duraciones del seguimiento y los resultados poco frecuentes, como la rotura uterina.
- Cierre de una capa frente a cierre de doble capa para la histerotomía transversal baja:
    - El cierre de una capa disminuye el tiempo quirúrgico y puede usarse cuando se realiza una ligadura tubárica simultánea y se consigue la hemostasia de la histerotomía con un cierre de una capa.
    - Aunque el cierre monocapa no es una contraindicación del IPDC, existe un debate sobre si el cierre monocapa puede aumentar el riesgo de rotura uterina con el IPDC porque da lugar a un miometrio residual significativamente más fino en la ecografía (10). En un metaanálisis de ensayos que comparaban el cierre de una capa con el de dos capas, no se encontraron diferencias en cuanto a la dehiscencia o la rotura uterina en un embarazo posterior; no obstante, la calidad de la evidencia era baja (10).
    - El cierre de una sola capa se relacionó con un mayor riesgo de adherencias vesicales en el PC posterior en un estudio (11).
- Incorporación frente a exclusión de la capa endometrial:
    - Se postula la hipótesis de que la inclusión del endometrio mejora la resistencia de la cicatriz. Los nichos se observaron con mayor frecuencia en la ecografía de las 6 semanas posparto en las pacientes cuando se excluyó el endometrio durante el cierre.
    - Sin embargo, se piensa que la exclusión del endometrio en el cierre disminuye el riesgo de espectro de placenta acreta en futuros embarazos. En una cohorte retrospectiva, la exclusión del endometrio durante el cierre uterino se relacionó con una placentación menos anómala en los embarazos posteriores.
- Cierre anclado frente a cierre no anclado:
    - En un metaanálisis, el grosor residual del miometrio en la ecografía parece disminuir con el cierre anclado en comparación con el no anclado (12). No obstante, el cierre anclado puede mejorar la hemostasia, especialmente de la hemorragia arterial dentro del miometrio.
- Sutura monofilamento absorbible retardada frente a trenzada absorbible retardada frente a *catgut* cromado:
    - El tipo de sutura no parece afectar los desenlaces maternos. Una sutura de monofilamento absorbible retardada (Monocryl®) se desliza bien a través del miometrio y es la elección de los autores. La sutura trenzada absorbible retardada (Vicryl®) y el *catgut* cromado también son opciones razonables. Se utiliza una aguja grande para facilitar el cierre rápido de la histerotomía sangrante. Los autores emplean una aguja cónica (CT, *circle taper*) de 1 o una aguja CTX.
- El cierre de una incisión clásica suele realizarse en tres capas. Los autores usan puntos anclados corridos continuos de sutura monofilamento absorbible retardada calibre 0 para cerrar la mitad interna del miometrio. Mientras el cirujano sutura, el asistente empuja el miometrio hacia la línea media para disminuir la tensión en la incisión y facilitar la reaproximación. Se utiliza una segunda sutura del mismo tipo para cerrar la mitad externa del miometrio, excluyendo la serosa y los 0.5 cm más externos. La serosa y la porción más externa del miometrio se cierran con un punto en surgete empleando una sutura absorbible retardada 3-0 o 4-0 en una aguja pequeña de medio círculo.
    - La *sutura en surgete* es una sutura continua no anclada en la que se ingresa al miometrio más externo expuesto y se sale de la serosa unos milímetros lateral a la incisión en ambos lados de la misma. Para ello, es necesario realizar puntadas hacia la derecha con la aguja en un lado de la incisión y mordeduras de revés en el otro lado. El objetivo de la sutura en surgete es cubrir los bordes crudos de la incisión para disminuir la probabilidad de adherencias al útero y ayudar a la hemostasia.
- Si el útero ha sido exteriorizado, tras el cierre de la histerotomía y la inspección de las trompas uterina, los ovarios y la cara posterior del útero, se vuelve a colocar el útero en el abdomen.
- Si el útero no ha sido exteriorizado, la mano del cirujano intenta palpar suavemente las trompas uterina y los ovarios para establecer que no hay tumores presentes.
- A continuación, se limpian los canales pasando una esponja de laparotomía húmeda sobre la mano del cirujano en cada lado. Después, se sustituye el separador vesical y se vuelve a inspeccionar la histerotomía para confirmar la hemostasia.

Reaproximación del peritoneo parietal

- El cierre del peritoneo parietal aumenta el tiempo quirúrgico, pero puede disminuir las adherencias y las complicaciones relacionadas con ellas, como la dificultad para repetir la cirugía.
  - En un estudio de cohortes prospectivo, el cierre del peritoneo parietal en el PC primario protegió contra el hallazgo de todas las adherencias (cociente de posibilidades [OR, *odds ratio*] de 0.2; IC 95%: 0.08-0.49) y de las adherencias densas (OR de 0.32; IC 95%: 0.13-0.79) en el primer PC repetido (13). En un metaanálisis se encontró igualmente un mayor riesgo de adherencias cuando el peritoneo no fue cerrado.
  - En un ensayo aleatorizado posterior, el cierre del peritoneo parietal y visceral en el PC primario no dio lugar a diferencias significativas en las tasas de adherencias en el PC repetido (14).
  - Dada la evidencia contradictoria del beneficio de un menor tiempo quirúrgico con el no cierre frente a una posible disminución de la tasa de adherencias con el cierre, es razonable individualizar la decisión. Al cerrar el peritoneo parietal, se cierra con un punto continuo de sutura absorbible retardada. Evite dejar pequeños defectos en el peritoneo que puedan producir una hernia intestinal y una compresión.

Reaproximación de los músculos rectos

- La reaproximación de los músculos rectos puede ser beneficiosa para disminuir la formación de adherencias, pero también puede causar la formación de hematomas en los rectos o dolor. No existen pruebas suficientes para emitir una recomendar a favor o en contra.

Cierre de la fascia

- Antes del cierre de la fascia, se inspeccionan los músculos rectos y las caras interiores de la fascia para asegurar la hemostasia.
- Se realiza con puntos continuos no anclados colocados a 1 cm del borde de la incisión y a 1 cm de distancia entre sí.
- Para las incisiones transversales, los autores utilizamos dos suturas de Vicryl® 0 ancladas en las esquinas y atadas cerca de la línea media. La primera sutura se realiza desde el ángulo de la incisión a través de la línea media con cuidado de no incluir la vejiga y el peritoneo subyacentes. La primera sutura puede entonces marcarse y usarse para elevar la fascia de modo que el segundo lado pueda suturarse con seguridad.
- Para las incisiones verticales de la línea media, empleamos dos suturas de polidioxanona (PDS®) en bucle, una sutura monofilamento sintética de absorción retardada, anclada inferior y superiormente y atada en el centro de la incisión.

Tejido subcutáneo

- Tras el cierre de la fascia, se puede irrigar el tejido subcutáneo. A continuación, se coagulan los pequeños vasos sangrantes. Si la profundidad del tejido subcutáneo es igual o mayor de 2 cm, se cierra con puntos interrumpidos de *catgut* o sutura absorbible retardada. El cierre de la grasa subcutánea cuando la profundidad es igual o mayor de 2 cm dio lugar a una disminución del 34% del riesgo de dehiscencia de la herida (definida como infección, hematoma, seroma o separación) en un metaanálisis (15).

Cierre de la piel

- En múltiples estudios se ha investigado el cierre óptimo de la piel para el PC. En dichos estudios se han comparado las suturas absorbibles con las grapas, las suturas monofilamento con las trenzadas y las suturas no absorbibles con las absorbibles.
  - En tres estudios, un ensayo aleatorizado y dos metaanálisis, se descubrió que las incisiones cerradas con suturas absorbibles tenían una probabilidad significativamente menor de presentar complicaciones en la herida que las cerradas con grapas (16).
  - En un ensayo aleatorizado de sutura monofilamento frente a sutura trenzada se demostró una tasa global más baja de un criterio de valoración compuesto de la herida con la sutura monofilamento (17).
  - En un estudio en el que la incisión se cerró la mitad con suturas absorbibles y la otra mitad con grapas se mostró que un número significativamente mayor de mujeres prefería las grapas a las suturas absorbibles, tanto en términos generales como estéticos (18).
  - En otro estudio se mostró una valoración no significativa más alta de los resultados cosméticos con suturas no absorbibles (Prolene®) frente a suturas absorbibles ($p = 0.089$) (19).

- Dada la disminución de las complicaciones de la herida con la sutura en comparación con las grapas, generalmente preferimos cerrar la piel con sutura empleando Monocryl® 4-0.
- Cuando se utilizan grapas o sutura no absorbible, las retiramos el tercer o cuarto día del postoperatorio.

Técnica de Joel-Cohen modificada (técnica del Baylor College of Medicine)

- La técnica de Joel-Cohen modificada es un método alternativo para realizar el PC que, según se ha informado, tiene algunas ventajas sobre el método de Pfannenstiel. Entre ellas se encuentran las tasas más bajas de lo siguiente:
  - Fiebre
  - Estancia en el hospital
  - Dolor postoperatorio y pérdida de sangre
  - Tiempo quirúrgico
  - Uso de analgesia (20,21)
- Realice una incisión cutánea transversal en la parte inferior del abdomen a unos 3 cm por debajo de una línea entre las crestas iliacas anteriores, un poco más alta (unos 3 cm) que la de una incisión de Pfannenstiel.
- Usando el mismo bisturí que se utilizó para la piel, abra el tejido subcutáneo hasta la fascia (pero solo en los 3 cm centrales de la incisión) sin emplear electrocauterio ni atar los vasos sangrantes a menos que sea esencial.
- Exponga la fascia dividiendo el tejido graso o subcutáneo mediante una disección roma con los dedos.
- Haga una incisión de la fascia transversalmente en la línea media, extendiéndose a ambos lados de esta línea, para exponer el músculo recto.
- Extienda digitalmente la fascia separando los dedos de la mano en dirección cefalocaudal después de introducir los dedos en la pequeña incisión de la fascia transversal de la línea media.
- Utilice la disección con los dedos para separar los músculos rectos vertical y lateralmente.
  - *No* diseque el borde inferior de la fascia ni desgarre o corte el músculo piramidal.
    - El borde superior de la fascia puede sujetarse con unas pinzas de Kocher y disecarse de forma roma o cortante solo si se necesita una exposición adicional (puede no ser necesario).
  - Exponga el peritoneo y utilice la disección con los dedos para abrir el peritoneo.
  - Estire manualmente todas las capas de la pared abdominal hasta la extensión de la incisión de la piel.
- Inserte el separador vesical y *no* cree un colgajo vesical, a menos que sea absolutamente necesario.
- Haga un incisión transversal en el segmento uterino inferior de 1-2 cm en la línea media y luego entre en la cavidad de forma roma con la punta del dedo. Para reducir el riesgo de lesión del feto, se pueden usar unas pinzas de Allis en los bordes superior e inferior de la incisión del miometrio y elevarlas durante la incisión con el bisturí.
  - Ensanche la incisión usando una expansión digital roma en dirección cefalocaudal.
- Si es posible, las membranas deben dejarse intactas hasta la extensión completa de la incisión.
- En los casos en los que ha habido un parto prolongado, haga la incisión de la histerotomía más alta que en un útero que no ha entrado en trabajo de parto y siempre identifique la retracción de la vejiga antes de hacer la incisión. La incisión debe estar a 1 cm por encima del pliegue de la vejiga.
- En un PC previo al trabajo de parto, puede ser necesaria la ampliación de la histerotomía con tijeras para vendaje debido al mayor grosor del segmento uterino inferior.
- Extraiga el feto.
- Extraiga la placenta de forma espontánea (con una suave tracción del cordón).
- Exteriorice el útero y limpie su interior con una esponja de laparotomía.
- Cierre el útero:
  - Cierre en dos capas si no se realiza la ligadura tubárica bilateral (LTB)
    - *Primera capa.* Cierre continuo anclado con Vicryl® 1-0 incluyendo la capa endometrial en el cierre miometrial de espesor total.
    - *Segunda capa.* Cierre continuo no anclado (imbricación) con Vicryl® 1-0.
    - Use la sutura en forma de «8» según la necesidad.
  - Cierre en una capa si se realiza la LTB
    - Cierre continuo anclado de una sola capa con Vicryl® 1-0.
    - Incluya la capa endometrial en el cierre miometrial de espesor total.
      - Use la imbricación solo si es necesario para la hemostasia.
      - Utilice la sutura en forma de «8» según la necesidad.
- Vuelva a colocar el útero en el abdomen.

- Elimine los coágulos de sangre manualmente. Evite la irrigación (a menos que haya pus o material infectado en la parte inferior del abdomen; incluso en ese caso, evite el lavado de material infectado en la parte superior del abdomen).
- Inspeccione visualmente la histerotomía para comprobar la hemostasia con el útero dentro del abdomen y sin tracción.
- Los autores no acostumbran cerrar el peritoneo.
- Tampoco aproximan los músculos rectos de forma sistemática; se individualiza según la situación.
- Cierre la fascia con puntos continuos no anclados de Vicryl® 1-0 . Si la paciente tiene obesidad o diabetes, utilice el cierre con PDS® o de Smead-Jones.
- Cierre el tejido subcutáneo con sutura simple 2-0 si el grosor es mayor de 2 cm.
- Cierre la piel con grapas o Monocryl® subcuticular 3-0 o 4-0.
- Los autores prefieren no usar los drenajes a menos que sea absolutamente necesario.
- Se debe hacer todo lo posible para que el caso no dure más de 45 min.
    - *Objetivo.* Establecer el contacto piel con piel en menos de 45 min.

Parto por cesárea repetido

- *Incisión de la piel.* Repita la incisión cutánea anterior de la paciente con bisturí. La cicatriz anterior puede eliminarse, si es necesario, con fines estéticos.
    - El tamaño de la incisión vertical debe proporcionar al menos 15 cm (tamaño de unas pinzas de Allis estándares) de exposición.
- Use la disección digital roma del tejido subcutáneo, la fascia y el peritoneo, cuando sea posible (como se describe para un PC primario).
    - Si las cicatrices o adherencias impiden la disección digital, se debe realizar lo siguiente:
        - Incisión transversal de la fascia con tijeras Mayo curvas.
        - Sujete el borde superior de la fascia con unas pinzas de Kocher y, con tensión continua, separe la fascia de los músculos subyacentes mediante una disección roma y cortante.
        - En la medida de lo posible, no se realiza una incisión en el borde inferior de la fascia.
- Cree un colgajo vesical solo si es necesario (p. ej., adherencias extensas).
- Haga un incisión transversal en el segmento uterino inferior de 1-2 cm en la línea media y luego entre en la cavidad de forma roma con la punta del dedo.
    - Ensanche la incisión usando una expansión digital roma en dirección cefalocaudal.
        - Para disminuir el riesgo de lesión del feto, se pueden usar pinzas de Allis en los bordes superior e inferior de la incisión del miometrio y elevarlas durante la incisión con el bisturí.
        - Si es posible, las membranas deben dejarse intactas hasta la extensión completa de la incisión.
        - En los casos en los que ha habido un parto prolongado, haga la incisión de la histerotomía más alta que en un útero que no ha entrado en trabajo de parto y siempre identifique la retracción de la vejiga antes de hacer la incisión. La incisión debe estar a 1 cm por encima del pliegue de la vejiga.
    - En un PC previo al trabajo de parto, puede ser necesaria la ampliación de la histerotomía con tijeras para vendaje debido al mayor grosor del segmento uterino inferior.
- Cierre uterino:
    - Cierre en dos capas si no se realiza la LTB:
        - *Primera capa.* Cierre continuo anclado con Vicryl® 1-0 incluyendo la capa endometrial en el cierre miometrial de espesor total.
        - *Segunda capa.* Cierre continuo no anclado (imbricación) con Vicryl® 1-0.
        - Use la sutura en forma de «8» según la necesidad.
    - Cierre en una capa si se realiza la LTB:
        - Cierre monocapa continuo, no anclado, con Vicryl® 1-0 incluyendo la capa endometrial en el cierre miometrial de espesor total.
        - Use la imbricación solo si es necesario para la hemostasia.
        - Utilice la sutura en forma de «8» según la necesidad.
    - Vuelva a colocar el útero en el abdomen.
    - Elimine los coágulos de sangre manualmente. Evite la irrigación (a menos que se acumule claramente pus o material infectado en la parte inferior del abdomen; incluso en ese caso, evite el lavado de material infectado en la parte superior del abdomen).
    - Inspeccione visualmente la histerotomía para comprobar la hemostasia con el útero dentro del abdomen y sin tracción.
- Los autores optan por no cerrar el peritoneo.
- Tampoco vuelven a aproximar los músculos rectos de forma sistemática; se individualiza según la situación.

- Cierre la fascia con puntos continuos no anclados de Vicryl® 1-0 . Si la paciente tiene obesidad o diabetes, use el cierre PDS® o de Smead-Jones.
- Cierre el tejido subcutáneo con sutura simple 2-0 si el grosor es mayor de 2 cm.
- Cierre la piel con grapas o Monocryl® subcuticular 3-0 o 4-0.
- Los autores optan por no emplear los drenajes a menos que sea absolutamente necesario.
- Se debe hacer todo lo posible para que el caso no dure más de 45 min.
  - *Objetivo.* Establecer el contacto piel con piel en menos de 60 min.

CONSEJOS Y ALERTAS

CONSEJO O ALERTA	DESCRIPCIÓN
✖ Obesidad mórbida	La obesidad mórbida aumenta la dificultad quirúrgica y el riesgo de complicaciones. La elevación del panículo con un separador colocado en la piel antes de la cirugía (Traxi®) o con cinta adhesiva mejora la visualización y disminuye la necesidad de sujeción manual. Un separador automático (Alexis®) no reduce las complicaciones de la herida en pacientes con obesidad, pero puede usarse en función de las preferencias del cirujano.
⭘ Incisión uterina	En el caso del PC con trabajo de parto, la vejiga estará elevada en comparación con su posición habitual. Cree el colgajo vesical y la histerotomía lo suficientemente altos en el útero para evitar una cistotomía inadvertida. Además, hay que inclinar la incisión al principio y al final hacia el fondo (incisión en forma de «U») para intentar evitar el desgarro de la vasculatura lateral y el espacio retroperitoneal en caso de extensión.
⭘ Alumbramiento de la cabeza impactada	En el PC con detención de la segunda fase, prepare la cabeza impactada con la paciente colocada en estribos en posición de litotomía dorsal baja. Antes de comenzar la cirugía, evalúe si la cabeza puede elevarse fácilmente; si no hay elevación de la cabeza con la prueba de elevación, considere la posibilidad de atender el parto utilizando la extracción de nalgas inversa. Si la cabeza puede elevarse con la prueba de elevación, prepárese para que un asistente eleve la cabeza fetal utilizando toda su mano.
⭘ Reparación de una histerotomía	Acelere el cierre de la histerotomía y cualquier extensión uterina para disminuir la hemorragia quirúrgica. Coloque pinzas de anillos en las grandes arterias o los senos miometriales expuestos para controlar la hemorragia hasta que se repare su zona de incisión.
⭘ Hemorragia durante el PC	Trate con rapidez la atonía con bolos e infusiones de oxitocina y metilergonovina, carboprost y misoprostol, según la necesidad. Considere el ácido tranexámico si es adecuado. En caso de atonía que no responda a los uterotónicos, realice una sutura de compresión uterina (de B-Lynch). Considere la disminución del flujo sanguíneo uterino mediante la ligadura de las arterias uterinas con puntos de O'Leary. En algunos casos, un torniquete puede ser útil para limitar la hemorragia. Evalúe continuamente la pérdida de sangre y comuníquese con el anestesista en relación con la pérdida de sangre, la estabilidad hemodinámica de la paciente, la necesidad de transfusión y la posibilidad de requerir otros procedimientos como la histerectomía o la embolización de la arteria uterina.
⭘ Evaluación de la lesión de la vejiga	Si se sospecha una cistotomía, utilice la sonda urinaria para llenar la vejiga con leche o suero fisiológico estériles para buscar fugas en el abdomen.

CUIDADOS POSTOPERATORIOS

- Se recomienda la analgesia multimodal para aliviar el dolor. El control del dolor puede comenzar de forma intraoperatoria con la administración de opiáceos intratecales de acción prolongada, como la morfina. La combinación de antiinflamatorios no esteroideos y paracetamol es eficaz y disminuye las necesidades de opiáceos postoperatorios y los efectos secundarios relacionados con los mismos.
  - El bloqueo del transverso del abdomen con un anestésico de acción prolongada ha demostrado ser un complemento útil para el control del dolor después del PC.
- La alimentación temprana tras el PC se relaciona con un retorno acelerado de la función intestinal y una reducción de la duración de la estancia, sin un aumento de las tasas de complicaciones. Se recomienda reanudar la dieta habitual en las 6 h siguientes al PC.
- La goma de mascar también se asocia con la disminución del tiempo hasta el primer flato, pero puede no tener un beneficio añadido significativo cuando se combina con la alimentación temprana. La goma de mascar puede ser útil para las pacientes con náusea postoperatoria que no toleran una dieta regular.
- La náusea y el vómito postoperatorios disminuyen con la administración intraoperatoria de la combinación de un antagonista 5-HT$_3$ (ondansetrón) y la dexametasona. Para la náusea intraoperatoria y postoperatoria debida a la hipotensión por la analgesia neuroaxial, son eficaces la carga de líquidos y la administración intravenosa de fenilefrina o efedrina.
- Se considera que la movilización temprana disminuye el riesgo de trombosis, el tiempo de recuperación de la función intestinal y la duración de la estancia; se recomienda tras el PC.
- El estado de hipercoagulabilidad posparto combinado con el PC aumenta el riesgo de TEV. Los dispositivos de compresión neumática se colocan antes del PC y se mantienen después del parto en todas las pacientes. Algunas pacientes con mayor riesgo de TEV se beneficiarán de la adición de tromboprofilaxis farmacológica. En las pacientes estables sin hemorragia en las que esté indicada la tromboprofilaxis farmacológica, se debe comunicar al anestesista el momento de iniciarla lo antes posible.
- La mayoría de los médicos optan por colocar una sonda urinaria al inicio del PC para vigilar la producción de orina, mantener la descompresión de la vejiga, ayudar a su identificación, disminuir el riesgo de lesión vesical y, potencialmente, llenar la vejiga con

colorante cuando se sospeche una lesión. La tasa de lesiones en la vejiga durante el PC es baja (1.4/1000 PC); en un metaanálisis se encontró una menor tasa de infección de las vías urinarias (IVU) (0.5% frente a 5.7%) en mujeres sometidas a PC sin colocación de una sonda urinaria. Sin embargo, los ensayos que evalúan la utilidad de la sonda urinaria durante el PC pueden tener poca potencia para detectar una diferencia en las tasas de lesión vesical al ser un criterio de valoración poco frecuente y, por lo tanto, muchos cirujanos colocan una sonda urinaria durante la cesárea. La retirada inmediata de la sonda urinaria en el postoperatorio, en comparación con la retirada a las 12 h del posparto, puede disminuir la tasa de IVU y reducir significativamente el tiempo hasta la deambulación y la duración de la estancia hospitalaria (22).

RESULTADOS

- En cuanto a los resultados a corto plazo, la recuperación y la vuelta a la función anterior al embarazo después del PC es más larga que la que se produce tras el parto vaginal.
- La taquipnea transitoria del recién nacido (TTRN) es más frecuente después de un PC programado en comparación con el parto vaginal (3.1% frente a 1.1%). La presencia de un médico que evalúe y atienda al recién nacido después del PC es importante para iniciar el tratamiento de apoyo en caso de TTRN.
- Las mujeres que dan a luz por PC pueden estar menos satisfechas con su experiencia que aquellas que dan a luz por vía vaginal, sobre todo cuando se intenta el parto vaginal y el PC se realiza durante el trabajo de parto. Todas las mujeres corren el riesgo de sufrir depresión posparto, y deben evaluarse los signos de depresión y ansiedad en todas ellas durante el periodo posparto.
- En cuanto a los resultados a largo plazo, el PC primario tiene un fuerte efecto en el modo de parto futuro; la mayoría de las mujeres dan a luz por PC repetido en los embarazos posteriores.
  - El riesgo del PC aumenta conforme lo hace el número de cesáreas previas. Las tasas más altas de transfusión sanguínea, cistotomía, placentación anómala e histerectomía se encuentran con el PC de repetición múltiple en comparación con el primario.
  - La tasa de rotura uterina es de aproximadamente 1 por cada 200 mujeres que intentan realizar un IPDC tras un PC con una histerotomía transversal baja previa. Aunque es poco frecuente, cuando se produce una rotura uterina, puede ser catastrófica para la madre y el feto.
- En comparación con el parto vaginal, las mujeres que se someten a un PC tienen menos riesgos de prolapso de los órganos pélvicos e incontinencia urinaria de esfuerzo. Sin embargo, el PC no elimina el riesgo de alteraciones del suelo de la pelvis.

COMPLICACIONES

- Las principales complicaciones del PC son la infección, la hemorragia, la lesión de los órganos pélvicos y los episodios tromboembólicos. El PC programado antes del trabajo de parto se relaciona con una menor morbilidad materna grave en comparación con el PC intraparto, siendo la mayor morbilidad aquella asociada con el PC en la segunda fase del trabajo de parto.
- Las infecciones tras el PC incluyen endometritis e infecciones de las heridas.
  - La endometritis complica el 6% de los PC primarios antes del parto, frente al 11% de los PC primarios realizados durante el parto. La mayoría de los casos de endometritis son infecciones polimicrobianas con aerobios y anaerobios de las vías urinarias y se resuelven con antibióticos parenterales de amplio espectro. Con retrasos en el tratamiento o en casos de infecciones graves, la endometritis puede progresar hasta la sepsis o extenderse a la cavidad peritoneal, provocando peritonitis y abscesos intraabdominales. La endometritis debida a estreptococos del grupo A no es prevalente, pero debe sospecharse en los casos con fiebre alta e hipotensión de inicio temprano. El estreptococo del grupo A puede causar mionecrosis uterina y requerir una histerectomía para un adecuado control de la fuente para prevenir la mortalidad materna, que históricamente ha sido alta con el estreptococo del grupo A puerperal.
  - Las infecciones de las heridas se producen entre el 1 y 2% de los PC. La rotura prolongada de membranas, la infección

intraamniótica, el PC intraparto, la obesidad, el hematoma subcutáneo y la transfusión sanguínea son factores de riesgo de infección de la herida. La celulitis puede deberse a bacterias cutáneas (*Staphylococcus*), entéricas (*Enterococcus* o *Escherichia coli*) o micoplasmas genitales (*Ureaplasma urealyticum*). La celulitis suele tratarse con una combinación de antibióticos, desbridamiento de la herida, tratamiento tópico, empaquetamiento y cicatrización al vacío, según la necesidad. La fascitis necrosante rara vez sigue al PC, pero es mortal cuando se produce. Otras complicaciones de la herida más frecuentes son el hematoma, el seroma y la dehiscencia, que se producen en el ~2% de los PC. La dehiscencia por lo general es superficial (separación de la piel), y puede no requerir más que apósitos húmedos y secos hasta que la abertura se cierre. Ocasionalmente, se produce una dehiscencia de la fascia, que suele requerir laparotomía, exploración y reparación de la fascia.

- La hemorragia en el PC puede deberse a la atonía uterina, la extensión de la incisión hacia los vasos uterinos en el ligamento ancho o la extensión hacia el cuello uterino y la vagina, una lesión uterina importante o una placentación anómala. La hemorragia puede requerir una transfusión sanguínea y, en raras ocasiones, una histerectomía como procedimiento para salvar la vida en caso de hemorragia incontrolada (*véase* Consejos y alertas).
- La lesión de los órganos pélvicos es una complicación poco frecuente del PC. La lesión de las vías urinarias inferiores se produce en el ~0.3% de los PC, y la mayoría se debe a una lesión parcial o total de la vejiga y no a una lesión ureteral. Las lesiones intestinales también son inusuales. La existencia de múltiples PC y cirugías abdominales previas son factores de riesgo de lesión de los órganos pélvicos debido a adherencias intraabdominales. La colocación de barreras antiadherencias no parece disminuir las adherencias encontradas en el PC posterior. El PC realizado en la segunda fase del trabajo de parto aumenta el riesgo de lesión vesical.
- La trombosis venosa profunda y la embolia pulmonar se producen con mayor frecuencia después del PC en comparación con el parto vaginal. La disminución de la movilidad tras la cirugía contribuye a aumentar la susceptibilidad a la TEV con el PC.

REFERENCIAS CLAVE

1. American College of Obstetricians and Gynecologists, Society for Maternal-Fetal Medicine; Caughey A, Cahill A, Guise J, Rouse D. Safe prevention of the primary cesarean delivery. *Am J Obstet Gynecol.* 2014;210(3):179–193.
2. Rosenbloom JI, Stout MJ, Tuuli MG, et al. New labor management guidelines and changes in cesarean delivery patterns. *Am J Obstet Gynecol.* 2018;217(6):689.e1–689.e8.
3. Wilson RD, Caughey AB, Wood SL, et al. Special reports guidelines for antenatal and preoperative care in cesarean delivery: Enhanced Recovery After Surgery Society recommendations (part 1). *Am J Obstet Gynecol.* 2018;219(6):523.e1–523.e15.
4. Tuuli MG, Liu J, Stout M, et al. A randomized trial comparing skin antiseptic agents at cesarean delivery. *N Engl J Med.* 2016;374:647–655.
5. Hempel S, Kalauch A, Oehme F, et al. Wound complications after primary and repeated midline, transverse and modified Makuuchi incision: a single-center experience in 696 patients. *Medicine.* 2021;100:20(e25989).
6. Wylie BJ, Gilbert S, Landon MB, et al. Comparison of transverse and vertical skin incision for emergency cesarean delivery. *Obstet Gynecol.* 2011;115(6):1134–1140.
7. O'Neill HA, Egan G, Walsh CA, Cotter AM, Walsh SR. Omission of the bladder flap at caesarean section reduces delivery time without increased morbidity: a meta-analysis of randomised controlled trials. *Eur J Obstet Gynecol Reprod Biol.* 2014;174:20–26.
8. Saad AF, Rahman M, Costantine MM, Saade GR. Blunt versus sharp uterine incision expansion during low transverse cesarean delivery: a metaanalysis. *Am J Obstet Gynecol.* 2014;211(6):684.e1–684.e11.
9. Committee on Obstetric Practice. Committee Opinion No. 684: delayed umbilical clamping after birth. *Obstet Gynecol.* 2017;129(1):e5–e10.
10. Di Spiezio Sardo A, Saccone G, Mccurdy R, Bujold E, Bifulco G, Berghella V. Risk of cesarean scar defect following single- vs double-layer uterine closure: systematic review and meta-analysis of randomized controlled trials. *Ultrasound Obstet Gynecol.* 2017;50:578–583.
11. Blumenfeld YJ, Caughey AB, El-sayed YY, Daniels K. Single- versus double-layer hysterotomy closure at primary caesarean delivery and bladder adhesions. *Br J Obstet Gynaecol.* 2010;117(6):690–694.

12. Stegwee SI, Jordans IPM, Van Der Voet LF, et al. Uterine caesarean closure techniques affect ultrasound findings and maternal outcomes: a systematic review and meta-analysis. *Br J Obstet Gynaecol*. 2018;125(9):1097–1108.

13. Lyell DJ, Caughey AB, Hu E, Daniels KI. Peritoneal closure at primary cesarean delivery and adhesions. *Obstet Gynecol*. 2005;106(2):275–280.

14. Kapustian V, Anteby EY, Gdalevich M. Effect of closure versus nonclosure of peritoneum at cesarean section on adhesions: a prospective randomized study. *YMOB [Internet]*. 2012;206(1):56.e1–56.e4. doi:10.1016/j.ajog.2011.07.032

15. Chelmow D, Rodriguez EJ, Sabatini MM. Suture closure of subcutaneous fat and wound disruption after cesarean delivery: a meta-analysis. *Obstet Gynecol*. 2004;103(5):974–980.

16. Wang H, Hong S, Teng H, Qiao L, Yin H. Subcuticular sutures versus staples for skin closure after cesarean delivery: a meta-analysis subcuticular sutures versus staples for skin closure after cesarean delivery: a meta-analysis. *J Matern Neonatal Med*. 2016;29(22):3705–3711.

17. Buresch AM, Van Arsdale A, Ferzli M, et al. Comparison of subcuticular suture type for skin closure after cesarean delivery. *Obstet Gynecol*. 2017;130(3):521–526.

18. Aabakke AJ, Krebs L, Pipper CB, Secher NJ. Subcuticular suture compared with staples for skin closure after cesarean delivery. *Obstet Gynecol*. 2013;122(4):878–884.

19. Hasdemir PJS, Guvenal T, Ozcakir HT, et al. Comparison of subcuticular suture materials in cesarean skin closure. *Surg Res Pract*. 2015;2015:141203.

20. Wessam A, El-Bishry G, Emam LH. Caesarean deliveries by Pfannenstiel versus Joel-Cohen incision: a randomised controlled trial. *J Turk Ger Gynecol Assoc*. 2013;14(4):194–200. doi:10.5152/jtgga.2013.75725

21. Mathai M, Hofmeyr GJ, Mathai NE. Abdominal surgical incisions for caesarean section. *Cochrane Database Syst Rev*. 2013;5:CD004453.

22. El-Mazny A, El-Sharkawy M, Hassan A. A prospective randomized clinical trial comparing immediate versus delayed removal of urinary catheter following elective cesarean section. *Eur J Obstet Gynecol [Internet]*. 2014;181:111–114. doi:10.1016/j.ejogrb.2014.07.034

Capítulo 4.7	# Histerectomía periparto Katherine M. Johnson y Scott A. Shainker

PRINCIPIOS GENERALES

Definición

- La *histerectomía periparto* se define como la extirpación del útero ± el cuello uterino en el momento del parto o durante el periodo de posparto inmediato, que corresponde a las 6 semanas posteriores al parto (1).
- Este procedimiento suele ser necesario cuando se presenta una hemorragia posparto (HPP) resistente al tratamiento en un contexto de urgencia. También se realiza a menudo de forma no urgente y programada, con frecuencia en el entorno del espectro de la placenta acreta.

Exploración física

- Durante una HPP, la paciente suele presentar signos de hemorragia aguda, como taquicardia, hipotensión, palidez, alteración del estado mental y disminución de la diuresis.
- La hemorragia vaginal continua suele estar presente, pero puede quedar oculta en el contexto de un cuello uterino cerrado tras un parto por cesárea. En este escenario, se desarrolla una gran hematometra.
- El propio útero suele estar atónico, lo que puede apreciarse directamente en el marco de un abdomen abierto en el momento del parto por cesárea o puede comprobarse mediante una exploración abdominal después del parto vaginal con la palpación del fondo uterino muy por encima del ombligo.
- En casos inusuales, el útero puede haberse roto en el ligamento ancho o en uno de los otros espacios retroperitoneales, y la hemorragia puede quedar inicialmente oculta.

Diagnósticos diferenciales

- El diagnóstico diferencial de la HPP incluye la atonía uterina, los productos retenidos de la concepción, la coagulopatía, la rotura uterina y la placentación anómala; además de los hematomas vulvares y vaginales, que se analizan en otra parte de este libro. La placentación anómala incluye el espectro de la placenta previa y la placenta acreta.
- La principal causa de histerectomía periparto es la placentación anómala, seguida de cerca por la atonía uterina (2).

Tratamiento no quirúrgico

- La HPP se trata en primer lugar con un masaje uterino y la evacuación del útero, así como el drenaje de la vejiga urinaria si no se ha colocado ya una sonda.
- A continuación, se usan uterotónicos, por lo general primero con oxitocina, seguida de carboprost, metilergometrina y misoprostol.
- El ácido tranexámico debe administrarse poco después del diagnóstico de la HPP, además del masaje uterino y los uterotónicos. Se ha demostrado que el ácido tranexámico disminuye la probabilidad de muerte por hemorragia en el contexto de la HPP, aunque su uso puede no disminuir la probabilidad de histerectomía periparto (3). El taponamiento intrauterino con balón se usa a menudo para la HPP; se ha demostrado que disminuye la necesidad de transfusión sanguínea, la histerectomía periparto y el ingreso en la unidad de cuidados intensivos (4).
- La embolización de la arteria uterina también puede emplearse para ayudar en el tratamiento de la HPP en una paciente hemodinámicamente estable.
- A menudo, se necesitan concentrados de eritrocitos y otros hemoderivados para la HPP, sobre todo porque la coagulopatía impide el tratamiento adecuado de la atonía uterina. Se prefiere la transfusión sanguínea junto con los hemoderivados adecuados en lugar de la transfusión de cristaloides de gran volumen que puede exacerbar la coagulopatía dilucional. La sangre y los hemoderivados cumplen las dos misiones de tratar los choques hipovolémico y anémico, así como restablecer la normalidad o mantener la coagulación funcional.
- Antes de proceder con la histerectomía, a menudo se intentan técnicas quirúrgicas conservadoras, como el legrado para eliminar los productos de la concepción, las suturas compresivas como la de B-Lynch y los puntos de Cho, y la ligadura de la arteria uterina (p. ej., el punto de O'Leary).

IMÁGENES Y OTROS MÉTODOS DE DIAGNÓSTICO

- La ecografía a pie de cama puede ser útil para identificar los productos retenidos de la concepción, así como la hematometra, ambas causas usuales de la HPP. Además, el líquido libre en el abdomen y las acumulaciones retroperitoneales significativas también pueden identificarse en manos expertas.

PLANIFICACIÓN PREOPERATORIA

- Aparte de la histerectomía periparto programada para el espectro de la placenta acreta (tratada en el cap. 4.9), la histerectomía periparto se realiza casi siempre de forma urgente.
- Los factores de riesgo para la histerectomía periparto incluyen el parto por cesárea en el embarazo inicial, así como el antecedente de partos por cesárea previos (2). La placenta previa y el espectro

de la placenta acreta son factores de riesgo independientes para la histerectomía periparto (2,5).

- Además del parto por cesárea y de la placentación anómala, se han identificado como factores de riesgo para la histerectomía periparto la edad materna incrementada, las tecnologías de reproducción artificial (p. ej., legrado e histeroscopia, transferencia de embriones), el nacimiento de un feto muerto, la hemorragia anteparto, los miomas, la irradiación pélvica y el desprendimiento de la placenta; es necesario hacer una evaluación del riesgo de hemorragia en todas las pacientes que se presentan en trabajo de parto (6,7).
- Una vez identificada la HPP, se deben reunir los recursos para proporcionar una atención óptima, incluyendo un equipo multidisciplinario (7,8). Esto puede incluir la movilización de asistencia y experiencia quirúrgica adicional, así como la activación de protocolos de transfusión masiva.
- Se recomiendan los antibióticos preoperatorios. Se debe emplear una cefalosporina de primera generación y volver a dosificar después de 4 h o después de una estimación de pérdida sanguínea de más de 1500 mL.
- No existen recomendaciones específicas sobre los antibióticos para la histerectomía por cesárea, pero es razonable seguir las recomendaciones del American College of Obstetricians and Gynecologists para la cesárea y modificarlas según convenga (9):
  - Administración lo antes posible después de la incisión.
  - Dosificación ajustada al peso (intravenosa [i.v.]).
  - Ausencia de alergias.
  - Índice de masa corporal (IMC) normal (peso ≤ 80 kg): 1 g de cefazolina.
  - Obesidad (IMC ≥ 30 kg/m^2 o peso ≥ 80 kg): 2 g de cefazolina.
- En los casos de alergia sospechada o comprobada (anafilaxia, angioedema, dificultad respiratoria o urticaria):
  - 900 mg de clindamicina y 5 mg/kg de aminoglucósido
- Notas:
  - Algunos hospitales pueden estandarizar una dosis de cefazolina de 2 g para todas las pacientes.
  - Para las pacientes no obstétricas, la opinión de consenso es de 2 g de cefazolina para las pacientes con peso igual o mayor de 80 kg y de 3 g de cefazolina para aquellas con peso igual o mayor de 120 kg. Sin embargo, los datos son contradictorios en cuanto a la dosificación de la cefazolina de 2-3 g en la población obstétrica. Muchos están de acuerdo en que aumentar la dosis a 2 g para las pacientes que pesan más de 80 kg es una recomendación razonable y que el beneficio de aumentar a 3 g para las que pesan más de 120 kg aún no está establecido.
  - Existen pruebas de que la azitromicina puede ser una alternativa o un complemento a las cefalosporinas de primera generación. Añadir 500 mg de azitromicina, en infusión durante 1 h, «puede considerarse».
  - Obesidad y profilaxis de la histerectomía postcesárea o de la histerectomía posparto:
    - Considerar un régimen oral postoperatorio en pacientes con obesidad que no hayan recibido azitromicina i.v. Puede ser cefalexina oral de 500 mg y metronidazol de 500 mg cada 8 h durante 48 h.
  - Procedimiento prolongado más de 2 vidas medias del fármaco (> 4 h para la cefazolina desde el momento de la dosis):
    - Administrar una dosis adicional intraoperatoria del mismo antibiótico.
  - Hemorragia excesiva mayor de 1500 mL:
    - Administrar una dosis adicional intraoperatoria del mismo antibiótico.

TRATAMIENTO QUIRÚRGICO

- Si está disponible, un dispositivo bipolar de sellado de vasos puede reducir la hemorragia quirúrgica y la necesidad de una transfusión masiva. Aunque no se ha demostrado que estos dispositivos disminuyan las complicaciones o la duración de la estancia hospitalaria postoperatoria (10), en algunos casos pueden ayudar en el tratamiento de zonas vasculares muy friables al permitir la desecación lenta del tejido y el sellado de los vasos, evitando así la necesidad de colocar agujas a través del tejido y crear pedículos vasculares.
- La histerectomía periparto suele realizarse de forma urgente y el acceso a los dispositivos bipolares de sellado de vasos puede ser limitado. El procedimiento puede realizarse con una técnica de histerectomía estándar (p. ej., pinzas y sutura).
- El objetivo principal es la extirpación rápida del útero sin dañar los órganos circundantes, por lo que debe prestarse atención al trayecto de los uréteres en la medida de lo posible.

Posición de la paciente

- Por lo general, la paciente se coloca en posición de decúbito supino porque el procedimiento suele realizarse inmediatamente después del parto por cesárea.
- La posición de litotomía baja (fig. 4.7.1) puede ser útil para acceder al cuello uterino si es necesario, con el objetivo de evaluar la hemorragia vaginal en curso durante la cirugía, delinear la anatomía del fondo de saco vaginal posterior y anterior utilizando instrumentos colocados por vía vaginal (es decir, el medidor de anastomosis terminoterminal) y facilitar la cistouretroscopia pre- o postoperatoria cuando esté indicada. Otra ventaja es que un asistente se puede colocar entre las piernas de la paciente.

Abordaje

- La histerectomía periparto puede llevarse a cabo como un procedimiento planificado o como un procedimiento de urgencia. También puede realizarse después de un parto vaginal o de un parto por cesárea.
- En el marco de una histerectomía no planificada, a menudo el parto ya se ha producido y lo más habitual es que ya se haya realizado una incisión en el abdomen. El tipo más frecuente de incisión abdominal para el parto por cesárea es la incisión de Pfannenstiel, aunque también puede haberse realizado una incisión vertical en la línea media (fig. 4.7.2). La histerectomía periparto puede hacerse a través de cualquiera de las dos incisiones.
- Si se planifica una histerectomía, a menudo se debe a la preocupación preoperatoria por el espectro de la placenta acreta. En este caso, se suele recomendar una incisión vertical en la línea media. El tratamiento quirúrgico del espectro de la placenta acreta se trata en el capítulo 4.9.
- La mejor manera de lograr una visualización adecuada es mediante el uso de un separador automático como el dispositivo de Bookwalter (fig. 4.7.3) o el separador de Balfour.

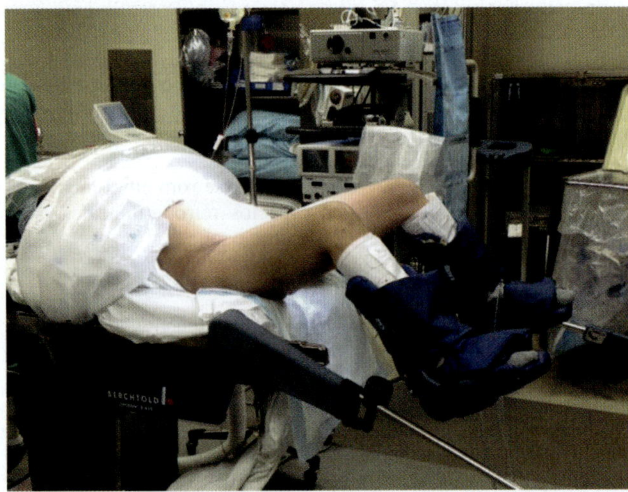

Figura 4.7.1. Posición de litotomía baja, con estribos de Allen (reproducida con autorización de Morrow CP, Curtin JP, eds. *Gynecologic Cancer Surgery*. Churchill Livingstone; 1996).

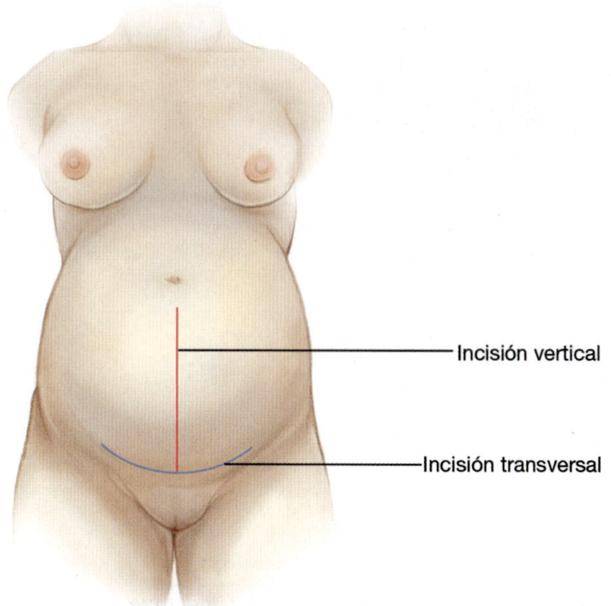

Figura 4.7.2. Las incisiones de la piel que suelen emplearse en el contexto de un parto por cesárea incluyen una incisión vertical en la línea media o, más frecuentemente, una incisión transversal (de Pfannenstiel) (reimpresa con autorización de Hatfield NT, Kincheloe C. *Introductory Maternity and Pediatric Nursing.* 4.ª ed. Wolters Kluwer; 2017).

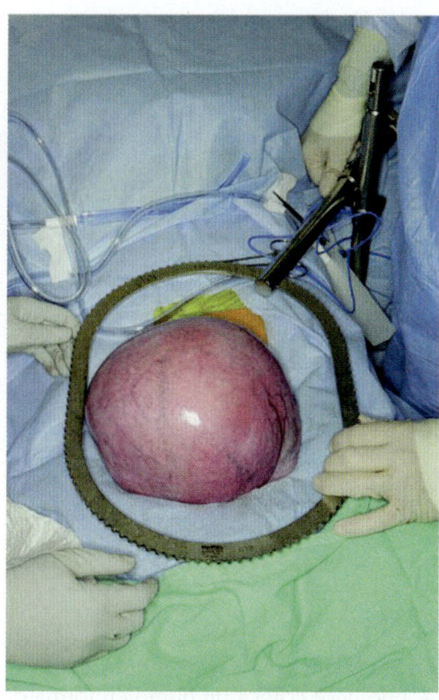

Figura 4.7.3. Se coloca un sistema separador de Bookwalter intraoperatoriamente para facilitar una visualización adecuada. Con este sistema, el intestino se empaqueta en sentido cefálico y se colocan separadores para retraer el intestino y la pared abdominal. El útero sale a través de la incisión y se coloca en el centro del sistema separador (reproducida con autorización de Falcone T, Uy-Kroh MJ, Bradley L, Berek JS. *Operative Techniques in Gynecologic Surgery: Gynecology.* Wolters Kluwer; 2017).

Histerectomía periparto

Ligadura y sección de los ligamentos redondos

- La siguiente es la técnica preferida de los autores. Evidentemente, hay otras que son igual de útiles. Esta técnica se ofrece como uno de los muchos métodos quizá bien probados.
- Los cuernos (vasos uteroováricos y la trompa uterina) se sujetan con unas pinzas de Kelly largas bilateralmente y se elevan.
- El ligamento redondo se sujeta con unas pinzas de Babcock y se liga con sutura (**fig. técnica 4.7.1**). En el estado periparto, la arteria de Sampson está congestionada, por lo que se recomienda un dispositivo de sellado de vasos o una doble ligadura de sutura para seccionar este ligamento y evitar una hemorragia dorsal importante.

Ligadura del ligamento tuboovárico

- Se separa el ligamento ancho y se realiza una incisión en este hasta que se identifica una ventana avascular (**fig. técnica 4.7.2**). Se identifica una ventana avascular justo medial al ovario y, a continuación, se pasan dos pinzas de Heaney curvas para pinzar doblemente el ligamento tuboovárico, teniendo cuidado de evitar los vasos ováricos. Enseguida, las pinzas de Kelly se desplazan en sentido inferior a la ventana que se ha creado y se sujetan para ayudar a evitar la hemorragia posterior. Luego, se secciona el ligamento tuboovárico, lo que permite que los anexos caigan lateralmente.
- Se coloca un lazo de sutura lateralmente a las pinzas más laterales y se asegura. A continuación, se lleva a cabo la ligadura de sutura justo proximal a las pinzas más distales, asegurando el nudo mientras se retiran las pinzas.

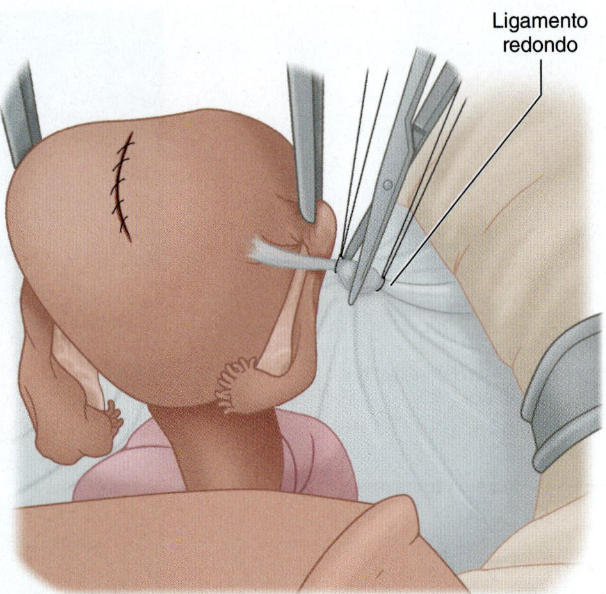

Figura técnica 4.7.1. Ligadura y sección de los ligamentos redondos. Se identifica y eleva el ligamento redondo, y se coloca un punto en forma de «8» alrededor de este, teniendo cuidado de evitar colocar la sutura a través de un vaso. El ligamento redondo es doblemente ligado y seccionado.

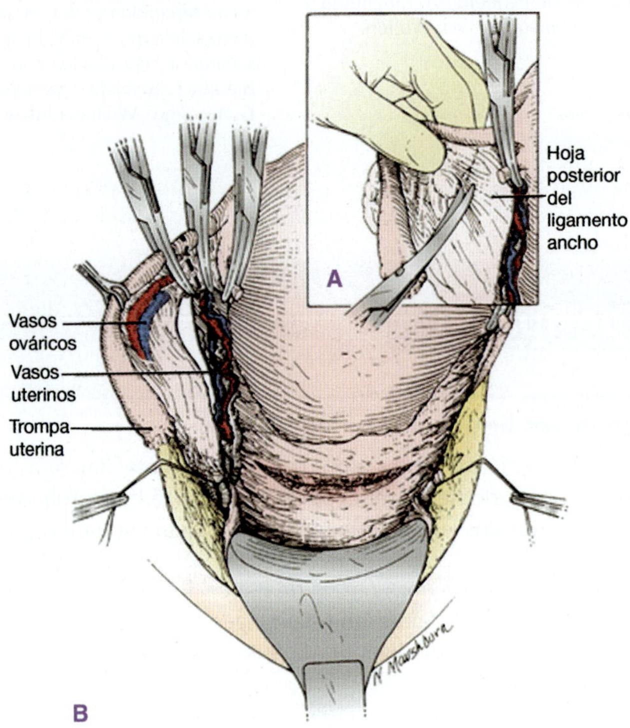

Figura técnica 4.7.2. Ligadura de los ligamentos tuboováricos. **A.** Se identifica una ventana avascular y se realiza una incisión. **B.** Se colocan dos pinzas en la cara lateral de la incisión y unas pinzas en la cara medial (reimpresa con autorización de McGraw-Hill Education de Cunningham FG, MacDonald PC, Gant NF, et al. Caesarean section and caesarean hysterectomy. En: Cunningham FG, ed. *Williams Obstetrics*. 19.ª ed. Appleton & Lange; 1993:591).

Separación del ligamento ancho anterior

- La hoja anterior del ligamento ancho se incide inferiormente, comenzando en el borde anterior creado en el paso previo (**fig. técnica 4.7.3**).
- A menudo se emplea la electrocoagulación para este paso, con la dirección de la incisión dirigida hacia el segmento uterino inferior, pero bien alejada de los vasos uterinos.

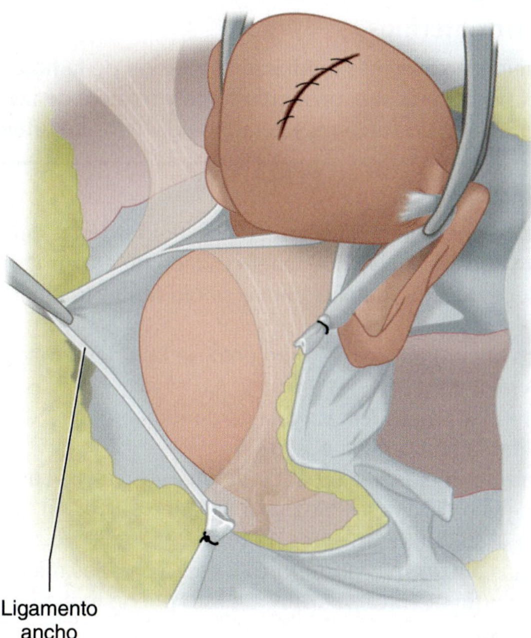

Figura técnica 4.7.3. Separación del ligamento ancho anterior. La hoja anterior del ligamento ancho se incide inferiormente hacia la vejiga, teniendo cuidado de elevar el útero cefálicamente. La separación del ligamento ancho expone el retroperitoneo.

- Los uréteres deben identificarse visiblemente o palparse en el espacio retroperitoneal antes de proceder.

Creación del colgajo vesical

- El peritoneo vesicouterino se eleva, se incide y se diseca en sentido inferior para separar la vejiga del segmento uterino inferior (**fig. técnica 4.7.4**). Si hay alguna invasión placentaria evidente de la vejiga, debe sospecharse que se trata de un espectro de placenta acreta y no debe intentarse disecar la vejiga del útero hasta que se hayan realizado los preparativos adecuados. El tratamiento del espectro de la placenta acreta se trata en el capítulo 4.9.

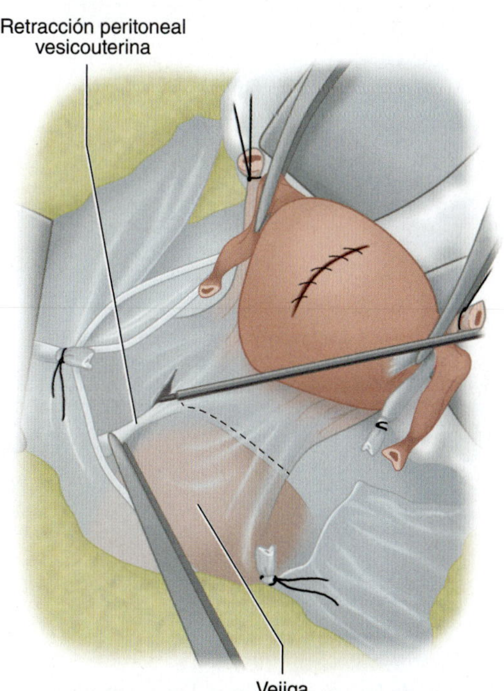

Figura técnica 4.7.4. Creación del colgajo vesical. El peritoneo vesicouterino se eleva, se incide y se diseca en sentido inferior para separar la vejiga del segmento uterino inferior.

Esqueletización de los vasos uterinos

- Los vasos uterinos se esqueletizan aún más mediante la incisión de la hoja posterior del ligamento ancho para permitir que el peritoneo caiga posteriormente y se aleje de las arterias uterinas (**fig. técnica 4.7.5**). Esto ayuda a desplazar los uréteres lateralmente y lejos del útero.

Ligadura de la arteria uterina

- Los vasos uterinos se sujetan, por lo general a nivel del orificio externo del cuello uterino, con pinzas de Heaney suavemente curvadas. Hay que tener cuidado de cruzar completamente los vasos, lo que a menudo se consigue dejando que las puntas se cierren justo al lado del orificio interno del cuello uterino.
- Debido a los grandes vasos encontrados en el momento de la histerectomía periparto, deben emplearse dos pinzas (**fig. técnica 4.7.6A**).
- A continuación, se aplican unas pinzas rectas en la cara medial, que se unen a la punta de las pinzas de Heaney curvas para evitar la hemorragia posterior.
- Posteriormente, se utilizan unas tijeras Mayo para seccionar los vasos. Luego, los vasos se ligan con sutura colocando la sutura justo distal a las pinzas de Heaney curvas. El ayudante retira las pinzas mientras el cirujano anuda la sutura (**fig. técnica 4.7.6**).
- Esto se hace primero para las pinzas más posteriores y luego para las más anteriores, lo que permite una doble ligadura de sutura (**fig. técnica 4.7.6B y C**). Esto puede realizarse también con un dispositivo bipolar de sellado de vasos.
- Este procedimiento se repite en el lado contralateral.

Ligadura de los ligamentos cardinales

- Las pinzas rectas se colocan medialmente al lugar donde se ligaron los vasos uterinos. A continuación, se secciona el ligamento cardinal medial a las pinzas, empleando tijeras o un bisturí (**fig. técnica 4.7.7**). De nuevo, es importante asegurarse de que los uréteres están lateralizados antes de realizar la sección.
- Enseguida, se coloca un punto justo distal al extremo de las pinzas para suturar el ligamento cardinal. Este procedimiento se repite hasta alcanzar el nivel del orificio externo si se intenta realizar una histerectomía total.

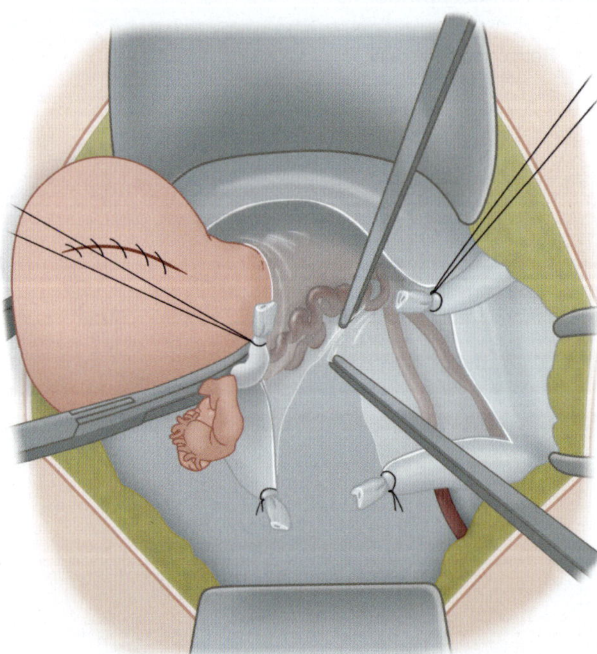

Figura técnica 4.7.5. Esqueletización de los vasos uterinos. Los vasos uterinos se esqueletizan aún más mediante la incisión de la hoja posterior del ligamento ancho para permitir que el peritoneo caiga posteriormente y se aleje de las arterias uterinas.

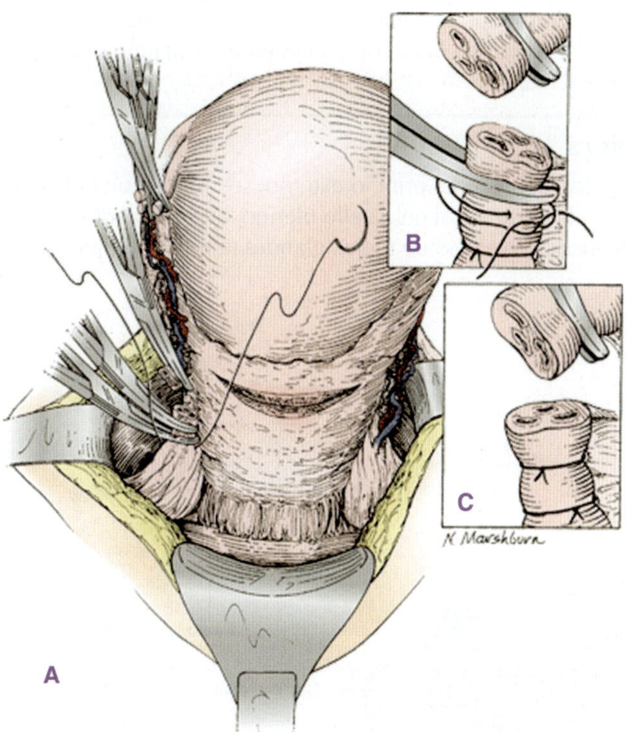

Figura técnica 4.7.6. Ligadura de la arteria uterina. **A.** Los vasos uterinos se pinzan doblemente a nivel del orificio interno y se colocan unas pinzas rectas medialmente, seguida de la sección de los vasos uterinos. A continuación, se coloca un punto de sutura para ligar los vasos uterinos. **B y C.** Esto se realiza dos veces para ligar doblemente los vasos congestionados y facilitar la hemostasia (reproducida con autorización de Mc-Graw-Hill Education de Cunningham FG, MacDonald PC, Gant NF, et al. Caesarean section and caesarean hysterectomy. En: Cunningham FG, ed. *Williams Obstetrics*. 19.ª ed. Appleton & Lange; 1993:591).

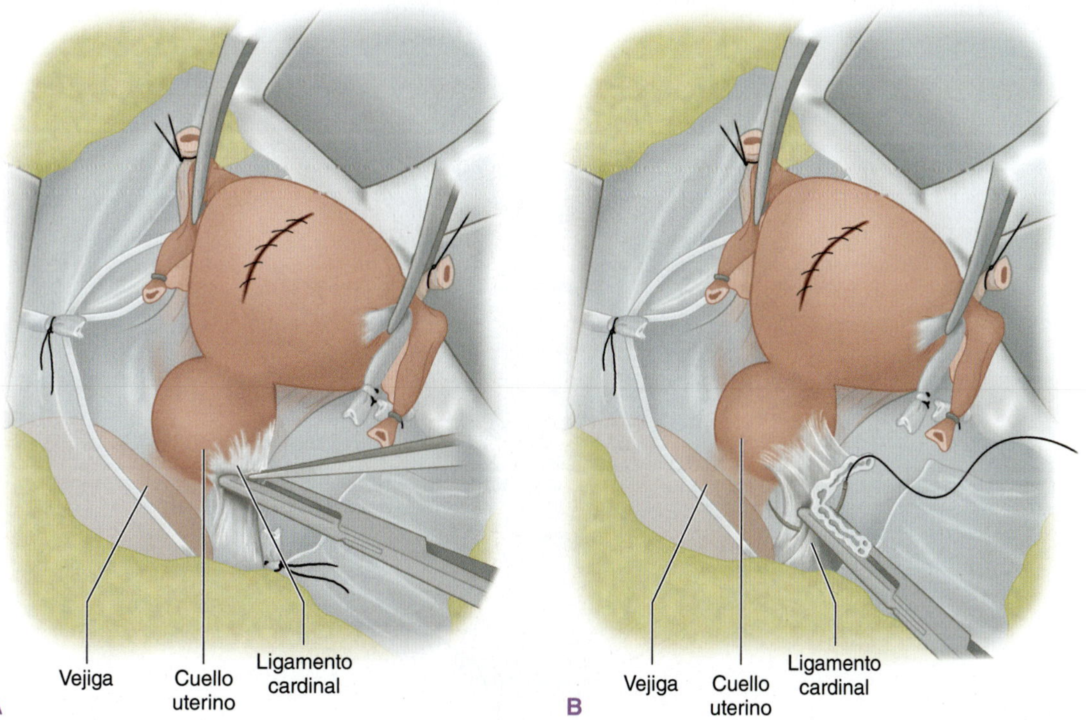

Figura técnica 4.7.7. Ligadura de los ligamentos cardinales. **A.** Se usan unas pinzas rectas para pinzar medialmente el pedículo del vaso uterino, y se utilizan unas tijeras grandes para seccionar este ligamento hasta la punta de las pinzas rectas. **B.** Enseguida, se pasa una sutura inferior a la punta de las pinzas para permitir la ligadura del pedículo.

- Si se realiza una histerectomía supracervical, la pieza se amputa por encima del nivel del cuello uterino, lo que evita la necesidad de ligar completamente los ligamentos cardinales y los ligamentos uterosacros (**fig. técnica 4.7.8**).

Amputación de la pieza

- Una vez que se ha llegado al nivel del orificio externo, se colocan una pinzas de Heaney con una curvatura aguda justo en la parte distal del cuello uterino, a ambos lados de la pieza. A continuación, la pieza se desprende mediante el uso de tijeras grandes (a menudo tijeras de Jorgensen) o bisturí (**fig. técnica 4.7.9**).

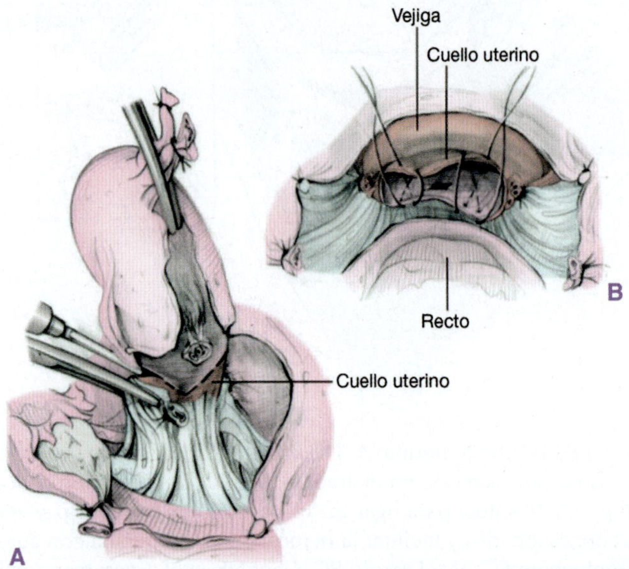

Figura técnica 4.7.8. Histerectomía supracervical con amputación de la pieza y cierre del orificio cervical. **A.** El útero se incide justo por encima del cuello uterino, a menudo con el electrocauterio de Bovie. **B.** A continuación, se cierra la abertura cervical con múltiples suturas en forma de «8» (reproducida con autorización de Fischer JE. *Fischer's Mastery of Surgery.* 7.ª ed. Wolters Kluwer; 2019).

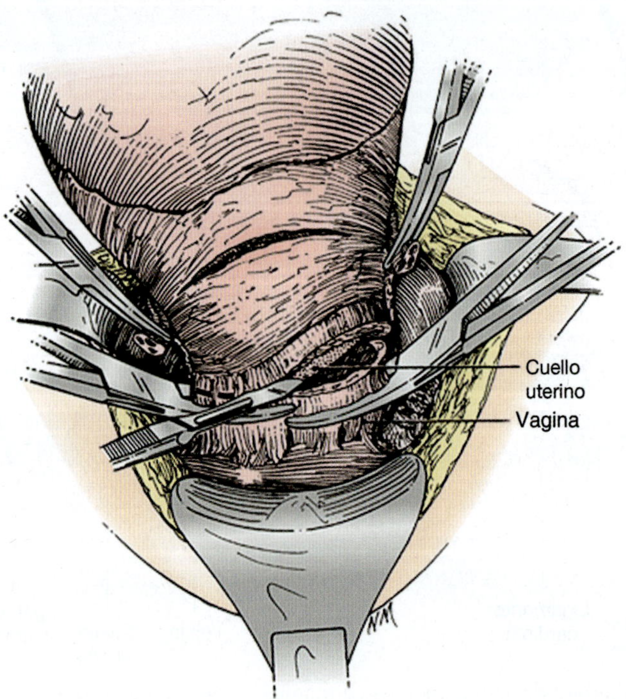

Figura técnica 4.7.9. Amputación de la pieza en el marco de una histerectomía total (reproducida con autorización de McGraw-Hill Education de Cunningham FG, MacDonald PC, Gant NF, et al. Caesarean section and caesarean hysterectomy. En: Cunningham FG, ed. *Williams Obstetrics*. 19.ª ed. Appleton & Lange; 1993:591).

Cierre del muñón vaginal

- Antes de retirar las pinzas de Heaney curvas, se pasa una sutura desde la cara anterior hasta la posterior de la vagina y luego en el talón de las pinzas, usando la técnica de sutura de transfixión de Heaney.
- Enseguida, se colocan múltiples puntos de transfixión para cerrar completamente la vagina (**fig. técnica 4.7.10**), teniendo cuidado de incorporar el peritoneo para reducir al mínimo el sangrado.
- Las suturas se mantienen inicialmente largas para evaluar con facilidad la hemostasia del muñón vaginal.

Salpingectomía

- Si se planifica una salpingectomía oportunista, las trompas uterinas pueden ser extirpadas en este momento.
- Se identifica la trompa uterina y se eleva lejos del ovario. La mesosalpinge se incide con un dispositivo bipolar de sellado de vasos para facilitar la extracción de la trompa.
- Alternativamente, la mesosalpinge se sujeta con pinzas de Kelly y se retira mientras se atan los vasos intermedios (**fig. técnica 4.7.11**).

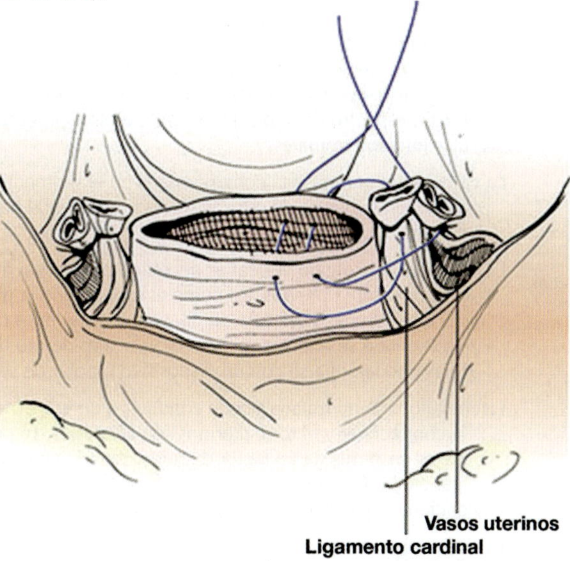

Figura técnica 4.7.10. Cierre del muñón vaginal (reproducida con autorización de Cundiff GW, Azziz R, Bristow RE. *Te Linde's Atlas of Gynecologic Surgery*. Wolters Kluwer; 2013).

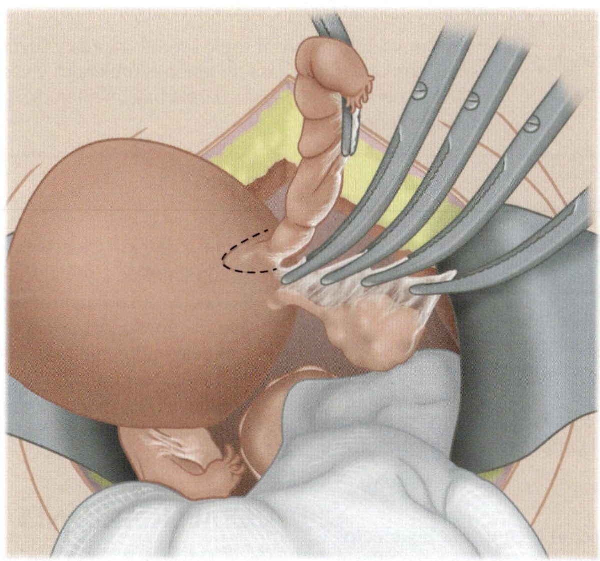

Figura técnica 4.7.11. Salpingectomía oportunista. Se identifica sula trompa uterina y se eleva lejos del ovario. La mesosalpinge se incide con un dispositivo bipolar de sellado de vasos para facilitar la extracción de la trompa. Alternativamente, la mesosalpinge se sujeta con unas pinzas de Kelly y se retira mientras se atan los vasos intermedios, como se muestra en esta figura.

Cierre abdominal

- Una vez asegurada la hemostasia, se cierra la fascia de la forma habitual.
- El tejido subcutáneo debe ser aproximado para cerrar el espacio muerto, sobre todo si la profundidad del espacio muerto es mayor de 2 cm.
- La piel se cierra con sutura o grapas; sin embargo, si el tiempo lo permite, se recomienda el cierre con sutura para disminuir las complicaciones postoperatorias.

Cistoscopia postoperatoria

- Dada la alta probabilidad de daño ureteral, la cistouretroscopia postoperatoria se utiliza a menudo para visualizar los chorros ureterales bilaterales tras la finalización del caso.

CONSEJOS Y ALERTAS

CONSEJO O ALERTA	DESCRIPCIÓN
Identificación de los uréteres	Conocer el trayecto de los uréteres es fundamental para evitar lesiones en estas estructuras. Debe hacerse un esfuerzo por localizarlos, ya que pueden estar más cerca de los planos de disección en el contexto de una cirugía previa, endometriosis, espectro de la placenta acreta u otros procesos que conducen a adherencias intraabdominales.
Doble pinzamiento de los vasos uterinos	La vasculatura uterina está congestionada en el momento del parto, por lo que el doble pinzamiento de estos vasos es fundamental para garantizar la hemostasia durante la histerectomía periparto.
Creación del colgajo vesical	La creación del colgajo vesical es necesaria para evitar lesiones en la vejiga. Los partos por cesárea previos, así como el espectro de la placenta acreta, pueden hacer que este paso sea más difícil, ya que los planos normales quedan obliterados y a menudo se encuentran varices vesicales dentro del espacio vesicouterino. Estas pueden ligarse con un dispositivo bipolar de sellado de vasos o con sutura.
Tratamiento de la coagulopatía	La coagulopatía no tratada puede conducir a un empeoramiento de la HPP porque la contracción y el tono uterinos son afectados. La pérdida significativa de sangre es en sí misma un factor de riesgo para la coagulopatía y, por lo tanto, la atención a la transfusión es fundamental para tratar de manera adecuada a las pacientes que requieren histerectomía.
✗ Evitar lesiones en los ovarios	La extirpación de los ovarios está asociada con morbilidad y mortalidad. La ooforectomía debe evitarse, a menos que sea absolutamente necesaria.
Salpingectomía oportunista	Dado el beneficio potencial de la disminución del riesgo de cáncer de ovario (que se cree que surge en la trompa uterina distal), la salpingectomía bilateral debe realizarse en el momento de la histerectomía, ya que añade riesgos adicionales mínimos con un beneficio potencial significativo.
Histerectomía subtotal frente a histerectomía total	La histerectomía supracervical suele ser más rápida y segura de realizar, ya que se asocia con una menor tasa de lesiones ureterales y vesicales (5). La histerectomía total debe considerarse cuando hay una hemorragia activa del segmento uterino inferior (5).

CUIDADOS POSTOPERATORIOS

- La recuperación en una unidad de cuidados intensivos suele ser necesaria debido a la frecuente necesidad de transfusiones masivas y a la imposibilidad de extubar a las pacientes tras el procedimiento.
- Puede ser necesaria una transfusión adicional mientras la paciente se recupera de la cirugía.
- Una vez que la extubación es posible, el avance de la dieta y la movilización son esenciales para reducir la morbilidad postoperatoria.

RESULTADOS

- La mayoría de las pacientes se recuperan bien tras la histerectomía periparto, aunque muchas requieren una estancia hospitalaria prolongada y el ingreso en la unidad de cuidados intensivos.

- La tasa de mortalidad materna en el contexto de la histerectomía oscila entre el 1 y 6% (6). La muerte se produce principalmente debido a choque hemorrágico, coagulación intravascular diseminada, embolia pulmonar o choque séptico (5,11).
- Los resultados mejoran si las pacientes con alto riesgo de histerectomía periparto (p. ej., el espectro de la placenta acreta) son tratadas en centros de atención especializada (6), aunque muchas histerectomías son imprevistas y ocurren en pacientes sin factores de riesgo (6).

COMPLICACIONES

En la tabla 4.7.1 (11) se muestran las complicaciones asociadas con la histerectomía periparto de urgencia.

Tabla 4.7.1   **Complicaciones asociadas con la histerectomía periparto de urgencia**

Complicación	Tasa de la complicación (%)
Hemáticas *Hemorragia, anemia, choque hipovolémico, hematoma, coagulopatía*	26
Morbilidad febril	19
Genitourinarias *Lesión vesical o ureteral, fístula, incontinencia, retención urinaria*	10
Herida *Dehiscencia, hematoma, infección o sepsis, hernia incisional*	10
Infección *Septicemia, absceso, tromboflebitis, infección urinaria, peritonitis*	10
Pulmonares *Atelectasia, neumotórax, edema pulmonar, derrame pleural, síndrome de dificultad respiratoria aguda, necesidad de ventilación*	3
Renales *Insuficiencia renal aguda, hidronefrosis, oliguria*	3
Gastrointestinales *Íleo, ictericia, disfunción hepática, ascitis, lesión intestinal, obstrucción intestinal*	3
Tromboembólicas *Trombosis venosa profunda, embolia pulmonar*	1
Cardiovasculares *Paro cardiaco, infarto de miocardio, insuficiencia cardiaca, miocardiopatía*	1
Trastornos psicológicos	1
Neurológicas *Ictus, convulsiones, coma*	< 1
Endocrinas *Síndrome de Sheehan, insuficiencia ovárica prematura*	< 1
Otras *Dolor prolongado, esplenomegalia reactiva, insuficiencia multiorgánica, síndrome compartimental, agnosia visual*	< 1

Los datos se expresan como porcentajes.
Modificado de van den Akker T, Brobbel C, Dekkers OM, Bloemenkamp KWM. Prevalence, indications, risk indicators, and outcomes of emergency peripartum hysterectomy worldwide: a systematic review and meta-analysis. *Obstet Gynecol*. 2016;128(6):1281–1294.

REFERENCIAS CLAVE

1. Cho GJ, Kim LY, Hong H-R, et al. Trends in the rates of peripartum hysterectomy and uterine artery embolization. *PLoS One*. 2013;8(4): e60512.
2. de la Cruz CZ, Thompson EL, O'Rourke K, et al. Cesarean section and the risk of emergency peripartum hysterectomy in high-income countries: a systematic review. *Arch Gynecol Obstet*. 2015;292(6): 1201–1215.
3. WOMAN Trial Collaborators. Effect of early tranexamic acid administration on mortality, hysterectomy, and other morbidities in women with post-partum haemorrhage (WOMAN): an international, randomised, double-blind, placebo-controlled trial. *Lancet*. 2017;389(10084): 2105–2116.
4. Howard TF, Grobman WA. The relationship between timing of postpartum hemorrhage interventions and adverse outcomes. *Am J Obstet Gynecol*. 2015;213(2):239.E1–239.E3.
5. D'Arpe S, Franceschetti S, Corosu R, et al. Emergency peripartum hysterectomy in a tertiary teaching hospital: a 14-year review. *Arch Gynecol Obstet*. 2015;291(4):841–847.
6. Friedman AM, Wright JD, Ananth CV, et al. Population-based risk for peripartum hysterectomy during low- and moderate-risk delivery hospitalizations. *Am J Obstet Gynecol*. 2016;215(5):640.E1–640.E8.
7. Main EK, Goffman D, Scavone BM, et al. National partnership for maternal safety: consensus bundle on obstetric hemorrhage. *Obstet Gynecol*. 2015;126(1):155–162.
8. Pacheco LD, Saade GR, Costantine MM, et al. An update on the use of massive transfusion protocols in obstetrics. *Am J Obstet Gynecol*. 2016;214(3):340–344.
9. ACOG Committee on Practice Bulletins—Obstetrics. ACOG Practice Bulletin No. 199: use of prophylactic antibiotics in labor and delivery. *Obstet Gynecol*. 2018;132(3):e103–e119.
10. Rossetti D, Vitale SG, Bogani G, et al. Usefulness of vessel-sealing devices for peripartum hysterectomy: a retrospective cohort study. *Updates Surg*. 2015;67(3):301–304.
11. van den Akker T, Brobbel C, Dekkers OM, et al. Prevalence, indications, risk indicators, and outcomes of emergency peripartum hysterectomy worldwide: a systematic review and meta-analysis. *Obstet Gynecol*. 2016;128(6):1281–1294.

Placenta previa

Bahram Salmanian, Michael A. Belfort y Alireza A. Shamshirsaz

PRINCIPIOS GENERALES

Definición

- La *placenta previa* se define como el tejido placentario que cubre el orificio interno del cuello uterino (**fig. 4.8.1**). No está clara la fisiopatología de por qué ocurre esto exactamente.
- Se calcula que la prevalencia de la placenta previa es de 4 por cada 1000 nacidos vivos (1).
- Hay varios factores de riesgo asociados con la placenta previa, entre los cuales se encuentran los siguientes:
  - Placenta previa anterior.
  - Parto por cesárea anterior.
  - Embarazo múltiple.
  - Otros factores de riesgo independientes son edad materna avanzada y alta paridad, uso de tecnologías de reproducción asistida, procedimientos uterinos invasivos previos y hábito tabáquico.
- La placenta previa aumenta la morbilidad y la mortalidad maternas debido al incremento de la hemorragia perinatal (2). También aumenta la morbilidad neonatal, sobre todo debido al parto prematuro (3). Con menor frecuencia, la placenta previa se asocia con el desprendimiento de la placenta concomitante y sus consecuencias.

Exploración física

- La placenta previa debe considerarse en todas las mujeres embarazadas que presenten una hemorragia vaginal después de las 20 semanas de gestación.
- Debe evitarse la exploración digital del cuello uterino hasta que se descarte la placenta previa.
- Se puede hacer una exploración vaginal con un espéculo estéril para evaluar la cantidad de hemorragia con la precaución específica de no causar más hemorragias al perturbar cualquier parte de la placenta que pueda estar cubriendo el orificio interno del cuello uterino. Una ecografía transabdominal gentil puede ser útil como primer paso si está disponible y puede dar información importante con la cual se pueda evitar la exploración pélvica. En los casos en los que la ecografía transabdominal no es útil, una ecografía transvaginal gentil, evitando colocar la sonda con demasiada fuerza o profundidad en la cavidad vaginal o en el orificio del cuello uterino, puede confirmar el diagnóstico.
- La evaluación fetal puede hacerse preguntando por los movimientos fetales y monitorizando el trazado de la frecuencia cardiaca fetal.
- En general, el diagnóstico definitivo se realiza por medio de imágenes (*véase* la sección «Imágenes y otros métodos de diagnóstico»).
- Es esencial obtener los antecedentes obstétricos y quirúrgicos precisos, ya que la placenta previa aumenta significativamente el riesgo de espectro de la placenta acreta en casos de parto por cesárea o cirugías uterinas previas (4).

Diagnósticos diferenciales

- La placenta previa debe considerarse en cualquier caso de hemorragia vaginal durante el embarazo. Los diagnósticos diferenciales más frecuentes son los siguientes:
  - Trabajo de parto, salida del tapón mucoso.
  - Desprendimiento de la placenta.
  - Vasa previa.
  - Patología o lesión vaginal, cervical o uterina.
  - Rotura uterina.
  - Antes de las 20 semanas de gestación, se debe considerar la insuficiencia cervicouterina y la pérdida temprana del embarazo.

Tratamiento no quirúrgico

- Vigilancia ecográfica seriada de la ubicación de la placenta antes del parto, como se describe en la sección «Imágenes y otros métodos de diagnóstico».
- Se debe vigilar el sangrado vaginal, y se deben dar precauciones a la paciente en cuanto al reposo pélvico (específicamente no tener relaciones sexuales ni penetración vaginal).

IMÁGENES Y OTROS MÉTODOS DE DIAGNÓSTICO

- Se debe realizar un cribado universal de la ubicación de la placenta durante la exploración anatómica de mitad de trimestre.

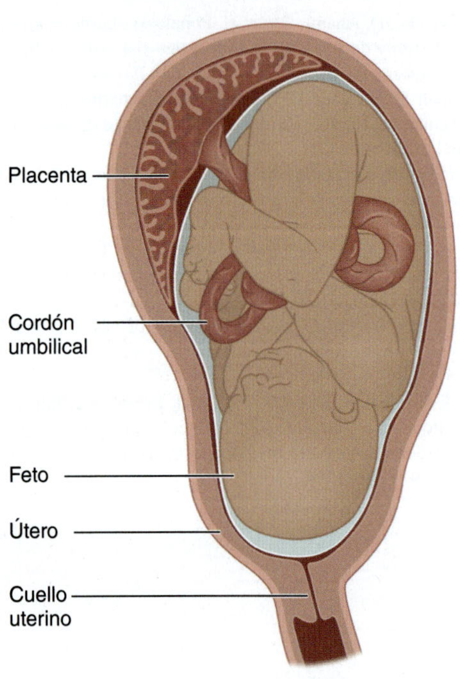

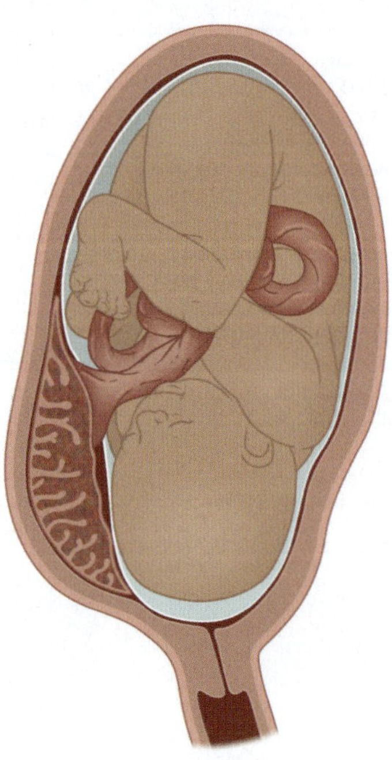

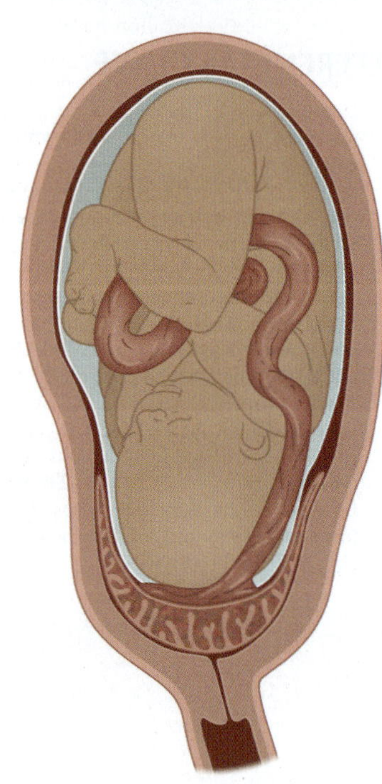

Figura 4.8.1. Ilustración de la ubicación de la placenta. **A.** Normal. **B.** Baja. **C.** Previa.

- El diagnóstico suele realizarse mediante la identificación del tejido placentario que cubre el orificio interno del cuello uterino con el uso de ecografías en el segundo o tercer trimestre (incluyendo una cuidadosa ecografía transvaginal) (**figs. 4.8.2 y 4.8.3**). La distancia del borde de la placenta al orificio interno debe documentarse si el tejido de la placenta no está realmente tocando o cubriendo el orificio.
- Si la placenta no cubre el orificio interno del cuello uterino, pero el borde inferior de la placenta está a menos de 2 cm de este, se hace el diagnóstico de «placenta baja» (**fig. 4.8.4**).
- Deben obtenerse varias vistas de la placenta en múltiples planos, incluyendo los planos sagital y transversal, con la vejiga llena, parcialmente llena y vacía, si es necesario, para confirmar el diagnóstico.
- Hasta el 55% de las placentas previas diagnosticadas a las 20-23 semanas de gestación se resuelven en el momento del parto si la paciente no tiene antecedentes de parto por cesárea (5).
- Si se diagnostica una placenta previa o una placenta baja en el segundo trimestre, debe realizarse una ecografía de seguimiento a las 32 semanas para revaluar su ubicación. Si hay una placenta previa persistente, se justifica repetir la ecografía de seguimiento a las 36 semanas (6).
- La evaluación específica de la inserción del cordón y de los vasos fetales es importante porque la placenta previa aumenta el riesgo de inserción velamentosa del cordón y de vasa previa (especialmente cuando hay una placenta baja).
- El diagnóstico puede ser difícil a medida que avanza la edad gestacional debido a que las partes del feto ocultan las vistas de la placenta.
- Evalúe siempre la placenta y la interfase uteroplacentaria en busca de signos de espectro de la placenta acreta cuando se haga el diagnóstico de placenta baja o placenta previa.
- La resonancia magnética debe reservarse para los casos de placenta previa complicada, incluida la sospecha de un espectro de la placenta acreta.

PLANIFICACIÓN PREOPERATORIA

- Si la placenta previa persiste hasta las 36 semanas de gestación en una paciente asintomática, el American College of Obstetricians and Gynecologists (7) recomienda el parto por cesárea programado antes del trabajo de parto a las 36+0 a 37+6 semanas.
- En los casos en los que hay una hemorragia prematura, se recomienda una planificación individualizada en función de la estabilidad hemodinámica de la paciente, la cantidad de hemorragia, el estado fetal y otros factores de riesgo. La presencia de parto persistente o activo, estado cardiaco fetal no tranquilizador que no responde a la reanimación o hemorragia persistente que produce inestabilidad hemodinámica materna, debería obligar a acelerar el parto. En los casos en los que hay una hemorragia menor que no da lugar a ninguna de las complicaciones mencionadas, se puede considerar un tratamiento conservador hasta el parto programado.

Sin embargo, cualquier hemorragia significativa después de las 34 semanas de gestación debe provocar el parto (8).
- Si una placenta baja persiste hasta las 36 semanas de gestación, se puede considerar un intento de parto, teniendo en cuenta la distancia del borde de la placenta al orificio del cuello uterino. Cuanto más cerca esté el borde de la placenta del orificio cervical interno, mayor será el riesgo de una hemorragia importante (6).
- Cualquier episodio de hemorragia vaginal debe ser vigilado estrechamente y siempre es aconsejable el ingreso, aunque solo sea para observación a corto plazo. Cuando la hemorragia se produce especialmente cerca del momento programado para el parto, el análisis de riesgos y beneficios suele inclinarse por el parto en lugar de la observación continua.
- En el momento del parto, deben estar disponibles de inmediato todos los recursos para el tratamiento de urgencia de la hemorragia posparto, incluyendo sangre con pruebas cruzadas, uterotónicos, balones de taponamiento intrauterino o dispositivos de vacío, así como instrumentos y paquetes quirúrgicos para permitir la histerectomía por cesárea.
- Los corticoesteroides prenatales pueden ser una consideración para aquellos partos programados como prematuros antes de las 37 semanas.

TRATAMIENTO QUIRÚRGICO

- El modo de parto de la placenta previa es siempre por cesárea.
- Dependiendo de factores individualizados, una placenta previa anterior baja puede ser susceptible de un intento de parto y parto vaginal siempre que haya acceso a una cesárea inmediata si es

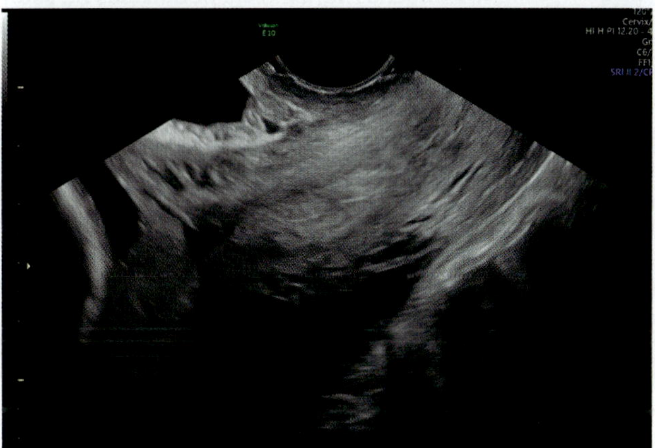

Figura 4.8.3. Exploración transvaginal de la placenta previa que muestra el borde inferior de la placenta cubriendo el orificio del cuello uterino a las 21 semanas de gestación.

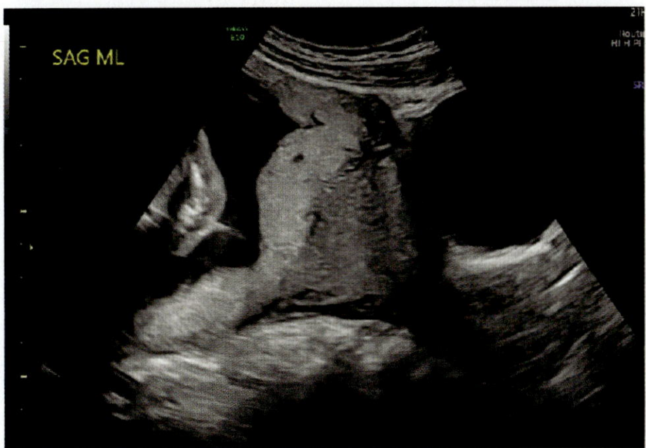

Figura 4.8.2. Exploración transabdominal de la placenta previa que cubre el orificio del cuello uterino a las 19 semanas de gestación.

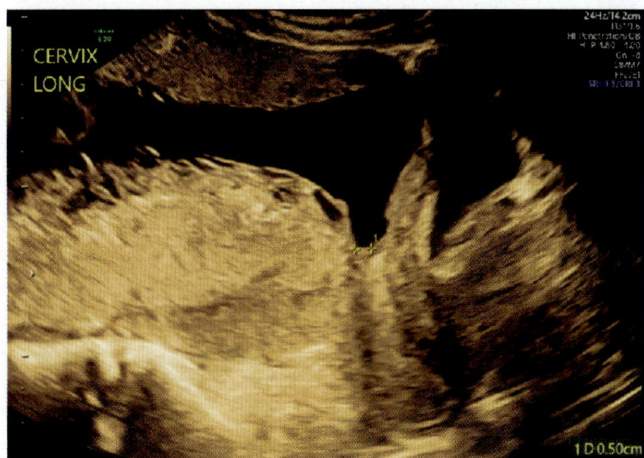

Figura 4.8.4. Exploración transabdominal de la placenta baja. El borde inferior de la placenta está a 0.5 cm del orificio interno del cuello uterino a las 32 semanas de gestación.

necesario. En teoría, la cabeza fetal que desciende comprimirá el borde de la placenta y evitará la hemorragia.

- En todos los casos de placenta previa conocida, debe haber un plan para realizar una histerectomía si resulta necesaria.

Posición de la paciente

- La posición de litotomía dorsal permite evaluar fácilmente la hemorragia vaginal intraoperatoria y colocar a un asistente entre las piernas de la paciente. La posición en decúbito supino también es muy aceptable.

Abordaje

- Cuando se realiza una cesárea complicada con placenta previa, a menos que sea absolutamente inevitable, es mejor no romper la placenta en la histerotomía inicial. Si no hay opción y el parto tiene que producirse a través de la placenta (o rompiendo la placenta), el neonato debe nacer con la debida premura y el cordón umbilical debe pinzarse para evitar una hemorragia importante y la anemia neonatal.

- Si no se está seguro de la ubicación de la placenta, la evaluación intraoperatoria por ecografía estéril antes de la histerotomía puede ayudar a posicionar la incisión del segmento uterino inferior transversal por encima del borde de la placenta.

- Los procedimientos y las técnicas generales para el parto por cesárea en presencia de una placenta previa no difieren de los de un parto por cesárea normal (como se describe en otra parte). En este capítulo, se analizan las técnicas quirúrgicas específicas recomendadas para el tratamiento de la hemorragia intraoperatoria en el momento de la cirugía.

- La presión simple y el masaje uterino, los fármacos uterotónicos, la reposición de hemoderivados y el ácido tranexámico son las medidas de tratamiento de primera línea en caso de hemorragia por atonía. Si el tratamiento médico falla, se pueden considerar las siguientes técnicas.

Procedimientos y técnicas

Estabilización de la hemorragia local mediante suturas de compresión y hemostáticas

- Existen muchas variaciones publicadas de suturas de compresión usadas para tratar la atonía uterina (*véase* la sección «Atención de la hemorragia posparto» en el cap. 5.1). Estas suturas están diseñadas para comprimir el miometrio en forma de acordeón, lo que se cree que retuerce y comprime los senos intramiometriales y los vasos sanguíneos (**fig. técnica 4.8.1**). La otra técnica consiste en la colocación de un torniquete uterino para comprimir la arteria uterina y controlar la hemorragia (**fig. técnica 4.8.2**) o suturas de desvascularización uterina secuencial (**fig. técnica 4.8.3**).

- En los casos de hemorragia continua del lecho placentario en un útero por lo demás bien contraído, la colocación de múltiples puntos cuadrados de 2 × 2 cm en la zona de la hemorragia que se extiende desde la decidua hasta justo debajo de la serosa uterina (sutura hemostática cuadrada endouterina) puede ayudar a la hemostasia (9,10). Esto ayudará a disminuir la hemorragia focal al ligar los vasos miometriales (**fig. técnica 4.8.4**).

Ligadura de las arterias uterinas (punto de O'Leary)

- Esta técnica probada suele ser útil porque las arterias uterinas son fácilmente accesibles en el momento del parto por cesárea. El primer paso en esta operación es identificar el uréter y alejarlo de

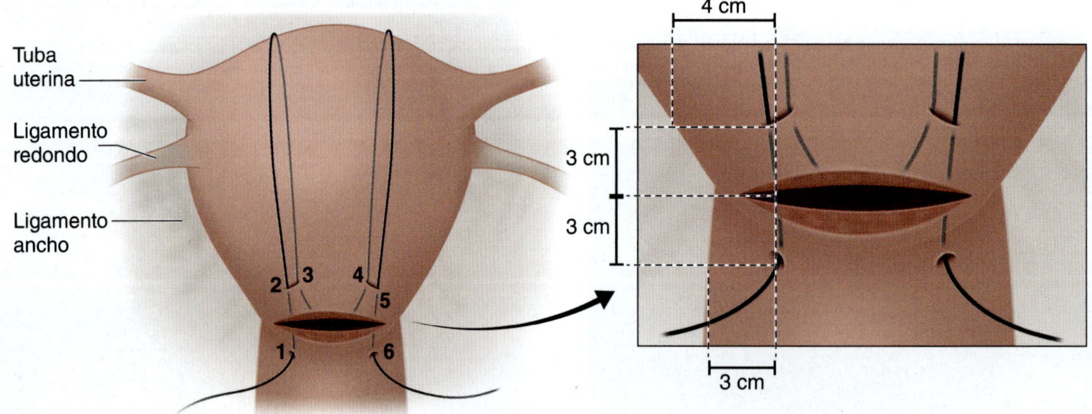

Figura técnica 4.8.1. Ilustración de la pared uterina anterior con la sutura de B-Lynch colocada y un dibujo ampliado (*recuadro*) del segmento uterino inferior con la sutura de B-Lynch colocada.

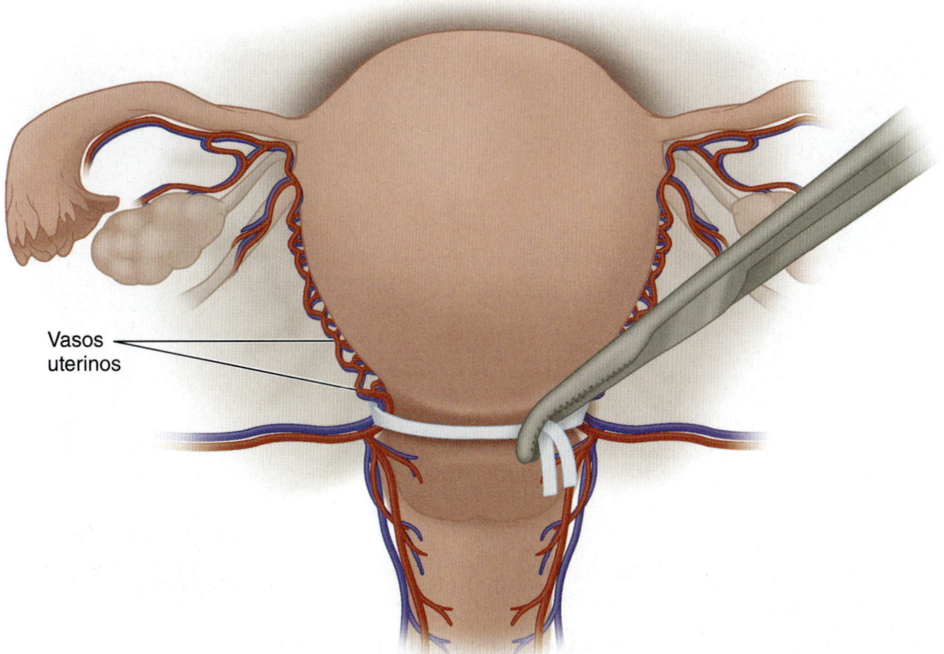

Figura técnica 4.8.2. Ilustración de la colocación del torniquete uterino para el tratamiento de la hemorragia uterina.

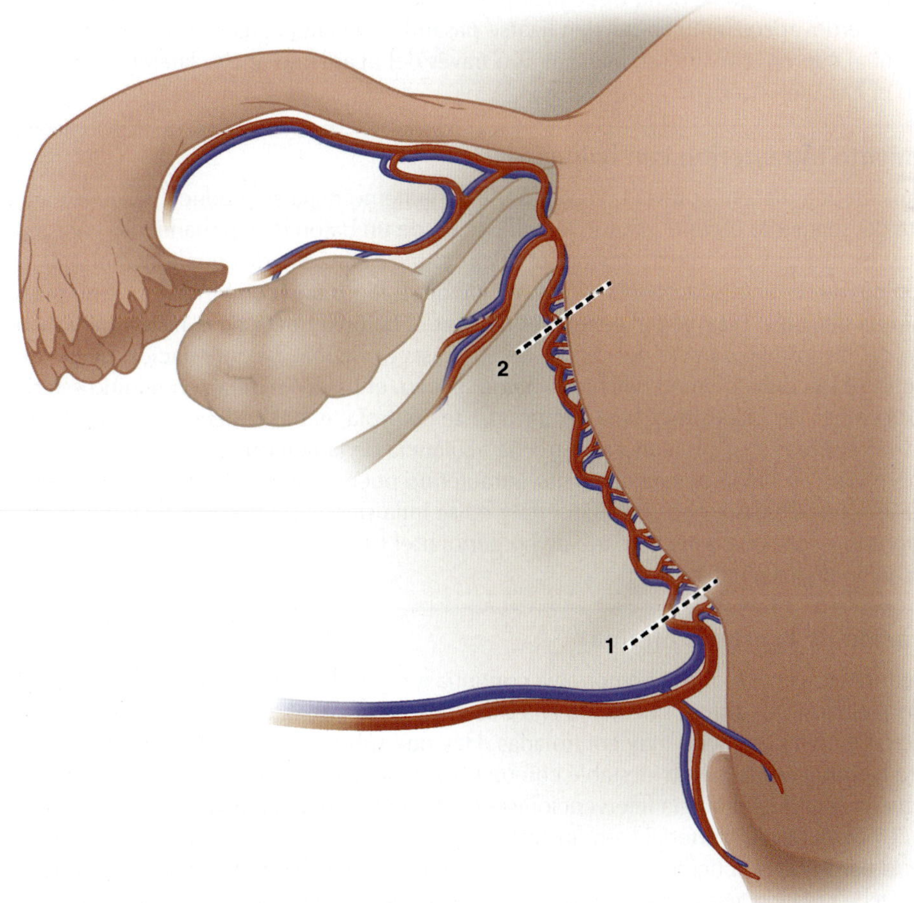

Figura técnica 4.8.3. Ilustración de las suturas de desvascularización uterina secuencial.

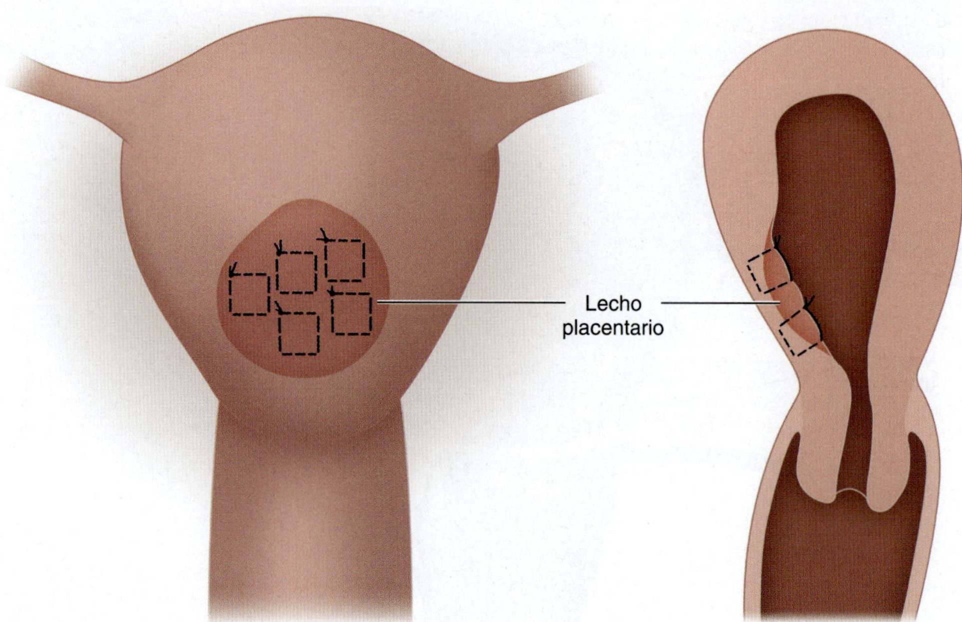

Figura técnica 4.8.4. Ilustración de la sutura hemostática endouterina simple.

manera que se evite una lesión. A continuación, se pasa una aguja grande y curva a través de la cara lateral del segmento uterino inferior y se curva hacia atrás a través del ligamento ancho justo lateral a las arterias uterinas y medial al uréter. Después, la sutura se liga comprimiendo la arteria. Este procedimiento debe realizarse lo más cerca posible del cuello uterino y puede hacerse con seguridad de forma bilateral sin riesgo de daño isquémico para el útero.

- Los vasos uteroováricos también pueden ligarse pasando una gran aguja curva a través del miometrio justo distal al cuerno, curvándose hacia atrás a través del ligamento ancho lateral a los vasos, incorporando el haz uteroovárico.

Taponamiento intrauterino con balón

- Dado que en una placenta previa la mayor parte de la hemorragia se produce tras la extracción de la placenta del segmento uterino inferior, la colocación de un balón de taponamiento para aplicar presión local en el segmento inferior puede ser eficaz para ralentizar o detener la hemorragia. El balón utilizado puede ser un dispositivo específicamente diseñado o una combinación de un preservativo y una sonda de Foley. El principio general es colocar el balón a través de la histerotomía y pasar el extremo del dispositivo a través del cuello uterino hasta la vagina. A continuación, se cierra la incisión uterina con cuidado de no pinchar el balón. Luego, el balón se infla con líquido estéril según las instrucciones del dispositivo. Si la hemorragia se controla, el balón debe permanecer en su lugar durante varias horas (≤ 12 h) con una estrecha vigilancia de la hemorragia (9,10).
- La compresión con balón de taponamiento intrauterino puede usarse en combinación con puntos de compresión. En este caso, el balón se inserta y no se infla sino hasta después de colocar los puntos de compresión. Hay que tener cuidado de no perforar el balón durante el cierre de la histerotomía y la colocación de los puntos.

Embolización de la arteria uterina

- En aquellos casos en los que la hemorragia continúa a pesar del tratamiento médico y del uso de las medidas mencionadas anteriormente, la embolización de la arteria uterina o hipogástrica puede ser una opción en circunstancias muy controladas. Hay que subrayar que, en ninguna circunstancia, una paciente hemodinámicamente inestable con una hemorragia en curso debe ser trasladada de un quirófano a una sala de radiología intervencionista o a una unidad de cuidados intensivos para su tratamiento. La embolización arterial (con un arco en «C» en el quirófano) puede ser útil para ralentizar o detener la hemorragia el tiempo suficiente para permitir la reposición de líquidos o revertir la coagulopatía. Debe considerarse como un complemento de los esfuerzos quirúrgicos en curso en el quirófano y no como un tratamiento en sí mismo. En aquellos casos en los que una paciente está estable y totalmente rehidratada y todavía hay una hemorragia mínima pero persistente que no requiere una transfusión masiva o una transfusión agresiva, el traslado de la paciente del quirófano a una sala de radiología intervencionista puede ser entonces una opción.

Ligadura de la arteria iliaca interna

- En algunos casos, se puede considerar la ligadura de la arteria iliaca interna (hipogástrica) para disminuir la tensión diferencial en el suministro vascular a los órganos pélvicos. Se puede acceder al retroperitoneo de varias maneras. Un abordaje frecuente es abrir la hoja anterior del ligamento ancho con una disección cortante o un electrocauterio. La arteria iliaca externa debe ser fácilmente accesible en la cara medial del origen del músculo psoas y puede seguirse rostralmente hasta la bifurcación aórtica para permitir la identificación positiva de la arteria iliaca interna. A continuación, se diseca cuidadosamente del tejido circundante a unos 4 cm de la bifurcación, prestando la debida atención a la vena iliaca interna situada posterior y medialmente a la arteria. Luego, se pasan unas pinzas en ángulo recto de lateral a medial por debajo de la arteria iliaca interna con la punta del instrumento apuntando de manera constante hacia la arteria para evitar dañar la vena subyacente. Enseguida, se emplea una sutura de seda o sintética no absorbible para ligar la arteria.
- Aunque es preferible aislar y ligar el tronco anterior de la arteria iliaca interna (por lo general, a unos 4 cm de la bifurcación), si no es posible, la ligadura puede realizarse justo después de su origen (lo que implicará entonces tanto el tronco anterior como el posterior).
  - Debido a la rica irrigación colateral de la arteria iliaca externa (a través de las arterias iliacas epigástrica inferior y circunfleja profunda) y de la arteria mesentérica inferior (a través de las arterias rectales media y superior), la probabilidad de isquemia en la distribución del tronco posterior es baja, pero los síntomas isquémicos deben tomarse en serio si se producen.

Histerectomía por cesárea

- Si todas las medidas anteriores fracasan, se puede realizar una histerectomía por cesárea, tal como se ha descrito.

CONSEJOS Y ALERTAS

CONSEJO O ALERTA	DESCRIPCIÓN
Diagnóstico prenatal	El diagnóstico prenatal es crucial para poder programar un parto por cesárea y evitar una hemorragia catastrófica. La evaluación ecográfica de seguimiento es clave para documentar la persistencia o la resolución de la placenta previa en el embarazo de término.
Preparación preoperatoria	La preparación preoperatoria, que consiste en protocolos y políticas establecidos, la concienciación del riesgo de hemorragia obstétrica, la capacidad de instituir una transfusión masiva y el hecho de contar con instalaciones, recursos y personal adecuados para tratar estos casos, es esencial para disminuir la morbilidad.
Reposición de líquidos adecuada	En los casos en los que hay necesidad de una transfusión masiva, las cuatro áreas principales de atención deben ser: • Mantener la temperatura corporal normal y evitar la hipotermia (mantenga la temperatura ambiente alta y utilice los calentadores de líquidos y los dispositivos de calentamiento de la paciente disponibles). • Evitar la acidosis (y tratar la acidosis en desarrollo). • Prevenir la coagulopatía (reemplazar la sangre perdida con sangre y hemoderivados y evitar la sobreinfusión de cristaloides que pueden causar coagulopatía dilucional). Mantener el fibrinógeno de la paciente a más de 300 mg/dL. • Evitar las anomalías electrolíticas derivadas de una transfusión rápida de sangre. La transfusión rápida de sangre almacenada reduce la concentración de calcio, y la hipocalcemia es un riesgo real. Administrar empíricamente 1 g de $CaCl_2$ por cada 4 unidades de concentrados eritrocíticos para evitar la hipocalcemia. La hiperpotasemia también es un riesgo cuando se transfunden grandes cantidades de eritrocitos. Pida la sangre más fresca disponible y compruebe regularmente las concentraciones de potasio. Si se produce hiperpotasemia, puede tratarse de forma aguda con una infusión de dextrosa e insulina (*véase* en otra parte).
Consideración oportuna de la histerectomía	La histerectomía es el último recurso, pero siempre debe estar en mente cuando hay una hemorragia continua que no responde al tratamiento. El retraso en el tratamiento definitivo es la principal causa de mortalidad en la hemorragia posparto. Es mucho más preferible realizar la histerectomía mientras la paciente está estable que esperar a que sobrevengan la coagulopatía y la hipotensión.

CUIDADOS POSTOPERATORIOS

■ Los cuidados postoperatorios de rutina después de una cesárea o una histerectomía por cesárea pueden considerarse como se describe en el capítulo 4.6.

RESULTADOS

■ Aunque la placenta previa aumenta la morbilidad materna y la neonatal, los resultados suelen ser favorables si se realiza el diagnóstico prenatal y se emplean las estrategias mencionadas para su tratamiento.

COMPLICACIONES

■ Las complicaciones incluyen las enumeradas para la cesárea y la histerectomía por cesárea que figuran en el capítulo 4.6.

REFERENCIAS CLAVE

1. Cresswell JA, Ronsmans C, Calvert C, Filippi V. Prevalence of placenta praevia by world region: a systematic review and meta-analysis. *Trop Med Int Health.* 2013;18(6):712–724.
2. Crane JM, Van den Hof MC, Dodds L, Armson BA, Liston R. Maternal complications with placenta previa. *Am J Perinatol.* 2000;17(2): 101–105.
3. Salihu HM, Li Q, Rouse DJ, Alexander GR. Placenta previa: neonatal death after live births in the United States. *Am J Obstet Gynecol.* 2003;188(5):1305–1309.
4. Silver RM, Landon MB, Rouse DJ, et al. Maternal morbidity associated with multiple repeat cesarean deliveries. *Obstet Gynecol.* 2006;107(6): 1226–1232.
5. Dashe JS, McIntire DD, Ramus RM, Santos-Ramos R, Twickler DM. Persistence of placenta previa according to gestational age at ultrasound detection. *Obstet Gynecol.* 2002;99(5 pt 1):692–697.
6. Reddy UM, Abuhamad AZ, Levine D, Saade GR. Fetal imaging: executive summary of a joint Eunice Kennedy Shriver National Institute of Child Health and Human Development, Society for Maternal-Fetal Medicine, American Institute of Ultrasound in Medicine, American College of Obstetricians and Gynecologists, American College of Radiology, Society for Pediatric Radiology, and Society of Radiologists in Ultrasound Fetal Imaging Workshop. *Obstet Gynecol.* 2014;123(5): 1070–1082.
7. ACOG Committee Opinion No. 764: medically indicated late-preterm and early-term deliveries. *Obstet Gynecol.* 2019;133(2):e151–e155.
8. Society for Maternal-Fetal Medicine (SMFM), Gyamfi-Bannerman C. Society for Maternal-Fetal Medicine (SMFM) Consult Series #44: management of bleeding in the late preterm period. *Am J Obstet Gynecol.* 2018;218(1):B2–B8.
9. Arduini M, Epicoco G, Clerici G, Bottaccioli E, Arena S, Affronti G. B-Lynch suture, intrauterine balloon, and endouterine hemostatic suture for the management of postpartum hemorrhage due to placenta previa accreta. *Int J Gynaecol Obstet.* 2010;108(3):191–193.
10. Kavak SB, Atilgan R, Demirel I, Celik E, Ilhan R, Sapmaz E. Endouterine hemostatic square suture vs. Bakri balloon tamponade for intractable hemorrhage due to complete placenta previa. *J Perinat Med.* 2013;41(6):705–709.

<table>
<tr><td>Capítulo 4.9</td><td>

Espectro de la placenta acreta

Alireza A. Shamshirsaz, Amy R. Mehollin-Ray, Karin A. Fox, Amir A. Shamshirsaz y Michael A. Belfort

</td></tr>
</table>

PRINCIPIOS GENERALES

Definición

■ El *espectro de la placenta acreta* (EPA) se ha definido clásicamente por la adhesión trofoblástica al miometrio sin intervención de la decidua. Se produce como consecuencia de la ausencia parcial o total de la decidua basal y la formación defectuosa de la capa de Nitabuch (fibrinoide).

■ En la actualidad, el EPA se clasifica y gradúa clínicamente según la International Federation of Gynecology and Obstetrics (tabla 4.9.1 y fig. 4.9.1A y B) (1).

■ La incidencia del EPA parece estar aumentando de forma drástica en todo el mundo; se cree que esto se relaciona con el incremento

Tabla 4.9.1　Clasificación general del espectro de la placenta acreta[a]

Grado 1. Placenta anormalmente adherida (adherente o creta)
Criterios clínicos
• En el parto vaginal:
  • No hay separación con oxitocina sintética y tracción suave y controlada del cordón.
  • Los intentos de extracción manual de la placenta dan lugar a una fuerte hemorragia en el sitio de implantación de la placenta que requiere procedimientos mecánicos o quirúrgicos.
• Si se requiere una laparotomía (incluso para un parto por cesárea):
  • Igual que arriba.
  • Macroscópicamente, el útero no muestra una distensión evidente sobre el lecho placentario (abultamiento de la placenta), no se observa tejido placentario que invada la superficie del útero y no hay neovascularización o esta es mínima.
Criterios histológicos
• El análisis microscópico de las muestras del lecho placentario de la pieza de histerectomía muestra zonas extendidas de ausencia de decidua entre el tejido velloso y el miometrio con vellosidades placentarias adheridas directamente al miometrio superficial.
• El diagnóstico no puede hacerse solo con el tejido de la placenta extraído ni con biopsias aleatorizadas del lecho placentario.
Grado 2. Placenta anormalmente invasiva (increta)
Criterios clínicos
• En la laparotomía:
  • Hallazgos macroscópicos anómalos sobre el lecho placentario: coloración azulada o morada, distensión («abultamiento» de la placenta).
  • Cantidades significativas de hipervascularización (lecho denso de vasos o múltiples vasos que trascurren paralelos de forma cefalocaudal en la serosa uterina).
  • No se observa tejido placentario que invada la serosa uterina.
  • La tracción suave del cordón umbilical hace que el útero sea empujado hacia dentro sin que se separe la placenta (el llamado *signo del hoyuelo*).
Criterios histológicos
• La pieza de histerectomía o la resección parcial del miometrio de la zona increta muestra vellosidades placentarias dentro de las fibras musculares y, a veces, en la luz de la vasculatura uterina profunda (arterias radiales o arqueadas).

Tabla 4.9.1	**Clasificación general del espectro de la placenta acreta[a]** (*continuación*)

Grado 3. Placenta anormalmente invasiva (percreta)
Grado 3a. Limitado a la serosa uterina
Criterios clínicos
- En la laparotomía:
  - Hallazgos macroscópicos anómalos en la superficie serosa uterina (como en el caso anterior) y tejido placentario que se ve invadiendo la superficie del útero.
  - No hay invasión en ningún otro órgano, incluida la pared posterior de la vejiga (se puede identificar un plano quirúrgico claro entre la vejiga y el útero).

Criterios histológicos
- Pieza de histerectomía que muestra tejido velloso dentro o atravesando la serosa uterina.

Grado 3b. Con invasión de la vejiga urinaria
Criterios clínicos
- En la laparotomía:
  - Se observa que las vellosidades placentarias invaden la vejiga pero no otros órganos.
  - No se puede identificar un plano quirúrgico claro entre la vejiga y el útero.

Criterios histológicos
- Pieza de histerectomía que muestra tejido velloso que atraviesa la serosa uterina e invade el tejido de la pared de la vejiga o el urotelio.

Grado 3c. Con invasión de otros tejidos u órganos pélvicos
Criterios clínicos
- En la laparotomía:
  - Se observa que las vellosidades placentarias invaden el ligamento ancho, la pared vaginal, la pared lateral de la pelvis o cualquier otro órgano pélvico (con o sin invasión de la vejiga).

Criterios histológicos
- Pieza de histerectomía que muestra tejido velloso que atraviesa la serosa uterina e invade los tejidos u órganos pélvicos (con o sin invasión de la vejiga).

[a]A efectos de esta clasificación, el «útero» incluye el cuerpo uterino y el cuello uterino.

de la tasa de partos por cesárea, la cirugía ginecológica conservadora y la fecundación *in vitro*. Debido a lo relativamente poco usual del EPA antes de la década de 1970, la incidencia notificada varía, pero Breen y cols. analizaron la tasa media en los informes de 1871-1972 y descubrieron que era de 1 en 7000 partos (2). En los Estados Unidos, la incidencia aumentó de 1 de cada 30000 embarazos en la década de 1960 a cerca de 1 de cada 2500 embarazos en una cohorte de 1985-1994 (3). Esto aumentó a 1 de cada 533 embarazos en una cohorte de 1982-2002 (4). Hay informes de una tasa tan alta como 1 de cada 300 embarazos (5). Es importante señalar que estas cifras representan probablemente una cohorte de alto riesgo de mujeres identificadas en centros especializados, más que una población que incluya embarazos de bajo riesgo. Un estudio con base poblacional en el Reino Unido y una revisión de una gran base de datos multicéntrica que incluía partos tanto de hospitales especializados de referencia como de hospitales comunitarios en los Estados Unidos informaron independientemente una tasa del EPA de 1 en 713 a 1.7 en 10000 embarazos (6,7).

- Hay varios factores de riesgo asociados con el EPA, entre ellos:
  - Parto por cesárea previo, especialmente partos por cesárea múltiples (factor de riesgo importante) (8-10).
  - Placenta previa (factor de riesgo importante) (8-10).
  - Embarazo múltiple (11,12).

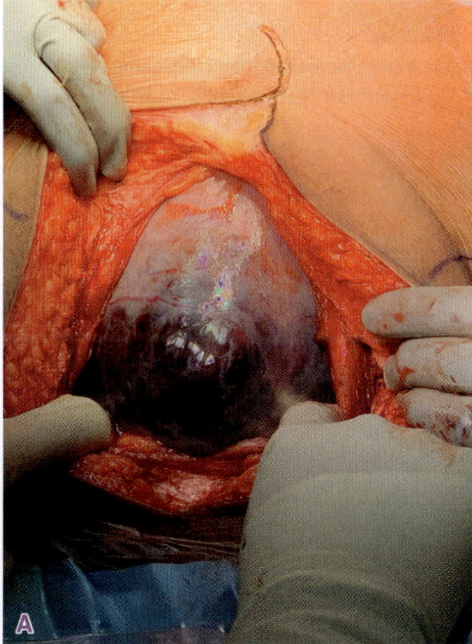

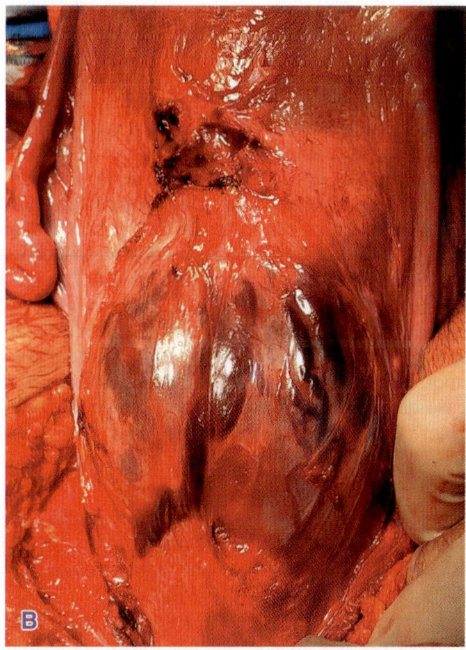

Figura 4.9.1. A. Grado 3a de la International Federation of Gynecology and Obstetrics (FIGO) o placenta percreta por invasión de la superficie del útero. **B.** Grado 3b de la FIGO o placenta percreta con invasión de la vejiga urinaria.

- Cualquier cirugía que dañe el endometrio aumenta la tasa de acreción posterior. Estas cirugías pueden incluir el legrado uterino, la miomectomía y la ablación endometrial (13-17).
- Radiación de la pelvis.
- Reproducción asistida, especialmente la fecundación *in vitro* con embriones criopreservados (18).
- Por cada año de edad más allá de los 20, el riesgo de EPA aumenta y es especialmente elevado entre las mujeres de edad materna avanzada (3).

- *Implicaciones clínicas*
  - *Complicaciones maternas.* La morbilidad más frecuente del EPA es la hemorragia masiva. La mediana de la estimación de pérdida sanguínea en el marco del EPA oscila entre 1500 y 8000 mL. Muchas mujeres requieren varias unidades de eritrocitos y otros hemoderivados. La mediana del número de unidades de sangre requeridas oscila entre 5 y 6 (6,19-21); sin embargo, en la serie de 300 pacientes con EPA tratadas con un abordaje de equipo multidisciplinario de los autores, la mediana fue de 2 unidades (10,22,23). Pueden producirse complicaciones derivadas de la transfusión de grandes volúmenes de cristaloides, hemoderivados y otros expansores de volumen, como coagulopatía por dilución, coagulopatía de consumo, reacciones inmediatas a la transfusión, lesión pulmonar aguda asociada con la transfusión, sobrecarga cardiopulmonar relacionada con la transfusión, síndrome de dificultad respiratoria aguda, ventilación mecánica postoperatoria durante más de 4 h y anomalías electrolíticas (24). En una cohorte de 123 pacientes con un embarazo único y EPA, 37 (30.1%; intervalo de confianza del 95%: 22.1-39.0) desarrollaron coagulopatía; cerca del 10%, hipocalcemia grave («valor crítico») (25,26). La transfusión intraoperatoria igual o mayor de cuatro unidades de concentrados de eritrocitos (CE) es predictiva del desarrollo tanto de coagulopatía como de hipocalcemia grave en pacientes con EPA con una hemorragia activa. Por ello, se recomienda la reposición empírica de 1 g de $CaCl_2$ por cada cuatro unidades de CE transfundidas.
  - Las complicaciones quirúrgicas también son usuales, debido a la frecuente necesidad de una histerectomía, que puede ser técnicamente difícil. El problema más frecuente es una lesión en la vejiga. No obstante, es difícil evaluar la verdadera tasa de cistotomía incidental porque a menudo se realiza intencionadamente para facilitar la cirugía y evitar la hemorragia del tejido placentario invasivo (fig. 4.9.2). En la cohorte estudiada por los autores, se realizó una cistostomía intencionada en el 35% de los casos de placenta percreta; solo el 5% de las pacientes tuvieron una cistostomía no intencionada (fig. 4.9.3) (22,23). La lesión ureteral es mucho menos frecuente y, en opinión de los autores, el riesgo puede reducirse significativamente con la colocación preoperatoria de endoprótesis ureterales. Esto ayuda a identificar los uréteres, sobre todo en el caso de una hemorragia intraabdominal abundante que oscurece el campo quirúrgico, o en los casos de invasión lateral de la placenta percreta en la pared lateral de la pelvis. Otras complicaciones quirúrgicas menos frecuentes son la lesión del intestino, los grandes vasos y los nervios pélvicos, las cuales se producen sobre todo en los casos de placenta percreta (EPA 3c). La vigilancia clínica estrecha de los signos vitales, la diuresis y el volumen del drenaje intraperitoneal (cuando se coloca) es crucial para la detección temprana de la hemorragia intraperitoneal o el choque hemorrágico. Se pueden colocar drenajes intraperitoneales en caso de cistotomía y reparación o lesión ureteral para controlar los primeros signos de fuga de orina.

Exploración física

- El EPA debe considerarse en todas las mujeres embarazadas con antecedentes de parto por cesárea y placenta previa.
- La exploración digital del cuello uterino debe evitarse hasta que se descarte la placenta previa en los casos de EPA.
- La exploración vaginal con espéculo estéril solo debe realizarse en una paciente con EPA si se puede obtener información importante. Deben tomarse las mismas precauciones que con las pacientes con placenta previa.

- La evaluación fetal no cambia con respecto a la del embarazo normal, aunque la prueba de provocación con oxitocina suele estar contraindicada.
- El diagnóstico definitivo se realiza por medio de imágenes (*véase* la sección «Imágenes y otros métodos de diagnóstico»).
- Es esencial contar con antecedentes obstétricos y quirúrgicos precisos porque la placenta previa aumenta significativamente el riesgo de EPA en caso de parto por cesárea o cirugías uterinas previas.

Diagnósticos diferenciales

- Placenta previa
- Rotura o dehiscencia uterina

Tratamiento no quirúrgico

- Monitorización ecográfica seriada de la ubicación de la placenta antes del parto, como se describe en la sección «Imágenes y otros métodos de diagnóstico».
- Se debe vigilar la hemorragia vaginal e instruir a la paciente sobre el reposo pélvico.

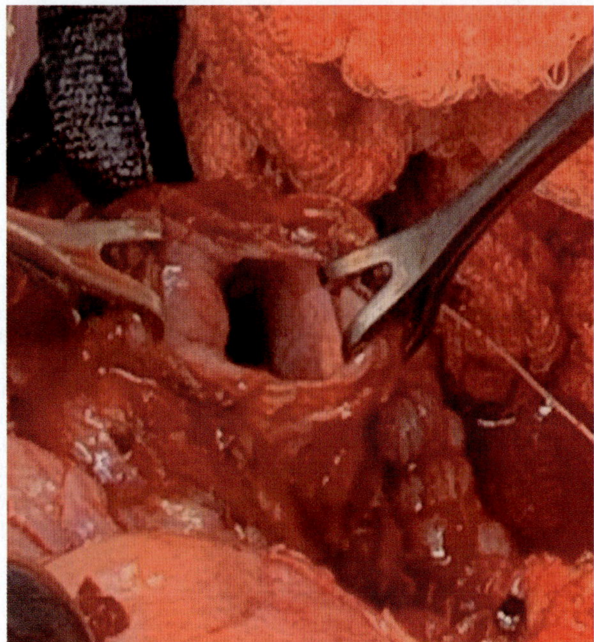

Figura 4.9.2. Se realizó intencionadamente la cistotomía para facilitar la cirugía y evitar la hemorragia del tejido placentario invasivo.

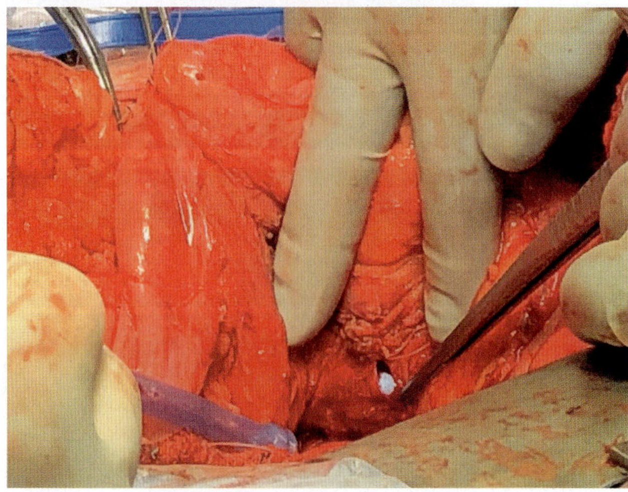

Figura 4.9.3. Cistostomía involuntaria durante la disección de la vejiga.

IMÁGENES Y OTROS MÉTODOS DE DIAGNÓSTICO

- Cribado universal de la ubicación de la placenta durante la exploración anatómica de mitad de trimestre.
- *Marcadores ecográficos del primer trimestre.* Se han descrito varios marcadores ecográficos del EPA en el primer trimestre. En una paciente con un parto por cesárea previo, la implantación del saco gestacional en el segmento uterino inferior es uno de los marcadores más usuales del EPA en el primer trimestre. Un *embarazo en cicatriz de cesárea* (ECC), definido como un saco gestacional implantado en el segmento uterino inferior dentro de la cicatriz de una cesárea o en su proximidad, aumenta notablemente el riesgo de EPA (27,28). El ECC se ha tratado en el capítulo 3.1. Al final del primer trimestre, se identifica una baja implantación del saco gestacional en ~28% de las pacientes con EPA (27). Otros marcadores que tradicionalmente se han descrito en las exploraciones del segundo y el tercer trimestres también se han identificado en el final del primer trimestre y se asocian de forma variable con el EPA, como se explica más adelante (29).
- Marcadores ecográficos del segundo y el tercer trimestres (30):
  - Lagunas placentarias (**fig. 4.9.4**):

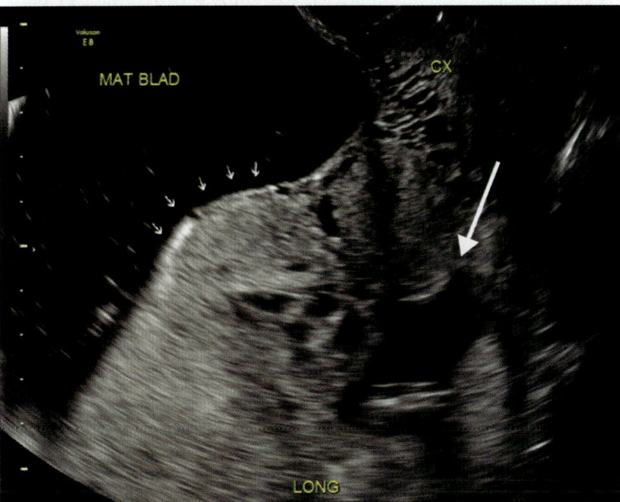

Figura 4.9.4. Mujer de 34 años de edad con dos cesáreas previas a las 26 semanas de gestación. En la imagen ecográfica sagital se muestra una laguna grande e irregular (*flecha grande*) dentro de una placenta previa. Además, hay un abultamiento anómalo de la forma uterina detrás de la vejiga con pérdida del espacio libre retroplacentario esperado entre el útero y la vejiga (*flechas pequeñas*).

- Espacios irregulares, hipo- o anecoicos dentro de la placenta que muestran el flujo vascular (visto en las imágenes Doppler en escala de grises y a color). Los siguientes hallazgos de lagunas se relacionan con un alto riesgo de EPA:
  - Múltiples (a menudo definido como más de tres)
  - Tamaño grande
  - Bordes irregulares
  - Flujo de alta velocidad o turbulento en su interior
- La ausencia de lagunas en embarazos con placenta previa y parto por cesárea anterior es un signo tranquilizador con valores predictivos negativos (VPN) del 88-100% para el EPA (31,32).
- Interfase uteroplacentaria anómala:
  - Pérdida de la zona hipoecoica retroplacentaria entre la placenta y el miometrio, a menudo observada entre el útero y la pared posterior de la vejiga, lo que da lugar a una interrupción parcial o completa de la interfase uterovesical (*véase* fig. 4.9.4).
  - Adelgazamiento del miometrio retroplacentario (espesor de < 1 mm). Este marcador puede ser simulado por una presión indebida del transductor; por lo tanto, durante la obtención de imágenes de la placenta, debe reducirse al mínimo la presión del transductor sobre el abdomen (33).
- *Contorno uterino anómalo (abultamiento de la placenta).* Tejido de la placenta que distorsiona el contorno uterino externo, dando lugar a un aspecto abultado (*véase* fig. 4.9.4; **fig. 4.9.5A**).
- *Tumor exofítico.* Extrusión de tejido placentario más allá de la serosa uterina.
- *Vasos comunicantes:*
  - Vasos que se extienden desde la placenta a través del miometrio y más allá de la serosa uterina.
  - Los vasos emisarios representan la neovascularización en la serosa uterina y, con frecuencia, en la interfase uterovesical, dependiendo de la posición de la placenta (34) (**fig. 4.9.5B**).
  - En la placenta previa sin EPA puede observarse hipervascularización del segmento uterino inferior o del cuello uterino, lo que pone de manifiesto la dificultad de evaluar este marcador.
- *Resonancia magnética (RM).* La precisión diagnóstica entre la RM y la ecografía es similar, pero, debido a su mayor costo, la RM suele recomendarse únicamente para los casos en los que la placenta no puede evaluarse suficientemente con la ecografía, como en la placentación posterior, la obesidad mórbida y los embarazos múltiples (35). La RM de la placenta difiere de la fetal en que requiere un campo de visión más amplio para abarcar todo el útero y los tejidos blandos circundantes, lo que puede requerir el uso de cortes más gruesos y técnicas de contención de la respiración materna.

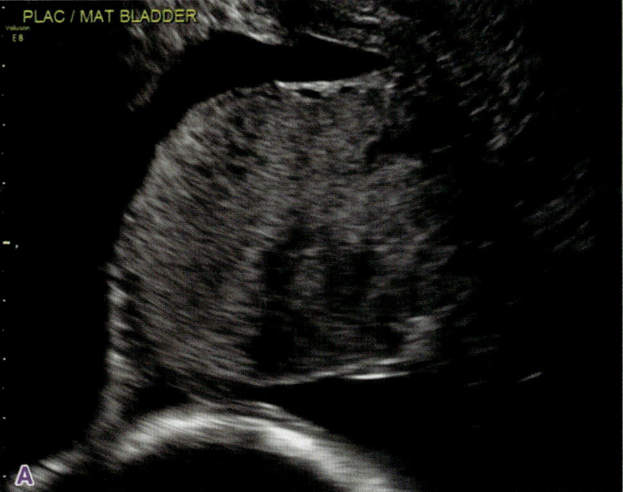

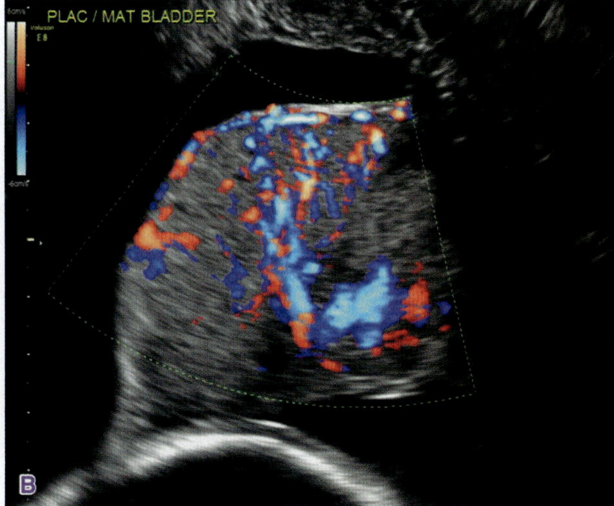

Figura 4.9.5. Mujer de 35 años de edad con tres cesáreas previas a las 26 semanas de gestación. **A.** En la imagen ecográfica sagital se muestra la pérdida del espacio libre retroplacentario esperado entre el útero y la vejiga. **B.** La ecografía Doppler a color muestra hipervascularidad en la zona afectada.

- *Bandas intraplacentarias oscuras* (fig. 4.9.6A). La presencia de bandas lineales de baja señal en las secuencias ponderadas en T2 es un criterio sensible para el EPA. Estas bandas, que deben medir más de 2 cm de longitud, suelen causar la retracción de la superficie amniótica de la placenta. En las secuencias de sangre brillante (precesión libre equilibrada en estado estacionario), las bandas suelen correlacionarse con vasos agrandados (> 6 mm de ancho) en la sustancia placentaria.
- *Interrupción miometrial focal* (fig. 4.9.7). Otro marcador sensible de la RM, la interrupción focal de la interfase miometrial, puede detectarse en imágenes ponderadas en T2, así como con técnicas de ponderación por difusión.
- *Abultamiento uterino* (*véase* fig. 4.9.7; fig. 4.9.6B). Al igual que en la ecografía, el abultamiento anómalo de la superficie uterina usualmente lisa es un signo específico del EPA.
- *Anclaje a órganos adyacentes* (*véase* fig. 4.9.6B). Cuando la placenta se implanta a lo largo del segmento uterino inferior, la formación de una tienda en el contorno de la vejiga y la pérdida del plano graso esperado son signos específicos del EPA. Las secuencias de alta resolución y campo de visión pequeño pueden ser especialmente útiles para evaluar la interfase de la vejiga y el cuello uterino.

PLANIFICACIÓN PREOPERATORIA

- Se ha demostrado que el tratamiento por parte de un equipo multidisciplinario especializado reduce la morbilidad materna, especialmente la hemorragia masiva (22,36).
- El diagnóstico prenatal oportuno conlleva una mejora significativa de los desenlaces maternos (10).
- En ocasiones, el EPA no será evidente sino hasta el momento de la laparotomía o el parto por cesárea. En estas circunstancias, con frecuencia es posible trasladar a las pacientes a los centros adecuados de forma segura. El cierre temporal del abdomen tras el reconocimiento del EPA y antes de realizar una histerotomía en una paciente estable, con un traslado rápido a un centro con un equipo multidisciplinario, suele ser la opción más sensata.
- Entre las disciplinas que componen este equipo multidisciplinario se encuentran medicina maternofetal, anestesiología, medicina transfusional y un sólido equipo de banco de sangre, neonatología, neumología y medicina intensiva, urología y oncología

ginecológica, así como el personal de enfermería especializado y personal auxiliar. Dependiendo de la gravedad del EPA, el equipo también puede incluir un cirujano de traumatología vascular y un radiólogo intervencionista.

- Incluso cuando se ha constituido un equipo multidisciplinario funcional, se necesita una capacitación continua y un número adecuado de pacientes para mantener la competencia, formar a otros miembros del equipo y mejorar la eficiencia, todo lo cual contribuye a optimizar los resultados de las pacientes con placenta percreta (23).
- En el centro de los autores, se admite habitualmente a las pacientes en la unidad de preparto 5-7 días antes de una histerectomía por cesárea programada para permitir la consulta multidisciplinaria y la administración de corticoesteroides prenatales. Se recomienda un ingreso más temprano siempre que las pacientes presenten hemorragias recurrentes o importantes, contracciones uterinas regulares o rotura de membranas. En algunos casos, una paciente puede vivir en un lugar que no permitiría brindar un tratamiento rápido, seguro e integral en caso de urgencia; en este caso, parece razonable alojar a las pacientes en hospitalización a domicilio o cuidados intermedios cerca o dentro del hospital durante algún tiempo antes del parto.
- En las pacientes asintomáticas, los autores programan el parto por cesárea antes del trabajo de parto a las 34+0 a 35+6 semanas (37). Cuando se analizan los datos de las pacientes con EPA que dieron a luz entre enero de 2013 y mayo de 2017, ~50% requirieron una histerectomía por cesárea urgente antes de su fecha de parto prevista debido a contracciones, hemorragias u otras indicaciones maternas o fetales (38). Las mujeres con EPA que requieren un parto urgente tienen un peor resultado que aquellas con un parto programado. Las mujeres con EPA y dos o más partos por cesárea previos tienen un riesgo aún mayor de parto urgente. En estas pacientes, puede ser razonable programar el parto antes del plazo estándar de 34-35 semanas. Además, en los casos de sospecha baja de EPA sin placenta previa, es razonable programar el parto entre las semanas 36 y 37.
- En los casos de hemorragia pretérmino, debe realizarse una evaluación individualizada del momento del parto, que depende de la estabilidad hemodinámica de la paciente, la cantidad de hemorragia, el estado del feto y otros factores de riesgo individuales. La presencia de cualquier signo de trabajo de parto, trazado

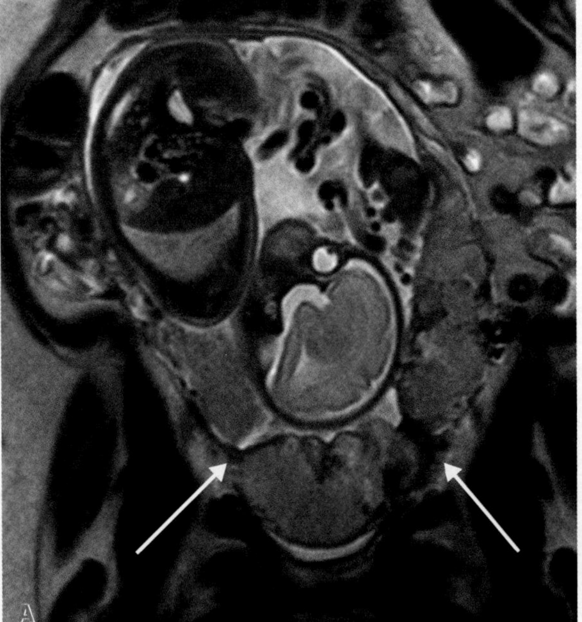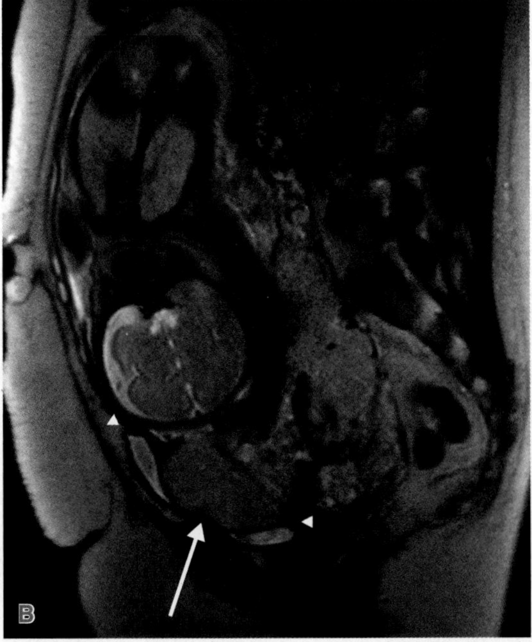

Figura 4.9.6. La misma paciente de la figura 4.9.5, ahora con 28 semanas de gestación. **A.** La imagen coronal de ecografía de giro rápido de disparo único (SSFSE, *single-shot fast spin-echo*) ponderada en T2 muestra varias bandas oscuras (*flechas*) que se extienden a través de la placenta y retraen la superficie amniótica. **B.** La imagen sagital de SSFSE ponderada en T2 muestra un abultamiento anómalo del contorno uterino detrás de la vejiga (*flecha*) con pérdida de la interfase entre el útero y la vejiga (*cabezas de flecha*).

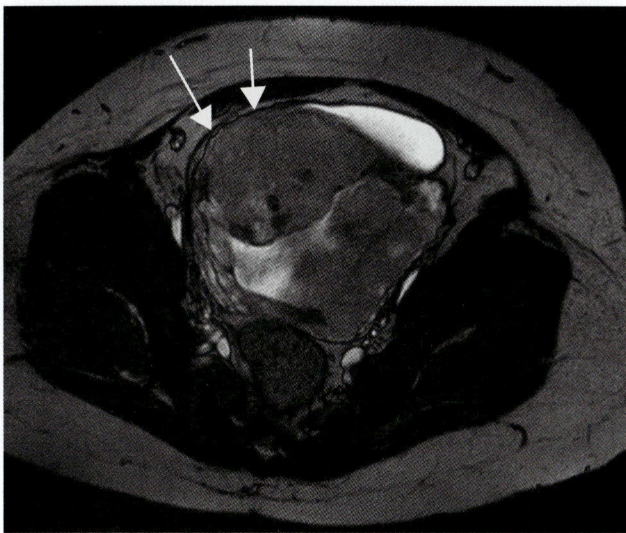

Figura 4.9.7. La misma paciente de la figura 4.9.4, ahora con 29 semanas de gestación. La imagen axial de precesión libre equilibrada en estado estacionario muestra una pérdida focal de la interfase miometrial y un abultamiento anómalo del contorno uterino (*flechas*).

cardiaco fetal no tranquilizador que no responda a la reanimación intrauterina, hemorragia persistente o inestabilidad hemodinámica materna, es causa de parto urgente o de emergencia. Si hay una hemorragia intermitente mínima que no da lugar a ninguna de las complicaciones mencionadas, se puede considerar el tratamiento conservador de forma individualizada.

- Los corticoesteroides prenatales pueden ser una consideración para los partos programados por gestación prematura entre las semanas 23 y 37, sobre todo si la paciente no recibió ningún curso previo por otras razones obstétricas.

Servicios de banco de sangre/medicina transfusional

- Los miembros del área de hematología-patología son fundamentales para el equipo multidisciplinario y dirigen un banco de sangre de última generación y bien abastecido que funciona a pleno rendimiento las 24 h del día, los 7 días de la semana. El centro y el banco de sangre deben tener un protocolo de transfusión masiva bien establecido. Debe haber un gran suministro de CE con pruebas de tipo y cruzadas, plasma fresco congelado, crioprecipitado, plaquetas, tecnología de autotransfusión y hemoderivados sustitutivos, como concentrados de fibrinógeno liofilizado (RiaSTAP®, Fibryga®) y concentrado de complejo de protrombina (Kcentra®). Los especialistas en medicina transfusional son una parte vital del equipo y dirigen la preparación de hemoderivados esenciales y recomiendan sustituciones cuando escasean los productos de un tipo específico. Además, ayudan a observar las tendencias del perfil de coagulación, ya sea mediante pruebas de laboratorio estándar o mediante tromboelastografía. En las urgencias intraoperatorias, el especialista en medicina transfusional puede asumir la toma de decisiones sobre la transfusión de hemoderivados y hacer sugerencias sobre la administración de electrolitos. No se puede exagerar la necesidad de contar con un equipo de banco de sangre con buena práctica que pueda responder rápidamente a la necesidad de una transfusión masiva.

- La reposición temprana de hemoderivados dentro de un protocolo de transfusión masiva es crucial para reducir la morbilidad y la mortalidad significativas.

- La transfusión debe incluir no solo eritrocitos, sino también plasma fresco congelado o crioprecipitados para mantener una proporción de 1:1 o 2:1 con el fin de evitar la coagulopatía por dilución. Sin embargo, el equipo de los autores ha demostrado que cuando se dispone de una evaluación rápida de laboratorio de los parámetros hemáticos y de coagulación, el uso cuidadoso de esta información podría facilitar la modificación segura de una

proporción de transfusión fija inicial basada en la etiología de la hemorragia y la respuesta individual de la paciente (39).

- Durante la hemorragia aguda, se hacen pruebas de laboratorio (gasometría arterial, potasio, calcio ionizado, hemoglobina o hematocrito, tiempo de protrombina, tiempo de tromboplastina parcial activado, índice internacional normalizado, fibrinógeno, plaquetas, dímero D, glucosa y magnesio) cada 20 min.

- El fibrinógeno se mantiene en 300 mg/dL o más.

- Los autores no han comprobado que la tecnología de autotransfusión y la transfusión sanguínea autóloga sean útiles para la mayoría de sus pacientes con EPA, ya sea porque no tienen una pérdida de sangre suficiente o tienen una pérdida tan elevada que sería necesaria la sangre de un donante además de las unidades de autotransfusión. Así pues, la tecnología de autotransfusión solo se utiliza de forma selectiva en pacientes de difícil compatibilidad cruzada o que rechazan la transfusión de un donante.

- *Hipotermia.* Los autores emplean un quirófano adecuadamente calentado (25.5 °C) en combinación con calentadores de aire forzado por encima y por debajo del cuerpo y líquidos intravenosos calentados para mantener la normotermia perioperatoria que ayuda a la perfusión y la coagulación.

TRATAMIENTO QUIRÚRGICO

El tratamiento definitivo es la histerectomía inmediatamente después de la cesárea.

- El modo de parto siempre es por cesárea.

- Antes de realizar cualquier incisión uterina, debe apreciarse la ubicación de la placenta y, si existe placenta previa, debe establecerse un plan claro para evitar, en la medida de lo posible, la perturbación de la placenta en el momento de la histerotomía, el parto por cesárea y la histerectomía.

- Todas las pacientes con EPA deben tener una consulta preoperatoria y una evaluación por parte de un anestesista con experiencia en estos casos. Se recomienda la colocación de al menos dos catéteres intravenosos de gran calibre, así como un acceso para la monitorización hemodinámica (p. ej., vía arterial en todos los casos y venosa central en algunos de ellos). Un dispositivo de calentamiento o infusión rápida de sangre ayudará al equipo de anestesiología en la rehidratación con hemoderivados y líquidos. El tipo óptimo de anestesia para el EPA durante el parto no está claro; hay ventajas y desventajas de empezar con anestesia general endotraqueal frente a empezar con anestesia regional y convertirla en anestesia general intraoperatoriamente tras el parto y la evaluación del grado de EPA. Se puede preferir la anestesia general endotraqueal en los casos complicados por una hemorragia anteparto debido a la posibilidad de una hemorragia masiva y una cirugía prolongada. En el centro de los autores, siempre que es posible, las pacientes se someten a una anestesia epidural-raquídea combinada para la colocación de la endoprótesis ureteral bilateral y el parto por cesárea. Esto reduce la exposición del feto a la anestesia general, permite que la madre esté despierta durante el parto y facilita el control del dolor postoperatorio. En una serie, cerca del 40% de las pacientes fueron sometidas a un parto con anestesia epidural-raquídea combinada con conversión a anestesia general endotraqueal para completar la histerectomía (23,38).

Posición de la paciente

- Posición de litotomía dorsal con estribos de Allen bajos para permitir la visualización de la hemorragia vaginal y para facilitar el acceso de un tercer cirujano ayudante al campo quirúrgico (que es crítico y puede ser delegado a uno de los asistentes quirúrgicos). Además, puede facilitar el llenado retrógrado de la vejiga y la colocación de separadores vaginales o de un medidor de anastomosis terminoterminal (ATT) para delinear el fondo de saco vaginal anterior o posterior si es necesario. La posición en decúbito supino también es aceptable.

Abordaje

- En nuestra opinión, el mejor abordaje para el parto durante una cesárea complicada con EPA es evitar la rotura de la placenta en la histerotomía.

- Si es necesario, se puede realizar una evaluación ecográfica estéril antes de la histerectomía. Esto permite que la histerotomía se realice lejos de los principales senos y vasos uterinos. Comenzar la histerotomía al menos a 5-6 cm del borde de la placenta ayuda a evitar la rotura de la placenta y la separación imprevista durante la histerectomía.
- El feto se extrae a través del fondo o de la pared uterina posterior (**fig. 4.9.8**). Este abordaje requiere una incisión vertical en la piel que se extienda hasta el ombligo o un poco más allá, o alternativamente una incisión de Maylard extensa.

Cistoscopia y colocación de catéteres ureterales

- La cirugía en una paciente con EPA aumenta el riesgo de lesión de los órganos circundantes, especialmente del aparato genitourinario (40). La participación de expertos en urología, uroginecología u oncología ginecológica puede proporcionar asistencia en la evaluación perioperatoria de la vejiga. La visualización de la vejiga con cistoscopia antes del tratamiento quirúrgico definitivo puede ofrecer una visión de las áreas de preocupación que podría ayudar en el plan quirúrgico.
- *Colocación de catéteres o endoprótesis ureterales bilaterales.* La identificación intraoperatoria de los uréteres puede ser difícil en algunos casos de histerectomía por cesárea para el EPA debido al efecto de masa de la placenta o a la hemorragia masiva. Los catéteres o las endoprótesis ureterales facilitan la palpación e identificación de los uréteres, especialmente en los casos en los que la placenta ha invadido el parametrio vascular. Además, el uso de endoprótesis ureterales puede facilitar el reconocimiento de las lesiones del aparato genitourinario y acelerar la reparación aunque no se pueda prevenir.

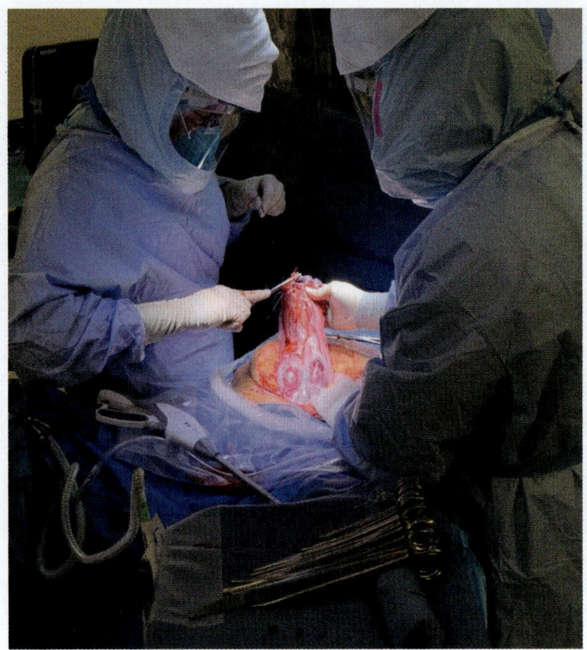

Figura 4.9.8. Histerotomía fúndica (paciente positiva a COVID-19). La histerotomía se cierra rápidamente con puntos de lado a lado utilizando suturas fuertes y pesadas como Vicryl® 1-0 o PDS® de doble asa en forma de punto corrido anclado.

Procedimientos y técnicas

Histerotomía incruenta

- *Incisión de la piel.* La entrada en seco a través de la piel y los tejidos subcutáneos usando el electrocauterio puede dar lugar a una acceso prácticamente incruento. Una incisión cutánea vertical en la línea media lo suficientemente grande como para proporcionar una exposición adecuada del útero y la pelvis es típica en los casos conocidos de EPA. Alternativamente, en pacientes con EPA de bajo riesgo, puede ser adecuada una incisión de Maylard o de Cherney. Los autores creen firmemente que para las formas más invasivas del EPA se requiere una «exposición óptima del campo quirúrgico» y que una incisión vertical de la piel es la más adecuada para lograr este objetivo.
- Para facilitar una exposición óptima del campo quirúrgico, se emplea un separador montado en la mesa (separador de Bookwalter).
- Se ha adoptado una técnica que permite un parto por cesárea casi incruento mediante la confección de una histerotomía hemostática.
  - Inicialmente, se colocan cuatro suturas anchas e interrumpidas a través del miometrio (mientras se «pellizca» el miometrio hacia arriba y se sujeta simultáneamente cualquier parte del feto o el cordón umbilical por debajo de los dedos) en forma de «caja» cerca de los senos venosos (**fig. técnica 4.9.1**).
  - La zona de 1-2 cm² dentro de la «caja» sangra muy poco cuando se abre con el electrocauterio (**fig. técnica 4.9.2**).
  - Una vez abierta esta zona hasta el nivel del amnios, los dedos del cirujano pueden deslizarse entre el amnios y el miometrio para elevar la pared uterina, lo que sirve para taponar los senos venosos y proteger al feto, mientras se amplía la incisión con el electrocauterio. Mientras se abre el útero de esta manera, un asistente coloca una serie de pinzas anchas y planas, como las de Pennington o de Pratt-Smith, a lo largo de los bordes de la histerotomía para controlar la hemorragia. Alternativamente, se puede usar una cortadora o engrapadora lineal para extender la histerotomía, con cuidado de evitar las partes fetales (41). Para los centros que hacen la histerectomía retardada en determinadas circunstancias, se ha descrito un método similar para la histerotomía (42) (**figs. técnicas 4.9.3 y 4.9.4**).

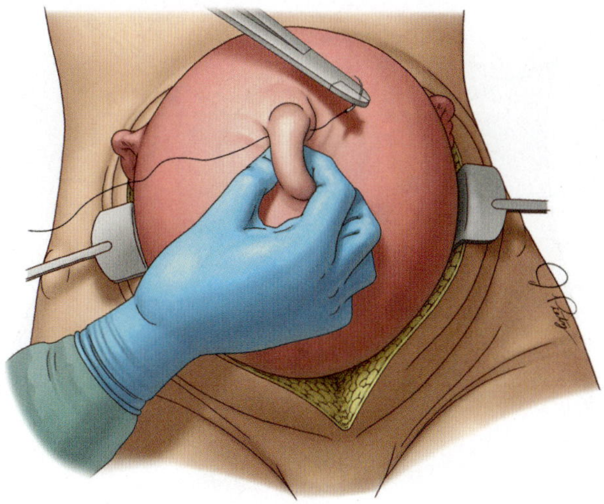

Figura técnica 4.9.1. Se colocan cuatro suturas anchas interrumpidas a través del miometrio (patrón de caja) cerca de los senos venosos.

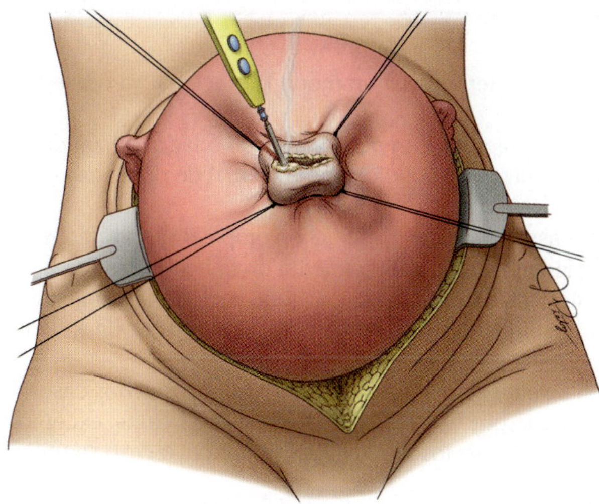

Figura técnica 4.9.2. Incisión del útero con electrocauterio.

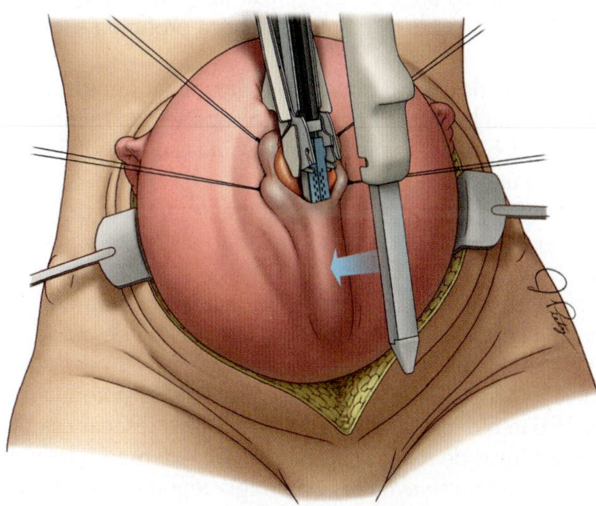

Figura técnica 4.9.3. Uso de una cortadora o engrapadora lineal para extender la histerotomía, teniendo cuidado de evitar las partes fetales.

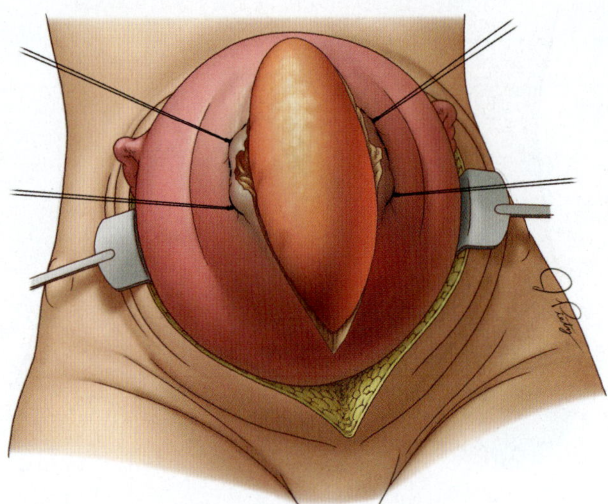

Figura técnica 4.9.4. Histerotomía incruenta.

- El parto se realiza de la forma más atraumática posible a través de la histerotomía creada y, una vez que el feto ha salido, se pinza el cordón umbilical y se devuelve suavemente a la cavidad uterina.

Histerectomía

- No se debe intentar extraer o alterar de algún modo la placenta, ya que esto puede producir una hemorragia catastrófica.
- La histerotomía se cierra con rapidez con puntos de lado a lado utilizando suturas fuertes y pesadas, como Vicryl® 1-0 o la sutura de polidioxanona (PDS®) de doble asa en forma de punto corrido anclado.
- Aunque la opinión consensuada es que no se deben emplear uterotónicos porque pueden causar una separación parcial de la placenta y un aumento de la hemorragia (43), se ha comprobado que la oxitocina mantiene el útero bien contraído y evita que se llene de sangre. Si es necesario, se inyecta en el miometrio una solución de 0.25 mg de carboprost en 20 mL de solución salina estéril para complementar la oxitocina.
- El uso de un dispositivo de sellado o corte vascular es útil en muchos casos; en la experiencia de los autores, se ha demostrado que acelera la creación de pedículos, excepto cuando los vasos son excesivamente grandes, o los espacios muy pequeños, en cuyo caso se utilizan pinzas y técnicas de sutura tradicionales.
- *Histerectomía radical modificada.* Esta técnica garantizará bordes amplios alrededor de cualquier tejido placentario y permitirá al equipo aislar y tratar cualquier neovascularización del útero de forma sistemática. Para ello, es necesario abrir primero los espacios pararrectal y paravesical con el fin de 1) identificar de forma adecuada los uréteres, 2) realizar la ureterólisis si es necesario y 3) ayudar a identificar la arteria uterina. La vasculatura colateral pélvica profunda suele estar presente cuando hay una placentación invasiva.
  - Este abordaje radical modificado está diseñado para garantizar unos bordes amplios de la pared uterina friable, de manera que los vasos frágiles y sin soporte o el miometrio adelgazado no se rompan inadvertidamente debido a la colocación de pinzas o a los intentos de suturar o ligar los pedículos contra el propio útero (**fig. técnica 4.9.5**).
- La disección lenta y meticulosa es esencial para reducir al mínimo el riesgo de hemorragia; se debe tener cuidado de no ejercer presión o tracción sobre las zonas adelgazadas o abultadas del miometrio (**fig. técnica 4.9.6**).
- *Identificación del plano quirúrgico vesicouterino.* Debido a la invasión de la placenta y las cicatrices quirúrgicas previas, la identificación intraoperatoria de los bordes de la vejiga puede ser difícil. Una vejiga llena facilita la disección quirúrgica cuando el desarrollo del plano es difícil. En los casos de invasión de la vejiga, los autores sugieren realizar una cistotomía intencionada para permitir la delimitación de la pared de la vejiga implicada y luego resecar esa porción de tejido vesical profundamente invadido en lugar de realizar una disección extensa en la interfase vejiga-placenta (**fig. técnica 4.9.7**). De esta manera se evita la hemorragia repentina y masiva que puede producirse cuando se ingresa de forma inadvertida en la placenta durante la disección de la vejiga. Se realiza una cistotomía intencional en ~15% de los casos; este porcentaje es mayor en los casos de EPA de

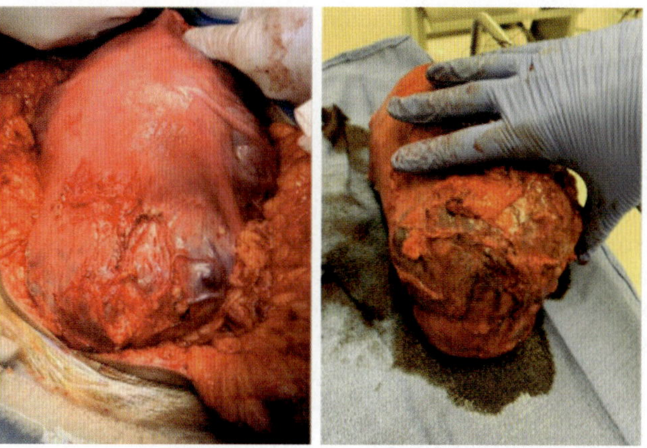

Figura técnica 4.9.5. Abordaje radical modificado para garantizar bordes amplios de la pared uterina friable.

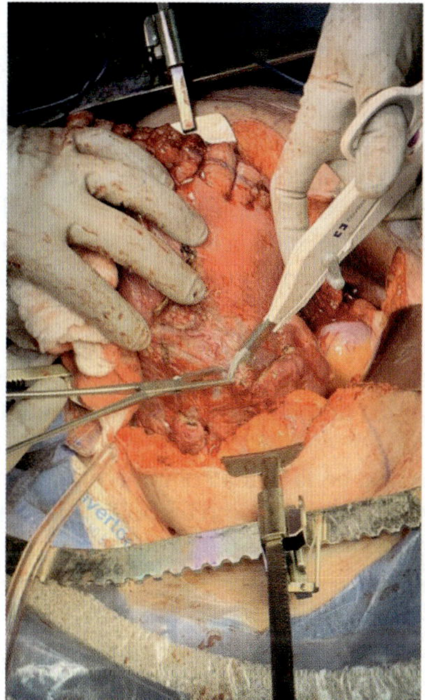

Figura técnica 4.9.6. Identificación del plano quirúrgico vesicouterino: disección lenta y meticulosa.

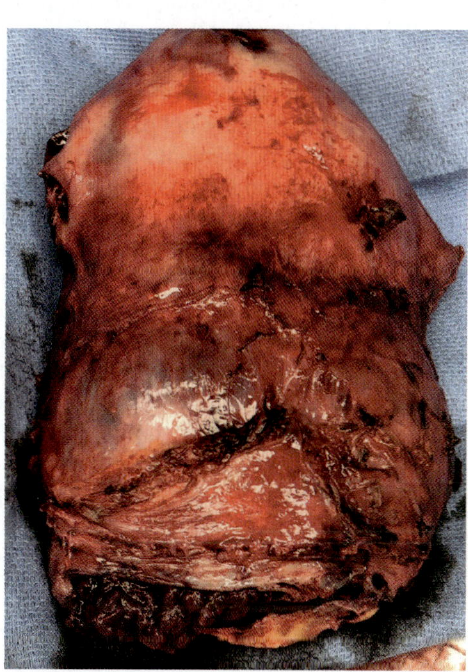

Figura técnica 4.9.7. Se reseca parte del tejido vesical profundamente invadido y se deja en el útero.

tipo 3. Los datos de los autores sugieren que la fístula vesicovaginal que requiere cirugía es poco frecuente (4.2% [2/47]) con este abordaje. Cualquier cistotomía se repara en dos capas. Dependiendo del tamaño y la ubicación de la cistotomía, se puede considerar la movilización de la vejiga desde la pared vaginal anterior y la colocación de un colgajo omental entre la reparación de la vejiga y la pared vaginal para disminuir el riesgo de formación de fístulas.

- El abultamiento lateral y la afectación de la vejiga anterior por parte de la placenta en algunos de los casos pueden restringir las opciones hasta el punto de que es difícil o imposible disecar los uréteres y los pedículos de las arterias uterinas de forma eficaz. En este caso, se coloca un calibrador de ATT en la vagina y se hace avanzar hasta el fondo de saco posterior. Por lo general, esto identificará una zona en la que se puede acceder al fondo de saco posterior sin una hemorragia significativa. A partir de este punto, un lento proceso de desarrollo del pedículo circunferencial suele permitir que la cirugía se desarrolle con una protección satisfactoria de los uréteres (con endoprótesis *in situ*), de forma que, en última instancia, el útero puede separarse de la vagina hasta el punto de invasión anterior de la vejiga. A continuación, se realiza una cistectomía intencionada, que es muy útil para visualizar claramente la región de invasión, el trígono y las endoprótesis en los orificios ureterales. En este punto, se puede extirpar la región de la vejiga afectada y extraer el útero y la placenta (44).

■ *Histerectomía supracervical*. Si no hay afectación cervical con el EPA, se puede llevar a cabo una histerectomía supracervical, para limitar la disección adicional en el espacio vesicovaginal y reducir la pérdida de sangre.

Acreta focal

■ En los casos en los que las imágenes y los hallazgos intraoperatorios sugieren un acretismo focal, el abordaje será diferente en varios aspectos (incisión de la piel, intento de expulsión de la placenta y preservación del útero). En el capítulo 4.8 se describen detalladamente las técnicas quirúrgicas que deben usarse en estas situaciones (resección limitada del miometrio, uso de suturas de compresión, fulguración de la zona afectada y uso del balón de Bakri). Un punto importante en estos casos es no retrasar la decisión de proceder a la histerectomía si los abordajes conservadores no logran la hemostasia, para evitar el desarrollo de coagulopatía.

Función de los catéteres endovasculares

■ Muchas instituciones han incorporado el uso de catéteres endovasculares como práctica habitual en su abordaje multidisciplinario del tratamiento de las pacientes con EPA. La evidencia disponible en la actualidad es heterogénea en cuanto a las pacientes e intervenciones incluidas y a la magnitud del beneficio obtenido (45-47). Los defensores creen que el uso de sonda con balón para ocluir las arterias uterinas o iliacas internas disminuye sustancialmente la hemorragia en casos de EPA, especialmente la percreta (48,49). Por lo general, los balones se colocan pero no se inflan antes de iniciar la cirugía. Se inflan después del parto del neonato para no comprometer el suministro de sangre al feto. Sin embargo, el procedimiento tiene riesgos considerables, como la lesión arterial, la oclusión de los vasos principales con infarto del tejido y la infección (50,51). La opinión contraria se basa en el argumento de que, al ocluir las arterias iliacas internas, la sangre se desvía simplemente a la considerable circulación colateral hacia el útero y la placenta (a través de la arteria iliaca externa), lo que da lugar a un llenado retrógrado de la arteria iliaca interna más allá del punto de oclusión y a una marcada congestión de los vasos más profundos y menos accesibles de la pelvis, todo lo cual no hace sino aumentar la dificultad quirúrgica y el riesgo de hemorragia.
■ Suelen introducirse a través de la ingle con un acceso de la arteria femoral común. Preferiblemente, esto debe hacerse en un quirófano con capacidad fluoroscópica después de la colocación de una anestesia epidural-raquídea combinada.
■ La información actual sugiere que una colocación más proximal en la iliaca común o en la aorta infrarrenal puede ser más útil (52,53). Pueden producirse complicaciones como embolias en los miembros inferiores y trombosis de las principales arterias pélvicas y de los miembros inferiores.

Embolización de la arteria uterina

■ La embolización arterial intraoperatoria por etapas del lecho placentario (después del parto por cesárea pero antes de la histerectomía) se realiza muy ocasionalmente para casos seleccionados de placenta percreta que afecta las paredes laterales de la pelvis y en los que puede haber una hemorragia persistente después de la histerectomía (54).

CONSEJOS Y ALERTAS

CONSEJO O ALERTA	DESCRIPCIÓN
⭕ Diagnóstico prenatal	El diagnóstico prenatal es clave para poder programar a tiempo un parto por cesárea prematuro, lo que ayuda a evitar una hemorragia catastrófica.
⭕ Preparación preoperatoria	La preparación preoperatoria y un abordaje de equipo multidisciplinario disminuyen la morbilidad.
⭕ Reposición de líquidos adecuada	La coordinación entre la anestesiología intraoperatoria y el banco de sangre es crucial para permitir la reposición de líquidos preventiva y continua de los hemoderivados. En una situación de hemorragia aguda y masiva, la institución temprana de un protocolo de transfusión masiva con hemoderivados, en lugar de cristaloides, reducirá el riesgo de coagulopatía dilucional. La atención dedicada a evitar la hipotermia, la acidosis y las anomalías electrolíticas (Ca^{2+} y K^+) es clave.
⭕ Histerectomía	Se necesita un equipo de cirujanos con experiencia. Las partes clave de la preparación y la cirugía que mejoran los resultados incluyen la posición de litotomía, la incisión vertical, la colocación de endoprótesis ureterales, la cesárea incruenta, la exposición adecuada del retroperitoneo, la ureterólisis, la histerectomía radical modificada y el uso de cistostomía intencional.

CUIDADOS POSTOPERATORIOS

- El uso de protocolos de restablecimiento posquirúrgico optimizado, en la oncología ginecológica y la cirugía obstétrica, acelera la recuperación de las pacientes y reduce 1) el tiempo de retorno de la función intestinal, 2) el uso total de analgésicos opiáceos y 3) la duración de la estancia postoperatoria (55,56).
- Se recomienda la detección frecuente y la derivación temprana para el asesoramiento, el apoyo psicológico y los servicios psiquiátricos para cualquier paciente que lo necesite.
- Por lo general, se realiza un conjunto completo de pruebas de laboratorio (biometría hemática completa, química, electrolitos, pruebas de coagulación) cerca del final del caso quirúrgico en el quirófano, inmediatamente después de la llegada a la unidad de recuperación, y se repite al menos una vez 4-6 h después para documentar la estabilidad y orientar cualquier necesidad adicional de transfusión o reposición de líquidos y electrolitos.
- En el postoperatorio, la mayoría de las pacientes se recuperan en la unidad de cuidados intensivos, para una estrecha vigilancia.
- Las vías arteriales se retiran cuando las pruebas de laboratorio seriadas ya no se consideran clínicamente necesarias, a menudo en las primeras 24 h.
- En los casos no complicados, la sonda de Foley puede retirarse el primer día del postoperatorio. En los casos en los que se ha realizado una cistotomía intencionada y una reparación de la vejiga, dejamos la sonda urinaria durante al menos 10 días y se remite a la paciente para que tenga un seguimiento con el urólogo.
- *Prevención de la tromboembolia venosa (TEV).* La profilaxis mecánica iniciada en el quirófano se continúa en el postoperatorio. Además, la profilaxis farmacológica de la TEV puede comenzar 6 h después de la cirugía con heparina no fraccionada o de bajo peso molecular, y debe coordinarse cuidadosamente con el momento de retirar cualquier catéter epidural colocado.

RESULTADOS

- Aunque el EPA aumenta la morbilidad materna y la neonatal, los resultados suelen ser favorables si se logra un diagnóstico prenatal a tiempo y se emplean las estrategias mencionadas para su tratamiento.
- Queda mucho por aprender sobre la fisiopatología y el mejor tratamiento del EPA. Dada la relativa infrecuencia de los casos, incluso en los centros de referencia, se necesitan ensayos conjuntos internacionales y multicéntricos adecuadamente diseñados para abordar las lagunas de conocimiento.

COMPLICACIONES

- Las complicaciones incluyen las mencionadas anteriormente.

REFERENCIAS CLAVE

1. Jauniaux E, Ayres-de-Campos D, Langhoff-Roos J, Fox KA, Collins S; FIGO Placenta Accreta Diagnosis and Management Expert Consensus Panel. FIGO classification for the clinical diagnosis of placenta accreta spectrum disorders. *Int J Gynaecol Obstet.* 2019;146(1):20–24.
2. Breen JL, Neubecker R, Gregori CA, Franklin JE. Placenta accreta, increta, and percreta. A survey of 40 cases. *Obstet Gynecol.* 1977;49(1): 43–47.
3. Miller DA, Vhollet JA, Goodwin TM. Clinical risk factors for placenta previa-placenta accreta. *Am J Obstet Gynecol.* 1997;177:210–214.
4. Wu S, Kocherginsky M, Hibbard JU. Abnormal placentation: twenty-year analysis. *Am J Obstet Gynecol.* 2005;192:1458–1461.
5. Morlando M, Samo L, Napolitano R, et al. Placenta accreta: incidence and risk factors in an area with a particularly high rate of cesarean section. *Acta Obstet Gynecol Scand.* 2013;92(4):457–460.
6. Fitzpatrick KE, Sellers S, Spark P, Kurinczuk JJ, Brocklehurst P, Knight M. The management and outcomes of placenta accreta, increta, and percreta in the UK: a population-based descriptive study. *BJOG.* 2014;121(1):62–70.
7. Bailit JL, Grobman WA, Rice MM, et al. Eunice Kennedy Shriver National Institute of Child Health and Human Development (NICHD) Maternal Fetal Medicine Units (MFMU) Network. Morbidly adherent placenta treatments and outcomes. *Obstet Gynecol.* 2015;125(3): 683–689.
8. Clark SL, Koonings PP, Phelan JP. Placenta previa/accreta y cesárea previa. *Obstet Gynecol.* 1985;66(1):89–92.
9. Silver RM, Landon MB, Rouse DJ, et al. Maternal morbidity associated with multiple repeat cesarean deliveries. *Obstet Gynecol.* 2006;107(6):1226–1232.
10. Erfani H, Fox KA, Clark SL, et al. Resultados maternos en trastornos inesperados del espectro de la placenta accreta: experiencia en un solo centro con un equipo multidisciplinar. *Am J Obstet Gynecol.* 2019;221(4):337.e1–337.e5.
11. Shamshirsaz AA, Carusi D, Shainker SA, et al. Characteristics and outcomes of placenta accreta spectrum in twins versus singletons: a study from the Pan American Society for Placenta Accreta Spectrum (PAS^2). *Am J Obstet Gynecol.* 2020;222(6):624–625.
12. Miller HE, Leonard SA, Fox KA, Carusi DA, Lyell DJ. Placenta accreta spectrum among women with twin gestations. *Obstet Gynecol.* 2021:137(1):132–138.
13. Gyamfi-Bannerman C, Gilbert S, Landon MB, et al. Risk of uterine rupture and placenta accreta with prior uterine surgery outside of the lower segment. *Obstet Gynecol.* 2012;120(6):1332–1337.
14. Norwitz ER, Stern HM, Grier H, Lee-Parritz A. Placenta percreta and uterine rupture associated with prior whole body radiation therapy. *Obstet Gynecol.* 2001;98(5 Pt 2):929–931.
15. Kohn JR, Shamshirsaz AA, Popek E, Guan X, Belfort MA, Fox KA. Pregnancy after endometrial ablation: a systematic review. *BJOG.* 2018;125(1):43–53.
16. Kohn JR, Popek E, Diaz-Arrastia CR, et al. Placenta percreta and incomplete uterine rupture after endometrial ablation and tubal occlusion. *AJP Rep.* 2016;6(4):e445–e450.
17. Carusi DA, Fox KA, Lyell DJ, et al. Placenta accreta spectrum without placenta previa. *Obstet Gynecol.* 2020;136(3):458–465.
18. Salmanian B, Fox KA, Arian SE, et al. In vitro fertilization as an independent risk factor for placenta accreta spectrum. *Am J Obstet Gynecol.* 2020;223(4):568.e1–568.e5.
19. Wright JD, Pri-Paz S, Herzog TJ, et al. Predictors of massive blood loss in women with placenta accreta. *Am J Obstet Gynecol.* 2011;205(1):38. e1–38.e6.
20. Eller AG, Porter TF, Soisson P, Silver RM. Optimal management strategies for placenta accreta. *BJOG.* 2009;116(5):648–654.
21. Warshak CR, Ramos GA, Eskander R, et al. Effect of predelivery diagnosis in 99 consecutive cases of placenta accreta. *Obstet Gynecol.* 2010;115:65–69.
22. Shamshiraz AA, Fox KA, Salmanian B, et al. Maternal morbidity in patients with morbidly adherent placenta treated with and without a standardized multidisciplinary approach. *Am J Obstet Gynecol.* 2015;212: 218.e1–218.e9.
23. Shamshirsaz AA, Fox KA, Erfani H, et al. Multidisciplinary team learning in the management of the morbidly adherent placenta: outcome improvements over time. *Am J Obstet Gynecol.* 2017;216(6):612. e1–612.e5.
24. Sihler KC, Napolitano LM. Complications of massive transfusion. *Chest.* 2010;137:209–220.
25. Shamshirsaz AA, Fox KA, Erfani H, et al. Coagulopathy in surgical management of placenta accreta spectrum. *Eur J Obstet Gynecol Reprod Biol.* 2019;237:126–130.
26. Erfani H, Shamshirsaz AA, Fox KA, et al. Severe hypocalcemia during surgery for placenta accreta spectrum: the case for empiric replacement. *Acta Obstet Gynecol Scand.* 2019;98(10):1326–1331.
27. Calì G, Timor-Trisch IE, Palacios-Jaraquemada J, et al. Changes in ultrasonography indicators of abnormally invasive placenta during pregnancy. *Int J Gynaecol Obstet.* 2018;140:319–325.
28. Calì G, Timor-Tritsch IE, Palacios-Jaraquemada J, et al. Outcome of cesarean scar pregnancy managed expectantly: systematic review and meta-analysis. *Ultrasound Obstet Gynecol.* 2018;51:169–175.
29. Timor-Tritsch IE, Monteagudo A, Cali G, et al. Cesarean scar pregnancy and early placenta accreta share common histology. *Ultrasound Obstet Gynecol.* 2014;43:383–395.
30. Shainker SA, Coleman B, Timor IE, et al.; Society for Maternal-Fetal Medicine. Special Report of the Society for Maternal-Fetal Medicine Placenta Accreta Spectrum Ultrasound Marker Task Force: consensus on definition of markers and approach to the ultrasound examination in pregnancies at risk for placenta accreta spectrum. *Am J Obstet Gynecol.* 2021;224(1):B2–B14.
31. Bhide A, Sebire N, Abuhamad A, Acharya G, Silver R. Morbidly adherent placenta: the need for standardization. *Ultrasound Obstet Gynecol.* 2017;49:559–563.

32. Finberg HJ, Williams JW. Placenta accreta: prospective sonographic diagnosis in patients with placenta previa and prior cesarean section. *J Ultrasound Med.* 1992;11:333–343.

33. Collins SL, Ashcroft A, Braun T, et al. Proposal for standardized ultrasound descriptors of abnormally invasive placenta (AIP). *Ultrasound Obstet Gynecol.* 2016;47:271–275.

34. Jauniaux E, Collins S, Burton GJ. Placenta accreta spectrum: pathophysiology and evidence-based anatomy for prenatal ultrasound imaging. *Am J Obstet Gynecol.* 2018;218:75–87.

35. D'Antonio F, Iacovella C, Palacios-Jarquemada J, Bruno CH, Manzoli L, Bhide A. Prenatal identification of invasive placentation using magnetic resonance imaging: systematic review and meta-analysis. *Ultrasound Obstet Gynecol.* 2014;44:8–16.

36. Eller AG, Bennett MA, Sharshiner M, et al. Maternal morbidity in cases of placenta accreta managed by a multidisciplinary team compared with standard obstetric care. *Obstet Gynecol.* 2011;117:331–337.

37. Robinson BK, Grobman WA. Effectiveness of timing strategies for delivery of individuals with placenta previa and accreta. *Obstet Gynecol.* 2010;116:835–842.

38. Shamshirsaz AA, Fox KA, Erfani H, et al. Outcomes of planned compared with urgent deliveries using a multidisciplinary team approach for morbidly adherent placenta. *Obstet Gynecol.* 2018;131(2):234–241.

39. Salmanian B, Clark SL, Hui SR, et al. Massive transfusion protocols in obstetric hemorrhage, theory versus reality. *Am J Perinatol.* 2021. doi:10.1055/s-0041-1728833

40. Marcellin L, Delorme P, Bonnet MP, et al. Placenta percreta is associated with more frequent severe maternal morbidity than placenta accreta. *Am J Obstet Gynecol.* 2018;219(2):193.e1–193.e9.

41. Belfort MA, Shamshirsaz AA, Fox K. Minimizing blood loss at cesarean-hysterectomy for placenta previa percreta. *Am J Obstet Gynecol.* 2017;216 (1):78.e71–78.e72.

42. Zuckerwise LC, Craig AM, Newton JM, Zhao S, Bennett KA, Crispens MA. Outcomes following a clinical algorithm allowing for delayed hysterectomy in the management of severe placenta accreta spectrum. *Am J Obstet Gynecol.* 2020;222 (2):179.e1–179.e9.

43. Collins SL, Alemdar B, van Beekhuizen HJ, et al. Evidence-based guidelines for the management of abnormally invasive placenta: recommendations from the International Society for Abnormally Invasive Placenta. *Am J Obstet Gynecol.* 2019;220(6):511–526.

44. Belfort MA, Shamshirsaz AA, Fox KA. A technique to positively identify the vaginal fornices during complicated postpartum hysterectomy. *Am J Obstet Gynecol.* 2017;217(2):222.e1–222.e3.

45. Shrivastava V, Nageotte M, Major C, Haydon M, Wing D. Case-control comparison of cesarean hysterectomy with and without prophylactic placement of intravascular balloon catheters for placenta accreta. *Am J Obstet Gynecol.* 2007;197(4):402.e1–402.e5.

46. Salim R, Chulski A, Romano S, Garmi G, Rudin M, Shalev E. Precesarean prophylactic balloon catheters for suspected placenta accreta a randomized controlled trial. *Obstet Gynecol.* 2015;126(5):1022–1028.

47. Shahin Y, Pang CL. Endovascular interventional modalities for haemorrhage control in abnormal placental implantation deliveries: a systematic review and meta-analysis. *Eur Radiol.* 2018;28(7):2713–2726.

48. Dubois J, Garel L, Grignon A, Lemay M, Leduc L. Placenta percreta: balloon occlusion and embolization of the internal iliac arteries to reduce intraoperative blood losses. *Am J Obstet Gynecol.* 1997;176: 723–726.

49. Ballas J, Hull AD, Saenz C, et al. Preoperative intravascular balloon catheters and surgical outcomes in pregnancies complicated by placenta accreta: a management paradox. *Am J Obstet Gynecol.* 2012;207:216. e1–216.e5.

50. Greenberg JI, Suliman A, Iranpur P, Angle N. Prophylactic balloon occlusion of the internal iliac arteries to treat abnormal placentation: a cautionary case. *Am J Obstet Gynecol.* 2007;197:470.e1–470.e4.

51. Bishop S, Butler K, Monaghan S, Chan K, Murphy G, Edozien L. Multiple complications following the use of prophylactic internal iliac artery balloon catheterization in a patient with placenta percreta. *Int J Obstet Anesth.* 2011;20:70–73.

52. Wu Q, Liu Z, Zhao X, et al. Outcome of pregnancies after balloon occlusion of the infrarenal abdominal aorta during caesarean in 230 patients with placenta praevia accreta. *Cardiovasc Intervent Radiol.* 2016;39(11):1573–1579.

53. Wei Y, Luo J, Luo D. Comparison of efficacy between internal iliac artery and abdominal aorta balloon occlusions in pernicious placenta previa patients with placenta accrete. *Gynecol Obstet Invest.* 2019;84(4): 343–349.

54. Wang M, Ballah D, Wade A, et al. Uterine artery embolization following cesarean delivery but prior to hysterectomy in the management of patients with invasive placenta. *J Vasc Interv Radiol.* 2019;30(5):687–691.

55. Nelson G, Bakkum-Gamez J, Kalogera E, et al. Guidelines for perioperative care in gynecologic/oncology: Enhanced Recovery After Surgery (ERAS) Society recommendations-2019 update. *Int J Gynecol Cancer.* 2019;29(4):651–668.

56. Wilson RD, Caughey AB, Wood SL, et al. Guidelines for antenatal and preoperative care in cesarean delivery: enhanced recovery after surgery society recommendations (part 1). *Am J Obstet Gynecol.* 2018;219(6):523.e1–523.e15.

Capítulo 4.10   # Lesiones gastrointestinales durante el parto
Yesenia Rojas-Khalil y Stephen E. Manek

PRINCIPIOS GENERALES

Definición

- La *lesión gastrointestinal* es una complicación iatrógena del parto por cesárea poco frecuente pero que pone en peligro la vida.
- Las lesiones afectan el intestino delgado con mayor frecuencia, pero también pueden producirse en el colon y en el recto intraperitoneal (1).
- Por lo general, el útero grávido desplaza el intestino fuera del campo quirúrgico, por lo que las tasas de lesiones iatrógenas durante el parto por cesárea se citan en menos del 1% (2,3).
- La cirugía abdominal previa es el mayor factor de riesgo de lesión gastrointestinal. La distensión intraabdominal debida a enfermedades como la endometriosis, la enfermedad pélvica inflamatoria y la enfermedad intestinal inflamatoria también puede aumentar el riesgo de lesión intestinal iatrógena (4).
- El tejido cicatricial que adhiere el intestino a la pared abdominal anterior y a otras estructuras abdominales aumenta el riesgo de lesión intestinal durante el ingreso al peritoneo.

- Puede producirse una lesión intestinal durante la lisis de las adherencias si es necesaria antes del parto.
- El intestino puede suturarse de manera inadvertida durante el cierre uterino o peritoneal.
- Todas las lesiones intestinales deben ser tratadas y reparadas inmediatamente en el momento de su reconocimiento para prevenir la sepsis intraabdominal y la futura morbilidad y mortalidad.
- Si la lesión se diagnostica después de la operación primaria, la paciente debe volver al quirófano para una laparotomía exploratoria y una reparación del intestino.
- La reparación quirúrgica de las lesiones gastrointestinales es una habilidad vital para los obstetras que ejercen en sitios donde los cirujanos generales no están disponibles. La técnica quirúrgica se aprende con facilidad bajo la tutela de un cirujano experimentado.

Exploración física

- Las lesiones intestinales no reconocidas en el momento del parto por cesárea suelen presentarse clínicamente dentro de las 6 h siguientes a la lesión, pero pueden manifestarse hasta 72 h después si la lesión es causada por energía térmica.

- En el postoperatorio, las pacientes presentan fiebre baja, taquicardia y dolor y distensión abdominales difusos. A medida que avanza el tiempo, desarrollarán signos compatibles con el síndrome de respuesta inflamatoria sistémica (tabla 4.10.1), empeorando la distensión abdominal, el íleo, la defensa y la peritonitis. Si no se trata, ocasiona choque séptico y disfunción de órganos diana.
- Intraoperatoriamente, la presencia de líquidos o bilis es indicativa de una lesión intestinal.

Diagnósticos diferenciales

- Íleo postoperatorio
- Estreñimiento inducido por opiáceos
- Obstrucción del intestino delgado
- Infección intraabdominal
- Síndrome de Ogilvie (seudoobstrucción del colon)
- Vólvulo intestinal
- Síndrome compartimental abdominal (en el contexto de un parto complicado que requiere una transfusión de gran volumen de hemoderivados o líquidos)

Tratamiento no quirúrgico

- No existe una función para el tratamiento conservador no quirúrgico. Las lesiones intestinales iatrógenas observadas tanto en el intraoperatorio como en el postoperatorio deben ser reparadas quirúrgicamente.
- Si se diagnostica una lesión en el postoperatorio, se debe iniciar un protocolo de sepsis que incluya antibióticos de amplio espectro por vía intravenosa y la normalización de los electrolitos y la acidosis con líquidos.
- Los antibióticos de amplio espectro que cubren empíricamente la microbiota intestinal deben hacer frente a las bacterias gramnegativas y anaerobias.
- Sin embargo, la reposición de líquidos no debe retrasar el regreso al quirófano, ya que puede realizarse de manera simultánea con la asistencia del equipo de anestesiología.

IMÁGENES Y OTROS MÉTODOS DE DIAGNÓSTICO

- La exploración física y un alto nivel de sospecha clínica suelen ser suficientes para justificar una nueva exploración. Las modalidades de imagen más frecuentes que ayudan al diagnóstico son las radiografías y la tomografía computarizada.

Radiografías abdominales en serie

- Una serie de radiografías abdominales incluye tres vistas: tórax de pie, abdomen de pie y abdomen en decúbito supino.
- Asegúrese de que la paciente está en posición vertical y de que se visualiza la totalidad del diafragma para buscar aire libre o neumoperitoneo (fig. 4.10.1). Las pacientes que no toleran estar en posición vertical pueden tener una vista en decúbito lateral izquierdo mientras están acostadas en decúbito supino.

  Hay que tener en cuenta que el aire libre se considera un hallazgo postoperatorio normal hasta 3-5 días después de la operación (5). Además, la ausencia de neumoperitoneo no descarta una perforación intestinal y, por lo tanto, debe interpretarse en el contexto de la presentación clínica.

Tabla 4.10.1	Criterios del síndrome de respuesta inflamatoria sistémica
Temperatura corporal	> 38 o < 36 °C
Frecuencia cardiaca	> 90 latidos por minuto
Taquipnea	Frecuencia respiratoria > 20 respiraciones por minuto o $PaCO_2$ < 32 mm Hg
Recuento de leucocitos	> 12 000/mm³ o < 4 000/mm³, o la presencia de > 10% de neutrófilos inmaduros

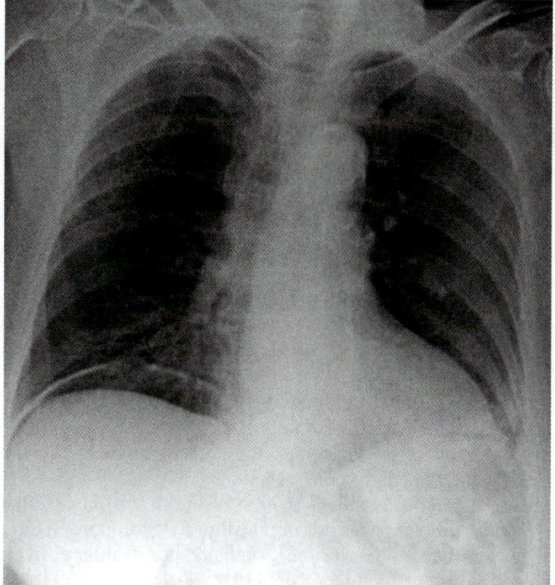

Figura 4.10.1. Radiografía de tórax en posición vertical que demuestra un neumoperitoneo indicativo de perforación intestinal.

Tomografía computarizada

- Si no hay contraindicación, utilice el contraste intravenoso.
- Considere el contraste oral para buscar la extravasación de contraste si se sospecha de una lesión del intestino delgado proximal.
- Considere el contraste rectal para buscar la extravasación de contraste si se sospecha de una lesión colónica.

  Busque la discontinuidad del aire extraluminal de la pared intestinal (*véase* más arriba), el engrosamiento de la pared intestinal, el realce anómalo de la pared intestinal, el absceso y las tumoraciones inflamatorias adyacentes al intestino (fig. 4.10.2) (6).

PLANIFICACIÓN PREOPERATORIA

- Antes del parto por cesárea, realice una anamnesis y una exploración física completas, prestando atención a las cirugías abdominales previas y a otras causas de inflamación intraperitoneal. Busque cicatrices abdominales que sugieran una cirugía intraperitoneal previa.
- Anticiparse a un abdomen técnicamente desafiante permite una mayor consciencia de una posible lesión intestinal iatrógena. Algunos ejemplos son las pacientes muy delgadas o con obesidad, la cirugía abdominal previa, la endometriosis grave u otra patología pélvica compleja.

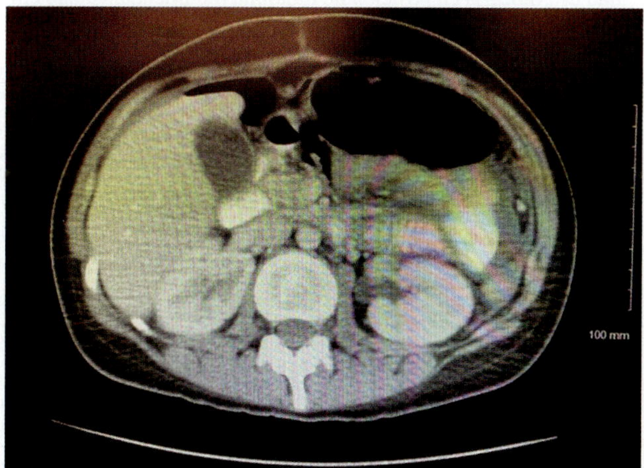

Figura 4.10.2. Imagen de tomografía computarizada de corte transversal en la que se demuestra neumoperitoneo y líquido libre intraabdominal.

- Si se vuelve al quirófano después de una lesión intestinal iatrógena no detectada, hay que asegurarse de que la paciente sea rehidratada adecuadamente y de que se corrijan los electrolitos.
- Revise cualquier imagen relevante con el equipo de tratamiento y un radiólogo que interprete las imágenes para anticipar la ubicación de la lesión.

TRATAMIENTO QUIRÚRGICO

- Si se observa una lesión intestinal intraoperatoria, la lesión debe repararse durante la operación primaria inmediatamente para reducir la contaminación fecal.
- Si se diagnostica una lesión intestinal en el postoperatorio, la paciente debe empezar a recibir antibióticos de amplio espectro y reposición de líquidos para volver al quirófano y realizar la reparación definitiva.
- Los objetivos de la cirugía son identificar la ubicación de la lesión intestinal, controlar el derrame y la sepsis, preservar el intestino reduciendo el riesgo de futuras complicaciones (p. ej., estenosis) y lavar a fondo el abdomen.
- Explore minuciosamente todo el intestino de forma sistemática. Se recomienda empezar por el intestino delgado porque es el lugar más probable de la lesión. Comience por evaluar el intestino delgado desde el ligamento de Treitz hasta la válvula ileocecal para encontrar lesiones no detectadas.
- A continuación, explore el colon empezando por el ciego y desplazándose distalmente hasta el recto. Por último, explore el estómago. No obstante, algunas pacientes pueden desarrollar un íleo postoperatorio en el marco de una sepsis intraabdominal, y la colocación adecuada de una sonda nasogástrica para el tratamiento postoperatorio puede ser útil.
- Si se encuentra un gran volumen de derrame, se recomienda la irrigación con varios litros de solución salina caliente para diluir la contaminación.
- El uso de drenajes intraabdominales se deja a criterio del obstetra. Su colocación en zonas de riesgo de absceso intraabdominal (p. ej., la pelvis o cerca de reparaciones intestinales tenues) es razonable.
- Utilice un protector de heridas si hay una lesión de espesor total para reducir al mínimo las infecciones del sitio quirúrgico. Considere también la posibilidad de volver a vestirse, colocar de nuevo los campos y utilizar un paquete diferente de instrumentos estériles antes del cierre abdominal.

Posición de la paciente

- Si se observa una lesión intestinal durante el parto por cesárea, no es necesario cambiar la posición. La lesión intestinal puede repararse con la misma posición e incisión si la exposición es adecuada.
- Si la paciente vuelve al quirófano, colóquela en decúbito supino con ambos brazos recogidos o sin recoger. Si se prevé una lesión en el recto o en el colon izquierdo, debe considerarse la posibilidad de colocarla en posición de litotomía modificada, ya que ello permitiría la exploración endoscópica del colon.

- Abra el abdomen a través de la incisión anterior, a menos que se prevea una exposición difícil que requiera una incisión de laparotomía en la línea media.
- Se debe considerar la colocación de una sonda urinaria si la paciente requiere reposición de líquidos. Además, vaciará la vejiga y facilitará la exposición en la pelvis.

Abordaje

- La American Association for the Study of Trauma ha adoptado una guía general para el tratamiento de las lesiones intestinales iatrógenas.
- Las lesiones del intestino delgado, el intestino grueso y el recto intraperitoneal se reparan de forma similar según la escala de clasificación de lesiones que figura en la tabla 4.10.2.
- *Lesiones de grado 1.* Reaproxime la capa seromuscular con una sola capa de sutura no absorbible.
- *Lesiones de grado 2.* Realice un desbridamiento limitado de los bordes si están necrosados (es más probable que se haya producido con una lesión térmica) y cierre transversalmente en dos capas. Si hay dos lesiones muy próximas (es decir, a pocos milímetros de distancia), conéctelas y ciérrelas como un solo defecto. Si hay múltiples lesiones adyacentes o el tejido parece desvitalizado, reseque y realice una anastomosis.
- *Lesiones de grado 3-5.* Reseque y realice una anastomosis. No es necesario hacer una derivación fecal mediante la confección de una ostomía para las lesiones de colon, a menos que la paciente esté clínicamente inestable o en caso de contaminación fecal grave.

Tabla 4.10.2 **Clasificación de las lesiones del intestino (delgado y grueso) y abordaje quirúrgico**

Grado	Descripción de la lesión	Tratamiento quirúrgico
1	Lesión intestinal de espesor parcial sin perforación	Reparación seromuscular con una sola capa
2	Desgarro de espesor total que involucra < 50% de la circunferencia intestinal	Reparación primaria de dos capas
3	Desgarro de espesor total que afecta > 50% de la circunferencia intestinal	Resección intestinal y anastomosis
4	Sección intestinal completa	Resección intestinal y anastomosis
5	Sección intestinal completa con pérdida de tejido y desvascularización o lesión del mesenterio	Resección intestinal y anastomosis

Procedimientos y técnicas

- Todos los defectos intestinales se cierran transversalmente para reducir el riesgo de estenosis o retracción.
- Las lesiones intestinales de espesor parcial pueden repararse en una sola capa. Las lesiones de espesor total se reparan en dos capas, aunque también son aceptables los cierres de una sola capa de las lesiones del intestino delgado.
- Los cierres corridos o interrumpidos dependen en gran medida del tamaño del defecto y de las preferencias del cirujano.

Técnicas de sutura

- Las lesiones de espesor total suelen cerrarse con puntos simples interrumpidos o con una sutura corrida. Cuando se planifica un cierre de dos capas, la segunda capa es solo seromuscular.

- A continuación, se describen las técnicas de cierre de la segunda capa más usuales para reparar lesiones intestinales.

Sutura de Lembert (fig. técnica 4.10.1A)

- Se trata de una sutura seromuscular que suele usarse de forma interrumpida y que se emplea para el cierre de defectos de espesor parcial o como segunda capa de una lesión de espesor total.
- Tome una porción perpendicular al defecto comenzando lejos y terminando cerca del defecto dentro de la capa seromuscular (es decir, no todo el espesor en la luz del intestino).
- Coloque otro punto a través del defecto perpendicularmente a este, empezando cerca y terminando lejos del defecto dentro de la capa seromuscular.
- Esto ocasiona la inversión de la lesión de espesor parcial o el cierre de la primera capa.

Sutura de Cushing (fig. técnica 4.10.1B)

- Es una puntada seromuscular usada de forma corrida para confeccionar un cierre de segunda capa.
- Coloque un punto paralelo a la incisión y baje a través de la serosa y las capas musculares y vuelva a salir al espacio extraluminal.
- Cruce al lado opuesto de la incisión y tome la misma porción seromuscular.
- Continúe pasando la sutura a lo largo de la anastomosis. El resultado es la inversión del cierre de la primera capa.

Cierre del defecto intestinal por grado de lesión

Reparación de lesiones seromusculares de grado 1

- Cierre la capa seromuscular con una sutura no absorbible 3-0 (p. ej., seda) interrumpida (de Lembert) o corrida (de Cushing).

Reparación primaria de espesor total de grado 2 (fig. técnica 4.10.2)

- Utilice el bisturí o el electrocauterio para desbridar mínimamente los bordes desiguales o dañados y volver al tejido sano.
- Cierre la primera capa con una sutura absorbible 3-0 (Vicryl® o PDS®), interrumpida o continua.
- Enseguida, cierre la segunda capa con una sutura no absorbible 3-0 (p. ej., seda) interrumpida (de Lembert) o corrida (de Cushing).

Grado 3-5: resección y reparación de anastomosis

- Coloque un protector de heridas en la incisión.
- Identifique el segmento de intestino que necesita resección y planifique la resección de la sección en «V» del mesenterio junto con el intestino lesionado.
- Haga un defecto en el mesenterio cerca del intestino en el punto de sección (proximal y distal) para pasar una engrapadora lineal. Evite dañar la arteria marginal u otras estructuras vasculares.
- Pase unas pinzas a través del defecto mesentérico para guiar la parte inferior de una engrapadora de corte lineal GIA® hasta su posición.
- Asegure una posición de engrapado perpendicular, coloque la parte superior de la engrapadora GIA® y sujete durante 10 s.
- Corte con la engrapadora utilizando una carga adecuada para el intestino. La carga suele variar con cada fabricante de engrapadoras.
- Reseque un defecto en forma de «V» en el mesenterio por debajo del intestino engrapado teniendo cuidado de no desvascularizar más el intestino. Para resecciones extensas, se puede usar un dispositivo de

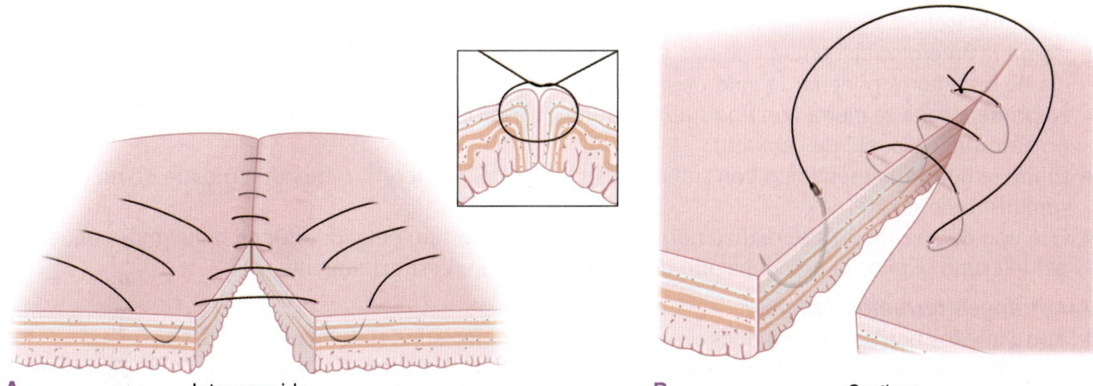

Figura técnica 4.10.1. Técnicas de cierre seromuscular. **A.** Puntada de Lembert. **B.** Puntada de Cushing.

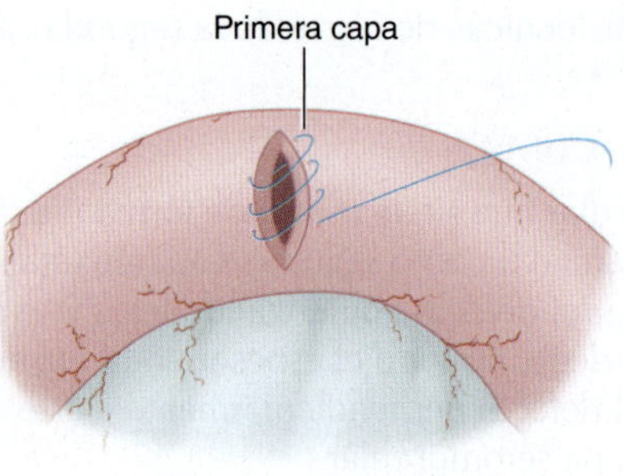

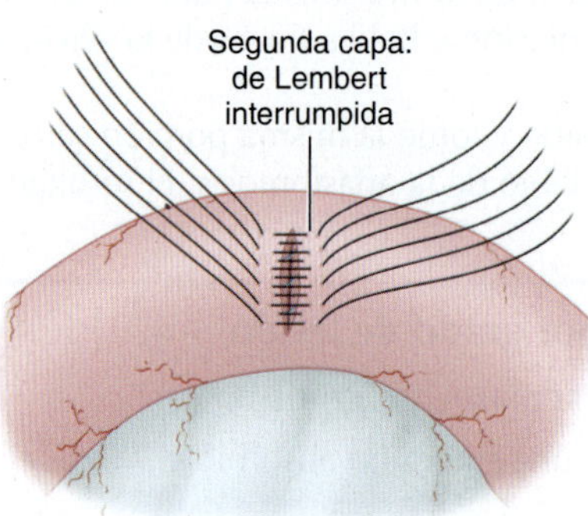

Figura técnica 4.10.2. Cierre en dos capas de una lesión intestinal de espesor total.

energía como el LigaSure®; sin embargo, el electrocauterio o las tijeras a través del mesenterio avascular con identificación y ligadura con suturas de seda 2-0 de las arterias mesentéricas también es eficaz.

Confección de anastomosis intestinales

- Existen varias configuraciones para las anastomosis intestinales, las cuales pueden ser laterolateral, terminolateral o terminoterminal. Además, se pueden realizar con engrapadoras intestinales, sutura a mano o una combinación de ambas.
- Aquí describimos una anastomosis engrapada laterolateral y una suturada a mano terminoterminal.

Anastomosis laterolateral engrapada

- Oponga los bordes antimesentéricos y coloque una sutura de sujeción para ayudar a alinear el intestino.
- Haga una enterotomía en cada asa del intestino, en el borde antimesentérico. Idealmente, a 2-3 cm de la línea de grapas del extremo. Haga la enterotomía lo suficientemente grande como para acomodar una rama de la engrapadora lineal.
- Pase las ramas de la engrapadora a través de cada enterotomía, asegurándose de que están dentro de la luz intestinal y de que el intestino se opone de forma plana en el borde antimesentérico con la engrapadora.
- Cierre la engrapadora, asegurándose de que ninguna parte del mesenterio quede incluida dentro de las ramas, durante 10 s. Apriete el gatillo y corte con la engrapadora lineal.
- Abra la engrapadora y retírela con cuidado. Inspeccione la línea de grapas dentro de la luz y asegure la hemostasia.
- Cierre la enterotomía común con otra carga de la engrapadora lineal o sutúrela a mano. La preferencia de los autores es cerrar la enterotomía común en dos capas como se ha descrito anteriormente. La primera capa se cierra con una sutura continua absorbible y la segunda con suturas interrumpidas no absorbibles (p. ej., de Lembert).
- Cierre el defecto mesentérico con suturas absorbibles como Vicryl®, teniendo cuidado de no dañar el suministro de sangre.
- Este tipo de anastomosis se realiza normalmente en el intestino delgado, donde la luz más pequeña del intestino plantea la preocupación de una estenosis o un estrechamiento.

Anastomosis terminoterminal

- Aproxime los bordes mesentéricos de cada extremo del intestino (**fig. técnica 4.10.3A**).
- Se comienza por la capa externa posterior, juntando los extremos del intestino mediante puntos seromusculares interrumpidos (p. ej., de Lembert). Coloque sus suturas a ~3-5 mm de la línea de grapas del extremo para permitir que haya suficiente intestino para su capa interna (**fig. técnica 4.10.3B**).

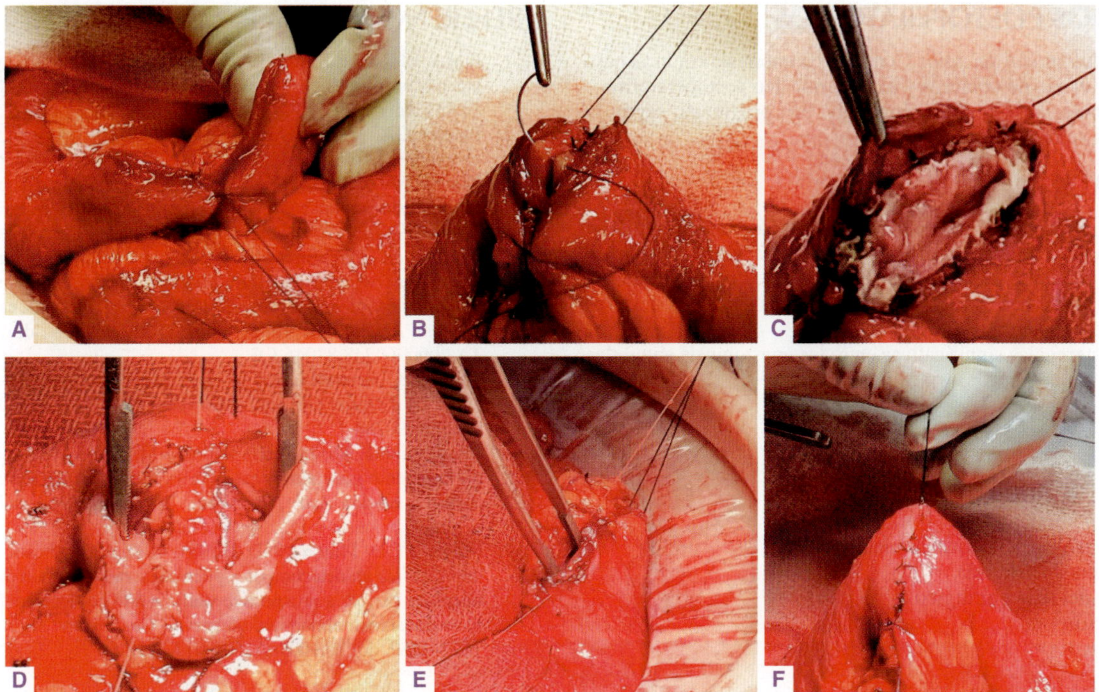

Figura técnica 4.10.3. Anastomosis intestinal terminoterminal suturada a mano. **A.** Aproximación de los bordes mesentéricos. **B.** Capa externa posterior con puntos de Lembert. **C.** Corte de los extremos del intestino exponiendo la luz. **D y E.** Confección de la capa interna mediante sutura continua. **F.** Capa externa anterior con puntos de Lembert.

- Corte las grapas de los extremos de cada rama del intestino para exponer la luz intestinal teniendo cuidado de no cortar las suturas de Lembert (**fig. técnica 4.10.3C**).
- Comience en la capa interna posterior colocando dos suturas absorbibles de grosor completo, una al lado de la otra, a mitad de camino.
- Usando cada punto, suture la capa interna continuamente hacia usted hasta llegar a la mitad del borde antimesentérico. Su ayudante hará lo mismo para encontrar la sutura anterior. Ate estas suturas (**fig. técnica 4.10.3D y E**).
- Por último, proceda a la confección de la segunda capa anterior con puntos de Lembert interrumpidos (**fig. técnica 4.10.3F**).
- El defecto mesentérico se cierra como en el caso anterior.
- A menudo, las anastomosis terminoterminales se realizan para el colon, donde el diámetro de la luz no es una preocupación como en el intestino delgado. Además, la fijación relativa del colon al retroperitoneo limita la capacidad para hacer una anastomosis laterolateral sin una movilización más extensa y dedicada.

CONSEJOS Y ALERTAS

CONSEJO O ALERTA	DESCRIPCIÓN
Inspección del intestino adyacente	En los partos por cesárea difíciles que requirieron la lisis de adherencias para el parto, tómese un tiempo adicional para inspeccionar el intestino adyacente en busca de lesiones intestinales iatrógenas.
Exposición adecuada	Una exposición adecuada permite realizar técnicas quirúrgicas eficientes y correctas. Exteriorice el intestino a través de un protector de heridas si la tensión lo permite. No dude en ampliar la incisión si la visualización es adecuada.
Reparación primaria	Intente la reparación primaria cuando sea técnicamente factible, dada la mayor tasa de complicaciones asociada con la anastomosis.
Anastomosis	Si la lesión es lo suficientemente extensa como para requerir la confección de una anastomosis, asegúrese de que esta se realiza con un intestino bien vascularizado y sin tensión para reducir las complicaciones asociadas.
Sospecha clínica	Mantenga un alto nivel de sospecha clínica de lesiones intestinales pasadas por alto en una paciente que no se recupera del parto por cesárea como se esperaba y con síntomas de sepsis.
Drenajes intraabdominales	Deje los drenajes intraabdominales si la lesión es de espesor total.

CUIDADOS POSTOPERATORIOS

- *Control multimodal del dolor.* Considere la anestesia epidural para disminuir el uso de opiáceos y el posterior íleo postoperatorio.
- La deambulación y la dieta tempranos con progresión según la tolerancia son seguras.

RESULTADOS

- Las principales complicaciones postoperatorias son la formación de abscesos, la fuga anastomótica y la fistulización.
- El riesgo de complicaciones aumenta significativamente con la resección y la anastomosis. Hasta el 7% de las pacientes desarrollan abscesos y hasta el 2.5%, fístulas (7).
- No hay diferencias significativas entre las anastomosis suturadas a mano y las engrapadas.

COMPLICACIONES

- Íleo
- Retención urinaria
- Fuga anastomótica
- Infección o absceso intraabdominal
- Dehiscencia de la herida
- Infección del sitio quirúrgico
- Fistulización
- Muerte

REFERENCIAS CLAVE

1. Elbiss HM, Abu-Zidan FM. Bowel injury following gynecological laparoscopic surgery. *Afr Health Sci.* 2017;17(4):1237–1245. doi: 10.4314/ahs.v17i4.35
2. Bhattee GA, Rahman J, Rahman MS. Bowel injury in gynecologic operations: analysis of 110 cases. *Int Surg.* 2006;91(6):336–340.
3. Kim SH, Shin SS, Jeong YY, Heo SH, Kim JW, Kang HK. Gastrointestinal tract perforation: MDCT findings according to the perforation sites. *Korean J Radiol.* 2009;10(1):63–70. doi:10.3348/kjr.2009.10.1.63
4. Kirkpatrick AW, Baxter KA, Simons RK, Germann E, Lucas CE, Ledgerwood AM. Intra-abdominal complications after surgical repair of small bowel injuries: an international review. *J Trauma Acute Care Surg.* 2003;55(3):399–406. doi:10.1097/01.TA.0000060248.87046.EE
5. Krebs HB. Intestinal injury in gynecologic surgery: a ten-year experience. *Am J Obstet Gynecol.* 1986;155(3):509–514. doi:10.1016/0002-9378(86)90268-1
6. Mesdaghinia E, Abedzadeh-Kalahroudi M, Hedayati M, Moussavi-Bioki N. Iatrogenic gastrointestinal injuries during obstetrical and gynecological operation. *Arch Trauma Res.* 2013;2(2):81–84. doi:10.5812/atr.12088
7. Milone M, Di Minno MND, Bifulco G, et al. Diagnostic value of abdominal free air detection on a plain chest radiograph in the early postoperative period: a prospective study in 648 consecutive patients who have undergone abdominal surgery. *J Gastrointest Surg.* 2013;17(9):1673–1682. doi:10.1007/s11605-013-2282-6

Capítulo 4.11

Lesiones urinarias durante el parto

Jeffrey P. Wilkinson, Ibezimako A. Iwuh y Chikhondi Chiweza

PRINCIPIOS GENERALES

- Las lesiones urinarias durante el parto obstétrico son poco frecuentes y casi siempre se pueden prevenir con una planificación cuidadosa, atención a los detalles y una técnica meticulosa.
- Al ser la intervención quirúrgica más frecuente del mundo, el parto por cesárea puede interpretarse a menudo como un procedimiento sencillo durante el cual se dan por sentados los cuidados y la atención. Esta noción debería sustituirse por la diligencia y la atención que usualmente se reservan para otros procedimientos quirúrgicos que se perciben como más complejos.
- Cuando se produce una lesión urinaria en el momento del parto, es fundamental reconocer la lesión y repararla, siempre que sea posible, durante el procedimiento del accidente. Los retrasos en el reconocimiento, el diagnóstico y el tratamiento pueden conducir a un sufrimiento debilitante y prolongado para la paciente.
- Las complicaciones urológicas son las más frecuentes en la cirugía obstétrica, y la vejiga es el órgano con mayor probabilidad de lesionarse. La incidencia de lesiones vesicales durante la cesárea oscila entre el 0.08% y el 0.94% (1). El riesgo de lesión de la vejiga en el momento de la cesárea aumenta con los antecedentes de partos por cesárea anteriores y el número de partos por cesárea, el parto de urgencia y el momento de la cirugía (el riesgo es mayor en la segunda fase del parto que en la primera). El mayor riesgo se observa en las mujeres que se someten a un intento de parto sin éxito después de una cesárea (1).
- La lesión ureteral en el momento del parto por cesárea es poco frecuente, pero debe sospecharse en casos de parto obstruido prolongado y de enfermedad adherencial extensa con anatomía distorsionada (cirugía previa extensa, endometriosis, cáncer u otras alteraciones que distorsionan la anatomía pélvica). Un parto obstruido prolongado ocasiona una distorsión importante de los planos quirúrgicos normales y dificultad para identificar la vejiga y el uréter.

- Un alto índice de sospecha de esta inusual complicación es esencial para prevenir la morbilidad y la posible mortalidad de la paciente. Se pueden emplear varios abordajes para identificar y reparar las lesiones ureterales.
- Las lesiones urinarias como resultado de un parto vaginal instrumental también son usuales. Los traumatismos perineales y del esfínter anal son mucho más habituales y se tratan por separado. En una serie de más de 3.5 millones de partos en California, Estados Unidos, con más de 250 000 partos instrumentales, no se observaron lesiones urinarias (2). Los informes de lesiones urinarias con partos instrumentales se mantienen a nivel de informe de casos en la literatura científica; sin embargo, en los países de bajos ingresos, donde el acceso a la instrumentación y la formación adecuadas es limitado, hemos visto un extenso traumatismo vesical y una gran fístula vesicovaginal asociada con el parto asistido por vacío.

Definición

- Lesión involuntaria de las vías urinarias normales durante un parto obstétrico. Esto ocurre con mayor frecuencia durante el parto por cesárea, pero puede ocurrir durante cualquier parto obstétrico.

Diagnósticos diferenciales

- Las pacientes que presentan signos y síntomas de lesión de las vías urinarias también podrían tener los siguientes diagnósticos:
  - Incontinencia urinaria de esfuerzo o de urgencia
  - Incontinencia por rebosamiento (observada con frecuencia después de un parto con anestesia raquídea o de un parto difícil con denervación)
  - Infecciones de las vías urinarias

Tratamiento no quirúrgico

- En ocasiones, las lesiones pequeñas de la vejiga pueden tratarse con un sondaje vesical prolongado, y las lesiones leves del uréter, con una endoprótesis.

IMÁGENES Y OTROS MÉTODOS DE DIAGNÓSTICO

- El uso de imágenes preoperatorias para prevenir lesiones urinarias en los partos obstétricos es infrecuente, aparte del uso de la ecografía y la resonancia magnética (RM) para detectar anomalías en la placentación (*véase* cap. 4.9). Se ha descrito la detección de una enfermedad adherencial significativa tras un parto por cesárea previo, pero no están claras las implicaciones para una cirugía más segura en partos posteriores.
- La enfermedad adherencial extensa en el abdomen o la pelvis observada mediante ecografía o RM puede ayudar a planificar la siguiente cesárea, pero la utilidad de estas modalidades de diagnóstico para este fin sigue sin estar probada (3). Del mismo modo, el tipo y la extensión de la incisión abdominal de las cirugías anteriores no pueden predecir con exactitud la complejidad de las adherencias encontradas durante la cirugía incidente (4).
- En el transoperatorio, varias modalidades ayudan a la detección de lesiones urológicas. Muchas mesas y quirófanos obstétricos tienen la capacidad para obtener imágenes radiológicas intraoperatorias, pero la utilidad de la exploración fluoroscópica del uréter o la vejiga después del parto por cesárea en la mayoría de los casos es limitada.
- Un abordaje más práctico implica una cuidadosa inspección quirúrgica en busca de lesiones, el restablecimiento de la anatomía, la identificación de la anatomía pélvica pertinente y el uso de diferentes colorantes para establecer la integridad de las vías urinarias (*véase* la sección «Procedimientos y técnicas»).
- Una evolución interesante del uso de la leche artificial para establecer la integridad de la vejiga surgió debido a la proximidad de los cuneros a los quirófanos de obstetricia. Aunque es cómodo y fácil de administrar, existe un hipotético mayor riesgo de infección al usar este colorante improvisado.
- Otros colorantes incluyen el índigo carmín, el azul de metileno, el verde de indocianina y la fenazopiridina. El índigo carmín es el mejor colorante de uso general en términos de comodidad, seguridad y capacidad para visualizar cualquier parte de las vías urinarias después de la instilación intravenosa o directa. La escasez de índigo carmín en la última década se debe a la disponibilidad de materias primas, por lo que se pueden considerar opciones alternativas como la fluoresceína sódica y otras (5).
- El azul de metileno diluido puede emplearse para la instalación directa de la vejiga y se ha demostrado que es seguro. El azul de metileno intravenoso por lo general es seguro, pero puede complicarse con efectos secundarios cardiovasculares, síndrome serotoninérgico, metahemoglobinemia y un fenómeno universal y a menudo desconcertante, pero benigno, de disminución transitoria de la saturación de oxígeno medida en la monitorización.
- El uso del verde de indocianina está limitado por sus posibles efectos secundarios y disponibilidad. La fenazopiridina oral puede usarse en el preoperatorio, pero, dado lo infrecuente de las lesiones ureterales en las cesáreas, su utilidad sería muy limitada en los partos obstétricos.

PLANIFICACIÓN PREOPERATORIA

Los factores que hay que tener en cuenta en la planificación preoperatoria son aquellos a considerar para cualquier cirugía pélvica mayor. La cirugía previa es quizá el factor más importante (tipo de incisión cutánea y uterina, adherencias, etc.).

- Hay una serie de factores que deben tenerse en cuenta al planificar un parto por cesárea para evitar lesiones de las vías urinarias. Los antecedentes de partos por cesárea anteriores y el número de partos por cesárea son los que más riesgo conllevan de sufrir lesiones en la vejiga.
- La enfermedad adherencial causada por la endometriosis, la cirugía pélvica previa (en especial la miomectomía), la enfermedad pélvica inflamatoria y otras afecciones predisponen a una anatomía distorsionada y pueden contribuir a una lesión urológica durante el parto por cesárea, incluida la lesión ureteral.
- Las anomalías congénitas, como la duplicación del uréter o el riñón en herradura, generalmente pasan desapercibidas durante un parto por cesárea típico y solo pueden ser motivo de preocupación si existen otras complicaciones o distorsiones de la anatomía.
- Con frecuencia, el parto por cesárea se realiza como una urgencia, y la ventaja de disponer de tiempo para garantizar la realización de notas quirúrgicas previas o la obtención detallada de los antecedentes quirúrgicos puede ser limitada, por lo que el cirujano debe estar preparado para hacer frente a todo lo que se encuentre. Cuando sea posible, disponer de notas quirúrgicas previas para su revisión puede ser útil para la planificación.
- La obesidad mórbida (*véase* cap. 6.5) puede desempeñar un papel importante en la toma de decisiones sobre el tipo y el tamaño de la incisión, así como sobre la ubicación del acceso peritoneal, que puede afectar al riesgo de lesiones urológicas, concretamente de la vejiga.

TRATAMIENTO QUIRÚRGICO

- El concepto más importante en el tratamiento quirúrgico es la prevención de lesiones.
- La prevención de lesiones puede lograrse mediante una planificación cuidadosa y una atención meticulosa a los detalles quirúrgicos durante el parto por cesárea.
- La incisión roma del peritoneo se considera ampliamente aceptable con la primera cirugía.
- El ingreso en el peritoneo debe realizarse con instrumentos de corte con visualización directa cuando la paciente ha sido operada previamente.
  - La lesión de la vejiga puede evitarse con un ingreso alto en el peritoneo.
  - La vejiga debe vaciarse con una sonda de Foley antes de la cesárea.
- La creación del colgajo vesical no está indicada en la mayoría de los partos por cesárea primarios y tampoco en muchos partos por cesárea repetidos.
  - En múltiples estudios se ha establecido que la creación del colgajo vesical no es necesaria para preservar la integridad de la vejiga, la intervención es más rápida y la hemorragia es potencialmente menor.
  - Si hay alguna duda sobre la ubicación de la retracción vesical debido a adherencias de una cirugía anterior, se recomienda la disección cortante de la vejiga del segmento uterino inferior y la retracción de la vejiga.
- El tratamiento quirúrgico de las lesiones urológicas tras el parto obstétrico se basa en un alto índice de sospecha seguido de la confirmación de la lesión.

Posición de la paciente

- Las pacientes que experimentan una lesión de las vías urinarias en el momento del parto obstétrico suelen estar en posición de decúbito supino para el parto por cesárea o potencialmente en litotomía tras un parto vaginal.
- Para acceder a la vagina y la uretra después de una cesárea, a menudo es necesario colocar a la paciente en posición de litotomía baja (**fig. 4.11.1**). Esto requiere reposicionar y volver a preparar a la paciente y puede requerir una dosis adicional de antibiótico profiláctico si está indicado.

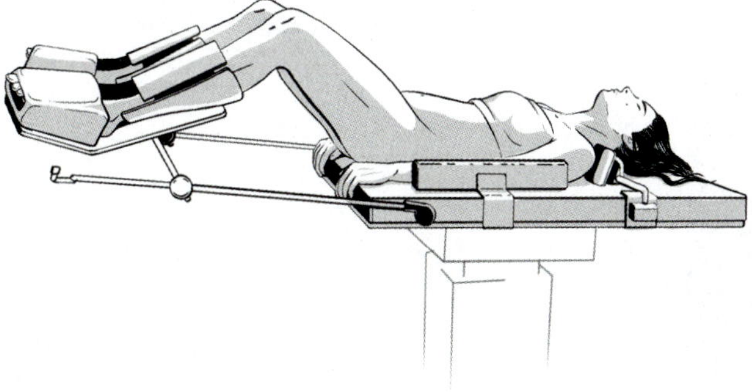

Figura 4.11.1. Posición de litotomía baja (ilustración de Sasha Novitska).

Procedimientos y técnicas

Cistoscopia

- La cistoscopia se realiza recolocando a la paciente en posición de litotomía o mediante una pequeña incisión en la cúpula de la vejiga asegurada con una sutura en bolsa de tabaco (jareta) alrededor del endoscopio.
  - Se debe usar un endoscopio de 30 o 70° para ver toda la vejiga.
  - Es nececario inspeccionar la vejiga para detectar defectos, suturas y lesiones térmicas.
  - La permeabilidad de los uréteres se evalúa fácilmente con la cistoscopia.
- La instilación retrógrada del colorante se realiza con facilidad a través de la sonda urinaria.
  - Debe prepararse para la instilación de colorante en los casos complejos.
  - Puede colocar a la paciente en litotomía baja para el parto.
  - La instilación retrógrada del colorante no descarta toda lesión urológica, sino que solo confirma que no hay una fuga directa de la vejiga al campo quirúrgico.
  - Si existe la preocupación de que una sutura se haya colocado inadvertidamente en la vejiga, están indicadas la disección intraoperatoria y la cistoscopia.
  - Si la colocación en litotomía es difícil o imposible, la cistoscopia puede hacerse a través de la cúpula de la vejiga (1). Se coloca una sutura en bolsa de tabaco en la cúpula con poliglactina 2-0. El balón de la sonda de Foley se eleva a la cúpula de la vejiga por debajo del centro del cordón umbilical (3). Se realiza una pequeña incisión en el centro del cordón umbilical (4). El cistoscopio se introduce a través de la incisión y se puede inspeccionar toda la vejiga con un endoscopio angular.
- Cuando la cistoscopia no está disponible, la apertura de la vejiga para inspeccionar las lesiones o la permeabilidad ureteral se realiza fácilmente con los instrumentos disponibles en un paquete de parto por cesárea.
  - Las disecciones cortante y roma de la vejiga fuera del pubis posterior (en el espacio de Retzius) permiten la entrada en la porción anterocaudal de la vejiga.
  - El balón de la sonda de Foley se sujeta a través de la vejiga y se eleva con la mano no dominante.
  - Se utilizan dos pinzas de Allis para sujetar la vejiga de espesor completo sobre el balón de la sonda de Foley empleando el balón palpable como guía (**fig. técnica 4.11.1**).
  - Se realiza una incisión con bisturí con cuidado de no perforar el balón (*véase* fig. técnica 4.11.1).
  - Una vez que se visualiza el epitelio de la vejiga, esta se puede abrir, inicialmente con pinzas y luego de forma roma con los dedos del cirujano.
  - La inspección de todo el epitelio de la vejiga puede ser un desafío. Asegúrese de que haya una buena iluminación y use separadores de Deaver finos y curvos para inspeccionar la vejiga y el trígono (**fig. técnica 4.11.2**).
  - El derrame ureteral debe ser evidente en las pacientes euvolémicas. Si no está claro, entonces considere el índigo carmín intravenoso o el azul de metileno.
  - El derrame ureteral no descarta una lesión ureteral, sino que simplemente descarta una obstrucción ureteral completa.

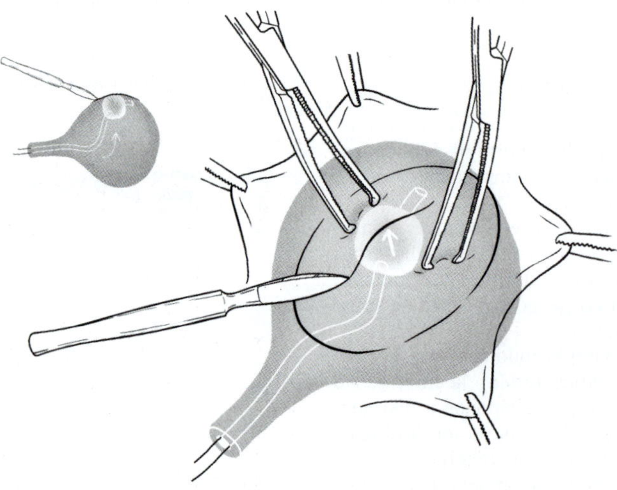

Figura técnica 4.11.1. Apertura de la vejiga (ilustración de Sasha Novitska).

- El cierre de la vejiga se realiza en dos capas con una sutura absorbible, normalmente poliglactina 2-0 o 3-0. La primera capa es corrida o interrumpida, de espesor total con inclusión mínima del epitelio, y la segunda es imbricada (**fig. técnica 4.11.3**).
- El uréter se identifica fácilmente en la mayoría de las pacientes después del parto por cesárea.
  - Los planos quirúrgicos suelen establecerse con facilidad, pero hay que tener cuidado al disecar en el retroperitoneo debido a la hipervascularización durante el embarazo.
  - Se puede acceder al uréter en el retroperitoneo mediante la sección del ligamento redondo o el ingreso lateral a los vasos ováricos.
  - El uréter discurre a lo largo de la hoja medial del ligamento ancho y puede trazarse desde el reborde de la pelvis hasta el ligamento cardinal, donde pasa por debajo de los vasos uterinos.
  - El uréter se diseca libre de las estructuras circundantes con cuidado de preservar la mayor irrigación posible.
  - Si hay una ligadura de sutura alrededor del uréter, se puede considerar la posibilidad de retirar la ligadura, confirmar la permeabilidad ureteral en la vejiga y luego colocar una endoprótesis en el uréter durante 2-6 semanas.
  - Las endoprótesis retrógradas pueden colocarse directamente a través de la cistotomía o mediante cistoscopia.
  - Se puede colocar un catéter de doble J de 6F y 25 cm sobre una guía con confirmación de la colocación en la pelvis renal mediante fluoroscopia o en el postoperatorio.
- Las pacientes con sospecha de lesión tras el cierre abdominal pueden ser evaluadas inmediatamente si la mesa de operaciones puede acomodar equipos de imagen radiológica.
  - La cistografía retrógrada y la pielografía pueden ayudar a detectar una lesión en la vejiga, una obstrucción ureteral o posiblemente una fuga.
  - Estas modalidades no son tan eficaces como la inspección directa intraoperatoria, por lo que una vez más se enfatiza la importancia de la inspección cuidadosa en caso de sospecha de lesiones durante la cirugía.
  - A las pacientes con sospecha de lesión vesical en comunicación con el útero o el cuello uterino se les puede realizar la instilación retrógrada de colorante con visualización directa mediante exploración con espéculo.
  - El índigo carmín se puede instilar por vía intravenosa, ya sea de forma intraoperatoria o postoperatoria, para inspeccionar una comunicación ureterovaginal o ureterouterina.
- La ecografía puede ayudar a buscar un derrame intraperitoneal de orina o una obstrucción ureteral tardía, pero su valor es limitado. El momento del desarrollo de la hidronefrosis en respuesta a la obstrucción es impredecible, y la identificación del líquido en el peritoneo es inespecífica.
  - Las concentraciones de creatinina sérica tras una obstrucción ureteral pueden estar transitoriamente elevadas de forma leve en las primeras 12-48 h, pero no se puede confiar en ellas para descartar una lesión ureteral, ya que el otro riñón suele compensar.

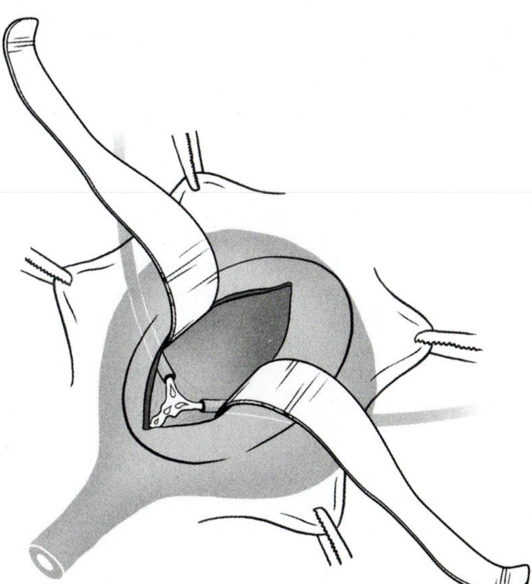

Figura técnica 4.11.2. Visualización de la permeabilidad ureteral (ilustración de Sasha Novitska).

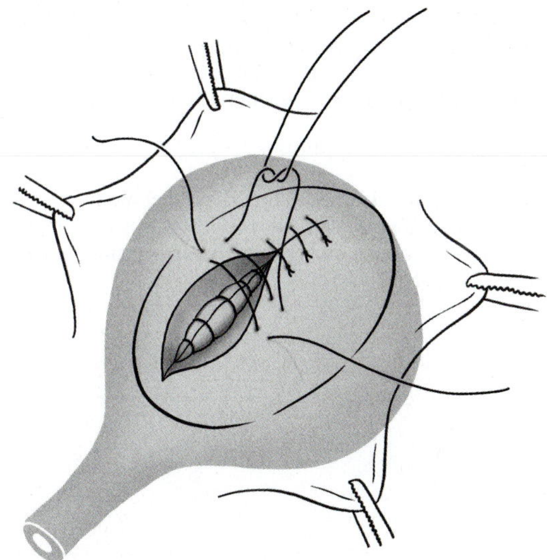

Figura técnica 4.11.3. Cierre vesical en dos capas (ilustración de Sasha Novitska).

CONSEJOS Y ALERTAS

CONSEJO O ALERTA	DESCRIPCIÓN
En caso de duda, verifique.	Las lesiones de las vías urinarias secundarias a la cirugía obstétrica son fuentes de gran morbilidad y potencial mortalidad si no se reconocen y tratan a tiempo. Reparar preferiblemente de forma intraoperatoria en la cirugía del accidente.
Uso liberal del colorante para descartar la lesión.	La instilación retrógrada de colorante en la vejiga debería descartar la mayoría de las lesiones vesicales. Esto puede lograrse fácilmente utilizando la sonda de Foley ya insertada.
Los colorantes disponibles pueden tener muchas formas.	La leche estéril se ha usado para sustituir los colorantes típicos y suele estar disponible en las guarderías adyacentes a muchas unidades toco-quirúrgicas. Existe un pequeño aumento del riesgo de infección al utilizar leche estéril, pero sigue siendo una opción cuando no se dispone de colorante azul estéril (azul de metileno o índigo carmín).
Al cerrar una cistotomía, sujete los extremos de la sutura con pinzas hemostáticas.	La pared de la vejiga es muy flexible; por lo tanto, el nudo y el extremo de la sutura tienden a plegarse y desaparecer, lo que hace que la línea de sutura sea difícil de identificar para la capa imbricada.

CUIDADOS POSTOPERATORIOS

- No existe un estándar probado para la duración del cateterismo postoperatorio para prevenir la rotura u otras complicaciones de la cistotomía diagnóstica intencionada en el momento del parto por cesárea.
- Si la vejiga se repara en dos capas y es hermética, solemos recomendar el sondaje durante 5-7 días.
- Si la cistotomía es grande o la reparación de la vejiga es compleja, debe considerarse la posibilidad de prolongar el sondaje.
- Es esencial evitar la obstrucción del catéter después de la cirugía, por lo que la vejiga debe ser irrigada para eliminar los coágulos y se debe asegurar la hemostasia.
- Si hay abrasiones o pequeñas hemorragias refractarias a los intentos de hemostasia, se debe colocar una sonda suprapúbica junto con una sonda de Foley transuretral para realizar una irrigación vesical continua (IVC).
- La sonda suprapúbica se coloca subfascial, con un punto de salida lateral a los vasos epigástricos inferiores. Se puede emplear una sutura en forma de bolsa para fijar la sonda en la vejiga.
- Puede utilizar una solución muy diluida de epinefrina o efedrina para la IVC (0.5 mg de epinefrina en 1 L de solución fisiológica) si persisten pequeñas cantidades de sangrado. La IVC ± un vasoconstrictor casi siempre detiene las hemorragias leves.
- Hay que tener cuidado de vigilar los signos vitales y los síntomas de la paciente, incluso cuando se utilizan pequeñas cantidades de vasoconstrictores en la vejiga, y posiblemente deben evitarse en pacientes con enfermedades cardiovasculares preexistentes.

RESULTADOS

- La reparación de la lesión de las vías urinarias en el momento del parto obstétrico se asocia casi siempre con resultados excelentes cuando la lesión se reconoce en el procedimiento primario y se repara de forma adecuada.

- El aumento de la circulación de la sangre en la pelvis durante el embarazo también da lugar a una mayor irrigación de las vías urinarias inferiores. Esto podría causar una mejor cicatrización, como la que se observa en las episiotomías durante el parto.
- La cistoscopia tiene muy pocas complicaciones (principalmente infecciones), y la cistotomía se tolera muy bien y casi siempre cicatriza bien con un cateterismo prolongado en el postoperatorio.

COMPLICACIONES

- Las complicaciones de la lesión de las vías urinarias en el momento del parto obstétrico son las siguientes:
  - Fístula vesicovaginal
  - Fístula ureterovaginal
  - Infecciones de las vías urinarias
  - Estenosis ureteral con pielonefritis o compromiso renal a largo plazo

REFERENCIAS CLAVE

1. Tarney C. Bladder injury during cesarean delivery. *Curr Womens Health Rev*. 2013;9(2):70–76.
2. Fong A, Wu E, Pan D, Chung JH, Ogunyemi DA. Temporal trends and morbidities of vacuum, forceps, and combined use of both. *J Matern Fetal Neonatal Med*. 2014;27(18):1886-1891.https://pubmed.ncbi.nlm.nih.gov/24635372/
3. Moro F, Mavrelos D, Pateman K, Holland T, Hoo WL, Jurkovic D. Prevalence of pelvic adhesions on ultrasound examination in women with a history of cesarean section. *Ultrasound Obstet Gynecol*. 2015;45(2):223–228.
4. Taylen, E, Akdemir A, Ergenoglu AM, Yeniel AO, Tekindal MA. Can we predict the presence and severity of intra-abdominal adhesions before cesarean delivery. *Gynecol Obstet Invest*. 2017;82(6):521–526.
5. Doyle PJ, Duecy E, Wood R. Sodium fluorescein as an alternative to indigo carmine during intraoperative cystoscopy. *J Minim Invasive Gynecol. 2015;*22:S51–S66.

Capítulo 5.1 — Atención de la hemorragia posparto

Karin A. Fox

PRINCIPIOS GENERALES

Definición

- La *hemorragia posparto* (HPP) es aquella en la que se supera la pérdida sanguínea fisiológica normal durante o poco después del parto. La Organización Mundial de la Salud y el Royal College of Obstetricians and Gynaecologists del Reino Unido definen la *HPP* como la hemorragia igual o mayor de 500 mL en las 24 h siguientes al parto (1,2). El proyecto reVITALize del American College of Obstetricians and Gynecologists revisó en 2014 esta definición (más de 500 mL de pérdida sanguínea tras un parto vaginal y más de 1000 mL tras un parto por cesárea) frente a la hemorragia igual o mayor de 1000 mL acompañada de signos o síntomas de hipovolemia, de forma independiente al modo de parto (3). La HPP primaria o temprana se produce en las primeras 24 h del parto, mientras que la secundaria, tardía o retardada, entre las 24 h y las 12 semanas después del parto. La HPP es una de las principales causas de morbimortalidad materna en todo el mundo, muchas de las cuales se consideran prevenibles con un reconocimiento y una intervención oportunos. Las mujeres de entornos de bajos recursos y de países en desarrollo se enfrentan a un riesgo desproporcionadamente alto de muerte por HPP (4).
- La HPP no es un diagnóstico «autónomo», lo que significa que el reconocimiento o el diagnóstico de la HPP es insuficiente. Para tratar de manera adecuada la HPP, se debe identificar y tratar cualquier etiología subyacente. La Alliance for Innovation on Maternal Health ha desarrollado paquetes estandarizados de medidas asistenciales con el objetivo de abordar la necesidad de mejoras sistemáticas en la atención para optimizar los resultados mediante las «4 R»: 1) preparación (*readiness*), 2) reconocimiento y prevención (*recognition and prevention*), 3) respuesta (*response*) y 4) notificación y retroalimentación del sistema (*reporting and systems learning*) (5). Este sistema vincula el diagnóstico y el reconocimiento con la capacidad y la urgencia de actuar de forma oportuna y mejorar de manera continua para reducir la morbimortalidad causada por la HPP.
- La HPP puede ser rápida y aguda, como en el caso del espectro de la placenta acreta que implica hipervascularización o desprendimiento de la placenta, o puede ser el resultado de una hemorragia lenta e indolente pero continua.

Exploración física

- Un abordaje sistemático de la exploración física garantiza que se investiguen y reparen todas las posibles fuentes de hemorragia. El orden de la exploración puede variar, dependiendo de si el parto fue vaginal o por cesárea (de abordaje perineal a abdominal frente a uno de abdominal a perineal, respectivamente), pero todas las fuentes de hemorragia deben ser consideradas hasta que la paciente se estabilice.
- Se debe garantizar un reconocimiento continuo de la situación y el registro de la hemorragia antes, durante y después de cualquier parto.
- Es necesario vigilar el grado de palidez, el estado mental, los signos vitales y la diuresis de la paciente para detectar signos de choque hipovolémico (hemorrágico). Se debe iniciar la reposición de líquidos y la transfusión de forma precoz, antes de las fases avanzadas del choque (tabla 5.1.1). Es importante mantener la normotermia, ya que la función de los factores de la coagulación disminuye al bajar la temperatura corporal de la paciente. La fiebre causada por la endometritis justifica el tratamiento antibiótico.
- Es razonable trasladarse a un quirófano con antelación, para asegurarse de que la iluminación, la colocación de la paciente, el equipo y el personal de anestesia y de apoyo son adecuados para controlar la hemorragia.

- Inspeccione el introito y la vagina en busca de desgarros que puedan requerir reparación. Estos pueden ser superficiales y externos, o profundos y altos dentro de la cúpula vaginal. En el caso de los desgarros profundos, puede ser necesario retraer las paredes vaginales manualmente o con separadores (de ángulo recto, de pared lateral, de Breisky-Navratil o de Deaver) para una exposición y visualización adecuadas.
- Explore el cuello uterino en busca de desgarros. Para ello, puede ser necesario exponer y retraer la vagina. El cuello uterino permanece dilatado y blando inmediatamente después del parto, por lo que puede ser difícil de observar en su totalidad sin una inspección cuidadosa. El uso suave de pinzas de mango largo para maniobrar los bordes del cuello uterino puede ayudar al médico a visualizar toda su circunferencia. Se debe tener cuidado de evitar desgarrar este tejido blando con los instrumentos empleados.
- Evalúe el tono y la ubicación del útero. Si el útero no está redondo, firme y bien contraído cuando se palpa abdominalmente (o de forma directa en el momento del parto por cesárea), debe sospecharse de atonía uterina. Si se observa una forma irregular o de «corazón» en el fondo uterino y la paciente no tiene un útero didelfo conocido, debe pensarse en una inversión uterina. El fondo del útero puede estar bien contraído, mientras que el segmento inferior permanece relativamente relajado y blando (atonía del segmento inferior). Esto se palpa mejor con una mano en el fondo de saco posterior de la vagina durante el masaje bimanual. La desviación marcada del fondo del útero hacia un lado del abdomen puede ser un signo de formación de un hematoma dentro del ligamento ancho, incluso después de un parto vaginal.
- Inspeccione la placenta. Si esta parece fragmentada o incompleta, o no se desprende en 20-30 min, explore manualmente la cavidad intrauterina o la parte superior de la vagina para evaluar si hay inversión uterina, placenta acreta o productos retenidos de la concepción. Tras el parto vaginal, se requiere una dilatación cervical suficiente y analgesia adecuada para poder colocar una mano a través del cuello uterino, dentro de la cavidad uterina, por vía vaginal. Como alternativa, la ecografía portátil también es útil para evaluar la presencia de productos retenidos de la concepción.
- Tras el parto por cesárea o en el momento de la laparotomía, inspeccione las superficies anterior y posterior del útero, los ovarios y las trompas uterinas y los parametrios para detectar cualquier signo de hemorragia o formación de hematomas. Esto puede requerir la ampliación de la incisión abdominal o el empaquetamiento temporal del intestino y el epiplón lejos del campo quirúrgico con esponjas o compresas de laparotomía humedecidas para permitir la visualización y la exteriorización del útero para ver posteriormente y a lo largo de los parametrios.
- Si el útero ha sido exteriorizado, es importante inspeccionar de nuevo los sitios de reparación una vez que haya sido devuelto a la cavidad abdominal. La exteriorización pone en tensión las ramas inferiores de las arterias uterinas, reduciendo en teoría la presión de perfusión. La histerotomía u otros sitios pueden sangrar una vez que se libera esa presión.
- Inspeccione los bordes del epiplón o las adherencias que se hayan seccionado al entrar en el abdomen y asegúrese de que están hemostáticos antes de cerrar. Los vasos epiploicos no se contraen como otros vasos sistémicos, y el sangrado venoso proveniente de ellos o de las adherencias lisadas, aunque de forma lenta, puede acumularse con el tiempo. El abdomen posparto es lo suficientemente amplio y distensible como para permitir que se acumule un gran volumen de sangre intraperitoneal.
- Los vasos dentro de los músculos rectos del abdomen (arteria y vena epigástrica inferior) u otros más pequeños pueden ocasionar una hemorragia importante si se seccionan inadvertidamente.
- Asegúrese de que hay una hemostasia adecuada de la capa subcutánea antes del cierre de la piel.

Tabla 5.1.1 Clasificación del choque hemorrágico

	Clase I	Clase II	Clase III	Clase IV
Porcentaje de volemia	Hasta el 15%	15-30%	30-40%	> 40%
FC (lpm)	< 100	> 100	> 120	> 140
PA	Normal o aumentada	Normal (hasta +)	Disminuida (PAM < 60 mm Hg)	Disminuida
TD	Normal	Disminuida	Disminuida	Disminuida
Llenado capilar	Normal	Puede estar retardado	Normalmente retardado	Siempre retardado
FR	Normal	Aumentada de forma leve	Taquipnea moderada a marcada	Taquipnea marcada o colapso respiratorio
Diuresis (mL/h)	> 30	20-30	5-15	Esencialmente anúrica
Estado mental	Normal o ansiosa	Ansiosa	Confundida	Letárgica obnubilada

FC: frecuencia cardiaca; FR: frecuencia respiratoria; lpm: latidos por minuto; PA: presión arterial; PAM: presión arterial media; TD: tensión diferencial.
Los choques de las clases III y IV corresponden a estadios avanzados e indican la pérdida de los mecanismos fisiológicos de compensación; deben tratarse de forma urgente (adaptada del Subcommittee on Advanced Trauma Life Support (ATLS) of the American College of Surgeons (ACS), Committee on Trauma. *Advanced Trauma Life Support Course for Physicians*. 10.ª ed. Committee on Trauma, American College of Surgeons; 2018:43).

- Si se encuentran cambios en los signos vitales que son congruentes con hemorragia (taquicardia, hipotensión), puede haber una hemorragia vaginal en curso. Pida a un asistente que inspeccione entre las piernas de la paciente. En el caso de las mujeres con riesgo significativo de hemorragia, considere la posibilidad de colocarlas en posición de litotomía baja para la cirugía (estribos Yellofins®) con el fin de comprobar la hemorragia vaginal con mayor facilidad o tener acceso a la vagina en caso de que se requieran medidas complementarias.

Diagnósticos diferenciales

- *HPP primaria:*
  - Atonía uterina (asociada con distensión del útero debido a polihidramnios o embarazos múltiples, inducción prolongada del parto y corioamnionitis).
  - Desgarros del aparato genital (uterinos, parametriales, cervicales, vaginales o del surco, labiales) o de su vasculatura. Pueden producirse con el parto vaginal espontáneo y son más frecuentes con el uso de fórceps o el parto asistido por vacío.
  - Placenta retenida.
  - Espectro de la placenta acreta (placenta invasiva).
  - Inversión uterina.
  - Desprendimiento de la placenta.
  - Coagulopatía (enfermedad de Von Willebrand, deficiencia de factores de la coagulación, anticoagulación supraterapéutica o coagulopatía intravascular diseminada de consumo o dilucional).
- *HPP secundaria o retardada:*
  - Placenta retenida.
  - Subinvolución del lecho placentario (falta de cierre o desprendimiento de las arterias espirales maternas superficiales, lo que permite que se produzca un sangrado continuo).
  - Coagulopatía.

Tratamiento no quirúrgico

- Los uterotónicos deben utilizarse como parte del tratamiento activo de la tercera fase del parto, para reducir el riesgo de HPP y como tratamiento de la atonía uterina (tabla 5.1.2).
- Hoy en día, los antifibrinolíticos como el ácido tranexámico se usan ampliamente. Se ha demostrado que estos fármacos disminuyen el riesgo de muerte por hemorragia si se administran en las primeras 3 h después del parto.
- El tratamiento rápido de la corioamnionitis/endometritis con antibióticos reduce el riesgo de atonía uterina e infección puerperal.
- Se recomienda encarecidamente la transfusión oportuna de sangre o hemoderivados (antes de la aparición de cualquier coagulopatía). Se debe considerar el uso de una proporción de 1:1 de eritrocitos con plasma fresco congelado y plaquetas, especialmente cuando se produce una hemorragia masiva (*véase* cap. 6.4).

- Los grandes volúmenes (3-4 L) de cristaloides para la reposición de líquidos intravenosa pueden exacerbar la coagulopatía por efectos de dilución.
- En un gran metaanálisis se demostró que el uso de taponamiento intravaginal o intrauterino con un balón reduce la necesidad de histerectomía en más del 80% de los casos (6). El taponamiento suele combinarse con intervenciones quirúrgicas, como las que se describen adelante. La histerectomía puede seguir siendo necesaria si la hemorragia continúa a pesar del taponamiento.
- La embolización u oclusión intraarterial por especialistas en radiología intervencionista ha cobrado interés y se está usando más ampliamente. Hay que tener en cuenta que esto se considera un método complementario para el control de la hemorragia. La oclusión arterial puede no corregir el sangrado lento de origen venoso. Si una paciente tiene una hemorragia intensa y no se encuentra ya en una sala híbrida de radiología intervencionista-quirófano, el tiempo necesario de traslado para la embolización puede ser inseguro; sin embargo, deben considerarse con cuidado los beneficios y riesgos del grado y la ubicación de la hemorragia.

IMÁGENES Y OTROS MÉTODOS DE DIAGNÓSTICO

- La hemorragia periparto suele reconocerse con facilidad cuando se produce una hemorragia vaginal o intraoperatoria. Las hemorragias ocultas, como la intraabdominal o la formación de un hematoma retroperitoneal o perineal, aunque no se observan con facilidad, pueden diagnosticarse mediante una evaluación cuidadosa de la exploración física de la paciente, los signos vitales y los estudios de imagen.
- La decisión de proceder a la exploración quirúrgica frente al diagnóstico por la imagen debe ser individualizada según el estado clínico de la paciente y los recursos locales disponibles. Cuando la hemorragia está en curso, cualquier retraso indebido puede llevar a un mayor deterioro. Por ejemplo, en una paciente que ha dado a luz recientemente por cesárea con una extensión de la histerotomía hacia la arteria uterina que requirió la ligadura de esta arteria, la desviación del útero hacia el lado contralateral a la arteria ligada, junto con signos y síntomas de choque hemorrágico, especialmente sin una respuesta adecuada a la transfusión, es suficiente para justificar una laparotomía exploratoria sin imágenes.
- *Ecografía:*
  - Es el pilar de los estudios de imagen en obstetricia.
  - Está disponible en la mayoría de las unidades tocoquirúrgicas.
  - Tiene un riesgo mínimo para el feto si la paciente requiere estudios de imagen mientras está embarazada.
  - Puede identificar fácilmente los productos retenidos de la concepción o coágulos intrauterinos.

Tabla 5.1.2 **Aspectos generales de los protocolos de ecografía en el punto de atención**

Protocolo de ecografía en el punto de atención	Acrónimo	Usos previstos	Identifica	Limitaciones
Evaluación ecográfica centrada en el traumatismo (*focused assessment with sonography in trauma*) FAST ampliado	FAST eFAST	• Identificación del líquido intraabdominal después de un traumatismo • Evaluación en busca de neumotórax si se ha completado el eFAST	• Hemorragia intraperitoneal • Tendencias de la acumulación de líquidos • Se realiza rápidamente	• Obesidad • No puede distinguir la sangre de la ascitis o la orina • Puede ser necesario quitar el vendaje después de la cesárea
Ecografía pulmonar a pie de cama en urgencias (*bedside lung ultrasound in emergency*)	BLUE	Evaluación de la insuficiencia respiratoria aguda	• Neumotórax • Edema pulmonar • Derrame pulmonar • Consolidación pulmonar	• Si se sospecha una embolia, se requiere una imagen adicional para confirmarla • Requiere capacitación adicional
Administración de líquidos limitada por ecografía pulmonar (*fluid administration limited by lung sonography*)	FALLS	Evaluación del estado de los líquidos para guiar la reposición de líquidos en caso de sospecha de choque	• Hiper- o hipovolemia • Puede ayudar a distinguir los tipos de choque	• Si se sospecha una embolia, se requiere una imagen adicional para confirmarla • Requiere capacitación adicional
Ecocardiografía centrada o ecografía rápida en choque e hipotensión (*rapid ultrasound in shock and hypotension*)	RUSH	Evaluación del estado de los líquidos para guiar la reposición de líquidos en caso de choque	• Hiper- o hipovolemia • Puede ayudar a distinguir los tipos de choque	• Requiere la evaluación de los pulmones, el corazón y la vena cava inferior • Requiere capacitación adicional

■ Tiene un bajo costo.

■ La ecografía en el punto de atención para padecimientos no obstétricos se ha convertido en un pilar en la medicina intensiva y la traumatología, específicamente para la evaluación de la hemorragia intraabdominal, el estado de los líquidos intravasculares y la enfermedad cardiopulmonar (*véase* tabla 5.1.2).

■ Las ventajas potenciales de la ecografía en el punto de atención incluyen una evaluación rápida a pie de cama y un bajo costo.

■ Aunque los protocolos basados en la evidencia de la medicina intensiva y de traumatología parecen ser clínicamente útiles en obstetricia, hay que señalar que en la actualidad hay pocos datos procedentes de estudios amplios y bien diseñados que hayan demostrado la validez y el valor predictivo de la ecografía en el punto de atención, en especial en el entorno del embarazo y el periodo periparto; estos datos se necesitan con urgencia.

■ Tomografía computarizada (TC):

  ■ La TC es más eficaz para identificar la etiología de la hemorragia cuando se emplea con realce de contraste (yodado).

  ■ Se produce una exposición a la radiación; por lo tanto, se utiliza más a menudo después del parto si es necesario.

■ Resonancia magnética (RM):

  ■ Aunque es capaz de identificar hemorragias, los tiempos necesarios para obtener imágenes con la RM son significativamente más largos que con la TC; debido a esto, la RM suele reservarse cuando las pacientes tienen contraindicaciones para el uso de contraste yodado. Se puede emplear el contraste de gadolinio, especialmente si es después del parto. La RM puede ser útil para identificar el realce de los tejidos blandos, como en el caso de los hematomas agudos o crónicos.

PLANIFICACIÓN PREOPERATORIA

■ Pida ayuda y diríjase al quirófano con antelación para verificar la iluminación, el equipamiento y el apoyo del equipo adecuados.

■ Cada unidad de partos debe asegurarse de contar con un protocolo de transfusión masiva que aborde el «quién, qué, cuándo, dónde y cómo» de la ejecución de un episodio de transfusión masiva. Esto incluye simulación permanente, mejora continua de la calidad y capacitación en torno al protocolo (*véase* cap. 6.4).

■ Tenga todo el equipo y los fármacos necesarios fácilmente accesibles en una ubicación estándar en caso de urgencia de hemorragia obstétrica. Esto puede incluir el uso de un carro o equipo para el control de hemorragias colocado en lugares estratégicos de la unidad o un carro de histerectomía que tenga todo el material quirúrgico centralizado en un lugar fácil de encontrar.

TRATAMIENTO QUIRÚRGICO

■ La comunicación clara y con un sistema cerrado de retroalimentación es esencial durante las urgencias por hemorragia y cirugía.

■ Se debe prevenir y tratar de forma inmediata la tríada letal: coagulopatía, acidemia e hipotermia. Mantenga el quirófano caliente (24-26 °C) y utilice calentamiento activo, como mantas de aire forzado y calentadores de líquidos.

■ Extreme precauciones en una paciente con hemorragia activa mediante el uso de analgesia regional. La analgesia raquídea produce simpatectomía e hipotensión, lo que puede hacer que una paciente en choque hemorrágico pierda su respuesta compensatoria y presente un colapso cardiovascular. Si el efecto de la analgesia o la anestesia ha pasado, considere la anestesia general endotraqueal (AGET) antes de las intervenciones quirúrgicas. La transfusión masiva también puede causar edema de las vías respiratorias, lo que dificulta la conversión a la AGET.

■ Proporcione cobertura antibiótica profiláctica.

■ Mantenga una sonda vesical permanente para evitar que la vejiga se llene y medir la diuresis por hora en el periodo durante e inmediatamente después del tratamiento.

Posición de la paciente

■ Se recomienda colocar a la paciente en posición de litotomía dorsal, con las piernas en estribos acolchados y ajustables. Esto permite la visualización de la vagina y el cuello uterino, junto con la vigilancia continua de las hemorragias vaginales. La cirugía abdominal se puede realizar con los estribos más abajo, de manera que la rodilla esté alineada con la espina iliaca anterosuperior ipsilateral y el hombro opuesto. Esto mantiene una visualización más fácil de la hemorragia vaginal y permite que un cirujano adicional se sitúe entre las piernas de la paciente, muy cerca del campo quirúrgico (**fig. 5.1.1**).

■ Como alternativa, en caso de urgencia, se puede usar la posición de litotomía dorsal para la exposición abdominal.

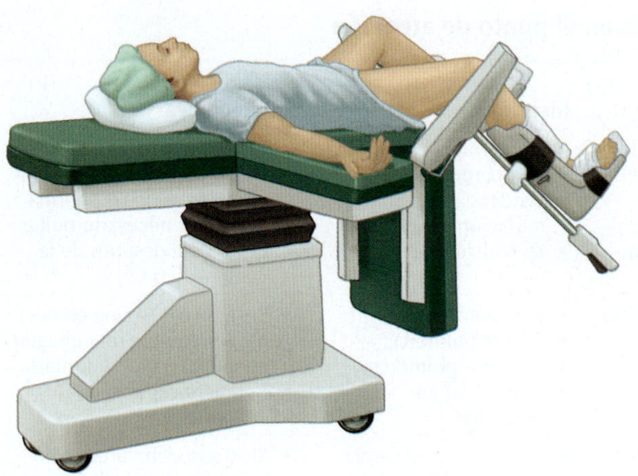

Abordaje

- Por lo general, el abordaje se determina en función del modo de parto. Por ejemplo, un parto vaginal llevaría primero a un abordaje vaginal para controlar la hemorragia y podría requerir pasar a una cirugía abdominal.
- Por el contrario, en un parto por cesárea el cirujano controlaría primero la hemorragia desde un abordaje abdominal; sin embargo, puede ser necesario explorar la vagina y el cuello uterino desde un abordaje vaginal o un taponamiento intrauterino.
- Las técnicas para la reparación de desgarros vaginales y del cuello uterino, la embolización u oclusión endovascular y la histerectomía periparto se revisan en los capítulos 5.2, 6.7 y 4.7, respectivamente.
- Si las medidas conservadoras fallan, puede ser necesaria la histerectomía supracervical o abdominal total para controlar la HPP.

Procedimientos y técnicas

Compresión o masaje uterino bimanual

- Puede realizarse por vía vaginal tras el parto o por vía puramente abdominal durante la laparotomía.
- Deben administrarse de manera simultánea uterotónicos adecuados.
- El masaje bimanual es una medida temporal hasta la resolución de la atonía uterina o el control vascular. El objetivo de la compresión uterina bimanual es reducir el llenado de la cavidad endometrial y disminuir la presión de perfusión del útero.
- Para un abordaje vaginal, se coloca una mano dentro de la vagina, con los dedos posteriores al cuello uterino en el fondo de saco vaginal posterior. La otra mano se coloca en el abdomen a la altura del fondo. La mano vaginal se eleva y la mano abdominal levanta y comprime ligeramente el fondo uterino hacia abajo. De este modo, el útero queda «emparedado» y comprimido entre las manos. Tirar de ambas manos suavemente hacia la sínfisis del pubis permite ejercer presión también mediante esta porción de la pelvis ósea (fig. técnica 5.1.1). Como alternativa, se puede aplicar presión transvaginal usando un puño en el fondo de saco anterior.
- En el momento del parto por cesárea o de la laparotomía, se puede elevar suavemente el útero y aplicar presión en las partes delantera y trasera de este. La elevación del cuerpo uterino estira en cierto grado las arterias uterinas. La aplicación de una presión constante con las palmas planas y los dedos extendidos maximiza la superficie que se comprime en cada momento. Una suave presión con los dedos extendidos o una esponja de laparotomía puede ayudar a reducir la presión de perfusión a nivel del cuello uterino (fig. técnica 5.1.2). Hay que tener cuidado de evitar perforar la serosa, el miometrio o la placenta con las yemas de los dedos, lo que produciría un traumatismo y una mayor hemorragia.

Taponamiento intrauterino con balón

Abordaje vaginal

- Pida ayuda y reúna todo el equipo, incluido el balón, el agua estéril o los cristaloides para la instilación, la bolsa de recolección con graduación para una medición precisa (como la de una sonda de Foley), jeringas grandes y pequeñas, así como ecografía a pie de cama.
- Se recomienda la guía ecográfica de un asistente para garantizar una colocación correcta.
- Coloque un espéculo con peso o un separador en la vagina para permitir la visualización del cuello uterino. Se puede emplear yodo (si no hay contraindicaciones) para limpiar suavemente la vagina y los fondos de saco.
- Prepare todo el equipo, es decir, llene las jeringas grandes y téngalas listas para la instilación o tenga una bolsa de cristaloides lista para el llenado.
- Introduzca de forma suave el balón en el útero, ya sea manualmente o con unas pinzas de anillos, de modo que la base del balón pase el orificio interno del cuello uterino. Tenga cuidado de evitar la perforación del útero y evite forzar la sonda del balón si se encuentra una resistencia significativa.

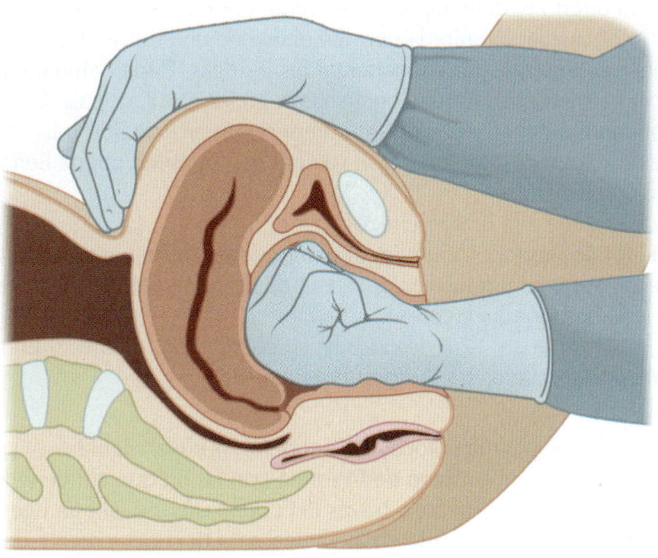

Figura técnica 5.1.1. Masaje bimanual después del parto vaginal.

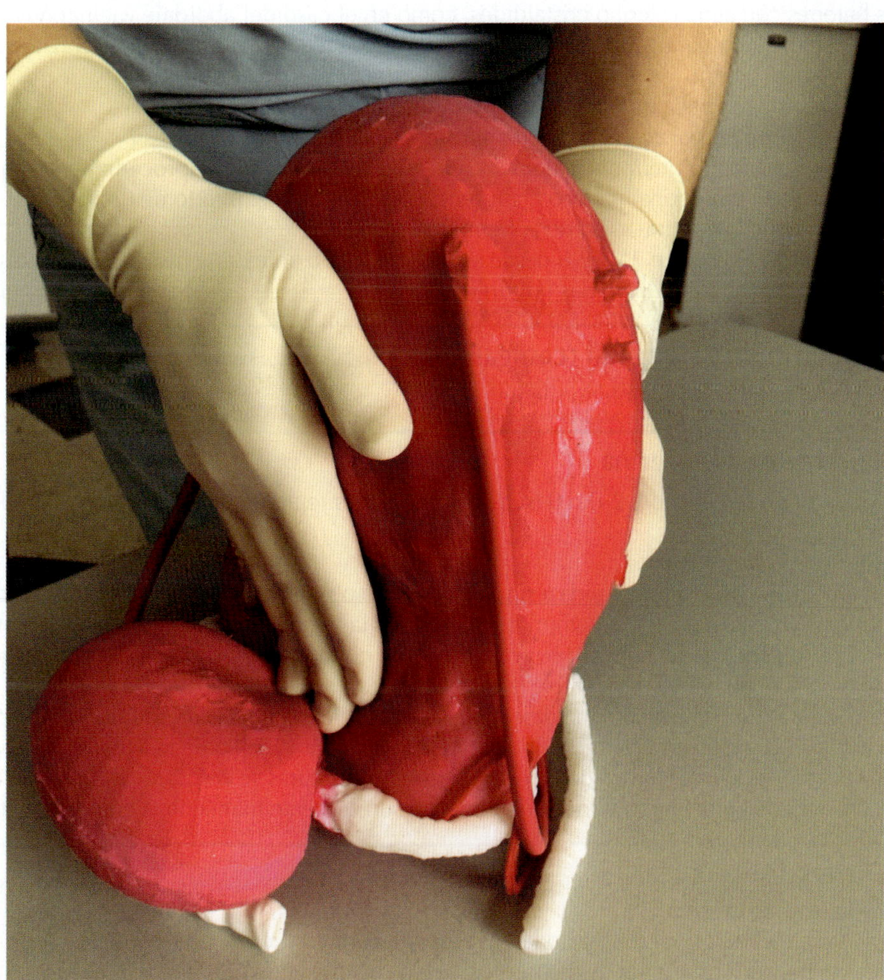

Figura técnica 5.1.2. Compresión bimanual del útero en la laparotomía para retardar la hemorragia.

- Conecte las jeringas al puerto para llenar el balón intrauterino e instile con cuidado el líquido. Como alternativa, un puerto de instilación rápida permite el uso de una bolsa de cristaloides intravenosos para instilar sin tener que desconectar y reconectar las jeringas. Cada balón contiene cantidades diferentes de líquido. La hemostasia suele lograrse con 200-250 mL de instilación; la mayoría de los fabricantes no recomiendan llenar un balón intrauterino más allá de 500 mL.
- Algunos balones están equipados con un balón vaginal que también puede llenarse para ayudar a que el primer balón no se expulse.
- Conecte el puerto de drenaje a la bolsa de recolección.
- Marque la altura del fondo uterino. Cualquier aumento de su altura tras el procedimiento puede indicar una hemorragia intrauterina, incluso en ausencia de derrame del puerto de drenaje.
- Vigile estrechamente la hemorragia en curso.
- Desinfle y retire el balón entre 2 y 12 h después de su colocación, o antes si la hemorragia no disminuye o no se detiene y se requieren medidas quirúrgicas.

Abordaje abdominal

- Prepare todo el equipo como para la colocación del balón por vía vaginal.
- Antes de cerrar la histerotomía, el extremo de la sonda con balón que contiene los puertos de llenado y de salida puede pasar suavemente a través del cuello uterino (si está ligeramente dilatado). Un asistente tendrá que colocar una mano en la vagina para tirar suavemente del tubo hacia abajo y sacarlo del introito.
- Coloque el balón y el tubo superior a través de la histerotomía y en la cavidad uterina, cerca del fondo pero no contra este.
- Ajuste la posición del balón.
- Repare la histerotomía, con cuidado de no incorporar el balón.
- Si el útero está exteriorizado en este momento, considere la posibilidad de volver a colocarlo dentro del abdomen antes de llenar el balón.
- Llene los balones con agua estéril o cristaloides, como en el caso del abordaje vaginal. Visualice el útero durante el llenado para garantizar una colocación adecuada y vigilar la hemorragia en curso. Compruebe el tono uterino.
- Coloque la bolsa de recolección con un flujómetro y vigile la hemorragia en curso.
- Lleve a cabo el cierre completo de la pared abdominal.
- Marque la altura del fondo uterino. Cualquier aumento de la altura tras el procedimiento puede indicar una hemorragia intrauterina, incluso en ausencia de derrame del puerto de drenaje.
- Vigile estrechamente la continuación de la hemorragia.
- Desinfle y retire el balón entre 2 y 12 h desde su colocación, o antes si la hemorragia no disminuye o no se detiene y se requieren medidas quirúrgicas.

Taponamiento uterino y vaginal (con gasas)

- Se realiza como se ha descrito anteriormente.

Suturas de compresión uterina

- Use Vicryl® o Monocryl® calibre 2-0 o 0 (suturas absorbibles retardadas) en una aguja grande (CTX de preferencia).
- Eleve el útero.
- Realice una compresión manual y pida a un asistente que observe si la hemorragia vaginal disminuye significativamente cuando se comprime el útero. Si la hemorragia sigue siendo muy intensa y no mejora con la compresión manual, es poco probable que las suturas de compresión resuelvan la hemorragia, por lo que debe considerarse la histerectomía.
- Coloque las suturas de compresión que desee. Puede tratarse de una serie de suturas «cuadradas» de adelante hacia atrás, como en la técnica de Cho, de suturas de B-Lynch o de Hayman modificadas (abordaje vertical), o de una técnica de Pereira, en la que las suturas se colocan tanto vertical como horizontalmente alrededor del útero y se anudan mientras un asistente mantiene la compresión manual.

Ligadura arterial secuencial

Ligadura de la arteria uterina

- Se realiza durante el parto por cesárea o la laparotomía para controlar la hemorragia.
- El objetivo de la ligadura arterial es reparar los desgarros que se extienden a las arterias uterinas o reducir la presión de perfusión al útero. El cese completo del flujo sanguíneo al útero es

infrecuente, a menos que se realice una histerectomía, debido a la amplia red de senos colaterales que atraviesan el miometrio.

■ Identifique los uréteres y asegúrese de que la ligadura se realiza en las partes medial y superior de los uréteres para evitar lesiones o dobleces involuntarios.

■ Transilumine el ligamento ancho para identificar la colocación adecuada de la aguja.

■ Coloque una aguja grande con sutura absorbible retardada (como Vicryl® o Monocryl®) a través del miometrio a nivel del segmento inferior o del cuello uterino y por debajo de la histerotomía, si esta se ha realizado. Un asistente debe estar preparado para «atrapar» la aguja con un segundo conductor de agujas cuando el miometrio sea muy grueso. Pase la aguja en dirección opuesta a través de una porción avascular del ligamento ancho, justo lateral a la arteria uterina, y ate, ligando la arteria uterina.

■ La colocación de un separador maleable ancho para retraer el intestino del útero posterior puede ayudar a la visualización y proteger el intestino de lesiones inadvertidas.

■ Esto puede repetirse por encima y por debajo de la histerotomía, a lo largo del útero lateral y bilateralmente si es necesario.

Ligadura de la arteria uteroovárica

■ Si la hemorragia continúa, la arteria uteroovárica arqueada, justo por debajo del cuerno, puede ligarse bilateralmente de forma similar.

Ligadura de la arteria hipogástrica

■ Este procedimiento debe ser realizado por cirujanos con experiencia y conocimientos en el reconocimiento de la anatomía pélvica.

■ Abra el ligamento ancho y diseccione cuidadosamente los espacios paravesical y pararrectal para identificar el uréter y las arterias.

■ Retire con cuidado el uréter, el cual pasa por encima de la bifurcación de la arteria iliaca en las ramas externa e interna.

■ Coloque suavemente unas pinzas de ángulo recto bajo la rama anterior de la arteria iliaca (arteria hipogástrica) con cuidado de evitar las venas subyacentes.

■ A continuación, pase con cuidado una banda libre a la punta de las pinzas y sujétela, introduciéndola bajo la arteria, la cual se liga con cuidado.

■ Es necesario tener cuidado de no ligar la rama posterior de la arteria iliaca, la cual irriga las nalgas y la ingle.

Técnicas de ahorro hemático durante el parto por cesárea

■ Cuando no es necesario el parto urgente, algunas técnicas evitan la pérdida de sangre desde el momento de la incisión en la piel hasta el cierre de la histerotomía durante el parto por cesárea o la histerotomía para el parto antes de la histerectomía por cesárea.

■ Evite desgarrar las venas superficiales que trascurren justo por debajo de la capa subcuticular dentro del tejido subcutáneo ~5-6 cm desde la línea media bilateralmente. El uso de una presión excesiva hacia abajo con el bisturí puede llevar a un desgarro inadvertido de estos vasos.

■ Con una suave disección roma del tejido adiposo, estos vasos pueden estirarse lateralmente con suavidad sin necesidad de sección. Si se seccionan, sujételos con unas pinzas y selle con electrocauterio para la hemostasia o aplique presión.

■ Al disecar los músculos rectos de la vaina aponeurótica, hay que evitar cortar las fibras musculares, que tienden a sangrar. Intente encontrar el espacio potencial entre las fibras musculares y la fascia y diseccione en este plano, el cual mantiene la hemostasia.

■ Del mismo modo, al disecar la fascia del recto del abdomen, hay que evitar un barrido agresivo hacia los lados de la línea media, con el fin de evitar seccionar los vasos y los nervios perforantes. Estos se encuentran más cerca de la línea media a nivel del ombligo y más laterales a medida que discurren caudalmente. La separación de los músculos rectos en la línea media moverá estos vasos lateralmente con un suave estiramiento. De nuevo, si se seccionan, sujete los extremos del vaso con unas pinzas lisas y cauterice. La retracción de estos vasos perforantes puede ocasionar un hematoma suprafascial si no se sella.

■ Una vez realizada la histerotomía, sujete cualquier seno o arteriola sangrante grande con pinzas de anillos u otras pinzas similares para mantener la hemostasia. Aplique presión en el segmento inferior mientras espera los instrumentos de sutura. La presión también puede ser aplicada por un asistente utilizando una gasa montada mientras el cirujano avanza en la reparación de la histerotomía.

- En el capítulo 4.9 sobre la histerectomía por cesárea para el tratamiento de la placenta acreta, se explica una técnica de control hemostático con una engrapadora lineal.

Histerectomía

- Para más detalles, *véase* el capítulo 4.7 sobre la histerectomía periparto.

CONSEJOS Y ALERTAS

CONSEJO O ALERTA	DESCRIPCIÓN
El tratamiento rápido de la hemorragia es esencial.	El tiempo es sangre. El tiempo es vida. Los retrasos innecesarios conducen a una hemorragia continua que puede empeorar hasta convertirse en una coagulopatía intravascular diseminada. No reconocer ni explorar un amplio diagnóstico diferencial puede conducir a la muerte materna. Por ejemplo, si no se reconoce y repara un desgarro del cuello uterino que se extiende al segmento uterino inferior y se centra únicamente en el tratamiento de la atonía uterina, no se aborda el origen real de la hemorragia.
Componentes clave que intervienen en el tratamiento de la hemorragia.	1. Vigilar con atención cualquier signo o síntoma de hemorragia. 2. Identificar y detener la fuente de la hemorragia. 3. Transfundir sangre y hemoderivados de forma equilibrada y vigilar los efectos secundarios de la transfusión. 4. Mantener a la paciente caliente y bien perfundida. 5. Prevenir (mejor) y tratar la coagulopatía intravascular diseminada.
Consideraciones sobre los estudios de imagen.	1. Tiempo para obtener resultados frente a estabilidad clínica de la paciente. 2. Precisión diagnóstica de la modalidad de imagen. 3. Disponibilidad de recursos y experiencia locales. 4. Hallazgos confusos, como ascitis u orina, que pueden simular una hemorragia intraperitoneal en las imágenes.

CUIDADOS POSTOPERATORIOS

- Es esencial una estrecha vigilancia para detectar cualquier signo de deterioro clínico o hemorragia continua (visible u oculta).
- Coloque una sonda vesical permanente para permitir un control estricto de la diuresis. Una diuresis baja, especialmente en el contexto de hipotensión o taquicardia, anuncia una disminución de la perfusión renal y un choque hemorrágico o una hemorragia en curso. Esto es especialmente necesario si se usa taponamiento o empaquetamiento intrauterino, pélvico o vaginal como complemento, ya que el empaquetamiento puede obstruir la uretra y ocasionar retención urinaria.
- Vigile y trate los signos y síntomas de las complicaciones relacionadas con la transfusión, incluyendo, pero sin limitarse a ello, la lesión pulmonar aguda relacionada con la transfusión, la sobrecarga cardiopulmonar relacionada con la transfusión, las alteraciones electrolíticas (especialmente la hiperpotasemia y la hipocalcemia) o la hemólisis.

RESULTADOS

- Las mujeres que no requieren una histerectomía pero que han tenido una HPP previa tienen un riesgo del 15-18% de sufrir una HPP en futuros embarazos (7,8).
- Algunas mujeres manifiestan síntomas de estrés postraumático, ansiedad y depresión tras la HPP.

COMPLICACIONES

- Las pacientes que requieren tratamiento para la HPP tienen un mayor riesgo de infección (debido a la manipulación o la exposición quirúrgica), episodios tromboembólicos (debido al tiempo quirúrgico o la transfusión) y hemorragia retardada.

- La histerectomía produce esterilidad permanente.
- Siempre que los ovarios se dejen *in situ*, debería haber un impacto mínimo en la función hormonal. Si se realiza una salpingooforectomía bilateral, se debe considerar el tratamiento de reposición hormonal para prevenir los síntomas de la menopausia.

REFERENCIAS CLAVE

1. Marvrides E, Allard S, Chandraharan E, et al.; Thomson AJ on behalf of the Royal College of Obstetricians and Gynaecologists. Prevention and management of postpartum haemorrhage (Green-top Guideline No. 52). *BJOG*. 2017;124(5):e106–e149.
2. Word Health Organization, ed. *WHO Guidelines for the Prevention and Treatment of Postpartum Hemorrhage*. WHO Press; 2012:21.
3. Committee on Practice Bulletins-Obstetrics. Practice Bulletin No. 183: postpartum hemorrhage. *Obstet Gynecol*. 2017;130(4):e168–e186.
4. Say L, Chou D, Gemmill A, et al. Global causes of maternal death: a WHO systematic analysis. *Lancet Glob Health*. 2014;2(6):e323–e333.
5. Council on Patient Safety in Women's Health Care. Patient safety bundles: obstetrical hemorrhage. 2016. Updated August 25, 2016. https://safehealthcareforeverywoman.org/patient-safety-bundles/
6. Suarez S, Conde-Agudelo A, Borovac-Pinheiro A, et al. Uterine balloon tamponade for the treatment of postpartum hemorrhage: a systematic review and meta-analysis. *Am J Obstet Gynecol*. 2020;222(4):293.e1–293.e52.
7. Ruiter L, Kazemier BM, Mol BWJ, Pajkrt E. Incidence and recurrence rate of postpartum hemorrhage and manual removal of the placenta: a longitudinal linked national cohort study in The Netherlands. *Eur J Obstet Gynecol Reprod Biol*. 2019;238:114–119.
8. Oberg AS, Hernandez-Diaz S, Palmsten K, Almqvist C, Bateman BT. Patterns of recurrence of postpartum hemorrhage in a large population-based cohort. *Am J Obstet Gynecol*. 2014;210(3):229.e1–229.e8.

Desgarros y hematomas de los tramos inferiores del aparato genital

Steven L. Clark

PRINCIPIOS GENERALES

Definición

- Desgarros (a menudo tras un parto vaginal) que pueden afectar el cuello uterino, las paredes laterales de la vagina o el perineo.

Exploración física

- Los desgarros vaginales suelen diagnosticarse durante la exploración exhaustiva de los tramos inferiores del aparato genital, la cual debe realizarse después de cada parto vaginal. En más de la mitad de los casos, el cuello uterino sufre desgarros durante el parto vaginal; por fortuna, la mayoría de estos desgarros son poco profundos y no ocasionan una hemorragia importante. Dado que los desgarros del cuello uterino de hasta 2 cm de longitud son tan frecuentes, la enseñanza estándar es que los desgarros cervicales que no sangran no requieren reparación. Sin embargo, los desgarros del cuello uterino pueden sangrar profusamente y, si no se reconocen y reparan, pueden causar una grave morbilidad materna. Después de cualquier parto vaginal, debe inspeccionarse visualmente toda la circunferencia del cuello uterino, con la ayuda de separadores y pinzas de anillo si es necesario.
- Los hematomas suelen visualizarse en la exploración perineal o vaginal en la primera o segunda hora del parto.

Diagnósticos diferenciales

- Desgarro
- Hematoma

Tratamiento no quirúrgico

- Si los desgarros no sangran, no suelen requerir reparación quirúrgica. Los pequeños hematomas que causan un dolor mínimo también pueden observarse y tratarse sin intervención quirúrgica si no se expanden.

IMÁGENES Y OTROS MÉTODOS DE DIAGNÓSTICO

- Por lo general, no se requiere la toma de imágenes. En el caso de desgarros vaginales o del cuello uterino altos que pueden extenderse por el abdomen, la ecografía o la tomografía computarizada pueden ser útiles.

PLANIFICACIÓN PREOPERATORIA

- La mayoría de los desgarros se reparan en el momento del diagnóstico. Por lo general, se puede obtener una exposición suficiente en la sala de partos sin necesidad de apoyo anestésico adicional. Esto resulta mucho más fácil gracias al uso habitual de la anestesia epidural para el parto. Sin embargo, el médico nunca debe dudar en solicitar a un asistente que realice una exposición adicional con separadores o que lleve a la paciente al quirófano si la exposición en la sala de partos es difícil, o si es necesaria una reparación extensa.
- En muchos de los casos, las pacientes con hematomas que requieren vaciamiento deberán ser trasladadas al quirófano, con empleo de anestesia de conducción o general.

TRATAMIENTO QUIRÚRGICO

Posición de la paciente

- Estribos obstétricos

Procedimientos y técnicas

Desgarros del cuello uterino

- Los desgarros sangrantes del cuello uterino deben repararse con una sutura absorbible corrida y anclada 2-0 o 3-0 (fig. técnica 5.2.1).
- Las claves para el éxito de la reparación incluyen una visualización adecuada y el anclaje de la sutura inicial más allá de la extensión cefálica del desgarro.

Desgarros de la pared vaginal

- Los desgarros de la pared vaginal se observan lateralmente con mayor frecuencia. Aunque la reparación es sencilla, esto no siempre es así y, como en el caso de los desgarros del cuello uterino, puede requerir asistencia y potencialmente una reparación en el quirófano con anestesia adicional.
- Las reparaciones que sangran pero que no se extienden a la fosa isquiorrectal suelen cerrarse con una técnica similar a la empleada para la parte vaginal de una episiotomía con una sutura absorbible calibre 2-0 o 3-0 que se coloca inicialmente más allá de la extensión más cefálica de la incisión.
- Los desgarros más profundos suelen reconocerse cuando se identifica tejido adiposo amarillo dentro del desgarro. En estos casos, hay que tener cuidado de descartar o identificar y reparar los vasos profundos importantes antes de llevar a cabo la reparación de los tejidos superficiales.
  - Si no se da este paso, puede producirse un hematoma que se expanda y requiera una nueva exploración y reparación.

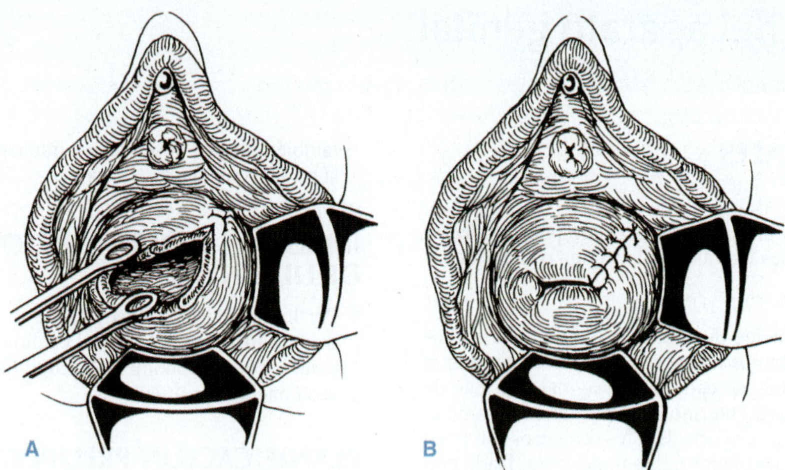

Figura técnica 5.2.1. Reparación de un desgarro del cuello uterino. Primero se identifica el vértice del desgarro, luego se coloca una sutura por encima de este (**A**) y finalmente se cierra el desgarro (**B**) (reimpresa de Beckmann CRB, Frank W, Smith RP, Barzansky BM, Herbert WNP, Laube DW. *Obstetrics and Gynecology*. 5.ª ed. Lippincott Williams & Wilkins; 2006).

- En los desgarros más profundos de la pared vaginal posterior, hay que tener cuidado de evitar la incorporación de la mucosa rectal en la línea de sutura para evitar el desarrollo de una fístula rectovaginal; un dedo introducido en el recto ayuda a la colocación correcta de la sutura.
- En los desgarros más profundos de la pared anterior, el cierre puede dar lugar a la inclusión de la mucosa uretral o vesical en la línea de sutura, con el consiguiente desarrollo de fístulas uretrales o vesicovaginales. Un sonda de Foley puede ayudar al cirujano a identificar la uretra y evitar esas suturas mal colocadas.
- Los desgarros vaginales anteriores profundos y más altos son infrecuentes, pero pueden requerir una laparotomía para su cierre abierto. A menos que un desgarro esté directamente contiguo a una extensión en el espacio y los vasos retroperitoneales, dicho desgarro vaginal no causará una hemorragia retroperitoneal.

Desgarros perineales

- Son los tipos más frecuentes de desgarros tras un parto vaginal y pueden afectar la pared vaginal, el tejido perineal y, ocasionalmente, el esfínter rectal más profundo y la mucosa. Si dicho desgarro afecta solo la pared vaginal y el tejido perineal superficial, la reparación se realiza de forma similar a la descrita para la episiotomía media o mediolateral (*véase* cap. 4.1). A continuación se describe la técnica de reparación de los desgarros que afectan la mucosa rectal o el esfínter.
- Los desgarros que afectan la mucosa rectal se denominan *desgarros de cuarto grado*. Estos desgarros siempre afectan el esfínter rectal. Inicialmente, la mucosa se repara con una sutura absorbible corrida 3-0 no anclada (*véanse* figs. técnicas 4.1.2, 4.1.4, 4.1.5 y 4.1.7).
  - Es práctica del autor irrigar copiosamente la herida y cambiar los guantes antes de la reparación del esfínter rectal, aunque la eficacia de este paso adicional para prevenir la infección y la rotura de la reparación no está probada.
  - Enseguida, se identifican los bordes fasciales del esfínter rectal desgarrado y se sujetan con pinzas de Allis. Se usan tres o cuatro puntos interrumpidos con sutura absorbible 2-0 para reaproximar los extremos desgarrados del esfínter rectal (*véanse* figs. técnicas 4.1.2, 4.1.4, 4.1.5 y 4.1.7).
  - Por último, el tejido perineal restante y la mucosa vaginal se reparan como en una episiotomía de la línea media (*véase* cap. 4.1). El autor no acostumbra administrar antibióticos postoperatorios para tales desgarros (1-6).

Desgarros del clítoris y de los labios

- Estos desgarros son difíciles de reparar sin que se produzcan distorsiones anatómicas. Si no sangran, hay que dejarlos sin reparar.
- Las pequeñas hemorragias venosas pueden controlarse a menudo con varios minutos de presión directa.
- Si la reparación es necesaria, se recomienda el uso de una sutura absorbible 3-0 o, para algunos desgarros del clítoris, 4-0.

Hematomas vaginales

- La mayoría de los hematomas vaginales importantes se manifiestan por primera vez en las primeras horas después del parto. Estos hematomas son el resultado de lesiones en la vasculatura más profunda de la pared vaginal, a menudo sin un desgarro franco de los tejidos vaginales superficiales.
- Lo más habitual es que el médico sea alertado de la posibilidad de un hematoma vaginal por un informe de la paciente sobre el aumento del dolor vaginal o rectal en el periodo de posparto inmediato. La inspección de los tramos inferiores del aparato genital revela entonces un hematoma lateral (fig. técnica 5.2.2).
- Si no se expanden y no se asocian con un dolor importante, estos hematomas pueden ser simplemente vigilados. No obstante, la mayoría de los hematomas que cumplen estos criterios pasan desapercibidos en primer lugar; cuando una paciente es sintomática, los hematomas vaginales por lo general deben ser tratados quirúrgicamente.
  - Se lleva a la paciente al quirófano y se establece una anestesia adecuada.
  - A continuación, se realiza una incisión en el hematoma y se evacua el coágulo.
  - Después, se busca uno o varios vasos que sangren activamente y se ligan con un punto simple o en forma de «8» de sutura absorbible 2-0. Sin embargo, en la práctica, este tipo de vasos a menudo no se identifican. En cambio, es más frecuente el sangrado generalizado del lecho abierto de la incisión.
  - La herida abierta no debe taponarse. En lugar de ello, la incisión se cierra como se ha descrito anteriormente para los desgarros de la pared vaginal lateral, y la vagina se cierra herméticamente con una gasa gruesa.
    - A menudo, también se coloca una sonda urinaria permanente. El empaquetamiento se retira después de unas 12 h.
  - La pérdida de sangre puede ser importante y las concentraciones de hemoglobina de la madre deben seguirse de cerca.

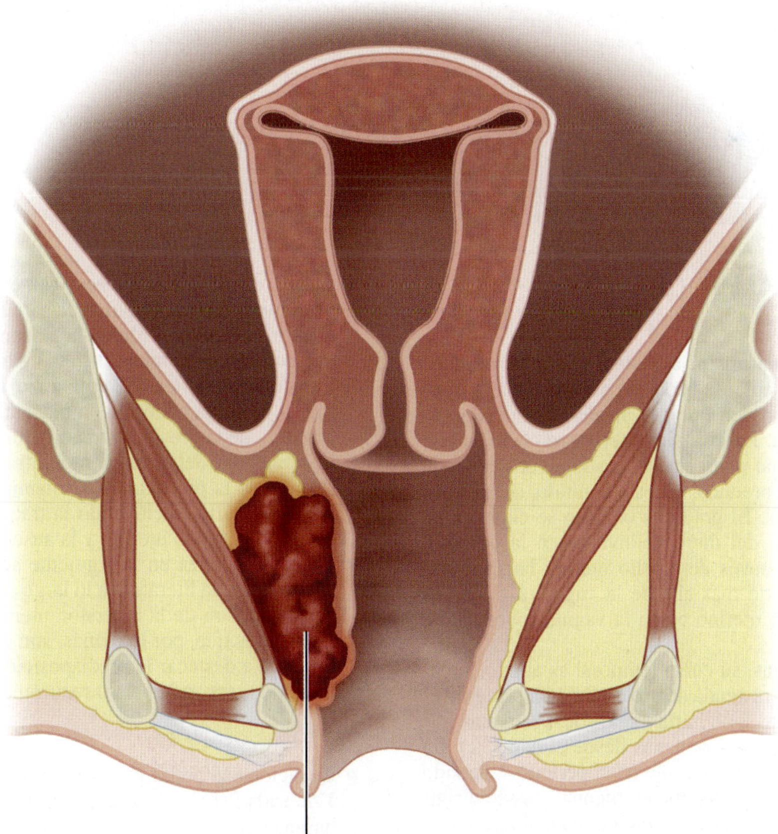

Figura técnica 5.2.2. Hematoma de la pared lateral. Se abre el hematoma y se evacúa el coágulo; si se identifican zonas de hemorragia, se suturan y se cierra la pared vaginal. A continuación, se empaqueta la vagina con gasas.

CONSEJOS Y ALERTAS

CONSEJO O ALERTA	DESCRIPCIÓN
✖ Visualización inadecuada.	Este es el origen de la mayoría de los errores, ya que pueden pasarse por alto desgarros importantes.
✖ Reparación inadecuada.	Por lo general, se debe a que no se identifica el vértice del desgarro o no se comienza la línea de sutura por encima del vértice.
○ Empaquete la vagina, no el hematoma.	Se abren los hematomas y se identifican los puntos de hemorragia (si los hay). La incisión vaginal se cierra tras la evacuación del hematoma, y la vagina se empaqueta con gasas.

CUIDADOS POSTOPERATORIOS

- Los desgarros reparados con éxito no necesitan cuidados postoperatorios especiales. En el caso de los hematomas, el empaquetamiento (taponamiento) vaginal suele retirarse en 12 h.

RESULTADOS

- Con frecuencia, los resultados son excelentes con una reparación adecuada.

COMPLICACIONES

- Debido a la mayor vascularidad asociada con el embarazo, la infección es poco frecuente, pero puede verse ocasionalmente en desgarros de cuarto grado reparados. Otras complicaciones son por lo general el resultado de una identificación y reparación tardía de los desgarros.

REFERENCIAS CLAVE

1. Farrel SA, Flowerdew G, Gilmour D, et al. Overlapping compared with end-to-end repair of complete third-degree or fourth-degree obstetric tears: three-year follow-up of a randomized controlled trial. *Obstet Gynecol.* 2012;120(4):803–808.
2. Fernando RJ, Sultan AH, Kettle C, et al. Methods of repair for obstetric anal sphincter injury. *Cochrane Database Syst Rev.* 2013;12:CD002866.
3. Grant A, Gordon B, Mackrodat C, et al. The Ipswich childbirth study: one year follow up of alternative methods used in perineal repair. *BJOG.* 2001;108(1):34–40.
4. Kettle C, Dowswell T, Ismail KM. Continuous and interrupted suturing techniques for repair of episiotomy or second degree tears. *Cochrane Database Syst Rev.* 2012;11:CD000947.
5. Kindberg S, Stehouwer M, Hvidman L, et al. Postpartum perineal repair performed by midwives: a randomised trial comparing two suture techniques leaving the skin unsutured. *BJOG.* 2008;115(4):472–479.
6. Valenzuela P, Saiz Puente MS, Valero JL, et al. Continuous versus interrupted sutures for repair of episiotomy or second-degree perineal tears: a randomised controlled trial. *BJKOG.* 2009;116(3):436–441.

Capítulo 5.3	**Inversión uterina**

Lauren A. Gimbel y Torri D. Metz

PRINCIPIOS GENERALES

Definición

- La *inversión uterina* es una urgencia obstétrica que se produce cuando el fondo del útero colapsa hacia la cavidad. Su alta morbilidad y baja incidencia hacen que sea un diagnóstico importante de reconocer y tratar. La inversión uterina se clasifica con base en si es puerperal o no puerperal, el grado de colapso y el periodo durante el que se produce. En este capítulo, se abordan las inversiones puerperales. El grado de colapso se clasifica en cuatro etapas: 1) el fondo del útero se invierte en la cavidad; 2) el fondo se invierte a través del cuello uterino hacia la vagina; 3) el fondo se invierte más allá de la vagina a través de la vulva; 4) tanto el fondo uterino como la vagina sobresalen a través de la vulva.
- Al igual que otras urgencias, su curso temporal es agudo, subagudo y crónico. Se considera aguda dentro de las 24 h posteriores al parto, subaguda desde las 24 h hasta menos de 4 semanas tras el parto y crónica tras más de 4 semanas desde el parto (1). La contracción cervical suele estar presente en el periodo subagudo o crónico y dificulta el reposicionamiento manual; puede dirigir el abordaje quirúrgico si el reposicionamiento manual falla.

Etiología

- La etiología de la inversión uterina es desconocida. Las teorías pueden resumirse en problemas predisponentes, contribuciones del embarazo y tratamiento intraparto.
- Entre los problemas predisponentes se encuentran las anomalías congénitas o la debilidad de la pared uterina (1-3), la debilidad en el sitio de implantación de la placenta, la alteración de la capacidad contráctil del miometrio (4) y los tumores (1).
- Las contribuciones del embarazo incluyen la placenta fúndica (5), la placenta adherida, la placenta acreta, el cordón corto y el aumento de la presión intraabdominal (1,4).
- Los factores del tratamiento intraparto incluyen la extracción manual de la placenta o el tratamiento inadecuado de la tercera etapa del parto (incluyendo la tracción incorrecta del cordón, la presión del fondo uterino y la ausencia de uterotónicos) (1,4).
- Como se analiza en la siguiente sección, estas teorías han sido debatidas en la literatura a lo largo del tiempo. Ante la falta de una etiología clara de la inversión uterina y su aparición espontánea en mujeres que, por lo demás, son de bajo riesgo, muchos se han limitado a destacar la predisposición genética a la inversión uterina (1-3), apoyada por su recurrencia en futuros embarazos (3).

Factores de riesgo

- La incidencia de las inversiones uterinas puerperales oscila entre 1 de cada 2 000 y 1 de cada 20 000 (6-10). Los datos actuales se basan en informes de casos, series de casos, un estudio de casos y controles y dos estudios de cohortes a nivel nacional. Ambos estudios de cohortes de ámbito nacional se realizaron en los últimos 10 años (7,9).
- En uno de estos estudios, realizado por Coad y cols. (7), se encontró una incidencia de inversión uterina de 2.9 por cada 10 000 partos,

con datos de la Nationwide Inpatient Sample de los Estados Unidos de 2004-2013. Los autores hallaron una mayor tasa de placentación anómala en las mujeres con inversión uterina (6.3% frente a 0.5%, cociente de posibilidades ajustado [aOR, *adjusted odds ratio*] de 13.6; intervalo de confianza [IC] del 95%: 11.5-16.1), parto prolongado (aOR 1.58; IC 95%: 1.12-2.25) y preeclampsia grave (aOR 2.43; IC 95%: 1.98-2.98) (7). No se pudieron evaluar el efecto de la ubicación de la placenta, el aumento del trabajo de parto, el parto precipitado, las anomalías uterinas, la paridad o el grado de inversión, ya que estas variables no estaban disponibles en la base de datos.

■ Estos autores encontraron que la inversión uterina es más frecuente en primíparas (2,4,11); algunos especulan que la atonía después de un parto más prolongado es una posible causa de inversión uterina. Sin embargo, esto se refutó posteriormente, y se cree que la mayor proporción de casos entre las nulíparas se debe a la mayor representación de estas mujeres en las poblaciones del estudio (6). En un estudio de casos y controles no se encontró ninguna asociación entre la inversión uterina y la paridad (6).

■ La atención deficiente de la tercera etapa del parto (p. ej., la tracción excesiva sobre el cordón umbilical) se identifica a menudo como un factor de riesgo de inversión, con mayor fuerza en las publicaciones anteriores; aunque es difícil de estudiar, no hay pruebas claras de que esto conduzca a un mayor riesgo de inversión. Das informa que de los casos de puerperio agudo (217 casos), el 40% fueron de origen espontáneo; el 21%, por tracción del cordón umbilical; y el 19%, por un método inadecuado de extracción de la placenta (4). Aunque es difícil cuantificar el tratamiento inadecuado de la tercera etapa del parto, en una revisión retrospectiva realizada por Baskett (8) de 40 casos durante un periodo de 24 años se dividieron los casos en aquellos que se produjeron antes de los cambios en la práctica para el tratamiento activo de la tercera etapa del parto y los que se produjeron después (los cambios en esta práctica se produjeron a finales de la década de 1980) y se encontró que había una disminución de 4.4 veces en el número de inversiones después de los partos vaginales (8). Baskett también observó que la extracción manual de la placenta (que se produjo en el 11.1% de sus casos de inversión puerperal aguda tras el parto vaginal) se asoció con la inversión uterina, aunque reconoce que se necesitaría un grupo de control para investigar adecuadamente esta asociación (8). La necesidad de una tracción excesiva del cordón umbilical o de la extracción manual de la placenta puede indicar simplemente que esta se encuentra anómalamente adherida, lo que supone un mayor riesgo de inversión si se aplica la tracción. En caso de que la placenta no se desprenda con facilidad, los autores recomiendan considerar esta posibilidad. No obstante, el tratamiento activo sigue siendo adecuado para prevenir otras complicaciones, incluida la hemorragia posparto.

■ La inversión no puerperal es aún menos frecuente que la puerperal. La mayoría de las inversiones no puerperales son miomas benignos, con una minoría de tumores malignos, con mayor frecuencia un leiomiosarcoma, y por lo general ocurren en mujeres mayores (12). Aunque este capítulo no profundiza en la inversión no puerperal, es importante conocer su existencia, ya que algunas de las técnicas quirúrgicas que se analizan fueron documentadas en casos no puerperales. Al igual que en los casos puerperales subagudos y crónicos, la contracción del cuello uterino de los casos no puerperales limita el tratamiento no quirúrgico.

Exploración física

■ La inversión uterina debe considerarse siempre en el diagnóstico diferencial cuando se valora a una paciente con hemorragia posparto, choque hipovolémico o dolor abdominal. En la revisión de Das de 391 casos ($n = 297$ puerperales), la hemorragia o el choque estuvieron presentes en todos los casos menos en cuatro (4). En la revisión de Johnson de nueve casos, todos menos uno tenían hemorragia y choque (13). En la revisión de una cohorte retrospectiva de Watson con 18 casos de inversión, la hemorragia se produjo en el 94% de los casos y el choque en el 39% (6). En los 18 casos, la placenta se separó de la pared uterina antes del reposicionamiento. No es sorprendente que la pérdida de sangre se correlacione con la duración de la inversión y el choque. También

se cree que la tracción del peritoneo, los anexos y los plexos nerviosos en el ligamento ancho contribuyen al choque (2,4).

■ En la exploración física, el fondo uterino no será palpable por vía abdominal y habrá una tumoración vaginal palpable o visible. Si la inversión uterina se produce en la tercera fase del parto durante un parto vaginal o por cesárea, la placenta suele permanecer adherida al útero invertido. Una presentación aguda es más fácil de identificar que una inversión subaguda o crónica. El médico también puede sentir un anillo cervical contraído que rodea la tumoración vaginal, notar que la tumoración vaginal es friable y sangra, sentir una hendidura en forma de copa en lugar de un fondo palpable o no sentir el útero en su posición anatómica en una exploración rectal. Para los casos menos obvios de inversiones subagudas, crónicas o de primer grado, las imágenes (que se comentan más adelante) pueden ayudar al diagnóstico. Sin embargo, en la mayoría de los casos, se debe confiar en los signos y síntomas clínicos para el diagnóstico en el contexto de la hemorragia, el choque o el dolor abdominal combinados con los hallazgos de la exploración física mencionados anteriormente.

Diagnósticos diferenciales

■ Al igual que en el caso de la hemorragia posparto, el diagnóstico diferencial en el periodo agudo incluye la atonía uterina, la retención de la placenta, los desgarros, la coagulopatía u otra tumoración vaginal o uterina.

■ En el periodo subagudo o crónico, el diagnóstico diferencial incluye la placenta retenida, el mioma uterino, los pólipos endometriales o del cuello uterino, el hematoma vaginal, el quiste vaginal o una tumoración sólida.

Tratamiento no quirúrgico

■ El tratamiento inicial se centra en mantener la estabilidad hemodinámica. El médico debe alertar con rapidez al equipo sobre la inversión uterina y conseguir personal adicional y apoyo de anestesiología. Obtenga una segunda vía intravenosa de gran calibre (14 o 16), asegúrese de que se hayan realizado pruebas de tipo y cribado y solicite pruebas de tipo y cruzadas para los hemoderivados si la hemorragia es profusa. Administre de inmediato un bolo de líquido de 1 L en caso de choque, con bolos adicionales según la necesidad mientras se espera la reposición de hemoderivados.

■ Después de la evaluación para confirmar el diagnóstico, o si se reconoce de forma aguda durante la tercera etapa, el paso más crítico es reposicionar con rapidez el útero. Para facilitar el reposicionamiento, suspenda los uterotónicos, explique los hallazgos a la paciente y asegúrese de contar con un anestesista para el control del dolor y la posible administración de relajantes uterinos.

■ Aunque puede haber controversia sobre el reposicionamiento del útero en comparación con realizar primero la extirpación de la placenta y luego el reposicionamiento (1,4) en el periodo agudo, se recomienda primero un intento inmediato de reposicionamiento. Si el reposicionamiento manual fracasa debido al tamaño de la placenta, se puede considerar la posibilidad de extirparla antes de seguir intentando. Sin embargo, esto debe hacerse con precaución, ya que la placenta adherida puede impedir la hemorragia del lecho placentario. Nunca se insistirá lo suficiente en el intento inmediato de reposicionamiento uterino, ya que es fundamental para reducir la hemorragia y prevenir el choque (6,11). Tras el reposicionamiento uterino y la administración de uterotónicos, la atención puede dirigirse a la exploración de la cavidad uterina para extraer la placenta en un entorno controlado.

■ En 1949, Johnson describió un método específico para el reposicionamiento manual en nueve casos de reposicionamiento exitoso. Su método descrito se basa en el concepto de que el reposicionamiento depende de los ligamentos uterinos y es necesario volver a colocar primero lo que se ha invertido más recientemente. Describe su método de la siguiente manera: coloque la mano en la vagina con el fondo en la palma y las yemas de los dedos en la unión uterocervical, aplique presión con los dedos para ensanchar primero el anillo cervical, luego empuje hacia arriba para levantar el útero por encima del nivel del ombligo para devolver los ligamentos a su posición anatómica; levantar el útero fuera de la pelvis permite que la acción pasiva de los ligamentos anchos ayude a la corrección haciendo que el fondo regrese al último a la cavidad abdominal (fig. 5.3.1). Johnson describe la sensación de que el fondo uterino se aleja de la palma de la mano del médico. Tras el retorno del útero a la cavidad abdominal, mantenga esta posición 3-5 min con toda la mano y la mayor parte del antebrazo en la vagina para asegurar una tensión suficiente del ligamento para la corrección (13). En su serie, Johnson usó anestesia general en todos los casos, con una reversión exitosa en todos ellos y dos embarazos posteriores.

- En 1948, Henderson y Alles describieron el uso de pinzas de anillos en el anillo cervical para la contratracción durante el reposicionamiento manual del fondo uterino (2). En su revisión retrospectiva de 24 casos, se produjeron seis muertes que, según ellos, estaban relacionadas con un retraso en el diagnóstico y la reposición de líquidos insuficiente (2). Aunque no informan en cuántos de sus casos intentaron el reposicionamiento manual primero (pinzas de anillos), mencionan que en todos los casos se recolocó con éxito el útero sin tratamiento quirúrgico adicional (2).
- O'Sullivan describió en 1945 dos casos en los que se utilizó la presión hidráulica para reposicionar el útero. En su publicación, empleó un preparado para duchas vaginales sostenido 60-90 cm por encima de la vagina, muy probablemente para aumentar la presión del preparado mientras bloqueaba la salida vaginal con el antebrazo y las manos; esto distendió la vagina y empujó el útero a su posición correcta (fig. 5.3.2) (14). Este método fue usado con éxito en un informe de caso publicado por Ward en 1998 con solución fisiológica para la hidrosuflación (15).
- Puede requerirse la relajación uterina para reposicionar el útero. La nitroglicerina (un relajante del músculo liso) puede ser necesaria para llevar a cabo el reposicionamiento uterino. El anestesista puede administrar unos 100 µg sin causar hipotensión (16). El anestesista debe proporcionar una reposición de líquidos continua para mantener la estabilidad hemodinámica.
- Tras el reposicionamiento del útero, realice una exploración manual para descartar una rotura uterina predisponente o iatrógena y extraiga la placenta si no se ha extraído ya. Se debe colocar una sonda de Foley en la vejiga para evitar la retención de orina. También deben administrarse uterotónicos para ayudar a garantizar una contracción uterina adecuada.

- Si los métodos no quirúrgicos anteriores fallan, es probable que la contracción del cuello uterino sea el factor limitante y sea necesario un abordaje quirúrgico.

IMÁGENES Y OTROS MÉTODOS DE DIAGNÓSTICO

- El diagnóstico se basa en la exploración física y, por lo general, los estudios de imagen son innecesarios. No obstante, el diagnóstico por la imagen puede ser útil a veces para los casos menos evidentes de inversiones subagudas, crónicas o de primer grado. En estas situaciones, la ecografía y la resonancia magnética pueden ayudar al diagnóstico (15). Los autores recomiendan obtener imágenes solo para los casos subagudos muy inusuales. Las imágenes no debe emplearse para el diagnóstico sistemático, pues podrían dar lugar a retrasos significativos en la atención de una urgencia.

PLANIFICACIÓN PREOPERATORIA

- La importancia de tener un equipo multidisciplinario se ha destacado anteriormente, así como la naturaleza crítica de la reposición inmediata de líquidos y la disponibilidad de hemoderivados. Si los métodos no quirúrgicos de reposicionamiento del útero fallan, el médico debe analizar los pasos operativos previstos con la paciente y obtener su consentimiento.
- Proceda al quirófano consciente de que puede producirse un empeoramiento de la hemorragia o el choque, y que puede ser necesaria una histerectomía. El anestesista debe tener preparados analgésicos y relajantes uterinos. En publicaciones más antiguas, se recomendaba la anestesia general con halotano para la relajación uterina al mismo tiempo que la anestesia (1). Actualmente, se dispone de anestésicos inhalados alternativos para la anestesia general; los tocolíticos pueden ser eficaces antes de considerar la anestesia general (1,11). En concreto, la nitroglicerina, la terbutalina y el sulfato de magnesio son relajantes uterinos fácilmente disponibles en los pisos de obstetricia.
  - La nitroglicerina es un relajante del músculo liso y puede utilizarse en dosis bajas para la relajación uterina manteniendo la estabilidad hemodinámica.

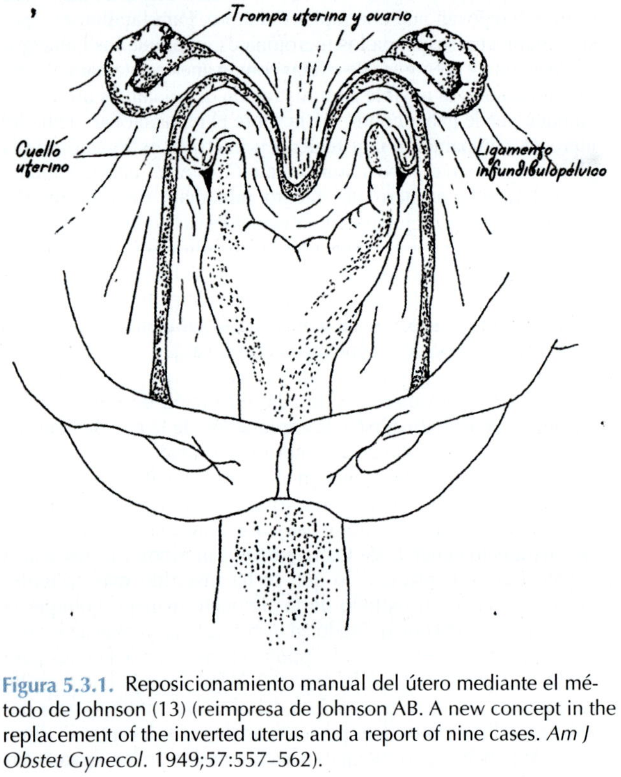

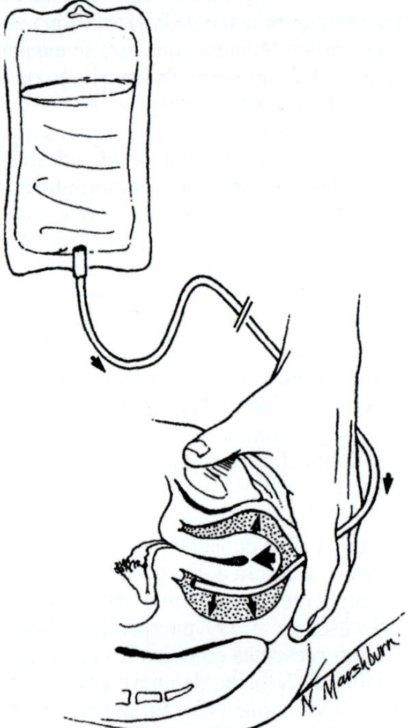

Figura 5.3.1. Reposicionamiento manual del útero mediante el método de Johnson (13) (reimpresa de Johnson AB. A new concept in the replacement of the inverted uterus and a report of nine cases. *Am J Obstet Gynecol.* 1949;57:557–562).

Figura 5.3.2. Reposicionamiento manual del útero mediante presión hidrostática (14,15) (reimpresa de Wendel PJ, Cox SM. Emergent obstetric management of uterine inversion. *Obstet Gynecol Clin North Am.* 1995;22:261–274).

- La terbutalina es un agonista del receptor β2 que relaja el músculo liso uterino. Sin embargo, también puede ocasionar vasodilatación que puede empeorar la hipotensión.
- El sulfato de magnesio en bolo de 2 g puede usarse para la relajación uterina sin el efecto secundario de la hipotensión (11). Si hay preocupación por la toxicidad del magnesio, el cloruro o el gluconato de calcio deben estar disponibles.

- Brar y cols. (11) publicaron una revisión retrospectiva de 56 pacientes en la que el 36% (20 de 56 pacientes) tuvieron éxito en el reposicionamiento manual sin ningún fármaco adicional, la terbutalina intravenosa se empleó con éxito en 16 de 18 casos intentados, el $MgSO_4$ intravenoso fue eficaz en 7 de 8 casos y la anestesia general tuvo éxito en 10 de 10 casos intentados (11). No hubo una diferencia estadísticamente significativa en la hemorragia o la necesidad de una transfusión en las pacientes que recibieron terbutalina, $MgSO_4$ o anestesia general en comparación con los que no la recibieron (11).
- No hay pruebas claras para recomendar a favor o en contra el uso profiláctico de antibióticos para el reposicionamiento uterino. Watson informó el uso de antibióticos en 16 de las 18 pacientes, sin una duración ni elección específica de los fármacos. Los cultivos uterinos fueron negativos y no hubo morbilidad febril en todos estos casos. En una revisión retrospectiva, no hubo diferencias estadísticamente significativas en la morbilidad febril en las pacientes que recibieron antibióticos en comparación con aquellas que no los recibieron (4 de 24 pacientes que recibieron antibióticos profilácticos desarrollaron morbilidad febril, y 6 de 32 pacientes que no recibieron antibióticos profilácticos desarrollaron morbilidad febril) (11). A pesar de la falta de diferencias estadísticamente significativas, dada la alta tasa de infección entre las mujeres que no recibieron antibióticos profilácticos, los autores recomiendan un tratamiento similar al de la extracción manual de la placenta. Para estos casos, la Organización Mundial de la Salud recomienda la administración profiláctica de antibióticos basándose en una opinión consensuada, que también parece razonable para los casos de inversión uterina.

TRATAMIENTO QUIRÚRGICO

- Si el reposicionamiento manual fracasa, está indicado un abordaje quirúrgico. Esto debe hacerse con rapidez si se acompaña de hemorragia o choque. Habitualmente, el reposicionamiento manual está limitado por la contracción del cuello uterino. Las intervenciones quirúrgicas se dividen en abordajes vaginal y abdominal. No hay datos para recomendar un abordaje sobre otro. Por el contrario, la toma de decisiones debe producirse de forma oportuna y basarse en la agudeza, el tiempo de evolución, la exploración física de la paciente y la comodidad del cirujano. Para los casos no agudos y hemodinámicamente estables, se puede considerar un abordaje de mínima invasión.
- Conservar el útero es de suma importancia en las pacientes con paridad insatisfecha. El abordaje quirúrgico debe estar parcialmente guiado por este deseo. Las recomendaciones de los autores reflejan la consideración del deseo de la paciente de tener hijos en el futuro, a la vez que son conscientes de las implicaciones que una inversión uterina puede tener en futuros embarazos. No obstante, si el útero no puede volver a su posición anatómica, o el reposicionamiento o la reparación del útero no puede hacerse de forma segura, debe realizarse una histerectomía para preservar la vida. La paciente debe ser consciente de esta posibilidad durante el proceso de consentimiento.

Posición de la paciente

- Recomendamos una posición de litotomía baja tanto para los abordajes vaginales como para los abdominales. Si no es posible establecer la posición de litotomía baja para un abordaje abdominal en el momento oportuno (p. ej., si no se dispone de estribos en la unidad tocoquirúrgica), se recomienda entonces proceder con la paciente en decúbito supino para facilitar un rápido reposicionamiento del útero. Incluso en decúbito supino, un asistente puede acceder a la vagina y el útero extruido colocando a la paciente en posición de rana manteniendo la esterilidad.

Abordaje

- Recomendamos proceder primero con los abordajes abdominales en los casos de puerperio agudo para conservar el útero para futuros embarazos. Al igual que las recomendaciones de otros autores en casos no puerperales, este abordaje permite la posibilidad de evitar una incisión uterina mediante el procedimiento de Huntington seguido del procedimiento de Haultain si no tiene éxito.
- Los abordajes vaginales, el procedimiento de Spinelli y el procedimiento de Kustner se diferencian por su ingreso en el fondo anterior y posterior, respectivamente. Si el cirujano no se siente cómodo realizando alguna de estas acciones, no se debe hacer un abordaje vaginal.
- El *Journal of Minimally Invasive Gynecology* ha publicado hasta la fecha unos pocos artículos que describen abordajes laparoscópicos y robóticos que evitan la histerectomía; estos se considerarían solo para los casos no agudos y hemodinámicamente estables.
- En última instancia, la elección del abordaje debe guiarse por la exposición, la visualización, el estado de la paciente y la experiencia del cirujano. A continuación, se detallan los procedimientos específicos. En la tabla 5.3.1 se ofrece un resumen por vías y técnicas.

Tabla 5.3.1 **Tratamiento quirúrgico de la inversión uterina por vía y técnica**[a]

Abordaje	Técnica quirúrgica	Autor	Año de publicación	Incisión uterina	Descripción básica
Abdominal	Procedimiento de Huntington	Huntington (5); Huntington, Irving y Kellog (17)	1921; 1928	No	• Use pinzas de Allis para revertir el útero
Abdominal	Procedimiento de Haultain	Haultain (18)	1901	Sí	• Hendidura posterior del útero • Extienda lentamente la hendidura hasta que la presión del fondo desde abajo supere la resistencia
Abdominal	Histerectomía sin incisión uterina	Tjalma, Naik, Monaghan y De Barros Lopes (19)	2003	No	• Si no se puede revertir el útero o no se quiere incidir este • Diseque los uréteres por vía retroperitoneal, diseque la vejiga del segmento uterino inferior, ligue las arterias uterinas, realice una colpotomía, asegure el resto de los ligamentos

(continúa)

Tabla 5.3.1 **Tratamiento quirúrgico de la inversión uterina por vía y técnica**[a] (*continuación*)

Abordaje	Técnica quirúrgica	Autor	Año de publicación	Incisión uterina	Descripción básica
Vaginal	De Spinelli	Spinelli	1899	Sí	• Ingrese a la cavidad peritoneal a través de la vagina en sentido anterior • Incida el cuello uterino anterior y el útero hasta poder revertir el útero
Vaginal	De Kustner	Kustner	Fecha de publicación original desconocida	Sí	• Ingrese a la cavidad peritoneal a través de la vagina posteriormente • Incida el cuello uterino posterior y el útero hasta poder revertir el útero
Mínimamente invasivo	Laparoscópico	Shepherd, Shenassa y Singh (21)	2010	No	• Visualice la inversión mientras revierte • Pinzas laparoscópicas atraumáticas en la cúpula de la inversión con tracción suave • Asistencia desde la vagina con el puño cerrado en el anillo cervical constreñido hasta que se afloje
Mínimamente invasivo	Laparoscópico	Sardeshpande, Sawant, Sardeshpande y Sabnis (22)	2009	Sí	• Incida el cuello uterino anterior y el útero verticalmente después de la disección de la vejiga • Asistencia vaginal para corregir la inversión
Mínimamente invasivo	Laparoscopia asistida por robot	Zechmeister y Levey (23)	2011	Sí	• Diseque la vejiga de la pared vaginal anterior y del cuello uterino • Incida el anillo cervical en sentido anterior, extienda hacia el fondo uterino según la necesidad hasta que la asistencia vaginal permita la reversión
Mínimamente invasivo	Histerectomía vaginal asistida por laparoscopia	Auber, Darwish, Lefebure, Ness y Roman (11)	2011	No	• Realice una histerectomía laparoscópica hasta la ligadura de las arterias uterinas • Transición a la histerectomía vaginal y uso del tejido uterino desvascularizado para delimitar el isquémico de la pared vaginal normal para la colpotomía
Mínimamente invasivo	Histerectomía laparoscópica total	Minas, Anagnostopoulos y Gul (24)	2015	No	• Realice una histerectomía laparoscópica que incluya una ureterólisis bilateral a nivel de las arterias uterinas • Ligue las arterias uterinas y use la palpación digital de un asistente en la vagina para delinear la colocación de la colpotomía

[a]Si se persigue el tratamiento quirúrgico, se recomienda proceder primero a los abordajes abdominales en los casos de puerperio agudo con el fin de conservar el útero para embarazos futuros. Proceder con el procedimiento de Huntington seguido del procedimiento de Haultain si el primero no tiene éxito permite la posibilidad de evitar una incisión uterina. Hay pocos informes de casos de abordaje de mínima invasión; solo se considera un abordaje mínimamente invasivo en los casos hemodinámicamente estables y no agudos. Consulte los textos para obtener información adicional sobre las recomendaciones de abordajes.

Procedimientos y técnicas

Procedimiento de Huntington (abordaje abdominal, útero intacto)

■ En el *Boston Medical and Surgical Journal* (5), Huntington describió por primera vez su procedimiento en 1921 en un caso de reposicionamiento abdominal de una inversión uterina puerperal en el que fallaron los abordajes no quirúrgicos. En 1928, junto con otros dos autores, describió otros cinco casos de reposicionamiento abdominal con éxito (17). Todos los casos se produjeron en las 36 h siguientes al parto, cuatro se definieron como inversiones completas y tres tenían un intento manual previo de reposicionamiento. Todos recibieron una transfusión de sangre en el momento de la operación. En los dos casos sin intento de reposicionamiento manual, una paciente ya había sido sometida a un legrado con perforación, ya que el médico original confundió la inversión con una retención de placenta, y la otra tuvo un episodio de síncope cuando el médico introdujo su mano en la vagina.

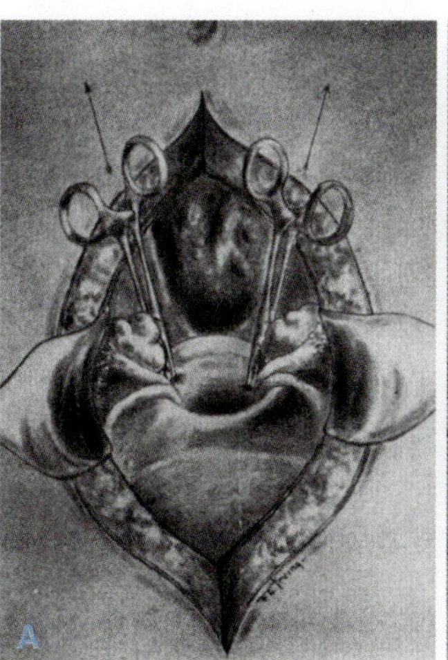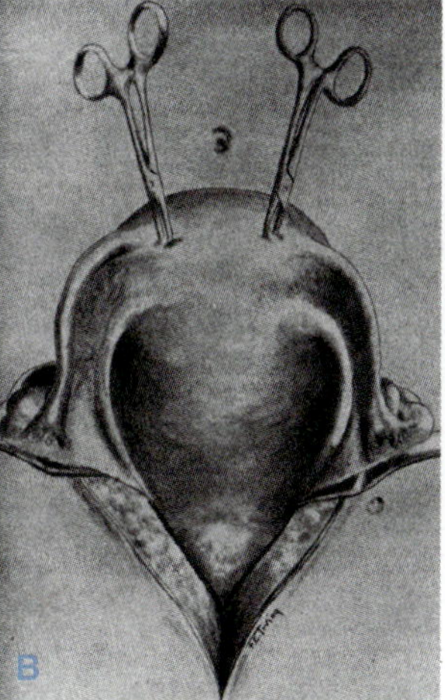

Figura técnica 5.3.1. A y B. Tratamiento quirúrgico de la inversión uterina mediante un abordaje abdominal denominado *método de Huntington* que deja el útero intacto (5,17) (reimpresa de Huntington JL, Irving FC, Kellog FS. Abdominal reposition in acute inversion of the puerperal uterus. *Am J Obstet Gynecol.* 1928;15:34-40).

- Procedimiento:
  - El ingreso al abdomen se describió originalmente a través de una incisión mediana baja; sin embargo, una incisión de Pfannenstiel también sería razonable con la ayuda de un separador abdominal o un separador Alexis-O® según sea necesario para la visualización.
  - Identifique el útero invertido, que puede aparecer como un cráter (5), y la anatomía pélvica circundante. La inspección inicial incluye la identificación de las trompas uterinas, los ligamentos anchos y los anexos, que a menudo también están invertidos en el defecto.
  - El cirujano y el asistente deben tener dos pinzas de Allis en sus manos. Coloque unas pinzas de Allis aproximadamente 2.5 cm más allá del anillo cervical contraído y sujete la cara lateral del útero invertido en cada lado (fig. técnica 5.3.1).
  - El cirujano y el ayudante deben entonces tirar hacia arriba al mismo tiempo para sacar del anillo contraído la parte del útero que se ha invertido más recientemente (*véase* fig. técnica 5.3.1).
  - Las segundas pinzas de Allis se colocan aproximadamente a la misma distancia de las primeras pinzas, se sujetan los lados laterales y se aplica tracción hacia arriba (*véase* fig. técnica 5.3.1).
  - Siga moviendo las pinzas Allis en sentido medial mientras aplica tracción ascendente conforme avanza hacia el fondo uterino hasta que el útero vuelva a su posición anatómica (*véase* fig. técnica 5.3.1).
  - Los uterotónicos pueden utilizarse para ayudar a la contracción tras el reposicionamiento.
  - El abdomen debe cerrarse de forma estándar.

Procedimiento de Haultain (abordaje abdominal, incisión uterina)

- En 1901, Haultain describió un caso de inversión uterina crónica a los 9 meses posparto que fracasó con el tratamiento conservador (18). La paciente fue trasladada a su centro médico, donde él inicialmente intentó un reposicionamiento manual, pero se encontró con una importante hemorragia y procedió a un abordaje abdominal. Al inspeccionar el útero, observó una hendidura posterior que medía 1.9 cm; intentó dilatar la hendidura, lo cual no funcionó. A continuación, optó por realizar una incisión en la parte posterior del útero hasta que encontró menos resistencia en la reversión y, finalmente, consiguió volver a colocar el útero en la cavidad abdominal con una incisión total de unos 2.5 cm de longitud. Este abordaje facilitó la tracción abdominal y vaginal, y permitió una mejor visualización para el cierre en caso de que continuara la hemorragia de la pared uterina.
- Desde la descripción del abordaje de Huntington, la mayoría de los autores recomiendan intentar el procedimiento de Haultain solo después de que el abordaje de Huntington fracase.
- Procedimiento:
  - Ingrese al abdomen y haga una inspección inicial de la anatomía como se describió anteriormente en el abordaje de Huntington.
  - Realice una incisión vertical de aproximadamente 1-2 cm de longitud por encima de la unión cervicovaginal a través de una parte del anillo cervical constreñido y del segmento uterino inferior posterior. La incisión posterior se realizó originalmente debido a una hendidura preexistente observada por Haultain; no obstante, una incisión posterior también evita la vejiga, que a menudo puede ser arrastrada hacia la inversión (1).

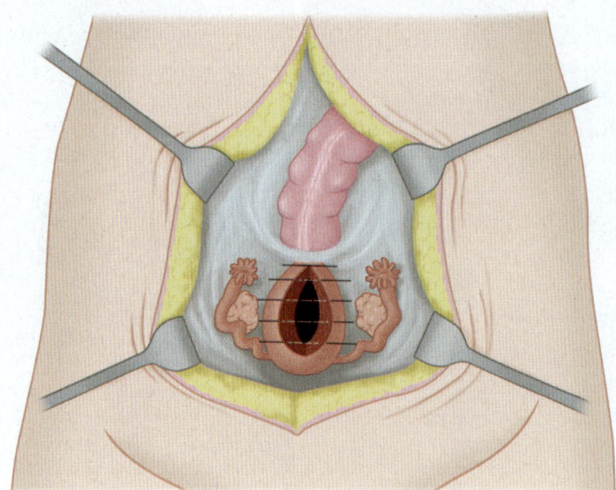

Figura técnica 5.3.2. Tratamiento quirúrgico de la inversión uterina mediante un abordaje abdominal con el método de Haultain, en el que se realiza una incisión posterior en el útero para permitir la reversión (18). Aunque en el dibujo se ve una incisión vertical en la línea media, debe considerarse la posibilidad de realizar una incisión de Pfannenstiel con una visualización adecuada y el uso de un separador.

- Extienda lentamente la incisión, con o sin la ayuda de la presión del fondo del útero desde abajo, hasta que la resistencia del útero invertido se supere y el útero vuelva a su posición anatómica. La incisión posterior puede ser finalmente de 3-6 cm de longitud (1,18) (**fig. técnica 5.3.2**).
- Repare la histerotomía de forma similar a la reparación de una incisión uterina clásica en tres capas.
- Brinde asesoramiento a la paciente sobre futuros embarazos y trátela de manera similar a una paciente con antecedentes de un parto por cesárea clásico.

Abordaje abdominal con histerectomía

- En 2003, Tjalma describió una inversión uterina no puerperal con inversión completa en una paciente posmenopáusica con un tumor uterino maligno (19). Aunque se recomiendan otros intentos de reposicionamiento a una posición anatómica normal antes de la histerectomía, se incluye esta técnica por considerarla como una intervención que salva vidas cuando es necesaria. Tjalma describe una disección retroperitoneal de uréteres bilaterales para evitar la lesión de las estructuras circundantes en una situación en la que la reversión a una posición anatómica normal no era posible. A nivel abdominal, los ligamentos redondos, las trompas uterinas, los ovarios, los uréteres y la vejiga se veían arrastrados hacia el anillo cervical constreñido. Las ventajas de su abordaje son principalmente su uso si la reversión no es posible, su capacidad para identificar estructuras y, en el caso de un tumor maligno, evitar una incisión en la pared uterina. A menos que esté increíblemente familiarizado con la anatomía de la cavidad retroperitoneal, el cirujano puede necesitar asistencia intraoperatoria adicional para realizar con seguridad el procedimiento descrito.
- Procedimiento:
  - Si todavía no está en el abdomen, ingrese a este a través de la línea media.
  - Identifique los uréteres y, mediante un abordaje retroperitoneal, sepárelos del peritoneo.
  - Diseque la vejiga de la vagina anterior y el cuello uterino.
  - Después de la ureterólisis retroperitoneal completa, ligue las arterias uterinas.
  - Ingrese a la pared vaginal anteriormente y continúe la incisión de la colpotomía circunferencialmente.
  - Asegure los ligamentos uterosacros y parametriales. Aunque el autor no describió el resto de la histerectomía, se recomienda la extirpación del útero, incluidas las trompas uterinas, en bloque, dejando los ovarios *in situ*.
  - Cierre el muñón vaginal seguido de la incisión abdominal de la forma habitual.

Abordaje vaginal con incisión uterina

- *Procedimiento de Spinelli (abordaje vaginal anterior, incisión uterina)*. Descritos originalmente en italiano en 1899, los procedimientos vaginales para el reposicionamiento uterino son abordajes quirúrgicos a los que se hace referencia con frecuencia en documentos más antiguos. Sin embargo, los abordajes vaginales para el tratamiento no puerperal han caído en desuso, ya que la visualización y la exposición son difíciles y la vagina puede estar llena de un tumor friable y a menudo sangrante (19).

- Procedimiento:
  - Diseque por delante la vejiga del cuello uterino y del segmento uterino inferior (1).
  - Ingrese al fondo de saco vesicouterino transversalmente a través de la pared vaginal anterior por encima del anillo cervical anterior y por debajo de la refracción vesical (1,3,5).
  - Se puede utilizar una ecografía vesical para ayudar a identificar la retracción de la vejiga si es necesario (3).
  - Al ingresar en la cavidad peritoneal, palpe la pared anterior del útero y los apéndices (3).
  - Haga una incisión en el cuello uterino anterior y las paredes uterinas.
  - Vuelva a colocar el útero en su posición anatómica empleando los dedos pulgar e índice para hacerlo rodar de vuelta a su sitio (3).
  - Es posible que sea necesario ampliar la incisión uterina hacia el fondo del útero hasta completar todo el reposicionamiento.
  - Después de reposicionar el útero, debe cerrar la histerotomía como lo haría para una cesárea clásica en tres capas, con la excepción de que la incisión se extiende a través del cuello uterino (1).
  - Asesore a la paciente sobre futuros embarazos y trátela de forma similar a una paciente con antecedentes de un parto por cesárea clásico.
- *Procedimiento de Kustner (abordaje vaginal posterior, incisión uterina)*. Se lleva a cabo de forma similar al abordaje de Spinelli, pero con disección posterior. Entre los abordajes vaginales, algunos autores favorecen el procedimiento de Kustner para permitir una mejor exposición quirúrgica y evitar la región de la vejiga mientras la anatomía está distorsionada por la inversión (20). Las limitaciones del abordaje vaginal se han señalado anteriormente.
  - Procedimiento:
    - Similar al procedimiento de Spinelli, excepto que se ingresa a la pared vaginal posterior.
    - El recto se aleja mientras se abre la pared vaginal posterior, se entra en el espacio de Douglas y se incide a través del cuello uterino posterior y la pared uterina.
    - A continuación, se reposiciona el útero, se repara la incisión y se realiza el asesoramiento de la misma manera que en el procedimiento de Spinelli.

Abordaje laparoscópico

- Los abordajes laparoscópicos solo deben intentarse en casos hemodinámicamente estables en el periodo no agudo. Solo hay unos pocos informes de casos de procedimientos laparoscópicos realizados para un útero invertido, pero se analizan a continuación para emplearlos como referencia. Los tres que se publican en el *Journal of Minimally Invasive Gynecology* evitan la histerectomía; los otros dos ofrecen una técnica para identificar dónde realizar la colpotomía entre la anatomía desplazada.
- *Abordaje laparoscópico (sin incisión uterina)*. En 2010, Shepherd describió un caso de inversión uterina puerperal subaguda con reversión laparoscópica exitosa a la posición anatómica correcta (21). La paciente estaba hemodinámicamente estable y la reversión manual falló dos veces. Antes de la intervención, la paciente y el médico hablaron de intentar una laparoscopia con conversión a laparotomía si fuera necesario. Inicialmente, las pinzas laparoscópicas atraumáticas ejercían tracción sobre los ligamentos redondos; sin embargo, esto fracasó. Enseguida, se colocaron unas pinzas en la cúpula del útero para tirar hacia arriba con presión en la cúpula vaginal, lo cual también fracasó. Finalmente, la técnica descrita a continuación con un puño cerrado en la vagina acabó funcionando y los autores percibieron que podían aflojar el anillo cervical constreñido.
  - Procedimiento:
    - Ingrese al abdomen a través del abordaje laparoscópico deseado.
    - Coloque unas pinzas en la cúpula de la inversión con tracción suave hacia arriba mientras el asistente aplica presión vaginal con el puño cerrado al anillo cervical constreñido.
    - Cuando el anillo cervical empiece a aflojarse, abra suavemente las pinzas laparoscópicas y continúe con la presión ascendente de un asistente vaginal para permitir la reversión lenta del útero.
- *Abordaje laparoscópico (incisión uterina)*. Sardeshpande y cols. describen la reversión de una inversión uterina crónica tras un intento fallido de reposicionamiento manual bajo anestesia general (22). La laparoscopia quirúrgica se realizó con éxito mediante la incisión en el cuello uterino anterior y el útero, seguida del reposicionamiento con asistencia vaginal. En este informe de caso, los autores realizaron una laparoscopia postoperatoria, la cual mostró adherencias entre el útero y la pared abdominal anterior, y una histeroscopia postoperatoria, que después de prescribir un curso de 30 días de estrógenos mostró un endometrio de apariencia normal. Se recomienda seguir las guías postoperatorias habituales.
  - Procedimiento:
    - Ingrese laparoscópicamente al abdomen.

- Diseque la vejiga del cuello uterino anterior y del útero.
- Haga una incisión del cuello uterino anterior y del útero en sentido vertical.
- Corrija la inversión con asistencia vaginal.
- Cierre de la histerotomía por laparoscopia según el protocolo estándar.

■ *Abordaje laparoscópico asistido por robot (incisión uterina)*. Zechmeister y Levey describen un caso de inversión puerperal crónica revertida con asistencia robótica (23). La paciente tuvo un posparto complicado con hemorragia que requirió dilatación y legrado por retención de placenta tras un parto vaginal e ingreso en la unidad de cuidados intensivos con la administración de múltiples hemoderivados. Fue dada de alta a su casa y regresó de forma subaguda, momento en el que se descubrió la inversión. La paciente deseaba firmemente conservar su útero y, tras la toma de decisiones compartida, se realizó una corrección laparoscópica asistida por robot. Se colocaron sondas con balón en la arteria iliaca interna bilateral de forma profiláctica antes de la cirugía, presumiblemente debido a la preocupación de los autores por la hemorragia dada su evolución clínica previa. El reposicionamiento manual fracasó con nitroglicerina. A continuación, la reversión se llevó a cabo como se describe. Aunque se utilizó un abordaje robótico, esta técnica también podría emplearse por vía laparoscópica sin asistencia robótica.

  ■ Procedimiento:
    - Acople el robot según el protocolo habitual.
    - Diseque la vejiga de la pared vaginal anterior y del cuello uterino.
    - Inyecte vasopresina en el anillo cervical (según el informe del caso, los autores usaron vasopresina 20 U en 100 mL de solución salina) a criterio del cirujano.
    - Haga una incisión en el anillo cervical en sentido anterior.
    - Un asistente debe aplicar presión en el útero por vía vaginal.
    - Puede ser necesario extender la incisión hacia el segmento uterino inferior anterior y hacia el fondo del útero hasta que el útero se revierta (en el informe del caso, el útero volvió al abdomen todavía invertido hasta que se extendió la incisión anterior y el útero pudo superar la presión para revertirse).
    - Cierre la histerotomía y las incisiones abdominales según el protocolo estándar.

■ *Abordaje laparoscópico con histerectomía (histerectomía vaginal asistida por laparoscopia)*. Auber y cols. describen un caso de reversión de una inversión uterina no puerperal secundaria a un mioma benigno (12). Tras la desvascularización del útero por vía laparoscópica, un abordaje vaginal permitió diferenciar el tejido uterino de la mucosa vaginal normal. En una inversión no puerperal, este abordaje también tuvo la ventaja de evitar la fragmentación y, al mismo tiempo, delinear adecuadamente el tejido cervical y el vaginal.

  ■ Procedimiento:
    - Ingrese al abdomen por laparoscopia.
    - Explore el abdomen y la pelvis e identifique las estructuras conocidas.
    - Realice una histerectomía laparoscópica de la forma habitual, incluyendo la ligadura de la arteria uterina.
    - Haga la transición a la parte vaginal de la histerectomía.
    - Realice una colpotomía circular usando el color del tejido uterino desvascularizado para ayudar a delimitar la pared vaginal normal del útero y el cuello uterino isquémicos.
    - Retire el útero.
    - Cierre el muñón vaginal y los sitios del puerto abdominal según la forma estándar.

■ *Abordaje laparoscópico con histerectomía (histerectomía laparoscópica total)*. Minas y cols. resolvieron una inversión uterina no puerperal mediante histerectomía laparoscópica total (24). La distorsión de la anatomía pélvica por la inversión requirió una ureterólisis laparoscópica, y se necesitó asistencia vaginal para una colpotomía segura.

  ■ Procedimiento:
    - Ingrese al abdomen por laparoscopia.
    - Explore el abdomen y la pelvis e identifique la anatomía distorsionada.
    - Lleve a cabo salpingectomías bilaterales.
    - Realice una ureterólisis bilateral a nivel de las arterias uterinas.
    - Ligue o coloque clips en las arterias uterinas.
    - Asista por vía vaginal para identificar la cúpula vaginal anterior mediante palpación digital, diseque la vejiga y realice la colpotomía.
    - Termine el resto de la histerectomía.
    - Cierre el muñón vaginal y los sitios del puerto abdominal según el protocolo estándar.

CONSEJOS Y ALERTAS

CONSEJO O ALERTA	DESCRIPCIÓN
⭕ El intento inmediato de reposicionamiento del útero en una inversión uterina puerperal es fundamental.	Tan pronto como el médico reconozca la inversión uterina, se debe intentar volver a colocar el útero en la cavidad abdominal sin extraer la placenta.
⭕ Si los intentos iniciales de inversión uterina fracasan, considere el uso de tocolíticos u otros relajantes uterinos y vuelva a intentar.	La atención multidisciplinaria de la inversión uterina es importante. El conocimiento de la urgencia por parte de todo el equipo facilitará la rápida administración de relajantes uterinos como la terbutalina, el sulfato de magnesio y la nitroglicerina para facilitar el retorno del útero a la cavidad abdominal.
⭕ El tratamiento quirúrgico puede ser necesario si los abordajes no quirúrgicos para devolver el útero a su posición anatómica normal no tienen éxito. Por lo general, se justifica un abordaje abdominal.	El abordaje quirúrgico para revertir el útero a su posición anatómica normal dependerá de la situación clínica específica, la estabilidad de la paciente y la habilidad del cirujano. Por lo general, se prefiere un abordaje abdominal para elevar el útero junto con un asistente que aplique presión ascendente al fondo uterino por vía vaginal.
❌ La inversión uterina puede ocasionar una hemorragia importante y choque materno.	Durante el tratamiento agudo de la inversión uterina, la reposición adecuada de líquidos y la administración rápida de hemoderivados para reemplazar la pérdida de sangre en curso son de vital importancia.

CUIDADOS POSTOPERATORIOS

- Los uterotónicos deben administrarse después de reposicionar el útero. Algunos recomiendan ergotaminas y prostaglandinas, además de oxitocina y masaje uterino. La experiencia clínica con la atonía uterina, combinada con los antecedentes médicos de la paciente, debe guiar la elección de uterotónicos adicionales después del reposicionamiento.
- Si se realiza una incisión uterina, se debe brindar asesoramiento a la paciente como si se hubiera realizado un parto por cesárea clásico, ya que es probable que la incisión se encuentre en la parte contráctil del útero. Las opciones de planificación familiar deben ofrecerse según lo que desee la paciente, con la recomendación de evitar el embarazo durante un periodo similar al que se recomendaría después de un parto por cesárea clásico.
- Las restricciones postoperatorias deben ser similares a las de otros procedimientos vaginales o abdominales. Deben considerarse las precauciones estrictas para las valoraciones subsecuentes y debe recomendarse un seguimiento estrecho después del alta con una evaluación a las 2-6 semanas posparto.

RESULTADOS

- *Embarazos posteriores*. Una revisión retrospectiva realizada por Miller de los embarazos posteriores a la inversión uterina demostró la recurrencia en el 33% (14 de 56) de los casos (3). Otras revisiones no han encontrado recurrencias en embarazos posteriores (6,8,13). Cuando los datos de Miller se desglosaron por modo de reposicionamiento, las mujeres que se sometieron a un reposicionamiento manual tuvieron una tasa de recurrencia del 44% (11 de 25 casos), las que tuvieron una resolución espontánea recurrieron en el 25% (2 de 8) de los casos y aquellas con corrección mediante un procedimiento quirúrgico recurrieron en el 0% (0 de 22) de los casos (3). La revisión abarcó una amplia variedad de métodos quirúrgicos. Miller informa que algunos de los embarazos posteriores que informaron complicaciones puerperales tenían una placenta adherida, y que el reposicionamiento manual se asociaba con frecuencia con este hallazgo. En el grupo de reparación quirúrgica, se produjeron al menos 29 embarazos posteriores sin que ninguno de ellos resultara en una rotura del útero (3). Aunque Miller no aconsejó estrictamente un parto por cesárea posterior, se recomienda tratar a las pacientes con antecedentes de reparación quirúrgica de la inversión uterina de forma similar a una paciente con antecedentes de parto por cesárea clásico en futuros embarazos. Del mismo modo, el riesgo de rotura uterina puede extrapolarse a partir de los datos de mujeres con antecedentes de partos por cesárea clásicos y de cirugía transfúndica para miomectomía. Las mujeres con antecedentes de inversión uterina deben ser vigiladas estrechamente para detectar recurrencia, placentación anómala y riesgo de hemorragia.

COMPLICACIONES

- Coad y cols. (7) evaluaron 8 294 279 partos y encontraron 2 427 casos de inversión uterina puerperal. Entre estos casos, hubo una muerte materna (4.1 por cada 10 000 episodios). Se analizaron los criterios de valoración, incluyendo la muerte, la transfusión, el choque, la corrección quirúrgica y la duración de la estancia hospitalaria. La hemorragia posparto se produjo en el 37.7%, mientras que el 22.4% requirió una transfusión de sangre (7). De las mujeres con inversión uterina, el 6% requirieron tratamiento quirúrgico, realizándose una histerectomía en el 2.8% (7).
- En una revisión retrospectiva de 40 casos en Canadá realizada por Baskett (8) durante un periodo de 24 años, el 65% de las mujeres tuvieron una hemorragia posparto y el 47.5% requirieron una transfusión de sangre que osciló entre 2 y 8 unidades, con una media de 3 unidades (8). Baskett separó los casos por cesárea (13 casos) y parto vaginal (27 casos) y encontró que el 70.4% de las mujeres que tuvieron una inversión uterina aguda después de un parto vaginal requirieron una transfusión de sangre, mientras que ninguna de las mujeres después de una cesárea la requirió (8). Aunque se ha informado que en todos los casos después de un parto vaginal se logró el reposicionamiento en 45 min (8), esta diferencia en la necesidad de transfusión está muy probablemente relacionada con la rapidez con la que se puede revertir un útero cuando la inversión se produce de forma intraoperatoria después de un parto por cesárea.
- Además, hay que tener en cuenta las complicaciones de la anestesia general y de la intervención quirúrgica. Históricamente, hasta el 15% de las mujeres han experimentado mortalidad (4), pero datos más recientes en entornos con muchos recursos demuestran que la mortalidad es infrecuente con un tratamiento adecuado (7). Es muy importante reconocer inmediatamente la inversión uterina e intervenir para proporcionar apoyo cardiovascular a la madre mientras se intenta el reposicionamiento uterino para evitar la morbimortalidad materna significativa.

REFERENCIAS CLAVE

1. Wendel PJ, Cox SM. Emergent obstetric management of uterine inversion. *Obstet Gynecol Clin North Am*. 1995;22:261–274.
2. Henderson H, Alles RW. Puerperal inversion of the uterus. *Am J Obstet Gynecol*. 1948;56:133–142.

3. Miller NF. Pregnancy following inversion of the uterus. *Am J Obstet Gynecol.* 1927;13:307–322.
4. Das P. Inversion of the uterus. *J Obstet Gynaecol.* 1940;47:525–547.
5. Huntington JL. Acute inversion of the uterus. *Boston Med Surg J.* 1921;184:376–380.
6. Watson P, Besch N, Bowes WA Jr. Management of acute and subacute puerperal inversion of the uterus. *Obstet Gynecol.* 1980;55:12–16.
7. Coad SL, Dahlgren LS, Hutcheon JA. Risks and consequences of puerperal uterine inversion in the United States, 2004 through 2013. *Am J Obstet Gynecol.* 2017;217:377.e1–377.e6.
8. Baskett TF. Acute uterine inversion: a review of 40 cases. *J Obstet Gynaecol Can.* 2002;24:953–956.
9. Witteveen T, van Stralen G, Zwart J, van Roosmalen J. Puerperal uterine inversion in the Netherlands: a nationwide cohort study. *Acta Obstet Gynecol Scand.* 2013;92:334–337.
10. Kitchin JD 3rd, Thiagarajah S, May HV Jr, Thornton WN Jr. Puerperal inversion of the uterus. *Am J Obstet Gynecol.* 1975;123:51–58.
11. Brar HS, Greenspoon JS, Platt LD, Paul RH. Acute puerperal uterine inversion. New approaches to management. *J Reprod Med.* 1989;34:173–177.
12. Auber M, Darwish B, Lefebure A, Ness J, Roman H. Management of nonpuerperal uterine inversion using a combined laparoscopic and vaginal approach. *Am J Obstet Gynecol.* 2011;204:e7–e9.
13. Johnson AB. A new concept in the replacement of the inverted uterus and a report of nine cases. *Am J Obstet Gynecol.* 1949;57:557–562.
14. O'Sullivan JV. Acute inversion of the uterus. *Br Med J.* 1945;2:282–283.
15. Ward HR. O'Sullivan's hydrostatic reduction of an inverted uterus: sonar sequence recorded. *Ultrasound Obstet Gynecol.* 1998;12:283–286.
16. Dayan SS, Schwalbe SS. The use of small-dose intravenous nitroglycerin in a case of uterine inversion. *Anesth Analg.* 1996;82:1091–1093.
17. Huntington JL, Irving FC, Kellog FS. Abdominal reposition in acute inversion of the puerperal uterus. *Am J Obstet Gynecol.* 1928;15:34–40.
18. Haultain FWN. The treatment of chronic uterine inversion by abdominal hysterotomy, with a successful case. *BMJ.* 1901;2:974–976.
19. Tjalma WA, Naik R, Monaghan JM, De Barros Lopes A. Uterine inversion by a mixed Mullerian tumor of the corpus. *Int J Gynecol Cancer.* 2003;13:894–897.
20. Lascarides E, Cohen M. Surgical management of nonpuerperal inversion of the uterus. *Obstet Gynecol.* 1968;32:376–381.
21. Shepherd LJ, Shenassa H, Singh SS. Laparoscopic management of uterine inversion. *J Minim Invasive Gynecol.* 2010;17:255–257.
22. Sardeshpande NS, Sawant RM, Sardeshpande SN, Sabnis SD. Laparoscopic correction of chronic uterine inversion. *J Minim Invasive Gynecol.* 2009;16:646–648.
23. Zechmeister JR, Levey KA. Successful robotically assisted laparoscopic correction of chronic uterine inversion. *J Minim Invasive Gynecol.* 2011;18:671–673.
24. Minas V, Anagnostopoulos A, Gul N. Total laparoscopic hysterectomy for non-puerperal uterine inversion: anatomical and operative considerations. *Gynecol Surg.* 2015;12:287–289.

<table>
<tr><td>Capítulo 5.4</td><td>

Complicaciones después de la cesárea
Karin A. Fox
</td></tr>
</table>

PRINCIPIOS GENERALES

Definición

- El parto por cesárea es la cirugía más realizada en todo el mundo, y aunque es omnipresente y se hace de forma sistemática, es una cirugía abdominal abierta mayor que conlleva riesgos inherentes.
- Las complicaciones pueden anticiparse, debido a que son relativamente frecuentes en el periodo postoperatorio o a los antecedentes médicos únicos de la paciente, o no anticiparse y variar en su gravedad desde leves hasta potencialmente mortales.
- En los Estados Unidos, los Centers for Disease Control and Prevention han definido formalmente la *morbilidad materna grave* como los resultados inesperados del trabajo de parto y el parto que tienen consecuencias significativas a corto o largo plazo para la salud de la mujer. Actualmente existen 25 alteraciones que se utilizan para indicar la morbilidad materna grave (tabla 5.4.1).
- Los esfuerzos actuales se centran en reducir la morbilidad materna grave, cualquier complicación evitable para mejorar la seguridad de las pacientes, y la mortalidad materna.

- Este capítulo no es una revisión exhaustiva de toda la morbilidad posnatal, sino que abordará las complicaciones más frecuentes tras el parto por cesárea, especialmente las que requieren una intervención quirúrgica. En los siguientes capítulos se ofrecen importantes detalles adicionales sobre el tratamiento de las complicaciones que pueden surgir tras el parto por cesárea:
  - Capítulo 1.7 «Atención de pacientes embarazadas quirúrgicas críticas»
  - Capítulo 4.10 «Lesiones gastrointestinales durante el parto»
  - Capítulo 4.11 «Lesiones urinarias durante el parto»
  - Capítulo 5.1 «Atención de la hemorragia posparto»
  - Capítulo 6.3 «Coagulación intravascular diseminada en el embarazo»
  - Capítulo 6.4 «Transfusión masiva»

Exploración física y diagnósticos diferenciales

- La exploración física debe incluir una evaluación de la cabeza a los pies para asegurarse de que no se pasan por alto signos y síntomas importantes que puedan acotar el diagnóstico diferencial.

Tabla 5.4.1   Lista de alteraciones que indican morbilidad materna grave

Infarto agudo de miocardio	Eclampsia	Embolia gaseosa y trombótica
Aneurisma	Insuficiencia cardiaca o paro durante la cirugía o el procedimiento	Transfusión de hemoderivados
Insuficiencia renal aguda	Alteraciones cerebrovasculares puerperales	Histerectomía
Síndrome de dificultad respiratoria aguda	Edema pulmonar o insuficiencia cardiaca aguda	Traqueotomía temporal
Embolia de líquido amniótico	Complicaciones graves de la anestesia	Ventilación
Paro cardiaco o fibrilación ventricular	Sepsis	Anemia drepanocítica con crisis
Conversión del ritmo cardiaco	Choque	Coagulación intravascular diseminada

- ▪ La exploración se centrará en la naturaleza de los síntomas, especialmente en una paciente inestable.
- ▪ A continuación, se enumeran ejemplos de los hallazgos y del diagnóstico diferencial asociado usando el abordaje por sistemas:
  - ▪ *General.* Fiebre, malestar, cambios en el estado mental.
    - ▪ *Considere* sepsis, infección, anemia, cetoacidosis diabética (si la paciente tiene diabetes).
    - ▪ Los cambios en los signos vitales pueden alertar sobre el choque, incluido el índice de choque (SI, *shock index*).
  - ▪ Cabeza, ojos, nariz, garganta y oídos (CONGO):
    - ▪ Cefalea, cambios visuales:
      - ▪ *Preeclampsia (la cefalea intensa y los cambios visuales anuncian una preeclampsia con características graves).* Los cambios visuales pueden incluir escotomas (puntos parpadeantes en la visión), «líneas garabateadas», pérdida de visión en parte del campo visual (como si una «cortina» se moviera a través de uno o ambos ojos).
      - ▪ *Migraña (incluida la migraña atípica).* Se trata de un diagnóstico de descarte, ya que muchos síntomas se superponen con los de la preeclampsia y el ictus.
      - ▪ Cefalea por punción lumbar (empeora en posición vertical, mejora en decúbito supino).
      - ▪ Infección (sinusitis, meningitis).
      - ▪ *Encefalopatía posterior reversible.* Edema posterior observado en la resonancia magnética (RM)/angiografía por resonancia magnética/venografía por resonancia magnética, con compresión del nervio óptico y alteración visual reversible que se produce con la hipertensión grave. Puede presentarse como ceguera. El tratamiento incluye la disminución de la presión arterial sistémica, con un objetivo inicial de reducción del 20% (objetivo de presión arterial media de < 125 mm Hg) y luego un decremento gradual continuo.
      - ▪ *Ictus (hemorrágico, isquémico).* Vigilar en busca de signos de asimetría facial, disartria, debilidad unilateral.
      - ▪ Fatiga.
      - ▪ *Desprendimiento de retina (poco frecuente).* Similar a los síntomas descritos para la preeclampsia. Debe diagnosticarse con una exploración de la retina tras la dilatación de las pupilas. El desprendimiento de retina puede producirse por un traumatismo, la presencia de una retinopatía preexistente (como en el caso de la hipertensión o la diabetes), exudados detrás de la retina o tracción del vítreo.
- ▪ *Respiratorio:*
  - ▪ *Atelectasia (distensión temporal subóptima de las regiones pulmonares inferiores).* Frecuente en los primeros 1-2 días del postoperatorio, mejora con la posición vertical, la deambulación y la respiración profunda.
  - ▪ *Neumonía (adquirida en la comunidad o nosocomial, por aspiración).* Se asocia con frecuencia con morbilidad febril; puede o no relacionarse con la desaturación de oxígeno o con la tos. La neumonía o la neumonitis por aspiración deben ocupar un lugar destacado en el diagnóstico diferencial de cualquier paciente que vomite durante la intervención quirúrgica (lo que no es infrecuente después de la analgesia regional debido a la hipotensión), que esté muy sedada sin una vía aérea asegurada o que requiera analgesia endotraqueal general, especialmente de forma urgente, cuando el estómago puede no estar vacío.
  - ▪ *Edema pulmonar (cardiógeno o no cardiógeno).* Tras la identificación del edema pulmonar, se recomienda realizar una ecocardiografía para distinguir entre ambos.
  - ▪ *Embolia pulmonar.* Los signos y síntomas pueden ser sutiles y simular otras entidades patológicas; por lo tanto, se justifica un alto índice de sospecha y una rápida evaluación. Entre ellos se encuentran disnea leve, tos, presión o dolor en el tórax, taquicardia, sensibilidad en las pantorrillas e hinchazón o dolor en las piernas. La trombosis venosa profunda (TVP) de los miembros inferiores o la embolia pulmonar pequeña y sutil pueden anunciar una embolia mayor, submasiva o masiva que puede evolucionar y ser mortal.
  - ▪ Lesión pulmonar relacionada con la transfusión.

- ▪ Cardiovascular:
  - ▪ Para la mayoría de las complicaciones cardiacas, es importante optimizar y mantener los parámetros fisiológicos. Se recomienda la consulta y el tratamiento en equipo con colegas de medicina intensiva y cardiología. Vigile los electrolitos y trate de mantener el potasio cerca de 4 mmol/L y el magnesio cerca de 2 mg/dL siempre que sea posible. Considere la posibilidad de suministrar oxígeno suplementario según la necesidad para mantener una SaO_2 igual o mayor del 94%.
  - ▪ El diagnóstico suele basarse en la exploración física (edema, ruidos cardiacos y ritmo), la electrocardiografía (ECG), la ecocardiografía (transtorácica o transesofágica), la monitorización del ritmo (telemetría, monitor de episodios de 24 h) y los análisis de sangre.
  - ▪ El diagnóstico diferencial incluye, pero no se limita a:
    - ▪ *Miocardiopatía (hipertensiva, viral o periparto).* La miocardiopatía periparto es un diagnóstico de descarte. La miocardiopatía puede clasificarse como hipertrófica (engrosamiento concéntrico y disfunción del miometrio), dilatada (adelgazamiento y «abombamiento» de las cámaras), restrictiva (debido al endurecimiento de las paredes musculares que ocasiona una disminución de la relajación y el llenado) y arritmógena. Una concentración de péptido natriurético β (BNP, *beta-natriuretic peptide*) superior a 100 pg/mL y una concentración de NT-proBNP mayor de 450 pg/mL sugieren insuficiencia cardiaca congestiva en pacientes no embarazadas, y aunque los valores del BNP se duplican aproximadamente en el embarazo, suelen permanecer dentro del rango normal; por lo tanto, las elevaciones de estos analitos justifican una evaluación adicional, especialmente en una paciente sintomática.
    - ▪ *Arritmias.* Se recomienda la ECG, el monitor de episodios de 24 h y la telemetría. El tratamiento debe dirigirse a la arritmia específica.
    - ▪ *Infarto de miocardio.* Haga pruebas en serie de troponina I y CK-MB y ECG de 12 derivaciones. Puede dar ácido acetilsalicílico (si no hay contraindicaciones) y oxígeno en abundancia. Administre fentanilo o morfina para aliviar el dolor y la dilatación venosa pulmonar. El infarto de miocardio requiere una evaluación inmediata por parte de un cardiólogo y posiblemente un cateterismo cardiaco.
    - ▪ *Disección de la arteria coronaria o de la aorta.* Puede presentarse de forma muy similar al infarto de miocardio, con dolor torácico intenso, choque y arritmia. La disección aórtica debe ocupar un lugar destacado en el diagnóstico diferencial de las pacientes con aortopatía conocida, dilatación de la raíz aórtica y alteraciones hereditarias de la formación del colágeno, como el síndrome de Ehlers-Danlos o el síndrome de Loeys-Dietz. El tratamiento inicial es como el del infarto de miocardio; también requiere una evaluación inmediata por parte de un cardiólogo y una posible intervención quirúrgica.
    - ▪ *Sobrecarga circulatoria relacionada con la transfusión.* Se refiere al edema pulmonar que sigue a la transfusión por sobrecarga de volumen o exceso circulatorio. El riesgo aumenta con un alto volumen y un elevado número de productos transfundidos, una transfusión rápida y en pacientes con disfunción cardiaca y renal preexistente.
    - ▪ *Embolia (trombótica, rara vez líquido amniótico).* La embolia pulmonar puede presentarse con cardiopatía pulmonar aguda o dilatación aguda del hemicardio derecho e insuficiencia cardiaca, dolor torácico y disnea.
    - ▪ *Choque (hipovolémico, séptico, cardiógeno y anafiláctico).* Hipotensión, a menudo acompañada de taquicardia, mareo y síncope. Puede ser postural. El SI es la frecuencia cardiaca dividida entre la presión arterial sistólica. Este cálculo identifica rápidamente a las pacientes con choque pero no distingue la etiología subyacente. Un valor de 0.5-0.7 se considera normal. Los valores más altos sugieren hipovolemia o hipoperfusión. Los valores iguales o mayores de 1.0 se asocian con morbimortalidad significativamente mayor.

- Gastrointestinal:
  - *Íleo u obstrucción del intestino delgado.* Consulte la siguiente sección para obtener información detallada sobre el diagnóstico y el tratamiento de la obstrucción del intestino delgado.
  - *Lesión intestinal (aguda o retardada).* La lesión intestinal debe ser identificada y reparada inmediatamente si se observa en la cirugía. Si durante la cirugía se observa contenido intestinal, convoque inmediatamente para la reparación quirúrgica. La lesión intestinal retardada puede ser consecuencia de la obstrucción intestinal grave, el megacolon tóxico (dilatación marcada del colon de 10 cm o más de diámetro en la radiografía) o una lesión térmica del intestino. El dolor abdominal, la distensión, la náusea o el vómito asociado con fiebre y la marcada elevación del recuento de leucocitos deben alertar al médico de una posible lesión intestinal. El aire libre en el abdomen en las imágenes puede reflejar cambios normales tras la laparotomía necesaria para la cesárea. Sin embargo, una nueva aparición de aire libre en la repetición de las imágenes es más preocupante. Una serie intestinal con contraste que muestre derrame del contraste es diagnóstica y debe llevar a una intervención quirúrgica inmediata.
  - *Hemoperitoneo.* Puede haber dolor abdominal, distensión y estadios tempranos o avanzados de choque. Consulte la siguiente sección para obtener información más detallada.
  - *Hematoma retroperitoneal.* Puede haber dolor abdominal o en el flanco, desviación del fondo uterino hacia un lado y estadios tempranos o avanzados de choque hemorrágico.
- Genitourinario:
  - *Infección de las vías urinarias.* Puede ocurrir hasta en el 1% de las pacientes que tienen una sonda permanente, la cual se coloca de forma sistemática para drenar la vejiga en caso de parto por cesárea. Se recomienda realizar un análisis de orina y un urocultivo.
  - *Lesión vesical o ureteral.* Puede identificarse inmediatamente en el momento de la intervención, como una lesión retardada (p. ej., una lesión térmica). Las lesiones retardadas pueden presentarse con dolor agudo, íleo, aumento de la creatinina sérica y aparición de líquido intraabdominal en las imágenes (ecografía o tomografía computarizada [TC] con contraste). *Véase también* el capítulo 4.11, «Lesiones urinarias durante el parto», para más detalles.
  - *Fístula vesicovaginal o ureterovaginal.* Se presenta con mayor frecuencia tras un parto prolongado. También puede desarrollarse después de una histerectomía obstétrica, especialmente si el muñón vaginal está desvitalizado o si no hay suficiente espacio entre este y la vejiga. Los síntomas incluyen la salida de orina por la vagina o dermatitis urinaria del perineo. *Véase* el capítulo 6.2, «Reparación de fístulas vaginales», para obtener más información.
- Extremidades:
  - *TVP.* Edema unilateral de las extremidades con dolor; es muy frecuente. Hasta un tercio de las TVP durante el embarazo pueden originarse en la pelvis. La ecografía Doppler venosa es la modalidad de imagen de primera línea. La anticoagulación debe iniciarse antes del diagnóstico por la imagen siempre que exista una fuerte sospecha de TVP.
  - *Tromboflebitis superficial.* Se presenta como un cordón fibroso doloroso, sensible y a veces eritematoso de las venas superficiales. El tratamiento suele consistir en compresas calientes y antiinflamatorios no esteroideos para controlar el dolor. Se puede considerar el empleo de antibióticos si hay signos de infección. Las pacientes con mayor riesgo de formación de TVP pueden empezar a recibir enoxaparina sódica o heparina profiláctica.
  - *Infección localizada en el sitio de la venopunción.* El eritema, los exudados purulentos, el calor y el dolor describen un proceso infeccioso local. Si se sospecha de sepsis, se deben obtener cultivos de sangre. La eliminación de las vías restantes y la administración de los antibióticos dirigidos a los patógenos frecuentes de la piel son el tratamiento habitual de primera línea.

Diagnósticos diferenciales

En este capítulo se revisarán brevemente las siguientes complicaciones quirúrgicas:

- *Hemoperitoneo.* Acumulación de sangre o coágulos en la cavidad intraabdominal. Puede ocurrir después de cualquier procedimiento quirúrgico. El daño a un vaso omental puede causar una hemorragia lenta y constante sin una fuente evidente. En raras ocasiones, puede producirse un hemoperitoneo espontáneo debido a la rotura de un resto endometrial o de un aneurisma vascular.
- *Hematoma retroperitoneal.* Acumulación de sangre en el espacio retroperitoneal (fig. 5.4.1). Esto puede ocurrir tras un parto por cesárea, con extensión lateral de la histerotomía, si se forma un pequeño hematoma dentro del ligamento ancho y luego se expande lentamente. La rotura involuntaria de los vasos laterales también puede ocurrir de forma poco frecuente durante el parto vaginal o la retracción de un pedículo vascular en el momento de la histerectomía por cesárea.
- *Hematoma de la vaina del recto o subaponeurótico.* Lo más frecuente es que se deba a una hemorragia como consecuencia de una lesión de la arteria epigástrica inferior, que discurre justo en la profundidad de los músculos rectos de forma bilateral (fig. 5.4.2).

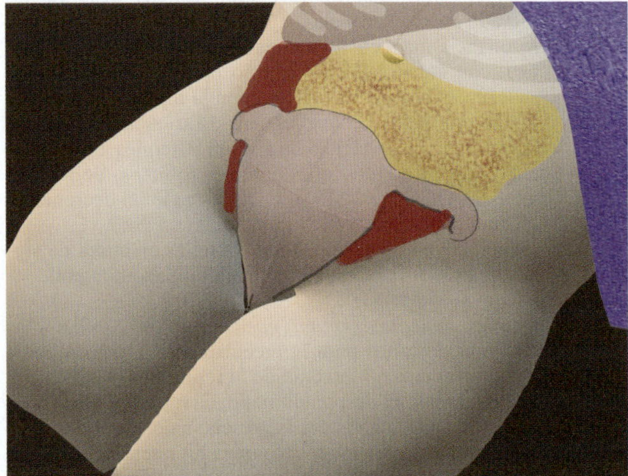

Figura 5.4.1. Hematoma retroperitoneal. La sangre se acumula debajo y diseca a lo largo de la capa peritoneal. Esto es más frecuente si los vasos laterales dentro del ligamento ancho se desgarran y se retraen sin ser asegurados quirúrgicamente de manera adecuada (ilustración original de Karin Fox, MD).

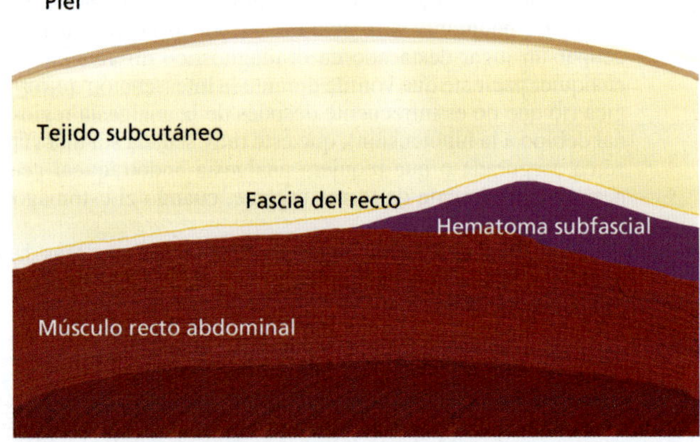

Figura 5.4.2. Hematoma de la vaina de los rectos (o subfascial). Ilustración de la estratificación de la sangre o del coágulo entre la fascia del recto y los músculos rectos. A menudo se presenta con dolor y puede ir acompañado de signos de hemorragia oculta como taquicardia y descenso de la hemoglobina (ilustración original de Karin Fox, MD).

- *Íleo.* Incapacidad para expulsar flatos en el postoperatorio. El dolor y la distensión abdominal son frecuentes. Puede haber náusea y vómito. Ruidos intestinales disminuidos o ausentes. A la percusión, el abdomen suena timpánico, como un tambor, en lugar de sordo (como en el hemoperitoneo o la ascitis). El diagnóstico por la imagen incluye una radiografía abdominal (denominada con frecuencia *serie RUV* o *serie riñón-uréter-vejiga*) mientras la paciente está en posición vertical (fig. 5.4.3A,B).
- *Obstrucción del intestino delgado.* Es similar al íleo, sin embargo, inicia unos días después. Los rasgos distintivos incluyen la auscultación de «acometidas y tintineos» agudos en lugar de una simple disminución de los ruidos intestinales, una línea clara en la que se detiene el aire en el intestino en las imágenes (posiblemente demarcando la región de la obstrucción) y valores de aire-líquido observados en la radiografía abdominal tomada mientras la paciente está erguida (fig. 5.4.3C).
- *Complicaciones de la herida quirúrgica.* Cualquier paciente quirúrgica puede tener una complicación de la herida; no obstante, algunos individuos tienen mayores riesgos iniciales, como aquellas con hábito tabáquico, diabetes (especialmente si está mal controlada), alteraciones del tejido conjuntivo y obesidad.
  - *Seroma.* Acumulación serosa de líquido dentro de la capa subcutánea. Se palpa como una tumoración firme y sensible bajo la piel que rodea la incisión. Se puede drenar abriendo una pequeña zona de la incisión o por vía percutánea. Puede servir como un foco infeccioso.
- *Hematoma.* Acumulación o coágulo de sangre en la capa subcutánea. Puede ir acompañado de moretones en la piel, además de una zona firme y elevada bajo esta. Las mujeres que están totalmente anticoaguladas pueden tener un mayor riesgo. Se puede vigilar estrechamente para detectar infecciones. La vigilancia estrecha sin intervención es razonable, siempre que no haya expansión y ni evidencia de infección concurrente. Esto puede permitir un efecto de taponamiento para detener cualquier sangrado lento. Las hemorragias continuas pueden requerir el drenaje o la apertura de la incisión para asegurar los puntos de hemorragia continua.
- *Infección:*
  - *Superficial.* Infección en los tejidos superficiales, como las capas adiposa y subcuticular. Esto incluye la celulitis o el absceso de la herida. La celulitis es precedida por una piel caliente y con cambios de color alrededor de la incisión. Puede haber fiebre y dolor. La secreción purulenta o maloliente de una herida es altamente sugestiva de un proceso infeccioso (fig. 5.4.4).
  - *Profunda.* La infección que se extiende en profundidad hasta la fascia, incluido el líquido purulento dentro del peritoneo, o la infección de los músculos, es una infección profunda.

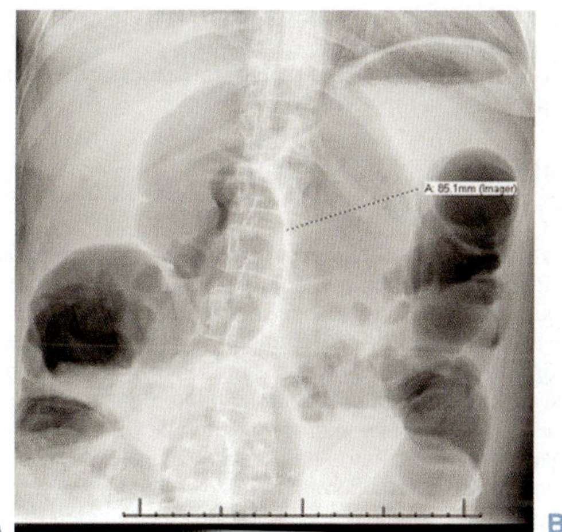
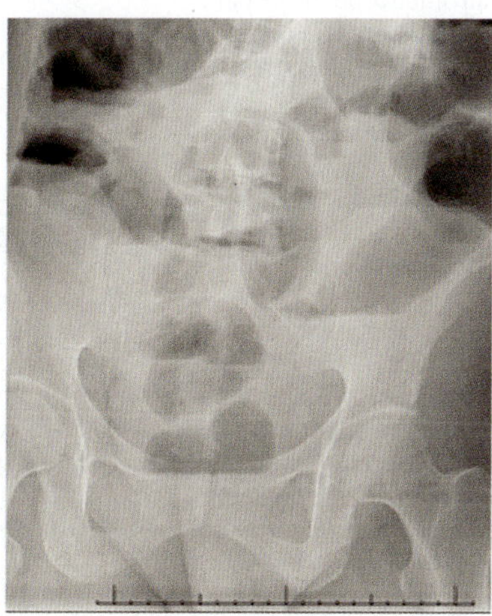
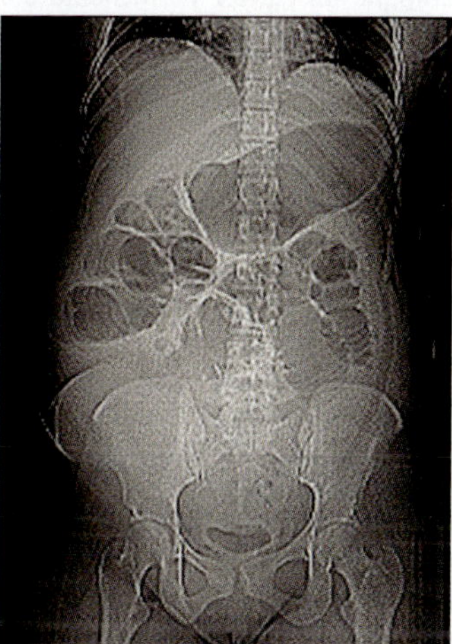

Figura 5.4.3. Radiografía de abdomen. **A.** Se muestran las medidas del intestino dilatado. **B.** Misma paciente: en esta imagen se muestra un intestino dilatado, con distensión de aire que se prolonga hacia el recto, compatible con el íleo. **C.** En esta imagen hay una clara ausencia de aire en el colon y el recto, lo que sugiere una obstrucción del intestino delgado (cortesía de Karin Fox, MD).

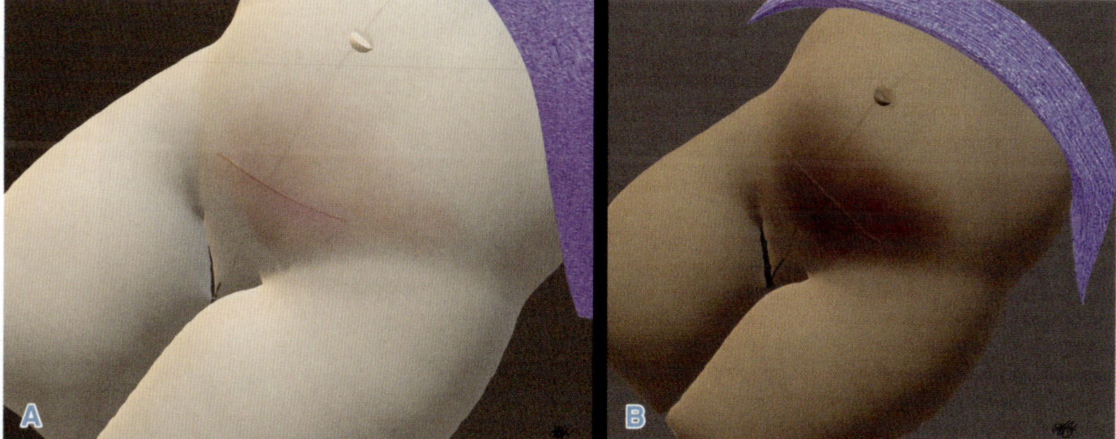

Figura 5.4.4. Ilustración de la aparición de celulitis, o infección de la herida, con cambios de color de la piel. Puede aparecer como eritema o enrojecimiento en pacientes con piel más clara (**A**) o como oscurecimiento de la piel en pacientes con piel más oscura (**B**). También puede haber secreción purulenta fétida (ilustración original de Karin Fox, MD).

Los antibióticos de amplio espectro que incluyen cobertura para anaerobios y organismos grampositivos y gramnegativos, junto con el drenaje percutáneo o quirúrgico y el desbridamiento, son esenciales para una cicatrización adecuada.

- *Fascitis necrosante*. Infección a menudo rápidamente progresiva que desvitaliza los tejidos, incluyendo la fascia, los músculos y la piel. Suele ser causada por una infección microbiana mixta que incluye bacilos grampositivos y anaerobios. Si no se hace un desbridamiento rápido, puede producirse sepsis, avance de la necrosis, choque y riesgo de muerte.
- *Dehiscencia aponeurótica* (1). Separación de la fascia con herniación del contenido intraabdominal. La forma de presentación más extrema se produce cuando las capas de la piel también se abren y el contenido intestinal se extruye a través de la herida abierta. La dehiscencia aponeurótica es una urgencia quirúrgica y se asocia con un mayor riesgo de morbimortalidad infecciosa.

Tratamiento no quirúrgico

- Asegúrese de que hay un acceso intravenoso adecuado, para permitir la administración de antibióticos por vía intravenosa o la transfusión de sangre, si es necesario.
- La paciente debe estar en un entorno de atención en el que pueda ser vigilada estrechamente. Puede tratarse de una unidad de medicina intensiva o de partos, o de una unidad de cuidados intermedios, dependiendo de los recursos locales.
- Coloque un catéter permanente con un urómetro de flujo para asegurar la medición exacta de la diuresis cada hora. La oliguria es un signo de hipoperfusión y choque. La oliguria en presencia de íleo es indicativa de una lesión de las vías urinarias.
- Monitorice y registre los signos vitales cada 15 min (con mayor frecuencia si la agudeza clínica lo requiere).
- Inicie inmediatamente la administración de antibióticos de amplio espectro a cualquier paciente que presente signos de sepsis, lesión intestinal, infección de las vías urinarias o de la herida y dehiscencia aponeurótica.
- Envíe pruebas de tipo y cruzadas y asegúrese de que hay hemoderivados adecuados para cualquier complicación hemorrágica.
- Transfunda sangre y hemoderivados de manera que se ajusten a las necesidades de la paciente (evitar la sobretransfusión: si una unidad es suficiente, no dar más) y en una proporción en la que se suministren eritrocitos, plasma o crioprecipitado y plaquetas, especialmente a las pacientes con hemorragias importantes, para prevenir la coagulopatía intravascular diseminada (*véanse* los caps. 5.1, «Atención de la hemorragia posparto»; 6.3, «Coagulación intravascular diseminada en el embarazo»; y 6.4, «Transfusión masiva»).
- Algunas complicaciones pueden tratarse con tratamiento de apoyo (como una estrecha vigilancia y el uso de antibióticos).

- Las áreas pequeñas y localizadas de abscesos, hematomas o exudados pueden tratarse con éxito mediante el drenaje local o la embolización por radiología intervencionista.
- El tratamiento inicial del íleo y la obstrucción del intestino delgado es puramente no quirúrgico. Incluye limitar la ingesta oral y los medicamentos que ralentizan el tránsito intestinal (como el hierro oral, los opiáceos y el ondansetrón). Los líquidos pueden reponerse por vía intravenosa. Si no hay resolución después de 2 o 3 días, o si hay náusea o vómito, la colocación de una sonda nasogástrica para la succión baja intermitente puede descomprimir el intestino y proporcionar un alivio significativo de las molestias de la distensión abdominal.
- Si el tratamiento conservador de la obstrucción del intestino delgado no la resuelve en 5-7 días, o si la dilatación del intestino no se soluciona con la descompresión, puede ser necesaria la cirugía.
- La prevención de la TVP es clave para reducir el riesgo de episodios embólicos venosos. El embarazo es un estado protrombótico, y las pacientes con coagulopatía subyacente (heredada o adquirida), obesidad, reposo prolongado en cama y posquirúrgicas tienen un riesgo mayor. Se recomienda el uso de dispositivos de compresión secuencial colocados antes del inicio de la cirugía y el empleo protocolizado de quimioprofilaxis. Para cualquier paciente con sospecha de embolia pulmonar, se recomienda la anticoagulación terapéutica con heparina de bajo peso molecular o heparina no fraccionada.
- Es importante que, si los recursos locales son limitados (como en el caso de un centro de atención materna de nivel 1 o 2), se inicie el traslado rápido a un centro con nivel de atención superior cuando la paciente esté estable.
- Se debe asegurar el tratamiento de enfermedades concomitantes como la diabetes y la hipertensión.

IMÁGENES Y OTROS MÉTODOS DE DIAGNÓSTICO

- La ecografía en el punto de atención es un medio de evaluación rápido y fácilmente disponible a pie de cama de la paciente para muchas de las complicaciones quirúrgicas mencionadas.
- Con un transductor curvilíneo estándar de 1-5 MHz, disponible en los ecógrafos portátiles de muchas unidades de parto, se puede hacer una exploración abdominal en el punto de atención (p. ej., FAST [*focused assessment with sonography in trauma*]).
- Con la paciente en decúbito supino o la cabecera de la cama a 30°, el transductor transabdominal puede colocarse lateralmente a una incisión de cesárea vendada. También se pueden explorar los cuadrantes superiores derecho e izquierdo. Las grandes áreas de líquido oscuro o la aparición de franjas intestinales o tubáricas «flotantes» sugieren fuertemente un volumen significativo de líquido dentro de la cavidad intraperitoneal (**fig. 5.4.5**).

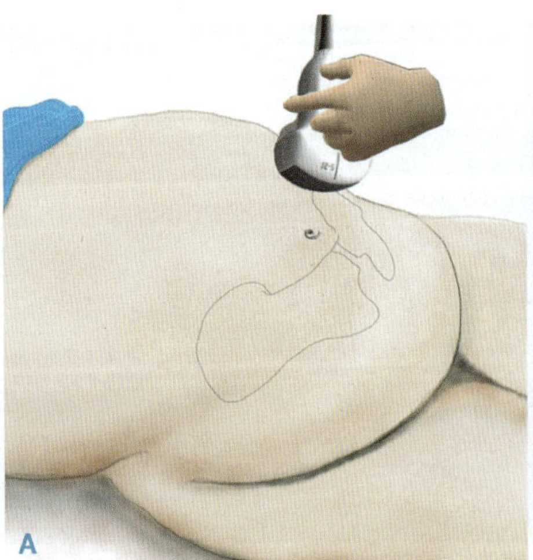

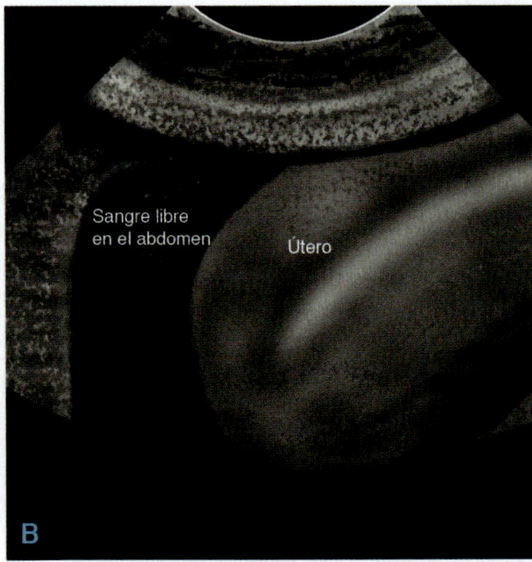

Figura 5.4.5. A. Imagen transabdominal para evaluar el hemoperitoneo (líquido libre en el abdomen). **B.** Los espacios oscuros que rodean los órganos abdominopélvicos indican la presencia de líquido intraabdominal (ilustraciones originales de Karin Fox, MD).

- Puede ser difícil distinguir mediante la ecografía sola si el líquido intraabdominal es sangre, orina o ascitis. Se requiere una correlación clínica.
- Una acumulación lenta con un cambio en la apariencia para incluir «capas» es indicativa de una lenta exudación venosa y la formación de coágulos.
- La disminución de la presión arterial y la taquicardia que acompañan a la acumulación de líquido son fuertemente indicativas de un hemoperitoneo agudo. Por otro lado, la acumulación de líquido acompañada de una presión arterial elevada y preeclampsia puede representar ascitis.
- La paracentesis guiada por ecografía realizada por un médico experimentado también puede ayudar a distinguir el origen de la acumulación de líquido.
- La TC o la RM, en especial con contraste, pueden ayudar a identificar una hemorragia aguda intraabdominal o retroperitoneal, una lesión de las vías urinarias, un defecto fascial o una lesión intestinal. Sin embargo, si la paciente está inestable, no se debe retrasar la exploración quirúrgica solo para obtener imágenes definitivas si se sospecha que hay una hemorragia o una lesión en curso.

PLANIFICACIÓN PREOPERATORIA

- En un estudio retrospectivo de 41 pacientes con hemorragia posparto y 41 controles, se demostró que el SI y un cambio o aumento de este son superiores a los criterios de detección del Modified Early Warning System para identificar la hemorragia posparto que requiere intervención (2). El SI se calcula fácilmente dividiendo la frecuencia cardiaca entre la presión arterial sistólica. Los SI mayores de 1.142 y 1.413 resultaron ser fuertes umbrales iniciales y críticos.
- *Véase* la sección «Tratamiento no quirúrgico».

- Puede ser necesaria la consulta con otros cirujanos especialistas, como los de urología, cirugía general u oncología ginecológica si se sospecha de lesiones u obstrucción de las vías urinarias o del tubo digestivo.
- Se recomiendan los antibióticos profilácticos antes de la cirugía si no se administran como parte del tratamiento empírico.

TRATAMIENTO QUIRÚRGICO

- La mayoría de las pacientes que se someten a una laparotomía exploratoria o a un desbridamiento de la herida lo hacen bajo anestesia general. La exploración de la parte superior del abdomen en busca de hemorragias o lesiones intestinales puede verse dificultada por el malestar de la paciente, y la analgesia regional se dirige a la parte inferior del abdomen. El uso de analgesia regional en una paciente con hipotensión debida a un choque hipovolémico o séptico puede causar un mayor descenso de la resistencia vascular sistémica y ocasionar un colapso cardiovascular.
- En los casos importantes de hemorragia o infección, puede ser necesario taponar el abdomen o la herida y dejar el abdomen abierto, para poder repetir la cirugía exploratoria o el desbridamiento.

Posición de la paciente

- Las pacientes pueden colocarse en posición de decúbito supino dorsal o de litotomía dorsal. Se recomienda la posición de litotomía dorsal si se prevé una hemorragia vaginal o la necesidad de una cistoscopia.

Abordaje

- El tratamiento quirúrgico de las complicaciones mencionadas suele requerir la reapertura de la incisión quirúrgica.

Procedimientos y técnicas

Laparotomía exploratoria para el hemoperitoneo

- La incisión abdominal se abre después de preparar y cubrir a la paciente de forma estéril.
- Por lo general, al abrir la fascia se observa algún sangrado o coágulo.
- Realice una transfusión según la necesidad si no está ya en curso.
- Vigile los signos vitales, el perfil de coagulación y los electrolitos cada 15-30 min.
- Limpie el abdomen de coágulos y succione la sangre de la cavidad, según la necesidad.
- Busque áreas de hemorragia evidentes y repárelas para lograr la hemostasia.
- Asegure una adecuada reposición de sangre y hemoderivados para corregir la coagulopatía, con cuidado de evitar la sobrecarga.
- Si solo se observa un sangrado lento de origen incierto, considere la posibilidad de empaquetar el abdomen y planifique volver a realizar la exploración en 12-24 h, o la embolización intraoperatoria, si los recursos lo permiten.

Exploración y reparación de una dehiscencia aponeurótica (1)

- Si la incisión de la piel no está ya abierta, retire las suturas.
- La irrigación con solución salina estéril y caliente es esencial para eliminar cualquier residuo externo.
- La dehiscencia aponeurótica debe considerarse una urgencia quirúrgica y requiere una rápida intervención.
- Cuando se produce una presentación tardía, el intestino puede estar inflamado y con una corteza fibrinosa. Se justifica una irrigación cuidadosa y delicada y la separación de los tejidos para evitar más lesiones en el intestino afectado.
- Inspeccione visualmente la longitud del intestino para detectar cualquier lesión adicional.
- Un intestino irreversiblemente isquémico puede requerir una resección; se recomienda la consulta intraoperatoria con un cirujano con experiencia en cirugía gastrointestinal.
- Con frecuencia, la sutura en sí no falla o se rompe, sino que se produce un desgarro en la fascia en pacientes con múltiples cirugías previas o con obesidad.

- Una vez que el intestino ha sido irrigado, inspeccionado y reposicionado dentro de la cavidad abdominal, y si está sano, los bordes de la fascia pueden desbridarse y la fascia se puede cerrar.
- Se puede considerar el uso de suturas interrumpidas en forma de «8» empleando suturas permanentes como Ethibond® o suturas absorbibles retardadas como la de polidioxanona. De esta manera, si una sutura se rompe, la línea de sutura restante puede permanecer intacta.
- En lesiones muy grandes, o si no queda suficiente fascia para el cierre, se puede utilizar una malla. La malla no debe colocarse si hay una infección.
- Puede ser necesario un cierre secundario retardado.
- Las capas subcutánea y subcuticular pueden reaproximarse como se hace habitualmente durante el cierre de la cesárea si no hay infección adicional.

Desbridamiento de heridas para hematomas, seromas o abscesos superficiales
(fig. técnica 5.4.1)

- La evaluación inicial de la separación de una herida superficial puede realizarse a pie de cama utilizando una técnica aséptica.
- Lo ideal es limpiar el abdomen y cubrirlo con compresas estériles. Se deben usar guantes e instrumentos estériles, así como higiene de las manos.
- La incisión de la piel se abre retirando las grapas (si están presentes) o cortando suavemente las suturas subcuticulares. Si la piel se separa fácilmente (mala cicatrización), esto puede ser indicativo de un proceso infeccioso subyacente.
- Se exprime cualquier líquido (ya sea seroso, sangre o pus) o coágulo. Tome cultivos bacterianos mediante una técnica aséptica, con cuidado de evitar la contaminación de la piel.
- Se puede usar solución salina estéril para la irrigación y gasas estériles de 4 × 4 en almohadillas para irrigar y limpiar el lecho de la herida.
- El tejido gris y desvitalizado y el exudado fibrinoso deben ser desbridados lejos del lecho de la herida.
- La necrosis tisular y la infección pueden aparecer con una textura firme y «leñosa», con cambios en la coloración y de aspecto pálido o «gris». Este tejido desvitalizado requiere un desbridamiento. Si es necesario realizar una disección extensa o afilada, se recomienda el traslado al quirófano para el desbridamiento y el lavado por motivos de exposición, iluminación y comodidad de la paciente.
- La herida debe ser desbridada para maximizar el tejido sano. No es infrecuente que se produzca una pequeña exudación capilar.
- Cualquier área discreta de hemorragia que se observe que ha causado un hematoma debe cauterizarse o ligarse para lograr la hemostasia.
- Con un seroma o hematoma no infectado, siempre que no haya evidencia de infección, se puede intentar el cierre primario de la piel.
- En caso de infección, se recomienda la colocación de apósitos húmedos y secos con cambios de estos dos o tres veces al día hasta que se haya resuelto el tejido de granulación sano y todos los signos de infección.

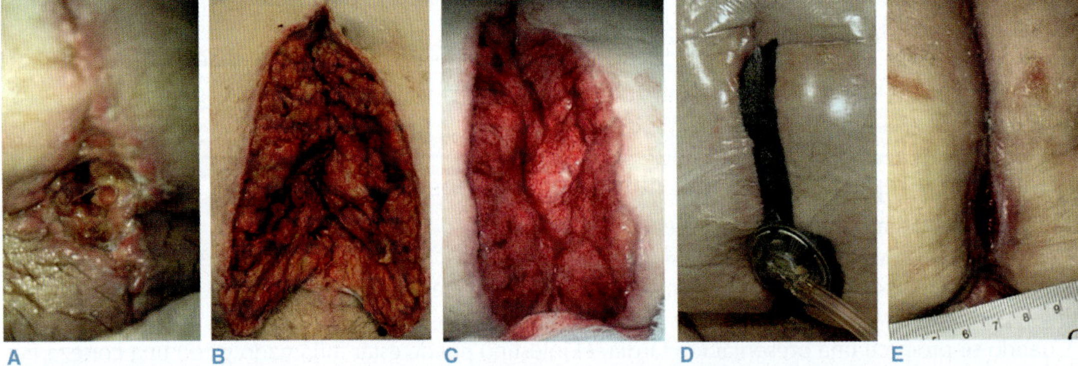

Figura técnica 5.4.1. Absceso en la herida. En **A** (*izquierda*) se observa un exudado amarillento y maloliente en la base de la herida. Tras la apertura total de la herida, se observan zonas pálidas dispersas de tejido desvitalizado (**B**). Tras el desbridamiento y los cambios de apósito húmedo a seco, el lecho está cubierto por un tejido de granulación sano y rosado, y no hay signos de infección (**C**). El tratamiento de heridas con presión negativa se utilizó después de que desaparecieran todos los signos de infección (**D**). Aspecto de la herida tras 5 semanas de tratamiento con presión negativa (**E**), después de lo cual el vendaje superficial promovió la cicatrización completa (cortesía de Karin Fox, MD).

- Se puede considerar el cierre secundario una vez que se haya resuelto toda la infección; sin embargo, la tensión en el cierre o cualquier infección residual conducirá a una mala cicatrización. Puede ser necesaria la cicatrización por segunda intención (llenado lento de la incisión con cambios continuos de apósitos húmedos y secos o un cierre asistido por vacío).
- Antes de colocar el apósito, mida y registre la longitud, la anchura y la profundidad de la herida, así como su extensión por debajo de la superficie de la piel. Si es posible, documente el aspecto de la herida con fotografías en la historia clínica para comparar la evolución durante la cicatrización.

Cambios de apósitos de húmedos a secos para la separación o infección de heridas superficiales

- Se recomienda consultar a un experto en el cuidado de heridas, ya que pueden emplearse nuevos tratamientos complementarios, como pomadas, gasas y vendajes especializados, para satisfacer las necesidades específicas de cada paciente y acelerar la cicatrización.
- La higiene de las manos y la técnica aséptica deben utilizarse para todos los cambios de apósitos. A menudo, se enseña a las pacientes y a sus familiares cómo realizar los cambios de apósitos en casa, y se debe hacer hincapié en estos conceptos clave para prevenir la sobreinfección.
- Una vez retirado el vendaje exterior, la irrigación de la gasa dentro de la herida facilitará su retirada.
- Retire suavemente la gasa interna.
- Desbride suavemente y limpie el lecho de la herida con solución salina estéril para la irrigación y una gasa estéril de 4 × 4.
- Mida la herida como se ha indicado anteriormente y regístrela.
- Si se emplea algún ungüento especial, colóquelo como se indica (puede tener propiedades antimicrobianas o desbridantes).
- Humedezca con cuidado (y escurra el exceso de humedad) una gasa estéril y colóquela suavemente a lo largo de la superficie del lecho de la herida. Se debe tener precaución para evitar la contaminación de la gasa. Por lo general, siempre que sea posible, use una sola gasa lo suficientemente larga como para usar un solo trozo y evitar el riesgo de dejar gasas inadvertidamente dentro de la herida.
- El objetivo del empaquetamiento de la herida es eliminar del lecho el exudado fibrinoso y las bacterias cuando se retira y crear una barrera suficiente para evitar que los bordes de la herida se cierren y creen un entorno donde pueda reaparecer la infección bacteriana. Hay que tener cuidado de evitar empaquetar excesivamente la herida, ya que la presión puede servir para mantener abiertas las superficies de la piel y retrasar la cicatrización.
- Una vez colocada gasa suficiente para cubrir con suavidad todas las superficies del lecho de la herida y proporcionar la presión necesaria solo para detener la hemorragia y absorber el trasudado, cubra la herida con un apósito oclusivo. Se puede utilizar un apósito para la herida abdominal y cinta. También existen apósitos diseñados para la cobertura prolongada de la herida que tienen fibras absorbentes y propiedades antimicrobianas y permiten a las pacientes ducharse, pero pueden ser más costosos.
- El tiempo total de cicatrización de la herida depende del estado de salud y nutricional subyacente de la paciente, del tamaño y la profundidad de la herida y de la presencia o ausencia de infección.

Tratamiento de las heridas mediante presión negativa (3,4) (fig. técnica 5.4.2)

- Un sistema de cuidado de heridas mediante presión negativa (con frecuencia denominado *cicatrización asistida por vacío* o *dispositivo de cierre asistido por vacío*) incluye múltiples partes.
- El objetivo del tratamiento es emplear la succión para eliminar los exudados y las bacterias, así como acelerar la granulación y la cicatrización de la herida.
- Las contraindicaciones del tratamiento de heridas con presión negativa incluyen la exposición de órganos vitales (como en el caso de un defecto aponeurótico abierto) o de tejido maligno, o la alergia a cualquier componente del dispositivo.
- La presencia de pequeñas áreas de tejido necrótico o infectado es una contraindicación relativa, ya que puede conducir a la reinfección o a la exacerbación de la necrosis.
- Se corta una esponja especializada con las dimensiones de la herida y se coloca dentro de ella.
- Se coloca una película oclusiva sobre la gasa, con una pequeña abertura para permitir la colocación de la boca de aspiración, a la que se conecta el tubo de aspiración.
- Se conecta una bomba portátil y se aplica una presión de 50-175 mm Hg.
- Personal de enfermería experimentado en el cuidado de heridas o en la atención domiciliaria cambia los apósitos cada 2-3 días hasta la resolución.
- No se ha demostrado que el tratamiento de heridas con presión negativa sea más beneficioso que el cierre tradicional.

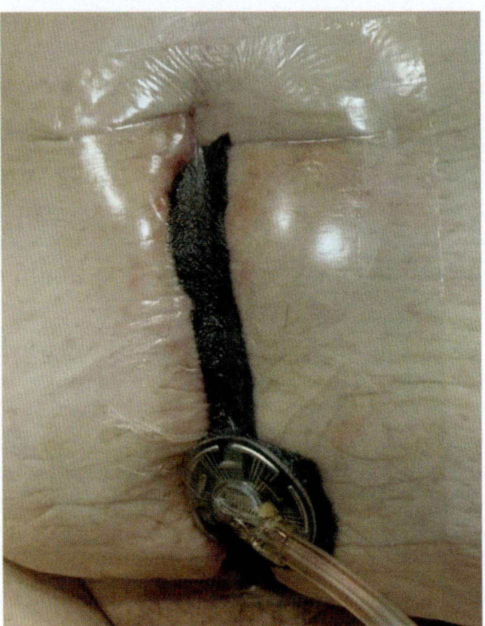

Figura técnica 5.4.2. Herida quirúrgica del abdomen con tratamiento de heridas con presión negativa. Una esponja antimicrobiana especial lo suficientemente grande como para rellenar la herida se aplica después de que los signos de infección se hayan resuelto con el desbridamiento de la herida y los apósitos húmedos y secos. Una película oclusiva especial cubre la herida y se aplica la succión. El líquido seroso se drena de la herida. El objetivo del vendaje oclusivo es evitar una mayor contaminación. La esponja se cambia cada 2-3 días; cuando se retira, también se elimina una capa superficial de restos celulares.

CONSEJOS Y ALERTAS

CONSEJO O ALERTA	DESCRIPCIÓN
✖ El retraso en el reconocimiento o la respuesta a una complicación aumenta la morbilidad y el riesgo de mortalidad prácticamente siempre.	Utilice un sistema de alerta modificado que avise a los médicos de las desviaciones en los signos vitales, la diuresis y el aspecto. Garantice la rápida evaluación de cualquier paciente que active el sistema de alerta o que presente síntomas que sugieran alguna de las complicaciones posquirúrgicas señaladas.
✖ No retrase la exploración quirúrgica necesaria para la obtención de imágenes definitivas en una paciente que no está completamente estable.	Las imágenes pueden ser un complemento muy útil. Con frecuencia, los signos y síntomas clínicos, junto con la ecografía en el punto de atención, pueden ser suficientes para emitir un diagnóstico que requiera una exploración quirúrgica inmediata (como el hemoperitoneo). El deterioro clínico lento pero continuo mientras se espera la imagen definitiva retrasa el tratamiento necesario y aumenta el riesgo de morbilidad.
◯ Mantenga la normotermia en las pacientes con riesgo de hemorragia.	La hipotermia es un componente de la «tríada letal» en las pacientes con hemorragia: coagulopatía, acidosis e hipotermia. La hipotermia produce la disfunción de los factores de la coagulación, la desviación de la sangre de los tejidos periféricos (lo que acelera la hipoperfusión y la acidosis).
◯ Proporcione tromboprofilaxis a todas las pacientes quirúrgicas.	Se ha demostrado que los dispositivos de compresión secuencial y la quimioprofilaxis basada en protocolos reducen el riesgo de TVP y embolia pulmonar en grandes estudios basados en la población. El reconocimiento oportuno y la anticoagulación terapéutica de los episodios trombóticos venosos son fundamentales para reducir la morbimortalidad.

CUIDADOS POSTOPERATORIOS

- Los cuidados postoperatorios incluyen medicina intensiva o cuidados intermedios continuos, con base en la gravedad de cada paciente.
- Los cuidados postoperatorios siguen la rutina de la mayoría de las demás cirugías, incluyendo el fomento de la deambulación, el avance de la dieta y la garantía de un control adecuado del dolor y un régimen intestinal.
- Tanto la cirugía intestinal como la cirugía de las vías urinarias requieren reposo intestinal prolongado o la colocación de una sonda urinaria (*véanse* los capítulos correspondientes para más detalles).

- La cobertura antibiótica debe continuar en el postoperatorio para las complicaciones infecciosas. La cobertura antibiótica de amplio espectro debe reducirse una vez que se cuente con los resultados de los cultivos. A menudo, las pacientes pueden completar un curso de 10-14 días utilizando un régimen vía oral adecuado después del tratamiento intravenoso inicial.
- Proporcione la tromboprofilaxis postoperatoria adecuada a todas las pacientes e individualice según el protocolo local y los factores de riesgo individuales.

RESULTADOS

- Los resultados son más favorables cuando las complicaciones se identifican y se tratan con prontitud.
- Toda morbilidad importante se asocia con un mayor riesgo de recuperación prolongada y con la necesidad de tratamientos continuos o repetidos.
- La dehiscencia aponeurótica se relaciona con un riesgo estimado de mortalidad y recuperación prolongada del 10-15%.
- Las infecciones y las hemorragias son las principales causas de morbimortalidad materna en todo el mundo.

COMPLICACIONES

- Las pacientes que requieren una transfusión masiva tienen paradójicamente un mayor riesgo de sufrir una TVP o una tromboembolia venosa. Se recomienda la tromboprofilaxis profiláctica tan pronto como la paciente esté hemodinámicamente estable y se hayan retirado los catéteres epidurales.
- Por el contrario, las pacientes posquirúrgicas que requieren anticoagulación terapéutica para la embolia pulmonar pueden desarrollar hemoperitoneo como resultado de la anticoagulación sistémica. La reposición de sangre y hemoderivados es esencial. En estos casos complejos es necesario un tratamiento multidisciplinario en equipo.

REFERENCIAS CLAVE

1. Crosen M, Sandhu R. Fascial dehiscence. In: *StatPearls [Internet]*. StatPearls Publishing; 2020. Updated July 10, 2020. https://www.ncbi.nlm.nih.gov/books/NBK551644/
2. Kohn JR, Dildy GA, Eppes CS. Choque index and delta-shock index are superior to existing maternal early warning criteria to identify postpartum hemorrhage and need for intervention. *J Matern Fetal Neonatal Med*. 2019;32(8):1238–1244.
3. Gestring M. Negative pressure wound therapy. In: *UpToDate*. Last Updated July 22, 2020. https://www.uptodate.com/contents/negative-pressure-wound-therapy#references
4. Tuuli MG, Liu J, Tita ATN, et al. Effect of prophylactic negative pressure wound therapy vs standard wound dressing on surgical-site infection in obese women after cesarean delivery: a randomized clinical trial. *JAMA*. 2020;324(12):1180–1189. doi:10.1001/jama.2020.13361

Capítulo 5.5	**Esterilización posparto**
	Efua B. Leke y Susan P. Raine

PRINCIPIOS GENERALES

Definición

- La esterilización femenina es el método anticonceptivo más frecuente en los Estados Unidos (usado por cerca del 36% de las mujeres fértiles que emplean métodos anticonceptivos) y puede realizarse en el periodo posparto inmediato, poco después del parto o en un periodo no relacionado con el embarazo (1).
- La esterilización posparto se realiza de forma concomitante con el parto por cesárea o en el periodo posparto inmediato tras un parto vaginal ocluyendo o extirpando las tubas uterinas.
- Este es un método anticonceptivo muy popular debido a su eficacia y comodidad, así como por el hecho de que no requiere tiempo de recuperación adicional cuando se realiza inmediatamente después del parto.

Exploración física

- Antes de la intervención, debe revisarse el historial obstétrico y ginecológico de la paciente, señalando cualquier antecedente de cirugía pélvica o abdominal. Las pacientes con antecedentes quirúrgicos extensos que susciten preocupación por la enfermedad adhesiva pueden no ser candidatas adecuadas para un abordaje posparto. Lo ideal es que estas preocupaciones se tomen en cuenta y se aborden en las primeras etapas de la atención prenatal cuando se analicen las opciones de anticoncepción.
- Los episodios intraparto y posparto deben ser revisados para asegurar que la paciente es una candidata adecuada para la esterilización. Si la persona ya ha sido sometida a un parto por cesárea, es poco probable que el tiempo adicional requerido para la esterilización tubárica plantee alguna preocupación; sin embargo, en pacientes que dieron a luz por vía vaginal con complicaciones, puede ser aconsejable retrasar un procedimiento de esterilización hasta una fecha futura.

- Se debe evaluar la estabilidad hemodinámica de las pacientes con hemorragia posparto antes de proceder. Si la pérdida de sangre es mínima en el momento del parto en una paciente sin anemia de base, se pueden aplazar los análisis de laboratorio.
- Las pacientes con complicaciones relacionadas con alteraciones hipertensivas o infección periparto pueden no ser candidatas quirúrgicas ideales inmediatamente después del parto vaginal.
- En una paciente sometida a un abordaje de minilaparotomía infraumbilical, el fondo uterino debe ser palpable a la altura o justo por debajo del ombligo, de modo que las trompas uterinas sean accesibles mediante una incisión periumbilical. Los problemas que pueden impedir un abordaje infraumbilical son la obesidad central significativa que impide la palpación del útero, el parto prematuro y la rápida involución del útero.

Tratamiento no quirúrgico

- Hay una serie de métodos anticonceptivos no quirúrgicos disponibles para las pacientes que desean evitar una minilaparotomía posparto.
- Las formas más eficaces de anticoncepción en quienes rechazan la ligadura tubárica incluyen los métodos anticonceptivos reversibles de acción prolongada (ARAP), como los inyectables, los dispositivos intrauterinos o los implantes subdérmicos.

IMÁGENES Y OTROS MÉTODOS DE DIAGNÓSTICO

- El diagnóstico por la imagen no suele ser necesario ni útil en la preparación de este procedimiento.
- Si el procedimiento se realiza más de 24 h después del parto o si hay alguna preocupación respecto a una anemia significativa, puede ser aconsejable tener una evaluación actual de la hemoglobina y el hematocrito de la paciente.

PLANIFICACIÓN PREOPERATORIA

- Dada la permanencia de los procedimientos de esterilización, las pacientes deben ser asesoradas adecuadamente para garantizar que el consentimiento esté bien informado. Lo ideal es que el análisis se inicie en una fase temprana de la atención prenatal para que la paciente y su familia tengan tiempo suficiente para considerar la permanencia del procedimiento y otras alternativas disponibles.
- El análisis de los riesgos, los beneficios y las alternativas a la esterilización debe acompañarse también de una revisión de las tasas de eficacia, así como del riesgo de futuras complicaciones, incluido el embarazo ectópico. Deben analizarse los riesgos que acompañan a la necesidad de procedimientos anestésicos y quirúrgicos adicionales.
- La esterilización masculina en forma de vasectomía también debería revisarse como una alternativa segura y fiable a la esterilización femenina.
- En los Estados Unidos, las mujeres de cualquier edad pueden otorgar su consentimiento para la esterilización; no obstante, aquellas cuya atención esté cubierta por el seguro militar o tengan financiamiento federal (Medicaid o Indian Health Service) deben tener 21 años o más para cumplir los requisitos de elegibilidad para el procedimiento.
- El riesgo de arrepentimiento se duplica en las mujeres que se someten a la esterilización con menos de 30 años, en comparación con las mujeres de mayor edad (con un riesgo de arrepentimiento del 5.9% para las mujeres de más de 30 años, según el grupo U.S. CREST) (2). A estas pacientes se les debe brindar un asesoramiento específico. La eficacia de los ARAP en relación con la de la esterilización debe revisarse sobre todo con las pacientes más jóvenes.
- No se recomienda la profilaxis antibiótica para los procedimientos sistemáticos de esterilización posparto, pero debe individualizarse teniendo en cuenta cualquier otra indicación obstétrica potencial.
- Debe evaluarse la necesidad de profilaxis de la tromboembolia venosa para cada paciente.

TRATAMIENTO QUIRÚRGICO

- Se recomienda la esterilización posparto dentro de las primeras 24 h después del parto vaginal debido a la ubicación del fondo uterino cerca del ombligo. Además, no es necesario que la paciente se abstenga de comer o beber si el procedimiento puede realizarse inmediatamente.
- En las pacientes que recibieron anestesia regional para el control del dolor en el parto, se recomienda proceder inmediatamente a la esterilización posparto cuando sea posible para evitar la necesidad de una segunda anestesia.
- En circunstancias en las que el fondo uterino no es palpable, puede ser adecuado considerar la esterilización tubárica a intervalos o una forma alternativa de anticoncepción.

Posición de la paciente

- Tras la preparación adecuada, la paciente es llevada a la sala de operaciones y colocada en posición de litotomía dorsal.
- Si la paciente tiene colocada una epidural, se verifica la adecuación de la anestesia.
- Si la paciente no tiene anestesia, se puede usar anestesia regional o general para completar el procedimiento, aunque en ciertos casos la esterilización puede hacerse con una combinación de sedación intravenosa e infiltración de anestesia local.

Abordaje

- El modo de parto dictará la técnica óptima a utilizar para la esterilización permanente.
- Con el abdomen abierto y los anexos totalmente expuestos tras el parto por cesárea, el cirujano tiene más opciones de esterilización quirúrgica disponibles que con un abordaje de minilaparotomía infraumbilical.
- El éxito de la esterilización depende de la correcta identificación de las trompas uterinas.
- Las trompas uterinas o los segmentos tubáricos extirpados deben etiquetarse y enviarse por separado a patología para garantizar el éxito de la esterilización. Se recomienda la resección de un segmento tubárico de 2 cm como mínimo.

Procedimientos y técnicas

- Para las pacientes que se someten a una esterilización después de un parto vaginal, se realiza una incisión de 2-3 cm de minilaparotomía infraumbilical a nivel del fondo uterino.
- Al ingresar a la cavidad peritoneal, el cirujano palpa el fondo uterino y barre con el dedo índice lateralmente hacia el anexo, enganchando la trompa uterina y tirando suavemente de ella hacia la incisión. La inclinación de la mesa quirúrgica o la manipulación abdominal externa del útero pueden ayudar a hacer más accesible la trompa uterina. También es posible utilizar pequeños separadores para exponer la trompa uterina visualmente.
- Una vez que la trompa uterina se lleva a la línea media, se emplean unas pinzas de Babcock para sujetarla y elevarla a través de la incisión. A continuación, se usan unas segundas pinzas de Babcock para ayudar a rastrear la trompa hasta el extremo fimbriado. Este paso es fundamental para evitar la ligadura accidental de los ligamentos redondos o anchos.
- En este punto, el cirujano dispone de varias técnicas para completar la esterilización. Los métodos de Pomeroy y de Parkland son los más utilizados, pero la elección de la técnica quirúrgica debe basarse en la experiencia y la preferencia del cirujano.

Técnica de Pomeroy

- Este método, que se remonta a 1930, es el más utilizado para la esterilización posparto mediante una incisión de minilaparotomía (**fig. técnica 5.5.1**).
- Una porción ístmica media de 2 cm de la trompa uterina con una mesosalpinge subyacente relativamente avascular se sujeta con unas pinzas de Babcock y se eleva a través de la incisión. Tras la

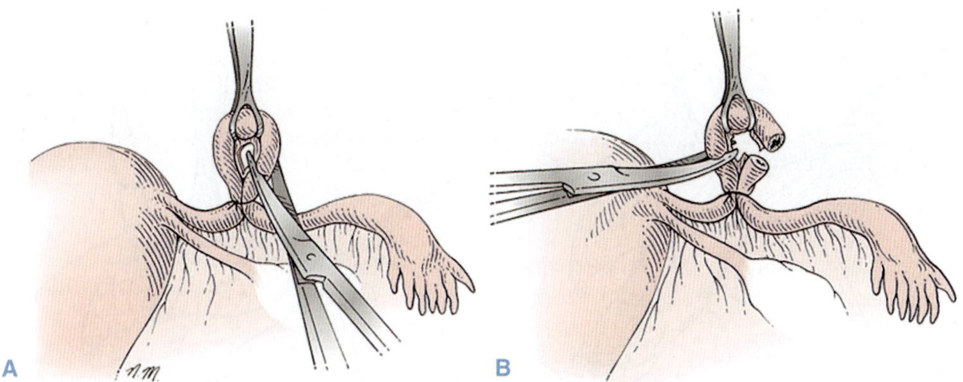

Figura técnica 5.5.1. Método de Pomeroy. **A.** Se eleva un asa del istmo tubárico y se liga en su base con uno o dos nudos de sutura de *catgut* simple número 1. **B.** Se crea una fenestración a través del mesenterio dentro del asa tubárica y se corta cada miembro de la trompa a cada lado. Se asegura la hemostasia antes de devolver la sonda al abdomen (reimpresa de Jones HW, Rock JA. *Te Linde's Operative Gynecology.* 11.ª ed. Lippincott, Williams and Wilkins; 2015).

elevación, la trompa se dobla sobre sí misma y los extremos distal y proximal se ligan con una sutura absorbible, a menudo *catgut* simple, ya que se absorbe más rápidamente (el método de Pomeroy original emplea sutura cromada, mientras que el método «modificado» utiliza *catgut* simple). Se puede usar una o dos suturas para ligar la trompa.

- A continuación, el asa de la trompa ligada se extirpa con tijeras de Metzenbaum. Esto puede hacerse con o sin crear una ventana en la mesosalpinge para facilitar la sección completa. Se debe resecar un segmento de 2 cm de la trompa, dejando los pedículos adecuados para evitar el deslizamiento del tejido fuera de la ligadura de sutura. La luz tubárica debe ser visible en los extremos cortados. En esta técnica, los «muñones tubáricos» se separarán unos de otros a medida que la sutura se absorbe.
- Una vez asegurada la hemostasia, se corta la sutura y se libera la sonda en el abdomen. Las suturas pueden cortarse por el lado más largo (2-3 cm) para facilitar la identificación de la tuba en caso de hemorragia posterior al procedimiento.
- Enseguida, se repite el proceso en el otro lado.

Técnica de Parkland

- Una porción ístmica media de 2 cm de la trompa uterina con una mesosalpinge subyacente relativamente avascular se sujeta con unas pinzas de Babcock.
- Se realiza una ventana en la zona avascular de la mesosalpinge utilizando un electrocauterio o unas tijeras de Metzenbaum.
- Se pasan dos cordones libres de sutura absorbible (cromada 0 o *catgut* liso) a través de la ventana y se emplean para ligar una porción de 2-3 cm de la trompa en sentidos proximal y distal. A continuación, se reseca la porción de la trompa entre las suturas y se inspeccionan los extremos para comprobar la hemostasia.
- En esta técnica, los «muñones tubáricos» se separan inmediatamente entre sí.
- A continuación, se repite el proceso en el otro lado.
- Las siguientes técnicas fueron desarrolladas para disminuir el riesgo de formación de fístulas tuboperitoneales que dan como resultado el fracaso de la esterilización. Ambas técnicas logran esta reducción enterrando el muñón tubárico en una estructura anatómica adyacente; sin embargo, debido a la necesidad de una disección tisular más extensa, existe un mayor riesgo de hemorragia y un aumento del tiempo quirúrgico (fig. técnica 5.5.2).

Técnica de Uchida

- La parte media de la tuba, a unos 6 cm del cuerno, se sujeta con unas pinzas. Se inyecta un vasoconstrictor como epinefrina en solución salina (dilución 1:1000) en la serosa de la trompa, lo que produce la hidrodisección y la separación de la serosa y la parte muscular de la trompa. Se incide la serosa rellena. Se colocan dos pinzas hemostáticas en los bordes de esta porción tubárica para aislar la porción muscular de la trompa ahora expuesta. La serosa del segmento proximal se diseca de forma roma en dirección al útero, y en la unión uterotubaria se liga la trompa con una sutura cromada 0. La parte muscular expuesta de la trompa entre los hemostatos se corta y se retira.

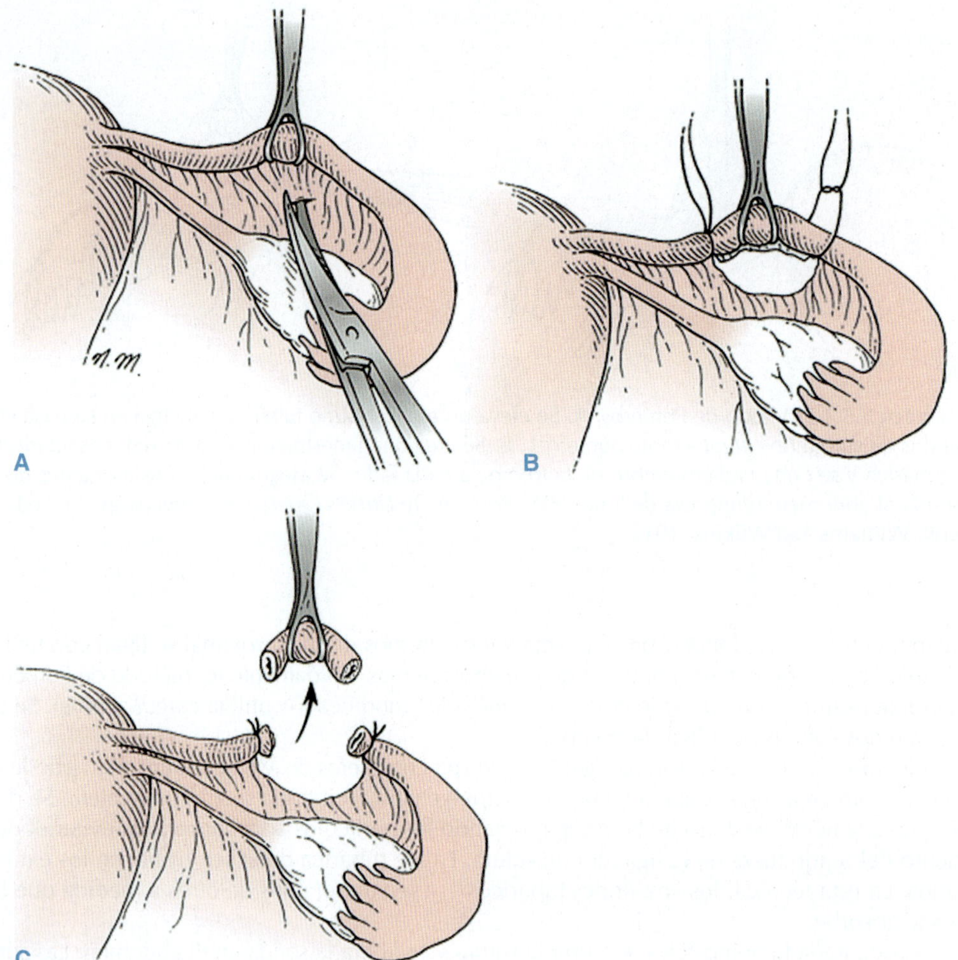

Figura técnica 5.5.2. Método de Parkland. **A.** Se crea una fenestración de 2-3 cm por debajo del istmo con tijeras, unas pinzas hemostáticas o un electrocauterio. **B.** Los extremos de las trompas se ligan cuidadosamente. **C.** A continuación, se extirpa la porción ligada y se asegura la hemostasia (reimpresa de Jones HW, Rock JA. *Te Linde's Operative Gynecology*. 11.ª ed. Lippincott, Williams and Wilkins; 2015).

A continuación, la serosa se sutura en forma de bolsa con sutura fina absorbible; el muñón distal se incluye en esta ligadura. Opcionalmente, se puede añadir a este procedimiento una fimbriectomía.

- La longitud de la trompa resecada (5 cm frente a 2 cm) y el proceso que permite que el muñón proximal permanezca enterrado en la mesosalpinge lejos del muñón distal fueron diseñados para disminuir la posibilidad de formación de fístulas (**fig. técnica 5.5.3**).

Técnica de Irving

- La trompa se sujeta con unas pinzas y se eleva. Se crea una ventana en la mesosalpinge subyacente a unos 4 cm de la unión uterotubaria. Se utiliza una sutura cromada 1-0 para ligar dos extremos de la porción de la tuba y se reseca el segmento intermedio, manteniendo largas las suturas de los extremos ligados. Cerca de la unión uterotubaria de la pared uterina posterior, se realiza una incisión de 1 cm con tijeras y se desarrolla una bolsa. Los extremos libres del pedículo proximal se pasan a una aguja curva, que se utiliza para enhebrar el muñón proximal a través de la bolsa miometrial y para que salga por la serosa suprayacente. Las suturas se atan para mantener el muñón en la bolsa. La abertura serosa se cierra con una sutura fina y absorbible. Opcionalmente, el extremo distal también puede estar enterrado en la mesosalpinge. En última instancia, el muñón enterrado queda obliterado dentro de la bolsa miometrial a medida que se produce la involución (**fig. técnica 5.5.4**).

Fimbriectomía distal

- Con este método, la ampolla distal se liga dos veces con sutura permanente y se retira la porción distal de la trompa.
- La fimbriectomía distal no debe utilizarse como método de esterilización permanente debido a su alta tasa de fracaso.

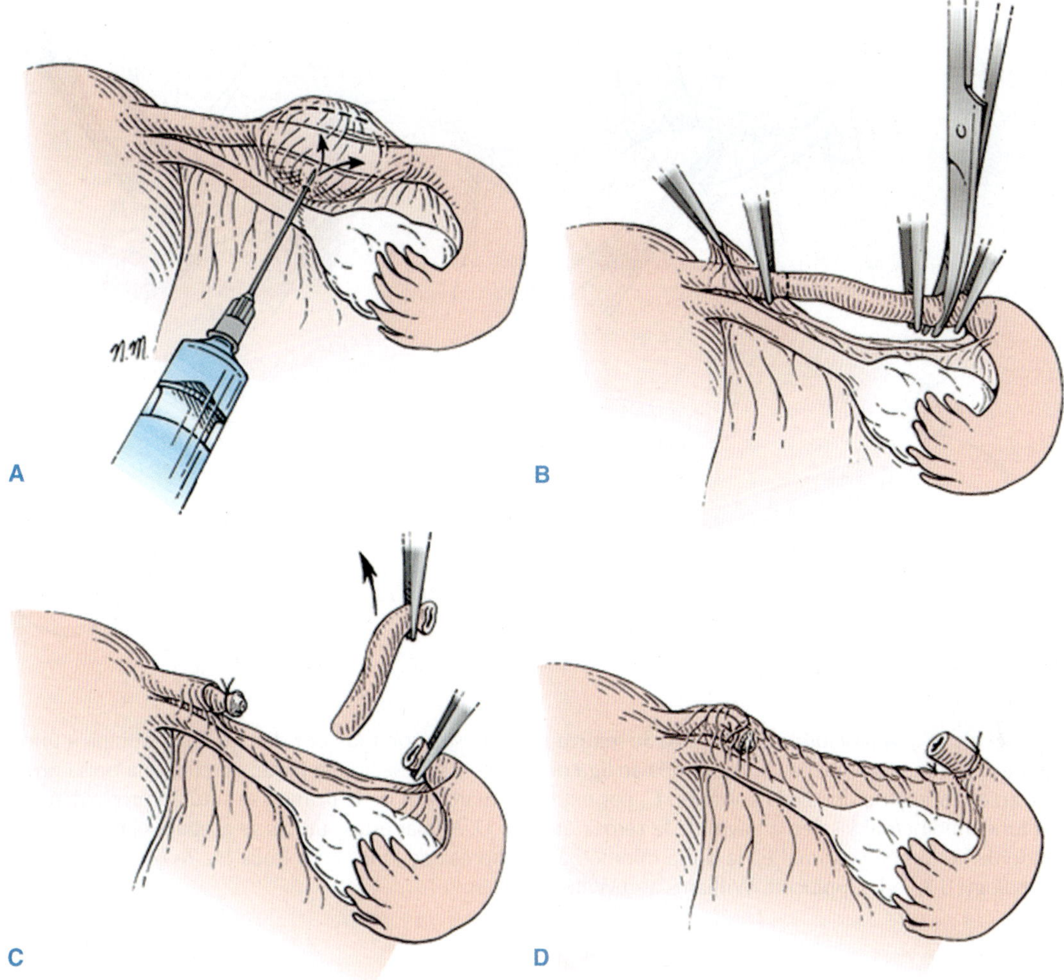

Figura técnica 5.5.3. Método de Uchida. **A.** La serosa de la trompa, a 6 cm de la unión uterotubaria, se inyecta con una solución vasoconstrictora y se incide. **B.** El borde antimesentérico de la mesosalpinge se retira hacia el útero, exponiendo unos 5 cm de la trompa. **C.** La trompa se liga proximalmente y se corta; se deja que el muñón ligado se retraiga en la mesosalpinge, manteniendo el hemostato en el muñón distal. **D.** Para cerrar la mesosalpinge, se hace una jareta alrededor del muñón tubárico exteriorizado, y el muñón proximal ligado se entierra dentro de la mesosalpinge. Tras asegurar el punto, se retiran las pinzas hemostáticas (reimpresa de Jones HW, Rock JA. *Te Linde's Operative Gynecology*. 11.ª ed. Lippincott, Williams and Wilkins; 2015).

Salpingectomía total

- Las investigaciones que sugieren una posible reducción del riesgo de cáncer de ovario con la salpingectomía han aumentado el interés por este método de esterilización posparto. Los datos emergentes sugieren que el tiempo quirúrgico, la pérdida de sangre, los resultados adversos y las tasas de complicaciones son comparables entre la salpingectomía parcial y la total en el momento de la cesárea (3). Por lo tanto, considerando la preferencia del cirujano, la disponibilidad de los recursos necesarios y el asesoramiento adecuado a la paciente, es razonable ofrecer este método para la esterilización posparto.
- El asesoramiento debe reflejar la escasez de investigaciones que comparan la eficacia de la salpingectomía parcial frente a la total, la posibilidad de que la enfermedad adhesiva impida la finalización con éxito y la posible necesidad de recursos adicionales que aumentarían el costo (p. ej., dispositivo de sellado de vasos).
- *Técnica*. Dada la necesidad de acceder a la mesosalpinge y la trompa, la salpingectomía total suele realizarse durante el parto por cesárea. La trompa se identifica hasta la fimbria y se aísla de cualquier adherencia. A continuación, se separa progresivamente de la mesosalpinge hasta el nivel del cuerno, usando un dispositivo de sellado de vasos para disminuir la hemorragia. La trompa uterina se secciona entonces a nivel del cuerno.
- Como alternativa, se puede crear una ventana avascular en la cara lateral de la mesosalpinge. Utilizando unas pinzas de Kelly, la mesosalpinge se sujeta progresivamente y se liga con una sutura

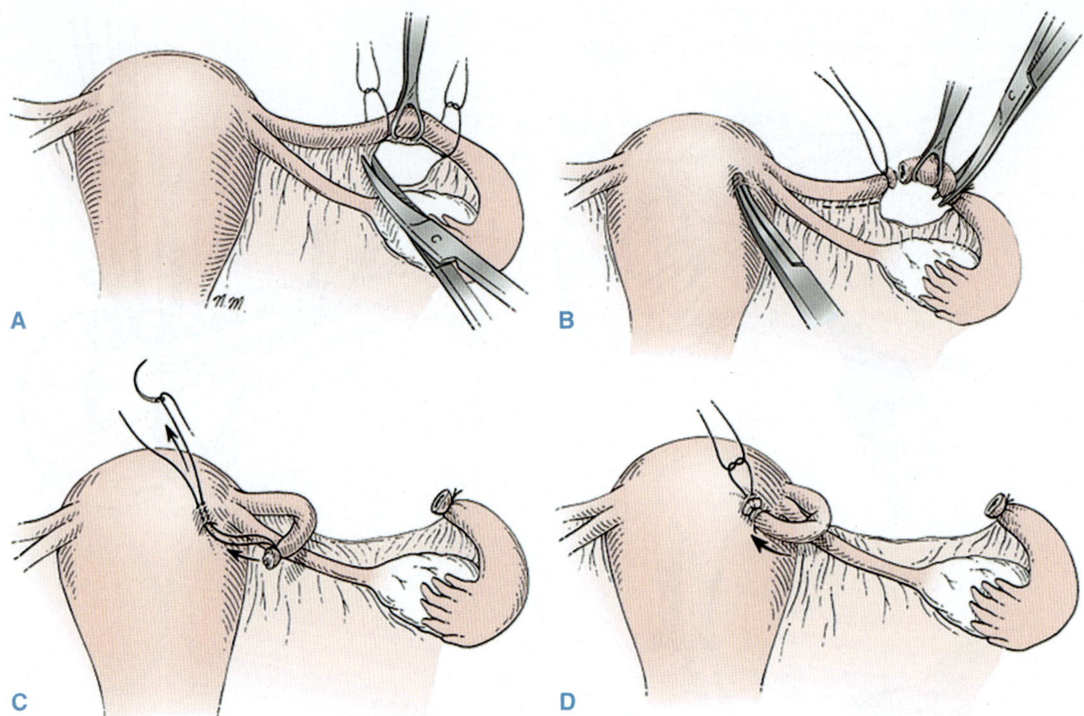

Figura técnica 5.5.4. Método de Irving. **A.** Se realiza una fenestración muy por debajo de la trompa a unos 4 cm de la unión uterotubaria. **B.** La trompa se liga dos veces y se reseca una parte. Se crea una bolsa profunda en el miometrio del útero posterior. **C.** Los extremos marcados de la trompa se suturan profundamente en el túnel miometrial y salen a través de la serosa uterina. **D.** Al atar estas suturas se asegura el extremo cortado de la trompa proximal en la bolsa miometrial (reimpresa de Jones HW, Rock JA. *Te Linde's Operative Gynecology*. 11.ª ed. Lippincott, Williams and Wilkins; 2015).

inferior a la trompa uterina en dirección medial hasta el nivel del cuerno. La trompa uterina se pinza y se liga con sutura a nivel del cuerno. Hay que tener cuidado de asegurar una ligadura y hemostasia adecuadas en la vasculatura posparto.

- La salpingectomía total no suele emplearse como método de esterilización posparto tras el parto vaginal, principalmente debido a la pequeña incisión infraumbilical. La visualización de toda la trompa uterina y la mesosalpinge simultáneamente no puede realizarse a través de una incisión infraumbilical estándar, lo que hace que el procedimiento sea más difícil desde el punto de vista técnico. Además, aumenta el riesgo de hemorragia oculta tras el procedimiento, ya que es difícil confirmar la hemostasia con una visibilidad reducida de la zona quirúrgica.

Colocación de clips de titanio

- La oclusión de la trompa uterina mediante clips de titanio (Filshie®) es una técnica de esterilización permanente de intervalo que se realiza habitualmente por laparoscopia.
- Se ha sugerido que el uso de los clips puede tener un papel en los procedimientos de esterilización posparto en los que se identifica la trompa uterina pero la resección no puede realizarse con seguridad, como en el caso de la enfermedad pélvica adhesiva.
- Históricamente, se ha sugerido que la tasa de fracaso de este método, cuando se emplea en el periodo posparto, es más alta de lo esperado, probablemente debido al tamaño de la trompa y la vasculatura asociada durante el embarazo, por lo que no se recomienda de forma sistemática como técnica de esterilización permanente. Datos más recientes, incluyendo una revisión de 2011 de 14 estudios, sugieren tasas de fracaso y de complicaciones comparables al método de Pomeroy modificado en el periodo posparto (4).

CONSEJOS Y ALERTAS

CONSEJO O ALERTA	DESCRIPCIÓN
○ Consentimiento informado	Las pacientes deben ser asesoradas exhaustivamente sobre los riesgos, los beneficios y las alternativas a la esterilización permanente para reducir la posibilidad de arrepentimiento después de la esterilización.
○ Selección de las pacientes	La edad de la paciente, los antecedentes obstétricos y quirúrgicos y cualquier acontecimiento significativo intraparto o posparto deben considerarse antes de proceder a la esterilización permanente.
○ Elección de la técnica	Independientemente de la técnica utilizada, el éxito de la esterilización depende de la correcta identificación de la trompa uterina.
○ Elección de la técnica: minilaparotomía posparto	La técnica de Pomeroy es la más frecuente cuando se realiza la esterilización posparto mediante minilaparotomía.
○ Elección de la técnica: parto por cesárea	La técnica de Parkland es el abordaje más frecuente cuando se realiza la esterilización simultáneamente con el parto por cesárea.
○ Elección de la técnica: otras consideraciones	La salpingectomía completa debe considerarse en las pacientes adecuadas que se someten a un parto por cesárea después de un asesoramiento adecuado.
○ Análisis patológico	Es fundamental para garantizar el éxito de la esterilización.

CUIDADOS POSTOPERATORIOS

- Los cuidados postoperatorios de las pacientes que se someten a una esterilización posparto difieren poco de los cuidados posparto habituales, y cualquier dolor adicional por incisión o isquemia tisular se alivia de forma adecuada con antiinflamatorios no esteroideos. Solo en raras circunstancias la paciente necesitará opiáceos para aliviar el dolor.
- El sitio de la cirugía debe ser inspeccionado durante la hospitalización y antes del alta.
- El seguimiento posparto puede realizarse según lo previsto, a menos que la paciente manifieste su preocupación. Puede ser útil el seguimiento por telemedicina 1 semana después del parto.
- Los resultados de patología quirúrgica que confirman la sección de los segmentos tubáricos correctamente identificados debe ser revisada y analizada con la paciente en la consulta posparto.

RESULTADOS

- El análisis de los datos de la cohorte prospectiva de 19 centros del Collaborative Review of Sterilization de los Estados Unidos apoya la baja tasa de fracaso global de la esterilización y de la esterilización posparto en particular. La esterilización posparto mediante salpingectomía parcial se asoció con una tasa de embarazo de 7.5 por cada 1000 procedimientos en un periodo de 10 años (5).
- No hay datos a largo plazo sobre la salpingectomía completa como método de esterilización permanente.

COMPLICACIONES

- Las complicaciones son poco frecuentes, pero pueden incluir hemorragia, infección del sitio quirúrgico, lesión de órganos o imposibilidad de completar el procedimiento.

- Hasta el 50% de las mujeres que solicitan la esterilización posparto durante la atención prenatal se encuentran con obstáculos que impiden llevarla a cabo; entre ellos se encuentran el lugar de la atención, el momento y la disponibilidad de los recursos quirúrgicos, las comorbilidades maternas, el consentimiento informado y cuestiones relacionadas con la cobertura. Los estudios sugieren que estas mujeres tienen el doble de probabilidades de embarazarse en el año siguiente en comparación con las mujeres que no solicitaron la esterilización (6). Por lo tanto, se debe hacer hincapié en mejorar el acceso de cada paciente a la esterilización posparto si así lo desea.

REFERENCIAS CLAVE

1. American College of Obstetricians and Gynecologists. Committee Opinion No. 530: access to postpartum sterilization. *Obstet Gynecol.* 2012;120:212–215.
2. Curtis KM, Mohllajee AP, Peterson HB. Regret following female sterilization at a young age: a systematic review *Contraception.* 2006;73: 205–210.
3. Roeckner JT, Sawangkum P, Sanchez-Ramos L, Duncan JR. Salpingectomy at the time of cesarean delivery: a systematic review and meta-analysis. *Obstet Gynecol.* 2020;135:550.
4. Madari S, Varma R, Gupta J. A comparison of the modified Pomeroy tubal ligation and Filshie clips for immediate postpartum sterilisation: a systematic review. *Eur J Contracept Reprod Health Care.* 2011;16(5): 341–349.
5. Peterson HB, Xia Z, Hughes JM, Wilcox LS, Tylor LR, Trussell J. The risk of pregnancy after tubal sterilization: findings from the U.S. Collaborative Review of Sterilization. *Am J Obstet Gynecol.* 1996; 174:1161–1168; discussion 1168–1170.
6. Thurman AR, Janecel T. One year follow-up of women with unfulfilled postpartum sterilization requests. *Obstet Gynecol.* 2010;116: 1071–1077.

<table><tr><td>Capítulo 6.1</td><td># Obstetricia quirúrgica de escasos recursos
Abida Hasan, Kelli Barbour y Bakari Rajab</td></tr></table>

PRINCIPIOS GENERALES

Definición

- La obstetricia quirúrgica de escasos recursos incluye la adaptación o modificación de los procedimientos obstétricos a entornos con recursos limitados en los que una variedad de obstáculos afecta la rentabilidad, la eficiencia y la calidad de la atención.
- Embarazo ectópico, aborto, cerclaje, parto vaginal espontáneo, parto vaginal quirúrgico, reparación de desgarros, parto por cesárea, placenta acreta, rotura uterina, histerectomía, retención de placenta, tratamiento de la hemorragia posparto (HPP), morbilidades infecciosas, procedimientos para la esterilización posparto.
- *Prácticas diferentes a las de los entornos con grandes recursos*. Umbral bajo para la histerectomía cuando se produce una hemorragia uterina excesiva o una rotura uterina (o ambas cosas), uso de la auscultación esporádica (AE), predominio del tratamiento quirúrgico sobre el médico para los embarazos ectópicos y los abortos, adaptación a una variedad diferente de fármacos o disponibilidad limitada de suturas, sangre y hemoderivados.
- Los ginecoobstetras de entornos con grandes recursos que ejercen en un lugar con recursos limitados deben prepararse para la realidad «en el terreno» que pueda dificultar su eficacia y práctica segura en un nuevo entorno. En otras palabras, la comprensión es fundamental.
- Siempre es mejor analizar las prácticas de los colegas en dicho entorno y no apresurarse a juzgar antes de adquirir experiencia trabajando con suministros, equipos y personal muy limitados.
- La improvisación quirúrgica, si bien se considera poco ética fuera de los ensayos clínicos en entornos con grandes recursos, a menudo es necesaria para preservar la vida en ámbitos con pocos recursos.
- Saber cuándo y cómo improvisar es difícil y solo se consigue con la experiencia.

Exploración física

- Se debe tener confianza en la exploración física por encima de las pruebas de diagnóstico. Algunos ejemplos incluyen:
  - Signos vitales
  - Membranas mucosas secas
  - Palidez de la conjuntiva, la lengua y las palmas de las manos
  - Maniobras de Leopold

Diagnóstico diferencial

- Llegar a un diagnóstico y planificar un tratamiento supone un reto debido a varios obstáculos.
- Los obstáculos que impiden obtener resultados óptimos en la atención, en comparación con los entornos con grandes recursos, pueden concebirse como limitaciones en cuanto a personal, suministros, espacio, sistemas de salud y apoyo social (1).
  - *Limitación del personal sanitario*. Escaso personal cualificado para realizar procedimientos y ayudar a la recuperación.
  - *Limitaciones físicas*. Disponibilidad limitada del quirófano, suministros escasos en el quirófano (compresas, batas e instrumentos), pruebas de laboratorio limitadas, reducida disponibilidad de antibióticos e información de patrones de resistencia, poca tecnología para el diagnóstico y suministro limitado de sangre para transfusiones.
  - *Limitaciones de la propia paciente*. Acceso restringido a la atención médica (ubicación remota de la atención e incapacidad para pagarla), conocimientos sanitarios limitados, higiene deficiente (acceso limitado a agua y jabón), desnutrición (apoyo social).
- Ventajas compensatorias:
  - Excelentes habilidades en la exploración física, uso rentable y específico de las pruebas de laboratorio, amplia experiencia (con pocos recursos) en el abordaje de las complicaciones.

Tratamiento no quirúrgico

- El tratamiento no quirúrgico puede considerarse para muchas afecciones obstétricas, pero la capacidad limitada o inexistente de seguimiento, así como las limitaciones en cuanto a medicamentos, puede desalentar el tratamiento médico.
  - *Embarazo ectópico*. Poca disponibilidad de metotrexato y de pruebas de laboratorio (gonadotropina coriónica humana, biometría hemática completa, perfil metabólico completo), así como distancia del hospital.
  - *Aborto*. La mifepristona no es fácil de conseguir, aunque el misoprostol suele estar disponible.
  - *HPP*. La metilergometrina y el carboprost (en forma de trometamina) son caros y requieren almacenamiento en frío, lo que puede no ser rentable o imposible en un entorno con recursos limitados. Más allá de una sonda con preservativo, las sondas con balón son costosas y pueden no estar disponibles. La radiología intervencionista no suele estar disponible.
  - *Peritonitis*. Su tratamiento requiere antibióticos de amplio espectro, que luego pueden reducirse en función de los resultados de los cultivos de muestras de la herida. El cultivo de muestras no siempre está disponible en entornos restringidos. A menudo no se dispone de antibióticos de amplio espectro y puede haber patrones de alta resistencia.

IMÁGENES Y OTROS MÉTODOS DE DIAGNÓSTICO

- La ecografía puede estar disponible en el departamento de radiología o a través de las unidades de atención sanitaria. No siempre hay gel para realizarla. Cuando no se dispone de gel para la ecografía, pueden adquirirse medios alternativos o elaborarse localmente con elementos como la lechada de yuca, el almidón de maíz o el aceite vegetal (2-4).
- La radiografía puede estar disponible en hospitales de referencia, hospitales de distrito, centros de salud y clínicas. Las interpretaciones formales de estos estudios pueden no estar disponibles fácilmente o pueden tener un costo adicional para la paciente.
- Los estudios de tomografía computarizada (TC) pueden estar disponibles en hospitales de referencia, hospitales de distrito y centros de salud. Las clínicas privadas pueden tener una mayor disponibilidad de TC.
- La resonancia magnética puede estar disponible en algunos entornos, pero por lo general seguirá siendo limitada debido al alto costo de los materiales auxiliares y del mantenimiento.

PLANIFICACIÓN PREOPERATORIA

- Aspectos que deben considerarse:
  - Alfabetización en materia de salud:
    - Posibilidad de que los antecedentes médicos proporcionados por la paciente no sean confiables.
  - Desnutrición o deshidratación.
  - Falta de higiene.
  - Enfermedades infecciosas (paludismo, tuberculosis, virus de la inmunodeficiencia humana, esquistosomosis, fiebre tifoidea).
  - Comorbilidades médicas subyacentes (diabetes no diagnosticada, hipertensión, cardiopatía reumática).
  - Antecedentes de parto quirúrgico corroborados por los hallazgos de la exploración física, incluyendo la falta de documentación de una cicatriz uterina de un parto por cesárea previo.
- Material a revisar:
  - «Pasaporte sanitario» o el equivalente del expediente clínico individual.
  - Estudios de imagen (como arriba), incluyendo quizá la ecografía obstétrica para la evaluación fetal.

TRATAMIENTO QUIRÚRGICO

- Los problemas de la cirugía general en los entornos con pocos recursos, que abarcan toda la gestión quirúrgica, incluyen factores de la paciente y limitaciones relacionadas con los recursos.
  - Entre los factores de las pacientes se encuentran los retrasos para recibir la atención (por falta de acceso o proximidad a la atención sanitaria o desconfianza), la higiene, los tratamientos autoadministrados (como los abortos autoinducidos), la desnutrición, la falta de apoyo familiar, la falta de medios económicos y la incapacidad para tener un seguimiento confiable.
  - Las limitaciones relacionadas con los recursos incluyen la disponibilidad restringida o la falta de una variedad de medicamentos, como los antibióticos, y de materiales quirúrgicos, incluyendo compresas, batas, material esterilizado, instrumentos específicos para la cirugía y la sutura. A menudo no se dispone de opciones tecnológicamente avanzadas para el tratamiento quirúrgico, como la laparoscopia.
  - Cuando se dispone de laparoscopia, su uso puede verse limitado por la falibilidad de la electricidad, la carencia de dióxido de carbono y de suministros desechables (p. ej., trocares), así como por la curva de aprendizaje que hay que superar para realizar los procedimientos con seguridad.
  - En última instancia, la presencia de equipos por sí sola puede ser insuficiente para superar las numerosas barreras para su uso.
  - La cirugía mínimamente invasiva no se limita a la laparoscopia. La llamada *minilaparotomía* es con frecuencia el procedimiento de elección en entornos con escasos recursos. Puede hacerse de forma rápida con una exposición adecuada para muchos procedimientos. Es barata y conlleva menos complicaciones en la herida y menor necesidad de analgesia postoperatoria.
  - En muchos entornos con pocos recursos, el control del dolor postoperatorio se limita a los antiinflamatorios no esteroideos (ibuprofeno o diclofenaco, por lo regular) y el paracetamol. Los opiáceos y los analgésicos opiáceos suelen escasear o no estar disponibles, incluso para una cirugía abdominal mayor.
  - La anestesia epidural no suele estar disponible debido a limitaciones de personal, experiencia y suministros. A menudo se dispone de anestesia raquídea.

Posición de la paciente

- La posición de la paciente suele ser igual en entornos con recursos limitados que en entornos con grandes recursos. Los tipos de estribo pueden estar limitados debido al entorno.

Abordaje

- El abordaje quirúrgico para la cirugía abdominal en entornos con escasos recursos suele ser mediante laparotomía.
- Los procedimientos en el consultorio pueden ser preferibles a llevar a la mujer al quirófano para un procedimiento equivalente. Por ejemplo, la aspiración manual por vacío (AMV) puede elegirse, en lugar de la dilatación y legrado, en función de la disponibilidad de quirófano, anestesia y suministros.

Procedimientos y técnicas

Embarazo ectópico

- El tratamiento conservador puede no ser posible debido a la falta de metotrexato, la escasa familiaridad con los medicamentos por parte del personal sanitario, la imposibilidad de realizar inmediatamente una biometría hemática o de evaluar el funcionamiento renal y hepático mediante pruebas de laboratorio, así como debido a la lejanía de la paciente respecto del hospital.
- Las pacientes suelen tener posibilidades de traslado limitadas o nulas y oportunidades restringidas para llamar al hospital y, a menudo, no existen sistemas para urgencias (p. ej., el 911 de los Estados Unidos). Por lo tanto, el tratamiento médico solo puede considerarse en pacientes seleccionadas.
- Con los avances en la capacidad para hacer el diagnóstico más temprano y las mejoras en las técnicas microquirúrgicas en entornos con grandes recursos, la cirugía conservadora ha sustituido a la laparotomía con salpingectomía que antes era el estándar de atención.
- En entornos con escasos recursos, los embarazos ectópicos suelen diagnosticarse tarde, ya que la mayoría de las pacientes retrasan el inicio de la atención prenatal hasta las 16 semanas de gestación o más. Las razones de esto son multifactoriales e incluyen creencias culturales, posibilidades de acceso y limitaciones de los sistemas de salud.
- Debido a esto, la laparotomía con salpingectomía sigue siendo ampliamente practicada como el estándar de atención. Muchas mujeres se presentan hemodinámicamente inestables con embarazos ectópicos extensos y rotos.
- Los embarazos ectópicos y abdominales intersticiales son más frecuentes en dichos entornos (5).
- La salpingostomía suele estar contraindicada debido a la falta de pruebas de gonadotropina coriónica humana, el escaso seguimiento, la falta de servicios confiables de transporte y emergencias, etcétera.
- La laparotomía y la salpingectomía también se prefieren para cirujanos sin experiencia en laparoscopia y mujeres en las que el abordaje laparoscópico es difícil (p. ej., debido a cirugías previas con riesgo de adherencias densas, obesidad, o en la paciente inestable con hemoperitoneo cuantioso).
- Si no se sospecha de coagulación intravascular diseminada, todas las pacientes quirúrgicas deben recibir ácido tranexámico antes de la operación para limitar la posible pérdida de sangre (6,7).
- Etapas quirúrgicas:
  - La laparotomía se realiza a través de la incisión correspondiente.
  - El tiempo es esencial en el tratamiento de los embarazos ectópicos, especialmente cuando los hemoderivados son escasos. No es infrecuente tener una única unidad de sangre (o ninguna) y verse obligado a tratar a una paciente con anemia grave.

- En ausencia de adherencias pronunciadas, el útero y el embarazo ectópico deben sujetarse y elevarse inmediatamente para poner fin a una hemorragia activa. Esto puede ser un paso inestimable para permitir la estabilización hemodinámica de la paciente con pérdida importante de sangre.
- La comunicación con el equipo de anestesia es fundamental. Muchos anestesistas serán reacios a inducir la anestesia en una paciente inestable y hemorrágica si no hay sangre disponible inmediatamente. Estas conversaciones pueden tener lugar antes de que la paciente se encuentre en peligro para analizar las técnicas de inducción anestésica que podrían limitar los efectos de la presión arterial (la ketamina suele estar disponible en entornos con escasos recursos y es más segura que los fármacos vasodilatadores para la anestesia).
- La mayoría de los embarazos ectópicos pueden tratarse con pequeñas incisiones de laparotomía, incluso en pacientes inestables. En la paciente hemodinámicamente estable debe considerarse la posibilidad de una minilaparotomía (5 cm) para acelerar la recuperación y disminuir las posibilidades de infección de la herida.
- A menudo, la succión quirúrgica y los paquetes abdominales son escasos o no los hay, lo que hace que la exposición y el abordaje del campo operatorio sean un reto. Está indicado el uso de cualquier material estéril y absorbente, incluida la envoltura interior del instrumental quirúrgico o incluso compresas quirúrgicas de algodón adicionales.
- Se identifica la trompa implicada y se le libera de las estructuras circundantes; entonces, se puede instilar una solución diluida de vasopresina (normalmente no disponible) en la mesosalpinge para reducir la hemorragia.
- Si no hay rotura, se puede usar una técnica de salpingostomía: se realiza una incisión de 1-2 cm en el lado antimesentérico de la trompa con un electrodo de aguja (electrocauterio). El embarazo ectópico puede entonces extraerse de la trompa. A continuación, debe procurarse la hemostasia en el lecho decidual restante.
- Las limitaciones de la salpingostomía en entornos con pocos recursos ya se han analizado. La seguridad durante la cirugía y en el postoperatorio debe ser primordial en la toma de decisiones.
- La salpingectomía, total o parcial, es preferible a la salpingostomía en la mayoría de los casos: pince la trompa entre el útero y el embarazo ectópico, asegurando el control de los vasos en la mesosalpinge. Corte la parte de la trompa con el embarazo ectópico libre y suture el pedículo.
- Continúe sujetando, cortando y ligando la mesosalpinge hasta que la trompa esté libre y pueda extraerse preservando el ligamento uteroovárico.
- Independientemente del método, la hemostasia debe obtenerse con rapidez mediante presión, electrocauterización y ligadura con sutura, según la necesidad.

Aborto

- El aborto electivo puede no estar disponible en muchas zonas debido a las leyes locales o nacionales.
  - El misoprostol y la mifepristona, cuando están disponibles y son legales, pueden emplearse para inducir el aborto en mujeres debidamente asesoradas.
  - Se puede optar por ingresar a una paciente que vive lejos del hospital (sin transporte) hasta que se complete el procedimiento.
  - La dilatación con AMV y, posiblemente, el legrado uterino instrumental son opciones quirúrgicas que suelen estar disponibles en entornos con escasos recursos.
- En el caso de los abortos espontáneos, se puede considerar el tratamiento conservador con tratamiento expectante, así como el uso del misoprostol. La dilatación y legrado o la AMV también pueden usarse para los abortos espontáneos, en particular cuando hay hemorragia intensa, las pacientes viven lejos del centro de salud o por preferencia de la paciente cuando se la asesora adecuadamente.
- La AMV se consigue con mayor facilidad, normalmente puede realizarse fuera de un quirófano y quizá tenga una mayor probabilidad de éxito que el misoprostol (8).
  - La AMV se describió por primera vez en 1970 como un método para tratar el aborto incompleto.
  - La confirmación del aborto espontáneo debe obtenerse mediante exploración física y ecografía.
  - El asesoramiento y el consentimiento previos a cualquier procedimiento resultan esenciales.
  - Se introduce un espéculo estéril en la vagina para exponer el cuello uterino; este se lava con una solución antiséptica, como yodopovidona, o con agua. El cirujano utiliza instrumentos y guantes estériles y tiene cuidado de no tocar nunca la parte del instrumento que va a entrar en el útero, la llamada *técnica sin tocar*.
  - Con el cuello uterino visualizado, se inyecta un anestésico local a las 12 h. A continuación, se colocan unas pinzas de Pozzi (de un solo diente) en el cuello uterino a las 12 h en posición vertical. Enseguida, se completa el bloqueo paracervical.
  - Después se realiza la dilatación del cuello uterino.
    - El misoprostol, cuando está disponible, puede usarse antes del procedimiento para permitir una dilatación más fácil y potencialmente más segura.

- La dilatación segura depende del cirujano. Si no se puede ver la posición del útero mediante la exploración física y la ecografía, podría producirse una perforación.
- Cuando sea posible, se aconseja la instrumentación del útero guiada por ecografía. Las implicaciones de la perforación uterina y las lesiones del intestino o la vejiga en los entornos con pocos recursos son nefastas, por lo que deben tomarse precauciones adicionales en todo momento.
- El siguiente paso es la dilatación mecánica, si es necesaria. Se debe tener cuidado de introducir los dilatadores lenta y suavemente para la seguridad y comodidad de la mujer.
  - Si se encuentra resistencia, se aconseja volver al dilatador anterior, reinsertarlo y dejar que permanezca en su sitio durante 1 min (aproximadamente) antes de intentar insertar el siguiente dilatador grande.
- Una vez conseguida la dilatación del cuello uterino, se introduce la sonda de vacío y se realiza la evacuación uterina creando un vacío dentro del depósito de la jeringa (normalmente una jeringa manual de 60 cm^3).
- Enseguida, la sonda se mueve hacia adelante y hacia atrás en el endometrio de forma similar a una dilatación y legrado.
- El cirujano puede sentir que la aspiración por vacío se ha completado por la sensación de arenilla de la sonda raspando el revestimiento uterino y por el aumento de la resistencia al movimiento de la sonda. La placenta a veces puede apreciarse como una zona más suave y lisa.
- Una cucharilla de raspado metálica afilada puede confirmar que la cavidad está vacía si es necesario. Aunque no es necesario realizar un legrado completo después de la evacuación manual por vacío, debido a la falta de jeringas que funcionen correctamente o de una sonda de calibre adecuado, puede ser necesaria una cucharilla afilada para garantizar que se finalizó el procedimiento.
- A continuación, se retiran la sonda y la jeringa y se evalúa y asegura la hemostasia.

Cerclaje

- El uso del cerclaje es potencialmente controvertido en todos los entornos, pero especialmente en los con escasos recursos. A menudo es difícil o imposible obtener una anamnesis exacta para asegurar la insuficiencia cervicouterina, debido a antecedentes incompletos y al desconocimiento de la paciente sobre sucesos médicos anteriores. Esto debe tenerse en cuenta antes de realizar un cerclaje cervicouterino en entornos con pocos recursos.
- Si hay alguna sospecha de parto prematuro o infección como causa de la dilatación del cuello uterino, no se debe realizar un cerclaje, ya que el riesgo para la mujer aumentará considerablemente.
- La técnica de cerclaje de McDonald se asocia con menores tiempo quirúrgico, experiencia requerida, hemorragia y anestesia en comparación con la técnica de Shirodkar.
- Los pasos de un cerclaje no se ven afectados por las limitaciones de recursos. Sin embargo, la elección de la sutura puede verse limitada. El polipropileno y la sutura o la cinta Mersilene® (politereftalato de etileno) suelen describirse como las suturas para el cerclaje (9). Estas suturas se eligen por la disponibilidad de un calibre mayor y por no ser absorbibles. El uso de seda y nailon está descrito en la literatura médica y se puede considerar para el cerclaje (10).

Parto vaginal espontáneo

- Aunque el paradigma de la atención sanitaria para la mujer en el mundo ha pasado de ser una cuestión de acceso a una cuestión de calidad en la mayoría de los países, el acceso a un parto por cesárea seguro sigue siendo un reto en los países de ingresos medios-bajos. Las mujeres corren el riesgo sufrir la muerte intrauterina de sus embriones o fetos y de que se forme una fístula obstétrica con el parto obstruido cuando el acceso a una cesárea segura es limitado.
  - El tratamiento del mortinato en el contexto de un parto obstruido puede incluir la histerotomía (o la evacuación craneal para la descompresión) y el parto vaginal posterior (PVP) de un feto en posición cefálica (el denominado *parto vaginal destructivo*).
  - El tratamiento para la fístula obstétrica se analiza en otra parte de este texto.
- El diagnóstico del trabajo de parto en entornos de ingresos medios-bajos puede seguir basándose en la curva de Friedman en lugar de curvas contemporáneas como la de Zhang o las curvas basadas en la población. El seguimiento de la curva de Friedman establece expectativas potencialmente poco realistas en cuanto al tiempo que transcurre desde el inicio del trabajo de parto hasta el parto, lo que no da tiempo suficiente para que se produzca el PVP.
- La vigilancia intraparto del bienestar fetal se ve dificultada por la falta de recursos y la gran cantidad de pacientes en muchos entornos obstétricos de ingresos medios-bajos.
- Cuando se practica adecuadamente con una paciente de bajo riesgo, la AE puede ser igual de eficaz para prevenir mortinatos y la asfixia neonatal. No obstante, las limitaciones mencionadas de personal y recursos hacen que sea muy poco frecuente que la AE se aplique de forma confiable.

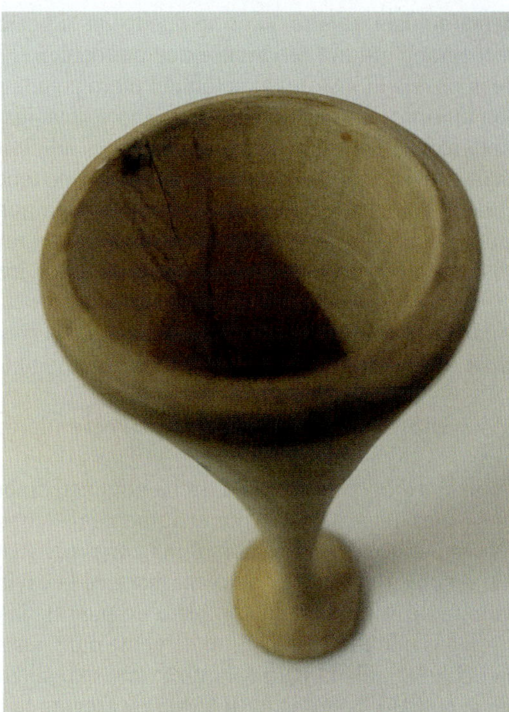

Figura técnica 6.1.1. Estetoscopio de Pinard (imagen cortesía de Bakari Rajab, MD).

- Aunque la vigilancia del feto con dispositivos electrónicos está disponible en algunas ocasiones y suele priorizarse para pacientes de «alto riesgo», el estetoscopio de Pinard se utiliza con mayor frecuencia como un dispositivo básico ampliamente disponible (**fig. técnica 6.1.1**).
- Cuando hay vigilancia electrónica, el conjunto de habilidades necesarias para interpretar de forma fiable los trazados electrocardiográficos fetales puede limitar el uso adecuado de dicha tecnología.
- La analgesia intraparto es limitada en muchos entornos con escasos recursos debido a la ausencia de materiales desechables como catéteres epidurales o intravenosos y a la poca disponibilidad de analgésicos. Cuando los materiales solo están disponibles de forma esporádica, el conjunto de habilidades necesarias para realizar un procedimiento concreto puede ser difícil de mantener.
  - La administración de la analgesia neuroaxial depende de los conocimientos disponibles y del material necesario. Lo más habitual es que se disponga de agujas raquídeas para la administración de analgésicos intratecales que pueden usarse en procedimientos quirúrgicos, en parte al menos por necesidad médica. En los países en los que incluso los catéteres intravenosos son escasos, mantener una reserva de catéteres epidurales estériles para el control del dolor no es prioritario en comparación con otros productos desechables que se consideran más indispensables.
  - Con la anestesia epidural también es necesario un control más intensivo durante el parto y el perioperatorio, lo que limita aún más su uso.
- Tradicionalmente, en entornos con grandes recursos, la dilatación del cuello uterino intraparto se evalúa mediante una exploración digital empleando guantes estériles. En entornos con escasos recursos, teóricamente para mitigar los efectos potenciales nocivos de la falta de higiene en la morbilidad infecciosa asociada con las exploraciones del cuello uterino, se usa algodón empapado en clorhexidina o yodopovidona para limpiar los labios y la vagina antes de la exploración.
- La evolución del trabajo de parto puede aumentarse de forma controlada mediante el uso de oxitocina o misoprostol, con una dosis basada en los protocolos locales. Por ejemplo, los comprimidos de misoprostol pueden disolverse en solución salina estéril o en agua para su administración en partes alícuotas (lo que puede tener en cuenta la distribución desigual de los ingredientes activos dentro de un comprimido que haría desfavorable su fragmentación) o la tasa de goteo de oxitocina puede titularse contando las gotas por minuto cuando no se dispone de bombas intravenosas. En algunos entornos con escasos recursos se elaboran versiones locales, aunque no reguladas, para favorecer las contracciones mediante la cocción de diversas hierbas y raíces vegetales, que generalmente no se recomiendan debido a la imposibilidad de evaluar su efecto.
- Estas «oxitocinas locales» pueden ser extremadamente eficaces para inducir la contracción del útero y han sido responsables de innumerables episodios de hiperestimulación uterina, roturas uterinas, mortinatos o muertes neonatales.

- Para un profesional extranjero que llega a un entorno con escasos recursos, es importante comprender la extensión del uso semejantes recursos y trabajar con la comunidad local y los colegas para disminuir su uso.
- Aunque la medicina basada en la evidencia ha eliminado la episiotomía sistemática en la mayoría de los entornos de parto de grandes ingresos, esta sigue siendo una práctica frecuente en los entornos con pocos recursos. Los analgésicos inyectables y la elección de la sutura utilizada para las reparaciones pueden depender de los materiales disponibles.
- Las oportunidades para instruir con tacto, sobre este y muchos otros temas, abundan para evitar la morbilidad innecesaria de las pacientes.

Partos instrumentados

- El parto quirúrgico mediante ventosas o fórceps depende de la disponibilidad de recursos y de los conocimientos disponibles.
- Debido al riesgo de lesiones maternas y fetales importantes por el uso de una técnica subóptima y a que la capacitación con fórceps es cada vez menos frecuente, el parto vaginal asistido con fórceps ha caído en desuso en comparación con las ventosas (11).
- El parto vaginal asistido por vacío suele usar ventosas reutilizables conectadas a una máquina generadora de succión, en lugar de aspiradores desechables como los que pueden emplearse en entornos con grandes recursos. Como alternativa, se pueden utilizar aspiradores desechables donados (nuevos o esterilizados) y reutilizarlos hasta que ya no se pueda lograr la succión. Debido a su relativa facilidad de uso, es más probable que se usen aspiradores que fórceps.
- Los dispositivos de vacío reutilizables (tipo kiwi) están disponibles y son eficaces, pero requieren que se desmonten, se limpien y se vuelvan a montar en cada uso. A veces nos vemos obligados a utilizar equipos desechables que se han vuelto a esterilizar debido a la falta de equipos nuevos disponibles. El fabricante no lo recomienda.
- Las técnicas de aplicación y uso de fórceps o de vacío no difieren en entornos con recursos limitados.

Reparación de lesiones

- La reparación de los desgarros no cambia significativamente en un entorno con recursos limitados. Dependiendo de la disponibilidad de iluminación, la identificación inicial de un desgarro puede ser difícil. El índice de sospecha debe seguir siendo alto en el caso de un desgarro perineal o un desgarro del cuello uterino, sobre todo si hay hemorragia. La reparación debe realizarse lo antes posible después del parto.
- Para las reparaciones, sigue siendo importante contar con una iluminación adecuada, que puede venir en forma de faros, linternas o, muy a menudo, la luz de un teléfono móvil. Para la reparación de todos los desgarros, debe conseguirse una analgesia adecuada, que por lo regular será local.
- En cuanto a la selección de la sutura, es posible que el *catgut* cromado y la poliglactina no estén fácilmente disponibles. La sutura absorbible debe seguir usándose siempre que sea posible para evitar que la mujer tenga que volver para retirar la sutura en el periodo posparto.
- En el caso de los desgarros más complicados, sigue siendo importante controlar el dolor postoperatorio y evitar el estreñimiento.
- Debe administrarse una dosis única de antibióticos profilácticos cuando se produzcan lesiones obstétricas del esfínter anal (de tercer y cuarto grados) o si se sospecha que hay una contaminación importante de la herida; la disponibilidad de cefalosporinas de segunda generación suele ser limitada.

Parto por cesárea

- La administración preoperatoria de antibióticos (antes del parto por cesárea) depende de los fármacos disponibles, especialmente en el contexto de los patrones locales de resistencia a los antibióticos. En entornos con grandes recursos se suele emplear una cefalosporina de primera o segunda generación. Estas normalmente no están disponibles y, al menos en algunos entornos con escasos recursos, la ceftriaxona se ha utilizado ampliamente a pesar de no ser una opción ideal para las bacterias de la piel. Esto ha dado lugar a bacterias resistentes a la ceftriaxona y a una gama más limitada de opciones de tratamiento para la endometritis postoperatoria.
- Aunque los pasos generales del parto por cesárea son universales, se emplean algunas variantes en la técnica para adaptarse a las realidades de los entornos con pocos recursos. Por ejemplo, el acceso relativamente limitado al electrocauterio (a menudo llamado *electrocauterización*) requiere técnicas quirúrgicas que mitiguen la pérdida de sangre, como la técnica de Joel-Cohen para el ingreso abdominal romo en lugar del ingreso abdominal agudo como con la técnica de Pfannenstiel.

- El tipo de sutura empleado para reparar una histerotomía y un cierre abdominal completo puede depender de la sutura disponible más que de la elección óptima para una capa concreta. Por ejemplo, aunque para el cierre de la histerotomía se utilizan preferentemente suturas de absorción retardada, es posible que en entornos con escasos recursos no haya otra alternativa que usar una sutura de rápida absorción o una sutura permanente.

Placenta acreta

- El tratamiento de la placenta acreta se complica debido a la limitada capacidad para diagnosticarla antes del parto. Quienes atienden un parto deben estar atentos a hemorragias más abundantes de lo esperado o a la retención de la placenta en los partos vaginales, así como a la placentación anómala observada en el momento de la cesárea.
- Si no se dispone de un tratamiento quirúrgico para la placenta acreta (*véase* el capítulo sobre placentación anómala y la sección de este capítulo sobre histerectomía para el tratamiento quirúrgico), se puede realizar un taponamiento vaginal o abdominal para obtener la hemostasia y dar tiempo a organizar el traslado de la mujer a un centro que pueda ofrecer un tratamiento quirúrgico.
- El tratamiento quirúrgico de la placenta acreta en entornos con escasos recursos no suele incluir balones aórticos, balones iliacos internos o endoprótesis ureterales.

Rotura uterina

- La identificación de la rotura uterina se basa en la exploración física y en el informe de síntomas de la paciente: los signos y síntomas son los mismos, independientemente de los recursos disponibles. Sin embargo, es poco probable que la vigilancia del feto con dispositivos electrónicos esté disponible en entornos con recursos limitados. La auscultación mediante el estetoscopio de Pinard puede ayudar a identificar las desaceleraciones la frecuencia cardiaca fetal.
- El índice de sospecha debe seguir siendo alto (para la rotura uterina) en las mujeres con antecedentes de cesárea con empeoramiento del dolor (especialmente fuera de las contracciones), con hemorragia vaginal abundante, sin evolución del trabajo de parto, con pérdida de la posición fetal previa y desaceleraciones de la frecuencia cardiaca fetal.
- Una advertencia importante en relación con la rotura uterina es que todas las mujeres corren el riesgo de sufrirla en entornos con escasos recursos. Esto se debe a que las mujeres a menudo se presentan tarde para ser atendidas, han utilizado estimulantes uterinos locales o ambas cosas. Las mujeres que se presentan tarde para ser atendidas o que se descuidan durante el parto pueden tener un parto obstruido. Es muy importante considerar la rotura uterina en todas las mujeres que dan a luz, independientemente de sus antecedentes de cesárea o de cirugía uterina.
- La decisión de reparar el útero en lugar de proceder a la histerectomía suele decantarse más por la histerectomía debido a la falta de hemoderivados y a los cuidados postoperatorios en la unidad de cuidados intermedios o intensivos.
    - La histerectomía puede estar indicada si la hemorragia persiste o el útero está muy dañado y no puede repararse (ya sea de forma total o subtotal, dependiendo del sitio de la rotura y el estado de la paciente).
    - En una mujer con un parto obstruido prolongado y rotura uterina, el umbral para realizar la histerectomía puede ser aún más bajo. La rotura uterina en el contexto de un parto obstruido casi siempre da lugar a endomiometritis y peritonitis.
    - Deben emplearse antibióticos profilácticos y posquirúrgicos.
    - El útero roto debe inspeccionarse con cuidado en busca de signos de infección o desvitalización, incluyendo cambios de color, falta de flujo sanguíneo y friabilidad. Estas pueden ser indicaciones para la histerectomía, incluso si el cirujano puede reparar anatómicamente el útero hasta un estado adecuado.
    - A menudo, el personal es limitado y los aspectos sistemáticos de la atención en un entorno con grandes recursos no son posibles en un entorno con escasos recursos. Esto puede incluir signos vitales básicos, evaluaciones hemodinámicas y pruebas de laboratorio.
    - Es fundamental clasificar a las pacientes con parto obstruido y rotura de útero en un nivel más alto de vigilancia postoperatoria, independientemente de que se sometan o no a una histerectomía.

Histerectomía

- La técnica para la histerectomía no difiere mucho en un entorno con escasos recursos, pero el umbral para proceder a ella puede ser más bajo en entornos en los que el tratamiento médico y los hemoderivados son escasos y no se dispone de una sala de radiología intervencionista.
- La elección entre la histerectomía total frente a la histerectomía supracervical debe guiarse por los factores de la paciente y por las indicaciones para la histerectomía. Cuando es posible, se prefiere la

histerectomía total debido a la falta de acceso al cribado sistemático del cáncer de cuello uterino y a la elevada carga de este tipo de cáncer en lugares con pocos recursos.

- La identificación adecuada del cuello uterino puede ser un reto con una iluminación deficiente, asistencia limitada, instrumentación subóptima y, a veces, limitada experiencia del cirujano. Si hay que elegir entre encontrar el cuello uterino o perder más sangre en una paciente anémica inestable, se debe conservar el cuello uterino. Estos factores también aumentan el riesgo de lesiones urológicas, por lo que se recomienda una precaución similar.
- En muchos países, los partos por cesárea quedan relegados a médicos no especialistas, y aunque muchos de estos proveedores de «nivel medio» son cirujanos excepcionales, la variabilidad en la formación y la experiencia es grande.
- Cabe destacar que el electrocauterio puede estar disponible de forma variable, y lo más habitual es que se emplee la sutura de los pedículos para mantener la hemostasia. Los dispositivos bipolares de electrocauterización y otras modalidades rara vez están disponibles.

Placenta retenida

- La placenta retenida se trata de forma similar en entornos con escasos recursos. La extracción manual puede ser necesaria cuando se retiene durante 30 min (o antes si hay hemorragia intensa). También se puede realizar un legrado, aunque no siempre se dispone de guía ecográfica.
- Se debe considerar la posibilidad de administrar antibióticos cuando se requiera la extracción manual del útero.
- Si la placenta no puede extraerse manualmente o por legrado, o si existe la preocupación de que la placentación sea anómala, puede intentarse un tratamiento conservador con un taponamiento uterino (*véase* la sección «Tratamiento de la hemorragia posparto») o un taponamiento con balón. En caso contrario, se aconseja pasar a la sala de operaciones para un tratamiento definitivo.

Tratamiento de la hemorragia posparto

- En entornos con escasos recursos a menudo no es posible la cuantificación de la pérdida de sangre y el proveedor tendrá que confiar en las técnicas de estimación indirecta.
- El tratamiento de la HPP implica la identificación de la causa de la hemorragia y el empleo de los tratamientos adecuados.
- Los desgarros perineales y del cuello uterino deben ser reparados de manera adecuada.
- Una placenta retenida debe extraerse manual- o quirúrgicamente con un legrado, según la necesidad; otras formas de placentación anómala tendrán que ser tratadas quirúrgicamente.
- Las anomalías de la coagulación requieren la transfusión de hemoderivados, pero en entornos con escasos recursos la sangre puede ser lo único disponible para corregir dichas anomalías. La observación cuidadosa de las reacciones a la transfusión sanguínea es especialmente importante en entornos con pocos recursos, pero el tratamiento es el mismo: detener la transfusión inmediatamente y proporcionar tratamiento de apoyo.
- La infección que da lugar a la HPP requiere antibióticos según los patrones de resistencia locales y la disponibilidad: los antibióticos deben ser de amplio espectro para cubrir la naturaleza polimicrobiana de la endometritis. Si hay preocupación por necrosis del útero o peritonitis, puede estar indicada una laparotomía exploratoria y la histerectomía.
- Si se produce una inversión uterina, se debe intentar volver a colocar el útero en su posición adecuada de manera rápida. Es importante el reconocimiento rápido y el reposicionamiento en la sala de partos, si es posible. La nitroglicerina no suele estar disponible, pero el halotano sí.
- En caso de atonía uterina:
  - Debe intentarse el masaje bimanual y la compresión; la vejiga debería vaciarse para facilitar la contracción uterina.
  - Hay que utilizar el misoprostol, la oxitocina y el ácido tranexámico. Si está disponible, se puede usar el carboprost y la metilergometrina. La necesidad de refrigeración del primero y el alto costo de ambos suelen limitar su uso y disponibilidad.
  - El taponamiento intrauterino con compresas o con un dispositivo con balón también debe ser considerado fuertemente.
    - El taponamiento uterino puede realizarse con un rollo de venda de gasa larga.
      - La compresa se coloca de un cuerno al otro, de lado a lado, empleando una gasa montada o unos fórceps hasta que el útero esté completamente cerrado.
      - La cola de la gasa se extiende a través del orificio del cuello uterino.
      - El tapón se deja en su lugar durante 12-24 h; se administran antibióticos mientras este cuerpo extraño permanezca en dicho sitio (**fig. técnica 6.1.2**).

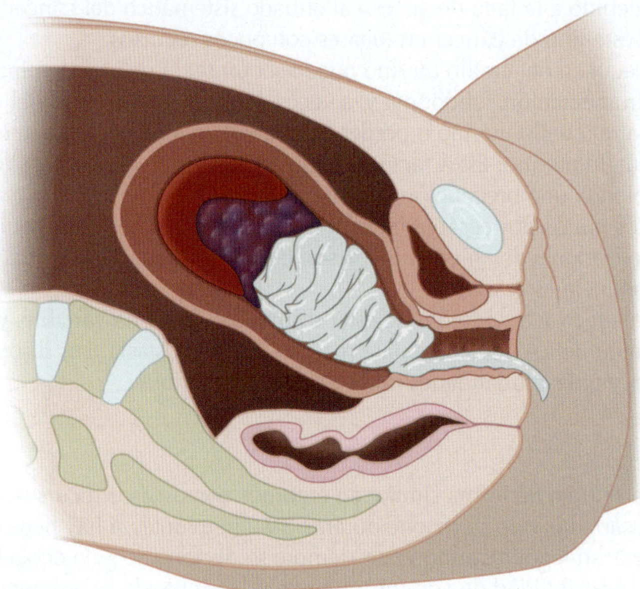

Figura técnica 6.1.2. Representación del útero con taponamiento.

- Taponamiento con balón:
  - Los balones de patente pueden ser muy caros.
  - Una alternativa eficaz y de bajo costo es una sonda con un preservativo (12).
    - Se coloca una sonda estéril (normalmente una sonda de Foley) en un preservativo.
    - El preservativo se ata cerca de su abertura con sutura (a menudo se recomienda una sutura de seda).
    - A continuación, se introduce la sonda con preservativo en el útero, hasta el fondo, con su extremo distal bajo guía ecográfica, si es posible.
    - Luego, el extremo distal de la sonda se conecta a una bolsa de solución salina, o a una jeringa con solución salina, y se instilan entre 250 y 500 mL de solución salina en el preservativo, lo que produce la expansión del extremo proximal de la sonda.
    - La cantidad de solución salina instilada depende de la respuesta de la hemorragia; una vez que la hemorragia se reduce significativamente o se detiene, se puede parar la instilación.
    - A continuación, el extremo distal de la sonda se ata con una sutura o se sujeta con unas pinzas para evitar que se vacíe.
    - La sonda con preservativo puede dejarse colocada hasta 24-48 h.
    - Se debe considerar el uso de antibióticos mientras la sonda esté colocada.
    - Pueden colocarse varias sondas si es necesario (**figs. técnicas 6.1.3 a 6.1.8 y tabla 6.1.1**).
- Es probable que la radiología intervencionista no esté disponible en entornos con recursos limitados.
- Si la atonía uterina no responde rápidamente a los uterotónicos ni al taponamiento intrauterino con balón, debe haber un umbral bajo para pasar a la sala de operaciones para realizar un intento con técnicas quirúrgicas y, posiblemente, histerectomía.
  - En la paciente estable debe emplearse la desvascularización uterina progresiva mediante ligadura de los vasos uterinos, bilateralmente, y de los vasos uteroováricos.
  - Las suturas de compresión, como la sutura de compresión uterina de B-Lynch y los puntos de caja, así como la ligadura de la arteria hipogástrica o uterina, pueden realizarlos, en entornos con escasos recursos, aquellos que estén debidamente formados en sus técnicas.
  - La sutura de B-Lynch puede ser la opción temprana más eficaz y puede combinarse con desvascularización uterina progresiva.
  - En la mayoría de los casos es aconsejable proceder a la histerectomía en lugar de la ligadura de la arteria iliaca interna, debido a los riesgos inherentes y a la probabilidad de que la paciente ya esté inestable y los hemoderivados disponibles sean pocos.

Morbilidades infecciosas

- La endometritis sin indicios de peritonitis o de abdomen agudo puede ser tratada de forma conservadora con antibióticos según la disponibilidad.

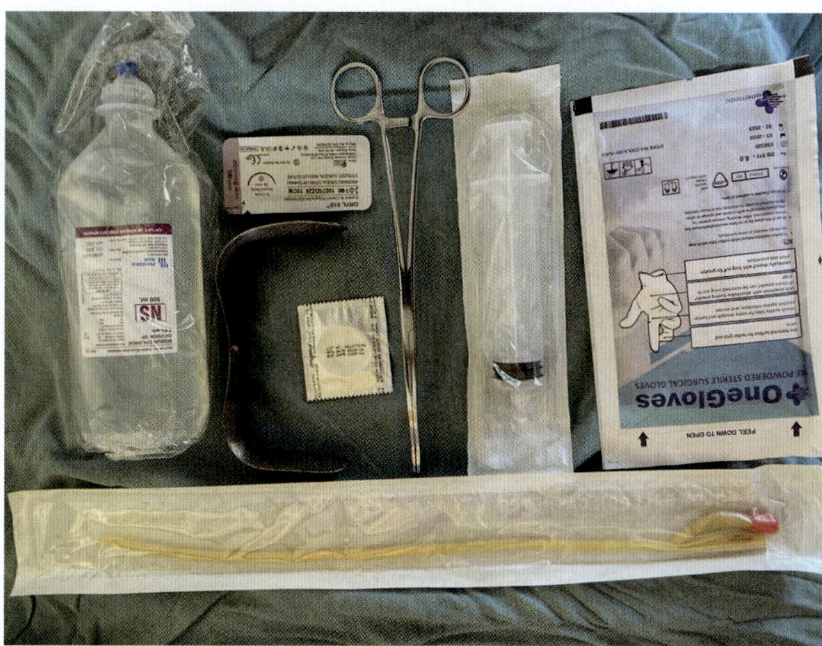

Figura técnica 6.1.3. Suministros para la sonda con preservativo: guantes, jeringa, pinzas de anillos, espéculo, preservativo, sutura y bolsa de solución salina isotónica (imagen cortesía de Bakari Rajab, MD).

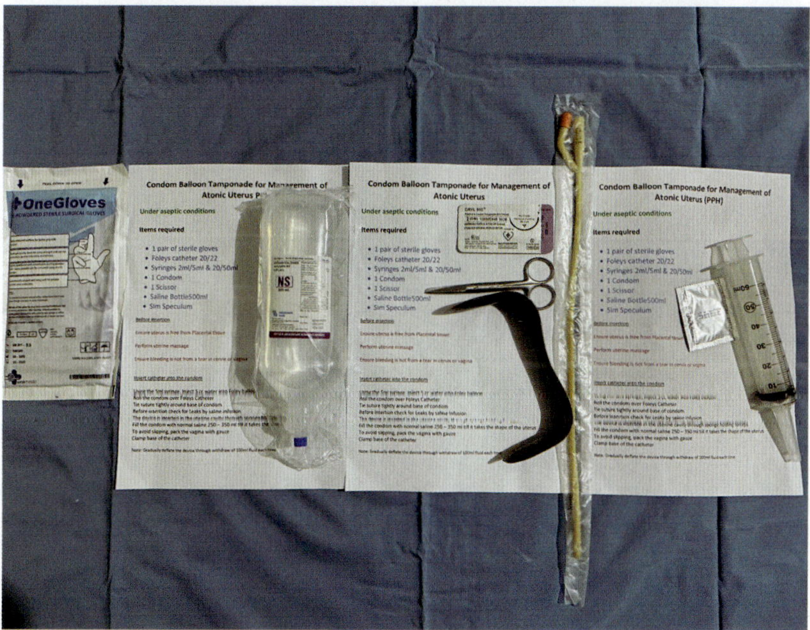

Figura técnica 6.1.4. Suministros para la sonda con preservativo con hoja de instrucciones (imagen cortesía de Bakari Rajab, MD).

■ En las mujeres que desarrollan peritonitis con preocupación por la necrosis uterina (que es mucho más frecuente en los entornos con recursos limitados), a menudo es necesaria una laparotomía para evaluar la vitalidad del tejido uterino.

  ■ Las mujeres con peritonitis suelen presentar loquios malolientes y secreción de una herida abdominal abierta tras una cesárea.

  ■ La infección grave que se ha extendido a la cavidad abdominal, después de la primera intervención quirúrgica, puede haber persistido en la pared uterina inicialmente como endomiometritis y luego haberse extendido a pesar del tratamiento con antibióticos.

  ■ Si hay peritonitis, normalmente se recomienda la histerectomía debido al alto riesgo de morbilidad y mortalidad maternas graves con un útero muy infectado que permanece *in situ*.

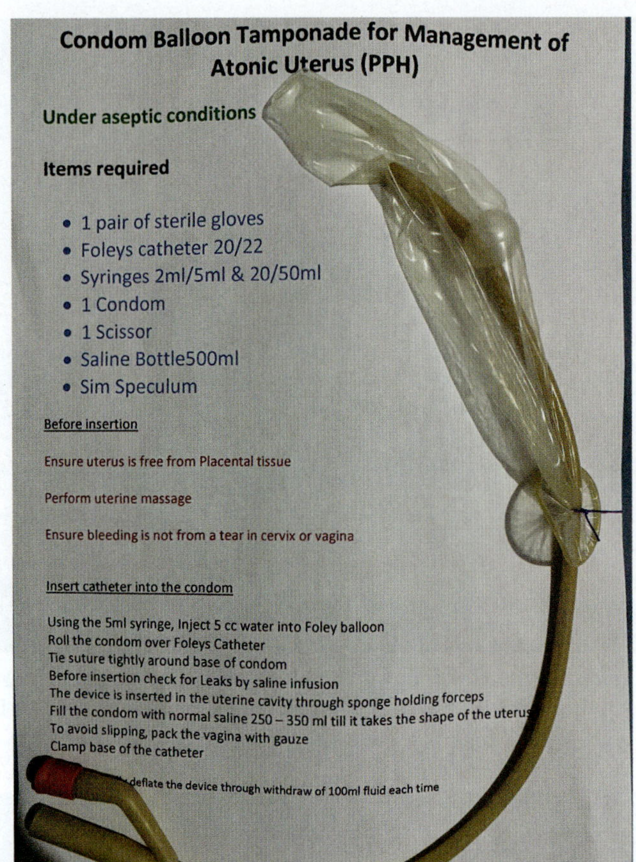

Figura técnica 6.1.5. Sonda con preservativo con hoja de instrucciones (imagen cortesía de Bakari Rajab, MD).

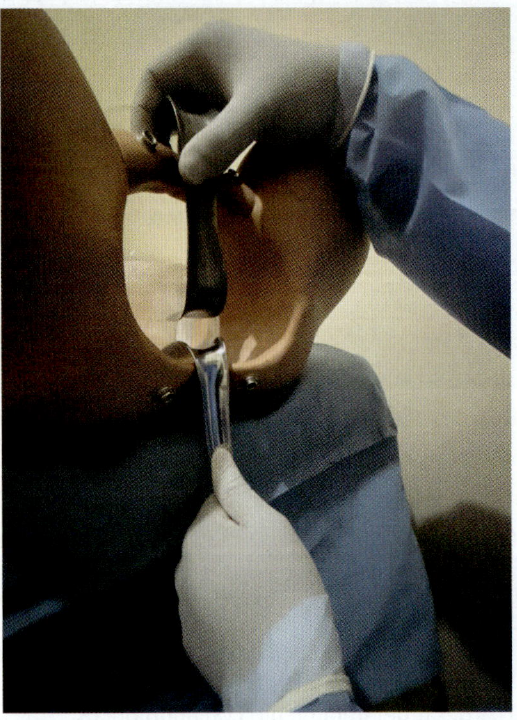

Figura técnica 6.1.6. Espéculo o separador colocado en la cavidad vaginal.

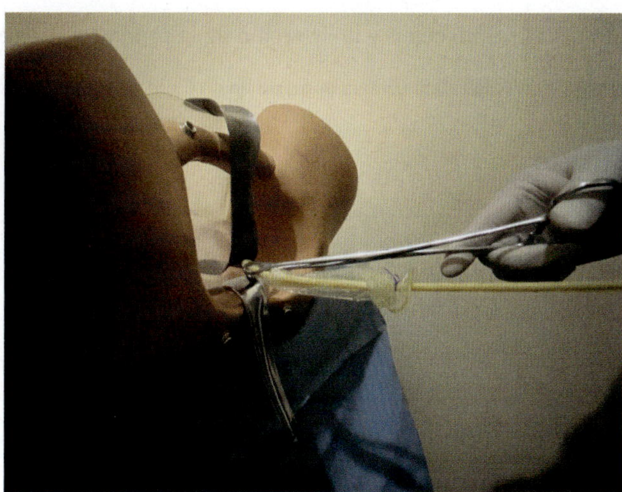

Figura técnica 6.1.7. Las pinzas de anillos se utilizan para introducir la sonda con preservativo en la cavidad vaginal, a través del cuello uterino, y en el útero.

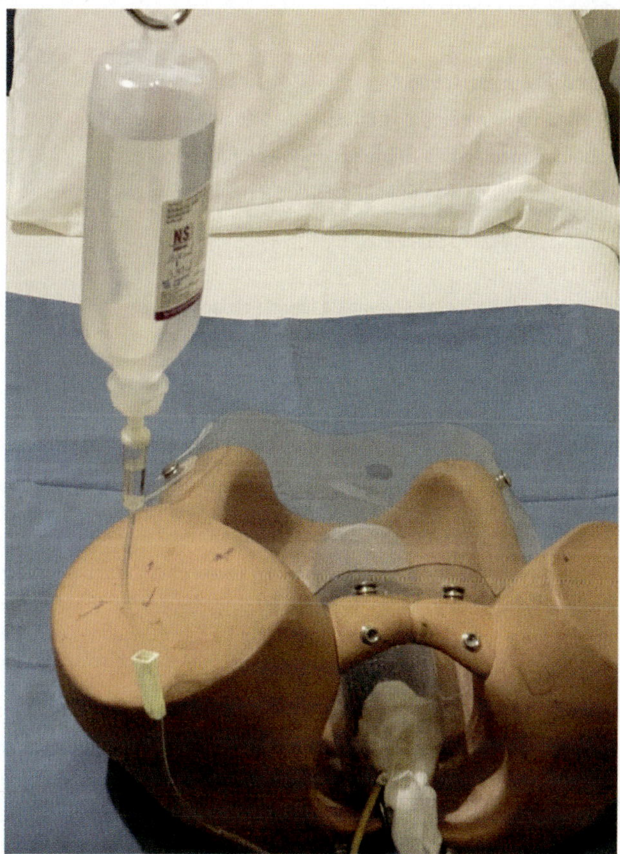

Figura técnica 6.1.8. Fotografía de la configuración final: la sonda con preservativo se ha colocado en el útero. Se ha empleado un tapón vaginal para ayudar a mantener la sonda en su sitio.

Esterilización posparto

■ La esterilización postoperatoria, entre el día 0 y el día 2 o 3 del posparto, se produce de forma similar o idéntica en los entornos de escasos y en los de grandes recursos. Es probable que la esterilización diferida o a intervalos se realice mediante minilaparotomía, en lugar de laparoscopia, en entornos con pocos recursos. La técnica usada para la esterilización de intervalo retardado no cambia con respecto a la esterilización tubárica posparto inmediata, excepto por la ubicación de la incisión cutánea, que debe colocarse a nivel de una incisión de Pfannenstiel para acomodar el útero involucionado.

Tabla 6.1.1	**Hoja de instrucciones para la confección y la inserción de la sonda con preservativo**

Taponamiento con preservativo para el tratamiento de la hemorragia posparto en un útero atónico en condiciones asépticas
Elementos necesarios
• 1 par de guantes estériles
• Sonda de Foley 20/22
• Jeringas de 2 o 5 mL y de 20 o 50 mL
• 1 preservativo
• 1 tijeras
• Frasco de solución salina de 500 mL
• Espéculo de Sims
Antes de la inserción
Verifique que el útero está libre de tejido placentario
Realice un masaje uterino
Asegúrese de que la hemorragia no proviene de un desgarro en el cuello uterino o la vagina
Introducción de la sonda en el preservativo
Con la jeringa de 5 mL, inyecte 5 cm^3 de agua en la sonda de Foley
Enrolle el preservativo sobre la sonda de Foley
Ate firmemente la sutura alrededor de la base del preservativo
Antes de la inserción, compruebe que no haya fugas mediante la infusión de solución salina
El dispositivo se introduce en la cavidad uterina mediante unas pinzas de sujeción de esponjas
Llene el preservativo con 250-350 mL de solución salina isotónica hasta que tome la forma del útero
Para evitar el deslizamiento, coloque un tapón en la vagina con compresas
Pince la base de la sonda

Nota: vacíe gradualmente el dispositivo mediante la extracción de 100 mL de líquido cada vez.

CONSEJOS Y ALERTAS

CONSEJO O ALERTA	**DESCRIPCIÓN**
No se demore.	Sobre todo después de un parto obstruido prolongado, no se engañe pensando que es una simple endometritis. La exploración quirúrgica está indicada si la paciente no mejora.
Comprima.	Considere la compresión aórtica externa para el tratamiento de la HPP cuando se está a la espera de hemoderivados o de un quirófano disponible.
Comuníquese.	No dé por sentado que la comunicación es buena. Muchas variables influyen en la calidad de la comunicación en un entorno con escasos recursos, incluso con dominio del idioma. Verifique que se le entiende o comprende.
Optimice la iluminación.	No hay nada peor que una iluminación deficiente durante una operación. La electricidad en entornos con pocos recursos es imprevisible. Planifique con antelación una fuente eléctrica de seguridad (generador o energía solar). Abra las cortinas durante el día, use la luz del teléfono móvil, acerque un coche a las ventanas del quirófano y ponga las luces altas, utilice un espejo para reflejar la luz, lleve varias linternas de cabeza, etcétera.
Sea flexible.	Su *posible* mejor formación no implica mejores ideas o resultados. Conozca por qué las prácticas han evolucionado de cierta manera y elija sus batallas sabiamente. La arrogancia mata relaciones y a las pacientes. Consiga un equilibrio adecuado y ninguno morirá.
Use el guante como espirómetro.	A las pacientes con riesgo de atelectasia o complicaciones pulmonares se les debe realizar una espirometría. Inflar un guante como un globo puede ser el único sustituto disponible.
Fomente la deambulación temprana.	A menudo no hay profilaxis tromboembólica, por lo que la deambulación temprana es fundamental. Una tabla a los pies de la cama, para la flexión y la extensión, puede servir como sustituto de los dispositivos de compresión neumática para movilizar la sangre venosa.
Limite la pérdida de sangre.	Para controlar la hemorragia durante una histerectomía periparto, se puede usar una técnica usual para la miomectomía abdominal. Una vez refractada hacia abajo la vejiga, se pueden crear pequeñas fenestraciones en los ligamentos anchos inferiores y utilizar un torniquete (a menudo una sonda de Foley) para comprimir los vasos uterinos.

CUIDADOS POSTOPERATORIOS

- Los cuidados postoperatorios tienen como objetivo la recuperación de la paciente de forma segura y con el mínimo dolor posible.
- Fases:
  - Inmediata-postanestésica: suele durar 2-4 h.
  - Intermedia: estancia hospitalaria.
  - Convalecencia: desde el alta hasta la recuperación total.
- El objetivo de las dos primeras fases es mantener la homeostasis y el control del dolor mediante la prevención de las complicaciones.
- Cuidados postoperatorios:
  - Solicite los signos vitales según el grado de riesgo y confirme con el personal de enfermería. Hay que recordar que la relación enfermería-paciente en los entornos con escasos recursos a menudo impide medir con fiabilidad los signos vitales y los controles postoperatorios.
  - Nada sustituye una visita personal a la paciente poco después de la operación.
  - Los cuidados respiratorios suelen ser limitados en el entorno postoperatorio. Los suministros de oxígeno son escasos y la proporción de personal de enfermería por paciente a menudo impide una cuidadosa supervisión del oxígeno. Si el espacio lo permite, es mejor mantener a una paciente en la unidad de cuidados postoperatorios más tiempo de lo habitual si hay algún problema con las vías respiratorias, la oxigenación o cualquier preocupación sobre la necesidad de un reingreso.
  - La dieta se limita a elegir, ya que la mayoría de las pacientes comen lo que pueden permitirse y no lo que se recomienda científicamente. Las directrices establecidas en la bibliografía sobre la alimentación temprana después de la cirugía deben seguirse en todos los entornos en los que resulte práctico.
  - A menudo no se dispone de pruebas de laboratorio ni de estudios de imagen para detectar o descartar complicaciones postoperatorias. Las pruebas postoperatorias de hemoglobina en este contexto no siempre son rentables.
  - La atelectasia postoperatoria es frecuente debido a la distensión abdominal, la respiración superficial y el dolor, por lo que se fomenta la fisioterapia temprana, en especial la inspiración profunda, la mascarilla de oxígeno y la hiperinsuflación periódica mediante espirometría o con un guante estéril.
- *Traslado desde la sala de recuperación.* La paciente puede salir de la habitación cuando:
  - Está plenamente consciente (de manera ideal).
  - La respiración y el oxígeno son adecuados.
  - Los parámetros cardiovasculares son estables.
  - El dolor está controlado.
  - No hay preocupaciones relacionadas con el procedimiento quirúrgico ni con las complicaciones.
- Consideraciones postoperatorias:
  - Controlar el dolor puede ser más difícil en sitios con pocos recursos debido a las restringidas opciones de anestesia neuroaxial, así como a la poca disponibilidad de opiáceos y no opiáceos.
  - La náusea y el vómito deben controlarse con los medicamentos disponibles. Se pueden considerar opciones no farmacológicas (digitopresión, hierbas medicinales).
  - Adaptar las necesidades nutricionales a una paciente es difícil cuando se prepara un tipo de comida para todas las pacientes y cuando la familia es la responsable de su alimentación. Las limitaciones económicas pueden dificultar incluso ligeras modificaciones de las dietas típicas en casa. La nutrición por sonda puede no estar disponible debido a la falta de suministros, la falta de recursos para formas alternativas de nutrición y la ausencia de especialistas que puedan determinar los regímenes nutricionales adecuados para las pacientes. La nutrición parenteral prácticamente nunca está disponible en este entorno, a excepción de los grandes centros especializados o privados.
  - La hemorragia postoperatoria debe evaluarse y abordarse con prontitud, en especial cuando no hay hemoderivados disponibles.
  - La prevención de la trombosis venosa profunda en entornos con pocos recursos se centra en la deambulación temprana, debido a que la heparina y la heparina de bajo peso molecular no suelen estar disponibles o son muy caras para las pacientes. Por lo general, no se dispone de dispositivos de compresión neumática.
  - En el caso de las pacientes que permanecen en estado grave o que no pueden deambular, se debe prestar atención a los cambios de posición y al movimiento de las extremidades, ya sea con ayuda de personal sanitario, de amigos o familiares que estén debidamente instruidos.
  - Considere la fisioterapia torácica si está indicada, la cual puede ser enseñada a los tutores de la paciente (familiares que se quedan en la sala para atender pequeñas necesidades).

RESULTADOS

- Las mujeres de entornos con pocos recursos suelen experimentar peores resultados en morbilidad y mortalidad comparadas con aquellas de entornos con suficientes recursos. Esto se debe a diversos factores, incluidos los tres retrasos del modelo de los «Tres retrasos» (10): 1) retraso en la búsqueda de atención, 2) retraso en llegar a la atención y 3) retraso en recibir atención de alta calidad y con buenos recursos una vez que llegan al hospital (13).

COMPLICACIONES

- Asfixia al nacer
- Muerte fetal
- Muerte neonatal
- Anemia grave
- Morbilidad materna grave
- Muerte materna
- Falta de control del dolor
- Infección de la herida
- Dehiscencia de la herida
- Histerectomía con infertilidad posterior
- Deficiencias nutricionales neonatales debidas a morbilidad materna grave

REFERENCIAS CLAVE

1. Partners in Health. Building strong health system. Accessed January 12, 2021. https://www.pih.org/our-approach
2. Aziz A, Dar P, Hughes F, et al. Cassava flour slurry as a low-cost alternative to commercially available gel for obstetrical ultrasound: a blinded non-inferiority trial comparison of image quality. *BJOG*. 2018;125(9):1179–1184.
3. Riguzzi C, Binkowski A, Butterfield M, Sani F, Teismann N, Fahimi J. A randomised experiment comparing low-cost ultrasound gel alternative with commercial gel. *Emerg Med J*. 2017;34(4):227–230.
4. Luewan S, Srisupundit K, Tongsong T. A comparison of sonographic image quality between the examinations using gel and olive oil, as sound media. *J Med Assoc Thai*. 2007;90(4):624–627.
5. Opare-Addo HS, Deganus S. Advanced abdominal pregnancy: a study of 13 consecutive cases seen in 1993 and 1994 at Komfo Anokye Teaching Hospital, Kumasi, Ghana. *Afr J Reprod Health*. 2000;4(1):28–39.
6. Sentilhes L, Sénat MV, Le Lous M, et al.; Groupe de Recherche en Obstétrique et Gynécologie. Tranexamic acid for the prevention of blood loss after cesarean delivery. *N Engl J Med*. 2021;384(17):1623–1634. doi:10.1056/NEJMoa2028788
7. Klebanoff JS, Marfori CQ, Ingraham CF, Wu CZ, Moawad GN. Applications of tranexamic acid in benign gynecology. *Curr Opin Obstet Gynecol*. 2019;31(4):235–239.
8. Nwafor JI, Agwu UM, Egbuji CC, Ekwedigwe KC. Misoprostol versus manual vacuum aspiration for treatment of first-trimester incomplete miscarriage in a low-resource setting: a randomized controlled trial. *Niger J Clin Pract*. 2020;23(5):638–646.
9. Gill L, Yamamura Y. Suture material used in cerclage and risk of preterm delivery. *Obstet Gynecol*. 2018;131:103S.
10. Arora S, Panchanadikar TM. Cervical cerclage: silk vs. nylon. *Int J Adv Res*. 2017;5:2233–2240.
11. Ameh C, Weeks, A. The role of instrumental vaginal delivery in low resource settings. *BJOG*. 2009;116(Suppl 1):22–25. doi:10.1111/j.1471-0528.2009.02331.x
12. Burke TF, Ahn R, Nelson BD, et al. A postpartum haemorrhage package with condom uterine balloon tamponade: a prospective multi-centre case series in Kenya, Sierra Leone, Senegal, and Nepal. *BJOG*. 2016;123(9):1532–1540.
13. Thaddeus S, Maine D. Too far to walk: maternal mortality in context. *Soc Sci Med*. 1994;38(8):1091–1110.

Reparación de fístulas vaginales

Jeffrey P. Wilkinson, Chisomo Chalamanda y Ennet Banda

PRINCIPIOS GENERALES

- La *fístula obstétrica* es una afección que se presenta, primordialmente, en países de escasos recursos, donde el acceso a la atención obstétrica de urgencia y al parto por cesárea en caso de parto obstruido prolongado no existe o se retrasa. Cuando la fístula obstétrica se produce en entornos con grandes recursos suele ser durante un parto por cesárea complicado por adherencias de una cirugía previa o por una placentación anómala. La prevención de la fístula obstétrica como resultado de un parto por cesárea es casi siempre posible empleando una técnica quirúrgica meticulosa, un alto índice de sospecha y una serie de medidas sencillas de diagnóstico. Es un axioma que la reparación de las lesiones al momento del parto es mejor que su reparación en una fecha posterior.
- Las pacientes con una fístula obstétrica se presentan en cualquier momento después del parto, desde inmediatamente hasta semanas después, dependiendo de la naturaleza de la lesión. Los síntomas típicos de la fístula vesicovaginal (FVV) incluyen fuga involuntaria de orina en cualquier momento. Las pacientes suelen referir que «la orina escurre por las piernas» o que, al ponerse de pie, les sale un chorro repentino de orina por la vagina sin que hayan tenido ganas de orinar previamente. Además, con las fístulas más grandes, las mujeres no suelen tener ninguna micción espontánea. La vejiga no puede retener la orina debido a la posición de la fístula, por lo que no puede llenarse lo suficiente como para vaciarse. En las pacientes que son capaces de retener la orina y que pueden orinar, se sospecha de una fístula muy pequeña o de una fístula ureteral.
- La fístula obstétrica es, por fortuna, un hecho poco frecuente. Por lo tanto, su evaluación no se enseña bien durante la formación, por lo que la mayoría de los prestadores de servicios médicos en entornos con grandes recursos no ven rutinariamente a mujeres con fístulas. La fístula obstétrica puede ser muy compleja, especialmente después de un parto obstruido prolongado. Estos dos factores favorecen la remisión a un especialista para la reparación quirúrgica. Por lo general, la fístula obstétrica producto de un parto por cesárea en entornos con grandes recursos es fundamentalmente diferente a la de un parto obstruido prolongado. Los cirujanos que no han tratado una fístula por parto obstruido, incluso si son cirujanos pélvicos consumados, en general no deben intentar reparar este tipo de fístulas.

Definición

- La *fístula obstétrica* es una complicación del parto normal o quirúrgico y, en general, es causada por un parto obstruido prolongado. En entornos con suficientes recursos, es más probable que la fístula obstétrica esté relacionada con un parto por cesárea complicado que con un parto obstruido. A efectos de este capítulo, pondremos *en cursivas* el texto relacionado con los entornos con pocos recursos.

Exploración física

- Se comienza con una exploración física general, prestando especial atención al *pie caído, el cual puede ser el resultado de un trabajo de parto prolongado en cuclillas o de la compresión de los nervios que pasan por la pelvis durante un trabajo de parto prolongado.*
- La paciente se coloca en posición de litotomía.
- *Las dermatitis urinarias extensas o las cicatrices vaginales pueden hacer que la exploración sea incómoda.*
- *A menudo, la paciente con lesiones extensas debido a un parto obstruido prolongado requiere una exploración bajo anestesia para determinar el estadio de la lesión y establecer el grado de atención necesario para una cirugía exitosa.*
- Un espéculo de Graves desarticulado o el espéculo de Sims ayudan a inspeccionar la vagina anterior junto con el cuello uterino o la cúpula vaginal.

- Una prueba de tinción está indicada para las fístulas pequeñas, ya que las FVV grandes se identifican con facilidad. *Las FVV grandes son excepcionalmente inusuales fuera de un entorno con escasos recursos.*
- *Es habitual medir la profundidad de la vejiga, la longitud de la uretra y la profundidad de la vagina durante la exploración. Esto puede ser extremadamente incómodo en mujeres con traumatismos obstétricos graves, agresiones sexuales u otros problemas. Una exploración exhaustiva puede retrasarse hasta el momento de la anestesia si el cirujano está razonablemente seguro de que la única opción de tratamiento es quirúrgica (casi todos los casos).*
- *Los cálculos vesicales* (**fig. 6.2.1**) *son frecuentes en mujeres con fístulas obstétricas porque estas pacientes limitan su ingesta de agua para disminuir las fugas. El abordaje quirúrgico sería diferente si hay un cálculo vesical (no se debe reparar una FVV con un cálculo vesical presente, ya que los cálculos suelen suponer un riesgo importante de infección. Según la experiencia de los autores, la mayoría de las fístulas reparadas con una extracción de cálculos simultánea acaban fracasando). El cálculo debe extraerse a través de la fístula, si es posible, pero si no es así, a través de una cistotomía retropúbica y extraperitoneal. Los cálculos vesicales pueden detectarse mediante exploración bimanual, ecografía, exploración de la vejiga con una sonda metálica o con un histerómetro.*
- Se instila una solución diluida de tinte (azul de metileno u otra) en la vejiga de forma retrógrada, con el espéculo colocado y toda la vagina anterior, el cuello uterino o el muñón vaginal visibles.
- Si no se ve inmediatamente el tinte de una fístula, se debe continuar el llenado hasta donde la paciente se sienta cómoda. Si no se observa ninguna fuga de tinte, es poco probable que haya una FVV. Esta podría ser posicional, en cuyo caso considere colocar una compresa en la vagina y hacer que la paciente camine durante 30 min con el tinte en la vejiga (se puede vaciar la mitad del tinte instilado antes de caminar para mayor comodidad).
- Si aún no se distingue tinte en la vagina y la paciente tiene fugas típicas, se debe considerar una fístula ureterovaginal. La salida de *orina clara* hacia la vagina o el cuello uterino es diagnóstica de afectación ureteral si la vejiga está llena de tinte.
- La exploración física de una mujer con sospecha de fístula obstétrica se realiza como todas las demás exploraciones ginecológicas, prestando especial atención a la presencia de fugas de orina, heces o ambas cosas por la vagina.
- Es fundamental asegurarse de que la mujer esté cómoda.
- Los elementos necesarios incluyen una camilla de exploración con posición de Trendelenburg y estribos para posición de litotomía.
- Solución limpiadora, compresas y bastoncillos de algodón, sonda hembra de 12F, jeringa con punta de Foley de 60 cm^3, espéculo de Sims, azul de metileno o violeta de genciana diluida.

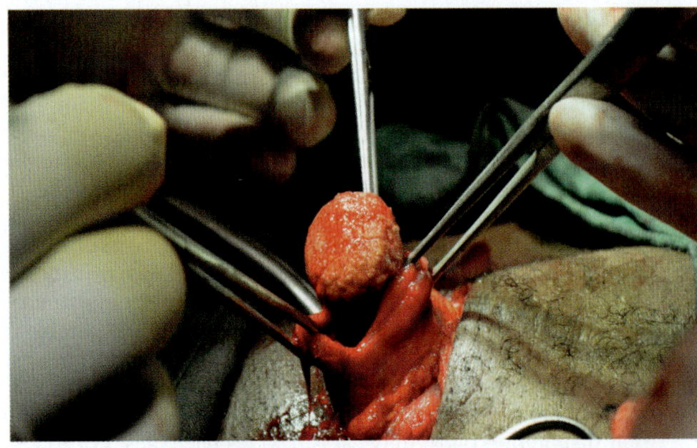

Figura 6.2.1. Cálculos vesicales.

Diagnóstico diferencial

- Fístula ureterovaginal, ureterocervical o ureterouterina
- Incontinencia urinaria por rebosamiento
- Incontinencia urinaria de esfuerzo o de urgencia

Tratamiento no quirúrgico

- Para la mayoría de las mujeres con una fístula obstétrica, la única cura es la cirugía.
- A las mujeres a las que se les diagnostica una fístula obstétrica pequeña o reciente se les debe colocar una sonda urinaria para un drenaje continuo y una posible curación espontánea. A menudo, cuando se coloca una sonda, la fuga de orina disminuirá considerablemente y eso puede propiciar que el drenaje prolongado dé lugar a una curación sin cirugía.
- Si no se observa ningún cambio en las fugas de orina en los primeros días, o si la paciente sigue teniendo fugas después de 2 semanas de la colocación, quizá fracase como medida de tratamiento.
- Si el drenaje prolongado no tiene éxito, la cirugía no debe realizarse justo después de retirar la sonda. Por lo general, hay que esperar 10-14 días para eliminar mucosidad, residuos y la posible colonización bacteriana relacionada con un cuerpo extraño.

IMÁGENES Y OTROS MÉTODOS DE DIAGNÓSTICO

- Ecografía para visualizar los riñones, los uréteres y la vejiga, para buscar hidronefrosis o hidrouréter. *En entornos con escasos recursos, la ecografía ha resultado útil en la evaluación preoperatoria de la fístula obstétrica, específicamente en mujeres con laparotomía previa para descartar la afectación ureteral.*
- La urografía intravenosa y la urografía por tomografía computarizada pueden usarse de forma similar. Es tentador emplear estas modalidades de diagnóstico en todas las pacientes antes de la cirugía, pero su uso es limitado cuando la fístula y la capacidad para realizar la cistoscopia son pequeñas.
- La cistoscopia es útil para fístulas pequeñas con el fin de determinar la proximidad al trígono vesical y a los orificios ureterales. *La cistoscopia puede ser imposible y a menudo innecesaria en fístulas grandes en las que los uréteres se pueden ver claramente.*

PLANIFICACIÓN PREOPERATORIA

- Los sistemas de estadificación más usuales son los desarrollados por Goh (1) y Waaldijk (2). Estos sistemas se basan en unas pocas variables críticas que han demostrado tener un impacto en el resultado de la cirugía. La afectación del mecanismo de continencia de la uretra, el tamaño de la fístula, la cicatrización de la vagina y los tejidos circundantes, así como el tamaño de la vejiga, son factores clave para predecir el éxito de la cirugía; sin embargo, no existe un sistema universalmente aceptado o confiable.
- Es fundamental una descripción detallada o con imágenes de la fístula antes de la operación.
- La pieza más importante del equipo quirúrgico para la cirugía de la fístula vaginal son unas tijeras de punta fina y longitud media que suelen reservarse para la cirugía plástica (fig. 6.2.2). Estas tijeras deben ser capaces tanto de realizar una disección fina como de atravesar la densa cicatriz.
- Una iluminación adecuada es necesaria para visualizar la fístula en la profundidad de la vagina o detrás del pubis.
- La mayoría de las reparaciones de fístula pueden realizarse con anestesia regional. En entornos con escasos recursos, más del 95% de las reparaciones se realizan con anestesia raquídea.
- En algunos estudios con poca potencia se sugiere que los antibióticos profilácticos no son necesarios para la cirugía de la fístula (3). Esto va en contra de evidencia relevante que apoya el uso de profilaxis en otras cirugías urogenitales. Hasta que se demuestre en un ensayo controlado aleatorizado más amplio, se recomienda la profilaxis con cualquier régimen uroginecológico simple.

TRATAMIENTO QUIRÚRGICO

- La cirugía de la fístula obstétrica puede seguir un abordaje transabdominal o transvaginal. La elección depende de la habilidad del cirujano, así como de la clasificación de la fístula.

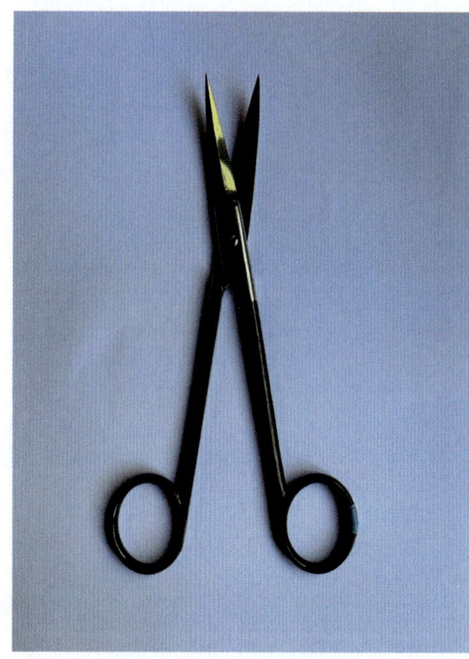

Figura 6.2.2. Tijeras de punta fina y longitud media utilizadas principalmente en cirugía plástica.

- Los instrumentos típicos para una FVV deben incluir espéculo pesado de Auvard, espéculo de Sims, cuatro pinzas de Allis medianas a largas, pinzas para arterias, pinzas de disección dentadas y no dentadas y tijeras de disección afiladas.

Posición de la paciente

- Se prefiere la posición de litotomía para la reparación vaginal de la fístula obstétrica. La posición denominada *genupectoral* podría considerarse para algunas fístulas, en las que facilita el acceso retropúbico, pero es limitada por la incapacidad para acceder al espacio retropúbico desde arriba, si fuera necesario.
- La flexión exagerada de las caderas, la posición empinada «cabeza hacia abajo» o la posición de Trendelenburg, con los glúteos de las pacientes extendidas fuera del extremo de la mesa quirúrgica, es necesaria para visualizar las fístulas que están profundamente detrás de la sínfisis púbica. Esta posición conlleva riesgos de lesión nerviosa (nervios femorales y peroneos debido a la flexión y nervios del plexo braquial debido a una ortesis de hombro para la posición en Trendelenburg) (fig. 6.2.3). Las ortesis de hombro se colocan en la articulación acromioclavicular de forma bilateral para evitar lesiones nerviosas.
- Si la cirugía dura más de 90 min o la paciente tiene restricciones de movilidad o una lesión musculoesquelética preexistente, debe considerarse la posibilidad de cambiar de posición durante 10 min periódicamente durante la operación.
- Sin embargo, en miles de reparaciones realizadas en el centro de los autores en Malawi, no se han visto lesiones nerviosas por esta posición, lo que puede deberse a la duración relativamente corta de la cirugía y la constitución corporal de la mayoría de las pacientes.
- El decúbito supino o la litotomía baja se emplean para la reparación abdominal, así como para los reimplantes ureterales.

Abordaje

- La mayoría de las FVV pueden repararse por vía vaginal. Entre ellas se encuentran muchas fístulas vesicocervicales o vesicouterinas altas.
- Cuando el útero está cicatrizado hacia la pared abdominal anterior (tirando así de la vagina y la fístula en sentido cefálico) o con algunos defectos vesicouterinos, la fístula puede ser tan alta que requiera un abordaje abdominal. A veces, es necesaria una exploración bajo anestesia para confirmar la mejor vía para la reparación quirúrgica, ya que la manipulación necesaria para evaluar completamente el defecto es demasiado incómoda en el consultorio.

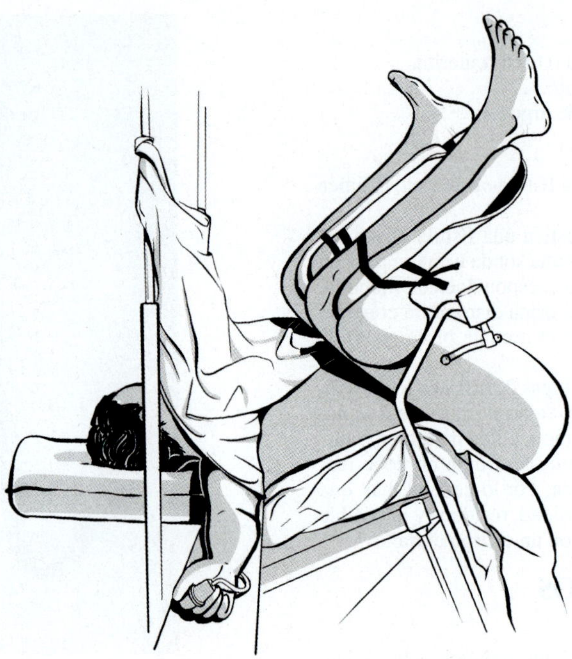

Figura 6.2.3. Posición con la cabeza hacia abajo (ilustración de Sasha Novitska).

Procedimientos y técnicas

- Las descripciones detalladas de todas las técnicas quirúrgicas para la reparación de fístulas están fuera del alcance de este libro; sin embargo, algunos principios generales se aplican a toda cirugía de fístula.
- Una vez confirmada la extensión y la naturaleza de la fístula bajo anestesia, se suele instilar en la capa submucosa una solución ligeramente vasoconstrictora (*vasopresina diluida [que no suele estar disponible en los países de bajos ingresos, o epinefrina diluida] 1 mg en 1000 mL de solución salina isotónica [SSI]*). Esto ayuda a la hemostasia y a la detección del plano del tejido, pero no está universalmente aceptado como en otros procedimientos quirúrgicos vaginales.
- En la **figura técnica 6.2.1** se muestra una fístula vaginal típica, de tamaño moderado, producto de un parto obstruido.
- La fístula se circunscribe con un bisturí con hoja del número 11 justo por encima de la capa muscular.
- Por lo regular, se emplean incisiones laterales para levantar colgajos de piel vaginal por encima y por debajo del defecto. Los colgajos de piel se suturan suavemente a los labios mayores para mantenerlos fuera del campo quirúrgico (**fig. técnica 6.2.2**).
- Es fundamental identificar los orificios ureterales mediante la visualización directa a través del defecto, si la fístula es grande, o mediante cistoscopia si la fístula es pequeña (puntiforme).
- Si los orificios ureterales están cerca del borde de la fístula, *entonces se insertan catéteres ureterales directamente, de mejor forma con una aguja guía. Por lo general, los autores utilizan catéteres rectos de 5F o 6F, pero, si la extracción cistoscópica es posible y la fístula no implica a la uretra de forma extensa, se pueden emplear catéteres de doble J.*
- Estos ayudan, potencialmente, a evitar lesiones quirúrgicas en los uréteres y a mantenerlos abiertos en el postoperatorio cuando se produce un edema quirúrgico.
- Los catéteres ureterales se colocan hasta cerca de 15 cm, como está marcado en el propio catéter.
- Si se encuentra resistencia al paso del catéter, se considera la afectación ureteral. El reposicionamiento de la vagina puede facilitar el paso del catéter.
- La vagina se diseca de la capa muscular de la mucosa de la vejiga subyacente hasta que haya suficiente movilidad para cerrar la fístula a presión.
- A menudo hay una cicatriz circunferencial alrededor del orificio de la fístula, la cual puede extirparse durante la reparación.
- Una vez identificados los bordes frescos de la vejiga, y con los uréteres fuera de peligro, se cierra la fístula con sutura de poliglactina 2-0, normalmente con suturas interrumpidas separadas de 0.5-1.0 cm, dependiendo de la integridad del tejido, el tamaño del defecto, etcétera (**fig. técnica 6.2.3**).

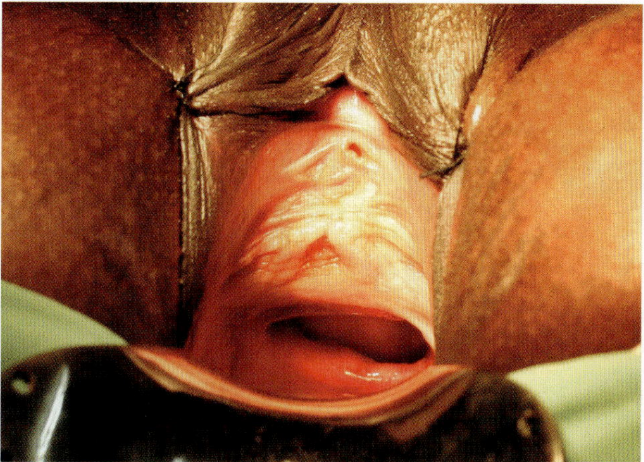

Figura técnica 6.2.1. Fístula vaginal.

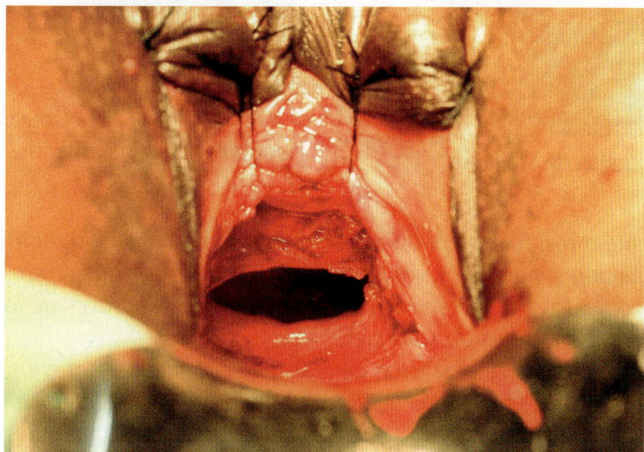

Figura técnica 6.2.2. Retracción con sutura de colgajos de piel vaginal.

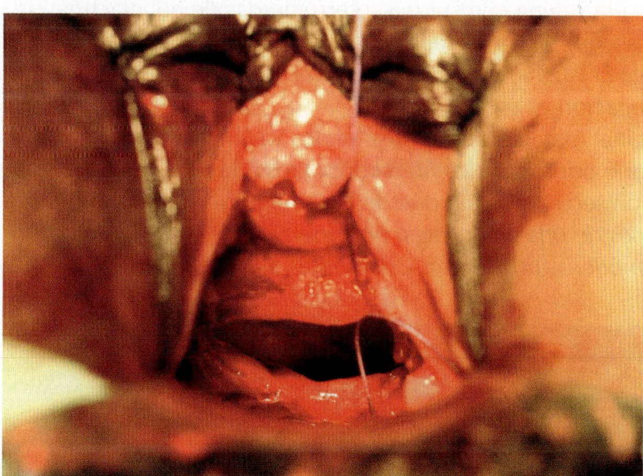

Figura técnica 6.2.3. Colocación inicial de la sutura para el cierre de la fístula.

- *Suele ser necesario el ingreso en el espacio retropúbico o paravesical para movilizar suficiente musculatura vesical y cerrar el defecto a presión. Esto suele ocurrir en el caso de una fístula grande o con una cicatrización extensa.*
- *A menudo, la cicatrización de la vagina anterior es tan extensa que el defecto no puede cerrarse a presión y debe cubrirse con un colgajo de piel. En la* **figura técnica 6.2.5** *se muestra el reemplazo completa de la vagina anterior con el colgajo de Singapur (***fig. técnica 6.2.4***). Hemos encontrado que el colgajo de muslo vascularizado de Singapur ha producido los efectos más satisfactorios desde el punto de vista cosmético y funcional.*

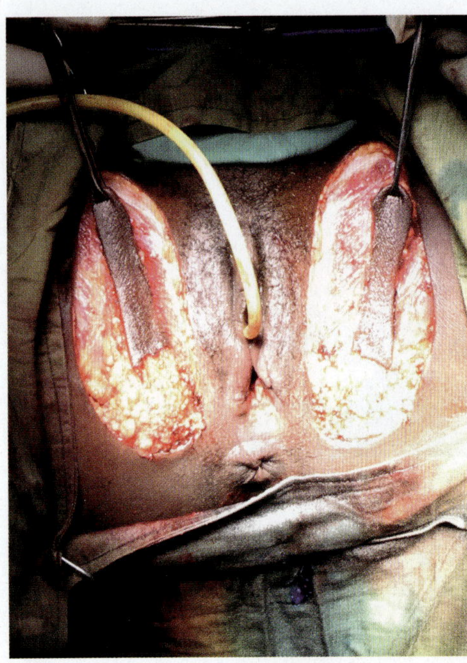

Figura técnica 6.2.4. Colgajos de Singapur bilaterales.

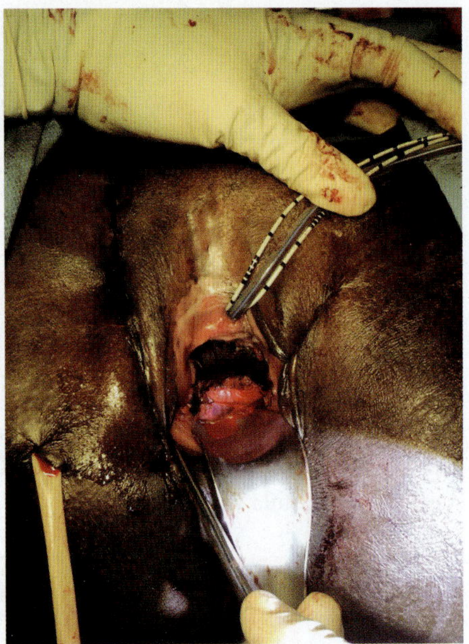

Figura técnica 6.2.5. Colgajo de Singapur que reemplaza la vagina anterior.

- *Si la fístula es recurrente o residual, se puede girar un colgajo de músculo recto interno en la reparación para aportar irrigación sanguínea y volumen (fig. técnica 6.2.6) (Singapur y recto interno).*
- *Si no se utiliza cistoscopia, los catéteres ureterales rectos se sacan a través de la uretra y se fijan finalmente a la sonda vesical con nudos de sutura.*
- *Una capa suele ser suficiente y la cicatrización de la vagina circundante a menudo puede impedir un cierre de dos capas (fig. técnica 6.2.7). Si el tejido es amplio y flexible, se emplea un cierre de dos capas.*
- *La prueba de tinción se realiza llenando la vejiga con 150 cm^3 de SSI con tinte y haciendo que la paciente tosa, realice una maniobra de Valsalva o presione la región suprapúbica para imitar un aumento natural de la presión intraabdominal.*
- Una vez que se confirma que la prueba de tinción es negativa y que la musculatura y la vagina son hemostáticas, se cierra la vagina con suturas interrumpidas de poliglactina 2-0 o 3-0. Podrían considerarse otras suturas absorbibles a mediano plazo, pero no han sido ampliamente estudiadas.
- *Por lo general, se irriga la vagina, pero no se ha demostrado que este paso sea beneficioso y a menudo el líquido de irrigación es escaso.*
- Se hace un tapón vaginal (para comprimir los tejidos vaginales y musculares) con el fin de prevenir el sangrado postoperatorio por sangrados no reconocidos o la relajación del sangrado que se produce tras la vasoconstricción secundaria al corte de las arteriolas. Algunos cirujanos no usan un tapón vaginal. *Las implicaciones de una hemorragia postoperatoria en entornos con pocos recursos y escasa disponibilidad de hemoderivados son muy diferentes a las de un entorno con amplios recursos.*

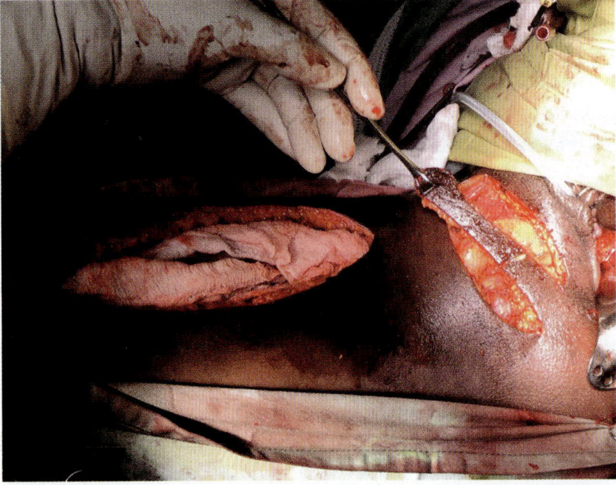

Figura técnica 6.2.6. Áreas de obtención de colgajos de Singapur y del recto interno.

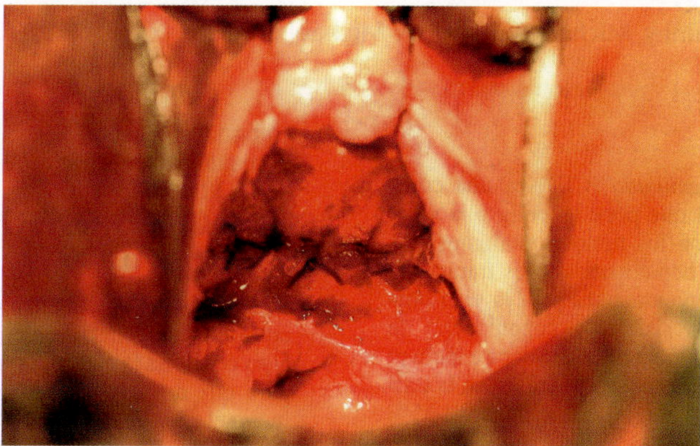

Figura técnica 6.2.7. Cierre de una capa.

■ El catéter se fija con cinta adhesiva al muslo de la paciente o a la piel suprapúbica sin presión, con un ligero rizo entre la uretra y la zona fijada. Al fijar el catéter a la piel se evita una presión repentina del catéter sobre la uretra, que podría ser un desastre postoperatorio, especialmente en el caso de una cirugía uretral extensa.

CONSEJOS Y ALERTAS

CONSEJO O ALERTA	DESCRIPCIÓN
○ La posición de la paciente y la exposición son fundamentales.	Tener la cabeza dirigida hacia abajo es esencial para ver detrás del pubis. Esto implica un uso cuidadoso de los estribos, así como de las ortesis.
○ Asegure el catéter en el postoperatorio.	Se usa una cinta ancha para fijar el catéter a la pierna o al abdomen, separándolo de la piel en un «mesenterio», algo así como un puente de cinta. Esto evita que se jale accidentalmente el catéter desde la uretra y se interrumpa la reparación.
○ En caso de duda, consulte. La mejor oportunidad de curar es la primera cirugía.	Las fístulas obstétricas suelen ser mucho más complicadas de lo que parecen en una exploración inicial. En caso de duda, realice una exploración bajo anestesia. Si sigue dudando, consulte a un cirujano más experimentado.
✗ *Los partos obstruidos graves producen fístulas que prácticamente nunca se ven en entornos con grandes recursos.*	*La formación avanzada en cirugía pélvica en un país con grandes recursos no prepara a los cirujanos para la cirugía de una fístula obstétrica.*

CUIDADOS POSTOPERATORIOS

■ Las pacientes con una sonda vesical permanente requieren de atención especial permanente. Un catéter obstruido o doblado puede implicar el fracaso de la reparación.

■ La atención en casa con catéteres permanentes es posible, pero deben existir medios para regresar al hospital de forma urgente en caso de que sea necesario. *Por lo tanto, en la mayoría de los países de bajos ingresos, las pacientes permanecen en el hospital.*

■ No hay un lapso comprobado para retirar los catéteres ureterales después de la cirugía. En los casos no complicados, en los que existe un bajo riesgo de lesión ureteral, estos se retiran antes de finalizar la cirugía. En los casos complejos, en los que se sospecha que hay un doblez ureteral u otro tipo de afectación, se consideran duraciones más largas en función de cada caso.

■ Las mujeres con fístulas obstétricas se enfrentan a un fuerte estigma y, a menudo, a depresión y aislamiento social. Esto es cierto en todos los entornos, pero en especial en los de bajos ingresos. Por eso, deben tomarse medidas para atender las necesidades psicosociales de la paciente antes y después de la operación.

RESULTADOS

■ Las tasas de cierre de las fístulas obstétricas suelen ser superiores al 90%.

■ Las tasas de continencia son menores debido a la lesión neuromuscular que acompaña a la lesión estructural.

■ Hemos observado una continencia completa, en el seguimiento a largo plazo, del 80% (4).

COMPLICACIONES

■ Hemorragia que requiere reintervención de la cirugía abdominal después de la cirugía vaginal
■ Obstrucción ureteral
■ Infección de las vías urinarias

REFERENCIAS CLAVE

1. Goh J. A new classification for female genital tract fistula. *Aust N Z J Obstet Gynaecol.* 2004;44(6):502–504.
2. Waaldijk K. Surgical classification of obstetric fistulas. *Int J Gynecol Obstet.* 1995;49(2):161–163.
3. Tomlinson A, Thornton J. A randomized controlled trial of antibiotic prophylaxis for vesico-vaginal fistula repair. *Br J Obstet Gynaecol.* 1998;105(4):397–399.
4. Kopp D, Tang J, Bengtson A, et al. Continence, quality of life and depression following surgical repair of obstetric vesicovaginal fistula: a cohort study. *BJOG.* 2019;126(7):926–934.

Coagulación intravascular diseminada en el embarazo

Pilar Rainey, Michael A. Belfort y Michael Foley

INTRODUCCIÓN

- La *coagulación intravascular diseminada* (CID) es una complicación de muchas enfermedades que pone en peligro la vida. Algunas de estas enfermedades son los tumores malignos, los traumatismos, las infecciones, las hepatopatías y los traumatismos o afecciones obstétricos. Es una amenaza para la vida porque causa trombosis microvascular sistémica, coagulopatía de consumo y, como resultado, insuficiencia multiorgánica e incluso la muerte. Afecta principalmente a las pacientes graves en las unidades de cuidados intensivos (UCI), con tasas que llegan al 35% en las pacientes ingresadas con sepsis (1).
- Es importante destacar que la CID, en sí misma, no es una enfermedad, sino el punto final de una complicación médica específica. Como siempre, la prevención es la clave para evitar la morbilidad grave y la mortalidad. Por ello, la clave para prevenir la CID es comprender la fisiopatología que podría conducir a dicha situación y corregir primero las causas subyacentes. Esto requiere que el médico actúe a tiempo y con conocimiento de causa para evitar resultados adversos.

COAGULACIÓN INTRAVASCULAR DISEMINADA EN GINECOOBSTETRICIA

- Es de sobra conocido que la tasa de morbimortalidad materna en los Estados Unidos está aumentando en comparación con otros países desarrollados. Las principales causas de muerte relacionadas con el embarazo en este país son las cardiovasculopatías, las infecciones y las hemorragias. La CID es la complicación más frecuente de la hemorragia periparto, que sigue siendo la principal causa de mortalidad materna en todo el mundo (2,3). La incidencia notificada de CID oscila de 0.03-0.35% en todos los embarazos, pero lo más impresionante es que se ha notificado que se produce en más del 50% de los casos con complicaciones obstétricas como el desprendimiento de la placenta y la embolia de líquido amniótico (4).
- Mediante el reconocimiento de algunas características clínicas clave, a menudo es posible identificar y tratar rápidamente la causa subyacente de la CID y prevenir, en gran medida, la morbilidad y la mortalidad maternas graves. En este capítulo se presenta la respuesta fisiológica normal del sistema de coagulación al embarazo, junto con un abordaje fácil de recordar de la cascada de la coagulación que ayuda al diagnóstico de la CID a pie de cama.

CAMBIOS FISIOLÓGICOS DEL EMBARAZO RELACIONADOS CON LA COAGULACIÓN

- Se sabe que el sistema hemostático es complejo en su intrincado equilibrio de generación de fibrina y fibrinólisis. Por lo general, algo ocasiona la activación de la cascada de la coagulación, pero, para que no se produzca una respuesta tan exagerada, entra en juego el fuertemente regulado sistema fibrinolítico.
- El embarazo es una alteración única que hace que el volumen sanguíneo materno aumente 50% al final de la gestación (5). El cuerpo de la madre corre un riesgo importante de sufrir hemorragia al momento de la implantación de la placenta y en la tercera fase del parto. Para no causar un daño significativo debido a esta adaptación fisiológica del embarazo, el sistema hemostático también se adapta equilibrando estos diferentes factores de forma procoagulante durante el periodo de gestación. Aunque esto aumenta el riesgo de tromboembolia venosa, en general, las mujeres embarazadas tienen embarazos sin complicaciones debido a las adaptaciones fibrinolíticas observadas en respuesta a ello.

COAGULACIÓN NORMAL

- La coagulación normal puede explicarse de forma sencilla para ayudar al clínico a tratar la CID. Cuando se produce una alteración endotelial, las plaquetas y la fibrina se adhieren con rapidez a la zona dañada. La fibrina ayuda a estabilizar las plaquetas y proporciona una malla para la formación del coágulo. Un mecanismo de retroalimentación, generado por la plasmina, la proteína C y la proteína S, regula el tamaño del coágulo en un proceso de fibrinólisis que crea productos de la degradación de la fibrina (FSP, *fibrin split products*) que se depuran a través de los riñones.

CASCADA DE COAGULACIÓN «SIMPLIFICADA»

- En este capítulo, se ha adoptado un abordaje pragmático de la cascada de la coagulación con un algoritmo abreviado y simplificado que se muestra en la **figura 6.3.1**. La intención es

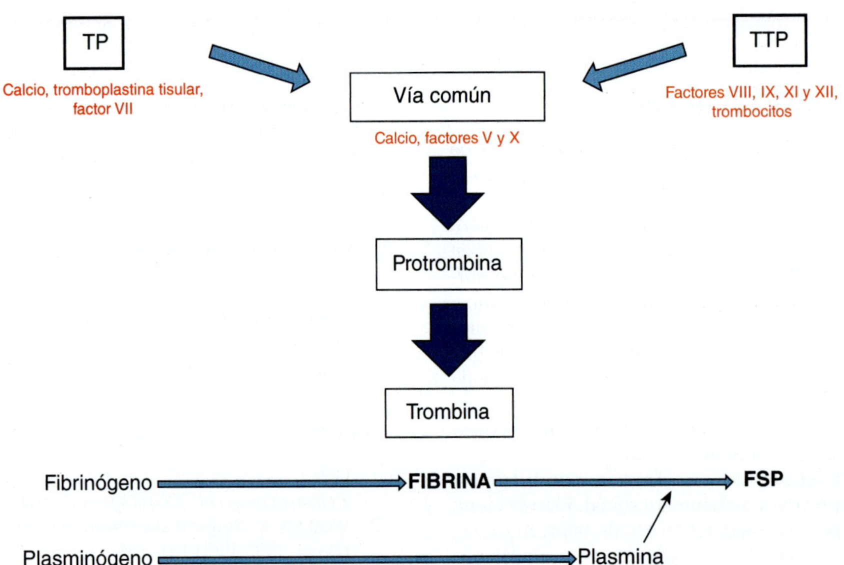

Figura 6.3.1. Cascada de la coagulación «simplificada». FSP: productos de la degradación de la fibrina; TP: tiempo de protrombina; TTP: tiempo de tromboplastina parcial.

asegurar la memorización de los componentes esenciales relacionados con el tratamiento clínico, en lugar de presentar una cascada detallada e intrincada que puede no ayudar durante una urgencia clínica. Mediante una representación gráfica, el lector puede imaginarse los componentes importantes de la cascada en un vistazo. La intención no es mostrar la cascada en riguroso detalle, sino más bien destacar los aspectos prácticos más importantes que son utilizados por el clínico a pie de cama. El lector debe ver el algoritmo y, si necesita una exposición más detallada de la cascada de la coagulación, hay muchos artículos y capítulos excelentes que puede consultar y que la analizan a detalle.

- En la figura 6.3.1, la vía extrínseca (también denominada *tromboplastina tisular* [TT]), cuya función se mide mediante el tiempo de protrombina (TP; o índice internacional normalizado [INR, *international normalized ratio*]), se representa a la izquierda. La vía intrínseca, cuya función se evalúa mediante el tiempo de tromboplastina parcial (TTP), se muestra a la derecha.
- En la vía extrínseca intervienen el calcio, la TT y el factor VII. La TT se origina en una fuente externa (extrínseca) y activa la cascada de la coagulación; ejemplos de ello son un desprendimiento placentario o la endotoxina de una infección.
- *In vitro*, si el TP se prolonga, suele ser una indicación de que la vía extrínseca está tardando mucho en fabricar fibrina; si el TTP es prolongado, entonces el sistema intrínseco está tardando en producir fibrina.
- En la parte derecha de la figura 6.3.1, bajo el texto «TTP» (vía intrínseca), aparecen los factores VIII, IX, XI y XII, así como las plaquetas.
- Las vías extrínseca e intrínseca se reúnen en una vía común que consume calcio y activa los factores V y X.
- La vía común impulsa una serie de pasos importantes en la cascada de la coagulación y cada uno cataliza al siguiente; esto puede recordarse como «protrombina a trombina», con la trombina impulsando «fibrinógeno a fibrina» y, finalmente, la fibrina catalizando «plasminógeno a plasmina», que se retroalimenta para degradar la fibrina a través de la fibrinólisis y para producir FSP. El aumento de FSP indica una fibrinólisis activa. *Véase* la figura 6.3.1 para conocer la cascada de la coagulación «simplificada».
- *In vivo*, tanto la vía extrínseca (TT) como la intrínseca son necesarias para producir fibrina. De hecho, las personas con funcionamiento anómalo de una vía son incapaces de producir fibrina porque la otra vía no puede compensarlo.
- Inicialmente, la TT se une al factor VII activado (VIIa) y avanza por la vía común, produciendo una pequeña cantidad de factor X activado (Xa), trombina y fibrina.
- La pequeña cantidad de trombina y fibrina producida por la vía extrínseca de la TT activa entonces la vía intrínseca, que se autoalimenta e impulsa la producción de fibrina.
- Cabe destacar que, en cuanto se produce el factor Xa, este interactúa con el inhibidor de la vía de la TT para desactivar la vía extrínseca de la TT y dejar la vía *intrínseca* como único motor de la cascada de la coagulación.
- Los FSP se conocen también como *dímero D*.
- La vía intrínseca, además de iniciar la coagulación, también puede activar otra cascada multiproteínica conocida como *sistema cinina-calicreína*, liberando bradicinina (un péptido vasodilatador muy potente). La bradicinina puede causar hipotensión grave, a menudo desproporcionada con respecto a la hemorragia observada; como tal, la hipotensión de este tipo debe considerarse como un posible signo temprano de CID.

COAGULACIÓN INTRAVASCULAR DISEMINADA

Antecedentes

Definición

- La *CID* es un síndrome patológico adquirido que se caracteriza por la activación sistémica de la coagulación, lo que conduce a

daño multiorgánico debido a trombosis o hemorragia (o ambas) como resultado del gasto de factores de la coagulación y plaquetas (6), lo cual puede verse exacerbado por los efectos de dilución si solo se utilizan cristaloides o eritrocitos para restablecer la volemia.

- En la CID, el cuerpo consume los factores de la coagulación más rápido de lo que pueden producirse.
- La CID es una complicación de varias afecciones obstétricas extrínsecas, como se analiza a continuación.

Causas obstétricas de la coagulación intravascular diseminada

- La mayoría de las causas de la CID son atendidas por el obstetra general (tabla 6.3.1). La CID se desencadena por un acontecimiento detonante que libera un exceso de TT a la circulación, lo que pone en marcha la vía extrínseca (TT) y, si no se controla, conduce a la activación incontrolada de la vía intrínseca y a la generación de trombina.
- El gran incremento de la trombina desborda el mecanismo natural de anticoagulación (antitrombina [AT] y proteína C) y también activa las plaquetas. Ambos potencian el estado de hipercoagulabilidad.
- Hay publicaciones recientes que implican ahora a los multímeros ultralargos del factor de Von Willebrand, al ácido desoxirribonucleico (ADN) extracelular circulante y a las proteínas de unión al ADN (histonas y proteínas del grupo de alta movilidad B1) liberadas de los nucleosomas de las células degradadas, a las micropartículas fosfolipídicas de los monocitos activos y a los complejos plaqueta-monocito, así como al inhibidor de la fibrinólisis activado por trombina en la CID. Se pueden encontrar más detalles y referencias en el capítulo de UpToDate® (https://www.uptodate.com/contents/disseminated-intravascular-coagulation-dic-during-pregnancy-clinical-findings-etiology-and-diagnosis) sobre la CID.

Fisiopatología

- La CID es un proceso sistémico en comparación con la lesión localizada con daño endotelial.
- La CID no se produce sin un acontecimiento desencadenante mediado por la vía extrínseca (TT). Como resultado, el TP se vuelve anómalo antes que el TTP.
- Los factores extrínsecos responsables del inicio de la CID se presentan en la tabla 6.3.1.
- Uno de los primeros signos (si se han realizado las pruebas adecuadas) de la CID es el desarrollo de anemia hemolítica, que suele ser el resultado del daño causado a los eritrocitos por los FSP. La anemia se caracteriza por la presencia de láminas de esquistocitos en el análisis de un frotis de sangre periférica. Debido a la hemólisis, se libera lactato-deshidrogenasa y las concentraciones sanguíneas pueden ser muy elevadas.

Tabla 6.3.1	**Acontecimientos extrínsecos que activan la cascada de la coagulación**

- Desprendimiento de la placenta
- Embolia de líquido amniótico
- Preeclampsia o eclampsia
- Síndrome HELLP
- Hemorragia que produce una hipoxia tisular grave y liberación de tromboplastina tisular
- Muerte fetal intrauterina
- Sepsis
- Hígado graso agudo del embarazo
- Reacción a la transfusión
- Mala perfusión tisular por vasoconstricción, hipotensión, o ambas

HELLP: hemólisis, elevación de las enzimas hepáticas y recuento bajo de plaquetas.

- Los FSP (dímero D), en combinación con la trombina, pueden aumentar la fuga de líquido de los lechos capilares pulmonares a los espacios intersticiales, lo que produce lesión pulmonar aguda, edema pulmonar y síndrome de dificultad respiratoria aguda.
- La trombosis microvascular es un rasgo distintivo de la CID y puede ocasionar necrosis tisular, muerte celular e insuficiencia multiorgánica, incluidos los pulmones, los riñones, el hígado y el cerebro.
- Los FSP también afectan el funcionamiento de las plaquetas e inhiben la producción del polímero de fibrina. El resultado final es un deterioro de la coagulación debido tanto al consumo de factores de la coagulación como a la reducción de la eficacia funcional de todo el sistema de coagulación. En la **figura 6.3.2** se puede ver un resumen de las secuelas fisiopatológicas de la CID.
- La hipoperfusión debida a una hipotensión prolongada puede causar una fibrinólisis acelerada. Esto puede explicar la lentificación del flujo sanguíneo observada en pacientes hipotensas que pueden no haber perdido una cantidad excesiva de sangre. La mala perfusión de los tejidos aumenta la expresión de trombomodulina en la superficie de las células endoteliales, que al combinarse con la trombina activa la proteína C. Esto tiene dos efectos importantes: 1) la inhibición de los factores Va y VIIIa (bloqueo de las vías común e intrínseca) y 2) el bloqueo del inhibidor del activador del plasminógeno 1 que conduce a la hiperfibrinólisis y a la rotura del coágulo.

Diagnóstico clínico

- En esencia, la CID es un diagnóstico clínico y una manifestación secundaria de una causa subyacente primaria que conduce a una activación descontrolada de la coagulación. Esto tiene importantes implicaciones en cuanto al tratamiento. Siempre hay que buscar la causa primaria y tratarla lo antes posible.
- Aunque existen algunas anomalías de laboratorio características de la CID, con frecuencia permanecen ocultas detrás del contexto clínico. El reconocimiento rápido de los acontecimientos precursores y los signos de advertencia de la CID puede evitar la pérdida masiva de sangre e inhibir las complicaciones.
- Cuando se sospecha un desprendimiento placentario, el clínico astuto tomará medidas que permitan una transfusión masiva: asegurar un acceso intravenoso adecuado, avisar al banco de sangre, buscar pruebas de coagulación deficiente o fibrinólisis acelerada (observando la coagulación y la licuefacción de una muestra de sangre en un tubo de ensayo), comprobar y mantener el estado de la ventilación y la perfusión, además de reponer sangre con sangre y hemoderivados en lugar de cristaloides.

Diagnóstico de laboratorio

- Aunque es posible realizar una prueba rápida de coagulación, hay que recordar que son subjetivas, poco sensibles y no están validadas para su uso en el embarazo. Una forma de hacerlo es colocar 5 mL de sangre en un tubo de ensayo sin aditivos (tapón rojo) a temperatura ambiente evitando agitarlo; si la coagulación se produce en 8-10 min y el coágulo permanece intacto, la paciente tiene, potencialmente, reservas adecuadas de fibrinógeno en ese momento. Si la sangre no se coagula, o el coágulo que se ha formado se disuelve antes de 30-60 min, es posible que la paciente tenga una deficiencia de factores clave para la coagulación.
- La biometría hemática y el frotis de sangre periférica por lo regular muestran hemoglobina baja, recuento bajo de plaquetas y esquistocitos.
- Un perfil metabólico completo suele mostrar creatinina elevada debido a la lesión renal y puede mostrar anomalías en el funcionamiento hepático.
- Una concentración de fibrinógeno inferior a 300 mg/dL puede ser indicativa de fibrinólisis, dado que la cifra normal en el embarazo es casi siempre mayor de 400 mg/dL. Las mujeres con una concentración de fibrinógeno menor de 300 mg/dL tienen un riesgo mucho mayor de evolucionar a CID según un extenso estudio observacional. El TP (INR) también será mayor, así como el TTP y las concentraciones de FSP y dímero D (7).
- En la **tabla 6.3.2** se puede observar un resumen de los hallazgos clínicos y de laboratorio asociados con la CID.
- La tromboelastografía (TEG) y la tromboelastografía rotacional (TEGR) están cada vez más disponibles para medir de forma no invasiva y cuantitativa la capacidad de coagulación de la sangre. El objetivo de la TEG o de la TEGR es identificar rápidamente las deficiencias funcionales de la coagulación, así como ofrecer una atención individualizada a una paciente con hemorragia activa en el momento oportuno. Estos análisis pueden realizarse para un diagnóstico inmediato si se tienen la comprensión y la formación adecuadas.
- *Véase* la **figura 6.3.3** para conocer un ejemplo de TEG y qué hemoderivado hay que reponer según la forma de cada TEG.

Tratamiento y prioridades

- En este capítulo se aborda el tratamiento de la CID en una mujer embarazada con hemorragia que no ha dado a luz.
- La identificación de la causa subyacente es crucial para detener cualquier afección activa.
- En la mayoría de los casos, la paciente tendrá hipovolemia y vasoconstricción, con riesgo de insuficiencia cardiopulmonar y de paro cardiaco por hipoxia anémica y acidosis.
- Personal y equipo necesarios:
  - *Equipo de anestesia.* La anestesia epidural o raquídea suelen estar contraindicadas.
  - *Equipo del banco de sangre.* Una vez que se diagnostica CID (incluso si se sospecha fuertemente) en una situación aguda, es adecuado solicitar pruebas extensas de laboratorio y preparar un protocolo de transfusión masiva.

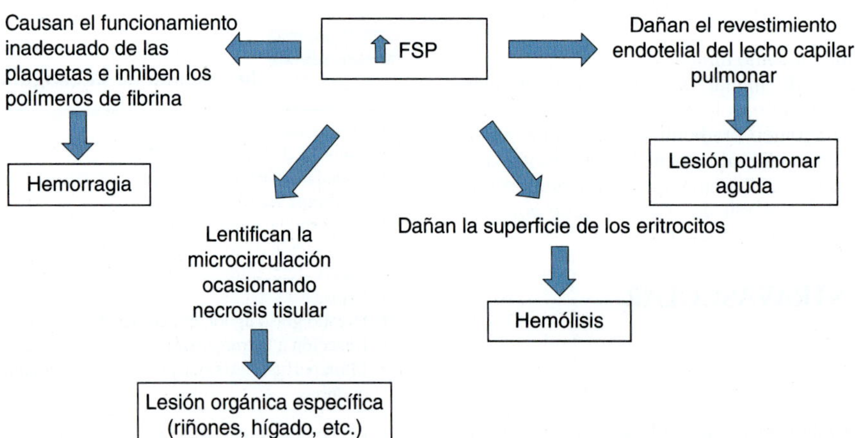

Figura 6.3.2. ¿Qué problemas plantea la coagulación intravascular diseminada? FSP: productos de la degradación de la fibrina.

Tabla 6.3.2   Características del diagnóstico de la coagulación intravascular diseminada

Exploración clínica	Pruebas de laboratorio
• Hemorragia en un lugar no relacionado • Insuficiencia renal que produce una baja diuresis • Lesión pulmonar que ocasiona una disminución de la saturación de oxígeno en la sangre • Choque desproporcionado con respecto a la pérdida de sangre (bradicinina) • Otras lesiones orgánicas específicas	• Hemoglobina baja y esquistocitos en el frotis de sangre periférica • Creatinina aumentada • Plaquetas disminuidas ($< 150\,000/mm^3$) • FSP o dímero D aumentados • TP prolongado • Fibrinógeno bajo (< 300 mg/dL) • Tiempo de trombina prolongado

CID: coagulación intravascular diseminada; FSP: productos de la degradación de la fibrina; TP: tiempo de protrombina.

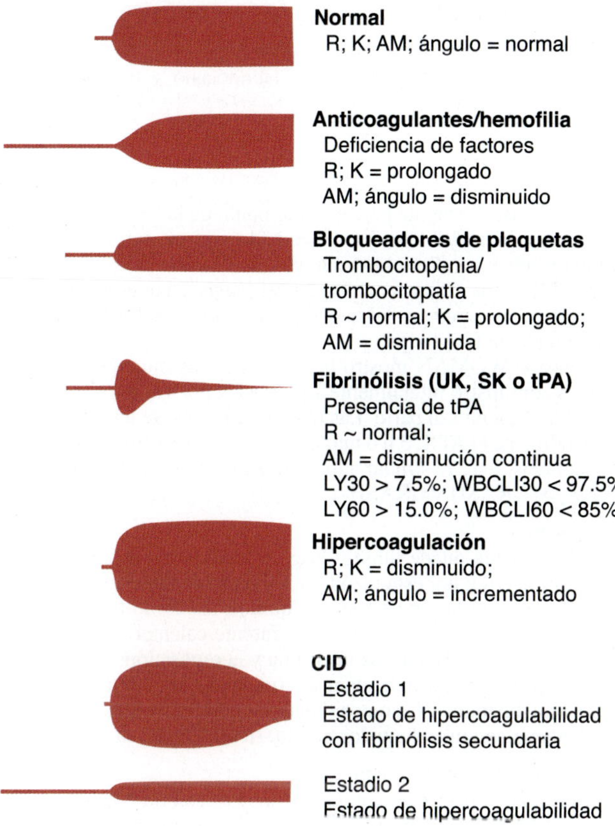

Figura 6.3.3. Tromboelastograma. AM: amplitud máxima; CID: coagulación intravascular diseminada; tPA: activador tisular del plasminógeno (reimpresa de Berg SM, Bittner EA, Zhao KH. *Anesthesia Review: Blasting the Boards*. Wolters Kluwer; 2016).

- Servicio de neonatología.
- Acceso intravenoso y reposición de sangre y hemoderivados si es posible (eritrocitos, crioprecipitado o plasma fresco congelado [PFC] y plaquetas).
- De preferencia debe utilizarse sangre y hemoderivados compatibles. Si no están disponibles inmediatamente, la siguiente mejor alternativa es la sangre de un grupo específico. Por último, si se trata de una urgencia, se pueden emplear eritrocitos O negativos. Muchos bancos de sangre usan (preferentemente) plasma del grupo AB (y a veces del grupo A) para los protocolos en urgencias, debido a la relativa falta de eritrocitos portadores de antígenos en el plasma.

Estado hemodinámico
- Evaluar la pérdida de sangre.
- Sospechar inestabilidad hemodinámica si:
  - Presión arterial (PA) sistólica menor de 100 mm Hg.
  - Frecuencia cardiaca mayor de 100 latidos por minuto.

- Diuresis menor de 30 mL/h.
- Grado de consciencia alterado.
- Disnea.
- Diaforesis.
- Palidez.
- Nota: muchas pacientes embarazadas pueden parecer alertas y orientadas hasta fases muy avanzadas del choque hemorrágico. La alteración de la consciencia es un hallazgo tardío y debe alertar al clínico de un colapso inminente.
- Evaluar el estado fetal.
  - Si el feto está muerto o es prematuro, toda la atención debe centrarse en la madre.
  - Si el feto está vivo y en una edad gestacional viable, es necesario analizar con neonatología y con la paciente o sus tutores legales los riesgos y beneficios maternos y fetales del parto inmediato para el tratamiento de la CID frente al retraso del parto para optimizar los resultados fetales.
- Mantener la oxigenación y la perfusión.
- Reponer la sangre, el plasma, las plaquetas y los factores de la coagulación.
  - Eritrocitos, PFC y plaquetas:
    - Según el protocolo institucional de transfusión masiva
  - *Fibrinógeno.* Recomendamos que la concentración de fibrinógeno sea mayor de 300 mg/dL en caso de hemorragia activa y que se esté llevando a cabo la reposición de líquidos.
  - El PFC contiene fibrinógeno y los factores II, V, VIII, IX, X y XI, así como AT III. El PFC se administra, en general, para corregir la hipovolemia y normalizar la coagulación en casos de hemorragia obstétrica.
  - El crioprecipitado (fibrinógeno concentrado) resulta de utilidad cuando la paciente está hipervolémica. Si el fibrinógeno es menor de 300 mg/dL y la hemorragia continúa, al menos administre 10 unidades (dos grupos de 5 unidades) de crioprecipitado.
  - El concentrado de fibrinógeno humano liofilizado (p. ej., RiaSTAP®, Fibryga® [antes Fibryna®]) puede reconstituirse en pocos minutos. Es costoso, debe inyectarse durante 10 min y es más adecuado 1) cuando otros hemoderivados no son necesarios o 2) no están fácilmente disponibles o 3) cuando una paciente rechaza derivados directos de la sangre, pero acepta fracciones a las que se les ha extraído la mayoría de las células.
  - La transfusión de plaquetas suele reservarse para aquellas pacientes con cifras menores de $50\,000/mm^3$ y en quienes se prevé una intervención quirúrgica. También hay que administrar plaquetas si la paciente sangra espontáneamente o tiene un recuento menor de $20\,000/mm^3$.
- En la tabla 6.3.3 se ofrece una lista completa de los hemoderivados disponibles para su uso en un protocolo de transfusión masiva, lo que contiene cada hemoderivado y el efecto esperado de cada unidad (6).
- **Objetivos de la transfusión:**
  - Los hemoderivados se transfunden para alcanzar las siguientes concentraciones mínimas:
    - Hemoglobina igual o mayor de 7 g/dL
    - Recuento de plaquetas igual o mayor de 50 000/μL para la cirugía, mayor de 20 000/μL para el parto vaginal
    - Fibrinógeno igual o mayor de 300 mg/dL
    - TP y TTP menor de 1.5 veces el control

Tabla 6.3.3 Tratamiento con hemoderivados

Hemoderivado	Contenido	Indicaciones	Volumen	Efecto esperado por unidad	Objetivo
Concentrado de eritrocitos	Eritrocitos, un poco de plasma	Restablecer la capacidad de transporte y suministro de O_2	250 mL	Aumenta la hemoglobina en 1 g/dL y el hematocrito un 3%	Hemoglobina 8-10 g/dL
Plaquetas (de un solo donador o mezcla de 6 paquetes)	Plaquetas, pocos eritrocitos o plasma	Hemorragia por deficiencia o disfunción plaquetaria	200-400 mL	Aumenta el recuento de plaquetas en 30 000-60 000/mm³	Recuento de plaquetas > 60 000/mm³
Plasma fresco congelado	Fibrinógeno; plasma; antitrombina III; factores V, XI y XII	Deficiencia de factores de la coagulación	250 mL	Aumenta el fibrinógeno en 5-10 mg/dL	Fibrinógeno > 100 mg/dL
Crioprecipitado	Fibrinógeno; factores V, VIII, XIII; y factor de Von Willebrand (FvW)	Deficiencia de fibrinógeno, FvW o factor VIII	40 mL	Aumenta el fibrinógeno en 5-10 mg/dL	Fibrinógeno > 100 mg/dL

- **Vigilancia mediante pruebas de laboratorio:**
  - Hacer pruebas cada 15-30 min para guiar la administración de hemoderivados. A medida que la situación clínica se estabiliza, el intervalo para las pruebas de laboratorio puede ampliarse.
- **Prevención de la hipotermia y la acidosis:**
  - Por cada grado que la temperatura corporal descienda por debajo de lo normal, la eficacia del factor de la coagulación disminuye ~10% (8,9). Esto se ha demostrado *in vitro* mediante estudios tradicionales de la coagulación y del funcionamiento de los factores y utilizando la TEGR sin calentar primero la sangre a una temperatura estándar.
- **Gestión de los electrolitos:**
  - *Calcio ionizado.* Medir al inicio, luego cada 15-30 min durante una transfusión masiva, después cada hora durante las siguientes horas después de detener la transfusión. Existe el riesgo de hipercalcemia de rebote y de hipopotasemia.
  - Si es menor de 1 mmol/L (normal: 1.1-1.3 mmol/L), la coagulación se altera y hay riesgo de paro cardiaco. Tratar mediante infusión de 1 g de cloruro de calcio durante 2-5 min a través de una vía central. Como alternativa, administrar empíricamente 1-2 g de gluconato de calcio, por vía intravenosa durante 2-3 min, por cada 4 unidades de eritrocitos transfundidos.
  - *Potasio.* La transfusión rápida (> 500 mL/min) de múltiples unidades de eritrocitos puede causar hiperpotasemia grave, en especial si las unidades son viejas y se ha producido hemólisis. Durante la transfusión masiva, las concentraciones de K^+ deben ser evaluadas en serie para detectar hiperpotasemia. Cuando se necesite una reducción urgente de K^+, se debe administrar una infusión de agua con dextrosa al 1% de 500 mL por hora junto con insulina regular intravenosa (10 unidades). Pueden ser necesarias dosis repetidas de bolos de insulina regular de 10 unidades.
  - Debe realizarse una monitorización cardiaca continua durante cualquier transfusión masiva para supervisar los cambios en las ondas T y las arritmias sutiles, las cuales también pueden alertar al equipo respecto de anomalías electrolíticas o anunciar el deterioro de una arritmia potencialmente mortal.

Concentrado de complejo de protrombina y factor VIIa recombinante

- El factor VII humano activado recombinante y el concentrado de complejo de protrombina (factores II, VII, IX y X [los factores dependientes de la vitamina K]) se han utilizado para el tratamiento de la CID (10).
- Se ha planteado la preocupación por los riesgos trombóticos con ambos productos. Por esta razón, se sugiere evitar el uso de cualquiera de ellos para tratar sistemáticamente la CID, en especial si no hay una clara indicación preexistente (como una deficiencia hereditaria de algún factor).

Ácido tranexámico

- No hay estudios de buena calidad sobre el uso del ácido tranexámico (ATX) en la CID asociada con el embarazo. El ATX es ahora de uso frecuente para el tratamiento de la hemorragia temprana posparto y no se ha relacionado con un aumento de los efectos adversos. Por esa razón, recomendamos el uso temprano del ATX en las mujeres con hiperfibrinólisis, coagulopatía y CID temprana. Es poco probable que sea útil para revertir la CID fulminante o en fase tardía.
- El ensayo WOMAN mostró beneficios en las mujeres a las que se les administró inicialmente 1 g de ATX por vía intravenosa en las 3 h siguientes al parto. Las mujeres a las que se les administró inicialmente el ATX, 3 h o más después del parto, tuvieron peores resultados. Esto es similar a los hallazgos en traumatismos en los ensayos CRASH y CRASH-2.

Hipotermia

- La hipotermia puede inhibir en gran medida los esfuerzos para revertir la CID; por esta razón, es importante mantener la normotermia durante la reposición de líquidos, así como tratar la coagulopatía. Si está en el quirófano, intente calentar la habitación (27 °C es lo ideal) durante la cirugía y la reposición.
- Se recomienda el uso de mantas térmicas de aire forzado.
- Las transfusiones y las reposiciones de grandes volúmenes deben calentarse con un calentador rápido, siempre que sea posible.

Radiología intervencionista

- La cirugía en pacientes con hemorragia (o con un potencial muy alto de hemorragia masiva) se realiza mejor en una sala híbrida de partos. Esto permitirá la embolización o la colocación de un balón aórtico (que se analiza en otra parte de este libro).
- Nunca traslade a una paciente agudamente inestable con una hemorragia controlada de forma temporal, o con una hemorragia no controlada, desde el quirófano hasta una sala de radiología intervencionista si está inadecuadamente rehidratada, si no está hemodinámicamente estable o si no se tienen sangre y hemoderivados disponibles para mantener la perfusión y revertir la coagulopatía.
- No es prudente trasladar a una paciente inestable desde el quirófano. Si es posible, debe permanecer en la mesa del quirófano, bajo anestesia, con todos los recursos preparados para una intervención quirúrgica inmediata si es necesario. Es mejor vigilar a estas pacientes frágiles e inestables en el quirófano durante varias horas que trasladarlas de nuevo a una UCI donde no se disponga de instalaciones quirúrgicas.
- Considere la posibilidad de mantener a la paciente intubada en el periodo de recuperación inmediata y hasta que se haya completado una prueba respiratoria. Después de una transfusión masiva, es más probable que se produzcan complicaciones, como la lesión pulmonar aguda o la sobrecarga cardiopulmonar relacionadas con la transfusión y el edema en las vías respiratorias. La extubación prematura pone a la paciente en riesgo de necesitar una reintubación de urgencia; en el entorno de un edema significativo en las vías respiratorias, esto puede ser más difícil en el mejor de los casos, o imposible en el peor.

RESUMEN

- Se ha propuesto una cascada de la coagulación «simplificada» que es útil para el clínico que evalúa a una paciente para detectar la CID a pie de cama. Dicha herramienta es útil para recordar qué factores intervienen en cada vía.
- La TT es esencial para el inicio de la coagulación y para la fisiopatología básica de la CID. La TT también tiene efectos directos sobre varios sistemas de órganos en la CID.
- La hemorragia posparto grave por sí sola no suele causar CID, a menos que se asocie con una mayor liberación de TT.
- La retención prolongada de un feto muerto durante varias semanas es ahora una causa inusual de CID debido a la identificación y el parto tempranos.
- El diagnóstico de CID aguda en una mujer embarazada debe considerarse dentro de un contexto clínico adecuado, con hallazgos en las pruebas de laboratorio de trombocitopenia, disminución (gasto) de factores de la coagulación (p. ej., TP [o INR] y TTP prolongados; concentración baja de fibrinógeno) y fibrinólisis (p. ej., aumento del dímero D, hallazgos en la TEG de fibrinólisis acelerada).
- La hemorragia suele estar presente, pero no es necesaria para el diagnóstico.
- *Principios básicos que hay que recordar*. Tratar la alteración subyacente, gestionar enérgicamente la volemia y la presión arterial, así como mantener la oxigenación de los tejidos. El parto vaginal es óptimo. Evitar la analgesia neuroaxial para prevenir complicaciones hemorrágicas.
- Recuerde la tétrada letal (adaptada de la tríada letal): hipotermia, acidosis, coagulopatía y anomalías electrolíticas (potasio y calcio), cuando trate la CID y utilice una transfusión masiva.

REFERENCIAS CLAVE

1. Hayakawa M, Saito S, Uchino S, et al. Characteristics, treatments, and outcomes of severe sepsis of 3195 ICU-treated adult patients throughout Japan during 2011–2013. *J Intensive Care*. 2016;4:44.
2. Erez O, Mastrolia SA, Thachil J. Disseminated intravascular coagulation in pregnancy: insights in pathophysiology, diagnosis and management. *Am J Obstet Gynecol*. 2015;213(4):452–463.
3. Centers for Disease Control and Prevention. Pregnancy mortality surveillance system. Published February 4, 2020. Accessed April 17, 2020. https://www.cdc.gov/reproductivehealth/maternal-mortality/pregnancy-mortality-surveillance-system.htm#
4. Franchini M, Lippi G, Manzato F. Recent acquisitions in the pathophysiology, diagnosis and treatment of disseminated intravascular coagulation. *Thromb J*. 2006;4:4.
5. Resnik R, Creasy RK, Iams JD, Greene MF, Lockwood CJ, Moore TR. *Creasy and Resnik's Maternal-Fetal Medicine: Principles and Practice*. Elsevier; 2019.
6. Foley MR, Strong TH, Garite TJ. *Obstetric Intensive Care Manual*. McGraw-Hill Education; 2018.
7. Abbassi-Ghanavati M, Greer LG, Cunningham FG. Pregnancy and laboratory studies: a reference table for clinicians. *Obstet Gynecol*. 2009;114:1326-1331.
8. Wallner B, Schenk B, Hermann M, et al. Hypothermia-associated coagulopathy: a comparison of viscoelastic monitoring, platelet function, and real time live confocal microscopy at low blood temperatures, an in vitro experimental study. *Front Physiol*. 2020;11:843. doi:10.3389/fphys.2020.00843
9. Caspers M, Schäfer N, Fröhlich M, et al. How do external factors contribute to the hypocoagulative state in trauma-induced coagulopathy?— In vitro analysis of the lethal triad in trauma. *Scand J Trauma Resusc Emerg Med*. 2018;26(1):66. doi:10.1186/s13049-018-0536-8
10. Danilos J, Goral A, Paluszkiewicz P, Przesmycki K, Kotarski J. Successful treatment with recombinant factor VIIa for intractable bleeding at pelvic surgery. *Obstet Gynecol*. 2003;101(6):1172–1173.

<table>
<tr><td>**Capítulo 6.4**</td><td># Transfusión masiva
Shiu-Ki Rocky Hui, Lisa Hensch y Jun Teruya</td></tr>
</table>

PRINCIPIOS GENERALES

Definición

- La *transfusión masiva* se define como:
  - *Definición tradicional*. Transfusión de 10 o más unidades de eritrocitos en 24 h.
    - Esto es útil para la revisión y el tratamiento retrospectivos, pero no es práctico para una hemorragia en curso.
  - *Definición práctica*. Transfusión de más de 4 unidades de eritrocitos en 1 h con necesidad continua de hemoderivados.
  - *Definición alternativa*. Reposición de más del 50% del volumen total de sangre en 3 h (1).
- Sin embargo, en entornos obstétricos la pérdida de sangre puede ser imprevisible, repentina y grave. Una paciente puede perder una parte importante de su volemia en cuestión de minutos. Los síntomas de hipovolemia pueden no presentarse sino hasta que se pierda el 25% de la volemia (1.5 L en embarazos de término) (2). Por lo tanto, la definición estándar de *transfusión masiva* puede no ser adecuada para identificar a las pacientes en riesgo o que necesitan una transfusión masiva en este contexto. El reconocimiento de la hemorragia posparto, antes del deterioro de los signos vitales, es crucial para disminuir la morbilidad y la mortalidad maternas (3).
- El riesgo de transfusión masiva es, como es de esperar, más alto en torno al momento del parto y es especialmente frecuente en el periodo posparto. De hecho, la hemorragia posparto sigue siendo una de las principales causas de mortalidad materna en los Estados Unidos (3).

- Las diversas causas de la hemorragia posparto que han sido bien descritas en capítulos anteriores se clasifican brevemente:
  - *Anomalías de la contracción*. Atonía uterina, miomas, sobredistensión e inversión.
  - *Traumatismos*. Episiotomía, desgarro(s), rotura uterina.
  - Retención de tejido placentario o placenta anómalamente adherida.
  - *Coagulopatías*. Adquirida o congénita.
    - *Coagulopatía adquirida*. Coagulación intravascular diseminada, preeclampsia, coagulopatía dilucional, anticoagulación, trombocitopenia gestacional, trombocitopenia idiopática, tratamiento antiplaquetario.
    - *Coagulopatía congénita*. Enfermedad de Von Willebrand, portador de hemofilia, defectos congénitos de la agregación plaquetaria.
- Los factores de riesgo identificados de una **transfusión masiva** incluyen lo siguiente:
  - *Factores de riesgo maternos*. Edad igual o mayor de 40 años, cesárea previa.
  - *Complicaciones del embarazo*. Embarazo múltiple, placenta previa o anómalamente adherida, preeclampsia o desprendimiento placentario.
  - *Complicaciones en el parto*. Atonía uterina, rotura uterina y cesárea (4).
- Las mujeres con una placentación anómala son las que tienen mayor riesgo de una transfusión masiva (4).
- Debido al aumento de la volemia durante el embarazo, el uso de la hemoglobina o el hematocrito como único indicador para

evaluar la hemorragia obstétrica aguda es probablemente inadecuado; por lo tanto, es fundamental un seguimiento cuidadoso de los signos y síntomas clínicos de la anemia.

- Un adulto sano puede tolerar una disminución aguda de la volemia de entre el 10 y 15%. No obstante, una vez que la pérdida de sangre es mayor del 40%, se pueden observar y medir los cambios fisiológicos. En entornos obstétricos, la hemorragia aguda puede ser devastadora para el bienestar del feto. Además, los pulmones, los riñones y la adenohipófisis de la paciente embarazada corren un riesgo especial (5).
  - Taquicardia y aumento del volumen sistólico en respuesta a los estímulos adrenérgicos
  - Hipertensión debida a la activación del sistema renina-angiotensina que produce vasoconstricción
  - Taquipnea para compensar la acidosis metabólica
- Una vez que se observan estos cambios, la necesidad de transfusión de eritrocitos es imperativa para evitar que la paciente desarrolle un choque hipovolémico. Debido a la naturaleza aguda y grave de la hemorragia obstétrica, el volumen de eritrocitos necesario para aliviar los cambios fisiológicos suele ser grande.
- Tradicionalmente, la reposición de líquidos para la hipovolemia causada por la hemorragia se iniciaba con una infusión de cristaloides y eritrocitos. Sin embargo, los datos sugieren que una reposición «hemostática» enérgica, con hemoderivados como plasma y plaquetas, puede mejorar los resultados en caso de hemorragia masiva (6). Un volumen grande de concentrado eritrocitario o una reposición excesiva con cristaloides puede producir coagulopatía dilucional, trombocitopenia o ambas, donde las proteínas de la coagulación y las plaquetas de la paciente se diluyen considerablemente. Debe prestarse especial atención al fibrinógeno, el cual es un factor de predicción de la hemorragia posparto grave cuando sus concentraciones son inferiores a 200 mg/dL (7).
  - La combinación de coagulopatía dilucional y trombocitopenia crea desafíos adicionales para lograr una hemostasia adecuada, lo que a su vez hace necesaria una mayor transfusión de eritrocitos.
  - La coagulopatía dilucional y la trombocitopenia no reconocidas acabarán ocasionando una hemorragia incontrolable, lo que aumenta la morbilidad y la mortalidad.
- El protocolo de transfusión masiva (PTM) está diseñado para hacer frente a acontecimientos en los que se requieren transfusiones de gran volumen. El objetivo principal es la administración temprana de hemoderivados. Los PTM se diseñaron específicamente para traumatismos. No obstante, con el paso del tiempo, las instituciones han desarrollado protocolos para otras situaciones, incluida la hemorragia obstétrica. En las pacientes obstétricas debe prestarse especial atención a la necesidad de fibrinógeno en las primeras fases de la reposición de líquidos, además de elegir los hemoderivados necesarios para prevenir o corregir la coagulopatía dilucional y la trombocitopenia. Los PTM están diseñados para sugerir hemoderivados en proporciones predeterminadas hasta que se pueda realizar una desactivación o la transición a la reposición dirigida por objetivos.
- El desarrollo de un PTM para pacientes obstétricas debe considerar un equipo multidisciplinario que incluya a personal de obstetricia, anestesia, medicina transfusional o banco de sangre, enfermería y cirugía.

Exploración física

- Los signos y síntomas físicos del choque hemorrágico reflejan los observados en otros entornos clínicos y pueden incluir:
  - Ansiedad
  - Labios y uñas azules
  - Poca o nula diuresis
  - Sudoración profusa
  - Mareos
  - Confusión o pérdida de la consciencia
  - Dolor torácico
  - Taquicardia
  - Hipotensión
  - Taquipnea
  - Inestabilidad fetal

- Aunque la estimación visual de la pérdida de sangre se ha utilizado en el contexto de la hemorragia obstétrica, esta forma de medir la pérdida de sangre es subjetiva y puede ser extremadamente variable. La pérdida de sangre en el contexto de una hemorragia masiva puede subestimarse a pesar de la aplicación de herramientas visuales diseñadas para ayudar a cuantificar la pérdida. Siempre que sea posible, deben realizarse mediciones cuantitativas de la hemorragia (8).
  - La cuantificación satisfactoria de la pérdida de sangre requiere tanto del uso de mediciones directas como de un protocolo de recopilación y comunicación de estos datos.
  - Se han sugerido varios elementos para ayudar a la cuantificación, entre los cuales se encuentran los siguientes:
    - Compresas graduadas bajo los glúteos (parto vaginal)
    - Recipientes de aspiración graduados (parto por cesárea)
    - Pesos en seco de todos los artículos que puedan saturarse de sangre
    - Pesos de todos los coágulos y de cualquier elemento que esté saturado de sangre
    - Registro preciso de los volúmenes de líquido de irrigación (parto por cesárea)
  - La cuantificación de la pérdida de sangre debe continuar hasta que la hemorragia activa haya cesado o mientras la paciente siga inestable después de más de 1 L de hemorragia (8).
  - El seguimiento temprano de la pérdida de sangre puede permitir un reconocimiento más rápido del desarrollo de una hemorragia masiva.

Diagnóstico diferencial

- Diagnóstico diferencial de la causa de la hemorragia masiva:
  - Sepsis
  - Émbolo de líquido amniótico
  - Eclampsia o preeclampsia
  - Síndrome de hemólisis, elevación de las enzimas hepáticas y trombocitopenia
  - Miocardiopatía periparto

Tratamiento no quirúrgico

- La transfusión masiva, en el contexto de una hemorragia no anatómica, gira en torno a la identificación y corrección de la coagulopatía subyacente.
- También es importante diferenciar si la causa de la coagulopatía puede atribuirse a un origen anatómico primario o secundario a una coagulopatía congénita o adquirida.
- Además del PTM, se ha demostrado que los antifibrinolíticos, como el ácido tranexámico (ATX), reducen aún más la pérdida de sangre en el posparto y mejoran los resultados.
  - El ATX puede ayudar a mitigar los efectos de la fibrinólisis observados tras el parto, debido al aumento del activador tisular del plasminógeno circulante.

IMÁGENES Y OTROS MÉTODOS DE DIAGNÓSTICO

- Las pruebas de laboratorio de coagulación y hematología de vigilancia deben realizarse al inicio del PTM y a intervalos regulares (cada 15-30 min) durante toda la reposición de líquidos.
- Los datos de laboratorio esenciales son los siguientes (cuando están disponibles):
  - Tiempo de protrombina
  - Tiempo de tromboplastina parcial activado
  - Fibrinógeno
  - Dímero D
  - Recuento de plaquetas
  - *Pruebas viscoelásticas en sangre* (tromboelastografía [TEG] o tromboelastometría rotacional [TEGR])
  - Hemoglobina o hematocrito
- Además de vigilar los datos de coagulación, las concentraciones de potasio y de calcio ionizado deben medirse regularmente a lo largo del PTM para diagnosticar y corregir la hiper- e hipopotasemia y la hipocalcemia. Ambos son efectos secundarios bien documentados de la transfusión de grandes volúmenes de hemoderivados.

PLANIFICACIÓN PREOPERATORIA

- Para las pacientes con coagulopatía congénita o adquirida, se recomienda la corrección preoperatoria con un tratamiento específico (incluidas infusiones de plasma, crioprecipitado, plaquetas o concentrados de factores específicos).
- En el caso de las pacientes con un alto riesgo de hemorragia (es decir, las pacientes con placenta anómalamente adherida), se justifica la prueba preoperatoria de la coagulación.
- Para las pacientes con hemorragia posparto en curso, el inicio de la infusión del ATX puede inhibir las pérdidas de sangre y la necesidad del PTM.
- Asegúrese de que se soliciten los tipos y grupos de sangre correctos para evitar el riesgo asociado con la transfusión de eritrocitos no compatibles.
  - Las mujeres embarazadas tienen un mayor riesgo de formación de anticuerpos debido al desajuste materno-fetal para una gran variedad de anticuerpos. Comprobar la compatibilidad de los eritrocitos para la transfusión puede requerir un tiempo adicional; también puede ser necesario obtener unidades negativas al antígeno para la transfusión. Por lo tanto, es particularmente importante tanto comunicar al banco de sangre si una paciente tiene alto riesgo de hemorragia masiva como tener una muestra válida para la prueba cruzada.
- Asegúrese de que la paciente tiene un acceso vascular adecuado, con agujas de gran calibre, bien colocado.
- Asegúrese de que una bomba de infusión rápida esté lista dentro de la sala de operaciones.
  - La reposición rápida de volumen es fundamental en el contexto del choque hemorrágico. Las bombas de infusión rápida permiten la transfusión de eritrocitos y plasma a más de 500 mL por minuto y calientan estos componentes a la temperatura fisiológica para ayudar a evitar la hipotermia.
- Por último, cada institución debe contar con un PTM que incluya instrucciones para la activación, el suministro de hemoderivados, la vigilancia de la coagulación y la desactivación. Los proveedores que se ocupan de las pacientes obstétricas deben estar familiarizados con estos procesos.

TRATAMIENTO QUIRÚRGICO

- El tratamiento quirúrgico de la hemorragia posparto se trata en otros capítulos.

Procedimientos y técnicas

Protocolo de transfusión masiva

- La activación oportuna del PTM es fundamental para lograr una reposición eficaz y evitar la aparición temprana de coagulopatía dilucional o trombocitopenia, como ya se ha comentado.
- El PTM debe consistir en una directriz predeterminada, basada en la evidencia institucional de uso de hemoderivados, que incluya eritrocitos, plasma fresco congelado (PFC), plaquetas y crioprecipitado.
- El PTM puede variar de una institución a otra. Debe haber una orientación clara sobre la activación, la gestión y la interrupción del protocolo institucional (1).
- Los datos más recientes recomiendan una proporción de eritrocitos y PFC de 1:1 a 2:1 mientras se mantiene una unidad de mezcla de plaquetas (aféresis) y una de crioprecipitado (5 unidades) en proporción con los eritrocitos de ~1:8 hasta que se disponga de datos de laboratorio para proveer transfusiones con objetivos específicos.
  - Estas proporciones están diseñadas para evitar los efectos de dilución equilibrando el volumen de la transfusión de eritrocitos con la reposición de factores de la coagulación y plaquetas mediante PFC, crioprecipitado y transfusiones de plaquetas.
  - La transfusión de estos componentes sirve para mantener estas proporciones, a menos que los datos de las pruebas de laboratorio indiquen otra cosa. Una vez obtenidos estos datos, se hace una reposición con objetivos específicos. La proporción final de hemoderivados transfundidos en el PTM dirigido por los resultados de las pruebas varía mucho con respecto a la proporción inicial fija (9).
- Los eritrocitos y el PFC deben transfundirse con una bomba de infusión rápida y una aguja de gran calibre para evitar la hemólisis *in vitro* y la hipotermia.
- Varias instituciones han desarrollado PTM obstétricos que se diferencian de los tradicionales (traumatológicos) al abogar por la administración más temprana de productos de reposición de fibrinógeno.
  - Una concentración baja de fibrinógeno es un indicador de la gravedad de la hemorragia posparto. Se ha informado que una concentración de fibrinógeno menor de 200 mg/dL tiene un valor predictivo positivo del 100% para el desarrollo de hemorragia posparto, mientras que concentraciones mayores de 400 mg/dL tienen un valor predictivo negativo del 79% (7).
  - Puede ser necesario un gran volumen de PFC para reponer las concentraciones críticamente bajas de fibrinógeno en la hemorragia obstétrica masiva, lo que aumenta el riesgo de sobrecarga circulatoria relacionada con la transfusión (SCRT). En comparación con el PFC, el crioprecipitado es una forma más concentrada de fibrinógeno, así como de factores VIII y de Von Willebrand; suele poder descongelarse más rápidamente. La administración temprana de crioprecipitado debe considerarse en los PTM específicos para obstetricia.
    - Los concentrados de fibrinógeno pueden usarse en lugar de, o junto con, el crioprecipitado. Sin embargo, es importante señalar que estos concentrados pueden no estar disponibles. Además, el tiempo de reconstitución puede superar el tiempo de descongelación y preparación del crioprecipitado.
    - Se ha demostrado que la administración de 1 g de ATX reduce la mortalidad materna por hemorragia sin efectos adversos de relevancia. Para que sea más eficaz, los autores del ensayo WOMAN

sugieren que el ATX se administre dentro de las 3 h siguientes al inicio de la hemorragia (10). Si no se ha administrado antes del inicio del PTM, debe considerarse la administración del ATX. Alternativamente, se puede incluir el ATX como parte del PTM.

Pruebas complementarias de laboratorio en el PTM (fig. técnica 6.4.1)

■ El control prioritario de la coagulación, a intervalos regulares, puede mejorar la eficacia de un PTM al dar orientación para un tratamiento con hemoderivados para lograr resultados específicos.

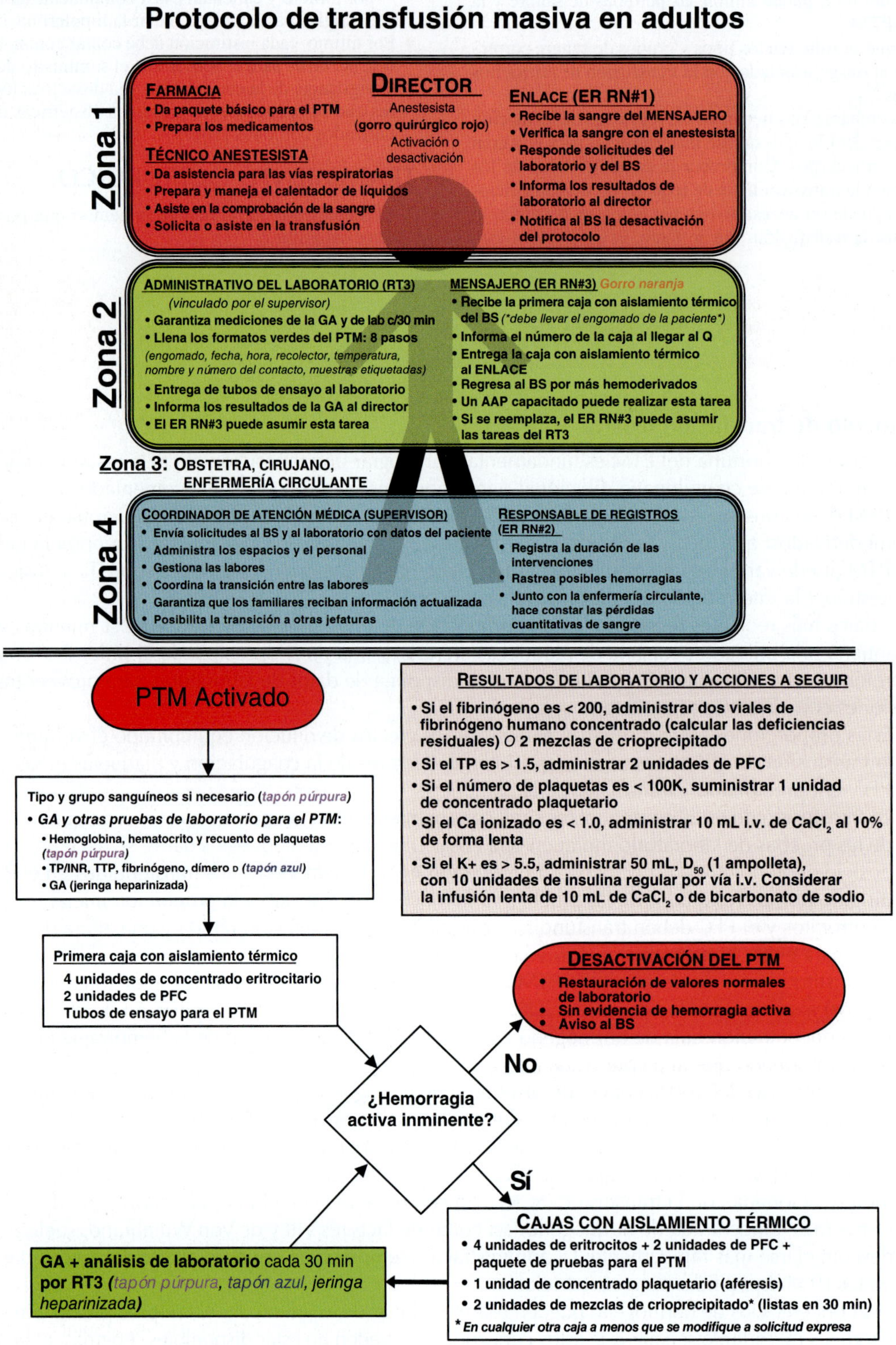

Protocolo de transfusión masiva en adultos

Figura técnica 6.4.1. Ejemplo de protocolo de transfusión masiva en adultos. AAP: asistente para la atención de la paciente; BS: banco de sangre; GA: gasometría arterial; i.v.: intravenoso; PFC: plasma fresco congelado; PTM: protocolo de transfusión masiva; Q: quirófano; TP: tiempo de protrombina (cortesía del Texas Children's Hospital).

- En entornos obstétricos, el fibrinógeno es de particular importancia; la recomendación actual es un objetivo de al menos más de 200 mg/dL. En el contexto de una hemorragia en curso, puede ser necesaria la reposición del fibrinógeno incluso con una concentración mayor de 200 mg/dL. Si el dímero D es fuertemente positivo, la concentración de fibrinógeno seguirá disminuyendo debido a la formación continua de trombina y al consumo de fibrinógeno.
- La transfusión de grandes volúmenes de eritrocitos puede ocasionar hiperpotasemia iatrógena, por lo que se recomienda medir el potasio a intervalos regulares. Una D_{50} de insulina intravenosa puede ayudar a corregir la hiperpotasemia en este contexto.
- La transfusión de grandes volúmenes de hemoderivados puede causar toxicidad por citrato e hipocalcemia, por lo que se recomienda la vigilancia del calcio ionizado. Puede ser necesaria la reposición con calcio intravenoso. La transfusión intraoperatoria de 4 unidades de eritrocitos o más predice el desarrollo de hipocalcemia grave en pacientes con placenta anómalamente adherida y hemorragia activa. Se recomienda la reposición empírica con 1 g de $CaCl_2$ por cada 4 unidades de eritrocitos transfundidos (11).
- Los análisis de sangre, como la TEG o la TEGR, pueden brindar un sustituto rápido e inmediato de los análisis sistemáticos de coagulación. Sin embargo, la interpretación de estos análisis especializados requiere una formación adicional y solo debe ser realizada por personal sanitario experimentado.

Suministro urgente de eritrocitos

- El banco de sangre dispone de eritrocitos si la necesidad de transfusión de la paciente es inminente o inmediata, pero la necesidad se limita solo a los eritrocitos.
- A diferencia del PTM, el suministro urgente de eritrocitos está diseñado para hacer frente a la aparición repentina y aguda de hemorragias en pacientes con un bajo riesgo de progresión a una transfusión masiva.
- La necesidad urgente de más de 4 unidades de eritrocitos debe ir seguida de la activación del PTM para evitar la coagulopatía dilucional y la trombocitopenia.

CONSEJOS Y ALERTAS

CONSEJO O ALERTA	DESCRIPCIÓN
⭕ Selección del tipo de hemoderivado	Es fundamental para las transfusiones compatibles ABO o Rh.
⭕ Fibrinógeno	Concentración mínima de 200 mg/dL para el parto.
⭕ Vigilancia de la coagulación	El tratamiento dirigido requiere un control intermitente de la coagulación.
✖ Calcio ionizado	Las bajas concentraciones de calcio ionizado deben tratarse de forma adecuada y oportuna.
✖ Hiperpotasemia	Puede ser consecuencia de una transfusión masiva y rápida.
⭕ ATX	Puede incluirse en el PTM.
✖ Hipotermia	La ocasiona la transfusión rápida con eritrocitos fríos.

RESULTADOS

- La necesidad de una transfusión masiva en el contexto de una hemorragia posparto se asocia con altas tasas de ingreso a cuidados intensivos y morbilidad adicional. En particular, la histerectomía se realiza a menudo para controlar la hemorragia, lo que explica las altas tasas observadas en estudios que analizan los resultados maternos en este contexto. También se han informado insuficiencia respiratoria y complicaciones cardiacas. Otras morbilidades informadas asociadas con la hemorragia y la transfusión masivas incluyen coagulopatía, infección y el síndrome de Sheehan (12).

COMPLICACIONES

- Una hemorragia no controlada puede ocasionar la «tríada letal» del traumatismo: acidosis, hipotermia y coagulopatía. Si no se gestiona con cuidado, la transfusión masiva puede contribuir a estos hallazgos y perpetuar el ciclo.
  - La hipotermia se produce en el marco de una transfusión masiva por diversas razones, especialmente la exposición del cuerpo o las cavidades corporales, así como la infusión de líquidos y hemoderivados fríos. La hipotermia produce alteraciones en la cascada de la coagulación que dificultan la capacidad del organismo para formar coágulos adecuadamente. Debe limitarse la exposición ambiental de la paciente, utilizarse calentadores de sangre y mantener la temperatura corporal cerca del rango normal siempre que sea posible.
- La acidosis metabólica se desarrolla a partir de la hipoperfusión tisular y puede verse agravada por la transfusión de grandes cantidades de eritrocitos, así como por la sobrecarga de citrato durante el PTM. La acidosis también perjudica la cascada de la coagulación, lo que ocasiona una disminución de la síntesis de trombina. Esta obstrucción adicional a la cascada de la coagulación conduce a una coagulopatía más resistente al tratamiento. Es necesario reconocer y corregir rápidamente la acidosis. Las pacientes con una función hepática alterada tienen un mayor riesgo de desarrollar esta complicación.
- La coagulopatía dilucional y la trombocitopenia se desarrollan si no se mantienen las proporciones adecuadas de transfusión o si no hay una transición al tratamiento dirigido a objetivos específicos una vez que los datos de laboratorio están disponibles.

- Las anomalías electrolíticas posteriores al PTM no son inesperadas; incluyen hiper- o hipopotasemia, hipocalcemia e hipomagnesemia.
  - La hiperpotasemia puede ser el resultado de una transfusión masiva de eritrocitos almacenados que han incrementado su potasio extracelular. En consecuencia, pueden producirse arritmias mortales. Las pacientes con enfermedad renal subyacente son más susceptibles a esta complicación. Además, la transfusión rápida a través de agujas de pequeño calibre puede producir hemólisis y, a su vez, hiperpotasemia.
  - La hipopotasemia puede ser resultado de la alcalosis metabólica y el reingreso de potasio en las células transfundidas.
  - Puede producirse hipocalcemia debido a la unión del calcio con el citrato en los hemoderivados, especialmente en el plasma. La tetania y la prolongación del intervalo QT son signos de hipocalcemia. El calcio también es un componente fundamental de la cascada de la coagulación, por lo que el calcio ionizado debe ser cuidadosamente medido y corregido durante el PTM. El magnesio también se une al citrato transfundido; la hipomagnesemia puede ocasionar intervalos QT prolongados y taquicardia (ventricular) helicoidal si es grave.
- La alcalosis metabólica puede desarrollarse a medida que el citrato se metaboliza a bicarbonato. De nuevo, el estado ácido-base de la paciente durante e inmediatamente después del PTM debe ser cuidadosamente controlado.
- La transfusión de hemoderivados está asociada con una serie de complicaciones potenciales, como el riesgo de reacciones febriles o alérgicas, hemólisis, lesión pulmonar aguda, infección y sobrecarga de volumen.
  - En el contexto de una transfusión masiva aumenta el riesgo de sobrecarga de volumen y del consiguiente edema pulmonar con insuficiencia respiratoria. La SCRT se caracteriza por disnea, tos, edema pulmonar en la radiografía de tórax, presión venosa central elevada e insuficiencia ventricular izquierda. El aumento de péptido natriurético cerebral, sobre todo si se dispone de un valor de referencia, puede ayudar a distinguir esta reacción adversa a la transfusión de otras complicaciones respiratorias como la lesión pulmonar aguda relacionada con la transfusión (LPART). Las pacientes con insuficiencia cardiaca preexistente tienen un mayor riesgo de desarrollar esta complicación. El tratamiento de la SCRT es, en gran medida, de apoyo e incluye asistencia respiratoria (según la necesidad) y el uso de diuréticos. La SCRT es actualmente la causa más frecuente de mortalidad relacionada con las transfusiones en los Estados Unidos.

- La LPART se caracteriza por la aparición aguda de una lesión pulmonar en un plazo de 6 h y por la aparición de una «mancha blanca» en la radiografía de tórax. El tratamiento de esta complicación también es de apoyo. Aunque la LPART era anteriormente la primera causa de mortalidad relacionada con las transfusiones, la incidencia ha disminuido con las estrategias de mitigación dirigidas a utilizar productos plasmáticos de hombres o mujeres nulíparas.

REFERENCIAS CLAVE

1. Pham HP, Shaz BH. Update on massive transfusion. *Br J Anaesth.* 2013;111(suppl 1):i71–i82.
2. Bonnar J. Massive obstetric haemorrhage. *Baillieres Best Pract Res Clin Obstet Gynaecol.* 2000;14(1):1–18.
3. Committee on Practice Bulletins–Obstetrics. Practice Bulletin No. 183: postpartum hemorrhage. *Obstet Gynecol.* 2017;130(4):e168–e186.
4. Thurn L, Wikman A, Westgren M, Lindqvist PG. Massive blood transfusion in relation to delivery: incidence, trends and risk factors: a population-based cohort study. *BJOG.* 2019;126(13):1577–1586.
5. Hofmeyr GJ, Mohlala BK. Hypovolaemic shock. *Best Pract Res Clin Obstet Gynaecol.* 2001;15(4):645–662.
6. Pacheco LD, Saade GR, Costantine MM, Clark SL, Hankins GD. An update on the use of massive transfusion protocols in obstetrics. *Am J Obstet Gynecol.* 2016;214(3):340–344.
7. Charbit B, Mandelbrot L, Samain E, et al. The decrease of fibrinogen is an early predictor of the severity of postpartum hemorrhage. *J Thromb Haemost.* 2007;5(2):266–273.
8. Quantitative blood loss in obstetric hemorrhage: ACOG Committee Opinion Summary, Number 794. *Obstet Gynecol.* 2019;134(6):e150–e156.
9. Salmain B, Clark SL, Hui SR, et al. Massive transfusion protocols in obstetric hemorrhage: theory versus reality [online ahead of print]. *Am J Perinatol.* 2021. doi:10.1055/s-0041-1728833
10. WOMAN Trial Collaborators. Effect of early tranexamic acid administration on mortality, hysterectomy, and other morbidities in women with post-partum haemorrhage (WOMAN): an international, randomised, double-blind, placebo-controlled trial. *Lancet.* 2017;389(10084):2105–2116.
11. Erfani H, Shamshirsaz AA, Fox KA, et al. Severe hypocalcemia during surgery for placenta accreta spectrum: the case for empiric replacement. *Acta Obstet Gynecol Scand.* 2019;98(10):1326–1331.
12. Green L, Knight M, Seeney FM, et al. The epidemiology and outcomes of women with postpartum haemorrhage requiring massive transfusion with eight or more units of red cells: a national cross-sectional study. *BJOG.* 2016;123(13):2164–2170.

<table>
<tr><td>Capítulo 6.5</td><td></td></tr>
</table>

Capítulo 6.5 — Atención del parto de pacientes con obesidad mórbida

Karin A. Fox

PRINCIPIOS GENERALES

Definición (1)

- Los Centers for Disease Control and Prevention de los Estados Unidos y la Organización Mundial de la Salud (OMS) definen la *obesidad* como un índice de masa corporal (IMC) de 30 kg/m^2 o más para los adultos.
- La obesidad se subclasifica a su vez en:
  - *Clase 1.* IMC mayor de 30 a menor de 35 kg/m^2.
  - *Clase 2.* IMC de 35 a menor de 40 kg/m^2.
  - *Clase 3.* IMC igual o mayor de 40 kg/m^2.
- La obesidad clase 3 se denomina a veces *obesidad extrema* o *mórbida.*
- La obesidad se define como un IMC por arriba del percentil 95 para la edad y el sexo en los niños.
- La prevalencia de la obesidad en adultos y en niños se ha triplicado en todo el mundo en las últimas 4 décadas, según la OMS.

- La obesidad es una enfermedad metabólica que se asocia con mayor riesgo relativo de hipercolesterolemia, diabetes, hipertensión, cardiovasculopatías, enfermedades de la vesícula biliar, apnea obstructiva del sueño, algunos cánceres, artrosis y todas las causas de muerte. En el embarazo, la obesidad se asocia con un mayor riesgo relativo de diabetes gestacional o manifiesta, hipertensión crónica, preeclampsia, parto prematuro o postérmino.
- Es importante reconocer que las actitudes sociales sobre la obesidad varían mucho. Muchas personas, incluidos los profesionales médicos, tienen prejuicios negativos hacia la obesidad, ya sean implícitos o explícitos (2,3). Las pacientes que han tenido experiencias pasadas de discriminación manifiesta, o de microagresiones más sutiles o insidiosas, pueden confiar menos en sus proveedores de servicios médicos (4). Asimismo, se debe reconocer que, aunque la obesidad aumenta el riesgo, la mayoría de las mujeres con obesidad seguirán teniendo buenos resultados en su embarazo, en especial cuando la atención es individualizada y optimizada (1).

Exploración física

- El IMC se calcula dividiendo el peso en kilogramos entre el cuadrado de la estatura en metros. El IMC no mide directamente el contenido de grasa corporal, pero se calcula de forma fácil y económica. Se correlaciona moderadamente con métodos más directos y precisos (pero más difíciles o caros) de medición de la grasa corporal. Esta facilidad de uso hace que el IMC sea una herramienta de detección razonable del exceso de grasa corporal y del riesgo de enfermedades asociadas con el metabolismo.
- El índice de grasa corporal, calculado como una medida ecográfica de la grasa preperitoneal (mm) $\times$ grasa subcutánea (mm)/estatura (cm), u otras medidas más directas de la adiposidad, aunque no se utilizan ampliamente, pueden ser factores de predicción más precisos que el IMC para las complicaciones del embarazo, incluyendo la diabetes gestacional y las alteraciones hipertensivas (5), pero se necesitan más estudios antes de que tales medidas se usen de forma amplia.
- El IMC se calcula usando el peso corporal; por lo tanto, los atletas con una masa corporal magra muy elevada pueden tener un IMC relativamente alto pero un porcentaje de grasa corporal normal o bajo; otros factores, como el grosor de los pliegues cutáneos, la dieta y el rendimiento, deben tenerse en cuenta para ciertos individuos. Sin embargo, por encima de un IMC de 30 kg/m², la correlación del IMC con la grasa corporal total aumenta.
- La adiposidad visceral, o el depósito de grasa dentro de la cavidad abdominal que da lugar a un elevado perímetro de cintura, se asocia con un mayor riesgo de enfermedad metabólica que la adiposidad periférica, en la que el exceso de tejido graso se deposita en la piel, las nalgas, las piernas y las caderas. Es plausible que el aumento de la adiposidad subcutánea o periférica aumente el riesgo de complicaciones de una herida, incluso en ausencia de diabetes; no obstante, hay poca o ninguna evidencia disponible que diferencie específicamente la deposición central de la periférica y las tasas de complicaciones de la herida.
- Se recomienda un abordaje de equipo multidisciplinario para optimizar los resultados. La atención conjunta incluye la experiencia de obstetras, anestesistas, personal de enfermería, dietistas, neonatólogos y otros subespecialistas según la necesidad.

Tratamiento no quirúrgico

- La obesidad se produce sobre todo cuando hay un exceso relativo de ingesta calórica, en comparación con el gasto calórico a través del metabolismo y la actividad física. Aunque la obesidad indica una ingesta calórica relativa elevada, esto no es sinónimo de una nutrición adecuada, ya que las dietas modernas altamente refinadas pueden proveer un exceso de calorías, pero carecer de micronutrientes y vitaminas fundamentales; por lo tanto, se recomienda una evaluación alimentaria cuidadosa para todas las pacientes.
- La obesidad puede ser difícil de revertir, ya que a menudo se requieren modificaciones sostenidas del estilo de vida. La reducción de los riesgos para la salud se produce incluso con una pérdida de peso modesta (5-10%).
- El embarazo no se considera un momento óptimo para la pérdida de peso activa debido a las exigencias nutricionales para soportar el embarazo. En lugar de intentar perder peso, el Institute of Medicine de los Estados Unidos recomienda un menor aumento del peso total durante el embarazo (limitado a 5-9 kg), centrándose en una nutrición saludable y ejercicio moderado. Se recomienda remitir a la paciente con un especialista en nutrición autorizado para abordar la nutrición general y la alimentación saludable.
- Las técnicas quirúrgicas de pérdida de peso, como las derivaciones gástricas en «Y» de Roux y la manga gástrica, han demostrado ser más eficaces y duraderas que los cambios en el estilo de vida por sí solos, y además reducen los riesgos de enfermedad. Las pacientes que se han sometido a una cirugía de pérdida de peso antes del embarazo disminuyen su riesgo de diabetes, hipertensión y preeclampsia, pero tienen un mayor riesgo de restricción del crecimiento fetal. La mayoría de los expertos recomiendan retrasar el embarazo hasta por lo menos 1 año para asegurarse de que el periodo inicial de pérdida rápida de peso se ha detenido y el peso y la ingesta dietética se mantienen estables.
- Se ha demostrado que la detección y el tratamiento de la apnea obstructiva del sueño disminuyen el riesgo de desarrollar preeclampsia y mejoran el sueño, en general, en algunas pacientes. El uso de presión positiva continua en las vías respiratorias o de bipresión positiva en las vías respiratorias puede ser necesario durante el ingreso hospitalario si la desaturación nocturna de oxígeno es evidente, incluso en pacientes que no se han sometido a estudios formales del sueño.

IMÁGENES Y OTROS MÉTODOS DE DIAGNÓSTICO

- La ecografía (ECO) sigue siendo la modalidad principal y primaria para la obtención de imágenes fetales. A menudo puede utilizarse como modalidad de imagen inicial para las afecciones maternas durante el embarazo. No es invasiva, es de fácil acceso en la mayoría de las unidades de obstetricia y es relativamente barata en comparación con otras técnicas de imagen.
- La radiografía y la tomografía computarizada (TC) se reservan para indicaciones maternas como la neumonía o la evaluación de la embolia pulmonar. Se recomienda un blindaje abdominal adecuado para reducir la exposición del feto a la radiación. El contraste puede usarse si está clínicamente indicado; sin embargo, los contrastes con gadolinio suelen evitarse durante el embarazo.
- La resonancia magnética se emplea para imágenes complementarias del feto y la placenta, si se sospechan anomalías cerebrales fetales o placenta anómalamente adherida, así como para indicaciones maternas como la apendicitis.
- Todas las modalidades de imagen tienen limitaciones técnicas y la interpretación precisa de los resultados de las imágenes depende de la experiencia y los conocimientos del operador (la persona que lee e interpreta las imágenes).
- El aumento de la adiposidad incrementa la profundidad del tejido a través del cual deben penetrar las ondas de ultrasonido y la radiación, por lo que puede atenuar las señales de las imágenes por ECO, radiografía y TC; también puede hacer que estas modalidades de diagnóstico por la imagen sean más difíciles desde el punto de vista técnico.
- La obesidad extrema puede impedir que la paciente quepa en algunos tomógrafos o resonadores; para ello, se han desarrollado dispositivos abiertos. Los artefactos de movimiento pueden aumentar en algunos casos. Si una paciente no puede recostarse debido a la apnea inducida por la obesidad, la capacidad para completar la exploración también puede verse en riesgo.
- *ECO prenatal*. En los estudios observacionales, la capacidad para visualizar adecuadamente la anatomía fetal, tal y como se describe en las guías estandarizadas, y de poder «evidenciarla» se correlaciona de forma inversa con el IMC. Mientras que en las pacientes sin obesidad solo el 4.2% requieren citas adicionales para ECO a las 20 semanas para visualizar las estructuras anatómicas fetales importantes (6), esta tasa se aproxima al 40% y al 65% en las pacientes con obesidad clase 3 para las exploraciones anatómicas estándar y detallada, respectivamente (7). Además, el tiempo total necesario para realizar una ECO aumenta con el incremento del IMC (8), lo que pone de manifiesto los retos técnicos que el aumento de la adiposidad plantea para la obtención de imágenes prenatales y el diagnóstico prenatal.
  - Algunas técnicas propuestas para mejorar las imágenes ecográficas fetales son tomar imágenes transvaginales para la anatomía a finales del primer trimestre o a principios del segundo (9,10) para permitir un tiempo adicional de exploración; optimizar los ajustes de la ECO (usar el modo de «penetración»); y emplear un transductor de exploración transvaginal por el ombligo (11) para obtener imágenes de las estructuras cercanas al abdomen medio materno.

PLANIFICACIÓN PREOPERATORIA

- Como en todas las pacientes, debe controlarse cualquier afección médica concomitante. En las pacientes con hipertensión, diabetes, alteraciones autoinmunes o de otro tipo, dichas afecciones deben mejorar médicamente antes del parto o la cirugía.
- Se recomienda consultar con el equipo de anestesiología. El aumento del grosor de la piel dificulta la colocación de la analgesia regional, con una tasa de fracaso de la inducción epidural de cerca del 20% en algunos estudios. Hasta el 33% de las pacientes con

obesidad tienen vías respiratorias difíciles, que pueden exacerbarse por el edema laríngeo asociado con el embarazo; puede requerirse una intubación con la paciente despierta en caso necesario.

- Asegúrese de que hay personal adecuado para ayudar a levantar y mover a la paciente, especialmente si es necesario operar. Aunque no existe un límite estricto del peso que puede levantar una persona, las cargas frecuentes o asimétricas, así como el levantamiento que requiere movimientos de flexión, torsión y estiramiento, todos ellos potencialmente necesarios mientras se brinda atención a la paciente, pueden causar lesiones ocupacionales a los miembros del personal. En el caso de las pacientes más pesadas, se requiere más asistencia, tanto para la seguridad de la paciente como del personal. Esto es especialmente importante si llegara a ser necesario un movimiento urgente, como en el caso de un parto por cesárea urgente o emergente durante el trabajo de parto.
- Asegúrese de que dispone del equipo adecuado para facilitar el tratamiento quirúrgico de las pacientes más grandes. En la **tabla 6.5.1** se enumeran algunos ejemplos.
- Algunos recomiendan aumentar la dosis de antibióticos profilácticos preoperatorios. En algunos estudios, con una dosis de 3 g de cefazolina (estándar: 2 g) en mujeres de más de 120 kg (12), la diferencia en las concentraciones tisulares al momento del cierre de la piel no pareció diferir significativamente según un ensayo controlado aleatorizado con doble ocultación (13). Por otra parte, otro ensayo aleatorizado con doble ocultación sobre la adición de cefalexina oral profiláctica (500 mg cada 8 h) más metronidazol oral (500 mg cada 8 h durante 48 h) a una profilaxis preoperatoria estándar de 2 g de cefazolina intravenosa demostró una reducción significativa del riesgo de infecciones del sitio quirúrgico, pero no de seromas o de reapertura de la herida. El número que es necesario tratar para reducir este riesgo de una infección del sitio quirúrgico fue de 12; no se identificaron reacciones adversas (14).

TRATAMIENTO QUIRÚRGICO

Posición de la paciente

- Cada persona, independientemente de su IMC, tiene su propia conformación física. Así, personas con un IMC y un porcentaje de grasa corporal similares pueden tener una distribución del tejido adiposo muy diferente. En última instancia, la posición de la paciente y la planificación quirúrgica deben ser individualizadas para la seguridad y la comodidad de cada paciente.
- Para el trabajo de parto y el parto vaginal, la colocación es similar para las pacientes con obesidad, como lo es para otras pacientes, con las siguientes consideraciones:
  - Evalúe la posibilidad de emplear un colchón inflable bajo la paciente, en caso de que se requiera un movimiento rápido de la cama del parto a una mesa de quirófano. Estos colchones reducen la fricción bajo la paciente y requieren menos esfuerzo por parte del personal a la hora de moverla (**fig. 6.5.1**).
  - Asegúrese de que haya estribos ajustables, resistentes y para la pierna completa para ayudar a la colocación de los miembros inferiores y para maniobras, si es necesario.
  - Puede requerirse personal adicional para ayudar a levantar y mover a la paciente de forma segura, así como para retirarla.
  - Los pliegues cutáneos del abdomen, el monte del pubis y los muslos pueden obstruir el orificio vaginal y hacer necesaria una retracción, en especial si se requiere un parto vaginal instrumentado o una reparación vaginal. El panículo abdominal puede retraerse manualmente o con un separador. Los muslos se pueden retraer de forma manual o envolviendo una toalla alrededor de cada uno mientras son sostenidos por un asistente.
- Para la colocación en la mesa de cirugía, considere el uso de extensores, que añaden hasta 20 cm al ancho de la mesa para reducir el riesgo de caídas y lesiones de la paciente (**fig. 6.5.2**).

Tabla 6.5.1	Lista de aditamentos de ayuda para la atención quirúrgica de la paciente con obesidad

Aditamento	Función
Extensores para mesa de quirófano	Ensancha la mesa hasta 20 cm
Separadores de panículo desechables	Retrae y retiene el panículo o el exceso de piel (p. ej., Traxi®)
Separador(es) automático(s)	De Bookwalter Separador Alexis® O Ring Retrae la piel, el músculo y la fascia para su exposición en el campo quirúrgico
Colchón inflable	El inflado mediante la bomba adjunta crea una pequeña capa de aire bajo la paciente, lo que reduce la fricción y facilita el traslado de cama a cama
Suministros bariátricos (orinales altos, cómodos o bacinillas, fajas abdominales)	Proporcionan apoyo suficiente y están diseñados para adaptarse a las pacientes más grandes de forma más cómoda y segura

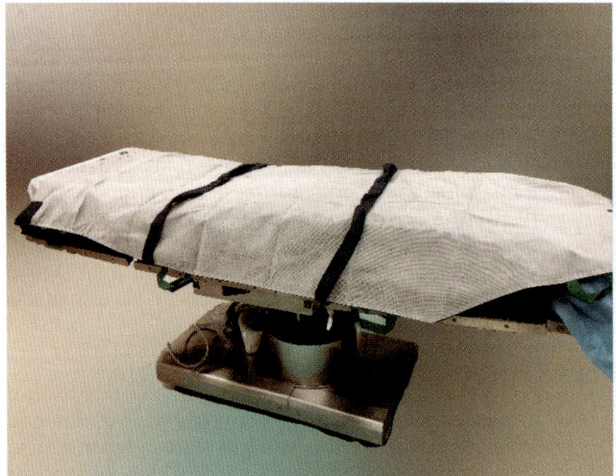
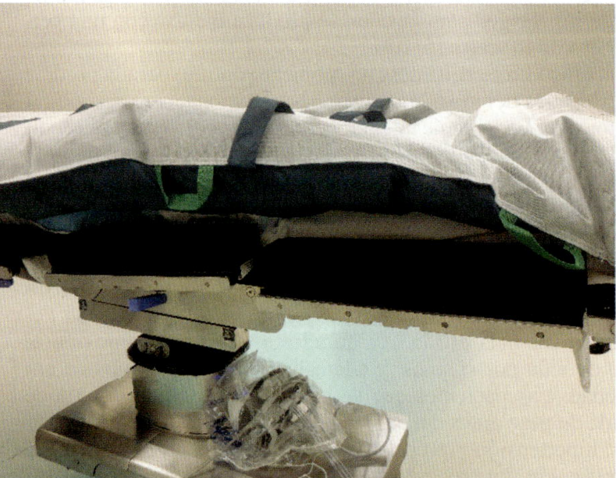

Figura 6.5.1. Colchón inflable para facilitar la transferencia de las pacientes. A la *izquierda*: sin inflar; a la *derecha*: inflado. Varias asas permiten levantarlo más fácilmente. El colchón se infla en menos de 1 min con una bomba de aire motorizada (fotografía cortesía de Karin A. Fox, MD, MEd.).

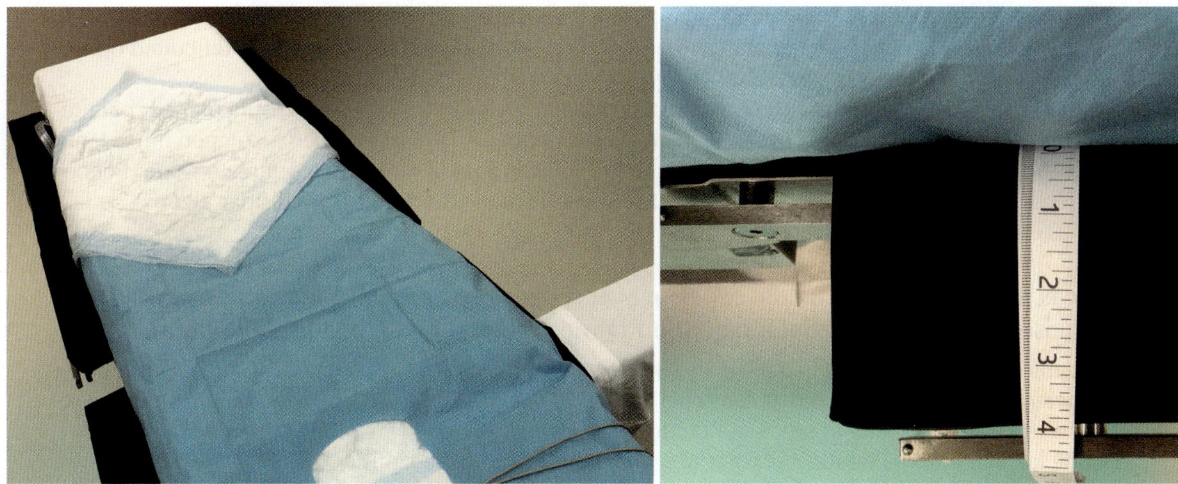

Figura 6.5.2. Extensores para mesa de operaciones. Extensores a ambos lados (*izquierda*) y anchura de un solo extensor (*derecha*) (fotografía cortesía de Karin A. Fox, MD, MEd.).

- El uso de un colchón inflable bajo la paciente puede ayudar a moverla desde la mesa de operaciones hasta la cama de recuperación. Estos colchones reducen la fricción debajo de la paciente y requieren menos esfuerzo por parte del personal a la hora del traslado (*véase* fig. 6.5.1).
- La mayoría de las veces se requiere la posición de decúbito supino. Si se usa la de litotomía con estribos bajos y acolchados, hay que asegurarse de que los estribos soporten el peso de cada pierna y de que las piernas estén adecuadamente amortiguadas y aseguradas, teniendo cuidado de evitar una presión prolongada a lo largo de las pantorrillas, la cual puede aumentar el riesgo de lesiones nerviosas o de formación de trombos venosos profundos.

Incisión quirúrgica

- La incisión quirúrgica debe tener en cuenta varios factores, incluyendo, pero sin limitarse a:
  - Cirugías previas y cicatrices.

- El volumen y la extensión de los paniculos, así como la distorsión de los puntos de referencia. Los puntos de referencia óseos, como la sínfisis del pubis y la pelvis ósea, son más confiables que los superficiales, como el ombligo.
- El estado de la piel en el sitio donde se prevé realizar la incisión. Por ejemplo, la rotura de la piel o un exantema por *Candida* bajo un paniculo pueden impedir el uso de una incisión subpanicular de Pfannenstiel.
- La profundidad del tejido subcutáneo que hay que atravesar.
- Si la paciente puede o no tolerar la retracción superior de la piel abdominal.
- El tipo de procedimiento previsto. Para un parto por cesárea rutinario, lo ideal es una incisión que permita una histerotomía transversal baja y también una mejor cicatrización de la herida. Para una histerectomía por cesárea o una cirugía más extensa, puede ser preferible una incisión cutánea vertical en la línea media.

Procedimientos y técnicas

Evaluación de la profundidad del tejido adiposo, los puntos de referencia óseos y las características de la piel (laxitud e integridad)

- Evalúe la forma corporal de la paciente de pie y de nuevo en decúbito supino, tras la administración de analgesia regional. Busque paniculos voluminosos y sueltos que puedan causar cambios marcados en los puntos de referencia superficiales con los cambios de posición. ¿Existe una alteración de la salud y la integridad de la piel debajo del paniculo, si está presente?
- Palpe los puntos de referencia óseos, concretamente la sínfisis del pubis y las crestas iliacas anterosuperiores de la pelvis. Esto permite palpar la profundidad aproximada de dichas estructuras y evaluar la laxitud de la fascia. Una clara comprensión de las estructuras óseas subyacentes es fundamental para la realización adecuada de la incisión y acceder al segmento uterino inferior.
- Considere la posibilidad de usar ECO para medir la profundidad del tejido subcutáneo, si es necesario.
- Si el tejido es relativamente liso, sano y firme, y no hay paniculo suelto o exceso de pliegue cutáneo, no es necesario utilizar la retracción de la piel.
- Con el aumento de la profundidad del tejido subcutáneo, los pequeños cambios en el ángulo de entrada a través de la pared abdominal pueden conducir a desviaciones cada vez mayores de la zona objetivo deseada de la fascia y la capa muscular abdominal si no se tiene precaución. Es posible atravesar el paniculo sin entrar en la cavidad peritoneal, crear un espacio potencial más grande de lo

necesario dentro del tejido subcutáneo que pueda recoger posteriormente un seroma o una infección o entrar en la cavidad abdominal más arriba de lo previsto, todo lo cual aumenta la dificultad quirúrgica y el riesgo de complicaciones.

- Se puede considerar el uso del electrocauterio para el ingreso a través del tejido subcutáneo, para reducir la exudación lenta pero constante de los vasos pequeños. Si hay un edema cutáneo importante, el electrocauterio no funciona bien y puede seguir utilizándose la disección cortante o roma. Pueden ser necesarios ajustes más altos de lo habitual, ya que el tejido adiposo puede disipar algunas de las formas de onda del electrocauterio.

Técnicas para retraer el panículo superior y acceder al segmento uterino inferior mediante una incisión cutánea horizontal baja (de Pfannenstiel, de Joel-Cohen modificada)

- Un panículo colgante puede retraerse en sentido superior (cefálico; **fig. técnica 6.5.1**), siempre que la paciente pueda tolerar el movimiento del tejido hacia el tórax, para permitir una incisión cutánea transversal baja y acceder al segmento uterino inferior a través de la región de la pared abdominal donde la capa adiposa tiende a ser más delgada (por encima de la sínfisis).
- La posición de Trendelenburg facilita la retracción y la visualización del panículo.
- Se puede utilizar cinta quirúrgica ancha de tela. La cinta debe colocarse de forma lateral y superior a la zona de la piel que se va a desinfectar antes de la preparación quirúrgica de la piel. La cinta se coloca en el panículo y se fija a los hombros de la paciente (o a la mesa de quirófano por encima de los hombros) de manera similar a unos tirantes. Esto puede hacer que la capa de tejido entre los trozos de cinta se «acumule» o parezca más gruesa en la línea media.
- En el mercado hay disponibles separadores cutáneos estériles de un solo uso que tienen la ventaja de levantar la piel y el tejido subcutáneo de manera uniforme, sin causar el efecto de «acumulamiento» que puede producirse cuando se emplea cinta. Como estos separadores son estériles, pueden colocarse después de la preparación de la piel.
- Se pueden identificar los puntos de referencia óseos después de elevar el panículo y marcar la ubicación para la incisión, como en el caso de una incisión cutánea rutinaria.
- El desplazamiento superior del panículo dificulta la visualización de la superficie anterior del útero y la histerotomía transversal baja cuando el útero está exteriorizado, ya que el tejido puede empujar el útero hacia delante. El uso de un separador automático facilita la visualización en la histerotomía sin exteriorización en muchos casos. Puede requerirse una incisión cutánea más larga para garantizar una visibilidad y un acceso adecuados.

Técnicas para tirar del panículo caudalmente a fin de permitir la incisión cutánea periumbilical o supraumbilical (vertical u horizontal)

- Después de colocar a la paciente, palpe bajo el panículo los puntos de referencia óseos de la sínfisis púbica y las crestas iliacas anterosuperiores.

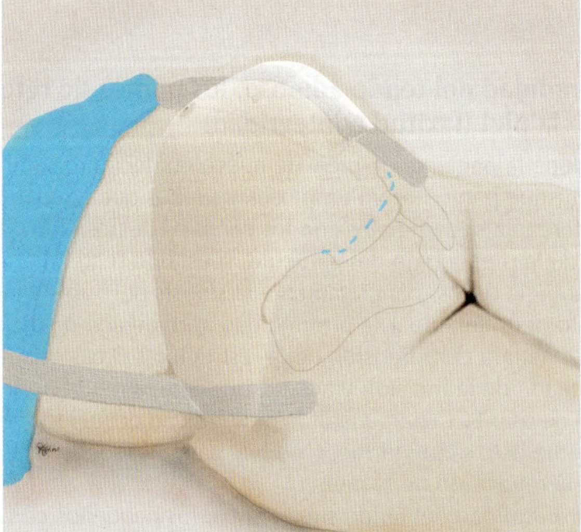

Figura técnica 6.5.1. El panículo puede retraerse en sentido cefálico utilizando cinta quirúrgica o un separador de panículos. La adiposidad situada directamente por encima de la sínfisis del pubis suele ser más delgada, lo que permite realizar una incisión cutánea horizontal (*línea discontinua azul*) y acceder directamente al segmento uterino inferior (ilustración original de Karin A. Fox, MD, MEd.).

- Retraiga suavemente el panículo hacia abajo y marque la ubicación de los puntos de referencia óseos, así como la ubicación prevista de la incisión en la piel, con un marcador quirúrgico.
- El panículo puede mantenerse en su sitio con la colocación de cinta adhesiva desde su borde hasta la parte inferior de los muslos o con un separador de panículos estéril (de un solo uso) colocado en el borde inferior del panículo y tensado hacia abajo (**fig. técnica 6.5.2**).
- Tenga en cuenta cualquier cambio de posición (como el movimiento de la cama o el movimiento de la piel de la paciente), pues la relación entre las marcas de la superficie y los puntos de referencia abdominales será diferente.
- Además, incluso ligeras desviaciones en el ángulo de entrada pueden crear una mayor profundidad de la incisión y un acceso abdominal lejano a la ubicación prevista; este riesgo aumenta con el incremento de la profundidad de la capa adiposa (**fig. técnica 6.5.3**).

Cierre del plano aponeurótico

- La tensión en la fascia será mayor con el aumento del perímetro abdominal. En una amplia revisión sistemática de las técnicas de cierre para la laparotomía (15), se demostró que el uso de sutura monofilamento disminuye el riesgo de formación de hernias en comparación con el de sutura multifilamento. Se ha demostrado que el uso de suturas de absorción lenta reduce el riesgo de formación de fístulas o conductos en comparación con el de suturas permanentes. En general, si se considera que la sutura continua funciona de forma muy parecida a un resorte en espiral, los puntos relativamente espaciados y frecuentes de sutura proporcionarán a este «resorte» una mayor resistencia a la tracción. Las suturas deben colocarse a una distancia suficiente de los bordes de la fascia y en un tejido suficientemente sano para reducir el riesgo de desgarre de la fascia.
- Es importante reforzar adecuadamente ambas capas de fascia (que estarán separadas por los músculos rectos superiores a la línea arqueada si se utiliza una incisión paramediana o vertical).
- Hay que tener cuidado de no estrangular la fascia para permitir la cicatrización de este tejido, por lo demás menos vascular, pero también para asegurar un cierre adecuado y reducir el riesgo de formación de hernias.

Cierre de las capas adiposas

- El cierre del tejido adiposo, que tiene una profundidad igual o mayor de 2 cm, se ha asociado con menor riesgo de formación de seromas y de dehiscencia de suturas.
- Use una sutura absorbible (como *catgut* simple, cromada o de poliglactina).
- Una aguja grande y semicircular, como una aguja XLH, puede facilitar el cierre cuando la capa adiposa es muy profunda.
- Pueden ser necesarias varias capas para garantizar un cierre adecuado de este espacio potencial.

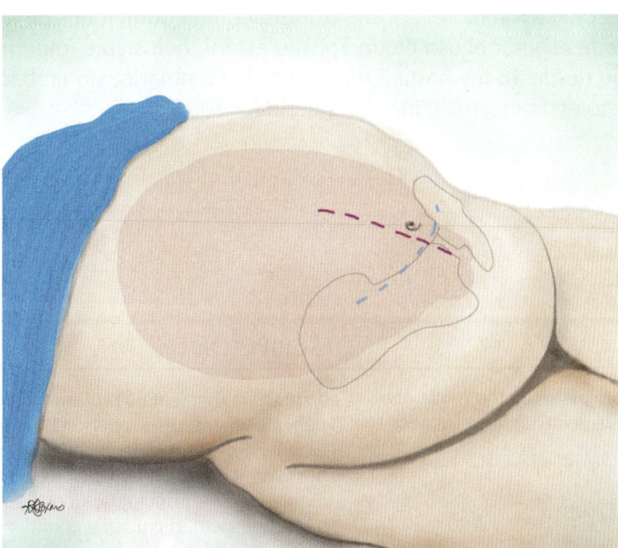

Figura técnica 6.5.2. En esta figura, el panículo ha sido retraído hacia abajo. Las estructuras óseas pueden palparse por debajo del panículo y su ubicación se marca sobre la piel para una incisión periumbilical (*horizontal en azul, vertical en violeta*). Esto evita un corte transversal inadvertido del panículo (ilustración original de Karin A. Fox, MD, MEd.).

PROCEDIMIENTOS Y TÉCNICAS

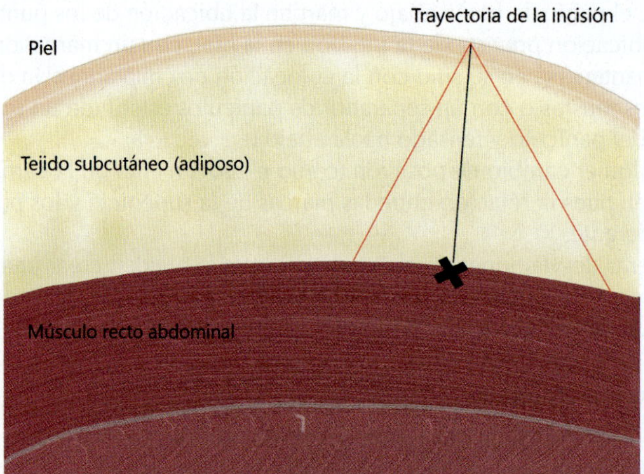

Figura técnica 6.5.3. Mientras más gruesa sea la capa adiposa, mayor será la desviación de la trayectoria de ingreso prevista (*línea negra*) que se producirá incluso con una ligera desviación del ángulo de entrada (*líneas rojas*). La capa subcutánea que deberá unirse será más profunda con el ingreso en ángulo (ilustración original de Karin A. Fox, MD, MEd.).

Cierre de la piel: suturas frente a grapas

- Se han realizado múltiples ensayos que comparan el uso de grapas y suturas subcuticulares, así como diversos materiales de sutura, en mujeres que se someten a un parto por cesárea.
- En un metaanálisis de más de 3 000 mujeres después de un parto por cesárea, el cierre con sutura subcuticular se asoció con un menor riesgo de complicación de la herida en comparación con las grapas; este beneficio se mantuvo después de la estratificación por obesidad (16).
- Las mujeres con obesidad sometidas a cirugía ginecológica tienen tasas de complicaciones de la herida similares, independientemente del método de cierre de la piel (suturas subcuticulares o grapas), cuando se utilizan incisiones verticales (17).
- La elección del material de sutura absorbible para el cierre subcuticular no parece influir en la cicatrización de la herida en una comparación entre la sutura multifilamento trenzada de poliglactina (Vicryl®, Ethicon) y la sutura monofilamento de poliglecaprona 25 (Monocryl®, Ethicon) (18).
- Los estudios que evalúan el uso de apósitos de presión negativa para las heridas han mostrado resultados mixtos; no hay pruebas suficientes para apoyar su uso.
- Debe considerarse la colocación de un apósito quirúrgico en condiciones de asepsia (antes de salir del quirófano). Se puede sopesar el uso de un apósito estéril, oclusivo e impermeable, diseñado para permanecer en su sitio desde 48 h y hasta 7 días antes de cambiarlo; sin embargo, se necesitan más estudios sobre su efecto en la cicatrización de la herida.

CONSEJOS Y ALERTAS

CONSEJO O ALERTA	DESCRIPCIÓN
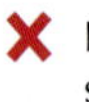 El estigma social y los prejuicios en torno a la obesidad repercuten negativamente en los resultados de las pacientes.	Cada persona (paciente o profesional de la salud) tiene experiencias únicas, sesgos personales y sentimientos y actitudes potencialmente arraigados hacia la obesidad. Hay que reconocerlos y comprenderlos, pero lo más importante es que se mantengan los principios éticos de tratar a todas las pacientes con respeto, dignidad y confidencialidad. Garantice que el entorno físico y psicológico sea adecuado para satisfacer las necesidades de todas las pacientes, incluidas aquellas que padecen obesidad extrema.

CONSEJO O ALERTA	DESCRIPCIÓN
La obesidad puede estar asociada con la desnutrición. Evalúe el estado nutricional al principio del embarazo y antes de la cirugía.	La obesidad es una enfermedad metabólica compleja. Muchas pacientes con obesidad pueden tener una ingesta calórica excesiva pero una ingesta nutricional pobre si la calidad de los alimentos es mala o si hay inseguridad alimentaria. Muchas pacientes con obesidad pueden estar restringiendo las calorías (y la ingesta nutricional total) debido a los esfuerzos por perder peso. Céntrese en los pasos para mejorar la ingesta de alimentos saludables y ricos en nutrientes, así como en otras modificaciones para un estilo de vida saludable, como el ejercicio regular ajustado a las necesidades de cada paciente.
Aunque la obesidad se asocia con un mayor riesgo de desenlaces adversos en el embarazo y la cirugía, en comparación con los desenlaces de las pacientes sin obesidad, la mayoría de las mujeres con obesidad tienen buenos desenlaces del embarazo cuando se optimiza su salud y cuando se les proporcionan estándares de atención similares.	Es importante comprender la diferencia entre riesgos relativos y absolutos al asesorar a las pacientes, para garantizar que se optimicen los resultados sin hacer demasiado hincapié en posibles resultados negativos. Un énfasis excesivo en los resultados negativos puede aumentar la ansiedad de la paciente; si esta percibe que se le juzga, es menos probable que confíe en los proveedores y en el sistema sanitario.
La modificación de los antibióticos profilácticos puede reducir el riesgo de infección del sitio quirúrgico.	Se ha recomendado el uso de dosis más altas de antibióticos de amplio espectro o una profilaxis postoperatoria prolongada.
El abordaje quirúrgico debe ser individualizado para la paciente.	La cantidad de adiposidad periférica y la laxitud de la piel difieren mucho entre pacientes con un IMC similar.
Abordaje de la capa subcutánea.	Se recomienda el cierre quirúrgico de la capa subcutánea (si es mayor de 2 cm de profundidad) para reducir el riesgo de seroma y de alteración de la herida. El uso de drenajes subcutáneos se ha asociado con un mayor riesgo de infección y no se recomienda.
Profilaxis de episodios tromboembólicos venosos.	La obesidad es un factor de riesgo independiente para la trombosis venosa profunda y la embolia pulmonar. Utilice dispositivos de compresión secuencial antes, durante e inmediatamente después de la cirugía; se recomienda la quimioprofilaxis postoperatoria.
Protocolo de restablecimiento posquirúrgico optimizado.	Se recomienda mucho la ingesta oral y la deambulación tempranas (con la ayuda de fisioterapia o terapia ocupacional, si es necesario) y evitar el estreñimiento. Considere la posibilidad de utilizar asideros extensibles para la autolimpieza y el aseo; esto ayuda a las pacientes a mantener su higiene e independencia después de la cirugía.

CUIDADOS POSTOPERATORIOS

- Considere la posibilidad de profilaxis antibiótica prolongada en el postoperatorio (*véase* un poco arriba) para reducir el riesgo de infección del sitio quirúrgico.
- La obesidad es un factor de riesgo independiente para episodios tromboembólicos venosos y la trombosis venosa profunda (TVP). Se recomienda encarecidamente la profilaxis con dispositivos de compresión secuencial, en el preoperatorio y a lo largo de la cirugía, así como la quimioprofilaxis cuando sea segura (19).
- Si se usan medias de compresión, hay que asegurarse de que se ajustan bien y no crean un efecto de torniquete si son muy estrechas. De hecho, esto puede aumentar el riesgo tanto de hemostasia como de TVP.
- Se recomienda el uso de un protocolo de restablecimiento posquirúrgico optimizado, que incluye la alimentación oral temprana, la deambulación, el control multimodal del dolor y el uso de laxantes para mantener una homeostasis funcional.
- Se deben considerar evaluaciones por parte de fisioterapia y terapia ocupacional para individualizar las recomendaciones de movilidad y el uso de herramientas accesorias, como los asideros, para garantizar que la paciente pueda cuidarse y limpiarse ella misma. Esto puede favorecer el autocuidado, la movilidad y la independencia, especialmente después del alta.
- Se debe ofrecer una anticoncepción adecuada. La elección de la anticoncepción debe guiarse por cualquier comorbilidad médica.

REFERENCIAS CLAVE

1. Mason LH, Anderson SK, Yokoyama WM, Smith HR, Winkler-Pickett R, Ortaldo JR. The Ly-49D receptor activates murine natural killer cells. *J Exp Med*. 1996;184(6):2119–2128.
2. Geller G, Watkins PA. Addressing medical students' negative bias toward patients with obesity through ethics education. *AMA J Ethics*. 2018;20(10):E948–E959. doi:10.1001/amajethics.2018.948
3. Jay M, Kalet A, Ark T, et al. Physicians' attitudes about obesity and their associations with competency and specialty: a cross-sectional study. *BMC Health Serv Res*. 2009;9:106. doi:10.1186/1472-6963-9-106
4. Gudzune KA, Bennett WL, Cooper LA, Bleich SN. Patients who feel judged about their weight have lower trust in their primary care providers. *Patient Educ Couns*. 2014;97(1):128–131. doi:10.1016/j.pec.2014.06.019

5. Nassr AA, Shazly SA, Trinidad MC, El-Nashar SA, Marroquin AM, Brost BC. Body fat index: a novel alternative to body mass index for prediction of gestational diabetes and hypertensive disorders in pregnancy. *Eur J Obstet Gynecol Reprod Biol*. 2018;228:243–248. doi:10.1016/j.ejogrb.2018.07.001

6. Padula F, Gulino FA, Capriglione S, et al. What is the rate of incomplete fetal anatomic surveys during a second-trimester scan? Retrospective observational study of 4000 nonobese pregnant women. *J Ultrasound Med*. 2015;34(12):2187–2191. doi:10.7863/ultra.15.01029

7. Pasko DN, Wood SL, Jenkins SM, Owen J, Harper LM. Completion and sensitivity of the second-trimester fetal anatomic survey in obese gravidas. *J Ultrasound Med*. 2016;35(11):2449–2457. doi:10.7863/ultra.15.11057

8. Gupta VK, Adams JH, Heiser T, Iruretagoyena JI, Hoppe KK, Antony KM. Detailed fetal anatomic ultrasound examination duration and association with body mass index. *Obstet Gynecol*. 2019;134(4):774–780. doi:10.1097/AOG.0000000000003489

9. Gupta S, Timor-Tritsch IE, Oh C, Chervenak J, Monteagudo A. Early second-trimester sonography to improve the fetal anatomic survey in obese patients. *J Ultrasound Med*. 2014;33(9):1579–1583. doi:10.7863/ultra.33.9.1579

10. Toscano M, Grace D, Pressman EK, Thornburg LL. Does transvaginal ultrasound at 13–15 weeks improve anatomic survey completion rates in obese gravidas? *J Matern Fetal Neonatal Med*. 2021;34(5):803–809. doi:10.1080/14767058.2019.1618825

11. Rosenberg JC, Guzman ER, Vintzileos AM, Knuppel RA. Transumbilical placement of the vaginal probe in obese pregnant women. *Obstet Gynecol*. 1995;85(1):132–134. doi:10.1016/0029-7844(94)00342-b

12. Committee Opinion No. 619: gynecologic surgery in the obese woman. *Obstet Gynecol*. 2015;125(1):274–278. doi:10.1097/01.AOG.0000459870.06491.71

13. Maggio L, Nicolau DP, DaCosta M, Rouse DJ, Hughes BL. Cefazolin prophylaxis in obese women undergoing cesarean delivery: a randomized controlled trial. *Obstet Gynecol*. 2015;125(5):1205–1210. doi:10.1097/AOG.0000000000000789

14. Valent AM, DeArmond C, Houston JM, et al. Effect of post-cesarean delivery oral cephalexin and metronidazole on surgical site infection among obese women: a randomized clinical trial. *JAMA*. 2017;318(11):1026–1034. doi:10.1001/jama.2017.10567

15. Patel SV, Paskar DD, Nelson RL, Vedula SS, Steele SR. Closure methods for laparotomy incisions for preventing incisional hernias and other wound complications. *Cochrane Database Syst Rev*. 2017;11:CD005661. doi:10.1002/14651858.CD005661.pub2

16. Mackeen AD, Schuster M, Berghella V. Suture versus staples for skin closure after cesarean: a metaanalysis. *Am J Obstet Gynecol*. 2015;212(5):621.e1-621.e10. doi:10.1016/j.ajog.2014.12.020

17. Kuroki LM, Mullen MM, Massad LS, et al. Wound complication rates after staples or suture for midline vertical skin closure in obese women: a randomized controlled trial. *Obstet Gynecol*. 2017;130(1):91–99. doi:10.1097/AOG.0000000000002061

18. Tuuli MG, Stout MJ, Martin S, Rampersad RM, Cahill AG, Macones GA. Comparison of suture materials for subcuticular skin closure at cesarean delivery. *Am J Obstet Gynecol*. 2016;215(4):490.e1–490.e5. doi:10.1016/j.ajog.2016.05.012

19. ACOG Practice Bulletin No. 156: obesity in pregnancy. *Obstet Gynecol*. 2015;126(6):e112-e126. doi:10.1097/AOG.0000000000001211

<table>
<tr><td>Capítulo 6.6</td><td>

Atención y parto de siameses

Alireza A. Shamshirsaz, Amy R. Mehollin-Ray y Michael A. Belfort
</td></tr>
</table>

PRINCIPIOS GENERALES

- Ocurre en 1.5/100 000 a 1/500 000 nacidos vivos (1).
- Cada par de siameses plantea retos anatómicos distintos.
- El diagnóstico por imagen es esencial. Proporciona excelentes datos para el asesoramiento y la planificación prenatales por parte del equipo médico y para el tratamiento posnatal inmediato.
- A menudo se requieren imágenes posnatales que incluyan ecografía (ECO) de alta calidad, tomografía computarizada (TC) o resonancia magnética (RM) para definir mejor la anatomía (2).

IMÁGENES Y OTROS MÉTODOS DE DIAGNÓSTICO

- Identifique la anatomía pertinente con el mayor detalle posible.
  - Puede detectarse ya en la exploración del primer trimestre (11-14 semanas). Signos en la exploración: posición fetal fija, escoliosis e hiperextensión del cuello, posición atípica de las extremidades y cordón umbilical con más de tres vasos (3).
  - Los siameses tienen mayor incidencia de anomalías.
  - La ECO y la RM del segundo trimestre deben realizarse en un centro especializado en medicina fetal para optimizar el diagnóstico y el tratamiento.
    - Ecografía:
      - Utilice un abordaje estandarizado (hoja de trabajo o lista de comprobación) para la anatomía de cada gemelo.
      - Haga rótulos para los gemelos desde el primer trimestre, con cuidado de rotular cada imagen con el gemelo correcto.
      - Anote el sitio de la unión, los órganos afectados y las anomalías adicionales.
      - Use la ECO Doppler para evaluar la vasculatura compartida.
      - El abordaje transvaginal puede utilizarse para mejorar la visualización de las estructuras cercanas al cuello uterino.
      - Se debe realizar una ecocardiografía fetal detallada para evaluar la anatomía cardiaca común.
    - RM:
      - Hay que asegurarse de que las convenciones de nomenclatura en la ECO se mantengan en la RM.
      - Es posible que haya que añadir y ajustar planos para obtener imágenes de cada gemelo en los planos anatómicos, así como para obtener imágenes de la zona de unión en los planos estándar.
      - Deben emplearse múltiples secuencias de pulso, incluyendo de ECO de giro rápido de disparo único ponderada en T2 y de precesión libre equilibrada en estado estacionario en T2 para la vasculatura y en T1 para los intestinos.
  - La fusión anatómica puede clasificarse así:
    - *Unión dorsal*. Puede darse en el cráneo (craneópagos; **fig. 6.6.1**), en el cóccix (pigópagos) y en la columna vertebral (raquípagos).
    - Los gemelos con unión lateral, denominados *gemelos parápagos* (**fig. 6.6.2A,B**), tienen una fusión de lado a lado a nivel del abdomen y la pelvis. Puede haber fusión de una parte o de toda la columna vertebral y la pelvis. Pueden tener dos o tres piernas entre ellos (bípedos y trípedos, respectivamente) y dos, tres o cuatro brazos (di-, tri- y tetrabraquiales, respectivamente). Pueden tener un tronco común pero dos rostros (parápagos diprósopos) e incluso cabezas separadas (dicéfalos) o tórax separados (ditoracicos).
    - La unión ventral puede producirse a nivel de la pelvis (isquiópagos, ~5% de los casos), del abdomen (onfalópagos; **fig. 6.6.3**), de la pared torácica (toracópagos; los más frecuentes: ~70%) o de la cara (cefalópagos). En los casos de gemelos toracópagos, pueden o no compartir un solo corazón o tener partes de cada corazón fusionadas (**fig. 6.6.4A,B**).
- Las variantes toracópagas son las más frecuentes de todas, observándose en el 40-60% de los siameses (4). Los defectos

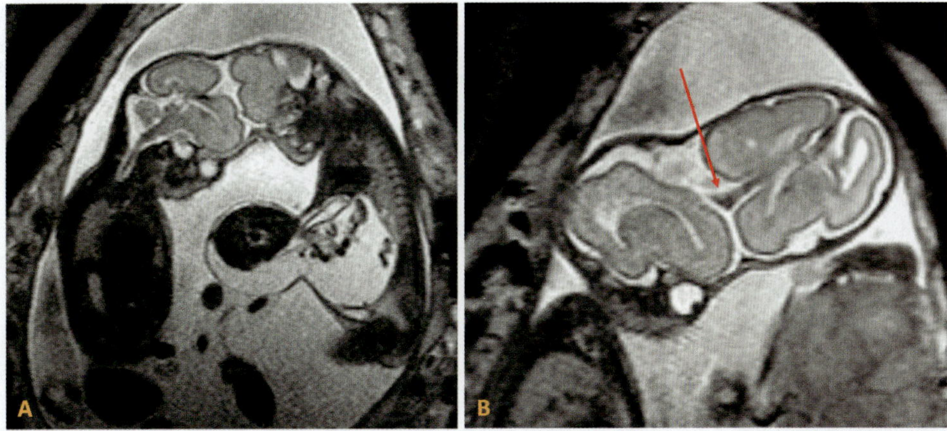

Figura 6.6.1. A. Gemelos craneópagos de 26 semanas, uno de ellos con onfalocele. **B.** Los fetos compartían la bóveda craneal, así como el seno sagital superior (*flecha*), sin compartir tejido cerebral definido.

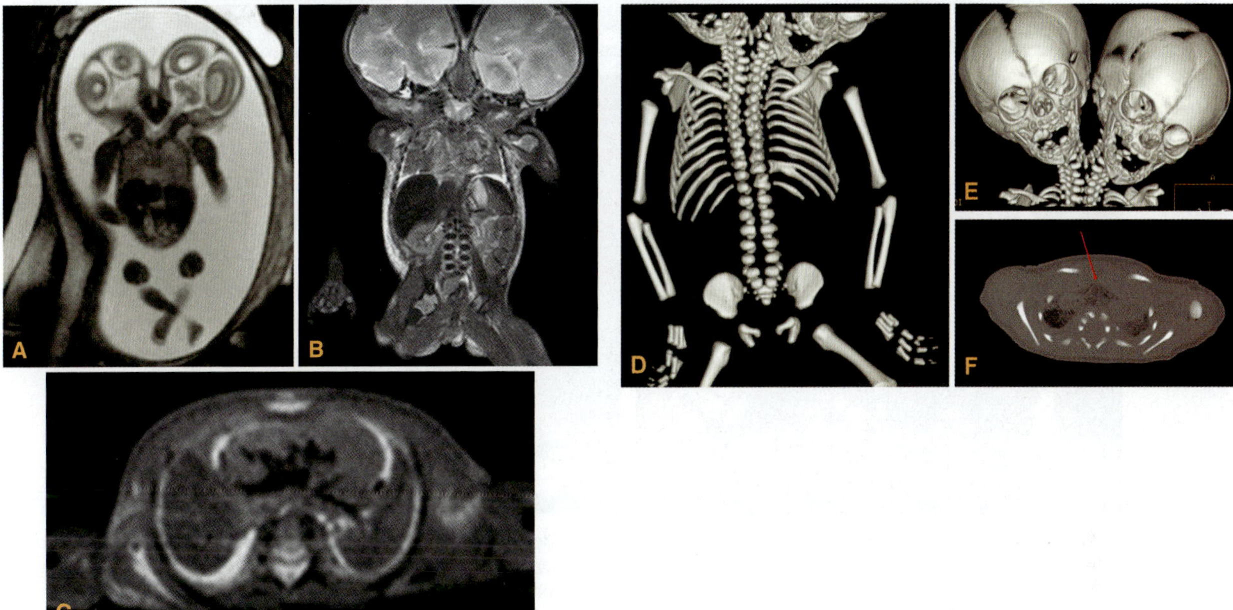

Figura 6.6.2. A y B. Gemelos parápagos de 19 semanas que comparten tórax, corazón y vísceras abdominales, con solo dos brazos y dos piernas en total y una columna vertebral convergente. La madre dio a luz a la semana 33 con 6 días; los neonatos murieron el mismo día (cuidados paliativos). **C.** Imagen *post mortem* de la columna vertebral con cuerpos vertebrales emparejados hasta el sacro. Un solo corazón. **D y E.** Tomografía computarizada *post mortem* (mismo estudio) donde se muestran las anomalías de la columna vertebral y las costillas. Anatomía torácica compleja con mediastino superior separado y algo de pulmón (*flecha*) entre ambos (**F**).

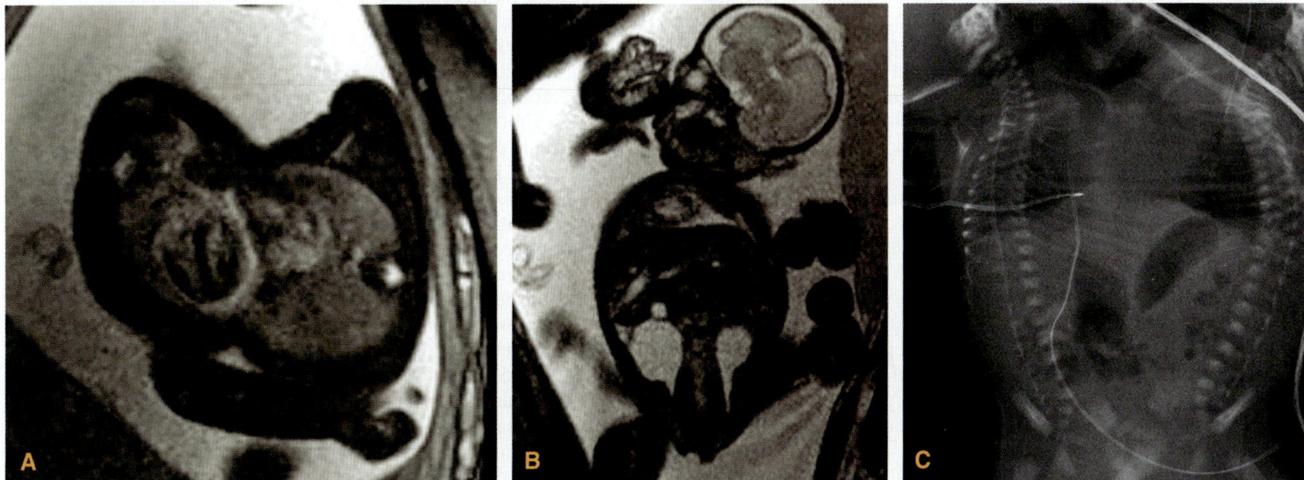

Figura 6.6.3. A. Gemelos onfalópagos presentados a la semana 23. Imágenes de seguimiento a la semana 29: unidos desde el tórax a través de la pelvis, pero sin compartir corazón (nótese el derrame pericárdico para un solo feto, por lo que los sacos pericárdicos están separados); por lo tanto, se trata de gemelos onfalópagos. **B.** Hígado compartido y extensas anomalías genitourinarias. **C.** Radiografía de tórax y abdomen posnatal.

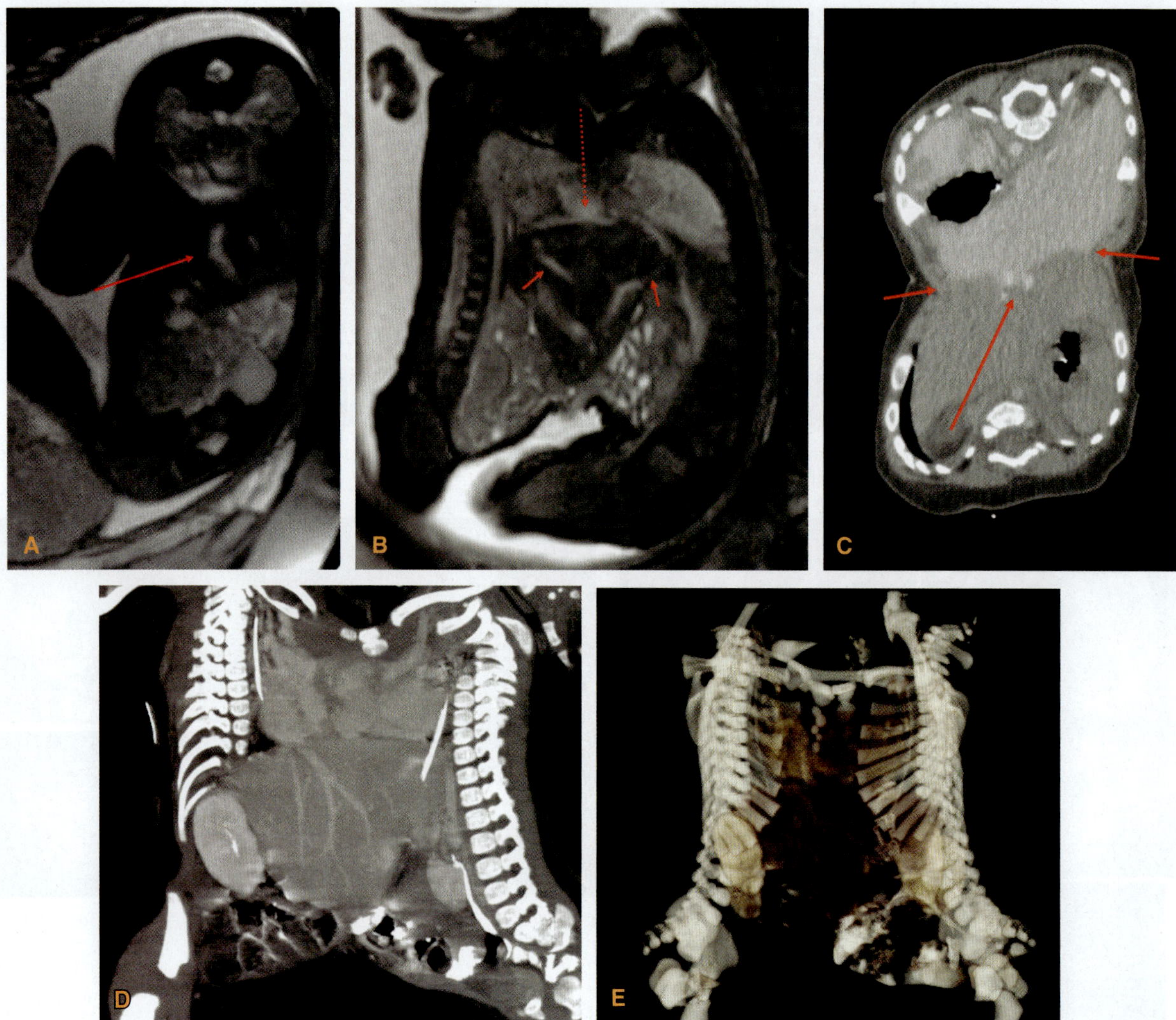

Figura 6.6.4. A y B. Gemelos toracópagos presentados a la semana 21. Imágenes de seguimiento a la semana 32: seno coronario compartido (*flecha punteada*) e hígado ampliamente compartido, incluyendo comunicaciones venosas portoumbilicales (*flecha larga*) entre ambos gemelos y tamaños discrepantes de las venas hepáticas (*flechas cortas*) con posible drenaje venoso desigual. **C y D.** Angiotomografía posnatal a los 3 meses de edad, con contraste inyectado al gemelo A y exploración en fase temprana para delinear el plano (*flechas cortas*) de la perfusión arterial en el hígado compartido. Las venas más grandes (*flecha larga*) ya son visibles drenando desde el gemelo A (*izquierda*) hacia la vena cava inferior del gemelo B. **E.** Proyección coronal de máxima intensidad, de fase retardada y reformateado 3D, segmentada y teñida, para la planificación quirúrgica.

cardiacos encontrados van desde la fusión pericárdica (que no supone un reto técnico significativo) hasta corazones fusionados con fisiología de ventrículo único (una condición quizá inseparable) (5). Además de ayudar a orientar el asesoramiento con respecto al intento de separación, la evaluación cardiaca preoperatoria es fundamental para determinar la necesidad de apoyo cardiopulmonar perioperatorio en los candidatos quirúrgicos. Es infrecuente que los gemelos toracópagos tengan los pulmones fusionados, pero puede haber un crecimiento diferencial e hipoplasia pulmonares más prominentes en un gemelo que en el otro.

- Los gemelos onfalópagos son la segunda variante más frecuente; a menudo están unidos como gemelos toracoonfalópagos. La evaluación del grado de fusión del hígado y los intestinos determinará la morbilidad relacionada con la separación. La capacidad para definir si habrá suficiente masa hepática, con un drenaje adecuado para cada gemelo, es una consideración preoperatoria importante. Una ecografía intraoperatoria puede ayudar a la localización de las estructuras mapeadas (cartografiadas) antes de la operación.
- Es necesario convocar a todas las partes interesadas (radiología, banco de sangre, unidad de cuidados intensivos neonatales [UCIN], enfermería, cirugía general, cirugía plástica, cirugía de cardiopatías congénitas, neurocirugía, ortopedia, urología y

otorrinolaringología) al principio del periodo de planificación, y a intervalos, en reuniones multidisciplinarias formales.

- Las imágenes posnatales deben hacerse con referencia a las imágenes prenatales.
  - La radiografía para la colocación de catéteres y vías puede ser complicada debido a la posición de la paciente y el oscurecimiento de la anatomía relevante.
  - En la evaluación de la anatomía compartida se pueden utilizar la ECO, la TC y la RM. En el caso de los siameses con unión ventral, la técnica de la TC puede modificarse para permitir la evaluación diferencial de la vasculatura compartida realizando una exploración multifásica tras la inyección de contraste intravenoso en un solo gemelo. El contraste oral debe administrarse a un solo gemelo para permitir la diferenciación del intestino. La RM puede ofrecer ventajas en la evaluación de las vísceras pélvicas compartidas.
  - Las técnicas de fluoroscopia y radiología nuclear pueden utilizarse en situaciones específicas.
  - La angiografía convencional puede añadirse a la TC en los casos de vasculatura compleja compartida.
- Si se trata de candidatos para la separación, el modelado en 3D, incluidas las imágenes digitales y los modelos impresos en 3D derivados de imágenes de TC de alta resolución, son bastante útiles para la orientación quirúrgica (fig. 6.6.5A,B).

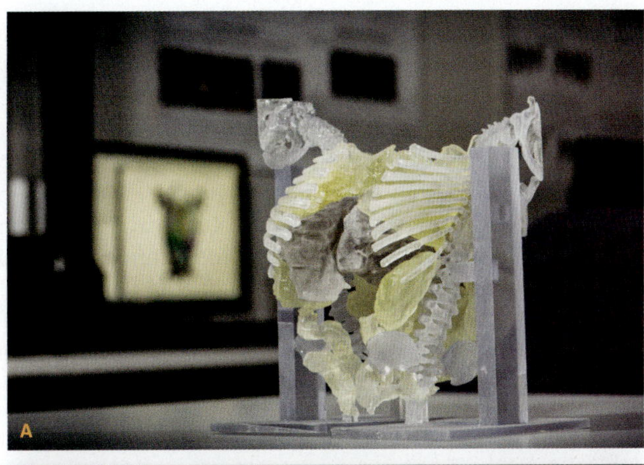

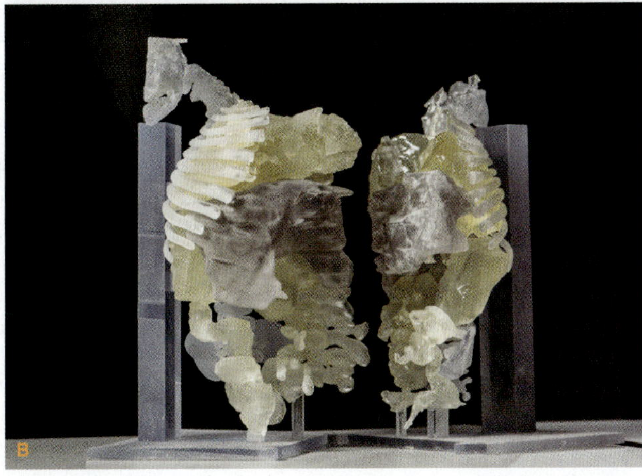

Figura 6.6.5. A y B. Modelo en 3D. Puede ser muy útil durante el intraoperatorio para la toma de decisiones quirúrgicas (© 2020, Texas Children's Hospital. Reproducida y utilizada con autorización).

PLANIFICACIÓN PREOPERATORIA

- La planificación de la separación quirúrgica de los siameses comienza antes de que nazcan. La primera consideración es si pueden ser separados desde un punto de vista técnico. Los factores que deben determinarse para ambas posibilidades, es decir, permanecer unidos o la separación quirúrgica, se consignan a continuación:
  - Riesgo de muerte.
  - Posibilidad de discapacidad importante o de una calidad de vida indeseable.
  - Posibilidad de necesitar una separación urgente para salvar la vida si un gemelo afecta negativamente al otro.
- A partir de estas determinaciones, se puede tomar una decisión, con la familia, sobre la separación (6).
- Es importante que las reuniones de todos los miembros clave se programen mucho antes del parto, independientemente de que se considere la separación. Debe identificarse un cirujano principal, y cada especialidad implicada debe tener un jefe de equipo. Dado el tamaño del equipo multidisciplinario que participará, se debe considerar la posibilidad de que cada sección identifique sus posibles necesidades y problemas; su líder debe estar preparado para presentar esto en las reuniones generales del equipo. Antes de cualquier intervención quirúrgica (parto y separación), todos los miembros del equipo deben conocer los planes y la secuencia, así como, preferiblemente, haber tenido la oportunidad de practicar la secuencia mediante simulación. En estas reuniones de equipo deben participar los cirujanos (de todas las especialidades pertinentes), los anestesistas, el personal de enfermería de quirófano y de circulación, los coordinadores de quirófano, personal de enfermería de cabecera, trabajo social y otros equipos de apoyo; también los equipos de atención médica (como neonatología y cuidados intensivos) que atenderán a los gemelos antes y después de la operación.

Abordaje y preparación prenatal

- Un médico ginecólogo o de medicina maternofetal con experiencia debe ser uno de los miembros clave del equipo.
- La paciente debe ser seguida en un centro de medicina fetal experimentado con todos los servicios de apoyo adecuados.
- Es frecuente que los siameses nazcan prematuramente, por lo que se recomienda que la paciente, aunque el embarazo no tenga otras complicaciones, se domicilie a menos de 15 min del hospital (trasladándose si es necesario) en la semana 32 o 34. Evidentemente, los problemas obstétricos más complejos pueden requerir una planificación individualizada del ingreso.
- Vigilancia ecográfica semanal de los fetos mediante perfil biofísico o cardiotocografía en reposo, que se incrementa a dos veces por semana después de la semana 32.
- Una o dos semanas antes del parto se recomienda realizar un simulacro clínico *in situ*. Todos los elementos del caso deben simularse con la mayor exactitud posible, con la participación del equipo de partos, el equipo de la UCIN, los anestesistas, el personal de enfermería de quirófano y de circulación, los coordinadores de quirófano y personal de enfermería de obstetricia.
- Durante el simulacro se debe disponer de una lista de comprobación de la operación con una clara delimitación de cada etapa, con todos los pasos clave identificados y con los puntos de control esenciales para la seguridad. Esta lista de comprobación debe distribuirse entre todo el personal quirúrgico.

Procedimientos y técnicas

- Parto por cesárea programado entre las semanas 36 y 37 si es posible.
- Dependiendo del tipo de siameses, el equipo quirúrgico debe decidir entre la incisión abdominal (incisión abdominal inferior transversal de Pfannenstiel) o la vertical. La incisión de la histerotomía debe ser una incisión amplia en forma de «U» en el segmento inferior si es posible; sin embargo, en muchos casos, debido a la morfología de los gemelos, se requerirá una incisión vertical inferior o una incisión fúndica clásica. La decisión sobre el tipo de incisión dependerá de varios factores como la orientación de las cabezas, el tipo de siameses, la decisión sobre los cuidados paliativos frente a la separación y los planes para un futuro embarazo.

CONSEJOS Y ALERTAS

CONSEJO O ALERTA	DESCRIPCIÓN
Diagnóstico prenatal	El diagnóstico prenatal desempeña un papel importante en la coordinación de la atención y evita resultados catastróficos. La evaluación de seguimiento con ECO también es importante para una mejor comprensión de la anatomía.
Preparación preoperatoria	La planificación de la separación quirúrgica de los siameses comienza antes de que nazcan. La primera consideración es si pueden ser separados desde un punto de vista técnico.
Simulacro *in situ*	Se recomienda mucho realizar un simulacro. Todos los elementos del caso deben ser simulados con la mayor exactitud posible, con todo el personal clave. Se debe disponer de una lista de comprobación del parto con una clara delimitación de cada fase de la operación.
Fecha del parto	Parto por cesárea programado entre las semanas 36 y 37 si es posible.

REFERENCIAS CLAVE

1. Mutchinick OM, Luna-Munoz L, Amar E, et al. Conjoined twins: a worldwide collaborative epidemiological study of the International Clearinghouse for Birth Defects Surveillance and Research. *Am J Med Genet C Semin Med Genet.* 2011;157C(4): 274–287.
2. Mehollin-Ray AR. Prenatal and postnatal radiologic evaluation of conjoined twins. *Semin Perinatol.* 2018;42(6):369–380.
3. Pajkrt E, Jauniaux E. First-trimester diagnosis of conjoined twins. *Prenat Diagn.* 2005;25(9):820–826.
4. Martinez-Frias ML, Bermejo E, Mendioroz J, et al. Epidemiological and clinical analysis of a consecutive series of conjoined twins in Spain. *J Pediatr Surg.* 2009;44(4):811–820.
5. Thomas CR II, Weinberg PM, Gruber PJ, St John SMG. Conjoined hearts in thoracopagus twins. *Pediatr Cardiol.* 2012;33(2):252–257.
6. Fallon SC, Olutoye OO. The surgical principles of conjoined twin separation. *Semin Perinatol.* 2018;42(6):386–392.

Capítulo 6.7 — Oclusión endovascular con balón aórtico en obstetricia

Karin A. Fox y Laura J. Moore

PRINCIPIOS GENERALES

Definición

- La hemorragia posparto es una de las principales causas prevenibles de morbilidad y mortalidad maternas en todo el mundo.
- En los casos de traumatismos masivos, la compresión con torniquetes es posible para limitar y controlar la hemorragia.
- Los principales vasos del abdomen y la pelvis, incluidas las arterias femorales comunes, las arterias iliacas y la aorta, no suelen ser comprimibles mediante maniobras externas.
- Tradicionalmente, la hemorragia debida a un traumatismo abdominopélvico catastrófico requería una laparotomía inmediata y un control vascular quirúrgico abierto.
- Los avances en la atención de pacientes con afecciones traumatológicas han llevado al desarrollo de técnicas endovasculares que han permitido controlar las hemorragias dentro del abdomen y la pelvis, concretamente la oclusión endovascular con balón aórtico, con el objetivo de ganar tiempo manteniendo la perfusión del corazón y el cerebro mientras se consigue la hemostasia quirúrgica.

- El objetivo de la oclusión endovascular con balón aórtico es ganar tiempo hasta el tratamiento quirúrgico definitivo, no sustituir la cirugía abierta.
- Se recomienda un acceso vascular preliminar (es decir, la arteria femoral común [AFC]) y una atención multidisciplinaria oportuna cuando se utilice esta técnica.
- El equipo multidisciplinario y el equipo de traumatología endovascular capacitado pueden estar conformados por cirujanos generales o traumatólogos, cirujanos vasculares, radiólogos intervencionistas y médicos de urgencias.
- Entre 500 y 700 mL de sangre fluyen a través del útero de término; por lo tanto, es posible un rápido desangramiento si no se puede obtener el control hemostático con las medidas habituales.
- El tratamiento de la hemorragia obstétrica se ha inspirado, en gran medida, en las técnicas de reposición de líquidos en el campo de batalla y en la traumatología, en lo que respecta a la adopción de protocolos de transfusión masiva, proporciones equilibradas de hemoderivados y el uso del ácido tranexámico.
- Las técnicas quirúrgicas vasculares tradicionales que se han empleado *in extremis*, en casos de hemorragia obstétrica y ginecológica, incluyen la ligadura vascular secuencial (incluida la ligadura de la arteria hipogástrica) y el pinzamiento transversal de la aorta en sentido cefálico hasta el nivel de la bifurcación de la aorta y caudal a las arterias renales (1).
- La oclusión de las arterias iliacas ha demostrado ser menos eficaz de lo que se informó originalmente para reducir la pérdida de sangre en el contexto de una hemorragia masiva (como en el caso de la placenta percreta). Esto se debe probablemente al flujo colateral masivo hacia el útero, procedente de vasos que se originan en vasos incluso más cefálicos que las arterias uterinas (2-4).
- La oclusión endovascular con balón aórtico para la reposición de líquidos es una técnica que se usa e investiga cada vez más en el contexto de la hemorragia obstétrica, especialmente en los casos más difíciles de tratar, como en el caso de una placenta anómalamente adherida o la coagulopatía intravascular diseminada catastrófica.
- En la mayoría de los casos en obstetricia, hasta la fecha, su uso se ha limitado a la colocación planificada de una vaina en la arteria femoral o una sonda con balón para los casos quirúrgicos que se anticipan con mayor complejidad, como la placenta anómalamente adherida.
- Existen diferentes marcas y tamaños de catéteres. Los cirujanos que planifiquen emplear la oclusión aórtica con balón deben estar familiarizados con los detalles técnicos de uso específicos del catéter y el equipo que emplean.
- El catéter con balón aórtico se coloca en la zona 1 (aorta torácica a nivel del diafragma) para las hemorragias intraabdominales o retroperitoneales importantes, pero para las hemorragias pélvicas (y las obstétricas) la colocación en la zona 3, por debajo de las arterias renales y por encima de la bifurcación de la aorta, es la más adecuada (**fig. 6.7.1**).
- El empleo en hemorragias masivas manifiestas se considera una técnica de urgencia o salvamento y puede ser más difícil técnicamente cuando la paciente está hemodinámicamente inestable.
- Es necesario seguir investigando para comprender mejor toda la gama de beneficios, riesgos, complicaciones y selección de pacientes para el uso de la oclusión aórtica con balón en obstetricia; sin embargo, en manos experimentadas, los primeros estudios indican el potencial de una reducción significativa de las hemorragias y las necesidades de transfusión (5-7).
- Los métodos para controlar las hemorragias pueden resultar útiles, sobre todo en las pacientes que rechazan la transfusión o para quienes no disponen de suficiente sangre de tipo y grupo compatibles para la transfusión.
- La formación en equipo e individual está disponible y se recomienda a través de cursos como el Basic Endovascular Skills in Trauma (BEST®) (8).
- La oclusión aórtica con balón está contraindicada en pacientes con alergia a los medios de contraste, en quienes no tengan un acceso arterial femoral que pueda acomodar la vaina arterial requerida (vaina de 4 F-12 F dependiendo del dispositivo utilizado), en menores de edad (menores de 18 años) o en pacientes con un diámetro aórtico mayor de 32 mm.

- El balón aórtico puede desinflarse y reinflarse (siempre que la posición se mantenga estable). El tiempo total inflado debe reducirse al mínimo y no debe superar los 60 min en la zona 3 (*véase* fig. 6.7.1).

Exploración física

- Identifique los puntos anatómicos de referencia externos adecuados para acceder a la arteria femoral. Esta se encuentra ubicada en el triángulo femoral, limitada superiormente por el ligamento inguinal, medialmente por el músculo aductor largo y lateralmente por el músculo sartorio.
- *Ligamento inguinal (que discurre desde la espina iliaca anterosuperior hasta el tubérculo púbico superolateral).* La AFC se encuentra 2 cm por debajo del ligamento inguinal (**fig. 6.7.2**).
- En las pacientes con obesidad, considere la retracción cefálica del panículo por parte de un asistente para facilitar la identificación de los puntos de referencia externos. Es importante identificar los puntos de referencia óseos para localizar correctamente el ligamento inguinal, ya que los pliegues cutáneos inguinales no proporcionan una localización precisa de la AFC.
- Algunos catéteres con balón diseñados específicamente para la oclusión aórtica tienen marcas en centímetros y, por lo regular, la colocación del catéter es de unos 28 cm para la zona 3 (de la punta del catéter a la apófisis xifoides o balón colocado a la altura del ombligo).
- La guía ecográfica para la identificación y verificación del acceso dentro de la arteria femoral es el estándar de atención. Se debe tener precaución en las arterias con una extensa formación de placas o con calcificaciones.

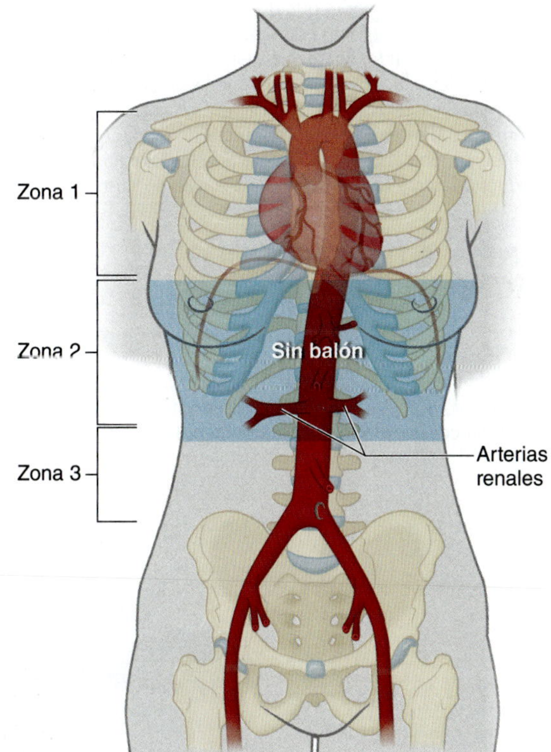

Figura 6.7.1. Ilustración de la aorta y de las zonas 1, 2 y 3. La zona 1 (superior al tronco celiaco) puede utilizarse para la colocación de un balón intraaórtico para la oclusión con el fin de controlar la hemorragia en la parte superior del tórax o en casos de paro cardiaco debido a un traumatismo. La zona 2 discurre entre el tronco celiaco y la parte inferior de las arterias renales y *no* debe usarse para la colocación del balón. La zona 3 indica la región entre las arterias renales y la bifurcación de la aorta; este es el sitio de colocación para las hemorragias debidas a traumatismos pélvicos o las hemorragias uterinas.

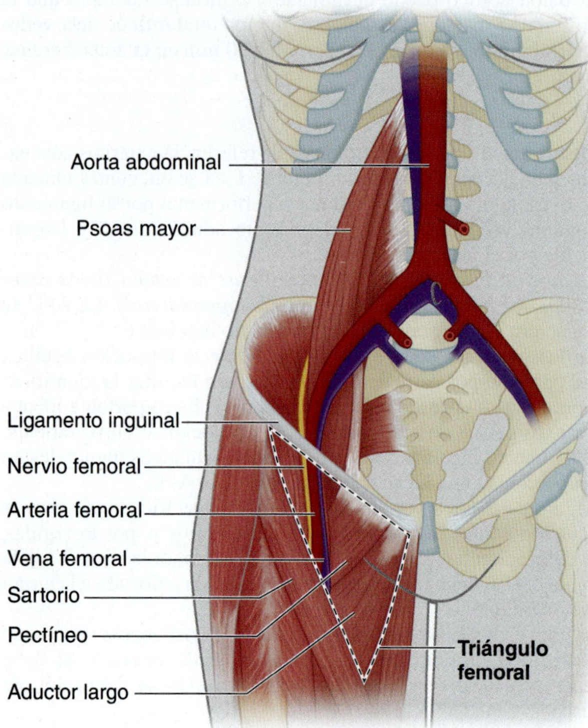

Figura 6.7.2. Ilustración de los bordes del triángulo femoral. El triángulo femoral es el espacio por el que discurren el nervio, la arteria y la vena femorales. Este espacio está delimitado superiormente por el ligamento inguinal (el ligamento que discurre entre la espina iliaca anterosuperior y el tubérculo lateral de la sínfisis del pubis). El ligamento inguinal suele estar cerca, pero no siempre, del pliegue cutáneo entre el abdomen y la pierna, sobre todo en pacientes con obesidad. Medialmente, el triángulo femoral está delimitado por el músculo aductor largo y lateralmente por el músculo sartorio.

IMÁGENES Y OTROS MÉTODOS DE DIAGNÓSTICO

- La guía ecográfica es el estándar de atención durante el acceso a la arteria femoral.
- Una vez identificada la ubicación aproximada de la AFC, se puede emplear la ecografía (ECO) para confirmar la ubicación, visualizar el acceso guiado por aguja y la colocación del catéter.

- La ECO también puede usarse, tras la retirada del catéter y la vaina, para evaluar la integridad de la pared arterial o detectar signos de formación de trombos. Se recomienda hacer una ECO vascular sistemática del sitio del acceso en la AFC 48 h tras la retirada de la vaina para evaluar la posible formación de un seudoaneurisma.
- La colocación del balón puede confirmarse mediante su palpación directa, usando una radiografía, un arco portátil y una fluoroscopia.

PLANIFICACIÓN PREOPERATORIA

- Garantice la disponibilidad de los miembros del equipo y el protocolo adecuados, incluidos los cirujanos vasculares o traumatólogos o los radiólogos intervencionistas.
- Se debe montar y preparar el equipo, incluyendo:
  - Ecógrafo con transductor lineal o curvilíneo
  - Vaina arterial de tamaño adecuado (para el tipo de balón utilizado) con aguja introductora
  - Catéter con balón aórtico
  - Catéter y transductor para la monitorización
  - Cristaloides para infusión intravenosa
  - Solución salina isotónica intravenosa
  - Jeringas de 10 mL
  - Anestesia local (lidocaína al 1%) y aguja
  - Bisturí (se recomienda una hoja del número 11)
  - Sutura para asegurar la vaina vascular
  - Apósito de película quirúrgica transparente (OPSITE® o Tegaderm®)
  - Contraste diluido 3:1 (opcional: puede mezclar 75% de solución salina para la infusión, 25% de contraste)

TRATAMIENTO QUIRÚRGICO

- Cuando la oclusión aórtica con balón se utiliza de forma profiláctica, debe colocarse en un momento de la preparación quirúrgica en el que el movimiento de las piernas y la ingle sea mínimo, para evitar el desplazamiento de la vaina de la arteria femoral y el catéter con balón.
- Para los casos de placenta anómalamente adherida, por ejemplo, un abordaje pragmático es hacer primero la cistoscopia y colocar la endoprótesis intraureteral, con la paciente en litotomía dorsal y las piernas elevadas; después, bajar las piernas a litotomía baja (con las caderas en posición relajada y sin flexión) antes de colocar la vaina.

Posición de la paciente

- La colocación del balón aórtico puede realizarse cuando la paciente está en decúbito supino o en litotomía baja (fig. 6.7.3).
- El acceso al ligamento inguinal y la ingle es esencial.
- Debe evitarse el movimiento de la extremidad cuando la vaina o el balón estén colocados.

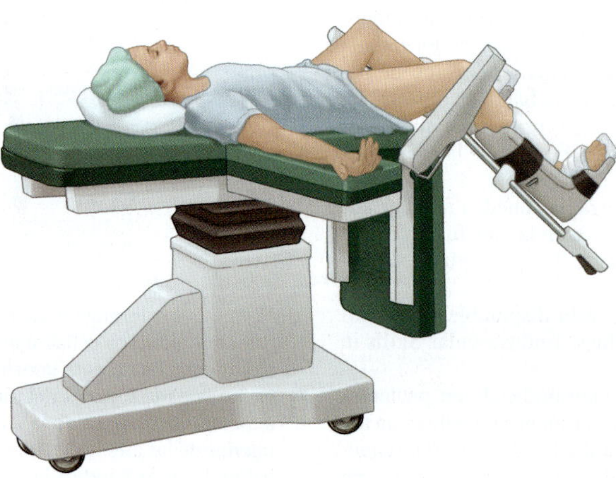

Figura 6.7.3. Ilustración de la posición de litotomía dorsal con las piernas en estribos ajustables. El catéter de la arteria femoral y el balón aórtico deben colocarse después de cualquier otro procedimiento que requiera el movimiento de las piernas.

Abordaje

- El acceso a la AFC puede obtenerse mediante la colocación de una vía arterial femoral de 18 G, que puede ampliarse hasta la vaina arterial del tamaño adecuado mediante una técnica de Seldinger, usando un corte arterial directo o enhebrando el introductor y la vaina sobre la vía arterial estándar.

- Puede emplearse un abordaje por etapas, en el que la vaina se coloca y se asegura, el balón se pone a disposición, para su colocación e inflado, en caso de que se produzca una hemorragia. En los casos en los que es muy probable una hemorragia masiva, y especialmente cuando no se puede transfundir sangre, la colocación profiláctica del balón es razonable y una forma eficaz de permitir un inflado rápido.

Procedimientos y técnicas

Identificación de los puntos de referencia

- Identifique el ligamento inguinal, el cual discurre entre la espina iliaca anterosuperior y el tubérculo superolateral del pubis. La AFC suele estar 2 cm por debajo del ligamento inguinal, que forma el borde superior del «triángulo femoral», junto con el músculo aductor largo en sentido medial y el músculo sartorio en sentido lateral. El pulso femoral puede palparse aquí y marcarse para ayudar a localizar el punto de acceso aproximado.

Verificación de la ubicación de la arteria femoral común mediante ecografía (recomendado)

- Usando un transductor lineal de alta frecuencia (7.5 MHz) o un transductor estándar de 5.1 MHz con una cubierta estéril, identifique la AFC.
- La arteria femoral puede verse en el eje longitudinal y en las vistas de eje corto. La vista de eje corto (fig. técnica 6.7.1) permite visualizar la sección transversal de la arteria. La colocación de la aguja en esta vista permite observar que la punta entra en la línea media de la arteria, en lugar de mirar hacia un lado u otro. El inconveniente es que en esta vista no se puede ver toda la longitud de la aguja a la vez. La bifurcación se identifica barriendo caudalmente hacia la cefálica, hasta que las ramas anterior y posterior se unen en la bifurcación y esta desaparece.
- Se debe tener cuidado de evitar el acceso a la arteria superior al ligamento inguinal, ya que esto puede causar una hemorragia en el espacio retroperitoneal que puede ser difícil de comprimir y controlar.
- El eje longitudinal permite visualizar la cabeza femoral y la longitud de la arteria. En esta vista se puede ver toda la longitud de la aguja al entrar; sin embargo, no se puede ver si la colocación de la aguja es central o desplazada lateralmente dentro del vaso.
- Puede ser útil que un asistente sostenga y guíe el transductor ecográfico durante el acceso a la arteria femoral.

Corte y preparación de la piel y del campo de procedimiento

- Recorte el exceso de pelo.
- Prepare la piel con una solución cutánea de clorhexidina o yodo.

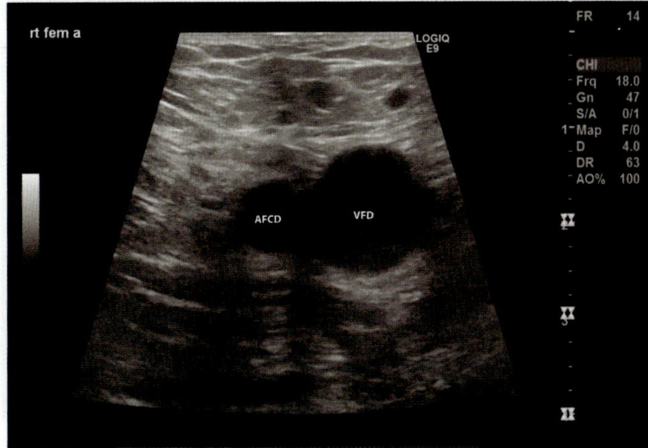

Figura técnica 6.7.1. Imagen ecográfica en escala de grises de la vista de eje corto (corte transversal) de la arteria femoral común derecha (AFCD) y la vena femoral derecha (VFD).

- Utilice bata y guantes estériles y cubra la pierna o ingle para garantizar un campo de trabajo estéril.
- Conecte una jeringa de 3-5 mL de solución salina para inyección a una aguja introductora de la arteria femoral (18 G). Deben prepararse de antemano jeringas adicionales con solución salina, para el lavado intravascular, o solución diluida de contraste 3:1 (si se planifica la verificación por fluoroscopia).

Analgesia local

- Inyecte 2-3 mL de lidocaína al 1% en la piel y los tejidos circundantes, con cuidado de evitar la inyección intravascular. Este paso puede omitirse si se aplica analgesia epidural o raquídea.

Acceso a la arteria femoral común con la aguja introductora

- Usando la guía ecográfica, avance la aguja introductora con el bisel hacia arriba y en un ángulo de cerca de 45°.
- Mantenga una suave presión hacia atrás en la jeringa.
- Utilizando la vista de eje corto, encuentre la AFC en el centro de la imagen. Introduzca la aguja a lo largo del punto medio del transductor, casi a la misma distancia del borde del transductor que la profundidad del centro de la arteria. Al avanzar desde este punto, en un ángulo de 45°, uno debería acceder directamente al centro de la arteria. El transductor puede balancearse suavemente, hacia delante y hacia atrás, para identificar la punta de la aguja y asegurarse de que se dirige hacia el centro de la AFC y no hacia la vena femoral.
- Con la vista longitudinal, la longitud de la aguja puede verse en su totalidad, siempre que el ángulo de entrada de la aguja y el ángulo del transductor estén en el mismo plano.
- Al acercarse a la pared arterial reduzca la velocidad y dirija con cuidado el ángulo de entrada de la aguja.
- La pared arterial se hunde cuando se toca por primera vez con la aguja.
- La pared arterial es una pared gruesa, de doble capa; se sentirá un doble «golpe» táctil distintivo al entrar en la luz arterial.
- Una vez colocada la aguja y visualizada la punta dentro de la luz (**fig. técnica 6.7.2**), mantenga la aguja muy quieta.
- Separe la jeringa y verifique la sangre de color rojo brillante.
- Cubra suavemente la luz de la vaina de la aguja con un dedo o el pulgar.

Inserción de la aguja guía y retiro de la aguja introductora

- Inserte una guía de 75 cm a través del introductor y verifique la inserción adecuada con guía ecográfica. Asegúrese de mantener una sujeción segura del cable en todo momento. Si se siente alguna resistencia, deténgase, retire el alambre y la aguja a la vez y mantenga la presión para evitar la formación de un hematoma.
- Manteniendo una fuerte sujeción del cable, retire la aguja introductora.
- Utilice un bisturí con hoja del número 11 para hacer una punción más grande (< 5 mm) en la piel en el sitio de colocación del cable para acomodar el catéter arterial femoral.

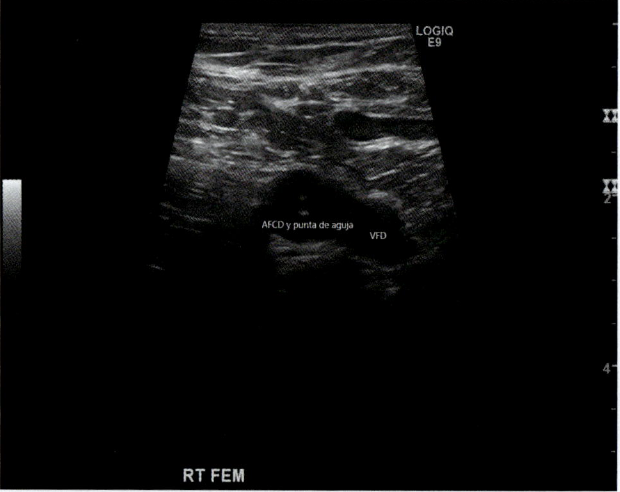

Figura técnica 6.7.2. Imagen ecográfica en escala de grises de la vista de eje corto de la arteria femoral común derecha (AFCD) y la vena femoral derecha (VFD; no señalada) con la punta de la aguja vista como un punto brillante y ecogénico dentro de la AFCD oscura y llena de sangre.

Colocación y conexión del catéter de la arteria femoral (vaina)

- Haga avanzar un catéter de tamaño adecuado sobre la guía hasta que esté a nivel de la piel. En este punto, la guía debe sobresalir del extremo distal del catéter para mantener siempre el control manual sobre esta.
- Avance el catéter sobre el cable y dentro de la arteria femoral. Esto puede requerir el uso de un movimiento de sacacorchos para avanzar el catéter en la arteria.
- Si se utiliza un dilatador, debe usarse solo para ampliar la anchura de los tejidos circundantes y no debe avanzarse en la arteria, para evitar distender demasiado la punción arterial y producir una hemorragia involuntaria.
- Retire la guía mientras sujeta el intercambiador del catéter de manera segura en la piel. Cierre el puerto del intercambiador con el pulgar para evitar la pérdida de sangre.
- Conecte una vía arterial purgada al puerto del intercambiador.
- Fije el catéter a la piel con sutura de seda o nailon (**fig. técnica 6.7.3**).

Colocación del balón endovascular

- Coloque el catéter con balón aórtico a la altura del ombligo e identifique la longitud a la que el catéter (si es plano) llegaría al ligamento inguinal. Anote también la marca en centímetros del catéter. Este es el punto medio aproximado para la colocación de la zona 3.
- Desinfle completamente el balón y cierre la llave de paso adjunta.
- Conecte una jeringa de 10 mL con solución salina estéril al puerto de instilación del balón.
- Deslice la punta desenfundable distalmente hacia la punta del catéter para enderezarlo.
- Conecte el sensor de presión y la vía arterial purgada al catéter con balón y lave la vía y el catéter con balón con solución salina para eliminar todo el aire.
- Introduzca el catéter en la vaina arterial. Si la vaina del dispositivo se puede desenfundar, avanzar el catéter hasta que la vaina desenfundable llegue a un tope. Esta vaina desenfundable solo sirve para abrir una válvula en el catéter y debe ser retirada.
- Haga avanzar el catéter con balón hasta la profundidad deseada. Deténgase y no avance más si se percibe resistencia. El posicionamiento puede verificarse mediante radiografía, fluoroscopia o palpación directa.
- Asegure el catéter a nivel de la piel utilizando una sutura de nailon o seda.

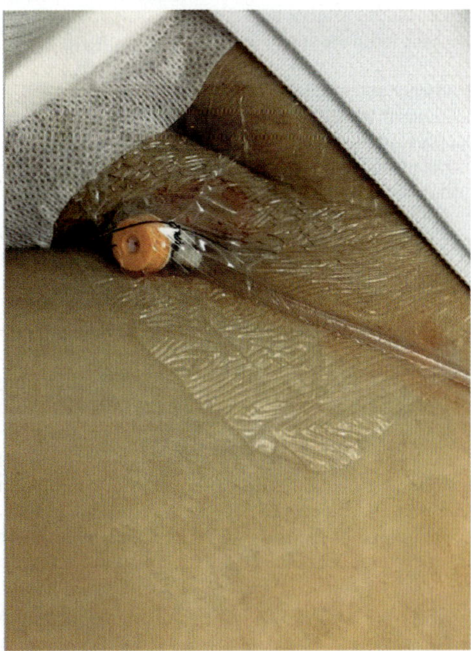

Figura técnica 6.7.3. Fotografía de la vaina de la arteria femoral tras su colocación y una vez asegurada con sutura y un apósito oclusivo transparente. La vaina se colocó de forma profiláctica antes de un caso quirúrgico de placenta percreta. La vaina es lo suficientemente grande como para colocar rápidamente un balón endovascular en caso de que se produzca una hemorragia masiva.

- Instile solución salina o medios de contraste en el balón cuando sea necesario para el control oclusivo y hemostático. Evite inflar demasiado el balón. Normalmente, entre 2 y 8 mL de instilación son suficientes (puede depender del dispositivo) y solo la cantidad necesaria para taponar la arteria.
- La pérdida de líquido de instilación implica la extracción y la evaluación posterior para detectar una posible rotura del balón o una lesión vascular.
- Hay que asegurarse de que hay alguien dedicado a controlar el tiempo de inflado, el número de veces que se ha desinflado y reinflado, así como el tiempo total de oclusión con el balón.

CONSEJOS Y ALERTAS

CONSEJO O ALERTA	DESCRIPCIÓN
Se recomienda la guía ecográfica para el acceso a la AFC.	Aunque la oclusión aórtica con balón puede colocarse utilizando la palpación y los puntos de referencia, el riesgo de acceso inadvertido a la vena femoral o de lesión disminuye con la visualización directa mediante ECO.
Asegúrese de que hay personal experimentado dedicado a la gestión del balón endovascular, quien pueda identificar y resolver las complicaciones vasculares en caso de que surjan.	Puede ser un cirujano vascular, un traumatólogo o un radiólogo intervencionista.
Purgue todas las vías antes de usarlas.	Hay que expulsar todo el aire para evitar una embolia gaseosa involuntaria.
Asegure la colocación en la zona 3, por encima de la bifurcación de la aorta y por debajo de las arterias renales.	Si se ocluye la aorta con el balón en la zona 2, puede producirse isquemia y lesión renal o intestinal importante. Estas complicaciones pueden poner en peligro la vida.
Proporcione una tromboprofilaxis adecuada después de la cirugía.	La oclusión endovascular puede dar lugar a la formación de trombos arteriales o venosos.

CUIDADOS POSTOPERATORIOS

- Desinfle el balón lo antes posible.
- El catéter con balón puede retirarse por separado y antes del catéter de la arteria femoral (vaina). Si se retira el balón, vuelva a conectar una vía arterial purgada para evitar una hemorragia o una embolia gaseosa.
- Asegúrese de que el balón se desinfle completamente antes de retirar el catéter con balón para evitar lesiones vasculares involuntarias.
- La retirada de la vaina requiere una cuidadosa presión manual sobre el sitio de la punción arterial durante la retirada y en los 15 min posteriores para reducir el riesgo de formación de hematomas.
- Aplique un vendaje de presión utilizando una compresa estéril de 10×10 o 5×5 cm, doblada, así como un vendaje oclusivo y transparente sobre el sitio de la punción.
- Mantenga la pierna en la que se accedió a la arteria femoral quieta y recta durante 2-4 h después de la retirada de la vaina.
- Se puede realizar una ECO después de la extirpación para evaluar la integridad de la pared arterial y para detectar cualquier formación de trombos.

RESULTADOS

- Hasta la fecha, la oclusión aórtica con balón se ha usado en unas pocas series de casos en el marco del tratamiento de la placenta anómalamente adherida (5,9,10). Se están recopilando más datos.
- La pérdida media de sangre y el tiempo quirúrgico total se redujeron en los tres estudios referidos.
- En estos tres estudios de cohortes retrospectivos no se registraron complicaciones importantes.
- En la literatura especializada se han notificado casos individuales de complicaciones cuando se usa para la hemorragia obstétrica, incluyendo los episodios tromboembólicos, las lesiones vasculares

y el desprendimiento del balón. Los riesgos y los beneficios del uso de esta tecnología deben compararse con el riesgo de una hemorragia importante que ponga en peligro la vida. Los riesgos deben mitigarse con un abordaje estandarizado, multidisciplinario y basado en el equipo, que incluya a expertos en el tratamiento y la atención de la oclusión endovascular con balón aórtico.

COMPLICACIONES

- Las complicaciones pueden ser leves y localizadas o graves, con un riesgo independiente de aumento de la morbilidad y la mortalidad, si se produce una complicación grave (11).
- Las complicaciones derivadas de la oclusión aórtica con balón suelen agravarse con las asociadas con la hemorragia masiva y con el choque hemorrágico; estas son más frecuentes cuando el catéter se coloca de manera urgente (7).
- Las complicaciones son las siguientes:
  - Dolor, infección o formación de un hematoma en el sitio de punción de la arteria femoral
  - Perforación vascular, corte, rotura u otras lesiones
  - Colocación incorrecta del balón (zona 2 en lugar de zona 3, inserción en la arteria femoral contralateral)
  - Tromboembolia arterial o venosa
  - Parestesia
  - Reacciones al contraste
  - Insuficiencia respiratoria
  - Hemorragia
  - Isquemia y lesión por isquemia o reperfusión
  - Muerte
- Alternativas a la oclusión de la aorta con balón:
  - *Pinzamiento temporal de la aorta por debajo del nivel de las arterias renales.* Esta técnica requiere un cirujano con

suficiente experiencia para disecar la aorta desde el espacio retroperitoneal, evitando al mismo tiempo una lesión inadvertida de la vena inferior, y también para realizar una reparación vascular si es necesario (como un cirujano vascular o de traumatólogo) (1).

■ *Compresión manual de la aorta por debajo del nivel de las arterias renales.* Puede realizarse con los dedos, con el puño cerrado o con la palma de la mano. La presión debe mantenerse lo suficiente como para que el flujo no se sienta por debajo de la mano. La liberación ocasional de la presión en el vaso puede permitir que algo de sangre llegue y salga de los miembros inferiores; una «perturbación» palpable indica un flujo efectivo. Aunque es sencillo y eficaz, el brazo y la mano del asistente que ejerce la presión pueden ocultar parte del campo operatorio y puede ser difícil mantener una presión constante sin que se produzca fatiga.

REFERENCIAS CLAVE

1. Chou MM, Chen MJ, Su HW, et al. Vascular control by infrarenal aortic cross-clamping in placenta accreta spectrum disorders: description of technique. *BJOG*. 2021;128(6):1030–1034. doi:10.1111/1471-0528.16605
2. Shrivastava V, Nageotte M, Major C, Haydon M, Wing D. Case-control comparison of cesarean hysterectomy with and without prophylactic placement of intravascular balloon catheters for placenta accreta. *Am J Obstet Gynecol*. 2007;197(4):402.e1–402.e5. doi:10.1016/j.ajog.2007.08.001
3. Palacios Jaraquemada JM, García Mónaco R, Barbosa NE, Ferle L. Iriarte H, Conesa HA. Lower uterine blood supply: extrauterine anastomotic system and its application in surgical devascularization techniques. *Acta Obstet Gynecol Scand*. 2007;86(2):228–234. doi:10.1080/00016340601089875
4. Clausen C, Stensballe J, Albrechtsen CK, Hansen MA, Lönn L, Langhoff-Roos J. Balloon occlusion of the internal iliac arteries in the multidisciplinary management of placenta percreta. *Acta Obstet Gynecol Scand*. 2013;92(4):386–391. doi:10.1111/j.1600-0412.2012.01451.x
5. Parra MW, Ordonez CA, Herrera-Escobar JP, Gonzalez-Garcia A, Guben J. Resuscitative endovascular balloon occlusion of the aorta for placenta percreta/previa. *J Trauma Acute Care Surg*. 2018;84(2):403–405. doi:10.1097/TA.0000000000001659
6. Whittington JR, Pagan ME, Sharawi N, Hughes DS, Sandlin AT. REBOA placement for placenta accreta spectrum: patient selection and utilization. *J Matern Fetal Neonatal Med*. 2021:1–2. doi:10.1080/14767058.2021.1914580
7. Whittington JR, Pagan ME, Nevil BD, et al. Risk of vascular complications in prophylactic compared to emergent resuscitative endovascular balloon occlusion of the aorta (REBOA) in the management of placenta accreta spectrum. *J Matern Fetal Neonatal Med*. 2020:1–4. doi:10.1080/14767058.2020.1802717
8. Brenner M, Hoehn M, Pasley J, Dubose J, Stein D, Scalea T. Basic endovascular skills for trauma course: bridging the gap between endovascular techniques and the acute care surgeon. *J Trauma Acute Care Surg*. 2014;77(2):286–291. doi:10.1097/TA.0000000000000310
9. Riazanova OV, Reva VA, Fox KA, et al. Open versus endovascular REBOA control of blood loss during cesarean delivery in the placenta accreta spectrum: a single-center retrospective case control study. *Eur J Obstet Gynecol Reprod Biol*. 2021;258:23–28. doi:10.1016/j.ejogrb.2020.12.022
10. Wei Y, Luo J, Luo D. Comparison of efficacy between internal iliac artery and abdominal aorta balloon occlusions in pernicious placenta previa patients with placenta accrete. *Gynecol Obstet Invest*. 2019;84(4):343–349. doi:10.1159/000494493
11. Davidson AJ, Russo RM, Reva VA, et al. The pitfalls of resuscitative endovascular balloon occlusion of the aorta: risk factors and mitigation strategies. *J Trauma Acute Care Surg*. 2018;84(1):192–202. doi:10.1097/TA.0000000000001711